Técnicas Cirúrgicas Básicas em Otorrinolaringologia e Cirurgia Cervicofacial

❀ Thieme Revinter

Técnicas Cirúrgicas Básicas em Otorrinolaringologia e Cirurgia Cervicofacial

Renato Roithmann
Professor de Otorrinolaringologia e Cirurgia de Cabeça e Pescoço na
Faculdade de Medicina da Universidade Luterana do Brasil, RS
Associate Scientific Staff no Department of Otolaryngology,
Mount Sinai Hospital – Toronto, Canadá

Eduardo Macoto Kosugi
Professor Adjunto III do Departamento de Otorrinolaringologia e Cirurgia de
Cabeça e Pescoço da Escola Paulista de Medicina da Universidade Federal de
São Paulo (EPM-Unifesp)
Coordenador da Especialização em Rinologia da EPM-Unifesp

Edwin Tamashiro
Professor Associado do Departamento de Oftalmologia, Otorrinolaringologia e
Cirurgia de Cabeça e Pescoço da Universidade de São Paulo (USP)

Thieme
Rio de Janeiro • Stuttgart • New York • Delhi

**Dados Internacionais de
Catalogação na Publicação (CIP)
(eDOC BRASIL, Belo Horizonte/MG)**

R741t

Roithmann, Renato.
Técnicas cirúrgicas básicas em otorrinolaringologia e cirurgia cervicofacial/Renato Roithmann, Eduardo Macoto Kosugi, Edwin Tamashiro. – Rio de Janeiro, RJ: Thieme Revinter, 2023.

21 x 28 cm
Inclui bibliografia
ISBN   978-65-5572-180-5
eISBN 978-65-5572-181-2

1. Cirurgia cervicofacial. 2. Rinologia. 3. Otorrinolaringologia. I. Kosugi, Eduardo Macoto. II. Tamashiro, Edwin. III. Título.

CDD 617.51

Elaborado por Maurício Amormino Júnior – CRB6/2422

Contato com os autores:
direx@aborlccf.org.br

Nota: O conhecimento médico está em constante evolução. À medida que a pesquisa e a experiência clínica ampliam o nosso saber, pode ser necessário alterar os métodos de tratamento e medicação. Os autores e editores deste material consultaram fontes tidas como confiáveis, a fim de fornecer informações completas e de acordo com os padrões aceitos no momento da publicação. No entanto, em vista da possibilidade de erro humano por parte dos autores, dos editores ou da casa editorial que traz à luz este trabalho, ou ainda de alterações no conhecimento médico durante o processo de produção deste livro, nem os autores, nem os editores, nem a casa editorial, nem qualquer outra parte que se tenha envolvido na elaboração deste material garantem que as informações aqui contidas sejam totalmente precisas ou completas; tampouco se responsabilizam por quaisquer erros ou omissões ou pelos resultados obtidos em consequência do uso de tais informações. É aconselhável que os leitores confirmem em outras fontes as informações aqui contidas. Sugere-se, por exemplo, que verifiquem a bula de cada medicamento que pretendam administrar, a fim de certificar-se de que as informações contidas nesta publicação são precisas e de que não houve mudanças na dose recomendada ou nas contraindicações. Esta recomendação é especialmente importante no caso de medicamentos novos ou pouco utilizados. Alguns dos nomes de produtos, patentes e design a que nos referimos neste livro são, na verdade, marcas registradas ou nomes protegidos pela legislação referente à propriedade intelectual, ainda que nem sempre o texto faça menção específica a esse fato. Portanto, a ocorrência de um nome sem a designação de sua propriedade não deve ser interpretada como uma indicação, por parte da editora, de que ele se encontra em domínio público.

©2023 Associação Brasileira de Otorrinolaringologia e Cirurgia Cérvico-Facial – ABORL-CCF
Todos os diretos reservados.

Thieme Revinter Publicações Ltda.
Rua do Matoso, 170
Rio de Janeiro, RJ
CEP 20270-135, Brasil
http://www.ThiemeRevinter.com.br

Thieme USA
http://www.thieme.com

Design de Capa: Thieme Revinter

Impresso no Brasil por Hawaii Gráfica e Editora Ltda.
5 4 3 2 1
ISBN 978-65-5572-180-5

Também disponível como eBook:
eISBN 978-65-5572-181-2

Todos os direitos reservados. Nenhuma parte desta publicação poderá ser reproduzida ou transmitida por nenhum meio, impresso, eletrônico ou mecânico, incluindo fotocópia, gravação ou qualquer outro tipo de sistema de armazenamento e transmissão de informação, sem prévia autorização por escrito.

APRESENTAÇÃO

Em nome da Associação Brasileira de Otorrinolaringologia e Cirurgia Cérvico-Facial (ABORL-CCF), é com muita satisfação e felicidade que apresentamos esta importante obra "Técnicas Cirúrgicas Básicas em Otorrinolaringologia e Cirurgia Cervicofacial". Este livro foi cuidadosamente planejado para atender a uma grande demanda cirúrgica de todos os otorrinolaringologistas, que é o passo a passo das técnicas cirúrgicas mais comumente realizadas em nossa especialidade. Nesta obra são abordadas as cirurgias mais realizadas no dia a dia da laringe, da orelha, do nariz e seios paranasais, da estética facial, da otorrinolaringologia pediátrica, da medicina do sono e da cirurgia de cabeça e pescoço.

Com muito esmero, capricho e dedicação de inúmeros autores consagrados no cenário nacional, temos em mãos uma obra que marca o conhecimento das Técnicas Cirúrgicas Básicas em Otorrinolaringologia e Cirurgia Cervicofacial. Todos os capítulos estão formatados de forma bastante direta ao ponto e de modo prático, incluindo aspectos do pré, trans e pós-operatório. Este é aquele livro a ser consultado antes de qualquer cirurgia para revisar os detalhes mais importantes de cada etapa. Desenhos e vídeos ajudam a ilustrar os tempos cirúrgicos descritos.

Promover a Educação Médica Continuada, elevando as boas práticas e a excelência de nossa especialidade, é um dos pilares de nossa Associação. Temos a certeza que toda a comunidade envolvida com cirurgia otorrinolaringológica será muito beneficiada com a leitura deste livro, em especial aos pacientes assistidos por todos nós!

Saudamos e agradecemos a todos os coordenadores e colaboradores deste livro.

Uma ótima leitura a todos.

Roithmann
Tamashiro
Macoto
Os editores

COLABORADORES

ADRIANA HACHIYA
Médica Assistente do Grupo de Bucofaringolaringologia do
Hospital das Clínicas da Faculdade de Medicina da Universidade de
São Paulo (HCFMUSP)
Mestre e Doutora em Ciências pela FMUSP

AGNALDO JOSÉ GRACIANO
Residência em Otorrinolaringologia pela Faculdade de Ciência
Médicas da Universidade Estadual de Campinas (Unicamp)
Especialização em Cirurgia de Cabeça e Pescoço pela Escola Paulista
de Medicina da Universidade Federal de São Paulo (EPM-Unifesp)
Clinical and Research Fellow – Mount Sinai Hospital – University of
Toronto – Canadá
Mestre em Otorrinolaringologia e Cirurgia de Cabeça e
Pescoço pela EPM-Unifesp
Doutor em Ciências pela Faculdade de Ciência Médicas da Unicamp
Coordenador Serviço de Cirurgia de Cabeça e Pescoço do
Departamento de Cirurgia do Hospital São José Joinville, Santa
Catarina

AGRÍCIO NUBIATO CRESPO
Médico Otorrinolaringologista
Professor Titular do Departamento de Otorrinolaringologia da
Universidade Estadual de Campinas (Unicamp)
Diretor do Instituto de Otorrinolaringologia® e Cabeça e
Pescoço da Unicamp

ALDO C. STAMM
Chefe do Centro de ORL de São Paulo do Hospital Edmundo
Vasconcelos, SP

ALEXANDRE CAIXETA GUIMARÃES
Doutor em Ciências Médicas pela Universidade Estadual de
Campinas (Unicamp)
Médico Otorrinolaringologista do HC da Unicamp

ALEXANDRE FELIPPU
Diretor Clínico do Instituto Felippu de Rinologia e Base de Crânio (IFO)

ALEXANDRE TERUYA
CEO Hospital Moriah, SP

ALEXANDRE WADY DEBES FELIPPU
Coordenador de Ensino e Pesquisa do Instituto Felippu de
Rinologia e Base de Crânio (IFO)

ALI MAHMOUD
Médico e Otorrinolaringologista pela Faculdade de Medicina da
Universidade de São Paulo (FMUSP)
Fellowship em Faringolaringologia pela FMUSP
Médico Assistente e Responsável pelo Ambulatório de
Estomatologia da Divisão de Otorrinoalringologia do HCFMUSP

ALINE ALMEIDA FIGUEIREDO BORSARO
PHD
Médica Otorrinolaringologista
Especialista em Cirurgia Craniofacial e Rinoplastia
Professora Adjunta da Disciplina de Otorrinolaringologia da
Universidade Federal do Ceará (UFC)

ALLEX ITAR OGAWA
Professor Assistente do Curso de Medicina da Pontifícia
Universidade Católica do Paraná (PUCPR)
Estágio de Complementação Especializada em Bucofaringologia da
Divisão de Clínica Otorrinolaringológica do Hospital das Clínicas da
Faculdade de Medicina da Universidade de São Paulo (FMUSP)
Otorrinolaringologista pelo Hospital das Clínicas da FMUSP

ANA CLARA MIOTELLO FERRÃO
Fellowship do Programa de Complementação Especializada em
Cirurgia Endoscópica Endonasal e Base do Crânio da Policlínica de
Botafogo, RJ

ANDRÉ ALENCAR ARARIPE NUNES
PHD
Otorrinolaringologista e Cirurgião de Cabeça e Pescoço
Professor da Disciplina de Otorrinolaringologia e Chefe do
Serviço de Otorrinolaringologia do Hospital das Clínicas da
Universidade Federal do Ceará (UFC)

ANDRÉ DE CAMPOS DUPRAT
Professor Instrutor da Pós-Graduação da Faculdade de Ciências
Médicas da Santa Casa de São Paulo

ANDRÉ WADY DEBES FELIPPU
Coordenador da Residência Médica do Instituto Felippu de
Rinologia e Base de Crânio (IFO)

ANTONIO CARLOS CEDIN
Doutor pela Escola Paulista de Medicina da Universidade Federal de
São Paulo (EPM-Unifesp)
Ex-Presidente da Academia Brasileira de Rinologia e Academia
Brasileira de Cirurgia Plástica da Face da ABORL-CCF
Coordenador do Programa de Residência em
Otorrinolaringologia do Hospital da Beneficência Portuguesa de
São Paulo

ARTHUR MENINO CASTILHO
Professor Doutor pela Faculdade de Ciências Médicas da
Universidade Estadual de Campinas (Unicamp)
Coordenador do Programa de Otologia, Neurotologia e Próteses
Auditivas implantáveis do HC da Unicamp
Professor de Pós-Graduação da Faculdade de Ciências
Médicas da Unicamp
Presidente da Sociedade Brasileira de Otologia (SOB)

COLABORADORES

AUGUSTO ABRAHAO
Cirurgião de Cabeça e Pescoço pela Escola Paulista de Medicina da Universidade Federal de São Paulo (EPM-Unifesp)
Otorrinolaringologista pela Universidade de São Paulo (USP)

BRUNO BERNARDO DUARTE
Otorrinolaringologista pela Associação Brasileira de Otorrinolaringologia e Cirurgia Cévico-Facial (ABORL-CCF)
Médico do sono pela ABSono e AMB
Doutor pela Faculdade de Medicina da Universidade de São Paulo (FMUSP)
Responsável pelo Ambulatório de Ronco e Apneia do Sono do Serviço de ORL do Hospital da Pontifícia Universidade Católica de Campinas (PUC-Campinas)
Professor da Disciplina de ORL da Faculdade de Medicina da PUC-Campinas

BRUNO BORGES TAGUCHI
Médico Otorrinolaringologista
Médico Assistente da Disciplina de Otorrinolaringologia da Pontifícia Universidade Católica de Campinas (PUC-Campinas)
Fellow em Cirurgia Otológica e Base Lateral do Crânio pela PUC-Campinas

BRUNO DE REZENDE PINNA
Mestre e Doutor em Ciências pela Universidade Federal de São Paulo (Unifesp)

BRUNO TEIXEIRA DE MORAES
Professor Adjunto de Otorrinolaringologia da Universidade Federal de Pernambuco (UFPE)
Chefe do Serviço de Otorrinolaringologia do HC-UFPE
Mestre e Doutor em Ciências pela Universidade Federal de São Paulo (Unifesp)

CAIO MARCIO CORREIA SOARES
Doutor em Clínica Cirúrgica pela Universidade Federal do Paraná (UFPR)
Médico Associado do Departamento de Otorrinolaringologia do Complexo Hospital de Clínicas da UFPR
Preceptor da Residência Médica em Otorrinolaringologia na UFPR e do Programa de Pós-Graduação em Estética Facial do Instituto Paranaense de Otorrinolaringologia – Curitiba, Paraná

CAMILA DEGEN MEOTTI
Preceptora da Residência de Otorrinolaringologia do Hospital de Clínicas de Porto Alegre
Fellowship em Rinologia pelo Hospital de Clínicas de Porto Alegre
Mestrado em Ciências Cirúrgicas pela Universidade Federal do Rio Grande do Sul (UFRGS)

CARLOS AUGUSTO FISCHER
Residência em Cirurgia Geral pelo Departamento de Cirurgia do Hospital São José Joinville, Santa Catarina
Residência em Cirurgia de Cabeça e Pescoço pela Faculdade de Medicina da Universidade de São Paulo (FMUSP)
Especialização em Cirurgia Craniomaxilofacial pela FMUSP
Serviço de Cirurgia de Cabeça e Pescoço do Departamento de Cirurgia do Hospital São José Joinville, Santa Catarina

CARLOS TAKAHIRO CHONE
Otorrinolaringologista e Cirurgião de Cabeça e Pescoço
Professor Livre-Docente da Universidade Estadual de Campinas (Unicamp)
Chefe do Serviço de Cabeça e Pescoço do Departamento de Otorrinolaringologia/Cabeça e Pescoço da Unicamp

CAROLINA CINCURÁ BARRETO
Fellowship em Rinologia e Cirurgia de Base de Crânio – HUPES da Universidade Federal da Bahia (UFBA)
Doutora em Ciências da Saúde pela UFBA

CAROLINA SPONCHIADO MIURA
Médica Assistente da Divisão de Otorrinolaringologia Pediátrica do HC de Ribeirão Preto

CAROLINE FERNANDES RÍMOLI
Mestre em Medicina pela Universidade Estadual Paulista (Unesp)
Doutora em Clínica Cirúrgica pela Universidade Federal do Paraná (UFPR)
Médica Otorrinolaringologista do Hospital Paranaense de Otorrinolaringologia (IPO), Curitiba

CÁTIA DE SOUZA SALEH NETTO
Médica Otorrinolaringologista com Título de Especialista pelo MEC e ABORL-CCF
Fellowship em Otorrinolaringologia Pediátrica pelo Hospital de Clínicas de Porto Alegre
Mestre em Pediatria pela Universidade Federal do Rio Grande do Sul

CELSO DALL'IGNA
Doutor em Medicina pela Universidade Federal do Rio Grande do Sul (UFRGS)
Professor Titular de Otorrinolaringologia da Faculdade de Medicina da UFRGS

CHRISTIANO DE GIACOMO CARNEIRO
Doutor em Ciências pela Faculdade de Medicina da Universidade de São Paulo (FMUSP)
Assistente do Departamento de Otorrinolaringologia da UNESP de Botucatu

CLAUDIA ECKLEY
Professora do Departamento de Otorrinolaringologia da Faculdade de Ciências Médicas da Santa Casa de São Paulo
Mestre e Doutora em Medicina pela Faculdade de Ciências Médicas da Santa Casa de São Paulo

CLÁUDIA SCHWEIGER
Otorrinolaringologista
Presidente da Associação Brasileira de Otorrino Pediátrica (ABOPe) – Gestão: 2022-2023
Mestre/Doutora/Pós-Doutora pela Universidade Federal do Rio Grande do Sul (UFRGS)
Fellowship de Pesquisa em Cincinnati/OH/EUA

DANIEL NAVES ARAUJO TEIXEIRA
Otorrinolaringologista
Médico Voluntário da Disciplina de Otorrinolaringologia/Cabeça e Pescoço da Universidade Estadual de Campinas (Unicamp)
Mestrando do Programa de Pós-Graduação em Ciências da Cirurgia da Unicamp

DANIEL VASCONCELOS D'AVILA
Doutorando em Otorrinolaringologia pela Faculdade de Medicina da Universidade de São Paulo (FMUSP)
Otorrinolaringologia e Fellowship em Faringolaringologia pela FMUSP
Coordenador do Serviço de Laringologia e Voz da Otocenter – Hospital São José

DANILO ANUNCIATTO SGUILLAR
Médico Otorrinolaringologista e Médico do Sono pela AMB
Mestre e Doutorando em Ciências pela Universidade Federal de São Paulo (Unifesp)
Médico Assistente do Hospital Beneficência Portuguesa de São Paulo – Residência Médica em Otorrinolaringologia, SP

COLABORADORES

DÉBORA BRESSAN PAZINATTO
Fellowship em Otorrinolaringologia Pediátrica pela Universidade Estadual de Campinas (Unicamp)
Mestranda em Saúde da Criança e do Adolescente pela Unicamp
Médica Responsável pelo Serviço de Otorrinolaringologia Pediátrica dos Hospitais SOBRAPAR – Crânio e Face e Rede Gatti, SP

DENISE MANICA
Médica Otorrinolaringologista com Título de Especialista pelo MEC e ABORL-CCF
Preceptora em Otorrinolaringologia Pediátrica do Hospital de Clínicas de Porto Alegre
Mestre e Doutora em Pediatria pela Universidade Federal do Rio Grande do Sul (UFRGS)

DINÁ MIE HATANAKA
Portadora do Título Superior em Anestesiologia pela Sociedade Brasileira de Anestesia (SBA)
Responsável pelo Centro de Ensino e Treinamento em Anestesiologia do Hospital Moriah, SP
Coordenadora do Serviço de Anestesia do Hospital Moriah, SP

DOMINGOS HIROSHI TSUJI
Professor Livre-Docente da Divisão de Clínica Otorrinolaringológica do Hospital das Clínicas da Faculdade de Medicina da Universidade de São Paulo (HCFMUSP)

DOUGLAS KLUG REINHARDT
Médico Otorrinolaringologista

EDILSON ZANCANELLA
Otorrinolaringologista e Medicina do Sono
Mestre pela Universidade de São Paulo (USP)
Doutor pela Universidade Federal de São Paulo (Unifesp)
Pós-Doutor pela Universidade Estadual de Campinas (Unicamp)
Coordenador do Serviço de Distúrbios do Sono pelo Hospital das Clínicas da Unicamp

EDSON IBRAHIM MITRE
Professor Adjunto da Faculdade de Ciências Médicas da Santa Casa de São Paulo
Coordenador da Disciplina de Otorrinolaringologia da Faculdade de Ciências Médicas da Santa Casa de São Paulo
Chefe do Ambulatório de Ouvido Cirúrgico da Irmandade da Santa Casa de Misericórdia de São Paulo
Ex-Presidente da Sociedade Brasileira de Otologia (SOB)
Ex-Presidente da Sociedade Paulista de Otorrinolaringologia
Formado pela Faculdade de Medicina da Universidade de São Paulo (FMUSP)
Mestre e Doutor em Medicina pela Faculdade de Ciências Médicas da Santa Casa de São Paulo

EDUARDO LANDINI LUTAIF DOLCI
Professor Instrutor de Ensino do Departamento de Otorrinolaringologia da Santa Casa de São Paulo
Doutor pela Faculdade de Ciências Médicas da Santa Casa de São Paulo
Coordenador do Setor de Rinologia e Rinoplastia do Departamento de Otorrinolaringologia da Santa Casa de São Paulo

EDUARDO MACOTO KOSUGI
Professor Adjunto III do Departamento de Otorrinolaringologia e Cirurgia de Cabeça e Pescoço da Escola Paulista de Medicina da Universidade Federal de São Paulo (EPM-Unifesp)
Coordenador da Especialização em Rinologia da EPM-Unifes

EDUARDO TANAKA MASSUDA
Professor de Otorrinolaringologia da Universidade de São Paulo (USP)
Responsável pelo Setor de Otologia do Hospital das Clínicas da USP

EDWIN TAMASHIRO
Professor Associado do Departamento de Oftalmologia, Otorrinolaringologia e Cirurgia de Cabeça e Pescoço da Universidade de São Paulo (USP)

ELIÉZIA HELENA DE LIMA ALVARENGA
Mestrado pela Universidade de São Paulo (USP)
Doutora e Pós-Doutora pela Escola Paulista de Medicina da Universidade Federal de São Paulo (EPM-Unifesp)
Professora Afiliada do Departamento de ORL-CCP da EPM-Unifesp

ELISABETH ARAÚJO PEREIRA
Mestre e Doutora em Medicina pela Universidade Federal do Rio Grande do Sul (UFRGS)
Otorrinolaringologista do Hospital Moinhos de Vento, RS
Ex-Presidente da Sociedade Brasileira de Rinologia (ABR)
Ex-Coordenadora do Departamento de Otorrinogeriatria da Associação Brasileira de Otorrinolaringologia e Cirgia Cérvico-Facial (ABORL-CCF)

ELISE ZIMMERMANN MATHIAS
Otorrinolaringologista pela Associação Brasileira de Otorrinolaringologia e Cirurgia Cérvico-Facial (ABORL-CCF)
Membro da Associação Brasileira de Otorrino Pediátrica (ABOPe) e da Interamerican Association of Pediatric Otorhinolaryngology (IAPO)
Pós-Graduada em Otorrinolaringologia Pediátrica pelo Hospital Pequeno Príncipe
Mestrado em CIrurgia pela Ipem FEPAR-UFPR

ERICH CHRISTIANO MADRUGA DE MELO
Doutor em Ciências pela Faculdade de Medicina da Universidade de São Paulo (FMUSP)
Professor Associado de Otorrinolaringologia da Universidade Federal da Paraíba (UFPB)
Professor Associado de Otorrinolaringologia da Faculdade de Ciências Médicas da UFPB

ÉRIKA CABERNITE MARCHETTI
Médica Otorrinolaringologista pelo Hospital do Servidor Público Estadual (IAMSPE)
Fellowship em Cirurgia Endoscópica Nasossinusal e da Base do Crânio pela Escola Paulista de Medicina da Unversidade Federal de São Paulo (EPM-Unifesp)
Doutoranda em Medicina (Otorrinolaringologia) pela EPM-Unifesp

EULALIA SAKANO
Professora Doutora do Departamento de Oftalmo-Otorrinolaringologia da Faculdade de Ciências Médicas da Universidade estadual de Campinas (Unicamp)
Coordenadora do Setor de Rinologia do Hospital de Clínicas da Unicamp

EVALDO DACHEUX DE MACEDO FILHO
Mestre e Doutor em Cirurgia pela Universidade Federal do Paraná (UFPR)
Coordenador do Núcleo de Ensino e Pesquisa (NEP) do Hospital IPO, Curitiba
Médico Otorrinolaringologista do Hospital Paranaense de Otorrinolaringologia (IPO), Curitiba

FABIANA CARDOSO PEREIRA VALERA
Professora Associada em Otorrinolaringologia Faculdade de Medicina da Universidade de São Paulo (FMUSP)
Coordenadora Técnica Científica da Unidade de Pesquisa Clínica do Hospital das Clínicas da Faculdade de Medicina da Universidade de São Paulo (FMUSP)
Associate Professor – ENT Division
Medical School of Ribeirão Preto – University of São Paulo
Technical Scientific Coordinator – Clinical Research Unity Clinics Hospital – Medical School of Ribeirão Preto – University of São Paulo

FABIANO BLEGGI GAVAZZONI
Mestre em Medicina Interna pela Universidade Federal do Paraná (UFPR)
Membro Fundador da Interamerican Association of Pediatric Otolaryngology
Preceptor da Laringologia e Voz da Pós-Graduação em Otorrinopediatria do Hospital Pequeno Príncipe, PR

FABIO TADEU MOURA LORENZETTI
Médico Otorrinolaringologista com Doutorado pela Universidade de São Paulo (USP) e com área de atuação em Medicina do Sono pela AMB
Professor de Otorrinolaringologia na Faculdade de Medicina de Sorocaba – PUC-SP
Professor Coordenador do Departamento de Otorrinolaringologia do Banco de Olhos de Sorocaba (BOS)

FABRIZIO RICCI ROMANO
Doutor em Ciências pela Universidade de São Paulo (USP)
Pós-Doutorando em Otorrinolaringologia pela FMUSP

FAYEZ BAHMAD JUNIOR
Médico Otorrinolaringologista
Professor Livre-Docente pela Disciplina de Oftalmologia e Otorrinolaringologia da Faculdade de Medicina da Universidade de São Paulo (FMUSP)
Professor e Orientador do Programa de Pós-Graduação da Faculdade de Ciências de Saúde da Universidade de Brasília (UnB)
Diretor do Instituto Brasiliense de Otorrinolaringologia (IBO)

FELIPPE FELIX
Doutor e Mestre pela Universidade Federal do Rio de Janeiro (UFRJ)
Chefe do Serviço de Otorrinolaringologia do HUCFF-UFRJ
Fellowship em Cirurgia Otológica pelo Institute George Portmann – Bordeaux, France

FERNANDA LAÍS SAITO
Médica Otorrinolaringologista pelo Hospital de Clínicas da Universidade Federal do Paraná

FERNANDA LOUISE MARTINHO HADDAD
Médica Otorrinolaringologista com área de atuação em Medicina do Sono pela AMB
Mestre e Doutora pela Universidade Federal de São Paulo (Unifesp)
Professora do Departamento de Otorrinolaringologia e Cirurgia de Cabeça e Pescoço da Unifesp

FERNANDA MARTINHO DOBRIANSKYJ
Otorrinolaringologista pela Santa Casa de Misericórdia de São Paulo
Especialização em Otologia e Cirurgia Otológica pela Santa Casa de Misericórdia de São Paulo
Instrutora de ensino do Departamento de Otorrinolaringologia da Santa Casa de São Paulo

FERNANDO DANELON LEONHARDT
Otorrinolaringologia e Cirurgia de Cabeça e Pescoço pela Universidade Federal de São Paulo (Unifesp)

FRANCISCO DE SOUZA AMORIM FILHO
Especialista em Cirurgia de Cabeça e Pescoço pela SBCCP
Doutor pelo Departamento de Otorrinolaringologia e Cirurgia de Cabeça e Pescoço da Universidade Federal de São Paulo (Unifesp)
Diretor do Instituto da Tireoide e Laringe, GO

GABRIEL KUHL
Médico Otorrinolaringologia do Serviço de Otorrinolaringologia do Hospital de Clínicas de Porto Alegre
Professor da Faculdade de Medicina da Universidade Federal do Rio Grande do Sul (UFRGS)

GERALDO DRUCK SANT'ANNA
Professor da Disciplina de Otorrinolaringologia da Universidade Federal de Ciências da Saúde de Porto Alegre
Coordenador de Laringologia do Serviço de Otorrinolaringologia da Santa Casa de Porto Alegre e da Clínica Otorrinos Porto Alegre

GERSON SCHULZ MAAHS
Otorrinolaringologista e Cirurgião de Cabeça e Pescoço
Preceptor do Serviço de Otorrinolaringologia e Chefe da Cirurgia de Cabeça e Pescoço do Hospital de Clínicas de Porto Alegre
Chefe do Serviço de Otorrinolaringologia e Cirurgia de Cabeça e Pescoço do Hospital São Lucas da Pontifícia Universidade Católica do Rio Grande do Sul (PUCRS)
Professor do Departamento de Otorrinolaringologia da Faculdade de Medicina da Universidade Federal do Rio Grande do Sul (UFRGS)

GIANCARLO BONOTTO CHEROBIN
Professor de Otorrinolaringologia da Faculdade de Medicina da Universidade Federal de Minas Gerais (UFMG)
Doutor em Ciências pela Universidade de São Paulo (USP)
Coordenador da Divisão de Rinologia do HC-UFMG

GIULIANNO MOLINA DE MELO
Doutor pela Universidade Federal de São Pulo (Unifesp)
FACS – Fellow American College of Surgeons
Professor Afiliado da Escola Paulista de Medicina da Unifesp
Titular da Sociedade Brasileira de Cirurgia de Cabeça e Pescoço (SBCCP)
Titular do Colégio Brasileiro de Cirurgiões (CBC)
Fellow da American Head and Neck Society (AHNS)
Fellow da American Society of Clinical Oncology (ASCO)
Membro da Latin American Thyroid Society (LATS)
Presidente Interino da Federação Latino-americana de Sociedades de Cirurgia de Cabeça e Pescoço
AHNS Salivary Gland Section Member
Multidisciplinary Salivary Gland Society Member

GRAZIELA DE OLIVEIRA SEMENZATI
Médica Otorrinolaringologista, Assistente da Disciplina de Laringologia do Departamento de Otorrinolaringologia da Universidade Estadual de São Paulo (Unicamp)

GUSTAVO POLACOW KORN
Mestre, Doutor e Pós-Doutor pela Universidade Federal de São Paulo (Unifesp)
Chefe do Ambulatório de Voz Profissional da Unifesp
Professor Afiliado da Unifesp
Ex-Presidente da Academia Brasileira de Laringologia e Voz – Gestão: 2018-2019

GUSTAVO ROSSONI CARNELLI
Fellow de Otologia e Neurotologia do Hospital das Clínicas da Universidade de São Paulo (HCFMUSP)

JEFERSON SAMPAIO D'AVILA
Professor da Universidade Federal de Sergipe – Núcleo de Pós-Graduação – Ciências da Saúde
Ex-Presidente da Academia Brasileira de Laringologia e Voz
Diretor Presidente da Clínica Otocenter – Sergipe
Membro da Academia Sergipana de Medicina – Cadeira 7

JESSICA DE CASTRO VIDAL
Médica Otorrinolaringologista pelo Hospital Universitário Walter Cantidio da Universidade Federal do Ceará (UFC)
Fellow em Rinoplastia e Plástica Facial do HUWC

JOÃO PAULO PERAL VALENTE
Médico Assistente da Disciplina de Otorrinolaringologia da Pontifícia Universidade Católica de Campinas (PUC-Campinas)
Coordenador do Programa de Otologia, Neurotologia e Próteses Auditivas Implantáveis da PUC-Campinas

COLABORADORES

JOEL LAVINSKY
Professor Adjunto da Universidade Federal do Rio
Grande do Sul (UFRGS)
Professor Livre-Docente em Otorrinolaringologia pela Faculdade de
Medicina da Universidade de São Paulo (FMUSP)
Mestre e Doutor pela Universidade Federal do Rio
Grande do Sul (UFRGS)
Pós-Doutor pela University Southern California, EUA
Professor Permanente do Pós-Graduação em Cirurgia da UFRGS
Preceptor de Neurotologia da Santa Casa de Porto Alegre da
Universidade Federal de Ciências da Saúde de
Porto Alegre (UFCSPA)
Coordenador do Departamento de Cirurgia da Base do Crânio da
Associação Brasileira de Otorrinolaringologia e Cirurgia
Cérvico-Facial (ABORL-CCF)

JOSE ANTONIO PATROCINIO
Professor Titular de ORL da Universidade Federal de Uberlândia
Ex-Presidente da Sociedade Brasileira de Rinologia e Plástica Facial
Ex-Presidente da ABCPF
Ex-Presidente da Federação Internacional das Sociedades de
Cirurgia Plástica de Face

JOSÉ ANTONIO PINTO
Diretor do Núcleo de Otorrinolaringologia, Cirurgia de Cabeça e
Pescoço e Medicina do Sono de São Paulo (NOSP)
Ex-Presidente da Academia Brasileira de Laringologia e Voz –
Gestão: 2001-2003
Membro Emérito de Sociedade Brasileira de Laser em Medicina e
Cirurgia
Chefe do Programa de Residência Médica em
Otorrinolaringologia do NOSP

JOSÉ EDUARDO DE SÁ PEDROSO
Mestre e Doutor em Ciências da Saúde pela Universidade
Federal de São Paulo (Unifesp)
Chefe do Ambulatório de Tumor Inicial da Laringe – do Setor da
Laringe e Voz, Departamento de Otorrinolaringologia e Cirurgia de
Cabeça e Pescoço da Unifesp
Ex-Presidente da Academia Brasileira de Laringe e Voz

JOSE EDUARDO LUTAIF DOLCI
Professor Titular de Otorrinolaringologia da Faculdade de Ciências
Médicas da Santa Casa de São Paulo
Diretor da Faculdade de Ciências Médicas da Santa Casa de São
Paulo

JOSÉ FAIBES LUBIANCA NETO
Professor Doutor Adjunto do Departamento de Oftalmologia e
Otorrinolaringologia da Fundação Faculdade Federal de Ciências
Médicas de Porto Alegre
Chefe do Serviço de Otorrinolaringologia do Complexo Hospitalar
Santa Casa de Porto Alegre
Fellowship em Otorrinolaringologia na Divisão de
Otorrinolaringologia Pediátrica do Massachusetts Eye and Ear
Infirmary, Harvard Medical School, Boston, EUA

JOSÉ HIGINO STECK
Cirurgião de Cabeça e Pescoço Formado na Universidade
Estadual de Campinas (Unicamp)
Doutor em Cirurgia pela Universidade de São Paulo (USP)
Professor do Setor de Cabeça e Pescoço da Divisão de
Otorrinolaringologia da Faculdade de Ciências Médicas da Unicamp

JOSÉ RICARDO GURGEL TESTA
Mestre e Doutor pela Escola Paulista de Medicina da Universidade
Federal de São Paulo (EPM-Unifesp)
Ex-Presidente da Sociedade Brasileira de Otologia (SOB)
Professor Adjunto de Otorrinolaringologia e Cirurgia de Cabeça e
Pescoço da EPM-Unifesp
Médico Titular do Departamento de Cirurgia de Cabeça e
Pescoço do Hospital do Câncer – AC Camargo
Presidente da Sociedade Paulista de Otorrinolaringologia e
Coordenador do Serviço de Especialização em
Otorrinolaringologia do Hospital Paulista de Otorrinolaringologia

JOSÉ ROBERTO PARISI JURADO
Médico pela Faculdade de Medicina da Universidade de
São Paulo (USP)
Cirurgião Dentista pela Universidade Metodista em 1997
Coordenador da Pós-Graduação em Rinoplastia pelo
Instituto Jurado

JOSÉ VICENTE TAGLIARINI
Professor Associado de Otorrinolaringologia e Cirurgia de Cabeça e
Pescoço da Universidade Estadual Paulista (UNESP)

JULIANA ALVES DE SOUSA CAIXÊTA
Graduação e Residência Médica em Otorrinolaringologia pela
Universidade Estadual de Campinas (Unicamp)
Mestre pela Universidade Federal de São Paulo (Unifesp)
Doutor pela Universidade Federal de Goiás (AFG)

KONRADO MASSING DEUTSCH
Otorrinolaringologista Contratado do Serviço de
Otorrinolaringologia e Cabeça e Pescoço do Hospital de Clínicas de
Porto Alegre
Fellowship em Oncologia Cirúrgica e Reconstrução
Microcirúrgia em Cabeça e Pescoço pela Universidade de Toronto

LARISSA SANTOS PEREZ ABREU
Médica Otorrinolaringologista
Fellow em Otorrinolaringologia Pediátrica pelo Hospital de
Clínicas de Porto Alegre
Mestre pela Universidade Federal de Minas Gerais (UFMG)

LAURO JOÃO LOBO ALCÂNTARA
Chefe do Departamento de Otorrinolaringologia do Hospital
Pequeno Príncipe de Curitiba
Diretor Clínico do Hospital Pequeno Príncipe
Ex-Vice-presidente do departamento de Otorrinolaringologia da
Sociedade Brasileira de Pediatria
Ex-Secretário do departamento de Otorrinolaringologia da
Sociedade Brasileira de Pediatria

LEILA FREIRE REGO LIMA
Médica pela Universidade Federal de Pernambuco (UFPE)
Residência Médica em Otorrinolaringologia pela Universidade de
São Paulo (USP)
Doutorado pela Faculdade de Medicina de São José do
Rio Preto (FAMERP)

LEONARDO BALSALOBRE
Professor Afiliado do Departamento de ORL-CCP da Universidade
Federal de São Paulo (Unifesp)
Disciplina de ORL Pediátrica da Unifesp
Assistente do Centro de ORL de São Paulo-HEV

LEONARDO HADDAD
Médico Otorrinolaringologista e Cirurgião de Cabeça e Pescoço
Professor Adjunto do Departamento de Otorrinolaringologia e
Cirurgia de Cabeça e Pescoço da Escola Paulista de Medicina da
Universidade Federal de São Paulo (EPM-Unifesp)
Chefe do Departamento de Laringe da Unifesp-EPM

LETICIA RAYSA SCHIAVON KINASZ
Graduação em Medicina pela Universidade Federal do
Paraná (UFPR)
Residência Médica em Otorrinolaringologia pelo Complexo
Hospital de Clínicas da UFPR
Fellowship em Otorrinolaringologia Pediátrica pelo Hospital de
Clínicas da Unicamp
Mestranda em Otorrinolaringologia pela Faculdade de Ciências
Médicas da Unicamp
Médica Colaboradora do Ambulatório de Otorrinolaringologia
Pediátrica do Complexo Hospital de Clínicas da UFPR

LUANA GOUVEIA TONINI
Médica Residente de Otorrinolaringologia na Universidade
Federal de São Paulo (Unifesp)
Ilustradora do Capítulo

LUCIANA MIWA NITA WATANABE
Otorrinolaringologista do Hospital Universitário de Brasília (HUB)
Doutora pela Faculdade de Medicina da Universidade de
São Paulo (FMUSP)
Fellowship em Laringologia e Voz no Tokyo Voice Center, Japão

LUCIANE MAZZINI STEFFEN
Médica Otorrinolaringologista
Mestre e Doutora em Saúde da Criança na Pontifícia Universidade
Católica do Rio Grande do Sul (PUCRS)

LUCIANO LOBATO GREGORIO
Professor Adjunto A1 da Escola Paulista de Medicina da
Universidade Federal de São Paulo (EPM-Unifesp)
Doutor em Ciências pela EPM-Unifesp

LUCIANO RODRIGUES NEVES
Médico Otorrinolaringologista
Mestre e Doutor pela Universidade Federal de São Paulo (Unifesp)
Professor do CEV (Centro de Estudos da Voz)
Ex-Presidente da Academia Brasileira de Laringologia e Voz (ABLV)
Editor de Laringologia do Brazilian Journal of
Otorhinaryngology (BJORL)

LUIS AUGUSTO DIAS
Médico Neurocirurgião
Doutor em Neurociências pela Universidade de Brasília (UnB)
Serviço de Neurocirurgia do Hospital de Base do Distrito Federal

LUIZ CARLOS ALVES DE SOUSA
Doutor em Medicina pela FMRPUSP
Ex-Presidente da Sociedade Brasileira de Otologia
Médico Responsável pela Clínica Paparella de ORL –
Ribeirão Preto, SP

LUIZ LAVINSKY
Professor Titular e Pesquisador da Faculdade de Medicina do
Departamento de Oftalmologia e Otorrinolaringologia da
Universidade Federal do Rio Grande do Sul (UFRGS)
Membro Titular e Vice Presidente da Academia Sul
Rio-Grandense de Medicina
Fundador de Programa de Atendimento ao Surdo Severo e
Profundo: IMPLANTE COCLEAR e do Grupo de Pesquisa em
Otologia e Otoneurologia — HCPA/CNPq, do Hospital de Clínicas de
Porto Alegre (HCPA)
Ex-Fundador e Diretor do Centro de Pesquisas Experimentais do
HCPA
Mestre, Doutor e Pós-Doutor em Otorrinolaringologia
Residência Médica em Otorrinolaringologia pela Universidade Del
Salvador – Buenos Aires, Argentina
Fellow em Madrid Espanha e em Houston EUA na Baylor Colege of
Medicine

LUIZ UBIRAJARA SENNES
Professor Livre Docente e Associado da Disciplina de
Otorrinolaringologia da Faculdade de Medicina da Universidade de
São Paulo (FMUSP)

MARCELE FERNANDES DE OLIVEIRA
Graduação em Medicina pela Universidade de
Ribeirão Preto (Unaerp)
Residência Médica em Otorrinolaringologia pelo Hospital CEMA
Título de Especialista em Otorrinolaringologia pelo Associação
Brasileira de Otorrinolaringologia e Cirurgia
Cérvico-Facial (ABORL-CCF)
Fellowship em Otorrinolaringologia e Cirurgia endoscópica pelo
Hospital CEMA
Mestranda em Otorrinolaringologia pela Universidade Federal de
São Paulo (Unifesp)
Médica Colaboradora Ambulatorial e Cirúrgica em
Otorrinolaringologia no Hospital CEMA

MARCELE OLIVEIRA DOS SANTOS
Otorrinolaringologista pela Associação Brasileira de
Otorrinolaringologia e Cirurgia Cérvico-Facial (ABORL-CCF)
Membro da ABOPE
Mestranda pelo Programa de Pós-Graduação em Saúde da
Criança e do Adolescente da Universidade Federal do Rio Grande
do Sul

MARCELO HAMILTON SAMPAIO
Médico Otorrinolaringologista, Voluntário do Setor de
Rinologia e Cirurgia da Base anterior do Crânio do Hospital de
Clínicas da Universidade Estadual de Campinas (Unicamp)
Doutor em Ciências Médicas pela FCM da Unicamp

MARCELO JUNQUEIRA LEITE
Professor Assistente do HC da Faculdade de Medicina de Ribeirão
Preto da Universidade de São Paulo (FMUSP)

MARCIO ABRAHAO
Professor Titular do Departamento de Otorrinolaringologia e
Cirurgia de Cabeça e Pescoço da Escola Paulista de Medicina da
Universidade Federal de São Paulo (Unifesp-EPM)
Livre-Docente pela EPM-Unifesp

MARCIO NAKANISHI
Médico Otorrinolaringologista
Doutor em Otorrinolaringologia pela Universidade de
São Paulo (USP)
Pesquisador Associado Faculdade de Medicina Universidade de
Brasília (UnB)

MARCO CESAR JORGE DOS SANTOS
Doutor em Otorrinolaringologia pela Universidade de
São Paulo (USP)
Professor na Faculdade de Medicina da Pontifícia Universidade
Católica do Paraná (PUCPR)
Coordenador do Serviço de Residência em Otorrinolaringologia do
Hospital IPO e do Hospital Universitário Cajuru

MARCOS ANDRÉ DE SARVAT
Médico especialista em Otorrinolaringologia, Cirurgia de Cabeça e
Pescoço e Cancerologia
Mestre pela Universidade Federal do Rio de Janeiro (UFRJ)
Doutor pela Universidade Federal de São Paulo (Unifesp)
Ex-Presidente da Sociedade Brasileira de Laringologia e Voz –
Gestão:1993-5
Coordenador do Consenso Nacional sobre Voz Profissional –
Gestão: 2002-04
Professor Adjunto da Universidade Federal do Estado do Rio de
Janeiro (Unirio)

COLABORADORES

MARCOS LUIZ ANTUNES
Mestre e Doutor pela Universidade Federal de São Paulo (Unifesp)
Professor Adjunto do Departamento de Otorrinolaringologia e Cirurgia de Cabeça e Pescoço da Unifesp
Professor Titular do curso de Medicina do Centro Universitário São Camilo

MARCOS MOCELLIN
Professor Titular de ORL da Universidade Federal do Paraná (UFPR)
Ex-Presidente da Associação Brasileira de Otorrinolaringologia e Cirurgia Cérvico-Facial (ABORL-CCF)
Ex-Presidente da Associação Panamericana de Otorrinolaringologia e Cirurgia de Cabeça e Pescoço

MARCUS MIRANDA LESSA
Professor Associado da Disciplina de Otorrinolaringologia da Faculdade de Medicina da Universidade Federal da Bahia (UnB)
Doutor em Ciências pela Disciplina de Otorrinolaringologia da Faculdade de Medicina da Universidade de São Paulo (FMUSP)
Pós-Doutor pela Faculdade de Medicina da UnB

MARIA BEATRIZ ROTTA PEREIRA
Mestre em Pediatria pela Universidade Federal do Rio Grande do Sul (UFRGS)
Fellow em Otorrinolaringologia Pediátrica no Health Sciences Centre, Winnipeg, Manitoba, Canadá
Preceptora de Otorrinolaringologia Pediátrica no Serviço de Otorrinolaringologia e Cirurgia de Cabeça e Pescoço, Hospital São Lucas da PUCRS – Porto Alegre, RS

MARIA HELENA PUPO NOGUEIRA
Otorrinolaringologista do Centro de ORL de São Paulo-Hosp. Edmundo Vasconcelos
Fellowship em Rinologia e Cirurgia Transnasal da base do crânio no Centro de ORL de São Paulo-Hospital Edmundo Vasconcelos

MARIA JULIA ABRÃO ISSA
Médica Otorrinolaringologista
Coordenadora do Serviço de Rinologia e Base do Crânio do Hospital das Clínicas da Universidade Federal de Minas Gerais (UFMG)
Vice-Presidente da Sociedade Mineira de Otorrinolaringologia

MARIO BAZANELLI JUNQUEIRA FERRAZ
Otorrinolaringologista e Cirurgião Craniomaxilofacial
Board Certified Facial Plastic Surgeon – IBCFPRS
Ex-Presidente da Academia Brasileira de Cirurgia Plástica da Face
Fellowship em Cirurgia Plástica e Reconstrutora pela OHSU – Portland, USA

MAURÍCIO SCHREINER MIURA
Coordenador do Programa de Implante Coclear da Santa Casa de Porto Alegre
Pós-Doutorado em Otorrinopediatria na Downstate Medical Center – State University of New York

MELISSA AMELOTI GOMES AVELINO
Graduação em Medicina pela Pontifícia Universidade Católica de Campinas (PUC-Campinas)
Mestre, Doutor e Pós-Doutor pela Universidade Federal de São Paulo (Unifesp)
Chefe do Departamento de Cirurgia da Faculdade de Medicina da UFG

MELISSA FERREIRA VIANNA
Professora Instrutora da Faculdade de Ciências Médicas da Santa Casa de São Paulo
Mestre e Doutora pela Faculdade de Ciências Médicas da Santa Casa de São Paulo
Formada pela Faculdade de Ciências Médicas da Santa Casa de São Paulo
Mestre e Doutora em Medicina pela Faculdade de Ciências Médicas da Santa Casa de São Paulo

MICHEL BURIHAN CAHALI
Otorrinolaringologista e Medicina do Sono
Graduação, Residência Médica e Doutorado pela Faculdade de Medicina da Universidade de São Paulo (USP)
Responsável pelo setor de Sono da Clínica de Otorrinolaringologia do Hospital das Clínicas da Faculdade de Medicina da USP
Responsável pelo Ambulatório de Sono do Serviço de Otorrinolaringologia do Hospital do Servidor Público Estadual de São Paulo

MICHELLE LAVINSKY WOLFF
Professora Adjunta do Departamento de Otorrinolaringologia da Universidade Federal do Rio Grande do Sul (UFRGS)
Coordenadora do Setor de Rinoplastia e Cirurgia da Face do Serviço de Otorrinolaringologia do Hospital de Clínicas de Porto Alegre
Membro da Diretoria da Academia Brasileira de Cirurgia Plástica da Face (ABCPF)
Mestre em Cirurgia pela UFRGS
Doutor em Epidemiologia pela UFRGS

MIGUEL ANGELO HYPPOLITO
Professor Associado MS5 da Faculdade de Medicina de Ribeirão Preto da Universidade de São Paulo (FMRP-USP)
Departamento de Oftalmologia, Otorrinolaringologia e Cirurgia de Cabeça e Pescoço
Coordenador do Programa de Saúde Auditiva, Implante Coclear e Dispositivos Eletrônicos de Reabilitação da Surdez Do Hospital das Clínicas da FMRP-USP

MIGUEL SOARES TEPEDINO
Professor Adjunto da Universidade do Estado do Rio de Janeiro (UERJ)
Coordenador da Rinossinusologia e Cirurgia Endoscópica da Base do Crânio do HUPE-UERJ
Chefe do Serviço ORL e Base do Crânio da Policlínica de Botafogo, RJ

NATÁLIA SILVA CAVALCANTI
Médica Preceptora – Coordenadora da Otorrinolaringologia Pediátria da Residência da SOS Otorrino – João Pessoa, PB

NATASHA MASCARENHAS ANDRADE BRAGA
Professora Associada de Otorrinolaringologia e Fonoaudiologia da Faculdade de Medicina da Universidade Federal da Bahia (UFBA)
Doutora em Ciências Médicas pela Universidade de São Paulo (USP)
Fellowship em Laringologia e Disfagia no Hospital Johns Hopkins
Otorrinolaringologista da Rede D'or Hospital Aliança

NAYARA SOARES DE OLIVEIRA LACERDA
Mestre em Saúde da Criança e Adolescente pela Universidade Estadual de Campinas (Unicamp)
Fellowship em Otorrinopediatria pela Unicamp
Otorrinolaringologista colaboradora do Hospital Universitário Professor Edgar Santos Universidade Federal da Bahia (UFBA)

NÉDIO STEFFEN
Médico Otorrinolaringologista, Mestre e Doutor em Otorrinolaringologia e Cirurgia de Cabeça e Pescoço pela Universidade Federal de São Paulo (Unifesp)

NILVANO ALVES DE ANDRADE
Professor Adjunto da Fundação Bahiana para Desenvolvimento das Ciências
Doutor em Otorrinolaringologia pela Faculdade de Medicina da Universidade de São Paulo (USP)
Mestre em Cirurgia pela Universidade Federal da Bahia (UFBA)

NOEMI GRIGOLETTO DE BIASE
Mestre pela Universidade de São Paulo
Doutora e Pós-Doutor pela Escola Paulista de Medicina da
Universidade Federal de São Paulo (EPM-Unifesp)
Professora Associada do Departamento de Teorias e Métodos em
Fonoaudiologia e Fisioterapia da Pontifícia Universidade Católica de
São Paulo (PUC-SP)
Professora Associada e Livre Docente do Departamento de
ORL-CCP da EPM-Unifesp

ONIVALDO CERVANTES
Doutor em Otorrinolaringologia e Cirurgia Cabeça e Pescoço pela
Escola Paulista de Medicina da Universidade Federal de
São Paulo (EPM-Unifesp)
Livre Docência em Otorrinolaringologia – Cirurgia de Cabeça e
Pescoço pela Unifesp
Professor Associado da Unifesp
Chefe do Departamento de Otorrinolaringologia e Cirurgia de
Cabeça e Pescoço
Presidente da Sociedade Brasileira de Cirurgia de Cabeça e
Pescoço – Gestão: 2009-2011

OSÍRIS DE OLIVEIRA CAMPONÊS DO BRASIL
Cirurgião de Cabeça e Pescoço
Mestre e Doutor pela Escola Paulista de Medicina da Universidade
Federal de São Paulo (EPM-Unifesp)
Médico Titular do Hospital Albert Einstein em Cirurgia de Cabeça e
Pescoço e em Otorrinolaringologia

OSWALDO LAÉRCIO MENDONÇA CRUZ
Professor Livre-docente de Otorrinolaringologia pela Faculdade de
Medicina da Universidade de São Paulo (FMUSP)
Professor Afiliado da Universidade Federal de São Paulo (Unifesp)

OTÁVIO BEJZMAN PILTCHER
Professor de Medicina da Universidade Federal do Rio Grande do
Sul (UFRGS)
Doutor em Medicina (Otorrinolaringologia) pela Faculdade de
Ciências Médicas da Santa Casa de São Paulo

PATRICIA PAULA SANTORO
Médica pela Faculdade de Medicina da Universidade de
São Paulo (FMUSP)
Residência Médica em Otorrinolaringologia pela FMUSP
Título de Especialista em Otorrinolaringologia pela Sociedade
Brasileira de Otorrinolaringologia
Doutora em Ciências, Área de concentração:
Otorrinolaringologia, pela FMUSP

PAULO PERAZZO
Mestre pela Santa Casa de São Paulo
Doutor em Ciências pela Universidade Federal de
São Paulo (Unifesp)
Professor da Universidade do Estado da Bahia (UNEB)

PAULO ROBERTO LAZARINI
Otorrinolaringologista pela Santa Casa de Misericórdia de São
Paulo
Especialização em Otologia pela Santa Casa de Misericórdia de São
Paulo
Professor Titular do Departamento de Otorrinolaringologia da
Santa Casa de São Paulo
Ex-Presidente da Sociedade Brasileira de Otologia (SOB)

RAFAEL BURIHAN CAHALI
Graduação pela Faculdade de Medicina da USP Residência pela
Faculdade de Medicina da Universidade de São Paulo (FMUSP)
Doutor em Ciências – Área de Concentração:
Otorrinolaringologia pela FMUSP
Médico Otorrinolaringologista do Hospital do Servidor Público
Estadual de São Paulo

RAFAEL ROSSELL MALINSKY
Médico Otorrinolaringologista e Médico do Sono pela AMB
Médico assistente no Serviço de Otorrinolaringologia da ULBRA e
Médico adido do Serviço de Otorrinolaringologia do Hospital de
Clínicas de Porto Alegre
Doutor em Ciências Médicas pela Faculdade de Medicina de
Ribeirão Preto da Universidade de São Paulo (FMRP-USP)
Pós-Doutor em ciências pela Universidade Federal de
São Paulo (Unifesp)

RAPHAEL DE SANTANA SPIRANDELLI
Graduação pela Faculdade de Medicina do ABC
Residente em Otorrinolaringologia do Hospital do Servidor Público
Estadual de São Paulo

RAPHAELLA DE OLIVEIRA MIGLIAVACCA
Médica Contratada e Preceptora da Residência Médica do
Hospital de Clínicas de Porto Alegre (HCPA)
Mestre em Ciências Cirúrgicas pela Universidade Federal de
São Paulo (UFRGS)
Doutoranda em Ciências Pneumológicas pela UFRGS
Fellow em Rinologia e em Cirurgia Funcional e Estética do
Nariz (HCPA)
Chefe do Serviço de Otorrinolaringologia do Hospital
Moinhos de Vento

REBECCA MAUNSELL
Professora da Disciplina de Otorrinolaringologia Faculdade de
Ciência Médicas da Universidade Estadual de Campinas (Unicamp)
Responsável pelo Serviço de Otorrinolarinogologia
Pediátrica e Fellowship em Otorrinolaringologia Pediátrica
Avançada da Faculdade de Ciência Médicas da Unicamp
Presidente da Academia Brasileira de
Otorrrinolaringologia (ABOPe) – Gestão: 2020-2021

REGINA HELENA GARCIA MARTINS
Professora Titular da Divisão de Oftalmologia,
Otorrinolaringologia e CCP da Faculdade de Medicina Unesp
Botucatu
Responsável pelos Ambulatórios de Distúrbios da Linguagem e da
Voz

REGINALDO RAIMUNDO FUJITA
Professor Adjunto de Otorrinolaringologia da Escola Paulista de
Medicina da Universidade Federal de São Paulo (EPM-Unifesp)
Chefe do Departamento de Otorrinolaringologia
Pediátrica da EPM-Unifesp

RENATA CANTISANI DI FRANCESCO
Professora Livre Docente da Disciplina de
Otorrinolaringologia da Faculdade de Medicina da Unviersidade de
São Paulo (FMUSP)
Coordenadora do Estágio de Complementação Especializada em
Otorrinolaringologia Pediátria
Ex-Presidente da Academia Brasiliera de
Otorrinolaringologia Pediátrica

COLABORADORES

RENATA LOSS DRUMMOND
Médica Otorrinolaringologista pela Universidade Federal de
Ciências da Saúde de Porto Alegre – Santa Casa de Porto Alegre
Mestre em Ciências da Saúde pela Universidade Federal de
Ciências da Saúde de Porto Alegre
Preceptora do Serviço de Otorrinolaringologia Pediátrica do
Hospital da Criança Santo Antônio da Santa Casa de Porto Alegre

RENATO ROITHMANN
Professor de Otorrinolaringologia e Cirurgia de Cabeça e Pescoço
Faculdade de Medicina Universidade Luterana do Brasil, RS
Associate Scientific Staff Department of Otolaryngology, Mount
Sinai Hospital Toronto Canadá

RICARDO FERREIRA BENTO
Professor Titular da Disciplina de Otorrinolaringologia da
Faculdade de Medicina da Unviersidade de São Paulo (FMUSP)
Chefe do Departamento de Otorrinolaringologia do Hospital das
Clínicas de São Paulo

RICARDO LANDINI LUTAIF DOLCI
Professor Assistente pela Faculdade de Ciências Médicas da Santa
Casa de São Paulo
Doutor pela *Ohio State University* – USA e Santa Casa de São Paulo

RICARDO NEVES GODINHO
Coordenador da Subespecialidade Otorrinolaringologia
Pediátrica do Hospital Mater Dei Contorno – Belo Horizonte
Professor de Otorrinolaringologia da Pontifícia Universidade
Católica de Minas Gerais (PUC-Minas)
Diretor da Interamerican Association of Pediatric
Otorhinolaryngology (IAPO)

RICARDO SCHAFFELN DORIGUETO
Médico Otorrinolaringologista
Doutor e Mestre em Ciências pela Escola Paulista de Medicina da
Universidade Federal de São Paulo (EPM-Unifesp)
Coordenador do Programa de *Fellowship* em Otoneurologia e
Eletrofisiologia da Audição e do Sistema Vestibular do Hospital
Paulista, SP

RICHARD LOUIS VOEGELS
Professor-Associado e Livre-Docente da Faculdade de Medicina da
Universidade de São Paulo (FMUSP)
Diretor de Rinologia do Hospital das Clínicas da Faculdade de
Medicina da Universidade de São Paulo (HCFMUSP)

RITA CAROLINA POZZER KRUMENAUER
Médica Otorrinolaringologista do Santa Casa de Porto Alegre e do
Hospital Moinhos de Vento de Porto Alegre
Mestre em Ciências Médicas – Pediatria pela Universidade
Federal de Ciências da Saúde de Porto Alegre (UFCSPA)
Preceptora do Serviço de Otorrinolaringologia Pediátrica do
Hospital da Criança Santo Antônio da Santa Casa de Porto Alegre

ROBERTA BOECK NOER PILLA
Médica Otorrinolaringologista com Título de especialista pelo
MEC e ABORL-CCF
Mestre em Cirurgia pela Universidade Federal do Rio
Grande do Sul (UFRGS)
Aperfeiçoamento em Via Aérea Pediátrica pelo Hospital Infantil
Sabará/Instituto Pensi

ROBERTO CAMPOS MEIRELLES
Professor Titular de Otorrinolaringologia da Faculdade de Ciências
Médicas da Universidade do Estado do Rio de Janeiro (UERJ)
Doutor em Otorrinolaringologia pela Faculdade de Medicina da
Universidade de São Paulo (FMUSP)
Livre Docente em Otorrinolaringologia pela Faculdade de Ciências
Médicas da Universidade do Estado do Rio de Janeiro (UERJ) e pela
Universidade Federal do Estado do Rio de Janeiro (UFRJ)

ROBERTO DIHL ANGELI
Professor do Curso de Medicina da Universidade Luterana do
Brasil em Canoas, RS
Mestre e Doutor pela Faculdade de Medicina da Universidade
Federal do Rio Grande do Sul

ROBERTO EUSTÁQUIO SANTOS GUIMARÃES
Professor de Otorrinolaringologia da Faculdade de Medicina da
Universidade Federal de Minas Gerais (UFMG)
Professor Livre-Docente pela Universidade de São Paulo (USP)
Membro titular da Academia Mineira de Medicina

ROBINSON KOJI TSUJI
Médico Otorrinolaringologista com Doutorado em Ciências
Médicas pela Universidade de São Paulo (USP)
Coordenador do grupo de próteses implantáveis do Hospital das
Clínicas de São Paulo

RODRIGO ALVAREZ CARDOSO
Médico Pesquisador e Preceptor do Instituto Felippu de Rinologia e
Base de Crânio (IFO)

RODRIGO DE OLIVEIRA VERAS
Médico Residente de Otorrinolaringologia na Escola Paulista de
Medicina da Universidade Federal de São Paulo (EPM-Unifesp)

RODRIGO DE PAULA SANTOS
Mestre e Doutor em ORL pela Escola Paulista de Medicina da
Universidade Federal de São Paulo (EPM-Unifesp)
Responsável pelo Setor de Cirurgia Endoscópica de Base de
Crânio do Departamento de ORL/CCP da EPM-Unifesp
Fellow em Rinologia pela Universidade de Graz, Áustria

RODRIGO GUIMARÃES PEREIRA
Estágio em Otorrinolaringologia Pediátrica no Children´s
Hospital da Universidade de Washington, Seattle, USA
Coordenador do *Fellowship* em Otorrinolaringologia Pediátrica do
Hospital Pequeno Príncipe – Curitiba, PR
Diretor Vice-Presidente da Academia Brasileira de
Otorrinolaringologia Pediátrica (ABOPe)

ROGERIO HAMERSCHMIDT
Professor Associado e Chefe do Serviço de Otorrinolaringologia do
Hospital de Clínicas da Universidade Federal do Paraná (UFPR)

RONALDO FRIZZARINI
Doutor em Ciências pela Universidade de São Paulo (USP)

RUBENS DE BRITO
Professor Associado da disciplina de
Otorrinolaringologia da Universidade de São Paulo (USP)

RUI IMAMURA
Doutor em Medicina pela Faculdade de Medicina da
Universidade de São Paulo (FMUSP)
Professor da Pós-graduação da Disciplina de Otorrinolaringologia
da FMUSP
Diretor do Serviço de Bucofaringologia da Divisão de Clínica
Otorrinolaringológica do Hospital das Clínicas da FMUSP

SADY SELAIMEN DA COSTA
Professor Titular da Disciplina de Otorrinolaringologia e
Cirurgia de Cabeça e Pescoço da Faculdade de Medicina da
Universidade Federal do Rio Grande do Sul (UFRGS)
Chefe do Serviço de ORL e CCP do Hospital de Clínicas de Porto
Alegre

SAMILLE MARIA VASCONCELOS RIBEIRO
Médica Otorrinolaringologista
Fellowship de Cirurgia Endoscópica dos Hospital das Clínicas da
Faculdade de Medicina da Universidade de São Paulo (FMUSP)

SAMUEL SERPA STECK
Médico Formado pela Pontifícia Universidade Católica de
São Paulo (PUC-SP)
Residente em Otorrinolaringologia na Universidade Estadual
Paulista (Unesp)

SANDRA DORIA XAVIER
Médica Otorrinolaringologista com Área de Atuação em
Medicina do Sono pela AMB
Professora da Faculdade de Ciências Médicas da Santa Casa de
São Paulo
Professora e Pesquisadora do Instituto do Sono de São Paulo

SARAMIRA CARDOSO BOHADANA
Médica Otorrinolaringologista e Doutora em Medicina pela
Faculdade de Medicina da universidade de São Paulo (FMUSP)
Observership em Via Aérea Pediátrica no Cincinnati Children's
Hospital
Coordenadora do Programa Aerodigestivo do Hospital Infantil
Sabará

SHIRLEY SHIZUE NAGATA PIGNATARI
Professora Adjunta da Disciplina de Otorrinolaringologia Pediátrica
Departamento de Otorrinolaringologia e Cirurgia de Cabeça e
Pescoço da Universidade Federal de São Paulo (Unifesp)

SILVIO CALDAS NETO
Professor Titular de Otorrinolaringologia da Universidade
Federal de Pernambuco (UFPE)
Doutor em Medicina pela Faculdade de Medicina da
Universidade de São Paulo (FMUSP)
Professor Livre-Docente de Otorrinolaringologia pela FMUSP

SILVIO JOSÉ DE VASCONCELOS
Médico Otorrinolaringologista
Doutor em Otorrinolaringologia pela Faculdade de Medicina da
Universidade de São Paulo (FMUSP)
Professor Adjunto de Otorrinolaringologia pela Universidade
Federal de Pernambuco (UFPE)

TATIANA REGINA TELES ABDO
Médica Otorrinolaringologista
Assistente do Grupo de Rinologia dos Hospital das Clínicas da
Faculdade de Medicina da Universidade de São Paulo (FMUSP)

THAÍS GONÇALVES PINHEIRO
Doutorado na Área de Otorrinolaringologia pela Faculdade de
Medicina da Universidade de São Paulo (FMUSP)
Fellowship em Laringologia pelo Hospital das Clínicas da FMUSP
Residência Médica em Otorrinolaringologia e Graduação em
Medicina pela Universidade de Brasília

THIAGO FREIRE PINTO BEZERRA
Professor Adjunto, Departamento de Cirurgia, Divisão de
Otorrinolaringologia da Universidade Federal de
Pernambuco (UFPE)

VAGNER ANTONIO RODRIGUES DA SILVA
Mestre em Ciências Médicas e Doutor em Ciências da
Cirurgia da Faculdade de Ciências Médicas da Universidade
Estadual de Campinas (Unicamp)

VANESSA CARVALHO DE OLIVEIRA
Otorrinolaringologista e Cirurgiã de Cabeça e Pescoço
Médica Assistente da Disciplina de Otorrinolaringologia – Cabeça e
Pescoço da Universidade Estadual de Campinas (Unicamp)
Mestranda do programa de pós-graduação em Ciências da
Cirurgia da Unicamp

VANESSA MAZANEK SANTOS
Médica otorrinolaringologista e mestranda em Clínica Cirúrgica do
Hospital de Clínicas da Universidade Federal do Paraná (UFPR)

VINICIUS RIBAS FONSECA
Professor Titular de Otorrinolaringologia da Universidade
Positivo, Curitiba
Professor de Otorrinolaringologia Pediátrica e Laringologia do
Hospital da Cruz Vermelha Brasileira, PR
Ex-Presidente da Academia Brasileira de Otorrinolaringologia
Pediátrica (ABOPE)

VITOR GUO CHEN
Preceptor administrativo do Programa de Residência
Médica em Otorrinolaringologia da Escola Paulista de Medicina da
Universidade Federal de São Paulo (EPM-Unifesp)
Mestre e Doutor pela EPM-Unifesp
Chefe de Clínica da Disciplina de Otorrinolaringologia Pediátrica da
EPM-Unifesp

WILMA TEREZINHA ANSELMO LIMA
Professora Titular do Departamento de Oftalmologia,
Otorrinolaringologia e Cirurgia de Cabeça e Pescoço da FMRP-USP

YURI COSTA FARAGO FERNANDES
Médico Otorrinolaringologista
Fellowship em Laringologia do departamento de
Otorrinolaringologia da Universidade Estadual de Campinas
(Unicamp)

SUMÁRIO

MENU DE VÍDEOS xxi

PARTE I
OTOLOGIA

1 CONSIDERAÇÕES ANESTÉSICAS BÁSICAS NAS CIRURGIAS OTORRINOLARINGOLÓGICAS 3
Alexandre Teruya • *Diná Mie Hatanaka*

2 TIMPANOTOMIA PARA TUBO DE VENTILAÇÃO E EXPLORADORA 9
Felippe Felix • *Rodrigo Guimarães Pereira*
SEÇÃO I   TIMPANOTOMIA PARA TUBO DE VENTILAÇÃO .. 9
SEÇÃO II   TIMPANOTOMIA EXPLORADORA 12

3 TIMPANOPLASTIA E MIRINGOPLASTIA 15
Edson Ibrahim Mitre • *Melissa Ferreira Vianna*

4 OSSICULOPLASTIA 25
José Ricardo Gurgel Testa • *Marcos Luiz Antunes*

5 ABORDAGEM ENDOSCÓPICA DA ORELHA MÉDIA 33
João Paulo Peral Valente • *Arthur Menino Castilho*
Bruno Borges Taguchi

6 ESTAPEDOTOMIA E ESTAPEDECTOMIA 41
Fernanda Martinho Dobrianskyj • *Paulo Roberto Lazarini*

7 TIMPANOMASTOIDECTOMIA FECHADA 51
Vagner Antonio Rodrigues da Silva • *Celso Dall'Igna*
Luiz Carlos Alves de Sousa

8 TIMPANOMASTOIDECTOMIA ABERTA 59
Sady Selaimen da Costa • *Roberto Dihl Angeli*
Eduardo Tanaka Massuda

9 INJEÇÕES INTRATIMPÂNICAS 75
Fayez Bahmad Junior • *Ricardo Schaffeln Dorigueto*

10 TÉCNICAS CIRÚRGICAS EM IMPLANTE COCLEAR 79
Joel Lavinsky • *Miguel Angelo Hyppolito* • *Luiz Lavinsky*

11 TÉCNICA CIRÚRGIA DAS PRÓTESES OSTEOANCORADAS 89
Robinson Koji Tsuji • *Ricardo Ferreira Bento*

12 DESCOMPRESSÃO DO NERVO FACIAL 101
Silvio Caldas Neto • *Oswaldo Laércio Mendonça Cruz*

13 PETROSECTOMIA E LABIRINTECTOMIA 105
Rogerio Hamerschmidt • *Gustavo Rossoni Carnelli*
Rubens de Brito • *Vanessa Mazanek Santos*

PARTE II
RINOLOGIA E ESTÉTICA DA FACE

14 CIRURGIA DAS CONCHAS NASAIS – TURBINECTOMIA INFERIOR PARCIAL/TURBINOPLASTIA/CIRURGIA DA CONCHA MÉDIA 111
Thiago Freire Pinto Bezerra • *Marcelo Junqueira Leite*
Edwin Tamashiro • *Wilma Terezinha Anselmo Lima*

15 SEPTOPLASTIA 119
Maria Julia Abrão Issa • *Tatiana Regina Teles Abdo*
Samille Maria Vasconcelos Ribeiro

16 DESVIO DE SEPTO CAUDAL 131
Jose Antonio Patrocinio • *Marcos Mocellin*

17 RINOSSEPTOPLASTIA 139
Eduardo Landini Lutaif Dolci • *José Roberto Parisi Jurado*
Leila Freire Rego Lima

18 TÉCNICAS CIRÚRGICAS BÁSICAS EM OTORRINOLARINGOLOGIA – INSUFICIÊNCIA VALVULAR PRIMÁRIA 153
Michelle Lavinsky Wolff • *Raphaella de Oliveira Migliavacca*

19 REDUÇÃO DE FRATURA DOS OSSOS PRÓPRIOS DO NARIZ 161
Ricardo Landini Lutaif Dolci • *Jose Eduardo Lutaif Dolci*

20 ACESSO AO SEIO MAXILAR – ENDOSCÓPICO VIA MEATO MÉDIO, MEGA-ANTROSTOMIA, PRÉ-LACRIMAL E PÓS-LACRIMAL 167
Miguel Soares Tepedino • *Richard Louis Voegels*
Ana Clara Miotello Ferrão

21 ETMOIDECTOMIA INTRANASAL 175
Leonardo Balsalobre • *Maria Helena Pupo Nogueira*
Aldo C. Stamm

22 ACESSO AO SEIO ESFENOIDAL 183
Renato Roithmann • *Edwin Tamashiro*

23 ACESSO INTRANASAL AO SEIO FRONTAL (DRAF IIA E IIB) 191
Marcus Miranda Lessa • *Marco Cesar Jorge dos Santos*
Carolina Cincurá Barreto

24 ACESSOS EXTERNOS AO SEIO FRONTAL 201
Otávio Bejzman Piltcher • *Camila Degen Meotti*

25 PERFURAÇÃO SEPTAL 207
André Alencar Araripe Nunes
Aline Almeida Figueiredo Borsaro • *Jessica de Castro Vidal*

xvii

SUMÁRIO

26 CIRURGIA PARA CONTROLE DA EPISTAXE – CAUTERIZAÇÃO DA ARTÉRIA ESFENOPALATINA, DA ARTÉRIA ETMOIDAL ANTERIOR E DO *S-POINT* 211
Eduardo Macoto Kosugi • Luciano Lobato Gregorio Nilvano Alves de Andrade

27 DESCOMPRESSÃO ORBITÁRIA EM COMPLICAÇÕES AGUDAS – SINUSITE AGUDA E HEMATOMA ORBITÁRIO 217
Alexandre Wady Debes Felippu • André Wady Debes Felippu Rodrigo Alvarez Cardoso • Alexandre Felippu

28 DACRIOCISTORRINOSTOMIA ENDOSCÓPICA 229
Marcelo Hamilton Sampaio • Eulalia Sakano

29 ACESSO À HIPÓFISE 235
Marcio Nakanishi • Luis Augusto Dias • Fabrizio Ricci Romano

30 RETALHO NASOSSEPTAL 251
Rodrigo de Paula Santos • Érika Cabernitte Marchetti

31 CORREÇÃO CIRÚRGICA DA FÍSTULA LIQUÓRICA ETMOIDAL 255
Roberto Eustáquio Santos Guimarães • Giancarlo Bonotto Cherobin

32 OTOPLASTIA 261
Caio Marcio Correia Soares • Fernanda Laís Saito Mario Bazanelli Junqueira Ferraz

PARTE III
LARINGOLOGIA

33 INDICAÇÕES, PLANEJAMENTO E CUIDADOS PERIOPERATÓRIOS EM FONOCIRURGIAS 271
Natasha Mascarenhas Andrade Braga • Luciano Rodrigues Neves Silvio José de Vasconcelos

34 PRINCÍPIOS DA FONOMICROCIRURGIA 283
Domingos Hiroshi Tsuji • Jeferson D'avilla Luciana Miwa Nita Watanabe

35 USO DO LASER EM MICROCIRURGIAS DE LARINGE 291
José Antonio Pinto • Jeferson Sampaio D'Avila Luciana Miwa Nita Watanabe

36 MICROCIRURGIA DE LARINGE PARA TRATAMENTO DE PÓLIPO VOCAL 299
Gustavo Polacow Korn • Ronaldo Frizzarini

37 MICROCIRURGIA DE LARINGE PARA TRATAMENTO DE NÓDULOS VOCAIS 303
André de Campos Duprat • Erich Christiano Madruga de Melo Christiano de Giacomo Carneiro

38 MICROCIRURGIA DE LARINGE PARA TRATAMENTO DE CISTO VOCAL 307
Thaís Gonçalves Pinheiro • Domingos Hiroshi Tsuji

39 MICROCIRURGIA DE LARINGE PARA TRATAMENTO DE EDEMA DE REINKE 313
Bruno Teixeira de Moraes • Adriana Hachiya • Claudia Eckley

40 MICROCIRURGIA DE LARINGE PARA TRATAMENTO DO GRANULOMA VOCAL 319
Evaldo Dacheux de Macedo Filho • Caroline Fernandes Rímoli

41 MICROCIRURGIA DE LARINGE PARA TRATAMENTO DE PAPILOMA VOCAL 323
Regina Helena Garcia Martins • Ali Mahmoud

42 TÉCNICAS CIRÚRGICAS PARA A PAPILOMATOSE RESPIRATÓRIA RECORRENTE 327
Gabriel Kuhl • Marcos André de Sarvat • Rafael Burihan Cahali Raphael de Santana Spirandelli

43 MICROCIRURGIA DE LARINGE PARA TRATAMENTO DE LEUCOPLASIAS 331
Roberto Campos Meirelles • Rui Imamura • Allex Itar Ogawa

44 INJEÇÕES DE SUBSTÂNCIAS NA LARINGE 337
Geraldo Druck Sant'anna • Paulo Perazzo • Bruno de Rezende Pinna

45 TRATAMENTO ENDOSCÓPICO DA PARALISIA BILATERAL DE PREGAS VOCAIS 343
Noemi Grigoletto De Biase • Patricia Paula Santoro Eliézia Helena de Lima Alvarenga

46 TRATAMENTO ENDOSCÓPICO DE CISTOS SACULARES, CISTOS LARÍNGEOS E LARINGOCELES 351
Daniel Vasconcelos d'Avila • Luiz Ubirajara Sennes Osíris de Oliveira Camponês do Brasil

47 TRATAMENTO ENDOSCÓPICO DO CÂNCER INICIAL DE LARINGE – CORDECTOMIAS ENDOSCÓPICAS 357
Agrício Nubiato Crespo • Leonardo Haddad Graziela de Oliveira Semenzati • Yuri Costa Farago Fernandes

PARTE IV
OTORRINOLARINGOLOGIA PEDIÁTRICA

48 ADENOIDECTOMIA 367
Ricardo Neves Godinho • Vinicius Ribas Fonseca Maria Beatriz Rotta Pereira

49 TONSILECTOMIA PALATINA 375
Renata Cantisani Di Francesco • Lauro João Lobo Alcântara Elisabeth Araújo Pereira

50 ATRESIA DE COANAS 383
Shirley Shizue Nagata Pignatari • Fabiana Cardoso Pereira Valera Antonio Carlos Cedin

51 *SINUS* E APÊNDICES AURICULARES 389
Renata Loss Drummond • Maurício Schreiner Miura

52 FRENULECTOMIA/FRENULOTOMIA OU CIRURGIA DO FRÊNULO LINGUAL 395
Alexandre Caixeta Guimarães • Nayara Soares de Oliveira Lacerda

53 EXÉRESE DE RÂNULA 399
Reginaldo Raimundo Fujita • Rodrigo de Oliveira Veras Luana Gouveia Tonini

54 INJEÇÃO DE TOXINA BOTULÍNICA EM GLÂNDULAS SALIVARES 403
Carolina Sponchiado Miura • Natália Silva Cavalcanti

55 SUPRAGLOTOPLASTIA 409
Rebecca Maunsell • Débora Bressan Pazinatto

56 EXÉRESE DE CISTO DE VALÉCULA 417
Juliana Alves de Sousa Caixêta • Melissa Ameloti Gomes Avelino

57 TRATAMENTOS ENDOSCÓPICOS DE ESTENOSES E LESÕES AGUDAS DE LARINGE 421
Fabiano Bleggi Gavazzoni • Luana Gouveia Tonini • Vitor Guo Chen

58 TRAQUEOSTOMIA PEDIÁTRICA 427
Cátia de Souza Saleh Netto • Denise Manica Roberta Boeck Noer Pilla

SUMÁRIO

59 ENDOSCOPIA DA VIA AÉREA PEDIÁTRICA 433
Larissa Santos Perez Abreu ▪ Saramira Cardoso Bohadana

60 TONSILECTOMIA LINGUAL 441
*Cláudia Schweiger ▪ Elise Zimmermann Mathias
Marcele Oliveira dos Santos*

61 DRENAGEM DE ABSCESSO PERIAMIGDALIANO E
RETROFARÍNGEO 445
Leticia Raysa Schiavon Kinasz ▪ Marcele Fernandes de Oliveira

   SEÇÃO I   DRENAGEM DE ABSCESSO
   PERIAMIGDALIANO..................................445

   SEÇÃO II   DRENAGEM DE ABSCESSO
   RETROFARÍNGEO 447

62 RETIRADA DE CORPOS ESTRANHOS EM VIA AÉREA
PEDIÁTRICA... 451
*José Faibes Lubianca Neto ▪ Rita Carolina Pozzer Krumenauer
Renata Loss Drummond*

PARTE V
MEDICINA DO SONO

63 CIRURGIAS PALATAIS PARA O TRATAMENTO DOS
DISTÚRBIOS RESPIRATÓRIOS OBSTRUTIVOS
DO SONO 459
*Fabio Tadeu Moura Lorenzetti ▪ Fernanda Louise Martinho Haddad
Sandra Doria Xavier*

64 FARINGOPLASTIA LATERAL 465
Bruno Bernardo Duarte ▪ Edilson Zancanella ▪ Michel Burihan Cahali

65 FARINGOPLASTIA EXPANSORA (OU EXPANSIVA)....... 469
Danilo Anunciatto Sguillar ▪ Rafael Rossell Malinsky

PARTE VI
CIRUGIA DE CABEÇA E PESCOÇO

66 TRAQUEOSTOMIA: TÉCNICA CIRÚRGICA 479
*José Eduardo de Sá Pedroso ▪ Gerson Schulz Maahs
Konrado Massing Deutsch*

67 LARINGECTOMIAS PARCIAIS 485
Giulianno Molina de Melo ▪ Onivaldo Cervantes

68 LARINGECTOMIA TOTAL 491
*Nédio Steffen ▪ José Antonio Pinto ▪ Luciane Mazzini Steffen
Douglas Klug Reinhardt*

69 ESVAZIAMENTOS CERVICAIS...................................... 497
*Carlos Takahiro Chone ▪ Daniel Naves Araujo Teixeira
Vanessa Carvalho de Oliveira ▪ Francisco de Souza Amorim Filho*

70 CISTO DE DUCTO TIREOGLOSSO 505
José Higino Steck ▪ Samuel Serpa Steck

71 CISTO BRANQUIAL.. 509
Marcio Abrahao ▪ Leonardo Haddad ▪ Augusto Abrahao

72 PAROTIDECTOMIA SUPERFICIAL............................... 517
Vanessa Carvalho de Oliveira ▪ Carlos Takahiro Chone

73 CIRURGIA DA GLÂNDULA SUBMANDIBULAR 523
Fernando Danelon Leonhardt ▪ José Vicente Tagliarini

74 PEQUENOS TUMORES DE PELE E LÁBIOS –
ECONSTRUÇÃO... 529
Agnaldo Jose Graciano ▪ Carlos Augusto Fischer

   SEÇÃO I   TUMORES DE PELE............................529

   SEÇÃO II   PEQUENOS TUMORES DE LÁBIOS 536

   ÍNDICE REMISSIVO 543

MENU DE VÍDEOS

Vídeo	QR Code
Vídeo 2-1 Aspiração de secreção de orelha média e colocação de tubo de ventilação tipo Shepard com pinça tipo jacaré	
Vídeo 5-1 Timpanoplastia transcanal endoscópica com enxerto de cartilagem	
Vídeo 5-2 Remoção de colesteatoma mesotimpanico posterior via endsocópica transcanal	
Vídeo 8-1 Acesso retroauricular + retirada da fascia temporal	
Vídeo 8-2 Mastoidectomia aberta passo-a-passo	
Vídeo 8-3 Fechamento fístula CSC lateral	
Vídeo 10-1 Implante coclear: técnica de acesso combinado (TAC)	

Vídeo	QR Code
Vídeo 12-1 Descompresão Transmastoidea	
Vídeo 12-2 Descompressão por fossa média	
Vídeo 14-1 Turbinectomia parcial	
Vídeo 14-2 Cauterização intraturbinal	
Vídeo 14-3 Turbinoplastia	
Vídeo 14-4 Turbinectomia meatal: incisão horizontal	
Vídeo 14-5 Turbinectomia média com pinça cortante	
Vídeo 15-1 Septoplastia posterior	
Vídeo 15-2 Septoplastia anterior com preservação da cartilagem caudal	
Vídeo 15-3 Septoplastia anterior com ressecção da cartilagem caudal e colocação de strut columelar	

MENU DE VÍDEOS

Vídeo	QR Code
Vídeo 18-1 Demonstrando fixação de enxertos *spreader graft* por via endonasal	
Vídeo 18-2 Demonstrando o posicionamento do enxerto *spreader graft* com acesso aberto	
Vídeo 18-3 Demonstrando o posicionamento e fixação do enxerto de Asa de Borboleta	
Vídeo 20-1 Maxilectomia medial endoscópica reversível (MMER)	
Vídeo 22-1 Remoção dos cotonoides e Endoscopia com exploração do recesso esfenoetmoidal	
Vídeo 22-2 Ressecção do terço médio-inferior da concha superior na septoplastia Média	
Vídeo 22-3 Acesso transetmoidal	
Vídeo 26-1 Busca ativa	
Vídeo 26-2 Identificação do ponto sangrante	
Vídeo 26-3 Secção das artérias	

Vídeo	QR Code
Vídeo 30-1 Técnica cirúrgica do retalho nasosseptal	
Vídeo 30-2 Técnica cirúrgica do retalho nasosseptal	
Vídeo 30-3 Incisões na região posterior do septo nasal	
Vídeo 32-1 Otoplastia: retalho cutâneo lateral, retalho musculocutâneo medial e secção dos ligamentos retroauriculares e hemostia e revisão dos pedículos vasculares	
Vídeo 32-2 Otoplastia: fixação da concha na mastoide	
Vídeo 32-3 Otoplastia: correção do lóbulo e suturas retroauriculares e checklist pós-operatório	
Vídeo 35-1 Pré-operatório, trans-operatório e pós-operatório de cordectomia endoscópica esquerda com laser de CO_2	
Vídeo 35-2 Estenose subglótica laminar – incisões radiais com laser de CO_2	
Vídeo 35-3 Aritenoidectomia subtotal esquerda com laser de CO_2 para tratamento de paralisia bilateral de pregas vocais	
Vídeo 41-1 Exame de videolaringoscopia de adolescente com papilomatose laríngea	

MENU DE VÍDEOS

Vídeo	QR Code
Vídeo 41-2 Papilomatose com laser de CO_2	
Vídeo 42-1 Laser de CO_2 sendo utilizado para tratamento de papilomatose respiratória recorrente	
Vídeo 42-2 Injeção de Bevacizumabe em laringe para tratamento de papilomatose respiratória recorrente	
Vídeo 44-1 Aplicação de 1 mL de ácido hialurônico (Juverderm Ultra Plus XC) em terço posterior de prega vocal direita, em paciente com imobilidade laríngea	
Vídeo 47-1 Cordectomia tipo I bilateral com uso de laser de CO2. Notar o ligamento vocal preservado em ambos os lados	
Vídeo 47-2 Cordectomia estendida com uso de laser de CO_2. A prega vestibular foi ressecada. O tumor foi seccionado em dois fragmentos para facilitar a ressecção. Notar o pericôndrio interno/ lâmina da cartilagem tireoide expostos ao fim da cirurgia	
Vídeo 50-1 Passos cirúrgicos no *Cross-Over Flap Technique* - Atresia de coanas	
Vídeo 50-2 Atresia de coana unilateral	
Vídeo 50-3 Passos cirúrgicos no *Stentless Pharyngeal Flap Technique* - Atresia de coanas	
Vídeo 52-1 Frenulotomia	

MENU DE VÍDEOS

Vídeo	QR Code
Vídeo 55-1 Supraglotoplastia	
Vídeo 56-1 Laringocele	
Vídeo 56-2 Cistovalecula	
Vídeo 57-1 Técnicas cirúrgicas	
Vídeo 57-2 Técnicas cirúrgicas	
Vídeo 57-3 Técnicas cirúrgicas	
Vídeo 57-4 Técnicas cirúrgicas	
Vídeo 59-1 Sonoendoscopia	
Vídeo 59-2 Hipertrofia amigdaliana obstrutiva durante exame flexível em centro cirúrgico em paciente traqueostomizada	
Vídeo 59-3 Laringotraqueoscopia com ótica rígida em paciente pós extubação em centro cirúrgico. Visualização de lesão aguda por intubação em subglote	

Vídeo	QR Code
Vídeo 64-1 Separação entre o músculo palatofaríngeo e o músculo constritor superior da faringe (visão anatômica)	
Vídeo 64-2 Suturas de reposicionamento do músculo palatofaríngeo, miotomia inferior do palatofaríngeo e marcação da incisão de relaxamento entre o palatofaríngeo e a parede posterior da faringe (visão anatômica)	
Vídeo 65-1 Faringoplastia expansora	

Técnicas Cirúrgicas Básicas em Otorrinolaringologia e Cirurgia Cervicofacial

Thieme Revinter

Parte I   Otologia

CONSIDERAÇÕES ANESTÉSICAS BÁSICAS NAS CIRURGIAS OTORRINOLARINGOLÓGICAS

CAPÍTULO 1

Alexandre Teruya ▪ Diná Mie Hatanaka

INTRODUÇÃO

Embora não haja uma certeza quanto ao número absoluto de cirurgias otorrinolaringológicas realizadas no Brasil anualmente, sabemos que tais procedimentos respondem por parte considerável do movimento cirúrgico dos principais hospitais.[1]

Uma peculiaridade da otorrinolaringologia está na faixa etária dos pacientes: desde lactentes e crianças até idosos podem necessitar de cirurgia dessa especialidade. Assim, o anestesiologista deve estar preparado para conduzir casos de pacientes muito jovens e pequenos, normalmente sem comorbidades, mas que podem ter acesso venoso e acesso à via aérea mais desafiadores; até casos de pacientes muito idosos, por vezes com múltiplas condições clínicas patológicas.

Outro desafio encontrado nas anestesias para essa especialidade ocorre porque, muitas vezes, a cirurgia ocorre próximo da traqueia e das vias aéreas superiores, de forma que a sonda traqueal pode atrapalhar o cirurgião ou extubação acidental pode ocorrer.

Ainda em relação ao acesso à via aérea, além do acima exposto, pacientes com intubação difícil são comuns: crianças respiradoras bucais, com palatos ogivais, aumento excessivo das amígdalas; bem como pacientes obesos, com apneia obstrutiva do sono, ou com tumores que alteram a anatomia do trato respiratório são algumas das condições frequentes do cotidiano da cirurgia otorrinolaringológica.

Risco de incêndio na sala cirúrgica também deve ser ponto de atenção de toda a equipe.

Assim, a interação entre as equipes cirúrgica e anestésica nas cirurgias otorrinolaringológicas deve ser intensa, não devendo limitar-se apenas ao tempo cirúrgico, mas sim perdurar durante todo o período perioperatório, que compreende desde a avaliação pré-operatória até a recuperação total do paciente e o retorno às suas atividades de vida diária.

AVALIAÇÃO PRÉ-OPERATÓRIA

A avaliação pré-operatória deve ser individualizada para cada paciente de acordo com a sua idade e comorbidades. Hoje temos protocolos das sociedades europeia e americana de anestesia que sintetizam de forma racional e custo-efetiva (uma preocupação cada vez maior atualmente) os exames que devem ou não ser solicitados antes de uma cirurgia.

Pacientes com doenças cardiovascular, respiratória (fumantes, apneia obstrutiva do sono), renal ou neuromuscular, bem como diabetes, obesidade, alterações da coagulação, anemia, histórico de abuso e dependência de substâncias ou álcool devem ser avaliados de forma mais minuciosa.[2]

A instituição britânica NICE (National Institute for Health and Care Excelence) também tem em seu *site* um *guideline* completo e bem detalhado sobre os exames pré-operatórios que devem ser solicitados para cada paciente (https://www.nice.org.uk/guidance/ng45).[3]

PARTICULARIDADES NOS PACIENTES IDOSOS

Com o envelhecimento e o aumento da expectativa de vida da população, um número cada vez maior de idosos será submetido a procedimentos cirúrgicos. Sabidamente há diminuição da *performance* cardiopulmonar, da reserva funcional renal, e alterações na farmacodinâmica e farmacocinética dos medicamentos neste grupo de pacientes. Complicações neurológicas como o *delirium* pós-operatório (com incidência de até 70% em pacientes maiores que 60 anos submetidos a cirurgias de grande porte) ou como a disfunção cognitiva pós-operatória, que pode ser transiente ou permanente e acomete até 50% dos pacientes idosos, vêm sendo estudadas cada vez mais, embora sua fisiopatologia ainda não tenha sido completamente compreendida. Medidas como o uso do monitor bi-spectral (BIS®) para guiar profundidade adequada da anestesia bem como evitar algumas classes de medicações como benzodiazepínicos, anticolinérgicos e esteroides vêm sendo recomendadas.[4]

O termo "fragilidade" vem sendo utilizado rotineiramente para descrever um estado de fraqueza e vulnerabilidade, acompanhado de um declínio generalizado nas reservas e funções fisiológicas, que excedem o que poderia ser atribuído ao envelhecimento apenas. A presença de fragilidade, por si, está relacionada com aumento de morbidade e mortalidade, sendo essa associação mais importante que a relação entre idade e presença de comorbidades e maus desfechos.

Assim, é fundamental identificar o idoso frágil e, eventualmente, de acordo com algumas publicações, preparar o paciente antes da cirurgia. Este preparo envolve: treinos físicos visando melhorar o desempenho cardiovascular, suporte nutricional e psicológico por aproximadamente 4 semanas.[4]

O PACIENTE PEDIÁTRICO

Uma boa avaliação pré-operatória também é fundamental para esse grupo de pacientes. Prever dificuldades na intubação e na obtenção de acesso venoso permite que um planejamento específico seja realizado antes da indução anestésica, prevenindo complicações.

Uma grande discussão foi suscitada quando, em 2016, a agência regulatória americana FDA (Food and Drug Administration) lançou um alerta, afirmando que crianças menores de 3 anos, expostas à anestesias gerais com duração maiores que 3 horas poderiam ter seu desenvolvimento cerebral afetado. Embora tenha sido embasado em estudos com animais, majoritariamente, alguns centros recomendam que os potenciais riscos e benefícios de submeter crianças menores de 3 anos à anestesia geral sejam discutidos entre os responsáveis pelo paciente e as equipes anestésico-cirúrgica.

Kolb *et al.,* em estudo retrospectivo americano (apenas um centro envolvido), demonstraram, entretanto, que entre todas as cirurgias pediátricas com necessidade de mais de 3 horas de anestesia geral, a otorrinolaringologia respondia por apenas 0,5% dos procedimentos. Concluiu-se, portanto, que seria seguro realizar cirurgias dessa especialidade mesmo em crianças com menos de 3 anos. Exceção seria no caso de necessidade de implante coclear bilateral, em que o tempo excede o intervalo de 3 horas. O que se discute, entretanto é que o paciente pode ter uma pior evolução se não for operado precocemente. Assim os riscos e benefícios de se postergar ou não a cirurgia, devem ser avaliados individualmente.

Pelo menos três grandes estudos falharam em demonstrar a associação entre anestesia geral e alterações cognitivas-comportamentais em crianças, porém, resultados mais robustos são aguardados.[5]

Assim, para a maioria dos procedimentos otorrinolaringológicos pediátricos, anestesia geral parece ser uma alterativa segura, já que sua duração é limitada, na maioria das vezes.

VIA AÉREA: DA INTUBAÇÃO À EXTUBAÇÃO

Atualmente dispomos de uma grande variedade de dispositivos que, com o devido treinamento da equipe, podem ser cruciais no acesso à via aérea. São eles: dispositivos supraglóticos (máscara laríngea, por exemplo), videolaringoscópios ou bronco e nasofibroscópios flexíveis.[6]

O que a maioria dos protocolos ressalta, entretanto, é a necessidade de avaliação pré-operatória da via aérea, para que tanto a equipe anestésica quanto a equipe cirúrgica possam se programar adequadamente. Caso alguma dificuldade seja prevista e o paciente seja cooperativo, deve-se considerar intubação com o mesmo acordado. Caso essa opção não seja possível, mais que um anestesista deve permanecer na sala operatória e material para via aérea de urgência deve estar disponível.[7,8]

Um estudo americano publicado em 2012 por Andrews *et al.,* mostrou que entre chefes de departamentos de anestesia e otorrinolaringologia, mais otorrinolaringologistas tinham passagens no departamento de anestesia durante a residência, do que o inverso. E mais otorrinolaringologistas já tinham realizado procedimento para obtenção de via aérea de urgência (cricotireoidostomia) e se sentiam mais habilitados para tal,

deixando claro que a cooperação multiprofissional é fundamental para o sucesso na obtenção de acesso à via aérea de determinados pacientes.[9]

Durante o procedimento é interessante que o bloqueio neuromuscular profundo seja mantido, principalmente nas cirurgias de traqueia. Entretanto, cautela é necessária para evitar que os pacientes sejam extubados ainda sob bloqueio neuromuscular residual, que pode levar a quadros de broncoaspiração e atelectasias.[3]

No mais, o processo de despertar da anestesia deve ser tranquilo sem que o paciente apresente reflexo exacerbado de tosse, a fim de evitar sangramentos e hematomas.[6]

Laringoespasmo pode ocorrer também, ao final da anestesia, após remoção de cânula endotraqueal e pode levar a quadros severos de hipóxia e até mesmo à parada cardiorrespiratória. O anestesiologista deve estar preparado para reverter este quadro com ventilação sob pressão positiva ou até mesmo com reintubação, muitas vezes em vigência de situações adversas, como dessaturação grave, sangue em via aérea, via aérea difícil ou todas elas simultaneamente (Fig. 1-1).[6]

INCÊNDIO NO CAMPO OPERATÓRIO

A presença de chamas no campo operatório é uma complicação potencialmente evitável, com desfechos que podem ser catastróficos. Com o intuito de reduzir a ocorrência de tais eventos (em 2009 estima-se que ocorreram de 200 a 240 incêndios nos Estados Unidos que resultaram em 30 lesões graves e uma morte), a FDA criou uma força-tarefa, junto com diversas sociedades de anestesistas e otorrinolaringologistas. Entretanto, esses eventos continuam ocorrendo.

Para que um incêndio seja iniciado são necessários três componentes: um oxidante (oxigênio), uma fonte de calor (eletrocautério ou *laser* de CO_2, em 94% dos casos descritos) e um combustível (tubo traqueal em 49% dos casos, embora gazes, cotonoides, cotonetes®, cânulas nasais, campos cirúrgicos, máscaras faciais e outros tenham sido descritos).

Sobre as concentrações de oxigênio, em revisão sistemática americana de Day *et al.,* publicada em 2018, em 75% dos incêndios reportados em pacientes sob anestesia geral, a concentração de oxigênio era de 100%. A incidência de acidentes foi muito menor quando a concentração deste gás era de 30% ou 40%.

O ideal é que os pacientes sejam classificados por risco de incêndio através de um *check-list* antes do início do procedimento. Além disso, um tubo endotraqueal adequado e a menor fração inspirada possível de oxigênio devem ser utilizados.[10]

Em caso de incêndio, o ideal é que toda a equipe tenha sido treinada para executar manobras e tarefas específicas a fim de extinguir as chamas o mais rápido possível e minimizar os danos ao paciente (Fig. 1-2).[11]

CAPÍTULO 1 ▪ CONSIDERAÇÕES ANESTÉSICAS BÁSICAS NAS CIRURGIAS OTORRINOLARINGOLÓGICAS

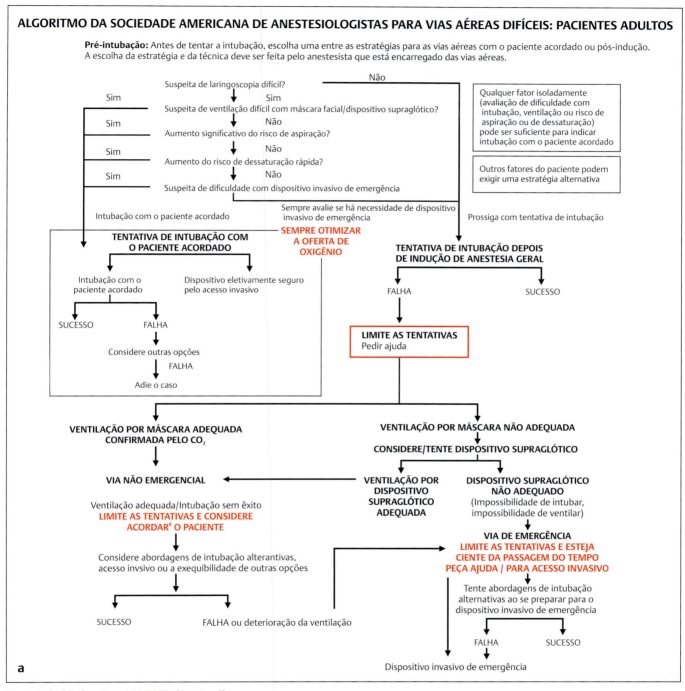

Fig. 1-1. (a, b) Algoritmo ASA 2022. *(Continua)*[8]

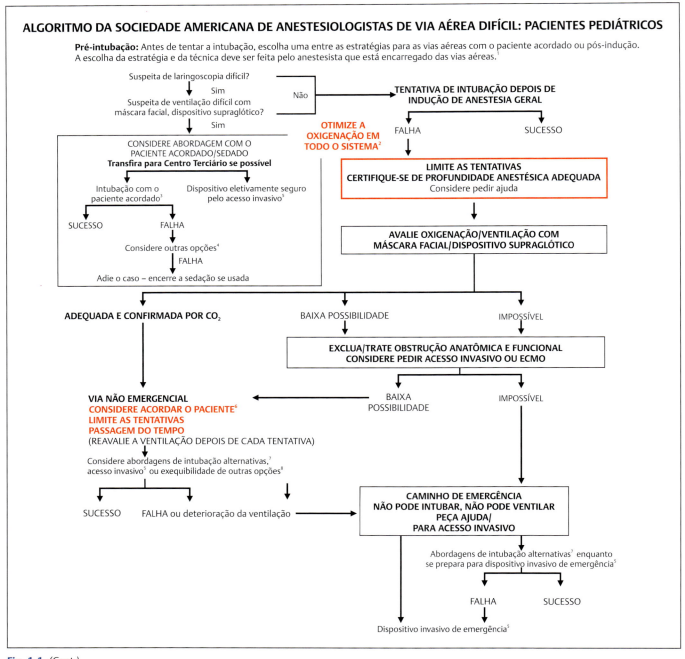

Fig. 1-1. *(Cont.)*

CAPÍTULO 1 ▪ CONSIDERAÇÕES ANESTÉSICAS BÁSICAS NAS CIRURGIAS OTORRINOLARINGOLÓGICAS

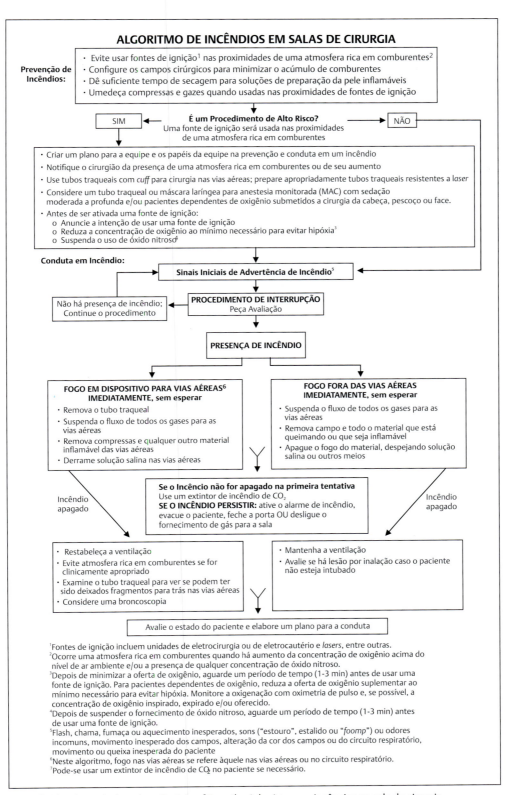

Fig. 1-2. Algoritmo da American Society of Anesthesiologists para incêncios na sala de cirurgia. Reproduzida com permissão de Wolters Kluwer Health, Inc and RightsLink. Copyright license 4185650746946 obtained September 10,2017.)[11]

CONCLUSÃO

A anestesia para procedimentos otorrinolaringológicos apresenta muitas peculiaridades, seja pelo largo intervalo de idades dos pacientes (de crianças a idosos), seja pelos desafios que podem se apresentar durante o acesso à via aérea ou pelo risco de incêndio.

Por todas essas razões, a interação entre o cirurgião e o anestesista deve ser intensa, não se limitando à sala de cirurgia. Ambas as equipes devem avaliar o paciente no pré-operatório, otimizar a condição clínica do mesmo, se necessário, bem como planejar a tática de acesso à via aérea, o posicionamento e todos os detalhes do procedimento a fim de obter os melhores resultados, com toda a segurança.

REFERÊNCIAS BIBLIOGRÁFICAS

1. Silva MS, de Araujo MS, Muniz JRB, et al. Internações e mortalidade de cirurgias otorrinolaringológicas nos estados brasileiros no período de 2011 a 2021. Research, Society and Development 2021;10(8) e58910817678.
2. Hert SD, Staender S, Fritsch G, et al. Pre-operative evaluation of adults undergoing elective noncardiac surgery Updated guideline from the European Society of Anaesthesiology. Eur J Anaesthesiol 2018; 35:407-465.
3. National Institute for Health and Care Excellence. Routine preoperative tests for elective surgery. Disponível em: https://www.nice.org.uk/guidance/ng45
4. Codère-Maruyama T, Moore A. Anesthesia in the Elderly Patient Undergoing Otolaryngology Head and Neck Surgery. Clin Geriatr Med. 2018;34(2):279-282.
5. Kolb CM, Tinley-Strong D, Rangarajan R, et al. General Anesthesia Risk across Pediatric Surgical Specialties: Low in Otolaryngology, International Journal of Pediatric Otorhinolaryngology, [Internet]. 2019:109780.
6. Waberski AT, Espinel AG, Reddy SK. Anesthesia Safety in Otolaryngology. Otolaryngol Clin N Am. 2019;52(1):63-73.
7. Edelman DA, Perkins EJ, Brewster DJ. Difficult airway management algorithms: a directed review. Anesthesia. 2019;74(9):1175-1185.
8. Apfelbaum JL, Hagberg CA, Connins RT, et al. American Society of Anesthesiologists Practice Guidelines of the Difficult Airway. Anesthesiology. 2022;136:31-81
9. Andrews JD, Nocon CC, Small SM, et al. Emergency airway management: training and experience of chief residents in otolaryngology and anesthesiology. Head Neck. 2012;34(12):1720-6.
10. Apfelbaum JL, Caplan RA, Barker SJ, et al. Practice advisory for the prevention and management of operating room fires: an updated report by the American Society of Anesthesiologista Task Force on Operating Room Fires. Anesthesiology. 2013;118(2):276.
11. Day AT, Rivera E, Farlow JL, et al. Surgical Fires in Otolaryngology: a systematic and narrative review. Head and Neck Surg. 2018;158(4):598-616.

TIMPANOTOMIA PARA TUBO DE VENTILAÇÃO E EXPLORADORA

CAPÍTULO 2

Felippe Felix ▪ Rodrigo Guimarães Pereira

SEÇÃO I

TIMPANOTOMIA PARA TUBO DE VENTILAÇÃO

INTRODUÇÃO

A timpanotomia para tubos de ventilação foi inicialmente descrita por Politzer no século XIX, sendo popularizada por Armstrong na década de 1950.[1] A inserção de tubos de ventilação é hoje a cirurgia ambulatorial mais comumente realizada em crianças nos Estados Unidos, correspondendo a 20% de todas as cirurgias ambulatoriais abaixo dos 15 anos de idade.[2]

A função primordial dos tubos de ventilação é permitir, ou reestabelecer, a aeração adequada da orelha média, substituindo, temporária ou definitivamente, a ação fisiológica da tuba auditiva para ventilação e adequação da pressão aérea.

Existem inúmeras controvérsias na literatura quanto ao momento adequado para inserção dos tubos de ventilação e de sua real indicação. Há uma variedade de modelos que diferem em seu material e tamanho, proporcionando maior e menor ventilação, bem como diferentes tempos de permanência no tímpano. A escolha do modelo baseia-se na necessidade de cada paciente, e sua patologia, para ventilação menos ou mais prolongada, devendo-se levar em consideração os riscos de complicações inerentes à permanência prolongada no tubo na membrana timpânica.[1]

INDICAÇÕES

As indicações mais frequentes para a colocação dos tubos de ventilação são a otite média com efusão crônica e a otite média aguda recorrente. Porém, a disfunção da tuba auditiva, seja por oclusão ou por patência contínua, chamada tuba patente, é geradora de alterações da membrana timpânica por retrações localizadas ou difusas, configurando uma indicação possível para o uso dos tubos de ventilação.

Na otite média com efusão crônica, a indicação é a permanência de secreção na orelha média por mais de 3 meses quando a doença é bilateral, ou mais de 6 meses quando unilateral. Em situações de risco auditivo ou cognitivo este intervalo de tempo não deve ser aguardado, como ocorre em casos de atraso do desenvolvimento de linguagem, associação com perda auditiva neurossensorial ou alterações cognitivas, como em crianças no espectro do autismo.

Na otite média aguda recorrente (OMAR), definida por mais de três episódios de otite média aguda (OMA) em 6 meses ou mais de quatro episódios em 1 ano, a indicação dos tubos é bastante controversa, pois a simples ventilação da orelha média não necessariamente eliminará os fatores predisponentes para a doença. Deve-se lembrar que, por definição, na OMAR existe normalidade da membrana timpânica entre os episódios de agudização, ou seja, não se configura uma disfunção crônica da tuba auditiva. Existem inúmeros fatores predisponentes para a ocorrência da OMAR, fatores estes que devem ser avaliados e tratados. Quando a resolução da doença não é possível com este procedimento, a indicação dos tubos de ventilação pode reduzir a frequência dos episódios de OMA. Quando isso não ocorre, a redução da morbidade da OMA, reduzindo o tempo de resolução e tratamento pela drenagem espontânea da secreção através do tubo de ventilação, justifica a sua indicação.[3]

Dois grupos de pacientes pediátricos apresentam disfunção crônica das tubas auditivas, os fissurados palatais e as crianças com síndromes genéticas que interfiram na anátomo-fisiologia do terço médio facial e faringe. Dentre estas síndromes, a mais frequente é a síndrome de Down. Crianças com a trissomia do 21 têm indicação de tubos de ventilação em mais de 80% dos casos, por vezes, estabelecendo um desafio cirúrgico pelo grande estreitamento do conduto auditivo externo e variação do posicionamento da membrana timpânica, característicos desta síndrome.

Na disfunção crônica idiopática da tuba auditiva o sinal mais característico é a retração timpânica, que pode ser localizada, usualmente na *pars flacida* da membrana, ou difusa.

Nas retrações aticais devem-se levar em consideração a estabilidade e a capacidade de controle visual da retração, principalmente a possibilidade de visualização do fundo da bolsa de retração. A não visualização do fundo da bolsa pode configurar risco para estruturas nobres da orelha média, principalmente a cadeia ossicular, localizada nesta topografia epitimpânica. Já nas retrações timpânicas difusas o risco é a aderência da membrana ao promontório, gerando bloqueios ventilatórios da orelha média com possibilidade de evolução para perfurações timpânicas e desenvolvimento de colesteatomas. É importante considerar que tais alterações timpânicas não necessariamente terão algum correspondente auditivo, portanto a queixa de perda auditiva não deve ser aguardada para a decisão pela colocação do tubo de ventilação, e sim o acompanhamento da evolução da retração. Nos casos de tuba auditiva patente, a indicação é baseada no desconforto do paciente pela percepção muito frequente de variações de pressão na orelha média, como por exemplo pacientes que sentem a variação de pressão durante seus próprios movimentos de inspiração e expiração ou persistem constantemente com autofonia. Nestes casos, o tubo de ventilação pode ser útil na redução do desconforto, sendo frequente a indicação de tubos permanentes.

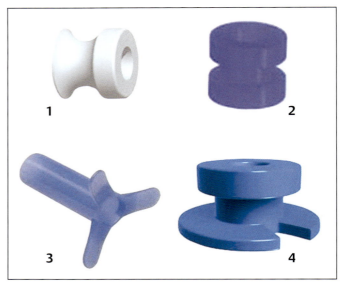

Fig. 2-1. Tipos de tubos de ventilação: *1.* Shepard, *2.* Donaldson, *3.* Triune, *4.* Paparella tipo 2.

TIPOS DE TUBO DE VENTILAÇÃO

Quando indicada a cirurgia de tubos de ventilação, a etapa seguinte é a escolha de qual modelo de tubo deve ser utilizado. Existem variados tipos de tubos relacionados ao tempo de permanência, chamados de tubos de curta, média e longa permanência. A escolha deve ser feita relacionando o tempo de permanência com o contexto do tratamento e dos fatores predisponentes de cada paciente. Em um paciente com fissura palatal ou com síndrome de Down, por exemplo, estima-se permanência mais prolongada, pois a disfunção tubária nestes casos tende a ser de longa duração ou permanente. Um dos tubos de curta permanência mais comumente usados é o Shepard, feito de politetrafluoroetileno (Teflon®) ou titânio, com extrusão ocorrendo em média após 6 meses. Muito utilizados também, o tubo Paparella tipo 1 e o Donaldson, usualmente produzidos de silicone flexível, têm tempo de extrusão entre 6 e 12 meses. O tubo de Armstrong, considerado de permanência intermediária, ou média, com tempo de extrusão entre 9 e 14 meses, é muito utilizado na América do Norte. Quando o objetivo é manter ventilação permanente da orelha média, os tubos de longa duração são indicados, e dentre eles existem o Paparella tipo 2, com aba interna maior que a externa, que adia a extrusão, o tubo em T e o Triune, tubos que usualmente não são extruídos espontaneamente, considerados tubos permanentes. Estes tubos de longa duração aumentam significativamente a chance de perfuração timpânica residual após sua extrusão ou retirada, com frequência variando entre 6% e 16% conforme metanálises (Fig. 2-1).

TÉCNICA CIRÚRGICA

O tubo de ventilação é colocado, através do conduto auditivo externo, em incisão linear radial na membrana timpânica. Em pacientes adultos pode-se utilizar anestesia local ou tópica da membrana timpânica, por vezes este procedimento é realizado ambulatorialmente em consultório. Já em crianças, grupo em que o procedimento é mais frequente, geralmente é realizado sob anestesia geral, seja ela com ventilação espontânea ou assistida, na dependência do quadro clínico de cada paciente e seu risco anestésico. É usualmente um procedimento de poucos minutos, porém quando o cirurgião é inexperiente ou em treinamento a anestesia geral com ventilação assistida deve ser a escolha, evitando assim movimentos abruptos do paciente que possam interferir no sucesso da cirurgia.

A visualização da membrana timpânica pode ser feita através de microscopia ou endoscopia em ambiente hospitalar e, quando estas alternativas não estão disponíveis e o cirurgião tem experiência, é uma visualização possível com otoscópio cirúrgico.

A incisão deve ser radial em um dos quadrantes inferiores, idealmente no quadrante anteroinferior da membrana timpânica, excepcionalmente no quadrante anterossuperior. Deve-se evitar o quadrante posterossuperior, local onde a articulação incudo-estapediana é próxima à membrana timpânica e o risco de desarticulação da cadeia é grande, principalmente em tubos de mais longa permanência (Fig. 2-2).

Após a aspiração de fluido da orelha média, a colocação do tubo pode ser feita diretamente com pinça tipo jacaré ou com estilete cirúrgico que direciona o tubo de forma rotatória para encaixá-lo na membrana. Os tubos de mais longa permanência têm formas diferentes de colocação. O tubo Paparella tipo 2 deve ser colocado com encaixe da fenda da aba maior (aba interna) na incisão e depois rotação com estilete cirúrgico. Já os tubos em T ou Triune são feitos de silicone muito flexível e colocados diretamente com pinça tipo jacaré com suas abas agrupadas diretamente para dentro da orelha média. Os vídeos demonstram as técnicas para os tubos de curta permanência.

CUIDADOS PÓS-OPERATÓRIOS

É ainda controverso na literatura alguns cuidados classicamente recomendados na literatura mundial no cuidado pós-operatório dos tubos de ventilação. A privação do contato da

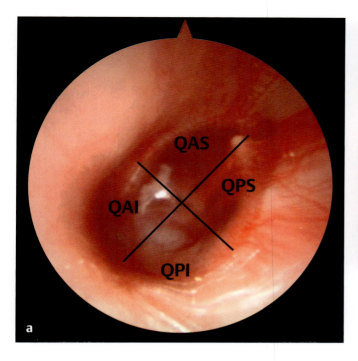
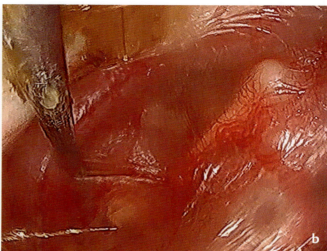

Fig. 2-2. (a) Imagem de membrana timpânica esquerda com divisão de seus quadrantes: QAI: quadrante anteroinferior, QAS: quadrante anterossuperior, QPS: quadrante posterossuperior, QPI: quadrante posteroinferior. **(b)** Incisão radial em quadrante anteroinferior de membrana timpânica esquerda.

orelha operada com a água é recomendação que foi utilizada por muitos anos, e em alguns locais ainda é usual. Porém os consensos atualmente não recomendam evitar o contato com água em banhos, piscinas ou aulas de natação, não recomendando uso de *plugs* ou toucas de proteção. Existem, porém situações que podem eventualmente gerar maior risco, como água em profundidade maior que 6 pés (1,82 metro) pelo aumento da pressão que promove o rompimento da tensão superficial da água, possibilitando a passagem da água para a orelha média e secundariamente ocorrência de infecção. Fato semelhante ocorre em águas sujas de rios e no mar, onde a salinidade proporciona este mesmo mecanismo.

O uso de antibióticos sistêmicos no pós-operatório não encontra embasamento na literatura, portanto não é recomendado. Em casos de indicação de tubos por infecções recorrentes alguns estudos sustentam que o uso de gotas otológicas de ciprofloxacino no intraoperatório poderia reduzir a chance de otorreia na sequência, porém esta conduta não é consenso mesmo em estudos de revisão da literatura.

COMPLICAÇÕES DA CIRURGIA

As complicações neste tipo de procedimento são raras e muito relacionadas a experiência do cirurgião. Podemos separar as complicações em casos diretamente relacionados com o procedimento cirúrgico ou tardias. Durante o ato cirúrgico, as lacerações do conduto auditivo externo gerando sangramento ou do tímpano, facilitando a colocação errônea do tubo na orelha média, são as mais comuns. Lesões da veia jugular, quando esta é deiscente e alta no mesotímpano, embora raros já foram descritos. Lesões de cadeia ossicular, nervos facial e corda do tímpano são evitadas quando o tubo não é colocado no quadrante posterossuperior e, quando este é o único local possível para colocação, com movimentos muito cuidadosos e sem força.

Entre as complicações tardias a otorreia é a mais frequente, porém sua ocorrência não encontra consenso na literatura, variando em artigos de 3% a 50% dos casos. O tratamento deve ser individualizado de acordo com a ocorrência do episódio, quadro clínico que levou à colocação de tubos de ventilação e presença de otorreia visível somente à otoscopia e sem repercussão clínica, ou otorréia franca através do meato acústico externo. Quando indicado, o tratamento deve ser feito por gotas de ciprofloxacino, que atingem concentração local 1.000 vezes superior que a proporcionada por antibiótico sistêmico.[4]

Perfurações timpânicas permanente, ou também chamadas de residuais, após a extrusão são incomuns, ocorrendo mais frequentemente em tubos de longa permanência ou quando tubos de curta permanência se mantêm no tímpano por muito tempo. É mais comum em retiradas cirúrgicas dos tubos do que em extrusões espontâneas, neste último caso há usualmente uma necrose local da membrana mantendo uma perfuração maior que a originariamente realizada para colocação do tubo de ventilação. Outras complicações como colesteatoma ou atrofias locais do tímpano com repercussão clínica são consideradas raras.

SEÇÃO II

TIMPANOTOMIA EXPLORADORA

INTRODUÇÃO

Nem sempre o diagnóstico otológico encontra-se na história clínica ou no exame radiológico. Nessas situações podemos realizar a timpanotomia exploradora.[5] Habitualmente, é realizada com o uso de microscópio cirúrgico, mas, nos últimos anos, houve o aumento do uso do endoscópio em cirurgia otológica, permitindo uma melhor visão de todas as estruturas dessa região.

HISTÓRICO

A timpanotomia exploradora surgiu no início do século passado, nas primeiras cirurgias de fenestração realizadas por Sourdille[6] e Lempert[7] para otosclerose. Rosen realizando a mesma cirurgia viu que mobilizando o estribo conseguia melhorar a audição de pacientes com otosclerose. O avanço na qualidade dos exames de imagem reduziu as indicações de cirurgia e melhorou o preparo do cirurgião para essas abordagens.[8]

INDICAÇÕES

As indicações para timpanotomia exploradora são para investigação de:

- Massas em orelha média como colesteatoma, paraganglioma ou adenomas de orelha média;
- Causas de perda auditiva condutiva ou mista como fixação ou disjunção de cadeia ossicular e fístulas perilinfáticas em janela redonda ou oval.

Apesar do objetivo principal da cirurgia ser estabelecer o diagnóstico, quando possível, o tratamento deve ser realizado no mesmo tempo cirúrgico. Como exemplos podemos ter: uma reconstrução de cadeia ossicular ou estapedotomia, a remoção de uma massa em orelha média ou o fechamento de uma possível fístula da janela redonda ou oval para orelha média.

TÉCNICA

Acesso

O acesso pode ser realizado por via transcanal, endoaural (com incisão entre o *tragus* e a hélice) ou retroauricular, utilizando microscópio ou endoscópio. Qualquer uma dessas vias alcançará a orelha média. A escolha por uma dessas vias, vai depender de alguns fatores como: largura do meato acústico externo, qual o objetivo da cirurgia, entre outros.

Passos Cirúrgicos

- Infiltramos os quatro quadrantes do meato acústico externo com solução de lidocaína com adrenalina numa relação de 1:100.000;
- Descolamento da pele do canal auditivo externo. A incisão da pele pode ser realizada de diferentes formas, retangular, semicírculo ou triangular. Os limites laterais do retalho devem ser entre 7 e 11 horas para abranger maior área possível de visão do conteúdo da orelha média e a incisão pode ser feita numa distância de 6 a 8 mm do ânulo timpânico. O descolamento pode ser feito com bisturi de Rosen ou espátula;
- Acesso a orelha média é feito com uma agulha de Rosen através de descolamento do ânulo timpânico. Em alguns casos, curetamos o rebordo ósseo posterossuperior para melhor acesso à cadeia ossicular;
- Na orelha média, começamos o inventário da cavidade[9] através do uso de microscópio ou endoscópio (0, 30 ou 45 graus):
  - *Quadrante posterossuperior (ver Fig. 2-3):* identificação da cadeia ossicular, articulação incidoestapediana, verificação da mobilidade da cadeia ossicular, presença de aderências, porção timpânica do nervo facial, focos de otosclerose próximo a janela oval, nervo corda do tímpano, recesso do facial e seio timpânico;
  - *Quadrante posteroinferior:* nicho da janela redonda com visualização da membrana da mesma em seu interior, promontório com nervo de Jacobson sobre ele, células hipotimpânicas, bulbo da jugular;
  - *Quadrante anteroinferior:* carótida interna, tuba auditiva;
  - *Quadrante anterossuperior:* recesso supratubário, canal do músculo tensor do martelo, *"tensor fold"*.
- Ao final, rebatemos o retalho de pele e colocamos esponja hemostática no conduto. Em casos de acessos endoaural ou retroauricular, fechamos a incisão de pele com pontos.

O que vai ser encontrado varia em cada caso. Um estudo de Robertson *et al.* em pacientes com perda auditiva condutiva ou mista submetidos a timpanotomia exploradora encontrou os seguintes resultados: 48% de otosclerose, 30% de descontinuidade ossicular e 7% de colesteatoma de orelha média, entre outros achados. (Fig. 2-3).[10]

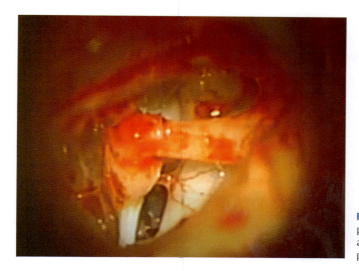

Fig. 2-3. Quadrante posterossuperior evidenciado com articulação incudoespediana e porção timpânica do nervo facial.

REFERÊNCIAS BIBLIOGRÁFICAS

1. Nunes CTA, Maziviero SNA. Timpanotomia e Colocação de Tubos de Ventilação. Tratado de Otorrinolaringologia, volume 5, São Paulo. 2002.
2. Schilder AGM, et al. Extracts from The Cochrane Library: Interventions for the prevention of postoperative eas discharge arter insertion of ventilation tubes (grommets) in children. Otolaryngol Head and Neck Surg. 2013;149(6):813-816.
3. Rosenfeld RM, et al. Clinical practice guideline: otitis media with effusion executive summary (update). Otolaryngol Head and Neck Surg. 2016;154(2):201-214.
4. Simon F, et al. International consensus (ICON) on management of otitis media with effusion in children. European Annals of Otorhinolaryngology, Head and Neck Diseases. 2017:1-7.
5. Paparella MM, Koutroupas S: Exploratory tympanotomy revisited. Laryngoscope. 1982;92:531-534.
6. Sourdille M. New techniques in the surgical treatment of severe and progressive deafness from otosclerosis. Bull NY Acad Med. 1937;13(12):673-691.
7. Lempert J. Improvement of hearing in cases of otosclerosis. Arch Otolaryngol. 1938;128:42-97.
8. DaCosta SS, Cruz OLM. Exploratory Tympanotomy. Operative Techniques in Otolaryngology Head and Neck Surgery. 1996;7(1):PP20-26.
9. DaCosta SS, Lavinsky M, Smith MM. Rock around the clock in the middle ear cleft. Laryngoscope. 2002;112(6)1122-1125.
10. Robertson G, Mills R. Findings at exploratory tympanotomy for conductive hearing loss. J Laryngol Otol. 2009;123(10):1087-9.

TIMPANOPLASTIA E MIRINGOPLASTIA

CAPÍTULO 3

Edson Ibrahim Mitre ▪ Melissa Ferreira Vianna

INTRODUÇÃO

A timpanoplastia é um procedimento cirúrgico para fechar a perfuração da membrana timpânica, com ou sem reconstrução da cadeia ossicular, com o objetivo de evitar a recorrência de infecção e, quando possível, melhorar a acuidade auditiva. Quando o único objetivo cirúrgico é o fechamento da perfuração timpânica, sem intervenção na cadeia ossicular e demais estruturas da orelha média, o procedimento é denominado miringoplastia.

Em 1912, Kisch descreveu pela primeira vez uma timpanoplastia, com enxerto de pele, na revista Proceedings of Royal Society,[1] e, na década de 1950, Wullstein e Zollner popularizaram a técnica.[2] Em 1921, Carl Nylen utilizou microscópio monocular em cirurgias do ouvido, e em 1953 o desenvolvimento pela Zeiss Optical® do microscópio binocular modernizou a cirurgia otológica.[3]

Desde então diferentes técnicas e tipos de enxerto foram descritos e recentemente o uso de endoscópios nas cirurgias de ouvido tem se ampliado.

INDICAÇÕES

A timpanoplastia está indicada em casos de perfuração permanente e eventualmente em casos de flacidez parcial ou total da membrana timpânica. Também é realizada eventualmente em retrações da membrana timpânica, além de casos selecionados de otite média crônica (OMC) colesteatomatosa.

CONTRAINDICAÇÕES

As contraindicações podem ser divididas em relativas e absolutas.

- *Relativas:* idade do paciente (extremos), disfunção da tuba auditiva, ouvido único;
- *Absolutas:* alguns casos de OMC colesteatomatosa, presença de doença maligna.

AVALIAÇÃO PRÉ-OPERATÓRIA

Todo paciente a ser submetido a timpanoplastia deve, previamente ao procedimento, ser avaliado pelo cirurgião. Anamnese detalhada assim como exame físico com otoscopia realizada com otoscópio, microscópio ou fibra óptica, audiometria e, se necessário, exame de imagem (tomografia computadorizada de ossos temporais), são essenciais para a avaliação do paciente, classificação da doença, programação cirúrgica, previsão de riscos e prognóstico.

PRINCÍPIOS BÁSICOS PARA CIRURGIA DE OUVIDO

Audiometria tonal deve sempre ser realizada antes da cirurgia para avaliar o tipo e grau da perda auditiva, e auxiliar na programação cirúrgica, inclusive se haverá necessidade de uso de próteses para reconstrução de cadeia ossicular.

Exames de imagem não são mandatórios para timpanoplastias, visto que o diagnóstico da doença é clínico. Entretanto em casos de recidiva ou otite média crônica supurativa, nos quais se pretende explorar a mastoide, a tomografia computadorizada auxilia na programação cirúrgica.

O paciente deve ser informado de seu diagnóstico, tipos de tratamento disponíveis e obrigatoriamente os riscos e objetivos do procedimento proposto.

Os riscos da timpanoplastia, apesar de extremamente baixos, incluem: dor, sangramento, infecção, perda do enxerto, recorrência, necessidade de nova cirurgia, piora da audição, tontura, paralisia facial periférica e alteração de paladar por lesão do nervo corda do tímpano. A cirurgia geralmente é feita sob anestesia geral, portanto avaliação clínica inicial, além da orientação sobre os riscos anestésicos também devem fazer parte da preparação para o procedimento.

Na sala de operações todo o material, instrumental (Fig. 3-1) e equipamentos devem ser checados antes do início do procedimento.

O paciente deve ser posicionado de forma que a cabeça fique na extremidade onde haja mais espaço embaixo da mesa cirúrgica para maior conforto do cirurgião, visto que quando usado o microscópio o cirurgião se posiciona sentado com as pernas neste espaço. As cintas de contenção devem ser utilizadas, pois pode haver necessidade de movimentação lateral da mesa para melhor visualização intraoperatória, especialmente em pacientes com menor mobilidade cervical.

Com o paciente posicionado em decúbito dorsal horizontal, em leve proclive, e com a cabeça virada para o lado oposto ao que será operado, o campo cirúrgico deve ser preparado tendo em vista o menor risco de contaminação, com uso de esparadrapo associado, se necessário, a tricotomia da região periauricular.

Assepsia e antissepsia devem ser realizadas com PVPI (polivinilpirrolidona iodo) tópico, visto que a clorhexidina é ototóxica. Ainda assim, o antisséptico deve ter o menor contato possível com o canal auditivo externo e deve ser lavado e removido com soro fisiológico nesta região o mais breve possível. A colocação dos campos cirúrgicos deve deixar exposta apenas a região periauricular.

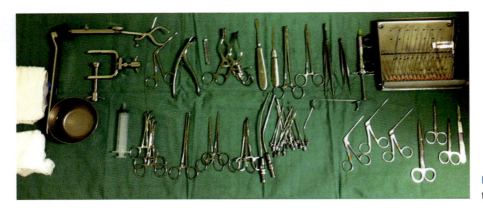

Fig. 3-1. Instrumental cirúrgico básico para timpanoplastia ou miringoplastia.

CLASSIFICAÇÃO

De 1956 a 2008, 11 diferentes tipos de classificação para as cirurgias de orelha média foram encontrados em revisão feita por Merkus P *et al*.[4] Entretanto ainda hoje a mais utilizada é a que foi descrita por Wullstein, em 1956,[5] que classifica a timpanoplastia em cinco tipos:

I. Miringoplastia: Reparo apenas da membrana timpânica, sem alterações na orelha média (miringoplastia);
II. Reparo da membrana timpânica e da orelha média; o martelo está erodido. A timpanoplastia envolve a colocação do enxerto da membrana timpânica sobre o martelo;
III. Reparo da membrana timpânica com colocação do enxerto sobre o estribo, quando há defeito no martelo e na bigorna;
IV. O enxerto é colocado sobre a platina do estribo, quando essa está móvel;
V. O reparo envolve a platina do estribo, que está fixo.

MICROSCÓPIOS × ENDOSCÓPIO

Em 1921 Nylen descreveu o uso do microscópio em cirurgias otológicas;[3] desde então a tecnologia dos microscópios cresceu vertiginosamente, com melhora não só pela visão binocular e melhores lentes e luz, mas também pela possibilidade de visualização e gravação de imagens em ótima qualidade, o que possibilita melhor avaliação da orelha média e suas estruturas, e leva a melhores resultado cirúrgicos.

Em 1990, Thomassin JM descreveu o uso do endoscópio em cirurgia otológica,[6] que se tornou bastante popular nas últimas décadas.[7] A introdução da fibra óptica no meato acústico externo permite um campo de visão maior da orelha média, comparado com o microscópio, especialmente com a possibilidade do uso de fibras ópticas de diferentes angulações para avaliação de recessos que de outra forma não poderiam ser avaliados.

Apesar da vantagem de campo visual com uso do endoscópio, o microscópio permite o uso das duas mãos no campo cirúrgico.

Na literatura, em casos de timpanoplastia, não se nota diferença de resultado cirúrgico entre o uso do microscópio ou endoscópio,[8] sendo então a avaliação pré-operatória do paciente e a experiência ou preferência do cirurgião os fatores decisivos para a escolha do equipamento a ser utilizado.

VIAS DE ACESSO

As vias de acesso para timpanoplastia são: transmeática, endaural e retroauricular.

Assim como a escolha do equipamento, a escolha da via de acesso deve levar em conta a avaliação inicial do paciente e a experiência do cirurgião.

Nos casos de cirurgia com uso do endoscópio, a via transmeática é a escolhida, visto que as ópticas de diferentes angulações permitem a visualização de toda a orelha média.

Quando se dá preferência ao uso do microscópio, a via transmeática pode ser utilizada com uso do espéculo auricular fixo, com auxílio de um suporte (porta espéculo), nas cirurgias em que não há suspeita de alterações de cadeia ossicular, ou doença da orelha média (miringoplastia).

Nos casos de suspeita de doença da orelha média e alterações da cadeia ossicular, quando usado o microscópio, a via endaural, com incisão tipo Lempert e a via retroauricular, permite melhor visualização da orelha média e, se necessário, o uso de brocas para canaloplastia em meatos estreitos ou com procidência óssea.

TIPOS DE ENXERTO

É importante que o enxerto a ser utilizado, independentemente do tipo, cubra toda a extensão do defeito da membrana timpânica. Os tipos mais utilizados são:

- Fáscia de músculo temporal (Fig. 3-2a,b);
- Pericôndrio (de concha auricular ou *tragus*) (Fig. 3-3a,b);
- Cartilagem (de concha auricular ou *tragus*) (Fig. 3-4a,b);
- Enxertos mistos.

Quando a cirurgia é realizada por via transmeática dá-se preferência aos enxertos de *tragus* (cartilagem e/ou pericôndrio).

Nas cirurgias retroauricular, fáscia de músculo temporal, e cartilagem ou pericôndrio da concha são preferidos pela facilidade de acesso por essa via.

Uma metanálise publicada em 2016, que compara o uso de fáscia e cartilagem mostra melhor resultado com cartilagem nas timpanoplastias tipo I.[9]

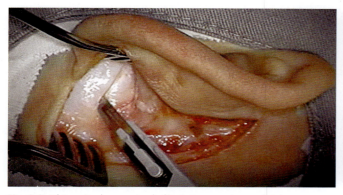
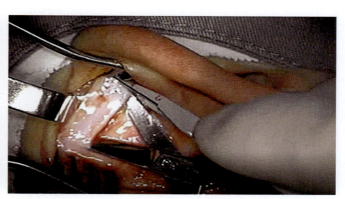

Fig. 3-2. Obtenção de enxerto da fáscia temporal superficial.

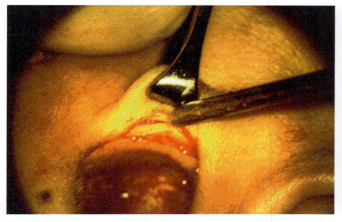
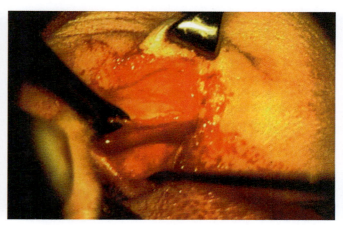

Fig. 3-3. Obtenção de enxerto de pericôndrio do *tragus*.

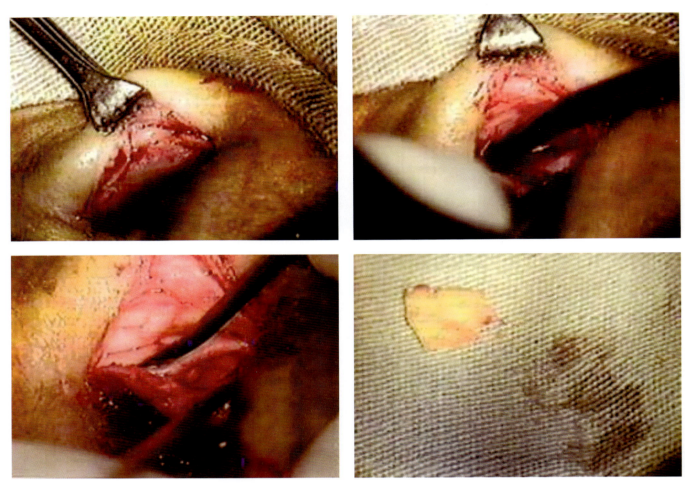

Fig. 3-4. Obtenção de enxerto de cartilagem do *tragus*.

TÉCNICA CIRÚRGICA

Acesso

Via Transmeática

Nas cirurgias por via transmeática, seja com uso de microscópio ou endoscópio, inicia-se com infiltração do meato acústico externo com solução de medicação anestésica com vasoconstritor e procede-se a incisão que deve contornar ao menos 180° do MAE na região posterior, de 6 a 12 horas (sendo 12 h a região correspondente à cabeça do martelo), aproximadamente 5 mm acima do anel timpânico, seguida pelo descolamento do retalho tímpano-meatal.

Para a retirada do enxerto faz-se uma incisão no *tragus*, descolamento, e retirada de cartilagem com pericôndrio. O fechamento da incisão pode ser feito com cola, ou fio absorvível ou não.

Via Endaural (Lempert)

Na via endaural é realizada a técnica descrita por Lempert, em 1929, que consiste em incisão na pele na região pré-auricular entre a raiz da hélice e o *tragus*, estendendo-se até o pericôndrio e a junção osteocartilaginosa do MAE (Fig. 3-5).

Realiza-se então incisão no MAE, aproximadamente 5 mm acima do anel timpânico, como na via transmeática. Um afastador autostático é colocado, após o descolamento de periósteo para exposição do MAE e procede-se o descolamento do retalho timpanomeatal.

Via Retroauricular

Nas cirurgias onde se opta pela via retroauricular, inicia-se com infiltração da região retroauricular e do MAE com solução de medicação anestésica e vasoconstritor. A incisão da pele deve ser feita de 0,5 a 1 cm do sulco do pavilhão auricular, seguindo a sua curvatura, de aproximadamente 3 cm, tendo como limite inferior a ponta da mastoide e superior o término do pavilhão auricular, podendo estender-se superiormente se necessário (Fig. 3-6).

A incisão do tecido subcutâneo e do músculo visam se aproximar da parede posterior do MAE. Na parte superior encontra-se o músculo temporal, cuja fáscia, se usada como enxerto, pode ser retirada nesse momento. Procede-se então incisão que inclui o periósteo da região mastóidea e pode ser feita na mesma direção da incisão da pele ou ainda em formato retangular ou triangular, para facilitar o fechamento da incisão ao final do procedimento (Fig. 3-7).

CAPÍTULO 3 ▪ TIMPANOPLASTIA E MIRINGOPLASTIA

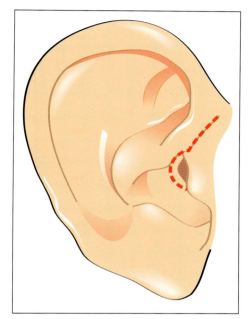
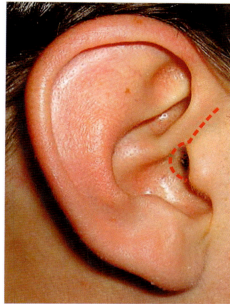

Fig. 3-5. Localização da incisão de Lempert.

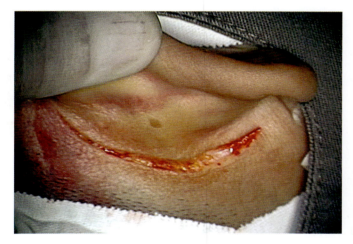

Fig. 3-6. Incisão retroauricular.

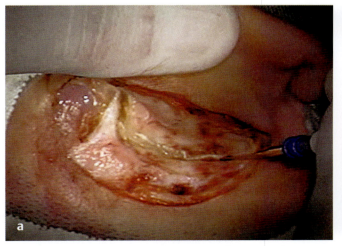
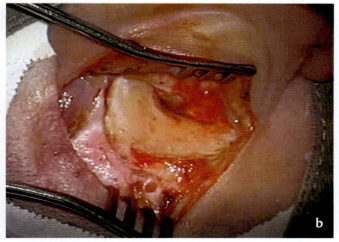

Fig. 3-7. (**a**) Incisão do periósteo. (**b**) Exposição do meato acústico externo.

Inicia-se o descolamento da parede posterior do MAE, até a transição osteocartilaginosa, na qual é feita incisão com bisturi que deve contornar ao menos 180° do MAE na região posterior, assim como na via transmeática e endaural. Segue-se então o descolamento do retalho timpanomeatal (Fig. 3-8).

Os próximos passos da cirurgia são comuns aos três tipos de via de acesso.

Antes do descolamento do retalho timpanomeatal deve-se reavivar os rebordos da perfuração com a retirada do anel fibroso cicatricial (Fig. 3-9), para permitir o crescimento da membrana timpânica com a integração do enxerto para o fechamento da perfuração. O descolamento do retalho timpanomeatal consiste no descolamento da pele do MAE (Fig. 3-10) e do anel timpânico, com identificação do nervo corda

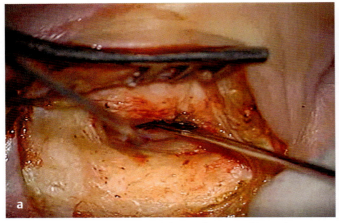
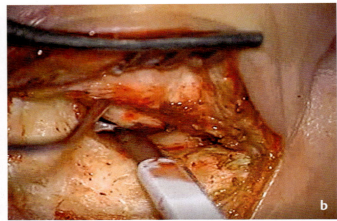

Fig. 3-8. Meato acústico externo. (**a**) Descolamento. (**b**) Incisão.

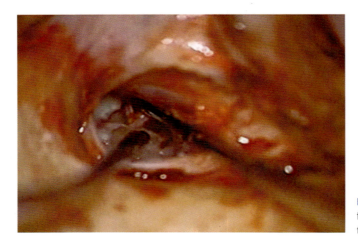

Fig. 3-9. Ressecção do anel fibroso cicatricial da perfuração timpânica.

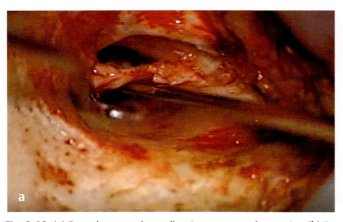
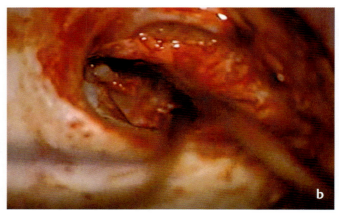

Fig. 3-10. (**a**) Descolamento do retalho timpanomeatal posterior. (**b**) Exposição da cadeia ossicular.

do tímpano e exposição da cavidade timpânica. Neste momento deve ser avaliada a cadeia ossicular. Nos casos em que há osso recobrindo e impedindo a adequada visualização da cadeia ossicular, uma cureta ou broca pode ser utilizada para melhor exposição.

Se não há alterações da cadeia ossicular, coloca-se o enxerto geralmente sob o remanescente da membrana timpânica (medialmente) (Fig. 3-11) e preenche-se a cavidade timpânica com esponja estéril de gelatina absorvível suína (Gelfoam®). O retalho com o enxerto é reposicionado e o MAE deve também ser preenchido com o mesmo material até a altura da incisão do MAE (Fig. 3-12).

Nos casos em que foi optado pela via endaural ou retroauricular, o fechamento da incisão deve ser feito por planos: muscular, subcutâneo e pele.

Se forem vistas alterações da cadeia ossicular, a intervenção depende do tipo e dos materiais disponíveis. Podem ser utilizados materiais autólogos como bigorna e cartilagem ou

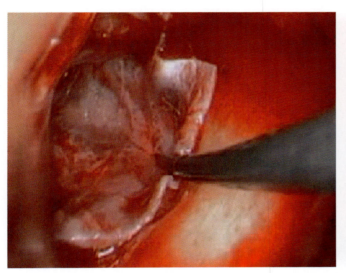
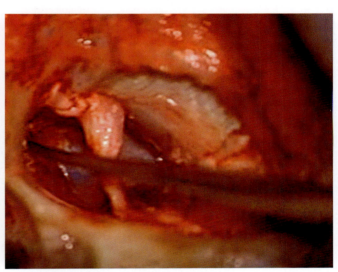

Fig. 3-11. Enxerto de fáscia temporal posicionado sob o retalho tímpano-meatal posterior e sobre a cadeia ossicular.

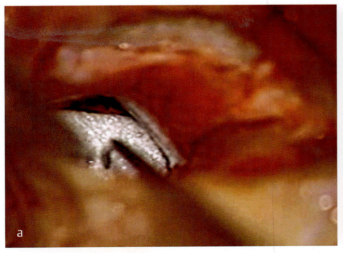
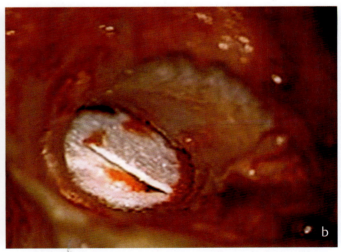

Fig. 3-12. Colocação de esponja absorvível na cavidade timpânica (**a**) e no meato acústico externo após o posicionamento do enxerto e do retalho tímpano-meatal posterior (**b**) até o nível da incisão deste.

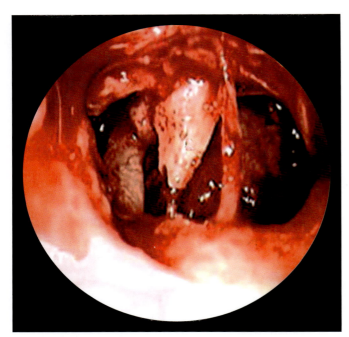

Fig. 3-13. Bigorna modelada e interposta entre o cabo do martelo e o capítulo do estribo.

próteses de titânio. Nos casos em que há a possibilidade do uso da bigorna, ela pode ser moldada interpondo-se entre a cabeça do estribo e o martelo (Fig. 3-13).

Quando não é possível usar a bigorna, podem ser confeccionados pequenos discos de cartilagem (bolachas), que encaixados a partir da cabeça do estribo são empilhados (Figs. 3-14 e 3-15) até tocarem na membrana timpânica (ou enxerto).

Nos casos em que não há supraestrutura do estribo, pode-se dar preferência às próteses de titânio. Essas próteses têm formatos e tamanhos diferentes e podem ser usadas para reconstruir diferentes alterações da cadeia ossicular (Fig. 3-16).

Situações Especiais

Timpanosclerose
Se encontrada na membrana timpânica, próxima ao rebordo da perfuração, deve ser retirada, pois interfere na vascularização. Quando envolve a cadeia ossicular deve-se tomar muito cuidado, pois a tentativa de remoção pode levar à piora da acuidade auditiva por lesão ossicular e até fístula perilinfática.

Perfuração Marginal da Membrana Timpânica
Nos casos em que não há remanescente suficiente de membrana timpânica com ausência do anel timpânico é necessário fazer o descolamento reverso, que consiste no descolamento, com um instrumento circular com angulo de 90°, da pele da parede anterior do MAE para que o enxerto possa ser encaixado (Fig. 3-17).

Retração da Membrana Timpânica
Algumas vezes uma retração, atelectasia ou até flacidez da membrana timpânica podem ser encontradas, com maior ou menor adesão ao promontório. Nestes casos é importante o descolamento minucioso, para evitar sepultamento de pele na cavidade timpânica e o aparecimento de colesteatoma. Nestes casos deve-se dar preferência à colocação de enxerto de cartilagem para reforço.

Doença da Orelha Média
O cirurgião otológico deve estar preparado para explorar a mastoide nos casos em que se deparar com doença da orelha média como granulação, aspiração atical e/ou migração epitelial. Nestes casos e em casos de reoperação em que haja suspeita de bloqueio ático-antral deve-se proceder a abertura da mastoide (timpanomastoidectomia) ou aticotomia.

CUIDADOS PÓS-OPERATÓRIOS

Quando a cirurgia é realizada por via transmeática, mantemos apenas um algodão seco no meato acústico externo, sem necessidade de outros curativos. Nos casos em que é feita a incisão de Lempert, deve-se manter o local da incisão limpo e seco até a retirada dos pontos (entre o sétimo e o décimo dia). Na abordagem por via retroauricular, além da sutura por planos, é realizado um curativo compressivo com gaze seca e atadura, para evitar a formação de coleções como hematoma ou seroma, sendo mantido por 24 a 48 horas, após o que se mantém uma gaze seca sobre a incisão. É orientada a limpeza local apenas com água e sabonete, com o cuidado de não molhar o meato acústico externo.

Recomenda-se extremo cuidado para evitar a entrada de água no meato acústico externo até total integração do enxerto e fechamento da perfuração timpânica, período que pode levar de 30 a 60 dias em média. Esta proteção pode ser realizada com a utilização de algodão embebido em solução oleosa para vedar o conduto auditivo externo para o banho de chuveiro.

É recomendado especial cuidado para evitar o aumento de pressão na orelha média para que não ocorra o deslocamento do enxerto utilizado (não assoar o nariz, espirrar com a boca aberta, não realizar esforços físicos) nos primeiros 30 dias de pós-operatório.

A incisão, quando realizada, fica praticamente imperceptível em pouco tempo.

CAPÍTULO 3 ▪ TIMPANOPLASTIA E MIRINGOPLASTIA

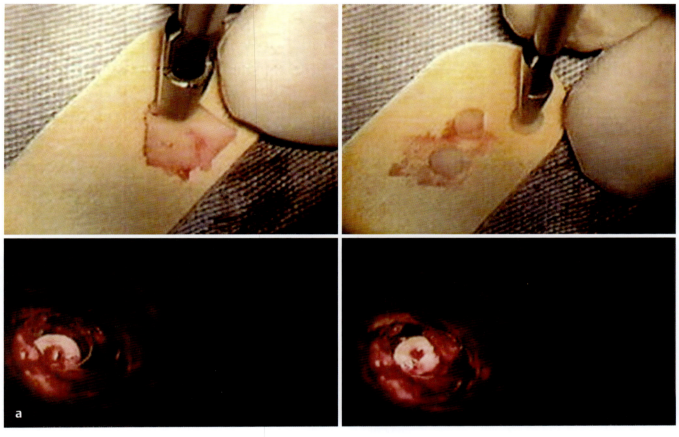

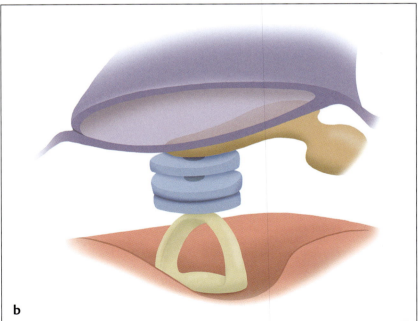

Fig. 3-14. (a,b) Confecção e empilhamento de bolachas de cartilagem sobre o estribo para reconstrução da cadeia ossicular.

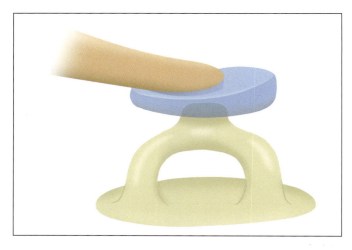

Fig. 3-15. Colocação de enxerto cartilaginoso entre o capítulo do estribo e o ramo longo da bigorna para reconstrução da cadeia ossicular.

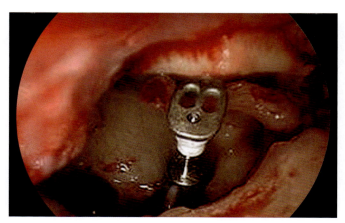

Fig. 3-16. Exemplo de prótese de titânio para reconstrução da cadeia ossicular.

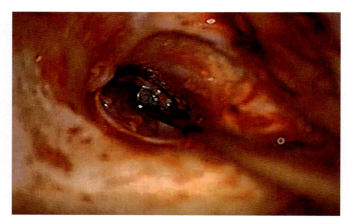

Fig. 3-17. Descolamento reverso na porção anterior da perfuração timpânica marginal.

PROGNÓSTICO

A cirurgia de timpanoplastia, independente de via de acesso ou tipo de enxerto utilizado, apresenta taxas de sucesso, com fechamento da perfuração em mais de 80% dos casos e com melhora da acuidade auditiva.[9]

REFERÊNCIAS BIBLIOGRÁFICAS

1. Kisch HA. Operation for Extreme Deafness and Tinnitus due to Chronic Adhesive Catarrh of the Middle Ear (Tympanoplasty). (Otol Sect). Proc R Soc Med. 1912;5:89-91.
2. Neudert M, Zahnert T. Tympanoplasty – news and new perspectives. GMS Curr Top Otorhinolaryngol Head Neck Surg. 2017;16:Doc07.
3. Nogueira JF, Hermann DR, Américo RoR, et al. A brief history of otorhinolaryngolgy: otology, laryngology and rhinology. Braz J Otorhinolaryngol. 2007;73(5):693-703.
4. Merkus P, Kemp P, Ziylan F, Yung M. Classifications of Mastoid and Middle Ear Surgery: A Scoping Review. J Int Adv Otol. 2018;14(2):227-32.
5. Wullstein H. Theory and practice of tympanoplasty. Laryngoscope. 1956;66(8):1076-93.
6. Thomassin JM, Duchon-Doris JM, Emram B, et al. [Endoscopic ear surgery. Initial evaluation]. Ann Otolaryngol Chir Cervicofac. 1990;107(8):564-70.
7. Kapadiya M, Tarabichi M. An overview of endoscopic ear surgery in 2018. Laryngoscope Investig Otolaryngol. 2019;4(3):365-73.
8. Tseng CC, Lai MT, Wu CC, et al. Comparison of the efficacy of endoscopic tympanoplasty and microscopic tympanoplasty: A systematic review and meta-analysis. Laryngoscope. 2017;127(8):1890-6.
9. Jalali MM, Motasaddi M, Kouhi A, et al. Comparison of cartilage with temporalis fascia tympanoplasty: A meta-analysis of comparative studies. Laryngoscope. 2017;127(9):2139-48.

OSSICULOPLASTIA

CAPÍTULO 4

José Ricardo Gurgel Testa ▪ Marcos Luiz Antunes

INTRODUÇÃO

Ossiculoplastia é o termo utilizado para a reconstrução da cadeia ossicular, seja ela de forma parcial ou total, no sentido de restabelecer a conexão entre a membrana timpânica e a orelha interna e assim a transmissão da energia sonora.

Há variadas causas de necessidade de reconstrução da cadeia ossicular e podemos citar: traumas do osso temporal, malformações da cadeia ossicular, idiopática, iatrogênica, neoplasias; mas a causa mais frequente é a erosão da cadeia ossicular decorrente da otite média crônica (OMC-80% dos casos), principalmente a OMC colesteatomatosa.[1]

A ossiculoplastia é um procedimento realizado desde a década de 1950 do século XX e desde então vários tipos de técnicas e enxertos foram desenvolvidos e serão motivo de discussão deste capítulo.

ANATOMIA E FISIOLOGIA RESUMIDA

Os ossículos da orelha média (martelo, bigorna e estribo) estão envolvidos no mecanismo de transdução da energia sonora. O som é captado pela membrana timpânica, transmitido pela orelha média pelos ossículos, até a cóclea preenchida por líquido. Os ossículos em conjunto são chamados de cadeia ossicular

O martelo é dividido em cabeça, colo, cabo, processo anterior e processo lateral. A bigorna é dividida em corpo, apófises curta e longa e processo lenticular e o estribo é dividido em cabeça, cruras anterior e posterior e platina.

Os ossículos são mantidos em sua posição por diversos ligamentos e músculos. Lateralmente o martelo está aderido à membrana timpânica pelo processo lateral, cabo do martelo e umbigo. Medialmente a platina do estribo está em contato com a cápsula ótica pelo ligamento anelar.

Os músculos da orelha média estão conectados aos ossículos (m. tensor do tímpano no cabo e no colo do martelo e m. estapédio na crura posterior do estribo) e desempenham papel protetor à orelha interna contra traumas por sons de alta intensidade.

Na ausência de membrana timpânica e cadeia ossicular, a energia que atravessa o meato acústico externo sofre uma perda considerável, sendo que apenas 0,1% desta energia chega até a orelha interna.[2]

O objetivo da ossiculoplastia é restabelecer a continuidade da cadeia ossicular e melhorar os limiares auditivos em pacientes com *gap* aéreo-ósseo.

A bigorna está envolvida na maioria dos casos, particularmente o processo longo, seguido pelo estribo. Aproximadamente metade dos casos há mais de um ossículo envolvido e em mais de 55% dos casos de perdas auditivas condutivas, a descontinuidade ou fixação da cadeia ossicular é a causa, e a restauração da cadeia ossicular é importante para restabelecer a audição para melhorar o desenvolvimento da linguagem, cognição e aprendizado.[3]

BREVE HISTÓRICO

A primeira reconstrução ossicular foi realizada por Hall e Ryztner em 1957, com uso de enxerto ósseo autólogo. Em 1966, House *et al.* introduziram a ossiculoplastia com ossículos homólogos, técnica que foi abandonada nos anos 1980-1990 do século XX pelos riscos inerentes de contaminação e transmissão de doenças. Nos anos seguintes, foram introduzidos no mercado biomateriais sintéticos como ouro, hidroxiapatita, polietileno, teflon, proplast e titânio entre outros. Em 1989, Wehrs desenvolveu próteses de hidroxiapatita (material que faz parte da matriz óssea), com boa osteointegração, porém algumas vezes causando fixação da cadeia. Desde então, as próteses de titânio ganharam espaço por serem pré-moldadas ou moldáveis, de baixo peso e biocompatíveis, porém seu valor pode ser um impeditivo de seu uso em serviços públicos de saúde. Mais recentemente tem também sido utilizado o Bioglass® (ionômero de vidro) em casos selecionados.[4]

INDICAÇÃO DA OSSICULOPLASTIA

Quando há suspeita ou certeza de erosão ou ausência de ossículo em pacientes com perda auditiva do tipo condutiva ou mista, quando há a possibilidade de melhorar a audição a níveis próximos da orelha de melhor audição.

CONTRAINDICAÇÕES

As contraindicações ao procedimento são relativas e incluem: infecção ativa na orelha média, espaço reduzido na orelha média (retrações ou atelectasias da membrana, falhas em cirurgias reconstrutivas prévias, fixação da cadeia remanescente e pacientes com audição única (orelha única). As opções de uso de aparelho de amplificação sonora e prótese de ancoragem óssea devem ser oferecidas ao paciente como alternativas de reabilitação auditiva. A presença de tecido inflamatório crônico, granuloma, platina e/ou estribo fixo, além de hipoventilação da orelha média podem ser fatores de mau prognóstico à reconstrução ossicular.

FATORES PROGNÓSTICOS DE RESULTADO

Citamos nos Quadros 4-1 e 4-2, duas classificações que avaliam o prognóstico da ossiculoplastia em relação à condição da cadeia ossicular remanescente e o estado da orelha média.

Nas duas classificações observa-se que a presença de otorreia, mucosa hiperplásica, se fez mastoidectomia aberta e ausência de martelo e/ou estribo, são fatores de pior prognóstico para o sucesso audiométrico da cirurgia.[4]

Quadro 4-1. Classificação MERI – *Middle Ear Reconstruction Index, Kartush*, 1994 (Traduzida)

Fator de Risco	Valor
I. Otorreia:	
1. Orelha seca	0
2. Ocasionalmente úmida	1
3. Persistentemente úmida	2
4. Constantemente úmida ou fenda palatina	3
II. Perfuração timpânica:	
1. Ausente	0
2. Presente	1
III. Se presença de colesteatoma:	
1. Sem erosão de cadeia	0
2. Ausência de bigorna	1
3. Ausência de bigorna e estribo	2
4. Só estribo presente	3
5. Ausência total de cadeia	4
6. Fixação da cadeia	2
7. Fixação da platina/estribo	3
IV. Condição da orelha média (tec. de granulação ou efusão):	
1. Não	0
2. Sim	1
V. Cirurgia prévia:	
1. Nenhuma	0
2. Estagiada	1
3. Revisional	2

Quadro 4-2. Classificação OOPS – *Ossicular Outcomes Parameters Staging, Dornhoffer*, 2001 (Traduzida)

Fator de Risco	Valor
I. Condições da orelha média	
1. Drenagem de secreção:	
a) Nenhuma	0
b) Presente em > de 50% do tempo	1
2. Aspecto da mucosa:	
a) Normal	0
b) Fibrótica	1
3. Ossículos:	
a) Normal	0
b) Presença de martelo	1
c) Ausência de martelo	2
II. Fatores cirúrgicos	
1. Tipo de cirurgia:	
a) Sem mastoidectomia	0
b) Mastoidectomia técnica fechada	1
c) Mastoidectomia técnica aberta	2
2. Cirurgia revisional:	
a) Não	0
b) Sim	2

SITUAÇÕES ENCONTRADAS NA CIRURGIA

Erosão Pequena do Ramo Longo da Bigorna

Uma das situações mais frequentes é uma pequena erosão do ramo longo da bigorna. Nesta situação há várias opções de reconstrução ossicular, seja através da interposição de pequeno fragmento de cartilagem do *tragus* ou fragmento ósseo moldado de cortical óssea ou fragmento de osso timpanal em caso de timpanoplastia sem mastoidectomia, entre a cabeça ou capítulo do estribo e o ramo longo da bigorna (enxerto autólogo), assim como prótese de titânio. Outra opção mais recentemente utilizada é a colocação de ionômero de vidro entre o ramo longo da bigorna e a cabeça do estribo.[5]

Erosão Maior ou Total do Ramo Longo da Bigorna

Talvez seja a situação mais frequentemente encontrada em otite média crônica. Uma das opções de reconstrução é com a própria bigorna moldada. Nesta situação, desarticula-se o corpo da bigorna do martelo, remove-se o remanescente de ramo longo da bigorna com broca cortante ou diamantada de 1 a 2mm, faz-se uma canaleta no corpo da bigorna para se acomodar no cabo do martelo (podendo ter sido removida a cabeça do martelo ou não) e uma pequena abertura na extremidade do ramo curto com uma broca de 0,6 a 0,8 mm, diamantada, que se acomodará na cabeça do estribo (Fig. 4-1). Lembrando que para a confecção deste enxerto autólogo é necessário conferir a distância entre o cabo do martelo e a cabeça do estribo, assim como a angulação entre esses ossículos, já que há necessidade de restabelecer o mecanismo de força vertical até o estribo para maior ganho de energia sonora. Em casos de colesteatomas envolvendo a bigorna, prefere-se moldar osso da cortical mastóidea, pelo risco de se manter células do colesteatoma na bigorna moldada. A reconstrução desta situação com próteses sintéticas será abordada ainda neste capítulo (Fig. 4-2).

Erosão da Bigorna e Supraestrutura do Estribo (Platina Móvel)

Nesta situação, podemos considerar a reconstrução da cadeia com enxertos autólogos ainda utilizando a bigorna moldada, considerando que a distância a ser medida será entre o cabo do martelo e a platina, o que algumas vezes pode impedir o uso do ramo curto. Outro detalhe a ser considerado nesta situação é a angulação (de forma direta) entre o cabo do martelo e a platina, que não é de 90 graus. Por isso, quando se tem à disponibilidade, opta-se por uso de enxertos sintéticos de titânio (PORP-partial ossicular *reconstruction prosthesis*, termo consagrado desde as próteses de hidroxiapatita), por possuírem diferentes formatos e angulações que permitem uma maior amplificação da energia sonora até a platina.

Outra opção, quando não dispomos das próteses sintéticas, é o uso de fragmentos de cartilagem do *tragus* ou da concha do pavilhão em formato de paliçada. Para este procedimento, coloca-se um primeiro fragmento logo em contato com a platina, confeccionando um pequeno orifício onde uma pequena quantidade de sangue local pode penetrar e coagular, facilitando a estabilização do enxerto (Fig. 4-3a).

CAPÍTULO 4 ■ OSSICULOPLASTIA

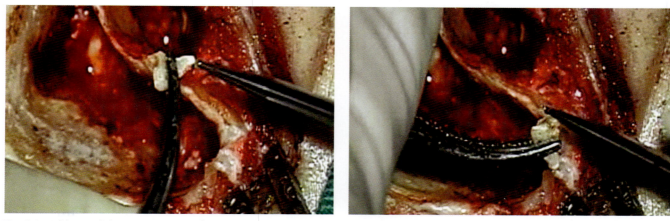

Fig. 4-1. Moldagem da bigorna em mastoidectomia técnica fechada (orelha direita).

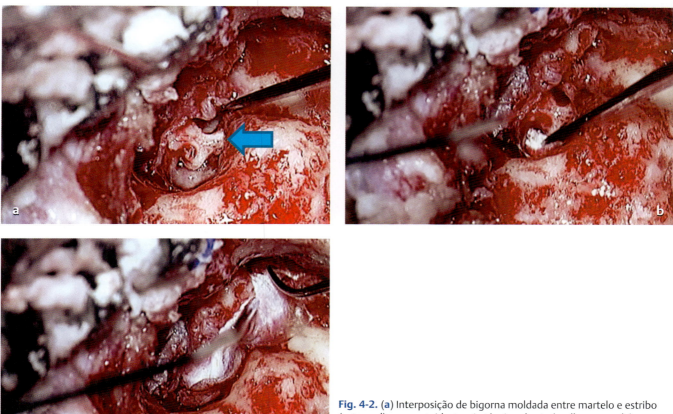

Fig. 4-2. (**a**) Interposição de bigorna moldada entre martelo e estribo (seta azul) em mastoidectomia técnica aberta (orelha esquerda). (**b**) Posicionamento do gelfoam ao redor do enxerto autólogo (orelha esquerda). (**c**) Posicionamento da fáscia do m. temporal após colocação do gelfoam na orelha média.

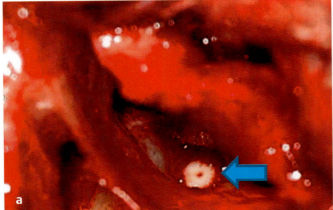
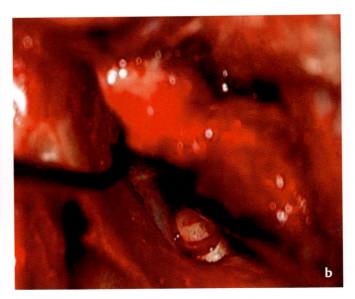
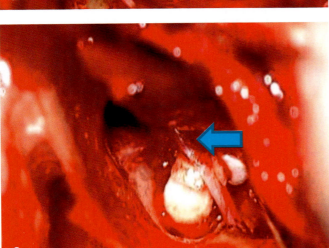

Fig. 4-3. (**a**) Primeiro fragmento de cartilagem posicionado em cima da platina (notar pequeno orifício na cartilagem–seta azul–orelha direita). (**b**) Formação da paliçada de cartilagem. (**c**) Último fragmento posicionado logo abaixo do martelo. Note a presença do nervo corda do tímpano logo anterior à cartilagem e abaixo do cabo do martelo (seta azul).

A seguir, outros fragmentos de cartilagem são posicionados em forma de paliçada (Fig. 4-3b) até atingir a altura do cabo do martelo, para a conexão entre este ossículo e a platina (Fig. 4-3c). A desvantagem desta técnica está na possibilidade de reabsorção das cartilagens ao longo do tempo. Mas há relatos de cirurgiões experientes com esta técnica com bons resultados audiométricos mesmo a longo prazo.[6]

Erosão de Toda a Cadeia Ossicular

Nesta situação, podem-se utilizar enxertos autólogos como as paliçadas de cartilagem em contato direto com o enxerto de membrana timpânica posicionada ou em um 2º tempo cirúrgico, após reconstituição da membrana timpânica, o que torna a reconstrução ossicular mais estável. Outra opção, ainda com enxertos autólogos, é utilizarmos fragmento de osso da cortical mastóidea ou osso timpanal moldado entre a platina e a membrana ou enxerto de fáscia, com a colocação de fragmento de cartilagem acima do enxerto ósseo (entre a membrana e a reconstrução). Nessa opção, preferimos utilizar um enxerto de tímpano composto por cartilagem e pericôndrio, o que dá maior estabilidade à reconstrução ossicular.

Mas na possibilidade do uso de enxertos sintéticos, a melhor opção é a utilização de TORP (*total ossicular reconstruction prosthesis*) de titânio, sempre lembrando de colocar um fragmento de cartilagem entre a prótese e a membrana timpânica, para diminuir o risco de extrusão.[7]

CASOS PARTICULARES E MAIS RAROS

Aqui mostramos um caso peculiar de uma paciente jovem que sofreu um acidente automobilístico, com trauma craniano leve há 2 anos, que evolui para perda auditiva de grau moderado na orelha direita, com otoscopia e tomografia de ossos temporais sem alterações. Foi indicada timpanotomia exploradora, sendo encontrada fratura apenas da crura anterior do estribo. Optou-se por colocação de pequeno enxerto de cartilagem entre a crura anterior e a porção anterior da platina, com fechamento do *gap* aéreo-ósseo (Fig. 4-4).

RESULTADOS DAS RECONSTRUÇÕES OSSICULARES

Segundo dados da literatura, considerando-se bom resultado audiométrico como fechamento do *gap* aéreo-ósseo ou persistência de um *gap* de até 20 dB, o sucesso da cirurgia tanto com enxertos autólogos como em sintéticos de titânio em reconstrução ossicular parcial são semelhantes e em média de 72% ao passo que em reconstruções ossiculares totais, este índice cai para 62% de sucesso, não diferindo também em relação ao tipo de enxerto. Devemos considerar, na análise desses resultados, a experiência do cirurgião com cada tipo

CAPÍTULO 4 ■ OSSICULOPLASTIA

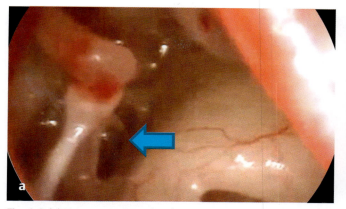 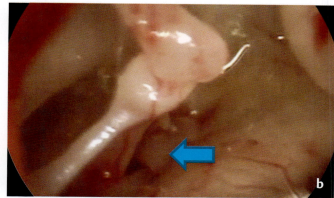

Fig. 4-4. (**a**) Timpanotomia exploradora com endoscópio de 0 grau. Notar a ausência de parte medial da crura anterior do estribo (seta azul). (**b**) Reconstrução de parte da crura anterior com fragmento de cartilagem do *tragus* (seta azul).

de reconstrução ossicular, assim como com os tipos de próteses utilizadas, além das condições de ventilação e doença inflamatória da orelha média.[7]

As timpanoplastia podem ser classificadas em cinco tipos como podemos ver na classificação de Wullstein.[8]

I. Reparo da membrana timpânica isoladamente, sem anormalidades de orelha média. Timpanoplastia tipo I é sinônimo de miringoplastia;
II. Reparo da membrana timpânica e orelha média, o martelo está erodido. A timpanoplastia envolve o enxerto da membrana timpânica diretamente sobre a bigorna;
III. Reparo da membrana timpânica diretamente sobre a cabeça do estribo o martelo e a bigorna têm defeitos;
IV. Reparo da membrana timpânica diretamente sobre a platina do estribo que está móvel;
V. Reparo da membrana timpânica diretamente sobre a platina do estribo que está fixa.

Ionômero de Vidro

Uma técnica alternativa ao uso da bigorna reconstruída é o uso ionômero de vidro que pode ser esculpido como o ossículo de 5 mm na forma da bigorna. A columela é frágil e requer um manejo cuidadoso, pode-se fixar com uma pinça sem apertar e fazer o torneamento com uma broca diamantada de 1 mm de diâmetro para confeccionar um acetábulo para o capítulo do estribo e uma canaleta para a adaptação com o cabo do martelo (Fig. 4-5).[9]

Osso Esculpido

Do mesmo modo pode-se usar um fragmento de osso da cortical da mastoide esculpida em forma de columela.[6]

Próteses Sintéticas de Substituição da Cadeia Ossicular

Interposição de prótese sintética de titânio ou titânio e hidroxiapatita (PORP OU TORP) entre a supraestrutura do estribo e a bigorna ou entre a bigorna e a platina ou entre o martelo e a platina (Fig. 4-6).

Substituição do estribo com platina móvel: a) pode-se usar uma prótese metálica fixada no martelo e diretamente para a fenestra na platina com a seguinte sequência de passos

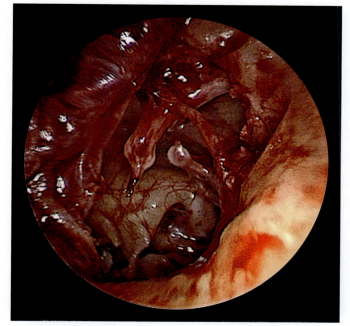

Fig. 4-5. Desarticulação da apófise longa da bigorna com o capítulo do estribo.

cirúrgicos: exposição do colo do cabo do martelo, identificação da platina do estribo e medida da distância para o tamanho da prótese, fixação da prótese no cabo do martelo e sobre a platina, perfuração da platina móvel com perfuração manual ou *laser*, introdução da prótese na fenestra, apertamento da prótese no martelo, selamento da estapedectomia com tecido conectivo ou gelfoam, ou b) prótese TORP de hidroxiapatita e titânio ou totalmente de titânio do cabo do martelo protegido por lâmina de cartilagem para uma sapata fixada na platina que deve estar coberta por tecido conectivo fino ou fáscia do músculo temporal (Fig. 4-7).[10,11]

As ossiculoplastias melhoram os resultados auditivos mesmo em mastoidectomias abertas, entretanto em vários estudos as diferenças audiológicas entre os casos não reconstruídos e os com próteses PORPs ou TORPs não se mostraram estaticamente significativos (Fig. 4-8).[12]

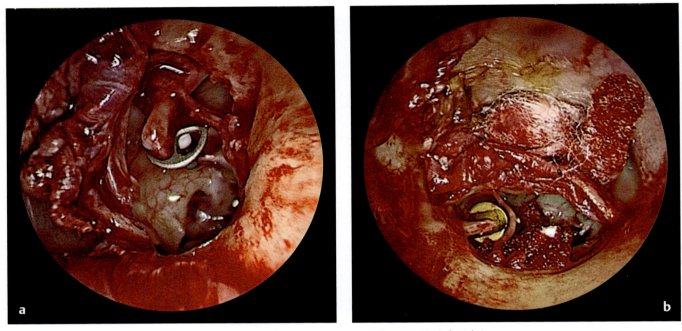

Fig. 4-6. (**a**) Reconstrução ossicular com PORP de titânio. (**b**) Reconstrução ossicular com TORP de titânio.

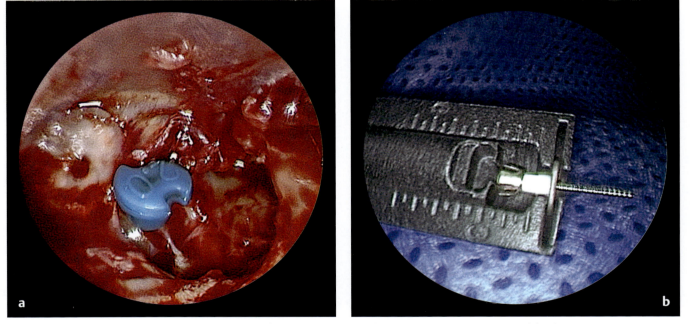

Fig. 4-7. (**a**) Molde medidor para reconstrução ossicular. (**b**) Prótese de titânio e hidroxiapatita (PORP e régua medidora).

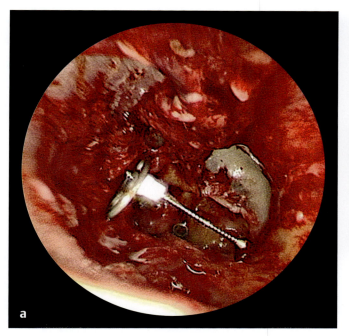
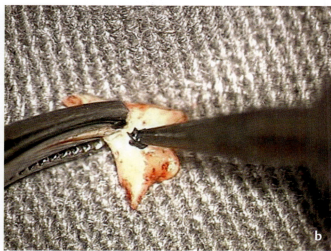
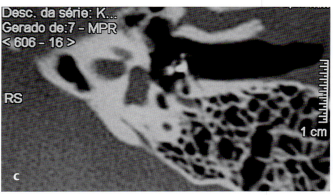

Fig. 4-8. (a) Prótese TORP com sapata para a platina do estribo. **(b)** Bigorna preparada para a reconstrução ossicular. **(c)** TC de ossos temporais em corte axial com PORP interposto.

As reconstruções ossiculares em crianças podem dar bons resultados semelhantes aos dos adultos e geralmente quando realizadas no primeiro tempo cirúrgico e sempre quando as interposições são em casos parciais em relação os totais.[13]

Como causas de maus resultados destas técnicas temos: a lateralização em mais da metade dos casos, a fixação óssea em 20% dos casos, a atrofia do ossículo ou do fragmento de osso esculpido em 13% dos casos, o deslocamento em 13% dos casos e da perfuração da platina com fístula perilinfática em 4% dos casos.[14]

Nos casos de cirurgia de cavidade fechada com somente a platina podemos fazer uma técnica de reconstrução em dois ou três tempos: primeiro a timpanoplastia com fechamento da membrana timpânica, em seguida a confecção de um neo martelo e finalmente no último tempo cirúrgico a reconstrução deste até a platina com as diversas possibilidades já relatadas anteriormente.[15]

Os resultados das ossiculoplastias na escolha de um determinado tipo de método em vez de outro devem seguir três critérios:

1. O método deve dar melhores resultados que o outro;
2. O método deve ser mais simples e por isto deve necessitar menor tempo cirúrgico;
3. Com resultados equivalentes devemos escolher o de menor tempo cirúrgico.[16]

REFERÊNCIAS BIBLIOGRÁFICAS

1. Kim HH, Battista RA, Kumar A, Wiet RJ. Should ossicular reconstruction be staged following tympanomastoidectomy. Laryngoscope. [PubMed]. 2006;116(1):47-51.
2. Kamrava B, Roehm PC. Systematic Review of Ossicular Chain Anatomy: Strategic Planning for Development of Novel Middle Ear Prostheses. Otolaryngol Head Neck Surg. [PubMed]. 2017;157(2):190-200.
3. Lamba GK, Sohal BS, Goyal JP. Ossiculoplasty: A Prospective Study on 50 Patients Using Various Graft Materials. Indian J Otolaryngol Head Neck Surg. 2019;71(2):1140-1146.
4. Merchant SN, McKenna MJ, Mehta RP, et al. Middle ear mechanics of Type III tympanoplasty (stapes columella): II. Clinical studies. Otol Neurotol. [PubMed]. 2003;24(2):186-94.
5. O'Reilly RC, Cass SP, Hirsh BE, et al. Ossiculoplasty using incus interposition: hearing results and analysis of the middle ear risk index. Otol Neurotol.[PubMed]. 2005;26:853-858.

6. Linden A, Costa SSD, Smith MM. Tympanoplasty: Evolution of the Ossicular Reconstruction Techniques. Braz J Otorhinolaryngol. [PubMed]. 2000;66(2):136-142.

7. Melo A S, Caiado R, Ferreira R, et al. Ossiculoplasty – which prosthesis should be used? Acta Otorrinolaringol. Gallega. [PubMed]. 2017;10(1):8-16.

8. Wullstein H. Theory and practice of tympanoplasty. Laryngoscope. [PubMed]. 1956;66(8):1076-93.

9. Ramsden RT, Herdman RCD, Lye RH. Ionomeric bone cement in neuro-otological surgery. J Laringol Otol, [PubMed].1992;106:949-53.

10. Eliçoara SS, Erdem D, Dinç AE, et al. The efects of surgery type and different ossiculoplasty materials on the hearing results in cholesteatoma surgerey. Eur.Arch.Otorhinolaryngol. [PubMed]. 2017;274:773-780.

11. Mulazimoglu S, Saxby A,Linder T. Titanium incus interposition ossiculoplasty: audiological outcomes and extrusion rates. Eur. Arch.Otorhinolaryngol, [PubMed]. 2017;274:3303-10.

12. Suh MJ, Park JÁ, Yi JJ, Song C I. Is ossiculoplasty necessary in canal wall down mastoidectomy? Comparison of clinical outcomes between type 0 tympanoplasty and ossiculoplasty. The Korean audiological Society and Korean Otological Society, [PubMed]. 2021;25:104-9.

13. Dumont J, Abouzayd M, Louarn A, et al. Total and partial ossiculoplasty in children: Audiological results and predictive factors. Eur Ann Otorhilolarynlol Head and Neck Dis, [PubMed]. 2019;139:161-4).

14. Cox M, Page JC, Trinidade A, Dornhoffer JL. Long-term complications and surgical failures after ossiculoplasty; Otol Neurotol, [PubMed]. 2017;38:1450-1455.

15. Fisch U, May J. Tympanoplasty, mastoidectomy and stapes surgery. Stuttgart, Thieme. 1994.

16. Neudert M, Zahnert T. Tympanoplasty – new and new perspectives.GMS current topics in otorhinolaryngology – Head and Neck Surgery, [PubMed]. 2017;16:1-21.

ABORDAGEM ENDOSCÓPICA DA ORELHA MÉDIA

CAPÍTULO 5

João Paulo Peral Valente • Arthur Menino Castilho • Bruno Borges Taguchi

INTRODUÇÃO

Nos últimos anos, o interesse sobre o uso do endoscópio no contexto da cirurgia otológica tem aumentado em todo o mundo e junto com ele algumas questões como: "o endoscópio é melhor que o microscópio?; assim como na cirurgia nasossinusal, o endoscópio será o instrumento principal e preponderante daqui em diante?" Essas e outras perguntas provavelmente poderão ser mais bem respondidas no futuro, porém uma reflexão baseada nas evidências do presente e do passado podem, talvez, apontar um caminho ou uma tendência. Desta forma, o entendimento adequado do instrumento (endoscópio) e suas características, da maneira correta do seu emprego e dos resultados são essenciais.

CARACTERÍSTICAS DO ENDOSCÓPIO NA CIRURGIA OTOLÓGICA

Em relação às características do endoscópio, é importante destacarmos suas principais vantagens e desvantagens. Sem dúvida, o maior benefício do endoscópio é permitir uma visão angular mais adequada e de maior definição, especialmente pela capacidade de aproximação. A observação dos recessos da orelha média (retrotímpano, por exemplo) sem dúvida é mais fácil e clara com o uso do endoscópio. Outra vantagem é a possibilidade de ultrapassar determinados obstáculos anatômicos que impedem ou dificultam a visão do microscópio. Um exemplo é o conduto auditivo externo, que dependendo da sua conformação cria dificuldades para um acesso transcanal assistido pelo microscópio (Fig. 5-1). Entretanto, existem algumas desvantagens. O conhecimento delas e as maneiras de superá-las ou minimizá-las são importantes:[1,2]

- *Realização da cirurgia com "uma mão"*: visto que normalmente uma das mãos estará ocupada para segurar e manusear o endoscópio, todos os passos cirúrgicos serão monomanuais. O treinamento contínuo e a realização de adequada hemostasia são muito importantes para minimizar este problema;
- *Perda da tridimensionalidade*: atualmente os endoscópios utilizados na cirurgia otológica não têm a propriedade tridimensional (3D). Dessa forma, a falta de visão binocular do microscópio provoca uma teórica perda da sensação de profundidade. Todavia, a constante movimentação do endoscópio permite que nosso cérebro tenha essa percepção 3D, funcionado como uma "pseudotridimensionalidade";
- *Possibilidade de lesão por aquecimento*: alguns trabalhos na literatura têm apontado que o uso de endoscópios pode levar ao aumento de temperatura na orelha interna (2). Ações como utilização de fontes de luz de LED e em intensidade submáxima, recorrente aspiração do conduto auditivo externo (resfriamento do sistema) e utilização de cabos de luz adequados podem minimizar ou praticamente excluir o risco de lesão térmica das estruturas da orelha média e interna.

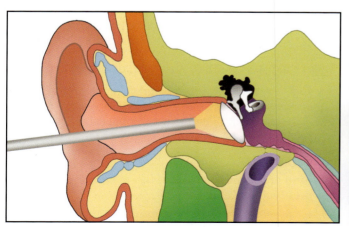 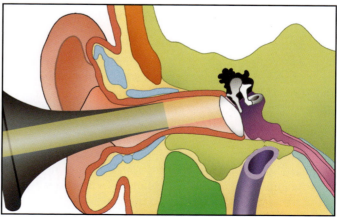

Fig. 5-1. Demonstração da propriedade de visão angular do endoscópio e da capacidade de superar obstáculos anatômicos como o conduto auditivo externo, comparado com o acesso transcanal com uso de espéculo e microscópio.

INSTRUMENTAÇÃO

Outro aspecto a ser lembrado está relacionado com a instrumentação cirúrgica. Em linhas gerais, os instrumentos são os mesmos usados na técnica convencional assistida por microscópio. Entretanto, ao longo dos últimos anos, determinados materiais têm sido desenhados e introduzidos com o objetivo de permitir o refinamento da técnica assistida por endoscópio. Dentre eles, destacam-se os aspiradores e os dissectores angulados. Em relação ao endoscópio propriamente dito, a discussão gira em torno de três principais características: comprimento, diâmetro e angulação. A maioria dos autores defende a utilização de endoscópios mais longos (14 ou 18 cm de comprimento) de 3 ou 4 mm de diâmetro (o primeiro pode se adequar melhor a situações de estreitamento do conduto auditivo externo, por exemplo). Sobre a angulação pode-se afirmar que a maioria dos procedimentos e passos cirúrgicos podem ser seguramente realizados com óticas de zero grau. Todavia, em certas situações como para visualização dos recessos da orelha média (p. ex.: cirurgia do colesteatoma), os endoscópios angulados podem ser importantes (30 ou 45 graus). Além disso, a utilização de sistemas de vídeos (câmeras e monitores) com alta definição de imagem são essenciais, por permitir uma visualização mais adequada e clara das estruturas anatômicas, tornando a cirurgia mais segura.

ANATOMIA

Talvez a principal contribuição do endoscópio no contexto da cirurgia otológica tenha sido de possibilitar uma melhor visualização e compreensão dos recessos da orelha média, além de redefinir sua anatomia.

Didaticamente a orelha média é subdividida em cinco regiões: hipotímpano, epitímpano, mesotímpano, retrotímpano e protímpano. Em seguida descreveremos as principais estruturas anatômicas de cada espaço, bem como relações relevantes com implicações clínico-cirúrgicas.

Mesotímpano

Área central da fenda timpânica, sendo as principais estruturas anatômicas, o promontório (projeção do giro basal da cóclea), nicho da janeja oval, articulação incudo-estapediana e nervo de Jacobson (ramo timpânico do nervo glossofaríngeo).

Retrotímpano

Região mais posterior da fenda timpânica e de anatomia bastante variável. As principais estruturas e acidentes anatômicos são: nicho da janela redonda, pontículo, subículo, finículo, *fustis*, seio timpânico (área entre pontículo e subículo), seio subtimpânico (área entre subículo e finículo) e ducto subcoclear; Devido a sua complexidade anatômica e possibilidade de acometimento por doenças inflamatórias, como o colestatoma, o bom entendimento dessas regiões é essencial para o tratamento cirúrgico destas patologias. Dentre estes aspectos destaca-se a anatomia do seio timpânico. Nogueira *et al.* classificaram o seio timpânico em três tipos de acordo com sua profundidade em relação ao nervo facial, sendo o tipo A o menos extenso e o C o mais profundo, que aumentaria a dificuldade de dissecção desta região.[3]

Protímpano

Área localizada anterior ao manúbrio do martelo, na qual destacam-se o óstio da tuba auditiva, canal do músculo semitensor do tímpano e o protinículo.

Epitímpano

Após a remoção da porção superior do *scutum* (epitimpanectomia), é possível visualizar toda a anatomia do epitímpano. Destacam-se: articulação incudo-maleolar, nervo facial (segmento timpânico), processo cocleariforme, COG, *tegmen* timpânico, canal semicircular lateral e *aditus ad antrum*. A transição entre o meso e epitímpano é denominada diafragma epitimpânico, sendo formado por elementos da cadeia ossicular, ligamentos e membranas, os quais delimitam os chamados istmos timpânicos (espaços livres que permitem a ventilação entre essas regiões). Não raramente estes istmos encontram-se bloqueados na otite média crônica, sendo umas das condições fisiopatológicas que levam ao desenvolvimento de retrações timpânicas, perfurações e colesteatomas. Marchioni *et al.* denominaram essa condição de síndrome da disventilação seletiva da orelha média.[4]

Hipotímpano

Área inferior da fenda timpânica delimitada posteriormente pelo finículo e anteriormente pelo protinículo. As principais estruturas anatômicas são o bulbo da jugular e a artéria carótida interna. Nessa região é possível delimitar uma área (de forma variável) entre as duas estruturas citadas anteriormente e a cóclea, que permite em determinados casos acesso direto ao ápice petroso. Esse acesso cirúrgico é denominado acesso infracoclear ao ápice petroso.

A Figura 5-2 demonstra a anatomia das diferentes regiões da orelha média.

CIRURGIA

De modo geral, a técnica cirúrgica das cirurgias otológicas assistidas por endoscópio é semelhante à técnica tradicional microscópica. O importante é adequar e empregar o instrumento, no caso o endoscópio, de forma correta para que sejam atingidos resultados consistentes e esperados para a cirurgia. Sendo assim, seguiremos descrevendo de forma prática dois exemplos de procedimentos assistidos por endoscópio, detalhando o passo a passo e dicas importantes.

TIMPANOPLASTIA ASSISTIDA POR ENDOSCÓPIO

A) *Sala cirúrgica e posicionamento do paciente* (Fig. 5-3): a disposição é semelhante à cirurgia microscópica tradicional. Paciente deve permanecer em decúbito dorsal com cabeça rodada para o lado contralateral da orelha a ser operada; mesa com instrumentais e auxiliar à direita e sistema de vídeo à frente do cirurgião. É possível realizar o procedimento sentado ou em pé, de acordo com a preferência do cirurgião:

> **DICA:**
>
> Mantenha o monitor de vídeo na altura dos olhos, para evitar flexão ou extensão cervical desnecessária

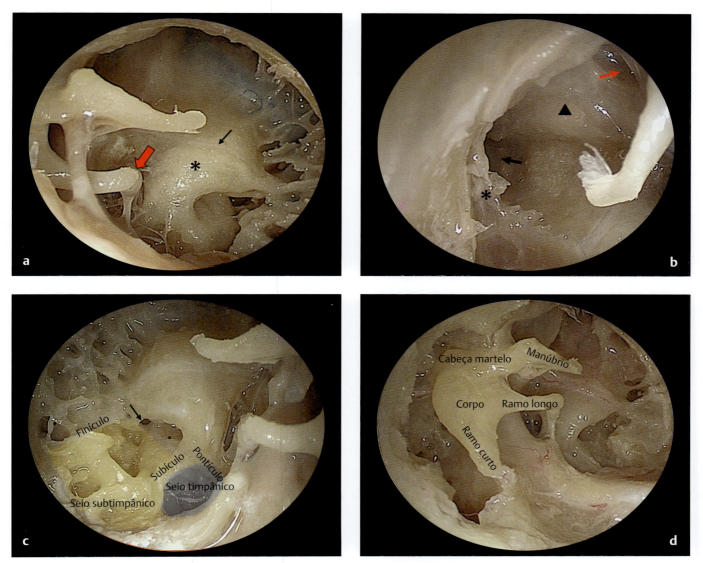

Fig. 5-2. (a) Anatomia do mesotímpano (orelha direita) – nervo *Jacobson* (seta preta), articulação incudo-estapediana (seta vermelha), promontório (asterisco). **(b)** Anatomia do protímpano (orelha esquerda) – óstio da tuba auditiva (seta pequena), canal do músculo semitensor do tímpano (ponta de seta), protiníclulo (asterisco), *tensor fold* completo (seta vermelha). **(c)** Anatomia do retrotímpano (orelha esquerda) – pontículo, subículo, finículo, seio timpânico, seio subtimpânico (área demarcada em amarelo), *fustis* (asterisco), ducto subcoclear (seta), nicho janela redonda (pilar anterior, pilar posterior e *tegmen*). **(d)** Anatomia do epitímpano (orelha direita) – Corpo da bigorna, ramo longo da bigorna, ramo curto da bigorna, cabeça do martelo, COG (asterisco), processo cocleariforme, recesso supratubário (área demarcada em vermelho), nervo facial (segmento timpânico), *tegmen* timpânico.

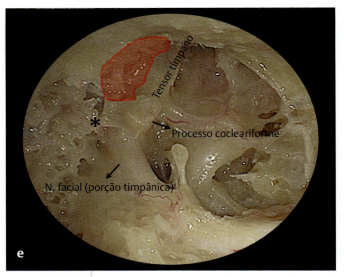 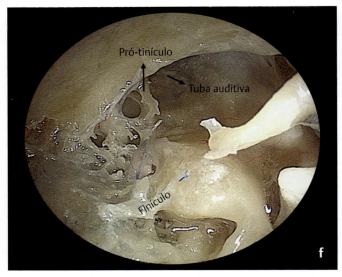

Fig. 5-2. *(Cont.)* **(e)** Anatomia do epitímpano (orelha direita) – Corpo da bigorna, ramo longo da bigorna, ramo curto da bigorna, cabeça do martelo, COG (asterisco), processo cocleariforme, recesso supratubário (área demarcada em vermelho), nervo facial (segmento timpânico), *tegmen* timpânico. **(f)** Anatomia do hipotímpano (orelha esquerda) – finículo, protinículo, óstio da tuba auditiva.

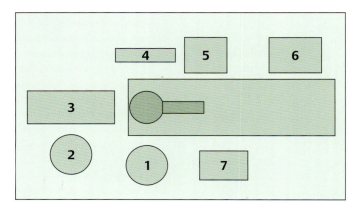

Fig. 5-3. Desenho esquemático demonstrando a disposição sugerida da sala de cirurgia para procedimentos otológicos que envolvem uso do endoscópio. *1.* Cirurgião, *2.* Auxiliar, *3.* Mesa instrumentais, *4.* Sistema de Videocirurgia, *5.* Microscópio, *6.* Anestesista, *7.* Outros.

B) *Anestesia:* normalmente a cirurgia é realizada sob anestesia geral. Idealmente esta deve ser tipo venosa total, que proporciona menor sangramento intraoperatório. Associadamente, pode-se realizar anestesia tópica (p. ex.: xylocaína) com finalidade analgésica, através de bloqueio dos ramos do nervo auricular magno e aurículo-temporal;

C) *Técnica cirúrgica e acesso:* a princípio pode-se executar qualquer técnica (*underlay, overlay, inlay*) com uso de endoscópio, sendo a escolha baseada nos mesmos fatores da cirurgia tradicional. Em relação ao acesso, devido aos fatores já discutidos anteriormente, é quase sempre possível a realização do procedimento via transcanal, o que configura uma possível vantagem dada a menor morbidade. Nos passos seguintes descreveremos uma timpanoplastia *underlay* via transcanal;

D) *Retalho timpanomeatal:* após o reavivamento dos bordos da perfuração timpânica, segue a confecção do retalho timpanomeatal. Este deve sempre se adequar as diferentes situações, ou seja, as posições das incisões e sua extensão variam de acordo com o que o procedimento requerer. Para acessar todo diafragma epitimpânico, geralmente deve-se desinserir toda a membrana timpânica do martelo (mais usado em casos de perfuração total ou subtotal com bloqueio das vias de ventilação). A Figura 5-4 demonstra os passos da confecção do retalho timpanomeatal:

DICA 1:
Corte sempre as vibrissas da porção externa do conduto auditivo externo; isso impedirá que o endoscópio se suje de sangue durante o procedimento;

DICA 2:
Antes e durante a confecção do retalho timpanomeatal, tome medidas para conter o sangramento. Além dos aspectos anestésicos supracitados, o uso de algodões/cotonoides embebidos com adrenalina e infiltração do conduto auxiliam no manejo do sangramento.

CAPÍTULO 5 ■ ABORDAGEM ENDOSCÓPICA DA ORELHA MÉDIA 37

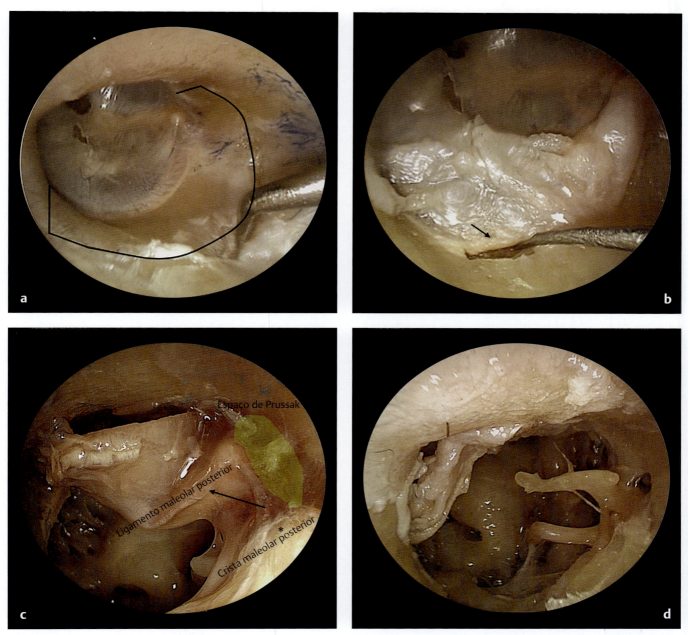

Fig. 5-4. Passos do retalho timpanomeatal (orelha esquerda). (**a**) Esquema das incisões verticais e horizontal (delineamento do tamanho e formato do retalho). (**b**) Elevação do retalho e detalhe do *anulus* timpânico (seta). (**c**) Exposição da orelha média. (**d**) Aspecto final do retalho (membrana timpânica desinserida do martelo), pediculado e posicionado na parede anteroinferior do conduto auditivo externo.

E) Exploração da orelha média: umas das principais vantagens do endoscópio nas cirurgias das doenças inflamatórias da orelha média é a possibilidade de visualizar de forma mais acurada a anatomia e as vias de ventilação (Fig. 5-5). Caso seja encontrado algum bloqueio é aconselhável desfazê-lo, de modo a restabelecer a fisiologia ventilatória da orelha média. Além disso, devem-se inspecionar a integridade e a mobilidade da cadeia ossicular;

F) Obtenção de enxerto: no caso dos procedimentos transcanais, o local de mais fácil obtenção de enxerto é o *tragus*. Pode-se remover somente o pericôndrio ou também a cartilagem, a depender do que foi planejado para o fechamento da perfuração (Fig. 5-6);

> **DICA:**
> Faça a incisão na face posterior do tragus, de modo a mantê-la oculta no pós-operatório; quando necessária a remoção da cartilagem, poupe sua porção mais lateral para manter o contorno e anatomia do tragus.

G) Posicionamento do enxerto: caso seja usada cartilagem, é importante moldá-la de acordo com o tamanho e o formato da perfuração. Neste caso raramente é necessário uso de esponja hemostática (p. ex.: gelfoam) na orelha média para sustentação do enxerto. Se utilizado apenas pericôndrio, utiliza-se a esponja hemostática medial e lateralmente ao enxerto para mantê-lo sustentado. Em ambos os casos é importante que o enxerto cubra toda perfuração e esteja bem nivelado;

H) Reposicionamento do retalho timpanomeatal: após retorno do retalho timpanomeatal, segue-se então posicionamento de esponja hemostática até que toda extensão do retalho seja coberta;

I) Sutura da incisão do *tragus*;

J) Curativo externo.

COLESTEATOMA

A cirurgia do colesteatoma é um assunto complexo e que gera debates há muitos anos. O aprofundamento dessa discussão foge do escopo deste capítulo. Desta forma, abordaremos apenas os principais pontos e cuidados do manejo da cirurgia do colesteatoma quando assistido por endoscópio.

A) Indicação: o endoscópio pode ser utilizado em qualquer cirurgia do colesteatoma para execução ou somente para inspeção dos recessos da orelha média. Na primeira situação, os melhores casos são os colesteatomas pequenos ou limitados, sem grande extensão para o antro da mastoide:

> **DICA:**
> Os colesteatoma mesotimpânicos posteriores talvez sejam os que mais se beneficiam do acesso endoscópico, devido à ótima visualização dessa região através desta ferramenta.

B) Acesso: alguns casos de colesteatoma permitem sua remoção completa através do acesso transcanal exclusivo. Entretanto, o cirurgião não deve se prender ao acesso. Caso haja necessidade (especialmente por dúvida da remoção completa do colesteatoma), a complementação através de acesso retroauricular transmastóideo deve ser realizada:

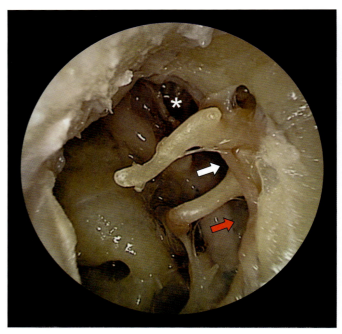

Fig. 5-5. Vias de ventilação da orelha média (orelha esquerda) – istmo anterior ou principal (flecha preta), istmo posterior (flecha vermelha), área do *tensor fold*, neste caso incompleto ou aberto (asterisco).

> **DICA:**
> Colesteatomas que se estendem posteriormente, além da porção média do canal semicircular lateral, normalmente requerem complementação via acesso retroauricular transmastóideo.

C) Retalho timpanomeatal: em comparação com o retalho confeccionado nas timpanoplastias, na cirurgia do colesteatoma o retalho deve ser mais extenso permitindo boa exposição do *scutum* (porção posterior e superior);

D) Exploração da orelha média: neste ponto é importante que o cirurgião separe claramente o tecido normal e que irá permanecer ao final do procedimento, da doença propriamente dita. A permanência de tecido epitelial doente implicará em recidiva por doença residual. Neste instante também é aconselhável inspecionar a condição da cadeia ossicular;

E) Aticotomia e curetagem da parede posterior do *scutum*: antes de iniciar a remoção do colesteatoma, deve-se realizar a remoção óssea adequada do *scutum* para melhor exposição do epitímpano e do retrotímpano. Este passo pode ser executado com auxílio de cureta cirúrgica e/ou brocas convencionais:

> **DICA:**
> No caso do uso de brocas cirúrgicas dê preferência por brocas diamantadas e mantenha rotação baixa do micromotor.

CAPÍTULO 5 ■ ABORDAGEM ENDOSCÓPICA DA ORELHA MÉDIA

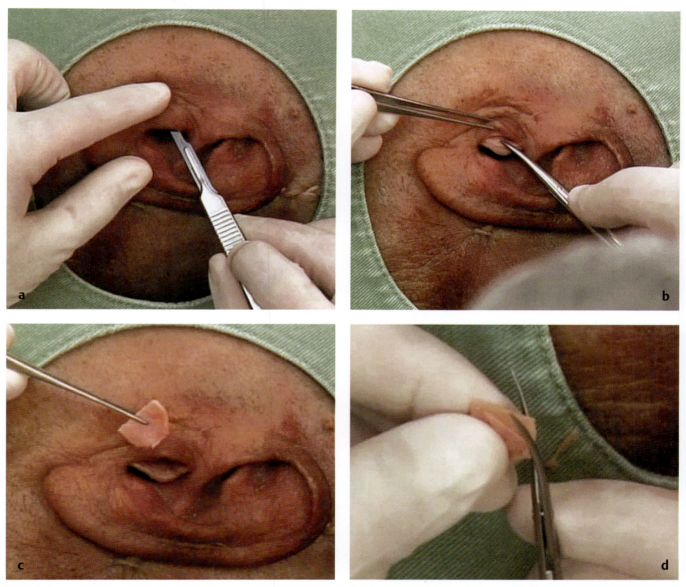

Fig. 5-6. Remoção de enxerto do *tragus* (orelha esquerda). (**a**) Incisão transfixante na face posterior do *tragus*. (**b**) Dissecção anterior e posterior, com manutenção do pericôndrio junto a cartilagem. (**c**) Remoção do enxerto. (**d**) Preparação do enxerto para timpanoplastia.

F) Remoção da patologia: aqui é essencial que se mantenha um plano de dissecção durante todo processo de remoção do colesteatoma (junto a sua perimatriz). Caso o cirurgião perca esse plano, existe um risco grande de remoção incompleta. A dissecção, preferencialmente, deve ser feita de forma centrípeta:

> **DICA:**
> Os dois pontos mais complexos de dissecção são o epitímpano e sua transição para o antro. Por mais que se use endoscópios angulados, estas são áreas de difícil visualização completa. Portanto, sugere-se que essas regiões sejam abordadas primeiramente. Caso se consiga a dissecção completa do colesteatoma destas áreas, muito provavelmente não haverá necessidade de complementação através de acesso via retroauricular.

G) Reconstrução do defeito atical e timpanoplastia: aqui é essencial o uso de cartilagem. Após aferir o tamanho do defeito a ser reconstruído, procede-se a modelagem da cartilagem e seu posicionamento:

> **DICA:**
> A cartilagem deve ser posicionada bem justaposta ao defeito ósseo (ou até ligeiramente lateral ao bordo ósseo remanescente), de modo a não se movimentar medialmente. Esse é um cuidado intraoperatório que minimiza a recorrência do colesteatoma por formação de novo processo de retração timpânica (recorrência fisiopatológica).

H) Reposicionamento do retalho timpanomeatal;
I) Sutura incisão *tragus*;
J) Curativo externo.

CUIDADOS PÓS-OPERATÓRIOS

Os cuidados pós-operatórios são em geral simples e muito semelhantes aos procedimentos otológicos convencionais. Seguem os principais pontos:

- Manter curativo externo por cerca de 7 dias;
- Remoção de pontos entre 7 e 10 dias;
- Uso de gotas otológicas com antibiótico: alguns autores utilizam durante o período de absorção da esponja hemostática (cerca de 2 a 3 semanas);
- Evitar esforço físico demasiado por 30 dias.

RESULTADOS

Para que o endoscópio se estabeleça como ferramenta útil para a cirurgia otológica é importante que seus resultados sejam analisados e apresentados. Nesse sentido a robustez da literatura tem aumentado gradativamente. Ayache em 2013 apresentou o resultado de 30 pacientes submetidos a timpanoplastia com enxerto de cartilagem através do acesso transcanal assistido por endoscópio. A taxa de sucesso (fechamento da perfuração após 1 ano do procedimento) foi de 96%, comparável com as técnicas com utilização do microscópio.[5] Tseng mais recentemente, estudou os resultados de 91 pacientes submetidos a timpanoplastia. Neste trabalho 87,9% dos pacientes apresentaram fechamento da perfuração após 3 meses da cirurgia e 86,8% apresentaram fechamento do *gap* aéreo-ósseo na audiometria (< 20 dB).[6] Em 2016 Marchioni *et al.* apresentaram os resultados de 234 pacientes com diagnóstico de colesteatoma submetidos a cirurgia assistida por endoscópio (com ou sem necessidade de mastoidectomia). A taxa de recorrência e doença residual após 64,3 meses (tempo médio de *follow-up*) foi de 68%, comparável com as técnicas tradicionais.[7]

COMENTÁRIOS FINAIS

Outro aspecto relevante e que vale menção é a curva de aprendizagem. Como em qualquer setor da medicina cirúrgica, a adaptação ou readaptação a determinada técnica leva um determinado tempo. Portanto, os benefícios e os resultados não raramente aparecerão mais tardiamente dentro desta curva. Pothier recentemente mencionou que a curva de aprendizagem da cirurgia otológica assistida por endoscópio possa ser mais longa e difícil, especialmente para cirurgiões não habituados com o uso do endoscópio e sugere então que a introdução seja feita de maneira lenta e progressiva.[8]

Baseado no acima descrito, atualmente não se pode afirmar que o endoscópio é ou será melhor que o microscópio no contexto da cirurgia otológica. E na verdade essa discussão talvez nem seja relevante, já que são instrumentos distintos que quando comparados apresentam vantagens e desvantagens para um procedimento cirúrgico ou passo dele. Talvez o mais importante seja que o cirurgião tenha o conhecimento adequado dos dois instrumentos, das suas características e especificidades, de modo a aplicá-los da forma mais adequada com o objetivo de proporcionar melhores resultados para os seus pacientes. Muito mais do que instrumentos antagônicos, endoscópio e microscópio talvez sejam simplesmente complementares.

REFERÊNCIAS BIBLIOGRÁFICAS

1. Badr-El-Dine M, James AL, Panetti G, et al. Instrumentation and technologies in endoscopic ear surgery. Otolaryngol Clin North Am. 2013;46(2):211-25.
2. Kozin ED, Lehmann A, Carter M, et al. Thermal effects of endoscopy in a human temporal bone model: implications for endoscopic ear surgery. Laryngoscope. 2014;124(8).
3. Nogueira JF, Mattioli F, Presutti L, Marchioni D. Endoscopic anatomy of the retrotympanum. Otolaryngol Clin North Am. 2013;46(2):179-88.
4. Marchioni D, Grammatica A, Alicandri-Ciufelli M, et al. The contribution of selective dysventilation to attical middle ear pathology. Med Hypotheses. 2011;77(1):116-20.
5. Ayache S. Cartilaginous myringoplasty: the endoscopic transcanal procedure. Eur Arch Otorhinolaryngol. 2013;270(3):853-60.
6. Tseng CC, Lai MT, Wu CC, et al. Short-term Subjective and Objective Outcomes of Patients Receiving Endoscopic Transcanal Myringoplasty for Repairing Tympanic Perforations. Otolaryngol Head Neck Surg. 2018;158(2):337-342.
7. Alicandri-Ciufelli M, Marchioni D, Kakehata S, et al. Endoscopic Management of Attic Cholesteatoma: Long-Term Results. Otolaryngol Clin North Am. 2016;49(5):1265-70.
8. Pothier DD. Introducing endoscopic ear surgery into practice. Otolaryngol Clin North Am. 2013;46(2):245-55.

ESTAPEDOTOMIA E ESTAPEDECTOMIA

Fernanda Martinho Dobrianskyj ▪ Paulo Roberto Lazarini

INTRODUÇÃO

A otosclerose é uma osteodistrofia primária da cápsula ótica com etiologia ainda não bem definida. As possíveis teorias que a explicam estão relacionadas com os fatores endócrinos, distúrbios imunológicos, envolvimento viral, alterações do tecido conjuntivo e, principalmente fatores genéticos[1] de característica autossômica dominante de penetrância variável.

Neste capítulo são apresentadas as técnicas da cirurgia de estapedotomia por via endoscópica ou microscópica, assim como a estapedectomia, muito utilizada no passado. Além disto, são discutidas as dificuldades e as possíveis complicações cirúrgicas com estas técnicas. As principais indicações estão contidas no Quadro 6-1.

REFERÊNCIAS ANATÔMICAS

A cirurgia do estribo ocorre na região do espaço retrotimpânico, que é dividido em superior e inferior. A eminência piramidal é a estrutura que divide os dois espaços. Assim, os limites da região onde ocorre a cirurgia de estapedotomia são (Figs. 6-1 e 6-2):

- *Superior*: nervo facial (segmento timpânico);
- *Anteroinferior*: promontório;
- *Posterior*: eminência piramidal.

CUIDADOS PRÉ-OPERATÓRIOS

Como em toda cirurgia otológica deve-se ter alguns cuidados pré-operatórios específicos. A realização de otoscopia para avaliação de integridade de membrana timpânica e de eventuais estenoses ou tortuosidade do meato acústico externo que possam dificultar o procedimento cirúrgico é fundamental. Não é infrequente a presença de exostoses nesta região.

A realização de audiometria tonal e vocal e a imitânciometria recente serão úteis para determinação do tipo de perda auditiva, sua quantificação e a correlação com a hipótese diagnóstica. Deve-se atentar a possível erro durante a realização

Quadro 6-1. Indicações de cirurgia do estribo na otosclerose

Perda auditiva condutiva ou mista com limiar ósseo de até 40 dB
Limiares auditivos (via aérea maior do que 30 dB)
Gap aéreo ósseo maior de 15 dB em 2 ou mais frequências
Discriminação vocal acima de 60%
Cirurgia revisional

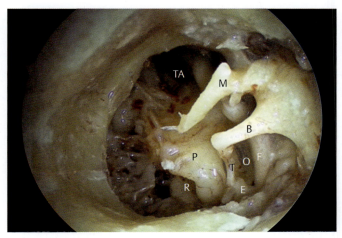

Fig. 6-1. Orelha média esquerda – dissecção endoscópica. M: martelo, B: bigorna, F: nervo facial segmento timpânico, O: janela oval. E: supraestrutura do estribo crura posterior), T: tendão do músculo do estapédio, E: eminência piramidal, P: promontório, R: janela redonda, TA: tuba auditiva.

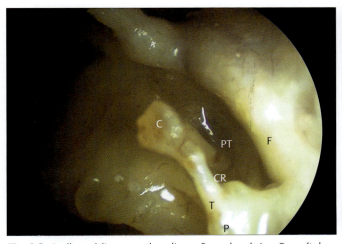

Fig. 6-2. Orelha média esquerda – dissecção endoscópica. C: capítulo do estribo, P: eminência piramidal, T: tendão do músculo do estribo, CP: crura posterior, PT: platina, F: nervo facial.

do exame audiológico com o registro de perda auditiva condutiva em pacientes com anacusia (a chamada curva sombra) em decorrência da falta ou insuficiência de mascaramento.

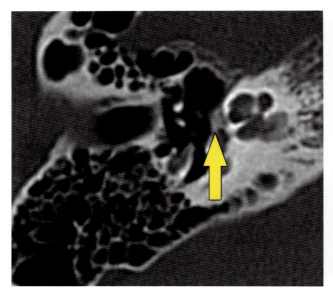 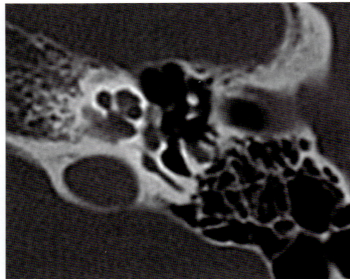

Fig. 6-3. Tomografia computadorizada de ossos temporais corte axial. Presença de foco otosclerótico na porção anterior da platina do estribo bilateral. Seta amarela indica o foco em orelha esquerda.

A tomografia computadorizada poderá ser feita no pré-cirúrgico para avaliação das estruturas anatômicas bem como para a identificação de focos de otosclerose (Fig. 6-3) em outros pontos da orelha interna, como na janela redonda ou na cóclea, os quais podem interferir no resultado cirúrgico. Além disto, este exame poderá mostrar variações anatômicas da cadeia ossicular, do nervo facial em posição anômala e, eventualmente, sobreposto à janela oval ou, ainda, uma artéria estapediana persistente, situações que podem dificultar o procedimento cirúrgico. É importante a tomografia nos casos revisionais e nas complicações pós-operatórias para se observar a posição da prótese junto ao vestíbulo e à bigorna como também alterações no labirinto.

TÉCNICA CIRÚRGICA PASSO A PASSO

A realização da estapedotomia pode ser feita sob visão endoscópica ou microscópica, sendo que a escolha dependente do treinamento do cirurgião e de preferência pessoal. Os autores têm utilizado o procedimento endoscópico, pois o consideram excelente método para o ensino desta cirurgia aos residentes.

Na cirurgia endoscópica do estribo têm-se as mesmas etapas cirúrgicas do que com o uso do microscópio, com algumas modificações sutis que serão apontadas ao longo do capítulo. Neste passo a passo descreve-se a técnica de estapedotomia, amplamente utilizada na atualidade.

Anestesia e Posição do Paciente

A realização de anestesia geral ou local com sedação depende da experiência da equipe cirúrgica. A anestesia geral proporciona a imobilização necessária do paciente e o melhor controle de sangramento, essencial para este procedimento. A anestesia local com lidocaína e vasoconstritor tem sido utilizada por muitos cirurgiões e com bom resultado. Eventual sedação associada pode ser feita com a anestesia local.

O paciente deve ser bem-posicionado: decúbito horizontal; elevação do dorso em 20°; a cabeça levemente torcida contralateral à orelha operada e o uso de um apoio de cabeça coxim). O objetivo é que o pescoço fique alinhado à cabeça, de tal forma que o pavilhão auricular esteja quase paralelo à mesa cirúrgica.[2]

Posicionamento do Cirurgião

O cirurgião que optar por utilizar o microscópio deve operar sentado e com o apoio dos cotovelos. Na cirurgia endoscópica pode-se optar por operar em pé ou sentado.

Vasoconstrição Local

Após a assepsia do paciente, não utilizar clorexidine devido a sua ototoxicidade, realiza-se a infiltração de um composto de lidocaína a 2% com epinefrina 1:200.000 na junção osteocartilaginosa do meato acústico externo.[2] Após a infiltração, deve-se cortar os pelos externos do meato para evitar que a lente do endoscópio se suje.

Escolha do Material

Na cirurgia microscópica, o uso do porta-espéculo permite que o cirurgião utilize as suas duas mãos para realizar a cirurgia. Caso seja necessária a incisão de Lempert para acesso endoaural, o uso de afastador ortostático se faz necessário.

Na cirurgia endoscópica podem-se escolher endoscópios de 0°, de 3 ou 4 mm de diâmetro e com 14 ou 17 cm de comprimento. A iluminação por via de cabo óptico não deve exceder 30% de intensidade para se evitar lesão térmica das estruturas da orelha média.[2]

Confecção do Retalho Timpanomeatal

O retalho timpanomeatal é confeccionado a partir de uma incisão próxima à transição osteocartilaginosa e paralela ao anulo timpânico, entre 6 e 12 h como referência. Realizam-se incisões verticais no meato para evitar que o retalho se rompa. Durante o descolamento do retalho pode-se usar um algodão embebido em adrenalina para auxiliar no controle de sangramento, uma vez que não é possível aspirar ao mesmo tempo que se realiza o descolamento durante a cirurgia endoscópica (Fig. 6-4).

Como técnica opcional, pode-se utilizar uma incisão endoaural entre o *tragus* e a hélix, exposição do conduto e colocação de afastadores para melhor visão do meato.

Após o descolamento do retalho, realiza-se o levantamento do anel timpânico do sulco de Rivinus para exposição da orelha média. Durante esse passo cirúrgico deve-se ter cuidado para não romper o nervo corda do tímpano. O retalho deve ser levantado até se ver o cabo do martelo.

Canaloplastia

Para melhor exposição da janela oval deve-se realizar a ampliação do meato acústico externo até a visão de toda a eminência piramidal. A ampliação pode ser realizada com curetagem (Fig. 6-5) ou broqueamento da porção posterior do meato. Ao se optar por este último, é adequado o uso de brocas diamantadas e pequenas (cerca de 2 mm) acompanhadas de irrigação contínua com soro fisiológico para se evitar lesão do retalho timpanomeatal e do nervo corda do tímpano.

Na cirurgia endoscópica, como há a possibilidade de movimentar a óptica para melhorar a visualização, este passo nem sempre precisa ser realizado.

Mobilização do Nervo Corda do Tímpano

O nervo corda do tímpano deve ser deslocado inferiormente para proporcionar uma melhor exposição do ramo longo da bigorna, o que auxiliará na manipulação do estribo e na colocação da prótese na bigorna (Fig. 6-6).

Avaliação da Cadeia Ossicular e Anatomia da Orelha Média

Durante o acesso à orelha média devemos procurar parâmetros anatômicos que auxiliem na cirurgia e, também, na identificação de anormalidades. É imprescindível avaliar a relação do nervo facial (porção timpânica) com a janela oval e se há alguma alteração do estribo. A avaliação da estrutura e da mobilidade da cadeia é o que definirá o diagnóstico *in loco* da otosclerose. Na ausência de malformações da cadeia ou timpanosclerose e na presença de fixação do estribo, o diagnóstico estará confirmado.

Aferição da Distância da Platina ao Ramo Longo da Bigorna

Para saber o tamanho da prótese que será colocada deve-se aferir a distância da platina até a metade do ramo longo da bigorna, por meio de instrumentos específicos para essa etapa cirúrgica. Geralmente a distância encontrada mais frequentemente é de 4,5 a 4,75 mm levando-se em conta que a prótese deve adentrar ao vestíbulo 0,25 mm.

Perfuração da Platina

Com a visualização da platina sobre a janela oval, realiza-se sua abertura, geralmente no terço posterior, com auxílio de *microdrills*, *laser* ou perfurador específico. O diâmetro da perfuração deve ser igual ao da prótese, que geralmente é de 0,4 ou 0,6 mm. Este passo é utilizado antes da desarticulação incudoestapediana e da remoção da supraestrutura do estribo. Técnica utilizada pelos autores sempre que possível (Fig. 6-7).

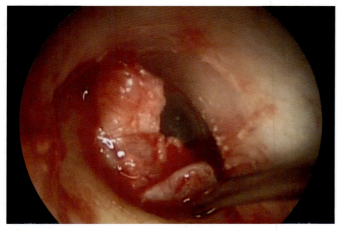

Fig. 6-4. Descolamento do retalho timpanomeatal.

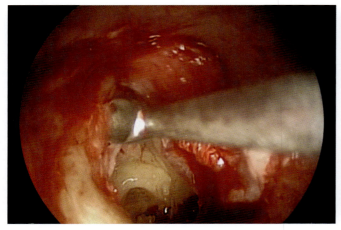

Fig. 6-5. Curetagem do meato posterior para expor o estribo.

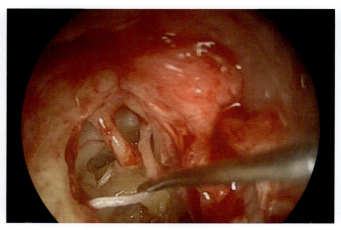

Fig. 6-6. Mobilização da corda do tímpano.

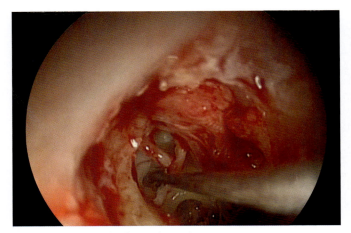

Fig. 6-7. Perfuração da platina do estribo.

Em situações em que a visão da platina não é adequada, pode-se remover primeiramente a supraestrutura do estribo com muito cuidado para não fraturar a platina do estribo.

Desarticulação Incudoestapediana
Com o auxílio de um instrumento específico para este movimento, desarticula-se o ramo longo da bigorna do capítulo do estribo. Este passo deve ser feito com cuidado para se evitar a desestabilização da bigorna (Fig. 6-8).

Secção do Tendão do Músculo do Estribo
Com auxílio de uma tesoura otológica (Bellucci) secciona-se o tendão do músculo do estribo que está na transição do capítulo do estribo e crura posterior (Fig. 6-9).

Remoção da Supraestrutura do Estribo
Com uma leve força no sentido anterior ou com auxílio de microtesoura, *drill* ou *laser* realiza-se a fratura da crura posterior e anterior do estribo e a sua supraestrutura é removida (Fig. 6-10).

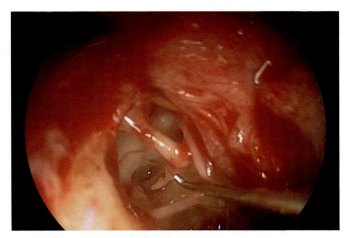

Fig. 6-8. Desarticulação da articulação incudoestapediana.

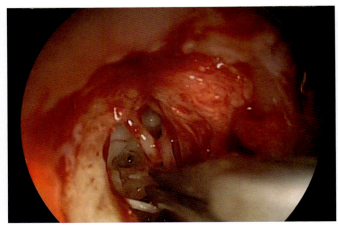

Fig. 6-9. Secção do tendão do músculo do estribo.

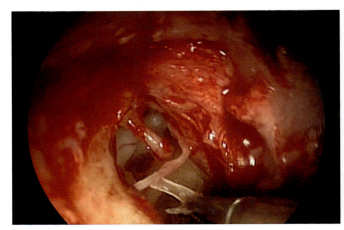

Fig. 6-10. Remoção da supraestrutura do estribo.

Colocação da Prótese
Após a perfuração da platina, evita-se a aspiração da perilinfa da região da janela oval para que não ocorra perda neurossensorial ou tonturas no pós-operatório. Este passo é o mais crítico, pois é realizado com uma única mão tanto na cirurgia microscópica quanto na endoscópica. A prótese, que terá o comprimento anteriormente aferido, deve ser colocada na fenestração e depois no ramo longo da bigorna. Movimentos delicados são essenciais para se evitar a luxação ou a fratura da bigorna (Fig. 6-11).

Nas próteses de Teflon®, devido à memória do material, geralmente após seu encaixe na bigorna, apresentam boa aderência. Nas próteses metálicas é necessário, com auxílio de uma pinça específica, apertá-la para melhor fixação na bigorna.

Testagem da Cadeia Ossicular com a Prótese
Após a colocação da prótese, deve-se testar se a mobilidade da cadeia ossicular foi restabelecida mobilizando-se o cabo do martelo. A movimentação da prótese laterolateral indica se a prótese está bem alocada na abertura da platina e se não está curta. Deve-se ainda observar se não há saída de líquido perilinfático.

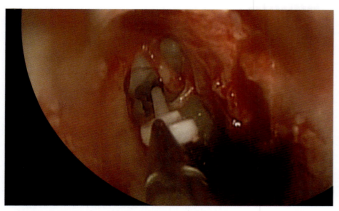

Fig. 6-11. Colocação de prótese de Teflon®.

Eventual presença de fixação da articulação martelo-bigorna ou prótese curta poderão levar ao insucesso cirúrgico. Feito isto, coloca-se um fragmento de gelfoam ou de tecido subcutâneo do retalho junto à abertura da platina para seu selamento.

Reposicionamento do Retalho Timpanomeatal
O retalho deve ser reposicionado e verifica-se eventual lesão na membrana timpânica. Caso apresente alguma perfuração, a mesma deve ser resolvida neste mesmo tempo cirúrgico, colocando-se uma fáscia temporal ou pericôndrio sob a perfuração. Com o retalho na sua posição original, coloca-se gelfoam no meato para estabilizar o retalho em seu local.

VARIAÇÕES TÉCNICAS DA ESTAPEDOTOMIA
A técnica reversa de Fisch[3] foi criada para minimizar as complicações que podem ocorrer durante a remoção da supraestrutura do estribo, como a fratura da platina ou a remoção completa dela. Essa variação da técnica clássica de estapedotomia apresenta uma inversão de certos passos cirúrgicos. Após a aferição do comprimento da prótese, faz-se a perfuração da platina, coloca-se a prótese e depois se remove a supraestrutura do estribo, cortando-se as cruras posterior e anterior (Quadro 6-2).

Quadro 6-2. Passos cirúrgicos da estapedotomia clássica

- Confecção do retalho timpanomeatal
- Canaloplastia4
- Mobilização do nervo corda do tímpano
- Avaliação da cadeia ossicular e anatomia da orelha média
- Aferição da distância platina ao ramo longo da bigorna
- Perfuração da platina
- Desarticulação incudoestapediana
- Secção do tendão do músculo do estribo
- Remoção da supraestrutura do estribo
- Colocação da prótese
- Testagem da cadeia ossicular com a prótese
- Reposicionamento do retalho timpanomeatal

ESTAPEDECTOMIA
A definição de estapedectomia ocorre quando se tem a remoção de mais de 25% da platina,[4] técnica essa amplamente utilizada no passado. De acordo com a extensão da remoção da platina, pode ser definida como parcial ou total. Com o tempo, seu uso foi desestimulado quando se comparou os resultados auditivos, com maior perda sensorioneural pós-cirúrgica em relação à estapedotomia. Isto seria decorrente da maior manipulação das estruturas da orelha interna durante a remoção da platina do estribo na estapedectomia.

A ressecção total da platina deixa a janela oval e a orelha interna expostas e devem-se colocar materiais que impeçam a formação de uma fístula perilinfática. Tem-se a opção do uso de fáscia temporal, gordura ou veia para selamento da região e a escolha depende da familiaridade técnica do cirurgião.[5]

CUIDADOS PÓS-OPERATÓRIOS
Quando, no procedimento cirúrgico, o paciente não apresentar complicações operatórias ou anestésicas, ele poderá ter alta no mesmo dia da cirurgia ou no dia seguinte. Deve-se orientar o paciente para evitar manobras de Valsalva, exercícios físicos ou viagens aéreas por 1 mês, em função de possíveis alterações auditivas e/ou vestibulares pelo aumento da pressão na orelha média. Uso de dieta laxativa é adequada para se evitar esforço maior ao evacuar.

Logo após a cirurgia, devido à presença do gelfoam no meato acústico externo, o paciente terá a sensação de ouvido tampado. Ele não pode manipular o meato e deve protegê-lo nos banhos com algodão embebido em óleo de higiene infantil ou de amêndoas. O objetivo é evitar a entrada de água e uma possível contaminação.

Como prescrição medicamentosa se orienta rotineiramente o uso de antibiótico e de antivertiginosos, se necessário. Utiliza-se corticosteroide durante o intraoperatório e, eventualmente, no pós-cirúrgico de casos de estapedectomia ou quando houver maior manipulação labiríntica durante a colocação da prótese.

DIFICULDADES TÉCNICAS CIRÚRGICAS
Durante a cirurgia pode-se deparar com dificuldades técnicas em decorrência de algumas variações anatômicas encontradas ou por situações inerentes ou criadas pelo cirurgião durante o procedimento.

Sangramento
Pode ocorrer por fatores locais ou sistêmicos. Entre os primeiros, algumas medidas podem colaborar no controle do sangramento: o posicionamento da cabeça com uma leve elevação em relação ao dorso melhora o retorno venoso intracraniano e a infiltração lidocaína com vasoconstrictor pelo menos 5 minutos antes da incisão. Além disto, o uso de um algodão com adrenalina 1:1.000 auxilia na redução do sangramento durante o descolamento do retalho tímpano-meatal.

Nervo Facial Deiscente ou Sobreposto ao Estribo
Nestes casos, se não identificado o problema na tomografia computadorizada pré-operatória, durante o ato cirúrgico existem algumas opções para a realização da estapedotomia. Se o nervo facial estiver sobreposto totalmente na região da platina

do estribo, evite a cirurgia e comunique ao paciente sobre a decisão de suspender o procedimento devido ao risco de paralisia facial. No caso em que o nervo se projeta parcialmente sobre a platina, pode-se broquear da porção do promontório justaposta a platina inferiormente. Deve-se lembrar que o procedimento deve ser realizado com instrumental delicado e brocas diamantadas e de diâmetros adequados.

Fixação do Martelo-Bigorna

A presença da fixação incudomaleolar associada a otosclerose pode gerar insucesso cirúrgico se realizado apenas a estapedotomia. Há necessidade de tornar a cadeia ossicular móvel e existem algumas opções para isto, uma vez que se dispõem de vários tipos de próteses. Geralmente, faz-se a remoção de bigorna e supraestrutura do estribo, abertura da platina e secção (eventual) da cabeça do martelo se estiver fixa. Deste modo tem-se o seu cabo bem mobilizável. A partir daí uma prótese entre o cabo do martelo e a platina pode ser aplicada.

Luxação da Bigorna

Durante a desarticulação incudoestapediana, se forem realizados movimentos mais bruscos, a bigorna pode sofrer uma luxação e ficar muito móvel, dificultando a colocação da prótese. Caso isso ocorra, a cirurgia deve ser feita com microscópio para uso da técnica bimanual e colocação da prótese na região mais superior do ramo longo da bigorna.

Platina Obliterante

Ocorre em cerca de 10% dos casos. Há um espessamento ósseo da platina do estribo além do foco de otosclerose. Deve-se remover a supraestrutura do estribo para uma boa exposição da platina. É necessária uma broca diamantada de 1 mm para drillar e afilar a platina até o ponto que se possa realizar a sua abertura. Feito isto, a colocação da prótese segue os passos rotineiros.

Platina Flutuante

Pode acontecer de a platina se desprender do ligamento anular durante a remoção da supraestrutura do estribo e tornar-se muito mobilizável. Isto dificulta a perfuração da platina e, nestes casos, o uso do *laser* facilitará a perfuração para a colocação da prótese. À medida que se faz a perfuração da platina antes da remoção da supraestrutura, a chance de se ter esta condição diminui consideravelmente.

Platina Fraturada

Durante a perfuração da platina, pode ocorrer a quebra do foco otosclerótico ou a platina apresentar uma cisão. Nestes casos pode-se realizar a estapedectomia, com a retirada da platina, obliteração da janela com fáscia ou veia, e colocação da prótese sobre este enxerto. Habitualmente a fratura pode ser evitada se for realizada a microperfuração da platina antes da ressecção da supraestrutura do estribo.

Gusher Perilinfático

Durante a perfuração da platina pode ocorrer a saída da perilinfa com grande pressão e quantidade, o que leva a um alto volume de extravasamento deste fluído. Isto ocorre devido a uma comunicação anormal entre o espaço perilinfático e o espaço subaracnóideo, mais frequente em orelhas com malformações ou pacientes sindrômicos

Para solucionar a situação, deve-se colocar a prótese no mais breve tempo possível e o selamento da região da janela oval com uso de fáscia, gordura ou veia. Preencher a cavidade da orelha média e externa com gelfoam. Fazer um curativo bem compressivo na orelha e, nos dias seguintes, aplicar um curativo coletor para controle de drenagem. Repouso absoluto no leito, cabeceira elevada 30°, uso de corticoide oral e acetazolamida – diurético que reduz a produção do líquor – podem controlar a situação.

Artéria Estapediana Persistente

Nestas circunstâncias, a artéria estapediana que habitualmente desaparece durante o desenvolvimento embrionário, permanece na vida adulta e pode ocupar a superfície da platina do estribo, o que impede a cirurgia (Fig. 6-12).

COMPLICAÇÕES

As complicações da cirurgia do estribo podem ser divididas em intraoperatórias ou pós-operatórias.[6]

Complicações Intraoperatórias/Perioperatória

Perfuração de Membrana Timpânica

Geralmente ocorre durante o descolamento do retalho timpanomeatal. Pericôndrio do *tragus* ou fáscia temporal podem ser utilizados para reparo. Mínima perfuração não precisa ser reparada habitualmente.

Lesão do Nervo Corda do Tímpano

Idealmente a corda do tímpano deve ser deslocada para uma melhor exposição do estribo. Secção do nervo deve ser evitada, mas em alguns casos torna-se necessária para o sucesso da cirurgia. Nestas circunstâncias o paciente pode reclamar de alteração do paladar e sensação de gosto metálico (disgeusia).

Fratura da Bigorna

Pode ocorrer durante a manipulação da cadeia ossicular. Na presença de fratura do ramo longo da bigorna, tem-se duas opções: a primeira, quando a fratura está estável, suspender a cirurgia e retornar a operar pelo menos 1 mês após. Caso haja desconexão do fragmento fraturado, pode-se colocar uma prótese que se adapta ao segmento fraturado da bigorna conectando-se a platina do estribo.

Lesão da Porção Timpânica do Nervo Facial

A manipulação cirúrgica do nervo facial justaposto ao estribo deve ser evitada pois o nervo facial pode estar deiscente neste trajeto. A presença de anomalias de posicionamento do nervo pode trazer dificuldades técnicas e que são comentadas em tópico específico.

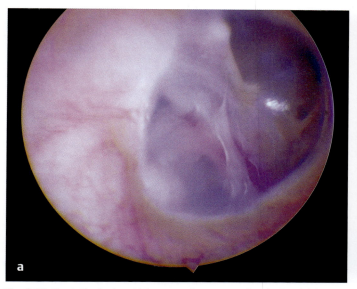 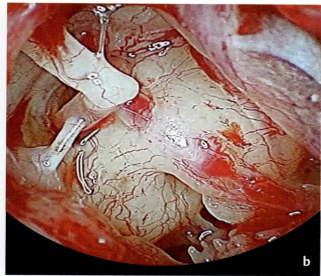

Fig. 6-12. Persistência da artéria estapediana em orelha direita. (**a**) Otoscopia. (**b**) Imagem endoscópica da orelha média. (Cortesia do Dr. Stefano Tincani.)

Pneumolabirinto
Uma maior manipulação da platina do estribo pode favorecer a entrada de ar dentro da orelha interna e é indício de possíveis danos à função auditiva e vestibular. Caso haja uma ampla exposição do labirinto com a saída de boa parte da platina durante a cirurgia, recomenda-se a colocação de fáscia ou veia no local.

Gusher Perilinfático
Discutido anteriormente

Complicações Pós-Operatórias

Infecção de Sítio Cirúrgico
Embora incomum, a formação de um granuloma piogênico no local da incisão do retalho tímpano-meatal pode ocorrer e levar a uma otorreia. O uso de gotas otológicas com antibiótico e eventual cauterização local podem solucionar o problema.

Vertigem Incapacitante/Náuseas
São sintomas que podem estar presentes no pós-operatório imediato e persistir por dias, meses ou anos. É comum que o paciente sinta uma leve tontura e náuseas nas horas seguintes à cirurgia. Situações com maiores manipulações da platina do estribo e do vestíbulo propiciam que estes sintomas permaneçam por períodos mais prolongados e, nestas circunstâncias, o uso de medicamentos depressores labirínticos pode ser necessário. Caso haja persistência do quadro clínico, um exame de tomografia computadorizada deve ser feito para se avaliar a posição da prótese. Em algumas situações, a prótese pode ter se deslocado para o interior do vestíbulo. Deve-se tentar controlar clinicamente os sintomas e, se não houver melhora clínica, a revisão cirúrgica se faz necessária mesmo com maiores riscos de perda auditiva.

Uma possível fístula perilinfática também pode ser causa de vertigem persistente e deve ser considerada nestes casos. A revisão cirúrgica pode ser necessária nestes casos.

Labirintite
Situação mais rara, onde há um processo de uma labirintite serosa ou mesmo infecciosa. A ossificação do labirinto pode ocorrer durante a evolução da complicação. A tomografia computadorizada e/ou ressonância magnética auxiliam no diagnóstico destas complicações. O uso de antibiótico no pós-operatório geralmente previne estes quadros clínicos.

Perda Auditiva Neurossensorial
Esta complicação pode ser mais frequente para sons agudos e a anacusia pode ocorrer mesmo com cirurgiões experientes. A incidência de anacusia varia de 1% a 5% dos casos operados em estatísticas diversas.

Manutenção da Perda Auditiva Condutiva
Situações como fixação do martelo-bigorna, prótese curta ou deslocada ou foco de otosclerose na janela redonda podem ser encontrados quando a perda auditiva condutiva permanece após a cirurgia.

Paralisia Facial Periférica
Pode aparecer logo no pós-operatório imediato e ser decorrente da infiltração de vasoconstritor durante a cirurgia. Nestes casos, após 2 a 3 horas da cirurgia, a paralisia tende a desaparecer. Circunstâncias em que há manipulação do nervo facial em função de estar deiscente ou em posição anômala também podem ocasionar a paralisia facial. Geralmente o uso de corticoides via oral resolve a maior parte dos casos. Na persistência do problema, a eletromiografia e a tomografia podem ajudar na investigação clínica e a cirurgia revisional pode ser necessária.

Atelectasia e Colesteatoma
Embora descritas como possíveis complicações, elas são incomuns na visão dos autores.

INSUCESSO CIRÚRGICO TARDIO

Ao longo do tempo, alguns pacientes que tiveram um bom resultado auditivo com a cirurgia podem voltar a ter perda auditiva condutiva súbita ou lentamente progressiva. A seguir são apresentadas causas de insucesso cirúrgico.

Erosão do Ramo Longo da Bigorna

O uso de próteses que necessitem de aperto para se ajustar ao ramo longo da bigorna, podem levar a uma pressão sobre o osso e a um bloqueio vascular distal. Isto ocorrendo, poderá haver uma necrose óssea da ponta do ramo longo da bigorna e a disjunção entre a prótese e a cadeia ossicular. Revisão cirúrgica está indicada.

Prótese Deslocada

Pode ocorrer em circunstâncias como trauma craniano, impacto de automóvel com desaceleração brusca e em esportes radicais entre outras situações (Fig. 6-13). Além disto, a prótese pode se deslocar lateralmente principalmente em casos de estapedectomia.

Fibrose ou Crescimento Ósseo na Região da Janela Oval

Pode ocorrer gradativamente e gerar uma perda auditiva condutiva lentamente progressiva. A tomografia computadorizada pode ajudar a definir a presença de ossificação local.

Obliteração da Janela Redonda

O desenvolvimento de um foco de otosclerose junto à janela redonda irá impedir a mobilidade da perilinfa na orelha interna. A tomografia computadorizada poderá identificar esta situação. O uso de medicamentos para otosclerose como o alendronato de sódio pode ajudar na regressão do foco.

CIRURGIA REVISIONAL

A cirurgia revisional de uma estapedotomia é um tema de ampla discussão pois uma nova manipulação cirúrgica pode desencadear danos à orelha interna com perda auditiva sensorioneural e sintomas vestibulares, as vezes irreversíveis. Alguns profissionais, diante de um paciente com otosclerose clínica bilateral, tendem a não reoperar uma orelha com insucesso cirúrgico e a realizar a cirurgia na outra orelha nunca operada.

No caso da cirurgia revisional, o cirurgião deve ter o máximo de informações possíveis sobre as condições que ele vai encontrar durante o ato. A tomografia computadorizada e, eventualmente a ressonância magnética, podem contribuir nesta análise. Além disto, contar com diferentes tipos de próteses que possam ser utilizadas diante de situações que foram aqui comentadas neste capítulo é fundamental.

Em casos com suspeita de fístula perilinfática, a cirurgia pode ser necessária e tem como objetivo o selamento da área aberta na platina.

SUGESTÕES[7]

- Operar primeiro a orelha com audição pior;
- Não operar a única orelha com capacidade auditiva;
- Não realizar estapedotomia em crianças;
- Aguardar 1 ano de pós-operatório para realizar a cirurgia na outra orelha;
- Certificar-se que a perda auditiva condutiva em graves não é decorrente da síndrome da deiscência do canal semicircular superior;
- Não realizar a cirurgia na vigência de infecção otológica;
- Caso encontrar condições desfavoráveis para a cirurgia, decida-se por interrompê-la. É preciso pensar que a chance de causar danos irreversíveis para a audição do paciente fica muito maior nestas condições.

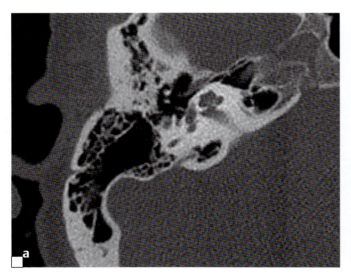
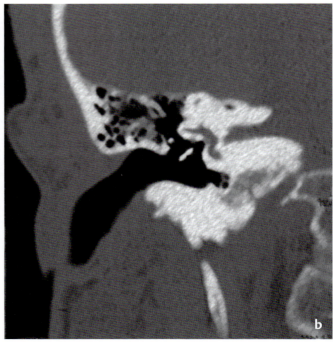

Fig. 6-13. Tomografia computadorizada do osso temporal. (**a**) Prótese bem locada no vestíbulo. (**b**) Prótese deslocada da platina do estribo.

REFERÊNCIAS BIBLIOGRÁFICAS

1. Bittermann AJ, Wegner I, Noordman BJ, et al. An introduction of genetics in otosclerosis: a systematic review. Otolaryngol Head Neck Surg. 2014;150(1):34-9.
2. Isaacson B, Hunter JB, Rivas A. Endoscopic Stapes Surgery. Otolaryngol Clin North Am. 2018;51(2):415-428.
3. Ueda H, Kishimoto M, Uchida Y, Sone M. Factors affecting fenestration of the footplate in stapes surgery: effectiveness of Fisch's reversal steps stapedotomy. Otol Neurotol. 2013;34(9):1576-80.
4. Cheng HCS, Agrawal SK, Parnes LS. Stapedectomy *Versus* Stapedotomy. Otolaryngol Clin North Am. 2018;51(2):375-392.
5. Wiet RJ, Battista RA, Wiet RM, Sabin AT. Hearing outcomes in stapes surgery: a comparison of fat, fascia, and vein tissue seals. Otolaryngol Head Neck Surg. 2013;148(1):115-20.
6. Antonelli PJ. Prevention and Management of Complications in Otosclerosis Surgery. Otolaryngol Clin North Am. 2018;51(2):453-462.
7. Fisch U, May J. Tympanoplasty, mastoidectomy and stapes surgery. George Thieme Verlag. New York. 1994:294.

TIMPANOMASTOIDECTOMIA FECHADA

CAPÍTULO 7

Vagner Antonio Rodrigues da Silva ▪ Celso Dall'Igna ▪ Luiz Carlos Alves de Sousa

HISTÓRICO

Infecções crônicas e supurativas da mastoide são descritas desde a Grécia antiga. Do século XVII ao início do século XIX há relatos de abertura da mastoide para tratamento de infecções e até da surdez. Em 1890, Zaufal descreveu a primeira mastoidectomia radical removendo o conduto auditivo externo (CAE), membrana timpânica e ossículos na tentativa de eliminar infecções crônicas, externalizar a doença e criar uma orelha seca. A introdução do microscópio no início dos anos 1950 por Wüllstein e Zöllner tornaram possível dissecções ósseas mais precisas, permitindo também reconstruções ossiculares e da membrana timpânica que, associadas às mastoidectomias, revolucionaram conceitos e refinaram o tratamento cirúrgico das otites médias crônicas (OMC). Também enfatizaram, pela primeira vez, a preocupação com a restauração do sistema timpano-ossicular. Surgia um novo conceito no tratamento da OMC: timpanomastoidectomias.[1,2]

Durante os anos 1950 e 1960, a timpanomastoidectomia aberta (com rebaixamento da parede posterior e a formação de uma cavidade única: mastoide e CAE) era unanimidade no tratamento das patologias da mastoide, como colesteatomas invasivos, tecidos de granulação e granulomas de colesterol. As dificuldades no manejo pós-operatório decorrentes das amplas cavidades resultantes das técnicas abertas, associadas à descrição da timpanotomia posterior por Jansen (1958), formaram as bases para o surgimento das timpanomastoidectomias fechadas (parede posterior intacta e/ou reconstruída). A possibilidade de preservar a configuração anatômica do ouvido médio, juntamente com ganhos auditivos maiores, rapidamente seduziram os otologistas e essas técnicas tornaram-se extremamente populares e muito executadas nos anos 1970 por profissionais qualificados do mundo inteiro.[3]

CONCEITOS

A cirurgia otológica é baseada em detalhes, sendo o limite entre o sucesso e o fracasso demarcados por linhas bastante tênues. O resultado final representa o somatório de uma série de cuidados que devem ser observados nos períodos pré, trans e pós-operatórios igualmente. Não devem ser reduzidos apenas pela técnica operatória. É resultado final de um longo e árduo período de aprendizado e de treinamentos teórico-práticos. Nesse contexto inserem-se cinco pontos principais:

1. Total embasamento teórico sobre as patologias envolvidas;
2. Domínio profundo da anatomia da região;
3. Treinamento básico adquirido após horas de dissecções exaustivas em laboratórios de ossos temporais;
4. Observação atenta e aberta (porém inteligente e crítica) de profissionais mais experientes;
5. Atualização constante.

A timpanomastoidectomia de cavidade fechada é definida pela remoção das células da mastoide lateralmente ao nervo facial e à cápsula ótica, preservando ou reconstruindo as paredes posterior e superior do conduto auditivo externo (CAE).

Essa técnica permite o acesso ao epitímpano, mantendo a barreira natural entre o CAE e a mastoide. Em crianças, apesar de terem patologias potencialmente mais agressivas, essa abordagem pode evitar os problemas de longo prazo associados aos procedimentos de cavidade aberta. Pode ser combinada com timpanotomia posterior para:

- Remoção de doença do recesso do nervo facial;
- Expor o mesotímpano posterior em torno das janelas ovais e redondas;
- Ampliar a visualização do segmento timpânico do nervo facial;
- Melhorar a aeração do ouvido médio e mastoide no pós-operatório.

O recesso facial pode ser estendido inferior ou superiormente para acesso completo ao hipotímpano e epitímpano, respectivamente. Se o colesteatoma ou tumor não puder ser ressecado através dessa abordagem, a cirurgia pode ser convertida em um procedimento de cavidade aberta, o que deve ser conversado com o paciente e familiares previamente à cirurgia.

Para melhor controle das recorrências por remoção incompleta, intencional ou não, da doença (principalmente dos colesteatomas) introduziu-se o conceito da cirurgia revisional (*second look*) nos anos 1970, pela escola de Los Angeles. Planejava-se uma revisão cirúrgica em torno de 12 meses após para remover precocemente possíveis recidivas e se necessário as reconstruções ossiculares. Nos últimos anos, com a introdução de novas técnicas de ressonância nuclear magnética para identificação de colesteatomas e a utilização de óticas em conjunto com o microscópio cirúrgico para remoção das patologias, a necessidade e a indicação dos procedimentos revisionais estão sendo menos indicados pelos cirurgiões otológicos.

INDICAÇÕES

A timpanomastoidectomia fechada foi inicialmente desenvolvida para tratamento de otite média crônica, entretanto, ao longo dos anos, tem sido utilizada para colocação de próteses implantáveis (implante coclear e próteses de orelha média), descompressão do nervo facial, descompressão do saco endolinfático, tumores etc.[2,4]

No tratamento de otites médias crônicas, o tipo de mastoidectomia baseia-se na extensão da doença, saúde pré-operatória do paciente, do ouvido contralateral e na preferência do cirurgião e do paciente. Os objetivos da mastoidectomia são: preservar a anatomia, erradicar a doença, manter o ouvido seco com a reconstrução da membrana timpânica e, sempre que possível, melhorar a audição do paciente, reconstruindo a cadeia ossicular, seja com tecidos do próprio paciente ou com próteses de diferentes materiais que estão à disposição do otologista.

CONTRAINDICAÇÕES

Pacientes submetidos a outros procedimentos de timpanomastoidectomia de cavidade fechada com insucesso, devem ser submetidos à cirurgia com muro baixo. Outras situações que tornam o rebaixamento do muro do facial mais favorável são: erosão do CAE que impeça a sua reconstrução, erosão da cápsula ótica por colesteatoma em que a matriz não pode ser totalmente removida pelo risco de fístula labiríntica, *tegmen* muito rebaixado que impeça a boa exposição do epitímpano, paciente com o colesteatoma no único ouvido que escuta.

CAVIDADE ABERTA *VS.* CAVIDADE FECHADA

A controvérsia entre cavidade aberta e fechada ocorre há mais de 50 anos. Embora existam várias indicações para a remoção da parede do CAE, a decisão geralmente é individualizada. Alguns cirurgiões preferem evitar a cavidade aberta, pois estes pacientes necessitarão de seguimento periódico pelo resto da vida. A principal vantagem da cavidade aberta é o aumento da visualização e do acesso ao mesotímpano e epitímpano, permitindo melhor ressecção da doença e o controle da cavidade no pós-operatório.

O aumento da exposição explica a redução das taxas de recorrências na cavidade aberta *versus* cavidade fechada. O cuidado pós-operatório imediato e tardio é mais prolongado nas cavidades abertas. Limpezas em série da cavidade e irrigação com gotas de antibióticos são frequentemente necessárias. Em contraste, a timpanomastoidectomia fechada mantém a anatomia natural e cicatriza mais rapidamente do que a cavidade aberta. Os procedimentos que mantêm intacta a parede do CAE, não exigem desbridamentos regulares. Mas a menor exposição intraoperatória e a recriação de um espaço de ouvido médio aumentam o risco de doenças recorrentes ou residuais após procedimentos intactos na parede do canal, sendo necessários exames de ressonância nuclear magnética para controle de recidiva.[2] O uso do endoscópio em cirurgias de cavidades fechadas tem reduzido significativamente o risco de recidivas de colesteatomas.[5]

O Quadro 7-1, define alguns parâmetros e pontuações que devem ser consideradas na decisão do cirurgião para realizar cavidade aberta ou fechada.

Quadro 7-1. Parâmetros e pontuações para indicar cavidade aberta ou fechada

	Aberta	Fechada
Bom nível socioeconômico/cultural	+	+++
Esportes aquáticos	+	+++
Profissão depende da audição	+	+++
Disponibilidade cirúrgica	+	+++
Experiência do cirurgião	?	?
Uso do endoscópio no transoperatório	+	+++
Ouvido anacúsico	++++	-
Otorreia	?	?
Ouvido contralateral normal	+++	+
Nervo facial deiscente Ou Meninge exposta	+++	+
Doença atelectásica	+++	+
Doença sistêmica grave	++++	-
Acesso ao serviço de saúde	?	?
Possibilidade de segundo tempo	+	+++
Mastoide ebúrnea	+++	+
Mastoide bem pneumatizada	+	+++
Doença agressiva/extensa	++++	-
Sem colesteatoma	-	++++
Colesteatoma	+++	+
Recidiva de cirurgia prévia	+++	+
Criança	+++	+

(+) pouco favorável, (+++) altamente recomendável, (++++) totalmente indicado, (-) contraindicado, (?) indiferente.

AVALIAÇÃO PRÉ-OPERATÓRIA

Além da meatoscopia e observação detalhada da membrana timpânica, o planejamento pré-operatório inclui um exame completo de cabeça e pescoço. A avaliação da cavidade nasal com nasofibroscópio é importante. Pacientes com sintomas alérgicos devem ser tratados adequadamente. Em crianças, a avaliação da adenoide é necessária e, se indicada, a adenoidectomia deve ser realizada antes da cirurgia no ouvido. Infecções ativas devem ser tratadas com gotas de antibióticos tópicos antes da cirurgia, no entanto, mesmo se não conseguirmos secar o ouvido, isto não deve contraindicar a cirurgia. A avaliação audiológica completa deve ser realizada em todos os casos. O exame de tomografia computadorizada de mastoide é importante para o planejamento da cirurgia.

CIRURGIA

Preparo do Paciente

A infiltração hemostática pode ser realizada antes da colocação dos campos cirúrgicos e da degermação. O sulco retroauricular, trágus e a parede posterior do conduto são as regiões mais bloqueadas. Há vários anestésicos disponíveis conforme o gosto pessoal do cirurgião – lidocaína 2% com 1:100.000 ou 1:80.000 de epinefrina; ropivacaína 10 mg/mL ou bupivacaína 5 mg/mL. Destes agentes, a lidocaína tem a menor (2 horas) e a ropivacaína tem a maior meia-vida.

A monitorização do nervo facial deve ser realizada em todos os procedimentos. É importante lembrar ao anestesiologista para evitar o uso de relaxantes musculares de longa duração para não atrapalhar o monitoramento do nervo.

A região periauricular deve ser degermada adequadamente. Deve-se ter cuidado durante esse passo porque o clorexidine na orelha média pode ser ototóxico e causar rebaixamento dos limiares de via óssea. Antibióticos são utilizados antes do início da cirurgia. Esteroides também são frequentemente usados para reduzir náuseas pós-operatórias.

Incisões

Incisões no Conduto Auditivo Externo

A cirurgia começa com exame detalhado da membrana timpânica. O CAE deve ser irrigado com solução fisiológica para remover detritos e cerúmen. Incisões acompanhando as linhas de sutura timpanomastoide e timpanoesquamosa são realizadas. Essas incisões são conectadas por uma incisão medial aproximadamente 1 a 2 mm lateral ao anel timpânico.

Incisão Retroauricular

É a mais utilizada para acessar a mastoide. A incisão abrange da borda da hélice até a ponta da mastoide. Raramente causa cicatrizes visíveis. Deve estar cerca de 1 cm posterior do sulco retroauricular (Fig. 7-1). A incisão deve ser mais posterior e não ultrapassar a ponta da mastoide em crianças pequenas para evitar lesões do nervo facial que é mais superficial perto da ponta da mastoide.

A incisão é feita através da pele com um bisturi com lâmina 15. Um plano avascular é elevado anteriormente em direção ao CAE logo abaixo da gordura subdérmica, preservando a fáscia do músculo temporal. A dissecção deve ir até a ponta da mastoide, evidenciando as fibras do músculo esternocleidomastóideo.

Um afastador de Wullstein é colocado para remoção de parte da fáscia do músculo temporal, que deve ser do maior tamanho possível. Este tecido muitas vezes é escasso na cirurgia de revisão e, se não estiver presente, pode estender a incisão posteriormente ou retirar pericôndrio do trágus ou da concha. Outras opções de enxerto são veias, fáscia *lata* ou mesmo enxertos artificiais.

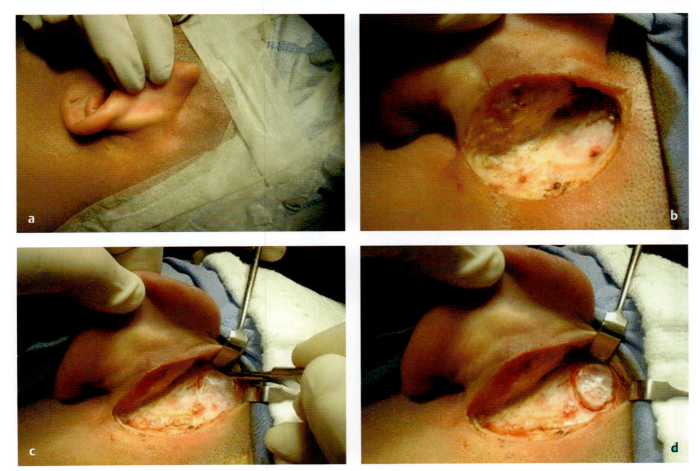

Fig. 7-1. (**a**) Incisão retroauricular na orelha esquerda. (**b,c**) Evidenciado o músculo temporal. (**d**) Retirada da fáscia.

As incisões em forma de "C" são então feitas através do periósteo da mastoide, abaixo da linha temporal, até a ponta da mastoide. Um dissector é usado para elevar o periósteo sobre o seio sigmoide, superiormente sobre os *tegmen*, e anteriormente até a visualização da espinha suprameatal (Henle) e do CAE, sendo colocado um ou dois afastadores para a exposição da mastoide (Fig. 7-2). Na cirurgia de revisão, a palpação cuidadosa do osso subjacente muitas vezes identificará um sigmoide potencialmente desprotegido ou duramáter exposta, assim, a incisão deve ser estendida posteriormente a estes defeitos. Em crianças pequenas, a elevação do retalho inferior ao CAE pode ferir um nervo facial lateralizado perto do forame estilomastóideo.

Incisão de Lempert

Incisões endaurais são usadas há mais de 100 anos. Julius Lempert popularizou essa abordagem em meados da década de 1930. A incisão é feita até o osso mastoide no canal auditivo externo lateral entre o *tragus* e a hélice. Dependendo da extenção para a base da hélice pode ser dividida em tipo I, II ou III (Fig. 7-3). Como a exposição é mais bem obtida para a parte superoanterior da mastoide, essas incisões caíram em desuso para mastoidectomias. No entanto, alguns cirurgiões continuam a usar essas incisões para facilitar a exposição do ouvido médio na cirurgia transcanal e realizar canaloplastia.

Timpanomastoidectomia

O broqueamento pode ser realizado com microscópio desde o início. A irrigação constante é fundamental para evitar danos térmicos das brocas. Há uma variedade de equipamentos para timpanomastoidectomia, mas um sistema de alta velocidade, confortável e confiável é crucial. Os motores normalmente utilizados são elétricos ou pneumáticos.

Há três tipos de brocas – cortantes, semicortantes e diamantadas. Diâmetros maiores são sempre preferidos, pois oferecem melhor controle e remoção mais rápida do osso. Entretanto, as brocas não devem ser grandes ao ponto de impedir a visualização durante a dissecção. Inicialmente, as brocas cortantes são usadas para remover o osso cortical e as células superficiais e identificar marcos importantes. As diamantadas são usadas para procedimentos mais delicados, como remover a última camada de osso sobre o seio sigmoide ou o nervo facial. À medida que a dissecação continua, brocas menores serão necessárias porque o espaço fica limitado. A irrigação periódica do campo cirúrgico com solução salina reduz o sangramento e remove os detritos.

O domínio da anatomia do osso temporal é importante para evitar lesões das estruturas. A espinha de Henle e a parede posterior do CAE são o limite anterior da dissecção. Essa protuberância se estende superficialmente do canal auditivo ósseo superior posterior e aproxima a localização do antro da mastoide.

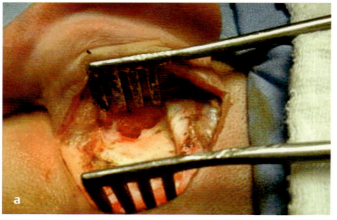
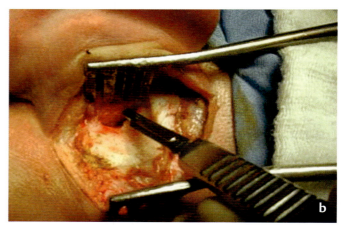
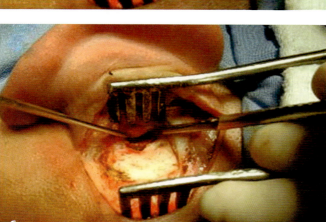
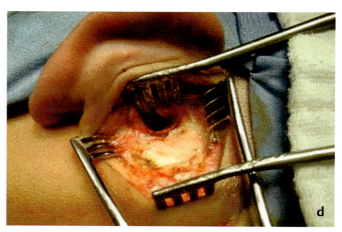

Fig. 7-2. Orelha esquerda. (**a**) Exposição da pele da parede posterior do CAE. (**b**) Incisão da pele da parede posterior. (**c**) Descolamento subperiosteal. (**d**) Anteriorização da pele do CAE para auxiliar a visualização da membrana timpânica.

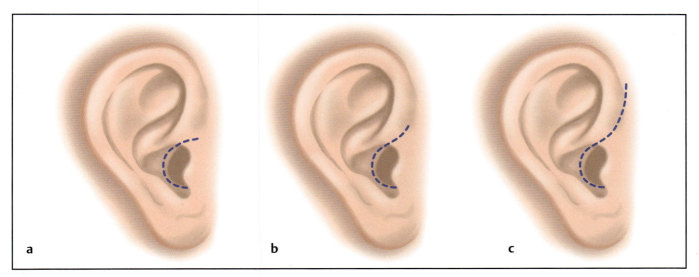

Fig. 7-3. Incisões de Lempert tipos: (**a**) I, (**b**) II, (**c**) III.

Superiormente, a linha temporal, borda inferior do músculo temporal, aproxima-se do nível mais baixo do *tegmen* ou da fossa média. A ponta da mastoide é o limite inferior de dissecção.

- *Passo 1*: A dissecção começa na cortical da mastoide, removendo o osso ao longo da linha temporal até que uma fina camada de osso do *tegmen* seja deixada sob a dura da fossa média. Lembrando que a altura do *tegmen* é variável, dependendo da pneumatização da mastoide;
- *Passo 2*: Broqueamento da espinha de Henle, tangenciando a parede posterior do CAE, em direção à ponta da mastoide;
- Passo 3: A dissecção é feita da ponta mastoide para o ângulo sinodural, formando, assim, a base de uma pirâmide (o ápice é o canal semicircular lateral) que é o limite da dissecção;
- *Passo 4*: A dissecção continua ao longo desses três planos – *tegmen*, parede posterior do CAE até a ponta da mastoide e fechando a base o triângulo no ângulo sinodural, mantendo a parte mais profunda da dissecção na região superoanterior diretamente sobre o antro. A cavidade deve ser a mais ampla possível;
- *Passo 5*: Indentificar o septo de Körner (remanescente da linha de sutura petroescamosa) constitui-se o limite lateral do antro;
- *Passo 6*: Ultrapassado o septo de Körner e aberto o antro, o canal semicircular lateral é visualizado na parede medial do antro. O osso da cápsula ótica é facilmente distinguido das células da mastoide por sua aparência brilhante;
- *Passo 7*: Para uma exposição adequada, é fundamental neste ponto afinar a parede posterior do CAE. O canal auditivo externo superior é broqueado da mesma forma, e o osso entre o *tegmen* da fossa média e o CAE superior é removido para abrir a raiz do zigoma;
- *Passo 8*: Como a dissecção é continuada medialmente, o epitímpano é amplamente aberto e tanto a bigorna quanto o martelo são visualizados. As células laterais ao labirinto são removidas;
- *Passo 9*: A dissecção continua até a ponta da mastoide para identificação da ranhura do músculo digástrico que delimita a posição do nervo facial;
- *Passo 10*: Ao término do procedimento, a fossa média e posterior, seio sigmoide, canal auditivo externo posterior e labirinto ósseo são todos esqueletizados (Fig. 7-4).

Na descompressão do saco endolinfático, o seio sigmoide é descomprimido e o bulbo jugular identificado. O labirinto é esqueletizado, e a duramáter entre a linha de Donaldson (uma linha desenhada como a extensão posterior do canal semicircular lateral), é exposta. O saco e o ducto endolinfático são identificados e descomprimidos cuidadosamente sobre a duramáter subjacente.

Ao término do procedimento, o fechamento é realizado em dois planos – perióstero e pele. Os fios de sutura variam conforme a preferência de cada cirurgião. A ferida é recoberta com gaze e realizado curativo compressivo.

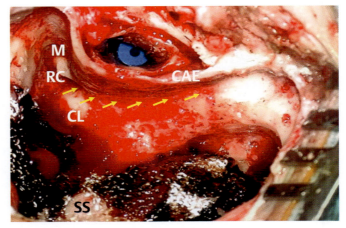

Fig. 7-4. Timpanomastoidectomia simples, sem timpanotomia posterior. Orelha direita. Nervo facial identificado por setas amarelas. CAE: parede posterior do conduto auditivo externo, CL: Canal lateral. M: Martelo, RC: Ramo curto da bigorna, SS: Seio sigmoide. Em azul, presença de tubo de ventilação tipo Paparella. Verifica-se um hemostático (*surgicel*) sobre o seio sigmoide e o *tegmen*.

Timpanotomia Posterior

O recesso facial é um triângulo invertido delimitado posteromedialmente pelo nervo facial, anterolateralmente pelo nervo corda do tímpano e superiormente pelo *buttress*. O primeiro passo para realizar com segurança a timpanotomia posterior é garantir que a parede posterior do CAE esteja afinada adequadamente no final da mastoidectomia simples. O próximo passo é a identificação do nervo facial através de suas principais referências – canal semicircular lateral, ramo curto da bigorna e a ranhura do músculo digástrico. O nervo facial é sempre encontrado inferomedialmente ao canal semicircular lateral (Fig. 7-5).

Usando uma grande broca de diamante e muita irrigação, o nervo facial é identificado durante todo o seu curso na mastoide, desde o segundo joelho até o forame estilomastóideo. O cirurgião deve ter cuidado com a deiscência do canal de Falópio na mastoide (apesar de ser rara). O nervo corda do tímpano pode ser identificado de 4 a 5 mm proximal ao forame estilomastóideo. A dissecção prossegue entre o nervo facial medial e o nervo corda do tímpano lateral na região superior onde o recesso é mais largo até que a caixa timpânica esteja bem visualizada. Uma pequena ponte de osso, o *incus buttress*, é deixada na parte superior do recesso facial para proteger a bigorna da broca e manter o suporte para o anel timpânico (Fig. 7-5).

Recesso Facial Estendido

O recesso facial pode ser estendido após uma mastoidectomia completa com um recesso facial tanto inferior quanto superiormente. Superiormente, o *buttress* pode ser removido com uma pequena broca de diamante. Após a remoção do *incus* e da cabeça do martelo, todo o epitímpano pode ser acessado. A dissecação pode prosseguir anteriormente para a articulação temporomandibular. Inferiormente, um recesso facial prolongado pode expor todo o hipotímpano. O nervo corda do tímpano é esqueletizado e seccionado para evitar traumas retrógrados no nervo facial (Fig. 7-6).

Reconstrução de Cadeia Ossicular

Dependendo da extensão da doença e da audiometria pré-operatória, podemos prever se o paciente apresenta ou não descontinuidade da cadeia ossicular. O local mais afetado é o ramo longo da bigorna.

A reconstrução pode ser feita no momento da mastoidectomia ou em uma cirurgia de revisão. Os materiais utilizados podem ser a própria cadeia, próteses de titânio, cartilagem ou ainda polímeros e cimento ósseo.

Canaloplastia

O uso dos endoscópios, reduziu a necessidade da realização da canaloplastia.[6] Mas esta técnica deve ser dominada por todos os cirurgiões de ouvido. É realizada broqueando a parede anterior do CAE, para a remoção de exostoses do canal que podem impedir ampla visualização do rebordo anterior da perfuração, descolamento do anel fibroso, ânulo timpânico e a pele adjacente, passo fundamental para a incorporação do enxerto. Ao prescindir desta canaloplastia, o cirurgião corre o risco de sequer observar, na otoscopia convencional no pós-operatório, a perfuração residual anterior, encoberta pela exostose.

CUIDADOS PÓS-OPERATÓRIOS

Tanto o cuidado imediato quanto o de longo prazo são importantes no paciente com mastoidectomia. Náusea e dor devem ser tratados prontamente para deixar o paciente confortável. A função do nervo facial é testada e registrada. Os pacientes recebem alta com curativo compressivo local que pode ser retirado após 24 horas. Os pacientes devem ser orientados a manter a incisão pós-auricular limpa. O acompanhamento pode ser semanal. O uso de gotas com antibióticos pode ser útil, mas sem corticosteroides. As precauções da água são mantidas por 2 meses ou até que o ouvido esteja totalmente curado.

COMPLICAÇÕES

Lesão do Nervo Facial

É uma das piores complicações da cirurgia otológica. O monitoramento do nervo facial é importante nas cirurgias de orelha média, mas não substitui o conhecimento minucioso da anatomia do nervo.[7] Na cirurgia primária, os pontos de referência geralmente estão presentes e a identificação do nervo é mais fácil, o risco de lesão é de 0,6% a 3,7%. Na cirurgia de revisão de ouvidos congênitos, as referências podem estar ausentes, dificultando a identificação do nervo, aumentando o risco de lesão do nervo facial (4% a 10%).[8]

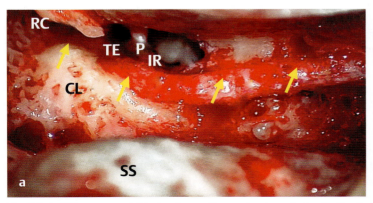
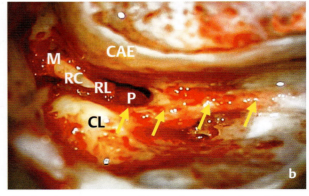

Fig. 7-5. (a,b)Timpanomastoidectomia com timpanotomia posterior. Orelha direita. O *butress* teve que ser removido para limpeza da caixa média. Nervo facial identificado por setas amarelas. CAE: parede posterior do conduto auditivo externo, CL: canal lateral, JR: janela redonda, M: martelo. P; promontório. RC: ramo curto da bigorna. RL: ramo longo da bigorna, SS: seio sigmoide, TE: tendão do músculo tensor do estribo.

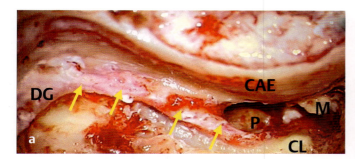
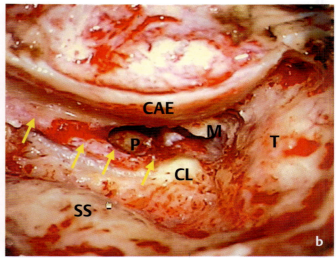
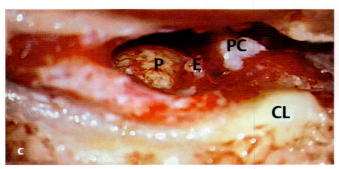

Fig. 7-6. (a-c)Timpanomastoidectomia com timpanotomia posterior estendida. Orelha esquerda. O *butress* e a bigorna foram removidos para retirada do colesteatoma. Nervo facial identificado por setas amarelas. CAE: parede posterior do conduto auditivo externo, CL: canal lateral. E: estribo, DG: ranhura do ventre posterior do músculo digástrico, M: martelo, P: promontório, PC: processo cocleariforme, SS: seio sigmoide, T: *tegmen*.

Se houver suspeita de lesão do facial no intraoperatório, a esqueletização do nervo deve ser realizada. É importante lembrar que a lesão muitas vezes se estende além do local visível vários milímetros em ambas as direções, 5 mm de nervo devem ser expostos tanto proximal quanto distal ao local suspeito de lesão usando uma broca diamantada. Lesão no epineuro ou na bainha geralmente não tem consequências a longo prazo. Se menos de 40% do nervo estiver lesionado e a contração muscular facial puder ser provocada com pequenas estimulações (< 0,1 miliamperes) do segmento proximal do nervo, nenhum tratamento adicional é necessário além da descompressão já realizada, esteroides pós-operatórios e acompanhamento próximo.

Se mais de 50% do nervo estiver ferido, resultados superiores podem ser alcançados através do enxerto. A anastomose primária através da simples reaproximação ou por suturas com fios 10-0 através do epineuro deve ser realizada se houver comprimento suficiente de nervo. Se houver falta de um segmento, a mobilização do nervo pode obter o comprimento extra necessário para a anastomose. Se ainda for necessário mais comprimento, o enxerto com o nervo auricular maior ou sural pode ser utilizado.

A paralisia facial imediata no pós-operatório também requer avaliação rápida. Algumas horas podem passar para garantir que a paralisia não seja o resultado do uso excessivo de anestésico local no início do caso. Se a paralisia persistir após 4 horas, a pronta exploração do nervo é justificada. O cuidado pós-operatório depende de circunstâncias intraoperatórias e bom senso; se o nervo já estava descomprimido, a observação pode ser apropriada. O encaminhamento também pode ser a melhor opção em casos difíceis, dependendo da experiência do cirurgião. O manejo conservador com corticosteroides deve ser realizado em todos os casos de paralisia facial tardia.

Perda Auditiva

A perda auditiva iatrogênica pode ocorrer após a cirurgia da mastoide. A perda auditiva sensorial (PNS) pode ser o resultado da remoção de colesteatoma sobre as janelas oval e redonda ou de lesões na cápsula ótica (mais comum no canal semicircular lateral) ou contato inadvertido entre a broca e a cadeia ossicular durante a dissecção, causando fístulas, levando a tonturas e PNS. O grande nível de ruído causado pelo broqueamento, pela proximidade com as células ciliadas, também pode causar PNS.

Perdas auditivas condutivas ou mistas também podem ocorrer durante a manipulação da cadeia ossicular, limpeza da cavidade ou devido a múltiplas etiologias – perfuração de membrana timpânica, secreção no ouvido médio, fixação ossicular ou reconstrução da cadeia ossicular sem sucesso.

Infecção

Ocorrem em 2% a 5% nos pós-operatórios das timpanomastoidectomias. Pode ser resultado de infecção por feridas ou doenças inflamatórias contínuas do ouvido. Evidências atuais não indicam profilaxia antibiótica de rotina para cirurgia otológica limpa (timpanotomia com colocação de tubo, timpanoplastia, estapedectomia e mastoidectomia). A profilaxia com antibiótico é recomendada para cirurgia otológica contaminada (colesteatoma e otite média crônica com otorreia purulenta). Nestes casos, o uso de antibióticos por 24 a 48 horas no pós-operatório tem mostrado benefício. Apesar da falta de evidências de alta qualidade, a Food and Drug Administration (FDA) sugere profilaxia com antibiótico para a cirurgia de implante coclear devido à consequência devastadora da infecção.[9]

Vertigem

As fístulas labirínticas podem ocorrer durante a cirurgia de mastoide por lesão do canal semicircular lateral ou durante a limpeza das regiões das janelas oval e redonda. A infecção crônica também pode ser a causa da função vestibular reduzida. Assim, é importante fazer avaliação vestibular pré-operatória dos pacientes. Ao identificar a presença da fístula, a mesma deve ser fechada o mais rapidamente possível com fáscia temporal, cera de osso, pó de osso ou até gordura na região das janelas. O uso de cola de fibrina também pode ser útil.

Lesão Intracraniana

A exposição da dura-máter deve ser evitada. Raramente causa problemas aos pacientes, mas em paciente que apresentam um defeito muito grande, é prudente fazer um reforço da fossa média com cartilagem para evitar herniações do lobo temporal (meningoencefalocele).

Hemorragia

O sangramento é um risco pós-operatório em potencial. Em mastoidectomias radicais e radicais modificadas, o sangramento pós-operatório é maior devido à dissecção de tecido mole. No entanto, o sangue escorre pelo meato acústico externo e há pouco risco para a formação de hematoma. Lesões em grandes estruturas vasculares como o seio sigmoide, bulbo jugular ou grandes veias emissárias necessitam de avaliação imediata. Muitas vezes é controlado facilmente com hemostáticos e pressão suave. Hematomas podem se formar a partir de sangramento descontrolado ou mais frequentemente de vasoespasmo durante o procedimento, e começam a sangrar com tosse ou esforço no pós-operatório.

Defeitos do Canal

Pequenos defeitos no canal auditivo externo geralmente não requerem intervenção. Defeitos superiores a 0,5 cm podem ser corrigidos com patê de osso ou enxerto de cartilagem para evitar a formação de colesteatoma no canal.

REFERÊNCIAS BIBLIOGRÁFICAS

1. Bento RF, Fonseca AC. A brief history of mastoidectomy. Int Arch Otorhinolaryngol. 2013;17(2):168-78.
2. Bennett M, Warren F, Haynes D. Indications and technique in mastoidectomy. Otolaryngol Clin North Am. 2006;39(6):1095-113.
3. Sheehy JL, Patterson ME. Intact canal wall tympanoplasty with mastoidectomy. A review of eight years' experience. Laryngoscope. 1967;77(8):1502-42.
4. Mudry A, Mills M. The early history of the cochlear implant: a retrospective. JAMA Otolaryngol Head Neck Surg. 2013;139(5):446-53.
5. Li B, Zhou L, Wang M, et al. Endoscopic versus microscopic surgery for treatment of middle ear cholesteatoma: A systematic review and meta-analysis. Am J Otolaryngol. 2021;42(2):102451.
6. Tseng CC, Lai MT, Wu CC, et al. Comparison of the efficacy of endoscopic tympanoplasty and microscopic tympanoplasty: A systematic review and meta-analysis. Laryngoscope. 2017;127(8):1890-1896.
7. Heman-Ackah SE, Gupta S, Lalwani AK. Is facial nerve integrity monitoring of value in chronic ear surgery? Laryngoscope. 2013;123(1):2-3.
8. Casano K, Giangrosso G, Mankekar G, et al. Additional Benefits of Facial Nerve Monitoring during Otologic Surgery. Otolaryngol Head Neck Surg. 2020;163(3):572-576.
9. Patel PN, Jayawardena ADL, Walden RL, et al. Evidence-Based Use of Perioperative Antibiotics in Otolaryngology. Otolaryngol Head Neck Surg. 2018;158(5):783-800.

TIMPANOMASTOIDECTOMIA ABERTA

CAPÍTULO 8

Sady Selaimen da Costa ▪ Roberto Dihl Angeli ▪ Eduardo Tanaka Massuda

INTRODUÇÃO

O termo "timpanomastoidectomia" aberta (com parede baixa, ou *Canal Wall Down*) refere-se ao procedimento no qual o cirurgião expõe completamente o epitímpano (ou *ático*), o antro e toda a celularidade remanescente do processo mastóideo do osso temporal, com a remoção da parede óssea posterior do conduto auditivo externo e a formação de uma cavidade única entre estes espaços. Associa-se, também, à instrumentação cirúrgica da fenda auditiva e as estruturas ali contidas: cadeia ossicular, membrana timpânica, janelas e acidentes ósseos, tendões, ligamentos e pregas mucosas.

O rebaixamento da parede posterior do conduto auditivo é uma etapa fundamental deste procedimento, pois permite uma ampla visualização dos recessos meso e epitimpânicos e da mastoide, com remoção de toda a doença de base. Associada a uma meatoplastia ampla, esta técnica permite a completa inspeção e instrumentação pós-operatória da cavidade. O procedimento costuma ser resolutivo, com taxas de recidiva muito reduzidas.

Suas principais indicações estão dentro do campo das otites médias crônicas e encontram-se descritas no Quadro 8-1.

Pacientes portadores de otite média crônica sem colesteatoma mas com otorreia refratária, tecido de granulação imaturo ou granuloma de colesterol preenchendo os espaços da orelha média também podem se beneficiar deste procedimento. Além da análise de sinais e sintomas e do exame clínico minucioso, tanto a avaliação audiológica, mandatória, como a radiológica, recomendada, devem ser consideradas na decisão pré-operatória.

Na rotina dos autores, a decisão entre a técnica aberta em detrimento a uma técnica fechada (*Canal Wall Up*) ocorre em casos de mastoides pouco pneumatizadas, em orelhas únicas, com doença avançada ou complicada, em casos recorrentes ou recidivantes, em pacientes com amplas áreas de erosão óssea e naqueles com reconhecida disfunção tubária (portadores de fissura palatina ou outras anomalias craniofaciais, por exemplo).

ETAPA PRÉ-OPERATÓRIA

Períodos de infecção ativa com ou sem supuração são comuns no curso natural da otite média crônica. Para maximizar as taxas de sucesso cirúrgico, é conveniente o controle do processo infeccioso por, no mínimo, 30 dias antes do procedimento.

A avaliação radiológica é altamente recomendada em todos os candidatos cirúrgicos, muito mais para o planejamento operatório do que para o diagnóstico da doença de base. A tomografia computadorizada de alta resolução do osso temporal costuma ser o único exame necessário. Nesta etapa, podemos prever a situação de referências anatômicas-chave:

A) Dura-máter das fossas média e posterior e a altura do *tegmen* timpânico;
B) Seio venoso lateral;
C) Nervo facial;
D) Canal semicircular lateral (Fig. 8-1).

A exposição das imagens radiológicas na sala cirúrgica é imperativa. Outras modalidades de avaliação (ressonância magnética, por exemplo) podem ser úteis em casos selecionados.

Os pontos mais relevantes a serem observados estão no Quadro 8-2.

Quadro 8-1. Timpanomastoidectomia aberta

Principais indicações
▪ Otite média crônica colesteatomatosa com recidiva após o uso de técnicas fechadas
▪ Colesteatomas de grandes dimensões com extensas áreas de erosão óssea
▪ Anatomia desfavorável a técnicas fechadas, como em casos de mastoides pouco pneumatizadas

Quadro 8-2. Pontos de relevância na análise radiológica pré-operatória

- Grau de pneumatização do osso temporal
- Trajeto do nervo facial
- Situação da cadeia ossicular
- Estado do *tegmen* timpânico e deiscências da dura-máter
- Variações anatômicas
- Integridade do labirinto ósseo (fístulas)
- Grandes vasos (carótida interna e bulbo da veia jugular)
- Aeração do pró-tímpano
- Posição do seio lateral

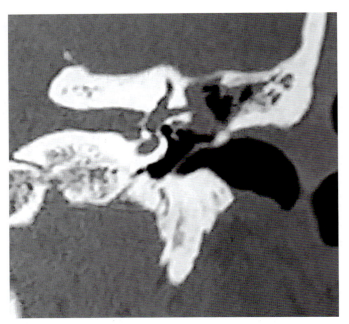

Fig. 8-1. Tomografia computadorizada do osso temporal esquerdo, em visão coronal, em um paciente adulto com extenso colesteatoma atical e erosão do canal semicircular lateral. É possível também predizer a altura do *tegmen* timpânico.

TÉCNICA CIRÚRGICA

Uma vez que cada cirurgião ou equipe desenvolve seu protocolo particular em relação ao preparo pré-operatório imediato (posicionamento do paciente, tricotomia, antissepsia, anestesia/sedação), optamos, neste capítulo, por privilegiar os tempos cirúrgicos principais.

As abordagens tradicionais à orelha média e mastoide incluem os acessos:

A) Transcanal;
B) Endaural;
C) Retroauricular.

Os autores dão preferência a este último, uma vez que, com pequenas adequações, adapta-se a qualquer circunstância transoperatória.

A incisão na pele prolonga-se desde o arco da hélice até a ponta da mastoide, aproximadamente 1 cm posterior à inserção da aurícula. Um retalho avascular é elevado anteriormente na direção ao conduto auditivo externo, delineando-o e mantendo um tecido areolar frouxo sobre a *fascia temporalis*. Para a obtenção do enxerto de fáscia, a infiltração anestésica prévia logo abaixo do seu plano a separa do músculo subjacente, facilitando seu descolamento. Todo o músculo aderido ao enxerto deve ser limpo, e este é posicionado sobre uma placa de politetrafluoroetileno (PTFE) para secagem. No caso de mastoides pouco pneumatizadas, o retalho periosteal pode ter um formato triangular, com base anterior; em mastoides bem desenvolvidas, por sua vez, o retalho é retangular, com base inferior ou posterior. No primeiro caso, ao final do procedimento pode-se retorná-lo à posição original, preenchendo parcialmente o defeito cirúrgico e diminuindo o tamanho final da cavidade (Fig. 8-2). O acesso retroauricular encontra-se ilustrado passo a passo no Vídeo 8-1 Complementar. A timpanomastoidectomia aberta, em passo a passo, encontra-se ilustrada no Vídeo 8-2 Complementar.

O córtex mastóideo deve ser adequadamente exposto e seus principais pontos de referência devem ser identificados (espinha suprameatal, *linea temporalis* e área cribriforme). A pele da margem posterior do conduto auditivo externo é descolada do osso subjacente por alguns milímetros, e então incisada com uma lâmina aguda, permitindo a entrada no lúmen do conduto. Um pequeno retalho de Koerner é criado e um retrator/afastador é reposicionado, permitindo a visualização completa do conduto (Fig. 8-3). A pele do conduto ósseo é incisada em todo o seu contorno, até o plano subperiosteal. Um retalho meatal é elevado em toda esta circunferência, em direção ao ânulo timpânico, com um descolador de Rosen. A aspiração deve ser realizada com pouca pressão para evitar ruptura na delicada pele do conduto.

Antes da elevação do anel timpânico e da entrada na fenda auditiva, os autores frequentemente realizam uma canalplastia óssea, permitido que o anel seja identificado nos seus 360 graus em uma única posição do microscópio. Nesta etapa, a pele do conduto pode ser protegida da ponta da broca por um "escudo" obtido a partir da embalagem metálica do fio de sutura que será utilizado ao fim do procedimento.

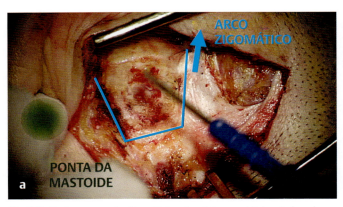
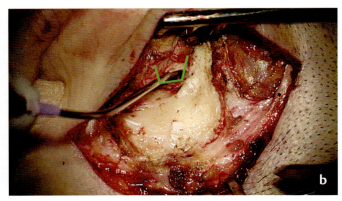

Fig. 8-2. Orelha esquerda. O periósteo do córtex mastóideo é elevado como um retalho e mantido com retratores. (**a**) Ilustração ao término da retirada da fáscia temporal e com a marcação da incisão do periósteo (em azul), com as referências da ponta da mastoide inferiormente e do arco zigomático superiormente. (**b**) Periósteo elevado superiormente. Em alguns casos, pode-se optar por pedicular o retalho inferior ou posteriormente, pois ao final do procedimento, ele retorna à posição original, preenchendo parcialmente o defeito cirúrgico e diminuindo o tamanho da cavidade.

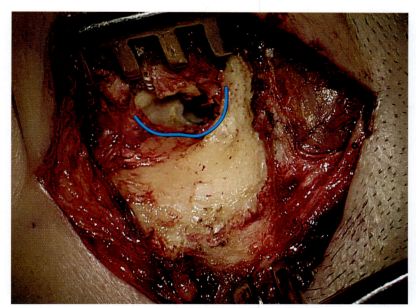

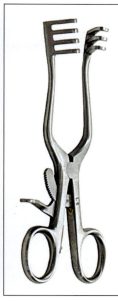

Fig. 8-3. Orelha esquerda. Após o posicionamento do afastador autostático (Weitlaner), toda a circunferência do conduto auditivo é visualizada (linha azul).

Finalmente, o anel timpânico é identificado e destacado do seu sulco ósseo e completamente liberado tanto nas suas porções posteroinferior e posterossuperior, permitindo a abertura da mucosa da orelha média e o acesso à fenda auditiva. O nervo *corda tympani* deve ser identificado e removido do campo operatório. Um retalho timpanomeatal é elevado até o processo lateral do martelo, expondo o *scutum* e permitindo a identificação tanto do colesteatoma atical (da *pars flaccida*) como do mesotimpânico (da *pars tensa*).

Aticotomia

A remoção do *scutum* expõe o espaço de Prussak e a cadeia ossicular contida no espaço epitimpânico. A quantidade de osso removido depende da extensão da doença. No caso de colesteatomas aticais pequenos, todo o tecido doente pode ser abordado nesta fase. É importante manter-se sempre lateralmente à cadeia ossicular, até que a articulação incudomalear seja perfeitamente visualizada. A remoção do corpo da bigorna e da cabeça do martelo pode ser necessária em casos de colesteatomas mais extensos; entretanto, sua preservação, nesta etapa, confere um grau maior de proteção ao nervo facial timpânico (Fig. 8-4).

Os pontos de referência importantes na aticotomia são a cabeça do martelo, o corpo da bigorna e o *tegmen* timpânico. A altura do *tegmen* pode ser predita pela tomografia pré-operatória (Fig. 8-1). Nos casos de doença limitada ao ático, não há necessidade de ampliar a dissecção óssea e o defeito cirúrgico pode ser reconstruído com cartilagem do *tragus*, lâmina de osso cortical, patê ou cera de osso.

Antrostomia Retrógrada

No caso de colesteatomas extensos, que atravessam o ádito e adentram a mastoide, a simples aticotomia não permite a remoção completa da lesão. Em mastoides pouco pneumatizadas, ditas *escleróticas* ou *ebúrneas*, se realiza a antrostomia *inside-out* ou subcortical, realizada no sentido retrógrado e seguindo o plano dural. Os pontos-chave da dissecção são o processo curto da bigorna e o domo do canal semicircular lateral. A técnica retrógrada é muito segura, pois expõe imediatamente estruturas nobres como a dura-máter e o nervo facial, garantindo um grau elevado de proteção. O canal semicircular lateral, por exemplo, é um ponto anatômico de referência constante ao segundo joelho do nervo facial (Figs. 8-4 e 8-5). Em mastoides escleróticas, a doença se restringe ao antro e a quantidade de remoção óssea será mínima. Convém salientar que o *tegmen* timpânico e o *tegmen* mastóideo devem ser contínuos e a transição entre o ático e o antro deve ser ininterrupta (Fig. 8-6).

Mastoidectomia

No caso de colesteatomas de dimensões ainda maiores, a dissecção óssea deve ser ainda mais ampla. A exposição do *tegmen* mastóideo prolonga-se até o ângulo sinodural (de Citelli) e, então, direciona-se inferiormente ao processo mastóideo, até que a doença seja completamente identificada e que células saudáveis sejam encontradas (Figs. 8-7 e 8-8). Células preenchidas por granuloma de colesterol ou tecido de granulação devem ser limpas. Uma vez que a doença na mastoide esteja totalmente controlada, as atenções se voltam novamente à orelha média: a bigorna é desarticulada do martelo e removida, assim como a cabeça do martelo, dando acesso à parede atical medial (frequentemente ocupada pela matriz do colesteatoma). A dissecção se dirige anteriormente, paralela ao plano da dura-máter; o ático anterior (recesso supratubário) é amplamente exposto e limpo de qualquer doença residual. É importante dissecar o plano dural até a confluência com a parede anterior do conduto, formando um ângulo arredondado de 90 graus entre eles (Fig. 8-9). O *tegmen* timpânico deve ser inspecionado para a identificação de áreas com defeito ósseo. Deiscências ósseas são achados comuns e podem ser tanto congênitas como consequência de erosão óssea pela doença de base. A maioria dos defeitos não tem relevância clínica e podem ser mantidos intactos. Entretanto, áreas maiores, especialmente quando associadas à herniação meníngea, devem ser imediatamente corrigidas. Como mencionamos antes, o teto da orelha média e da mastoide devem ser lisos e ininterruptos.

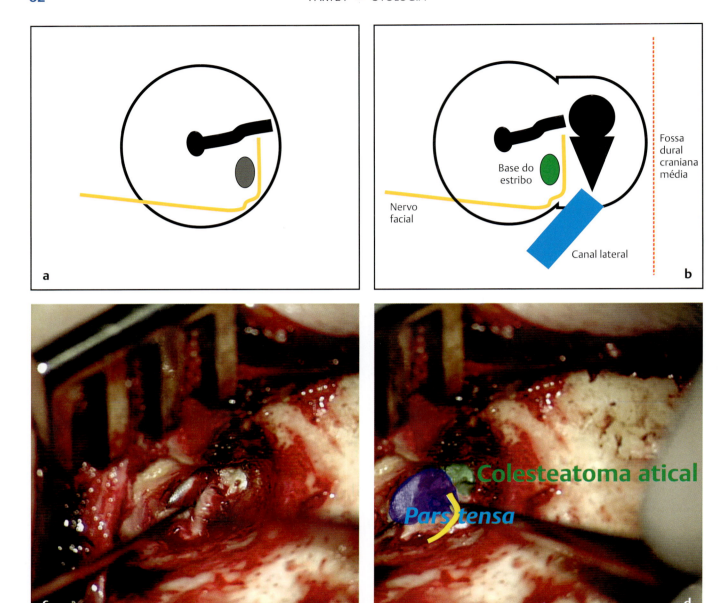

Fig. 8-4. Orelha esquerda. (**a**) Visualização do mesotímpano antes da aticotomia. (**b**) Aticotomia: identificação da cabeça do martelo, corpo da bigorna e *tegmen* timpânico. (**c**,**d**) visualização de colesteatoma atical e trajeto do nervo facial (linha amarela).

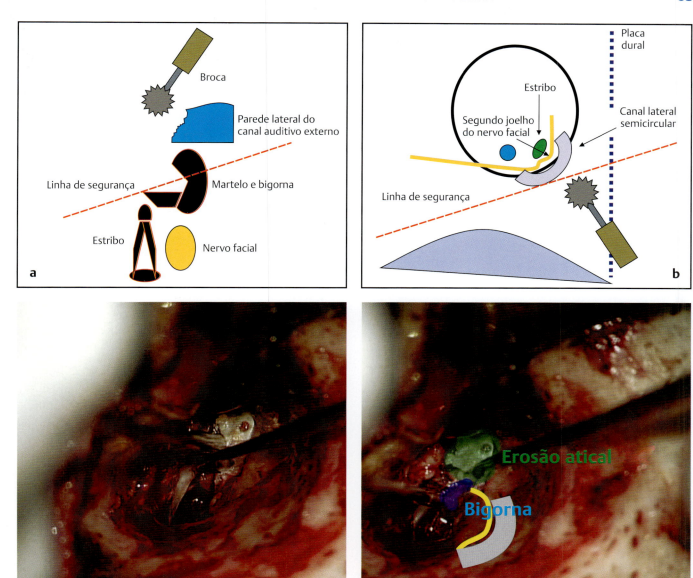

Fig. 8-5. Orelha esquerda. (**a**) Visão coronal demonstrando a interposição dos ossículos entre a ponta da broca e o nervo facial timpânico. (**b**) Visão axial da antrostomia com o canal semicircular protegendo o segundo joelho do nervo facial. (**c**) Visão do colesteatoma atical, com erosão do ático e bigorna (na ponta do gancho 90º). (**d**) Sobreposição das estruturas sob a mastoide – linha amarela corresponde ao nervo facial e semicírculo cinza ao canal semicircular lateral.

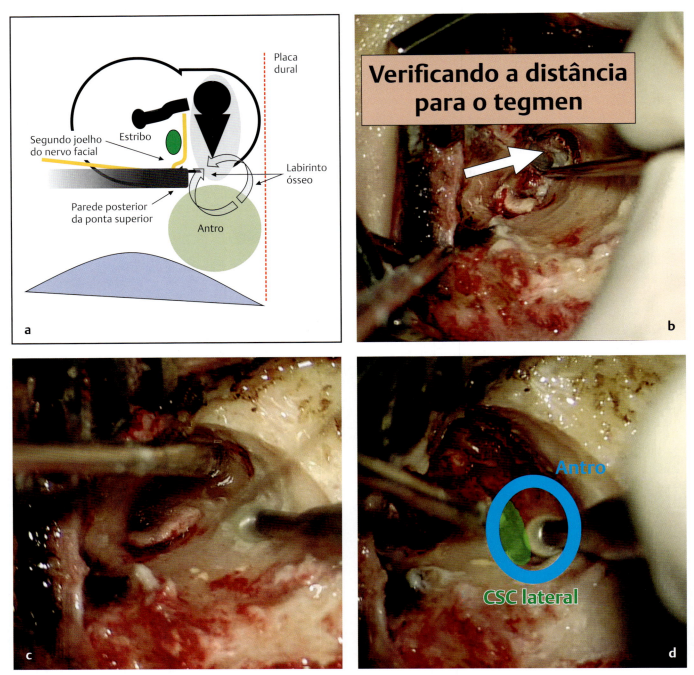

Fig. 8-6. Orelha esquerda. (**a**) Os três compartimentos da orelha média são completamente identificados: o ático (com a articulação incudomalear), o ádito e o antro (com o canal semicircular). O ápice da parede posterior ainda está proeminente, impedindo a visualização do nervo facial timpânico. Observe a continuidade entre o *tegmen* timpânico e o *tegmen* mastóideo. (**b**) Identificação do tegmen timpânico após broqueamento do epitímpano. (**c**) Broqueamento em direção posterior, paralelamente ao *tegmen* recém-identificado. (**d**). Identificação do antro e do canal semicircular lateral.

CAPÍTULO 8 ■ TIMPANOMASTOIDECTOMIA ABERTA

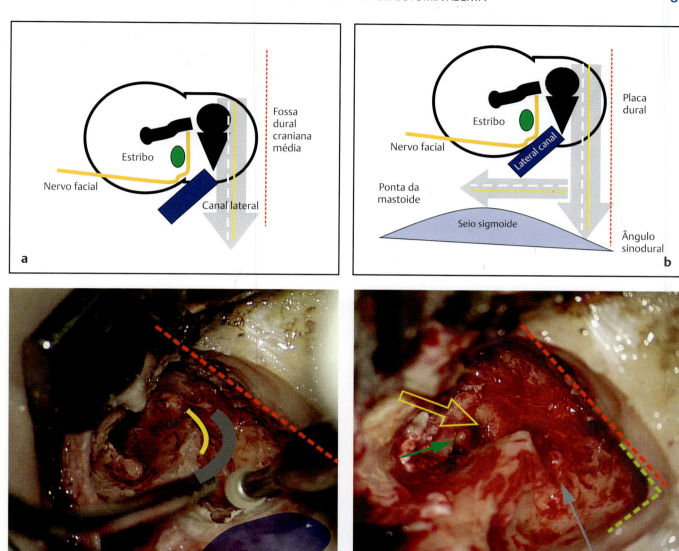

Fig. 8-7. Orelha esquerda. (**a**) Após a abertura do antro, dois pontos-chave são identificados: o canal semicircular lateral e o plano da dura-máter. (**b**) O canal lateral protege o segundo joelho do nervo facial e, juntamente com o plano dural, abre uma avenida de duas mãos: a primeira leva ao ângulo sinodural; a segunda contorna o canal lateral e se continua em direção à ponta da mastoide. (**c**) Representação da linha do *tegmen* timpânico (pontilhado vermelho), do nervo facial (linha amarela), do canal semicircular lateral (linha cinza) e do seio sigmoide (semitransparência azul). (**d**) Identificação do capítulo do estribo (seta verde), do nervo facial após início do rebaixamento do muro (seta amarela), do *tegmen* timpânico (pontilhado vermelho), do canal semicircular lateral (seta cinza) e do ângulo sinodural (pontilhado verde claro).

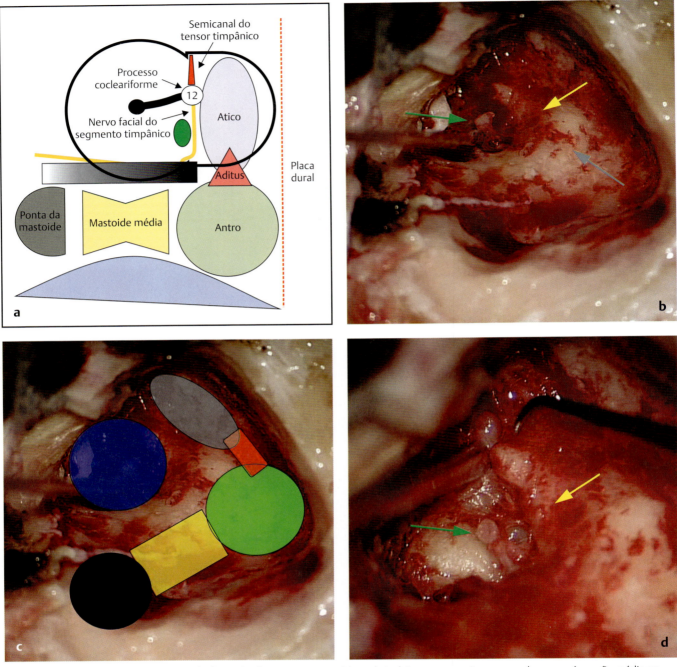

Fig. 8-8. Orelha esquerda. (**a**) A extensão da dissecção do processo mastoide pode incluir apenas o antro, mas prolongar-se à porção média ou mesmo à ponta da mastoide. (**b**) Mastoidectomia após rebaixamento do muro do facial, com identificação do estribo (seta verde), do nervo facial (seta amarela) e do canal semicircular lateral (seta cinza). (**c**) Mesma imagem da **b**, com a identificação dos espaços de aeração da orelha média e mastoide: mesotímpano (círculo azul), epitímpano (elipse cinza), áditus (retângulo vermelho), antro (círculo verde), *mid mastoid* (retângulo amarelo), ponta da mastoide (círculo preto). (**d**) Maior aproximação na mesma imagem, sendo possível a identificação do estribo (seta verde), do processo cocleariforme (ponta do aspirador), o qual é o marco anatômico para a identificação do nervo facial (seta amarela), distinguindo-o do semicanal do tensor do tímpano (ponta do gancho cirúrgico).

CAPÍTULO 8 ▪ TIMPANOMASTOIDECTOMIA ABERTA

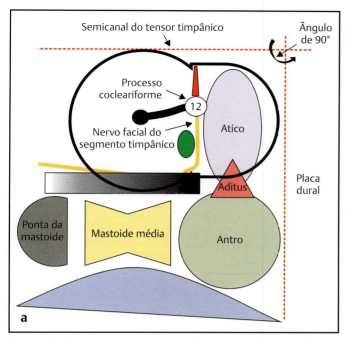
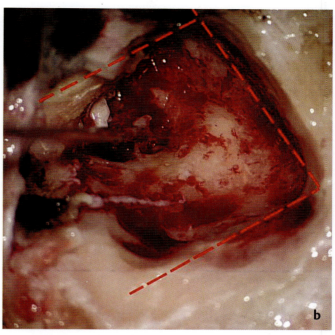

Fig. 8-9. Orelha esquerda. O plano dural é dissecado até sua confluência com a parede anterior do conduto auditivo externo, onde formarão um ângulo arredondado de 90 graus. Os tetos da orelha média e da mastoide devem seguir um plano contínuo. (**a**) Representação gráfica. (**b**) Timpanomastoidectomia aberta por colesteatoma atical na orelha esquerda.

O limite profundo do saco colesteatomatoso e sua matriz devem ser identificados e dissecados com um descolador de Rosen e algodão embebido em solução salina, de posterior para anterior (Fig. 8-10). Qualquer sinal de fístula perilinfática em algum dos canais semicirculares (especialmente o lateral) deve ser observado e, se identificado, manejado cuidadosamente. Nesta situação, a matriz do colesteatoma pode ser mantida para a proteção do canal, enquanto o resto da doença é removido. Esta manobra protege a área da entrada de pó de osso ou da irrigação salina no interior do sistema vestibular. Se a remoção da matriz é planejada, esta deve ser a última manobra a ser executada. Quando uma fístula é exposta inadvertidamente, deve ser imediatamente ocluída. O fechamento de fístula de CSC lateral encontra-se ilustrado no Vídeo 8-3 Complementar.

Timpanotomia Exploratória

Após o extenso trabalho ósseo no ático, no antro e na mastoide, as atenções se voltam à porção mais superior da parede posterior do conduto auditivo. Uma quantidade de osso deve ser removida, permitindo uma visão angulada do mesotímpano. Devem ser identificadas estruturas-chave como o semicanal do tensor do tímpano, o remanescente do martelo e o processo cocleariforme (Figs. 8-11 e 8-12). Entre todos estes pontos de referência, o processo cocleariforme é de extrema importância. Sua resistência à erosão, sua relação com o martelo e sua posição central na fenda auditiva o tornam uma estrutura de fácil identificação. Sua presença indica a posição do nervo facial timpânico e do gânglio geniculado e, por uma linha craniocaudal, permite-nos dividir a orelha média em compartimentos anterior e posterior. A porção anterior relaciona-se com o pró-tímpano, com o orifício timpânico da tuba auditiva e com o canal carotídeo. Já o compartimento posterior relaciona-se com a porção timpânica do nervo facial, seu segundo joelho e com as janelas oval e redonda.

O nervo facial deve ser abordado com extremo cuidado, especialmente quando deiscente do canal de Falópio. Áreas de exposição não são incomuns, sendo mais frequentes junto à janela oval. A presença do colesteatoma ou mesmo tecido de granulação sobre esta área pode distorcer a anatomia normal do nervo. A manipulação descuidada do tecido inflamatório pode produzir lesão por estiramento. Lesões por produção de calor pelo uso da broca próximo ao nervo também precisam ser evitadas.

A inspeção da fenda auditiva deve incluir o pró-tímpano, o hipotímpano e o mesotímpano posterior e superior, junto ao estribo. Sítios de obstrução devem ser removidos, incluindo proeminências ósseas, mucosa espessa, tecido de granulação e áreas de timpanoesclerose. A janela oval, o seio timpânico e o recesso do facial devem ser inspecionados. Cuidado adicional deve ser empregado na manipulação do pró-tímpano e na área próxima ao orifício da tuba auditiva, pela relação de proximidade com o canal carotídeo. A área próxima ao canal deve ser inspecionada de forma delicada com instrumento rombo, em busca de deiscências ósseas. Manejo similar deve ser observado no hipotímpano, em relação ao bulbo jugular.

No quadrante posterossuperior, a cadeia ossicular remanescente é abordada. Nos poucos casos em que ainda está intacta, sua mobilidade é avaliada pela mobilização do processo longo do martelo, enquanto de observam alterações no reflexo luminoso na membrana da janela redonda. A mobilidade do estribo pode ser testada pela palpação da articulação incudoestapediana, da sua supraestrutura ou mesmo da platina. Uma exposição completa desta área deve permitir a visuali-

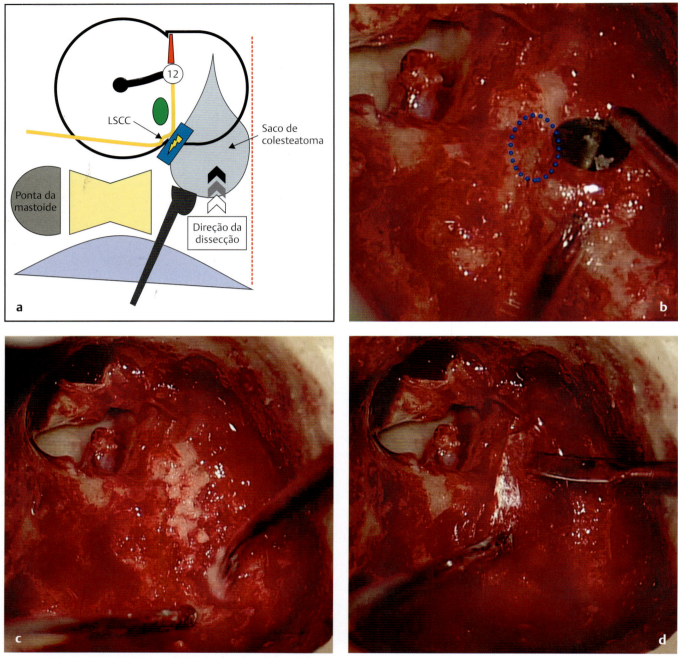

Fig. 8-10. Orelha esquerda. (**a**) Durante a remoção do colesteatoma, a parede medial do saco deve ser palpada para a detecção de qualquer erosão óssea, especialmente no domo do canal semicircular lateral. Em caso positivo, a matriz deve ser mantida, protegendo a área fistulosa (mesmo que sua remoção seja efetuada ao final do procedimento) enquanto o resto da orelha é instrumentado. (**b**) Identificação de erosão óssea do CSC lateral, durante timpanomastoidectomia aberta em orelha esquerda. (**c**) Fechamento com pó de osso. (**d**) Selamento com fáscia temporal (fechamento em duas camadas).

CAPÍTULO 8 ▪ TIMPANOMASTOIDECTOMIA ABERTA

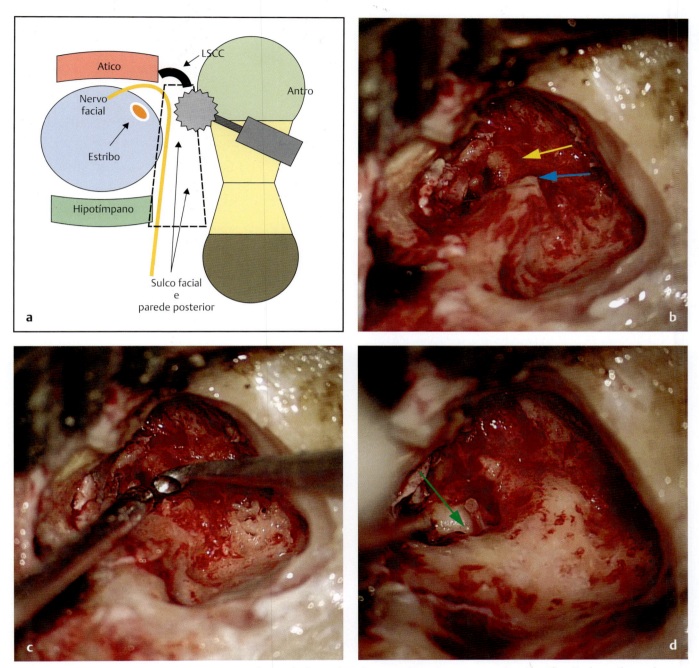

Fig. 8-11. Orelha esquerda. (**a**) O polo mais superior da parede do conduto deve ser rebaixado para a completa identificação do estribo ou da sua platina, do nervo facial e o segundo joelho. (**b**) Início do rebaixamento do muro do facial, com identificação do nervo facial (seta amarela) e do osso que será removido (seta azul). O Rosen 45° ou 90° neste passo ajuda na identificação da distância segura para o broqueamento. (**c**) Muitas vezes a cureta será útil também neste passo. (**d**) Aspecto final após rebaixamento do muro, possibilitando a melhor visualização dos recessos posteriores (direção da seta verde) e do estribo.

zação da articulação, quando ainda existir, da janela oval, do tendão do estapédio e do segmento timpânico do nervo facial. Em algumas situações, tanto a membrana timpânica como o martelo podem estar medializados. Nestes casos, o tendão do tensor do tímpano pode ser seccionado, possibilitando que o martelo seja cuidadosamente lateralizado, facilitando a ventilação completa do mesotímpano.

O nicho ósseo da janela redonda deve ser inspecionado com o objetivo de identificar uma "falsa membrana", uma prega de mucosa que pode obstruir a visualização da membrana verdadeira. Tecido doente nesta área também deve ser removido. Posteriormente, ao final do procedimento, a orelha média poderá ser novamente abordada para a realização de uma ossiculoplastia, com o objetivo de restaurar a função do sistema tímpano-ossicular. Esta etapa está descrita em outro capítulo desta obra.

Rebaixamento do Muro do Facial e Parede Posterior do Conduto

O rebaixamento do muro do facial é realizado com broca diamantada, abordando as suas faces lateral, anterior e posterior. O resultado ideal ocorre quando o segmento timpânico do nervo, o seu joelho e o segmento vertical seguem uma transição suave da orelha média em direção à mastoide. É importante salientar que o canal do nervo facial vertical está elevado (ou lateral) em relação ao plano mais profundo do conduto auditivo externo.

Uma remoção cuidadosa e meticulosa do osso nesta área possibilita a inspeção e a instrumentação dos compartimentos posteriores da orelha média:

A) Recesso do facial;
B) Seio timpânico;
C) Nicho da janela redonda (Fig. 8-12).

O trabalho nesta área deve ser paciencioso, uma vez que os três principais pontos críticos estão situados em uma distância linear de cerca de exíguos 4,5 mm (Fig. 8-13).

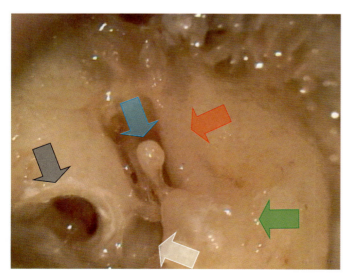

Fig. 8-12. Orelha esquerda. Recessos posteriores do mesotímpano Azul: estribo e janela oval, cinza: janela redonda, vermelho: nervo facial, verde: canal lateral, branco: seio timpânico.

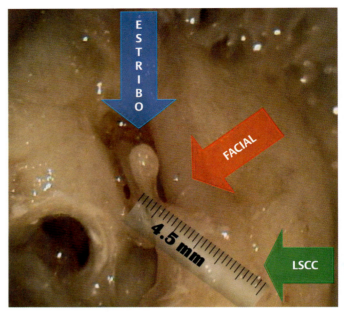

Fig. 8-13. Orelha esquerda. Em uma distância linear de 4,5 mm, os três componentes da "tríade crítica": *1.* Canal semicircular lateral, *2.* nervo facial, *3.* estribo e janela oval. (Fonte: Paparella MM: comunicação pessoal.)

Dependendo do tamanho da cavidade, a parede posterior pode ser rebaixada até seu nível II (médio) ou III (ponta). É mandatório ajustar a remoção da parede posterior de acordo com o tamanho final da mastoidectomia: quando apenas o antro foi aberto, o trabalho é limitado ao polo superior da parede posterior e o início do segmento vertical do nervo facial. Em casos opostos, quando a dissecção necessita ser estendida até a ponta da mastoide, alguns detalhes são observados. Primeiro: o segmento vertical do nervo facial deve ser totalmente esqueletizado (Fig. 8-14). O canal semicircular posterior, a emergência do nervo corda tympani e a crista digástrica são excelentes pontos de referência. Segundo: O assoalho medial do conduto auditivo externo deve ser rebaixado o mais próximo possível do hipotímpano. Esta manobra permite que o assoalho inferior da orelha média seja acessível para inspeção e manipulação no consultório. Mais uma vez, deve ser removido o osso das faces lateral, anterior e posterior na porção mais caudal da parede posterior, na sua junção com o conduto auditivo externo. Terceiro: a ponta da mastoide. Na opinião dos autores, há duas alternativas para seu manejo:

1. Suas células são removidas e, então, o osso remanescente é amputado. Este objetivo pode ser alcançado descolando o periósteo da superfície da ponta e a amputando com uma serra de Gigli, ou simplesmente removendo o osso como parte da mastoidectomia, combinando brocas cortantes e diamantadas. A remoção da ponta e do osso inferior e lateral ao seio sigmoide permite que o tecido mole colapse medialmente em direção ao seio, removendo substancialmente o volume da cavidade em uma área de difícil acesso mesmo com uma ampla meatoplastia;
2. A ponta da mastoide e parte da área II (média) podem ser obliteradas com o retalho periosteal quando recolocado na sua posição original (Figs. 8-2b e 8-15b).

CAPÍTULO 8 ▪ TIMPANOMASTOIDECTOMIA ABERTA

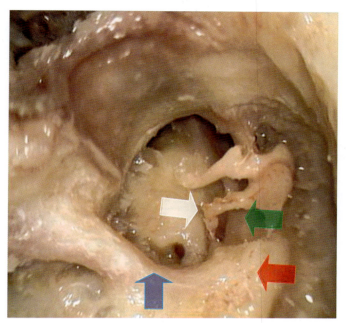

Fig. 8-14. Pontos de referência após uma ampla mastoidectomia aberta. Perceba que a parede posterior foi reduzida em todas as suas dimensões e a porção timpânica, joelho e segmento vertical do nervo facial seguem um curso suave e quase ininterrupto. Vermelho: canal semicircular, verde: segundo joelho do nervo facial, azul: segmento vertical do nervo facial, branco: estribo e processo piramidal.

ENXERTO

Após a inspeção final e irrigação da orelha média, o retalho timpanomeatal é totalmente tracionado anteriormente. Qualquer resíduo ou pó de osso deve ser meticulosamente removido. A *fascia temporalis*, agora seca, é removida do bloco de PTFE e ajustada para encaixar medialmente ao remanescente timpânico, ao manúbrio e ao retalho. O enxerto deve ser moldado na sua forma definitiva de acordo com o defeito cirúrgico. Quando apenas o antro foi exposto, um enxerto em forma de L invertido é utilizado, recobrindo a orelha média e forrando o ático, o canal semicircular lateral e a parede profunda do antro (Fig. 8-15a). Quando um defeito nos níveis II ou III foi o desfecho, um enxerto riniforme é necessário para a cobertura de todos os espaços (Fig. 8-15b). Gelfoam embebido em solução salina é colocado na orelha média para a oclusão temporária da tuba auditiva e para apoiar o enxerto anteriormente. Uma quantidade suficiente de Gelfoam deve preencher a orelha média, fornecendo sustentação ao enxerto. Deve ser lembrado que o Gelfoam tende a absorver líquido e expandir-se. Após este preenchimento, o Gelfoam deverá ser pressionado contra a profundidade com uma esfera de algodão, que serve como anteparo para a aspiração de sangue residual. Esta esfera é, então, delicadamente removida. O enxerto é posicionado com o auxílio de uma pinça jacaré, reidratado e acoplado o mais anterior possível na orelha média, medial ao manúbrio. O restante do enxerto é espalhado contra o bloco de Gelfoam e as paredes da mastoide, contornando o domo do canal lateral. O retalho retorna à sua posição original, e o enxerto é adaptado completamente às margens remanescentes da membrana timpânica. O controle da borda anterior é crucial para o desfecho favorável da cirurgia. Uma pequena incisão deve ser realizada no quadrante anterossuperior da MT, para aliviar a tensão e permitir que a mesma colapse sobre o enxerto, impedindo a formação de um recesso em fundo de saco no recesso supratubário (que, invariavelmente, acumulará restos epiteliais). Estes passos estão ilustrados na Figura 8-16. Outra porção de algodão úmido é introduzido, e fluido com sangue é aspirado sobre o mesmo. Mais uma vez, deve ser cuidadosamente removido e toda a cavidade é inspecionada. Depois que o retalho é reposicionado, a cavidade é preenchida com porções generosas de Gelfoam. O primeiro fragmento deve ser posicionado contra o sulco anterior. Os retratores são removidos e uma meatoplastia é realizada.

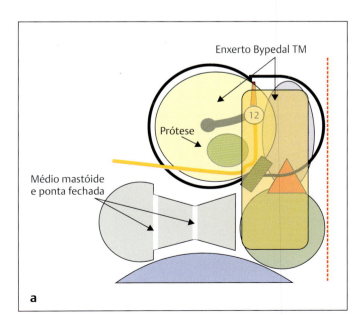
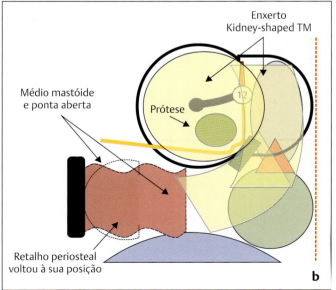

Fig. 8-15. (**a**) Um enxerto em forma de L invertido é empregado, cobrindo a orelha média e forrando o ático, o canal semicircular e a parede medial do antro (abertura tipo I). (**b**) Quando um defeito dos tipos II ou III é criado, um enxerto riniforme é necessário para cobrir a orelha média, o ático, o antro e a mastoide.

Meatoplastia

A meatoplastia é mandatória para alargar a entrada do conduto auditivo externo com a criação de um retalho de pele que servirá como uma matriz, direcionando a epitelização da nova cavidade. Sua realização é indispensável em cavidades abertas para a monitorização das suas condições no período pós-operatório, assim como a instrumentação e limpeza dos seus espaços. Há diferentes técnicas consagradas, sendo que descreveremos aqui aquela empregada pelos autores e dividida em cinco etapas:

1. Incisões na pele do conduto auditivo;
2. Dissecção do tecido subcutâneo;
3. Identificação, liberação e remoção parcial da cartilagem da concha;
4. Incisões verticais na pele da *pinna* (retalho de Koerner);
5. Sutura dos retalhos.

O primeiro passo corresponde à incisão inicial da pele do conduto auditivo realizada no começo da cirurgia. Duas incisões verticais são realizadas a 1 e 5 horas, para confeccionar um retalho de Koerner. Os tecidos moles subcutâneos devem ser removidos, mantendo apenas a pele. Também é importante remover uma porção da cartilagem da concha para aumentar a mobilidade do retalho.

As incisões verticais são então ampliadas. Quanto mais estas incisões se estenderem em direção à pele livre da *pinna*, maior será a amplitude do meato. Um bom parâmetro é o ponto no qual se pode inserir o dedo indicador sem nenhuma resistência. O último passo é a sutura da base do retalho no tecido subcutâneo subjacente superior, para tracioná-lo posteriormente e o manter em contato com a parede óssea da cavidade.

Após a meatoplastia, os retratores são retirados e o pavilhão é reposicionado. Uma gaze impregnada em antibiótico é utilizada para forrar a cavidade, prevenindo infecção local e minimizando o risco de aderências entre as superfícies cruentas. Este curativo é mantido por 1 semana. O curativo externo, compressivo, é removido em 24 horas. Os cuidados a curto e longo prazos são cruciais para um desfecho favorável.

CONSIDERAÇÕES FINAIS

Nossa experiência acumulada nos últimos anos na cirurgia da otite média crônica permite-nos concluir que, em comparação com outras técnicas, a timpanomastoidectomia retrógrada apresenta as seguintes vantagens:

- Baixa taxa de doença recorrente ou resídua;
- Resultados auditivos similares;
- Cavidades pequenas, devido à pouca pneumatização do osso temporal.

A otorreia pós-operatória é rara se a cavidade for bem realizada, sem a formação de recessos, se a tuba auditiva for bem manejada, se a meatoplastia for adequada e se um rígido protocolo pós-operatório for seguido. A técnica é absolutamente segura, de rápida execução, obedecendo preceitos fisiológicos, pois segue o colesteatoma nas suas vias naturais de disseminação.

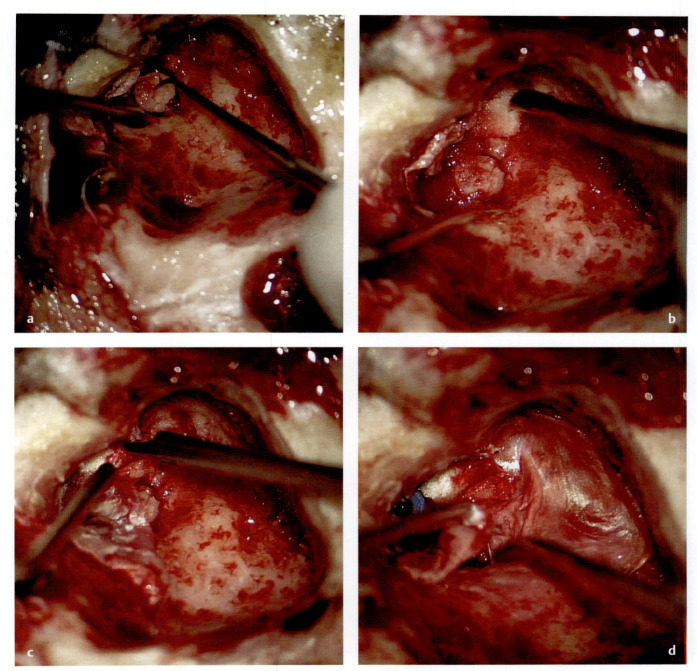

Fig. 8-16. Orelha esquerda. Reconstrução após timpanomastoidectomia aberta em orelha esquerda. (**a**) Interposição de disco ósseo sobre a cabeça do estribo. (**b**) Preenchimento do mesotímpano com gelfoam para sustentação. (**c**) Reposicionamento do remanescente timpânico e incisão no quadrante anterossuperior da MT, para aliviar a tensão. (**d**) Colocação do enxerto de fáscia temporal recobrindo a cavidade e sob o remanescente timpânico. Observe a presença concomitante de um tubo de ventilação.

REFERÊNCIAS BIBLIOGRÁFICAS

1. Alleva M, Paparella MM, Morris MS, da Costa SS. The Flexible/ Intact Bridge Tympanomastoidectomy Technique. Otolaryngol Clin North Am. 1989;22:41-9.
2. Costa SS, Alves de Souza LC, Piza MRT. The Flexible Endaural Tympanoplasty. Otolaryngol Clin North Am. 1999; 32:413-41.
3. Shambaugh GE, Glasscock ME. Tympanoplasty. In Surgery of the Ear, ed 3. Philadelphia WB Saunders. 1980.
4. Goycoolea MV, Paparella MM, Nissen R. Atlas of Otologic Surgery. Philadelphia, WB Saunders; 1989.
5. Dornhoffer JL. Retrograde Mastoidectomy. Otolaryngol Clin North Am. 2006; 39:1115-27.
6. Jackler RK. The surgical anatomy of cholesteatoma. Otolaryngol Clin North Am. 1989;22:883-96.
7. Cody DT, McDonald TJ. Mastoidectomy for acquired cholesteatoma: follow-up to 20 years. Laryngoscope. 1984;94(8):1027-30.
8. Costa SS, Silva MNL, Silva DP. Mastoidectomia Aberta e Fechada: Indicações e Técnicas. Pró-ORL. 2012;4(1):123-150.
9. Nelson RA. Temporal Bone Surgical Dissection Manual, 2nd. Ed. House Ear Ins., Los. Angeles, CA. 1991.
10. Bennett M, Warren F, Haynes D. Indications and Technique in Mastoidectomy. Otolaryngol Clin N Am. 2006;39:1095-113.
11. Costa SS, Cruz OM. Exploratory tympanotomy. Operative Techniques. Otolaryngol Head and Neck Surg. 1996;7:20-25.
12. Sousa LCA. Meatoplasty. Operative techniques in otolaryngology. Head Neck Surg. 19967:78-81.
13. Schuknecht HF. Surgical pathology. In Pathology of the Ear. Cambridge, MA, Harvard University Press. 1993:564-567.
14. Sheehy JL, Benecke JE. Middle ear reconstruction: Current status. Adv Otolaryngol Head Neck Surg. 1987:143-70.

INJEÇÕES INTRATIMPÂNICAS

CAPÍTULO 9

Fayez Bahmad Junior ▪ Ricardo Schaffeln Dorigueto

INTRODUÇÃO

A injeção intratimpânica consiste em uma via alternativa de administração de medicamentos no interior da orelha média destinada ao tratamento de doenças e/ou sintomas relacionados com orelha interna.

Tem em suas principais indicações o uso da gentamicina para o controle das crises de vertigem da doença de Méière e a corticoterapia nos casos de perda auditiva sensorioneural súbita ou nas doenças imunomediadas da orelha interna.[1]

As vantagens do tratamento intratimpânico incluem:

A) O procedimento é bem tolerado e de implementação relativamente fácil como procedimento ambulatorial administrado sob anestesia local (tópica);
B) Em sua maioria, os pacientes compreendem o conceito da terapia intratimpânica e aceitam com facilidade o tratamento proposto;
C) Ausência de efeitos colaterais sistêmicos;
D) Maior concentração local do fármaco quando comparada com a preparação intravenosa ou oral e ação específica sobre o órgão-alvo (Quadro 9-1).

Quadro 9-1. Vantagens e desvantagens do tratamento intratimpânico

Vantagens
Procedimento ambulatorial
Fácil administração
Administrado logo após o diagnóstico
Relativamente indolor
Pode ser usado em pacientes com contraindicação ao uso de corticosteroides orais (p. ex.: imunossupressão, HIV, tuberculose, diabetes)
Alta concentração do agente farmacológico no órgão-alvo
Desvantagens/Complicações
Procedimento invasivo
Perfuração da membrana timpânica
Dor
Otite média
Vertigem (usuamente temporária)
Perda auditiva

O uso de esteroides intratimpânicos passou a ser uma alternativa atraente, especialmente nos casos em que a terapia sistêmica foi malsucedida, ou para que fossem evitados os efeitos colaterais do uso sistêmico de esteroides. No entanto, a padronização do número e da frequência de tratamentos intratimpânicos e os métodos de administração da medicação ainda não foram determinados.[2]

Neste capítulo abordaremos as principais indicações clínicas das injeções intratimpânicas de acordo com o diagnóstico médico e o objetivo da terapêutica, bem como a escolha do fármaco e a periodicidade recomendada.

ABSORÇÃO E DISTRIBUIÇÃO DO FÁRMACO PELA ORELHA INTERNA

Após a perfusão na orelha média, o medicamento deve atingir o principal sítio de entrada para a orelha interna, a janela redonda. Sítios secundários de acesso são o ligamento anular da janela oval, os vasos sanguíneos, os vasos linfáticos e o tecido ósseo.[1]

A membrana da janela redonda é semipermeável e sua estrutura histológica permite a difusão de substâncias de até 1 micrômetro. Após passagem pela janela redonda, as substâncias rapidamente alcançam a escala timpânica através do ligamento espiral e chegam à escala vestibular seguindo um gradiente de concentração base-ápice. Posteriormente há passagem da substância para escala média permitindo seu contato e ação sobre células auditivas ciliadas das porções auditiva e vestibular.

Fibroses, aderências ou infecções na orelha média podem dificultar a difusão de substâncias ao interior do labirinto, sendo um dos fatores responsáveis pela falha terapêutica. A perda do medicamento para a tuba auditiva também contribui para a redução da eficiência do método.[1]

MECANISMO DE AÇÃO DOS MEDICAMENTOS

Os principais mecanismos de ação atribuídos à gentamicina e do corticoide intratimpânico são descritos no Quadro 9-2.

TÉCNICA CIRÚRGICA PASSO A PASSO

Preparo do Paciente antes do Procedimento

Antes da aplicação do fármaco o paciente deve ser posicionado em decúbito dorsal sobre uma maca, com a orelha comprometida voltada para cima. O cirurgião deve se posicionar sentado ao lado da cabeceira do paciente.

75

Quadro 9-2. Principais mecanismos de ação atribuídos à gentamicina e ao corticoide intratimpânico

Medicamento	Mecanismo de ação na orelha interna
Gentamicina	Causam danos ao epitélio secretor de endolinfa (da crista ampolar e da estria vascular) e às células sensoriais dos sistemas vestibular e coclear. Possui ação vestibulotóxica predominante, na seguinte ordem: (1) Células escuras das cristas ampulares, produtoras de endolinfa; (2) mácula utricular; (3) mácula sacular; (4) epitélio coclear
Corticoide	Os mecanismos são múltiplos e incluem a supressão imune, homeostase de íons, ação anti-inflamatória, estabilização de membranas celulares, regulação do transporte de sódio e aumento da perfusão sanguínea coclear

O endoscópio otológico ou microscópio cirúrgico ficam posicionados acima da cabeceira do paciente, preparados para fazer todos os movimentos necessários. Com o auxílio de curetas, estiletes, pinça jacaré e porta-algodões, o médico realiza a limpeza e a assepsia cuidadosa do conduto auditivo externo e da membrana timpânica.

A utilização de ansiolíticos, como o diazepam ou o midazolam, podem oferecer maior conforto ao paciente ansioso que optar pela anestesia local. Geralmente são administrados por via oral, 40 minutos antes do procedimento.[2]

Anestesia

As injeções intratimpânicas são realizadas com anestesia local na maioria dos pacientes adultos e cooperantes. O médico poderá optar pela anestesia geral de acordo com o grau de dificuldade técnica do procedimento ou mesmo na dependência da idade, grau de ansiedade e preferência pessoal do paciente.

A membrana timpânica e o conduto auditivo externo são anestesiados com uma solução tópica de xilocaína a 10% ou creme de lidocaína e prilocaína que permanecem no interior do CAE por 30 minutos.

Perfusão do Medicamento na Orelha Média

Com ajuda de um microscópio otológico e visualização da membrana timpânica, realizam-se duas transfixações no seu quadrante posteroinferior, com auxílio de uma seringa de 1 mL acoplada a uma agulha raquidiana 27 G x 3. Em uma das perfurações. o médico infunde, lentamente, 0,3 a 0,9 mL do fármaco no interior da orelha média. É importante salientar que o medicamento esteja aquecido a 37 graus Celsius, para que o sistema vestibular não seja estimulado.

Após o término da injeção, solicita-se ao paciente que permaneça em decúbito dorsal com a orelha para cima e evite a deglutição por um período de 30 a 45 minutos. Isso impedirá que o medicamento seja drenado para a tuba auditiva em direção à faringe, otimizando sua absorção pela orelha interna (Fig. 9-1).[2]

Orientações Gerais ao Paciente após o Procedimento

Quando liberado do hospital o paciente poderá realizar suas atividades de vida diária habituais, evitando apenas molhar a orelha afetada por 1 ou 2 dias. Analgésicos comuns, como dipirona ou paracetamol, são recomendados caso o paciente se queixe de dor local ou irradiada para a laringe.

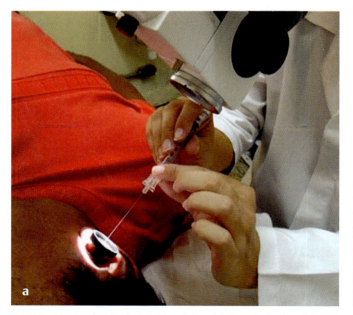
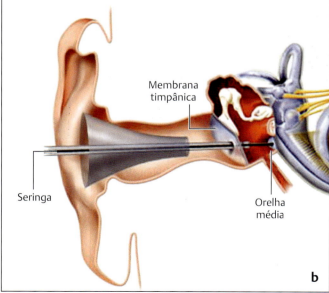

Fig. 9-1. Técnica de injeção intratimpânica. (**a**) O paciente é posicionado sobre a maca em decúbito dorsal com a orelha doente direcionada para cima. Sob microscopia, o examinador introduz 0,3 a 0,7 nL do fármaco utilizando uma seringa de 1 mL e agulha de raquianestesia número 27. (**b**) Ilustração identificando o local de aplicação do fármaco – quadrante posteroinferior da membrana timpânica. Após a aplicação o paciente é orientado a evitar a deglutição e permanecer com a orelha direcionada para cima por período de pelo menos 30 a 45 minutos.

INDICAÇÕES E PROTOCOLOS CLÍNICOS

Gentamicina para Tratamento da Vertigem na Doença de Ménière

Atualmente, a principal indicação para a injeção intratimpânica com gentamicina é no controle das crises vertiginosas da doença de Ménière unilateral, quando esta não pode ser controlada pelo tratamento clínico convencional. Por apresentar possibilidade de perda auditiva neurossensorial a função coclear deve ser monitorada.[3]

O risco da perda auditiva parece ser reduzido nos protocolos de aplicações com baixas doses de gentamicina e aplicação única. Recomendamos uma avaliação completa da função auditiva e vestibular (audiometria, vídeo teste do impulso cefálico, prova calórica, vemp ocular e cervical) no período anterior ao procedimento e após 30 dias.

Infunde-se entre 0,5 a 0,7 mL de solução tamponada de gentamicina 40 mg/mL com bicarbonato de sódio a 8,4% resultando em uma solução com PH de 6,8 (proporção de 3/4 de gentamicina para 1/4 de bicarbonato de sódio).

Os efeitos tóxicos dos aminoglicosídeos no neuroepitélio sensorial da orelha interna têm sido reconhecidos há décadas. A labirintectomia química através da gentamicina intratimpânica (GIT) controla a vertigem e tem sido útil na doença de Ménière principalmente unilateral quando a audição é pobre, mas a vertigem apresentada pelo paciente é incapacitante.

O médico assistente deve-se lembrar e orientar devidamente ao paciente de que a partir de 3 dias após a primeira aplicação começa a ocorrer a deaferentação das fibras e isso geralmente leva a sintomas vestibulares severos entre 7 e 10 dias após a aplicação. E trata-se de fenômeno esperado pela destruição química da aferência nervosa vestibular (Fig. 9-2).[4]

Várias séries apresentam uma taxa de controle da vertigem de cerca de 90%, apesar de um efeito cocleotóxico ser visto em 15%-25% dos casos. O futuro para os aminoglicosídeos intratimpânicos na doença de Ménière é, portanto, muito promissor (Quadro 9-3).[4]

Dexametasona e Metilprednisolona para o Tratamento da Surdez Súbita Neurossensorial

Já as injeções locais intratimpânicas de corticoides são reservadas para as perdas auditivas sensorioneurais súbitas de etiologias diversas e para as doenças imunomediadas da orelha interna, com sintomas cocleares e/ou vestibulares. Neste caso, o médico pode optar pela terapia primária, combinada com o corticoide oral ou a terapia de resgate, iniciada após a falha da corticoterapia sistêmica.[4-6]

Recomendamos 3 a 5 aplicações de dexametasona (volume de 0,5 A 1 mL) na concentração de 24 mg/mL e/ou metilprednisolona na concentração de 40 mg/mL em intervalos de 5 dias. A monitorização semanal da audição é opcional, já que a dexametasona e a metilprednisolona não possuem efeito cocleotóxico. Ao final do protocolo a função auditiva é documentada após a cicatrização completa da membrana timpânica.

COMPLICAÇÕES

As complicações relatadas são raras e incluem dor, vertigem, otite média, perfuração de membrana timpânica, acne, disgeusia, otite média crônica e perda auditiva subsequente (veja Quadro 9-1).[5-8]

Quadro 9-3. Protocolo do Uso de Gentamicina para tratamento da vertigem na Doença de Ménière

Protocolo de Utilização
■ Bateria completa de testes vestibulares antes da terapia: • Audiometria, vídeo teste do impulso cefálico, prova calórica, vemp ocular e cervical ■ Prever compensação vestibular ■ Gentamicina intratimpânica (40 mg/mL): • Intervalos semanais (até 3/4 aplicações) • Repetir audiometria semanalmente • Repetir os exames vestibulares ao final das sessões ■ Anestesia tópica (solução tópica de xilocaína a 10%) ■ Paciente repousa por 45 minutos após aplicação

REFERÊNCIAS BIBLIOGRÁFICAS

1. McCall A a, Swan EEL, Borenstein JT, et al. Drug Delivery for Treatment of Inner Ear Disease: Current State of Knowledge. Ear Hear [Internet]. 2009:1-10.
2. Dorigueto RS, Munhoz MSL, Ferreira Junior C. Indicações e metodologia da terapia transtimpânica. PRO-ORL – Programa atualização em Otorrinolaringol. 2011;05:37-56.
3. Bahmad F Jr. Doença de Menière. Rotinas em otorrinolaringologia/Organizadores, Otavio B. Piltcher et al. - Porto Alegre: Artmed. 2015;1:108-122.
4. Rauch S et al. Oral vs intratympanic corticosteroid therapy for idiopathic sudden sensorineural hearing loss. JAMA. 2011;305:2071-9.
5. Barreto MASC, Ledesma ALL, Oliveira CACP, Bahmad F Jr. Corticosteroide intratimpânico para perda súbita da audição: isso realmente funciona?. Braz J Otorhinolaryngol. 2015;82:353-64
6. Pullens B, van Benthem PP. Intratympanic gentamicin for Ménière's disease or syndrome. In: Pullens B, editor. Cochrane Database of Systematic Reviews [Internet]. Chichester, UK: John Wiley & Sons, Ltd. [cited 2017 Aug 22]. 2011:CD008234.
7. Haynes DS, Malley MO, Cohen S, et al. Intratympanic Dexamethasone for Sudden Sensorineural Hearing Loss After Failure of Systemic Therapy. Techniques. 2007:3-15.
8. Wang Y, Han L, Diao T, et al. A comparison of systemic and local dexamethasone administration: From perilymph/cochlea concentration to cochlear distribution. Hear Res [Internet]. 2018;370:1-10.

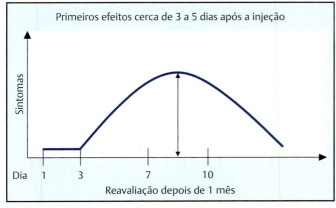

Fig. 9-2. Evolução dos sintomas após a aplicação de GIT.[3]

TÉCNICAS CIRÚRGICAS EM IMPLANTE COCLEAR

CAPÍTULO 10

Joel Lavinsky ▪ Miguel Angelo Hyppolito ▪ Luiz Lavinsky

INTRODUÇÃO

O implante coclear é considerado uma das principais revoluções da história da medicina, pois tem impacto na vida do paciente e de sua família nas esferas sociocultural, emocional e ocupacional.

As indicações do implante coclear evoluíram rapidamente e existe uma tendência crescente de se realizar a cirurgia precocemente, justificada pelo fato de os primeiros anos de vida serem considerados importantes para o desenvolvimento da linguagem oral. Através da triagem neonatal precoce, é possível um diagnóstico cada vez mais precoce da surdez. Nos últimos anos, houve uma melhora dos métodos de triagem e de diagnóstico definitivo em crianças menores de 1 ano.[1] As diretrizes da Associação Brasileira de otorrinolaringologia e cirurgia cérvico-facial (ABORL-CCF)[2] indicam uma idade mínima de 6 meses na perda auditiva profunda e de 18 meses na perda auditiva severa (http://www.aborlccf.org.br/secao.asp?s=119). No entanto, o limite superior de idade para a cirurgia de implante coclear em indivíduos pré-linguais é ainda um assunto controverso.

AVALIAÇÃO MÉDICA E AUDIOLÓGICA

É importante na avaliação do candidato à cirurgia de implante coclear a determinação da audição residual e da resposta aos aparelhos de amplificação sonora individual (AASI). Na avaliação do uso de AASI, é fundamental realizar um audiograma com aferição em frequências específicas. Em lactentes e crianças com comprometimento múltiplo, é necessário utilizar testes objetivos, incluindo impedanciometria, emissões otoacústicas, potencial evocado auditivo de tronco encefálico (convencional e de frequência específica) e respostas auditivas de estado estável.[3]

A audiometria de potenciais evocados, estimulada com cliques, permite estimar a audição em uma faixa de frequências altas. Os potenciais evocados obtidos com estímulos *tone burst* viabilizam a obtenção de informações audiométricas de frequências específicas. As respostas auditivas de estado estável oferecem informações de frequências específicas, sendo altamente correlacionáveis com os limiares de aferição subjetiva.

Estudos de imagem como tomografia computadorizada (TC) do osso temporal, associada à ressonância nuclear magnética (RNM) são cruciais para a avaliação da permeabilidade coclear e da morfologia neural. Além disso, esses exames podem contribuir na definição da etiologia da perda auditiva, na escolha da orelha a ser implantada, na avaliação da anatomia para a cirurgia e na prevenção de possíveis complicações. Um exemplo disso são as malformações e ossificações no labirinto que podem inviabilizar a inserção completa dos eletrodos, prejudicando a realização da cirurgia em alguns casos. O conhecimento detalhado das limitações anatômicas de cada paciente pode auxiliar na escolha de eletrodos mais favoráveis de acordo com a anatomia.

Os exames de imagem também auxiliam na identificação de malformações de mastoide, orelha média e labirinto, que podem prejudicar a elegibilidade da cirurgia em determinado paciente. História prévia de otite média crônica, colesteatoma e cavidade cirúrgica prévia são questões que podem influenciar a escolha do acesso cirúrgico e no risco de infecções locais pós-operatórias.[4]

A utilização de testes genéticos para predizer os resultados do implante coclear pode ser bastante útil na indicação do implante coclear. Candidatos ao implante coclear com identificação de GJB2, surdez autossômica recessiva ou dominante, perda auditiva mitocondrial e neuropatia auditiva apresentam resultados favoráveis quando a anatomia da orelha interna e a via auditiva central são normais. A testagem genética pode ajudar a identificar, entre os candidatos ao implante coclear, quais necessitam de outras intervenções, e se confirmada a causa genética, pode abreviar a realização de outras investigações.[5,6]

O estado geral de saúde não costuma ser uma contraindicação à cirurgia de implante coclear. De qualquer forma, é necessário que o paciente tenha capacidade funcional para realizar uma cirurgia do porte de uma mastoidectomia sob anestesia geral, além de condições de realizar os esforços necessários para as atividades de reabilitação pós-operatória.[7]

O estudo etiológico da surdez severa ou profunda pode contribuir para uma definição de prognóstico. Em algumas patologias, é possível estimar o grau de sobrevivência de elementos neurais e, com isso, obter certa definição de prognóstico, particularmente em casos com ossificação (meningite, lues, trauma etc.) ou alterações no osso temporal (osteogênese imperfeita). Contudo, o maior benefício está no planejamento cirúrgico. Em muitos casos, a identificação de fraturas e sua localização, de focos de otosclerose ou de calcificações, permite o planejamento da técnica cirúrgica, de forma a facilitar o procedimento. Um exemplo desse planejamento consiste na técnica de implante coclear que desenvolvemos e denominamos de técnica de acesso combinado (TAC), que facilita o procedimento quando a cocleostomia deve ser feita em uma posição mais anterior, na espira basal da cóclea (Vídeo 10-1).[8]

Outra etiologia que exige conduta própria é a meningite, pois pode estar acompanhada de ossificação, necessitando a realização do implante coclear o mais breve possível. É necessário, ainda, fazer uma adaptação técnica nos casos de otite média crônica, que pode influenciar o acesso para o implante e na viabilidade de um local isento de infecção.

A avaliação vestibular é mais importante em pacientes que irão realizar implante coclear bilateral, pois, na presença de um distúrbio de função vestibular unilateral, pode haver implicações vestibulares bilaterais relevantes, particularmente na criança, podendo interferir no desenvolvimento.

Uma decisão importante para muitos candidatos está na escolha da orelha para o implante. Atualmente, opta-se, em crianças com pouca idade, pela orelha de pior audição, principalmente em função do crescente interesse na preservação auditiva. Além disso, realizar o implante coclear na orelha com pior desempenho auditivo permite a estratégia de estimulação bimodal (implante coclear associado a aparelho auditivo contralateral).

A audição binaural proporciona melhora na percepção da fala tanto em silêncio quanto em ambientes ruidosos. Além disso, melhora a localização da fonte sonora. O implante coclear bilateral pode ser realizado em um único tempo cirúrgico ou em tempos sequenciais. No caso de cirurgias sequenciais, o intervalo ideal entre os dois procedimentos não está definido, mas se sugere um intervalo curto, evitando a necessidade de reabilitação e treinamento auditivo adicional.

No SUS, existem indicações específicas para a realização do implante coclear bilateral. Essas informações estão disponíveis no *site* do Ministério da Saúde: http://bvsms.saude.gov.br/bvs/publicacoes/diretrizes_gerais_atencao_especializada_pessoas_deficiencia_auditiva_SUS.pdf

Existe indicação de implante coclear para pacientes com comorbidades como malformação severa da orelha interna, deficiência mental, deficiência visual e transtornos do espectro autista.

No caso da desordem do espectro da neuropatia auditiva (DENA), a realização do implante coclear pode aumentar a sincronia auditiva, com resultados similares aos observados em crianças implantadas sem neuropatia auditiva.[9] O gene *OTOF*, codificador da otoferlina, está associado à neuropatia auditiva e indica a realização do implante coclear.

Não são candidatos a implante coclear os portadores de patologia neurológica grave, com comprometimento médico e psicológico que possa interferir no implante coclear, e pacientes que apresentem agenesia da cóclea e do nervo auditivo ou lesões centrais.[10] Da mesma forma, infecções ativas da orelha média. Considerar expectativas irreais da família quanto aos benefícios, resultados e limitações do implante coclear.

INDICAÇÕES

O Departamento de Implante Coclear da ABORL-CCF publicou novas diretrizes (http://www.aborlccf.org.br/secao.asp?s=119) estabelecendo os seguintes critérios de indicação para implante coclear.[2]

O uso de implante coclear está indicado para habilitação e reabilitação auditiva de pessoas que apresentem perda auditiva neurossensorial de grau severo a profundo, quando preenchidos os critérios abaixo de acordo com a faixa etária e a época de instalação da surdez:

- Crianças com até 4 anos de idade incompletos que apresentem perda auditiva neurossensorial **bilateral** de grau severo e/ou profundo, quando preenchidos os seguintes critérios:
  - Experiência com uso de aparelhos de amplificação sonora individual (por um período mínimo de 3 meses). Em casos de meningite e/ou surdez profunda de etiologia genética comprovada, não é obrigatória a experiência com AASI;
  - Idade mínima de 6 meses na perda auditiva profunda e de 18 meses na perda auditiva severa;
  - Falta de acesso aos sons de fala em ambas as orelhas com AASI, ou seja, limiares em campo livre com AASI piores que 50 dBNA nas frequências da fala (500 Hz a 4 KHz);
  - Adequação psicológica, motivação e expectativa adequada da família para o uso do implante coclear e para o processo de reabilitação fonoaudiológica.
- Crianças de 4 a 7 anos de idade incompletos que apresentem perda auditiva neurossensorial **bilateral** de grau severo e/ou profundo, quando preenchidos os seguintes critérios:
  - Resultado igual ou menor que 50% de reconhecimento de sentenças em conjunto aberto com uso de AASI na orelha a ser implantada;
  - Presença de indicadores favoráveis para o desenvolvimento de linguagem oral;
  - Adequação psicológica, motivação e expectativa adequada da família para o uso do implante coclear e para o processo de reabilitação fonoaudiológica;
- Crianças de 7 a 12 anos de idade incompletos que apresentem perda auditiva neurossensorial **bilateral** de grau severo e/ou profundo, quando preenchidos os seguintes critérios:
  - Resultado igual ou menor que 50% de reconhecimento de sentenças em conjunto aberto na orelha a ser implantada, com percepção de fala diferente de zero em conjunto fechado;
  - Presença de código linguístico oral em desenvolvimento. Devem apresentar comportamento linguístico predominantemente oral. Podem apresentar atraso no desenvolvimento da linguagem oral considerando a sua idade cronológica, manifestado por simplificações fonológicas, alterações sintáticas (uso de frases simples compostas por três a quatro palavras), alterações semânticas (uso de vocabulário com significado em menor número e em menor complexidade, podendo ser restrito para as situações domiciliares, escolares e outras situações do cotidiano) e alterações no desenvolvimento pragmático, com habilidades de narrativa e argumentação ainda incipientes;
  - Adequação psicológica, motivação e expectativa adequada do paciente e da família para o uso do implante coclear e para o processo de reabilitação fonoaudiológica;
  - Uso de AASI contínuo e efetivo por pelo menos metade da sua idade.
- Adolescentes a partir de 12 anos de idade que apresentem perda auditiva neurossensorial pré-lingual **bilateral** de grau severo e/ou profundo, quando preenchidos os seguintes critérios:

CAPÍTULO 10 ▪ TÉCNICAS CIRÚRGICAS EM IMPLANTE COCLEAR

- Resultado igual ou menor que 50% de reconhecimento de sentenças em conjunto aberto com uso de AASI na orelha a ser implantada, com percepção de fala diferente de zero em conjunto fechado;
- Presença de código linguístico oral estabelecido e adequadamente reabilitado pelo método oral;
- Adequação psicológica, motivação e expectativa adequada do paciente e da família para o uso do implante coclear e para o processo de reabilitação fonoaudiológica;
- Uso de AASI efetivo por pelo menos metade da sua idade.
- Adolescentes a partir de 12 anos de idade que apresentem perda auditiva neurossensorial pós-lingual BILATERAL de grau severo e/ou profundo, quando preenchidos os seguintes critérios:
  - Resultado igual ou menor que 50% de reconhecimento de sentenças em conjunto aberto com uso de AASI na orelha a ser implantada;
  - Adequação psicológica, motivação e expectativa adequada do paciente e da família para o uso do implante coclear e para o processo de reabilitação fonoaudiológica.
- Em adultos que apresentem perda auditiva neurossensorial pré-lingual UNILATERAL ou BILATERAL de grau severo e/ou profundo, quando preenchidos os seguintes critérios:
  - Resultado igual ou menor que 50% de reconhecimento de sentenças em conjunto aberto com uso de AASI na orelha a ser implantada, com percepção de fala diferente de zero em apresentação em conjunto fechado na situação binaural;
  - Presença de código linguístico estabelecido e adequadamente reabilitado pelo método oral;
  - Adequação psicológica e motivação adequada do paciente para o uso do implante coclear e para o processo de reabilitação fonoaudiológica;
  - Nos casos de surdez bilateral, é necessário o uso de AASI efetivo desde o diagnóstico da perda auditiva severa a profunda.
- Em adultos que apresentem perda auditiva neurossensorial pós-lingual UNILATERAL ou BILATERAL de grau severo ou profundo, quando preenchidos os seguintes critérios:
  - Resultado igual ou menor que 50% de reconhecimento de sentenças em conjunto aberto com uso de AASI na orelha a ser implantada;
  - Adequação psicológica e motivação do paciente para o uso do implante coclear e para o processo de reabilitação fonoaudiológica.
- Espectro da neuropatia auditiva:
  - Em crianças pré-linguais:
  - Uso obrigatório de AASI por um tempo mínimo de 12 meses em prova terapêutica fonoaudiológica;
    - Nesses casos, o desempenho nos testes de percepção auditiva da fala é soberano ao grau da perda auditiva;
    - Idade mínima de 30 meses para as perdas moderadas e 18 meses para as perdas severas a profundas. A idade mínima não é exigência nos casos com etiologia genética do espectro da neuropatia auditiva comprovada;
    - Os demais critérios de indicação do implante coclear seguem aqueles que constam no item 1, de acordo com a faixa etária e a época de instalação da surdez.

- Em pacientes pós-linguais:
  - Nesses casos, o desempenho nos testes de percepção auditiva da fala é soberano ao grau da perda auditiva, ou seja, resultado igual ou menor que 50% de reconhecimento de sentenças em conjunto aberto com uso de AASI na orelha a ser implantada e inferior a 60% na melhor orelha, independentemente do grau de perda auditiva;
  - Os demais critérios de indicação do implante coclear seguem aqueles que constam no item 1, de acordo com a faixa etária e a época de instalação da surdez.
- Cegueira associada a surdez:
  - Quando o paciente apresentar cegueira associada, independentemente da idade atual e da época da instalação da surdez, o implante coclear está indicado quando o resultado de reconhecimento de sentenças em conjunto aberto com uso de AASI for igual ou menor que 50% na orelha a ser implantada;
  - Adequação psicológica e motivação do paciente para o uso do implante coclear e para o processo de reabilitação fonoaudiológica;
  - Não é necessário preencher os demais requisitos do item 1 para cada faixa etária e época de instalação da surdez.
- Implante coclear de estimulação eletroacústica. Indicado em pacientes maiores de 18 anos de idade, com perda auditiva profunda em frequências agudas e preservação em frequências graves, de acordo com os seguintes critérios:
  - Limiares tonais menores ou iguais a 60 dB nas frequências de 250, 500 e 1.000 Hz, e limiares tonais maiores que 75 dB nas frequências de 2.000, 3.000 e 4.000 Hz na orelha a ser implantada;
  - Reconhecimento de monossílabos com AASI entre 10% e 60% na orelha a ser implantada;
  - Reconhecimento de monossílabos com AASI menor que 80% na orelha contralateral;
  - *Gap* aéreo-ósseo menor que 15 dB;
  - Perda auditiva estável nos últimos 2 anos;
  - Etiologia diferente de otosclerose, meningite, doença autoimune, malformação e ossificação coclear;
  - Sem contraindicação para utilização de moldes auriculares:
  - Os demais critérios de indicação do implante coclear seguem aqueles que constam no item 1, de acordo com a faixa etária e a época de instalação da surdez.
- Critérios de contraindicação:
  - Está contraindicado o implante coclear nos seguintes casos:
    - Surdez pré-lingual em adolescentes e adultos não reabilitados por método oral (exceto nos casos de cegueira associada);
    - Pacientes com agenesia coclear ou do nervo coclear BILATERAL;
    - Contraindicações clínicas.

TÉCNICA CIRÚRGICA CLÁSSICA

A base para a cirurgia do implante coclear prevê uma exposição da cóclea através de uma mastoidectomia subtotal com timpanotomia posterior para assim localizar o nicho da janela redonda (Fig. 10-1).

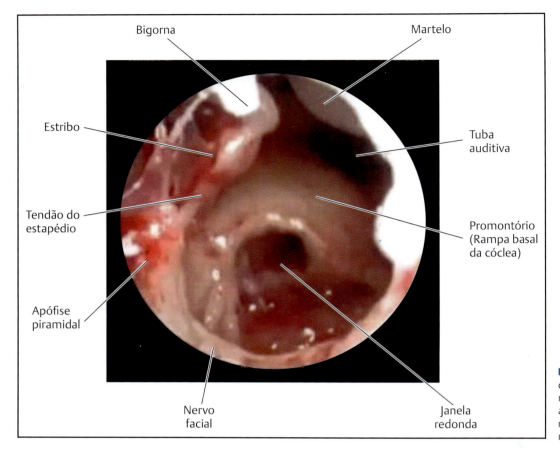

Fig. 10-1. Visão endoscópica da timpanotomia posterior mostrando estruturas anatômicas da orelha média e abertura da janela redonda.

Como passos técnicos temos a incisão retroauricular, que nos casos de técnica minimamente invasiva é feita de forma linear de 5 a 6 cm de extensão, reta, acompanhando a linha do cabelo (Fig. 10-2).

O descolamento do subcutâneo é realizado até exposição do periósteo com extensão do descolamento 1 cm além dos bordos da incisão. Uma segunda incisão no periósteo é realizada 0,8 a 1 cm anteriormente a incisão da pele e subcutâneo. O periósteo é descolado anteriormente até a exposição do bordo do canal auditivo externo e espinha suprameatal (de Henle) e posteriormente confeccionando o nicho que irá acomodar a unidade interna do implante coclear.

A seguir serão descritos os passos técnicos.

Passo 1: Anatomia Topográfica

- Exposição da superfície lateral do osso da mastoide;
- Meato acústico externo (MAE) anteriormente;
- Espinha suprameatal (de Henle) na porção posterossuperior do MAE;
- Triângulo suprameatal (de Macewen), imediatamente atrás da espinha de Henle.
- Linha temporal. Delineada como um cume (linha contínua) que se projeta posteriormente da borda superior do arco zigomático através do córtex da mastoide, sendo o limite inferior de inserção do músculo temporal;
- Parede lateral da ponta da mastoide que é o ponto de inserção do músculo esternocleidomastóideo.

Para início da mastoidectomia são utilizadas brocas cortantes com 6 ou 12 pás e diâmetro maior de 6 a 8 mm devem ser utilizadas durante a exposição da cortical da mastoide (Fig. 10-3), com irrigação constante que impede a impregnação das pás da broca com pó de osso, o que diminui sua capacidade de corte, além de evitar o superaquecimento do osso. O pó de osso geralmente obtido nesta brocagem é recolhido e será utilizado para selar a timpanotomia posterior.

Passo 2: Remoção do Córtex da Mastoide

Iniciar a delimitação do triângulo de ataque, imediatamente posterior a espinha de Henle. Delimitar a linha temporal posteriormente até o ângulo sinudural. Confeccionar uma terceira linha perpendicular a anterior até a ponta da mastoide que será uma linha posterior ao canal semicircular posterior. A córtex é removida no sentido da linha perpendicular, aprofundando simultaneamente o triângulo de ataque. A área acima da espinha de Henle delimitará o antro da mastoide e recebe a denominação de triângulo suprameatal de MacEwen (Fig. 10-2).

Passo 3: Confecção da Cavidade

Para evitar que haja falta de espaço e dificuldade de visualização na profundidade da cavidade a mesma deve ser ampliada até seus limites de reparo, permitindo a angulação necessária para a manipulação do antro. O córtex da mastoide deve ser removido até a região posterior ao canal posterior expondo-se um primeiro reparo que é o seio lateral (seio sigmoide). Quando a remoção adequada da cortical da mastoide ocorre é

CAPÍTULO 10 ▪ TÉCNICAS CIRÚRGICAS EM IMPLANTE COCLEAR

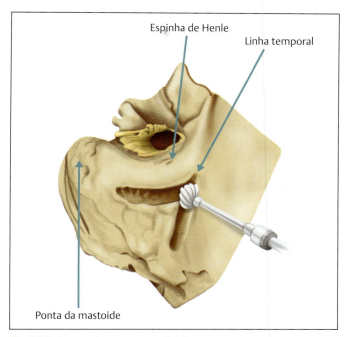

Fig. 10-2. Pontos de reparo superficiais no osso temporal para remoção do córtex. Conduto auditivo externo; espinha de Henle; triângulo de MacEwen; linha temporal; processo mastóideo.

delimitada a cavidade. A porção superior do seio sigmoide estende-se posteriormente e superiormente até formar o ângulo sinudural. Havendo a exposição do antro da mastoide é conveniente que o microscópio cirúrgico seja então introduzido.

Até então dois pontos de reparo foram individualizados: o seio lateral e o antro da mastoide.

Passo 4: Identificação da Placa Dural da Fossa Média

O *tegmen* timpânico deve ser identificado sendo assim delimitado o limite superior do antro e espaço epitimpânico. Esta exposição, juntamente com a delimitação do ângulo sinudural é importante para a delimitação da área de acesso ao conduto auditivo interno. O *tegmen* timpânico é identificado pela mudança de coloração e consistência do osso. Para a brocagem do *tegmen* timpânico deve-se utilizar broca semicortante com no mínimo 24 pás ou diamantada.

Passo 5: Esqueletização do Seio Lateral

O seio sigmoide mostra-se na porção posterior da dissecção de coloração azulada e um osso dural fino. Ele é o limite para a fossa craniana posterior. A penetração profunda na região do ângulo sinudural progridirá em direção ao seio petroso superior, local de encontro da fossa média e posterior. Inferiormente ao seio lateral existem células mastóideas que devem ser removidas até uma melhor exposição da área do bulbo da veia jugular, com o aparecimento de ranhuras do músculo digástrico. Este é o limite profundo de dissecção do osso temporal.

Passo 6: Antro da Mastoide

É um dos mais importantes pontos de referência na dissecção do osso temporal. O tamanho do antro varia consideravelmente do osso pneumatizado para o não pneumatizado, sendo rara sua total ausência. Neste ponto, em mastoides com boa pneumatização, é localizado o septo de Koerner que é um segmento da linha de sutura petroescamosa, representando a fusão da parte escamosa e petrosa. O septo de Koerner estende-se até a borda superior do canal semicircular posterior. O antro é identificado como uma célula mastóidea ampla, única, encontrando-se na sua profundidade o canal semicircular lateral.

A exposição do canal semicircular lateral permite a identificação da fossa incudal, o epitímpano anterossuperiormente e o joelho externo (2º joelho) do nervo facial, médio inferiormente.

Progredindo-se posteriormente ao canal lateral se encontra o canal posterior e posteriormente ao mesmo, entre este e o seio lateral, encontra-se o saco endolinfático, mas inferiormente se encontra a ranhura do músculo digástrico, sendo um dos métodos de localização do nervo facial no seu segmento mastóideo. As células mediais a ele levam a área retrofacial acima do bulbo da jugular (Fig. 10-3).

Passo 7: Completando a Mastoidectomia

A fossa *incudis* é localizada. O ramo longo da bigorna pode ser identificado pela sua refração na água (solução fisiológica) de irrigação. Quando este conteúdo é removido, a mesma parece desaparecer, quando o antro é novamente preenchido, a mesma reaparece.

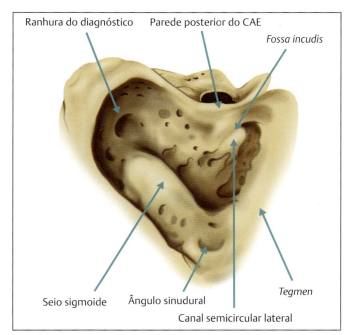

Fig. 10-3. Identificação do antro da mastoide. Preparo para a timpanotomia posterior.

Neste ponto é realizada a timpanotomia posterior. Para sua realização a posição do nervo facial precisa ser identificada. O nervo facial é localizado inferiormente e ligeiramente medial ao canal lateral, separado deste por uma fina parede óssea. O recesso do nervo facial (assim como a timpanotomia posterior) é delimitado pela *fossa incudis*, pelo nervo corda do tímpano e pelo nervo facial posteriormente. Neste ponto, o nervo facial é localizado pela mudança de coloração rósea do osso local e pelos vasos sanguíneos que o irrigam (Fig. 10-4).

Com os pontos de referência agora identificados está determinada a mastoidectomia subtotal – simples:

- Parede posterior do conduto auditivo externo;
- *Tegmen* timpânico;
- Canal semicircular lateral;
- *Fossa incudis* e bigorna – ramo longo;
- Ângulo sinudural;
- Ranhuras do músculo digástrico;
- Canal semicircular posterior.

A timpanotomia posterior dá acesso ao recesso do facial. O recesso do facial compreende um conjunto de células aeradas, localizadas externamente ao segundo joelho do nervo facial, pode constituir-se uma via de invasão de doenças da orelha média para células da mastoide e para o antro. Sua abertura permite a remoção de patologias como o colesteatoma desta área, o que seria de extrema dificuldade na técnica de mastoidectomia fechada. Permite boa visualização da orelha média e é importante via de acesso à janela redonda e cocleostomia nos implantes cocleares. Seu acesso possibilita boa exposição da porção horizontal do nervo facial, durante sua descompressão.

Os pontos de reparo para o recesso do facial são:
- *Joelho externo do nervo facial (2º joelho)*: medial;
- *Fossa incudis*: superior;
- *Nervo corda do tímpano*: lateral;
- *Membrana timpânica (parede posterior do CAE)*: anterior e lateral.

A abertura da timpanotomia posterior inicia-se pela localização da *fossa incudis* e com uma broca diamantada, sob visão microscópica com aumento 10 ×, localiza-se o nervo facial, pela coloração rósea do mesmo, devido a sua vascularização. Deve-se manter a irrigação contínua do local para se evitar a lesão térmica do nervo facial e o mesmo deve permanecer protegido no seu canal por uma fina camada óssea.

Além dos pontos de reparo descritos acima, neste nível de profundidade localizam-se as células do recesso do facial. Para a abertura do recesso, brocas diamantadas de 2 a 3 mm de diâmetro, com constante irrigação são utilizadas. Neste ponto o nervo corda do tímpano deverá ser bem localizado, pois auxilia a evitar a lesão do anel timpânico e da membrana timpânica. Com a comunicação com a orelha média, o próximo ponto de reparo localizado é o estribo (articulação incudoestapediana). Com movimentos da broca de medial para lateral e sempre sob visão o recesso é aberto, seu tamanho final está em torno de 3 a 5 mm. Na porção inferior, a abertura do recesso progride até a visualização da janela redonda. As estruturas da orelha média visualizadas pela abertura do recesso facial, são (Fig. 10-5):

- Porção horizontal do nervo facial;
- Processo lenticular da bigorna;
- Articulação incudoestapediana;
- Capítulo do estribo;
- Janela oval;
- Tendão do músculo estapédio;
- Processo piramidal;
- Promontório;
- Janela redonda.

O acesso à orelha interna, através da rampa timpânica é realizada pela cocleostomia, que pode ser realizada pela abertura da janela redonda, cocleostomia promontorial ou pela rampa média:

- Parede posterior do CAE esquerdo;
- Ramo longo da bigorna;
- Articulação incudoestapediana;
- Ramo curto da bigorna;
- Ramo corda do tímpano (VII);
- Cocleostomia da janela redonda;
- Cocleostomia promontorial;
- Cocleostomia da rampa média;
- Processo piramidal;
- Nervo facial (VII);
- Tendão do músculo estapédio;
- Crura posterior do estribo;
- Canal semicircular lateral;
- *Buttress*;
- *Tegmen* timpânico.

Em alguns casos, para a melhor visualização das estruturas da orelha média ou para melhor visualização da janela oval, pode haver a necessidade de remoção da barra (*buttress*),

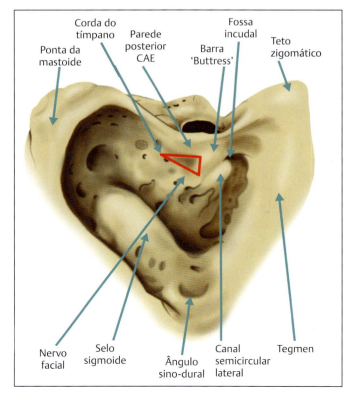

Fig. 10-4. Acesso ao recesso do facial pela timpanotomia posterior.

CAPÍTULO 10 • TÉCNICAS CIRÚRGICAS EM IMPLANTE COCLEAR

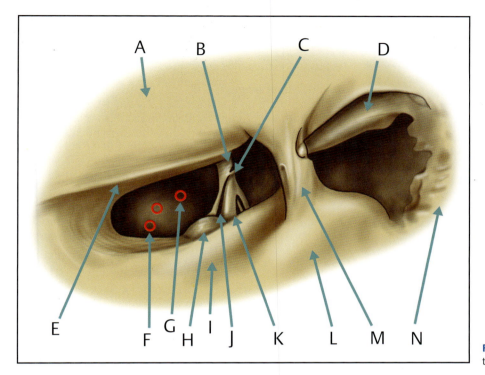

Fig. 10-5. Visualização da orelha média pela timpanotomia posterior.

o que permite a comunicação do recesso do facial com o recesso epitimpânico, após a remoção da barra e da bigorna.

Neste ponto os reparos são:

- Nervo facial;
- Canal semicircular lateral;
- Corda do tímpano;
- Estribo;
- Parede posterior do CAE.

Inserção do Feixe de Eletrodos

A inserção do feixe de eletrodos é realizada através da janela redonda ou pela cocleostomia superior e anterior à janela redonda, sempre com broca diamantada de pequeno calibre (0,8 mm de diâmetro), permitindo acesso à escala timpânica do giro basal da cóclea (Fig. 10-6). Uma vez que o receptor interno está devidamente fixo no bolsão subperiosteal ou fixado por parafusos, procede-se a inserção do conjunto de eletrodos pela cocleostomia, usando pinças ou estilete apropriado. O maior número de eletrodos é inserido até que haja mínima resistência. Em casos de resistência, dar continuidade à introdução pode causar dobras no conjunto de eletrodos causando pior resultado audiológico. O próximo passo é inserir um pequeno pedaço de músculo temporal e obliterar a cocleostomia juntamente com o conjunto de eletrodos.

A neurotelemetria de intraoperatório deve ser realizada antes do fechamento da ferida cirúrgica. A telemetria de impedância serve para medir a impedância dos eletrodos e a telemetria neural serve para medir o potencial de ação, a partir de estímulos nos eletrodos e no nervo auditivo.

Uma perfeita hemostasia é importante para que não haja infiltração de sangue entre as camadas do receptor. O fechamento da incisão é feito em 3 planos, com fio absorvível 3-0 para o plano muscular e subcutâneo e nylon 4-0 para a pele,

sendo que o retalho não deve ter mais do que 0,8 cm de espessura em cima do receptor, para não prejudicar a transmissão. Recomenda-se a colocação de curativo compressivo sobre a ferida cirúrgica que deverá ser retirado entre 24 e 48 h.

TÉCNICAS CIRÚRGICAS ALTERNATIVAS PARA O IMPLANTE COCLEAR

A literatura descreve muitas técnicas alternativas para (IC), tais como: como via suprameatal,[11] via fossa média,[12] operação de Veria,[13] técnica pericanal,[14] timpanotomia exploratória,[15] técnica de acesso combinado[16-18] e a técnica endomeatal.[19] Optamos por apresentar somente duas técnicas, considerando os objetivos deste livro de apresentar as técnicas mais elegíveis pelos autores do capítulo, tendo em vista que é habitual ter inúmeras técnicas para alcançar um determinado objetivo.

Os autores que se dedicaram a desenvolver técnicas alternativas argumentam que a abordagem clássica através do recesso facial (AMTP) utiliza uma via de acesso estreita e inclinada, que dificulta o acesso à cocleostomia. Sendo assim, tentam desenvolver maneiras de distanciar a manipulação cirúrgica do nervo facial e da corda do tímpano e, com isso, reduzir o risco de lesão dessas estruturas. Algumas técnicas propõem a cirurgia sem mastoidectomia, criando diferentes caminhos para a passagem dos eletrodos até a cocleostomia.

Implante Coclear Via Suprameatal

Em 1999, Kronenberg et al.,[11] desenvolveram um acesso alternativo à AMTP com o objetivo de simplificar o procedimento e evitar dano aos nervos facial e à corda do tímpano. O acesso suprameatal (ASM) tem como característica central a não realização de mastoidectomia.

A técnica ASM inicia pela realização de um retalho timpanomeatal para a exposição da orelha média. Um túnel é confeccionado em direção à parede do ático posterossuperiormente ao nervo corda do tímpano e lateralmente ao corpo da bigorna, protegendo o nervo facial, que se encontra medial à bigorna. Um túnel é confeccionado na região suprameatal, posterossuperior ao meato auditivo externo, seguindo medialmente em uma direção oblíqua de posterossuperior para anteroinferior. O túnel é criado na posição inferior à dura-máter, mantendo uma distância média de 12 mm no adulto e de 7 mm em crianças, com um diâmetro que varia de 2 a 2,5 mm. A cocleostomia é realizada. Os eletrodos são inseridos através do túnel suprameatal até a cocleostomia. O implante é posicionado em um rebaixamento realizado na cortical da mastoide e mantido sob uma bolsa posterior do músculo temporal. O eletrodo terra também é mantido sob o músculo temporal, em uma bolsa anterior. O retalho timpanomeatal é reposicionado e fixado com pequenas peças de gelfoam.[11]

Entre as vantagens da técnica ASM estão a realização da cocleostomia e a inserção dos eletrodos através do CAE após a confecção de um retalho timpanomeatal, o que possibilita uma ampla exposição da orelha média e do promontório. A exclusão da mastoidectomia na ASM implica redução do trabalho com broca e, consequentemente, do tempo cirúrgico, além de melhores resultados estéticos devido à ausência de defeitos ósseos retroauriculares.[11]

Ainda assim, uma importante contraindicação para o uso dessa técnica ocorre em casos de indivíduos com *tegmen* timpânico baixo, já que o espaço para o túnel destinado ao feixe de eletrodos torna-se restrito e insuficiente. Tendo em vista que essa é uma situação comum em crianças, população-alvo da cirurgia de IC, o uso dessa técnica fica muitas vezes limitado (Fig. 10-6).

Técnica de Acesso Combinado

Em 2002 ocorreu a idealização desta via de acesso em decorrência da dificuldade imposta pelo caso de uma paciente que apresentava calcificação parcial da espira basal da cóclea. Tal situação exigiu que se encontrasse uma forma mais adequada para acessar os quadrantes anteriores da parede medial da orelha média, já que isso não seria possível de forma satisfatória através da AMTP, usada até então.

Em 2006, Lavinsky e Lavinsky[16-18] descreveram a técnica de acesso combinado (TAC) ao IC, uma via de acesso alternativa ao IC, e a experiência com o seu uso em 36 pacientes (Vídeo 10-1).

O procedimento guarda uma semelhança com a técnica clássica, porém é mais simples, e viabiliza uma curva de aprendizado extremamente favorável para pessoas já habituadas às cirurgias clássicas de orelha média e mastoide.

A técnica consiste em uma antroaticotomia ampliada; uma timpanotomia posterior restrita e uma cocleostomia ou acesso à janela redonda por via endomeatal.

Segue o Seguinte Passo a Passo

Exposição da Mastoide por Via Retroauricular, Idêntica a Via AMTP

- Exposição da orelha média através do descolamento da pele do CAE de 180 graus na parede posterior, com subsequente descolamento do anel timpânico, mantido em posição por uma pequena lâmina de alumínio advinda do revestimento de fio de sutura, deixando o conduto auditivo externo sem contato direto com o campo cirúrgico, com grande benefício para a esterilidade da cirurgia (Fig. 10-7). As estruturas da orelha média são identificadas por via transcanal para posterior acesso à rampa timpânica pela mesma via.
- A mastoidectomia é restrita, sendo mais propriamente uma antroaticotomia ampliada;
- Procede-se a confecção do leito para o implante, idêntico ao da técnica AMTP;

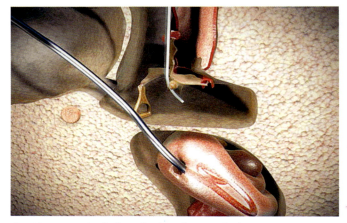

Fig. 10-7. Inserção do feixe de eletrodos através de uma timpanotomia posterior reduzida e acesso transcanal para a cocleostomia com elevação do ânulo timpânico, mantendo a pele adequadamente posicionada por meio de uma lâmina maleável de alumínio.

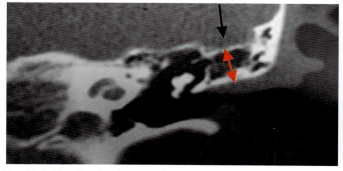
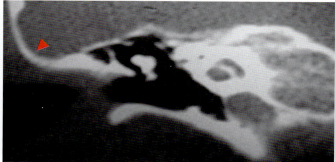

Fig. 10-6. identificação de mastoide com *tegmen* baixo, apresentando espaço insuficiente para a inserção dos eletrodos através da técnica suprameatal.

- Realiza-se uma timpanotomia posterior próxima à *fossa incudis* criando um espaço restrito, mas suficiente para a passagem dos eletrodos. A abertura do recesso facial não precisa ser ampla como na técnica AMTP;
- Fazemos a opção entre o uso da janela redonda ou a cocleostomia durante o ato cirúrgico, pois um estudo realizado por membro de nosso grupo, demonstrou por estudo anatômico e radiológico em ossos temporais, de que a crista fenestra varia de forma substancial em cada caso, podendo ocupar mais de 50% do acesso à rampa timpânica, exigindo um broqueamento, que interfere no esforço de manutenção da audição residual. A avaliação radiológica por tomografia computorizada de alta definição não permitiu identificar a real dimensão da crista fenestra (Fig. 10-8);[19]
- A cocleostomia é realizada no promontório, em posição anteroinferior à janela redonda, até a visualização do endósteo, que somente é aberta ao se proceder a limpeza do local, para evitar a entrada de sangue e *debris* na cóclea. A cocleostomia é de fácil execução, com visão direta da introdução dos eletrodos;
- Acomoda-se o implante no leito ósseo ou *pocket* feito para este fim;
- Introdução dos eletrodos, com os cuidados pertinentes às recomendações de uma *soft surgery*;
- Tamponamento da rigorosa cocleostomia com tecido conectivo. A timpanotomia posterior pequena também é tamponada com tecido conectivo e pó de osso, conferindo maior estabilidade ao feixe de eletrodos;
- Verificar se não houve deslocamento de eletrodos em função da manipulação final;
- Sutura por planos como feita na técnica AMTP;
- Tampona-se o conduto auditivo externo com gelfoam, e finalmente se realiza curativo compressivo.

As principais vantagens dessa abordagem são listadas a seguir:

- Obtém-se um campo cirúrgico amplo, o que facilita alcançar regiões mais anteriores da caixa timpânica. O acesso deixa de ocorrer através de uma fenda estreita, com limites muito precisos (nervos facial e corda do tímpano), condição em que a tentativa de ampliação do espaço determina risco de lesão dessas estruturas, com consequências relevantes. Além disso, tem-se um direcionamento confortável da broca, dispensando o uso de uma angulação que, muitas vezes, conforme o local de eleição para a cocleostomia, torna-se proibitiva;
- Gera uma angulação mais favorável para a introdução dos eletrodos (parede lateral da rampa timpânica), contrastando com a via AMTP, que vai em direção ao modíolo;
- Permite visualizar facilmente a janela redonda, e também permite uma precisa identificação do local da cocleostomia. A remoção do endósteo para acessar a escala timpânica da cóclea também é muito precisa e, por conseguinte, acredita-se, menos traumática para a orelha interna;
- A abordagem do recesso facial torna-se mais segura, já que uma mínima timpanotomia posterior é iniciada na altura da fossa *incudis*, mantendo-se uma distância maior do nervo facial. Com isso, os riscos de complicações relacionadas com o nervo, como trauma, aquecimento e/ou estimulação elétrica pós-operatória, estariam diminuídos. Dessa forma, o tempo cirúrgico torna-se menor e mais seguro, com curva de aprendizado mais rápida. Em um levantamento ainda não publicado de 300 casos, não foi identificado nenhum caso de complicações maiores transoperatórios.

Em todos os 36 casos estudados, 2006[17] a técnica foi viável e bem-sucedida.

Em publicação de 2006[18] 50 casos operados com a técnica de acesso misto foram acompanhados por um período médio de 29 meses. Todos os procedimentos foram bem-sucedidos, sem relato de complicações maiores a curto ou longo prazo. A técnica combinada mostrou ser eficiente e segura, especialmente em casos de malformações e calcificação coclear.

Atualmente, os autores deste capítulo (1 e 3), têm uma experiência com o uso dessa técnica em aproximadamente 300 casos de implante coclear, em fase de elaboração de uma publicação.

Finalizando, gostaríamos de ressaltar que, diante da variedade de desafios que enfrentamos atualmente nos implantes cocleares, torna-se indispensável que tenhamos experiência em várias alternativas cirúrgicas para facilitar e viabilizar o procedimento. Essa necessidade fica bem visível quando temos que atuar em condições adversas, como mastoides constritas ou ebúrneas, cócleas calcificadas ou com fraturas, riscos de perilinforragia ou nervo facial em posição atópica, necessidade de avaliar a orelha média em casos de passado de otite

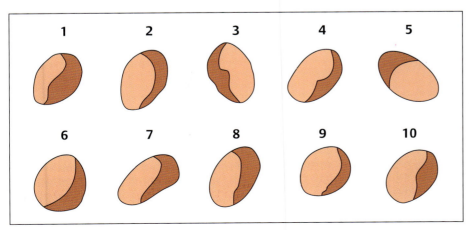

Fig. 10-8. Formato e posição da crista fenestra, chegando no caso n° 1 a ocupar 50,6% da janela redonda.

Quadro 10-1. Resumo da aplicabilidade da técnica de acesso combinado (TAC) em implantes cocleares

Grande Aplicabilidade
▪ Fraturas, focos de otoesclerosee calcificações proximais à janela redonda
▪ Suspeita de fístulas perilinfáticas pós-traumáticas
▪ Nervo facial alto (timpanotomia posterior estreita)
▪ Cirurgia endoscópica
▪ Antecedente de otite média
▪ Ouvidos mal formados com facial com trajeto anômalo
▪ Ouvidos mal formados com possível hipertensão perilinfática
▪ Correções timpânicas simultâneas

secretora crônica (presença de tecido de granulação), para consecução do implante coclear com uso de endoscópio de forma facilitada (Quadro 10-1).

REFERÊNCIAS BIBLIOGRÁFICAS

1. Roland Jr. JT, Cosetti M, Wang KH, et al. Cochlear implantation in the very young child: long-term safety and efficacy. Laryngoscope. 2009;119(11):2205-2221.
2. Associação Brasileira de Otorrinolaringologia e Cirurgia Cérvico-facial. Diretrizes do Comitê de Implante Coclear. Critérios de indicação para implante coclear [Internete]. 2015.
3. Costa OA, Bevilacqua MC, Nascimento LT. Implantes cocleares em crianças. In: Lavinsky L. org. Tratamento em Otologia. Rio de Janeiro: Revinter. 2006:478-484.
4. Lima Jr. LRP, Rocha MD, Walsh PV, et al. Evaluation by imaging methods of cochlear implant candidates: radiological and surgical correlation. Rev Bras Otorrinolaringol. 2008;74(3):395-400.
5. da Motta LHC, Félix TM, de Souza LT, et al. Prevalence of the 35delG mutation in deaf South Brazilian infants submitted to cochlear implantation. Int J Pediatr Otorhinolaryngol. 2012;76(2):287-90.
6. Mason JC, de Michele A, Stevens C, et al. Cochlear implantation in patients with auditory neuropathy of varied etiologies. Laryngoscope. 2003;113(1):45-49.
7. Orabi AA, Mawman D, Al-Zoubi F, et al. Cochlear implant outcomes and quality of life in the elderly: Manchester experience over 13 years. Clin Otolaryngol. 2006;31(2):116-112.
8. Lavinsky L, Lavinsky M. Implante coclear: vias de acesso. In: Lavinsky L, org. Tratamento em Otologia. Rio de Janeiro: Revinter. 2006:467-472.
9. Romanos J, Kimura L, Fávero ML, et al. Novel OTOF mutations in Brazilian patients with auditory neuropathy. J Hum Genet. 2009;54:382-385.
10. Lesinski A, Hartrampf R, Dahm MC, et al. Cochlear implantation in a population of multi-handicapped children. Ann Otol Rhinol Laryngol Suppl. 1995;166:332-334.
11. Kronenberg J, Baumgartner W, Migirov L, et al. The suprameatal approach: an alternative surgical approach to cochlear implantation. Otol Neurotol. 2004;25:41-4.
12. Colletti V, Fiorino FG, Carner M, et al. New approach for cochlear implantation: cochleostomy through the middle fossa. Otolaryngol Head Neck Surg. 2000;123:467-74.
13. Kiratzidis T, Arnold W, Iliades T. Veria operation updated. I. The trans-canal wall cochlear implantation. ORL J Otorhinolaryngol Relat Spec. 2002;64:406-12.
14. Hausler R. Cochlear implantation without mastoidectomy: the pericanal electrode insertion technique. Acta Otolaryngol. 2002;122:715-9.
15. Goycoolea MV, Ribalta GL. Exploratory tympanotomy: an integral part of cochlear implantation. Acta Otolaryngol. 2003;123:223-6.
16. Lavinsky L, Lavinsky M. Combined approach technique to cochlear implantation. Otolaryngol Head Neck Surg. 2006;135:258-9.
17. Lavinsky L, Lavinsky-Wolff M, Lavinsky J. Transcanal cochleostomy in cochlear implantation: experience with 50 cases. Cochlear Implants Int. 2010;11:228-32.
18. Lavinsky-Wolff M, Lavinsky L, Dall'Igna C, et al. Transcanal cochleostomy in cochlear implant surgery: long-term results of a co-hort study. Braz J Otorhinolaryngol. 2012;78:118-23.
19. Slavutsky V, Nicenboim L. Preliminary results in cochlear implant surgery without antromastoidectomy and with atraumatic electrode insertion: the endomeatal approach. Eur Arch Otorhinolaryngol. 2009;266:481-8.

TÉCNICA CIRÚRGICA DAS PRÓTESES OSTEOANCORADAS

Robinson Koji Tsuji ▪ Ricardo Ferreira Bento

INTRODUÇÃO

As próteses auditivas osteoancoradas originalmente foram desenvolvidas para indivíduos com perda auditiva do tipo condutiva por atresia de meato acústico externo que, devido à ausência do meato, não podem utilizar aparelhos auditivos convencionais (AAS). Com o tempo essa indicação se expandiu para as otites crônicas e, posteriormente, para a surdez unilateral.

Todas as próteses osteoancoradas são compostas de uma parte implantada e outra externa removível, denominada audioprocessador.

Elas podem ser divididas em dois grupos: as próteses auditivas osteoancoradas do tipo percutâneo e do tipo transcutâneo. O que diferencia ambos os tipos basicamente é a posição da unidade vibratória e a integridade da pele. Nas próteses percutâneas, a unidade vibratória se encontra fora da pele e existe um pino transfixando a pele. Nas próteses transcutâneas, a unidade vibratória se encontra embaixo da pele que continua íntegra.

PLANEJAMENTO CIRÚRGICO

O planejamento cirúrgico é essencial para o sucesso do procedimento. Além dos exames audiológicos, que delimitam a escolha do dispositivo, os aspectos anatômicos do paciente irão nos ajudar a escolher o melhor dispositivo para cada paciente. O exame de tomografia computadorizada de crânio e ossos temporais é o exame essencial em todos os pacientes.

Aspectos Audiológicos

As próteses osteoancoradas fecham o *gap* aéreo ósseo nas perdas condutivas nas frequências de 500 Hz a 4.000 Hz. O aspecto importante a ser observado é o limiar ósseo. As próteses são indicadas para perdas com limiar ósseo até 55 dB, no modelo mais potente.

Aspectos Anatômicos

Por meio da tomografia computadorizada devemos observar: espessura da calota craniana, grau de pneumatização da mastoide, posição do seio sigmóideo e altura da dura-máter na fossa média.

Nos pacientes com displasia de pavilhão auditivo, o planejamento deve levar em consideração a reconstrução do pavilhão auditivo. As próteses percutâneas de um modo em geral interferem menos numa eventual reconstrução do pavilhão, ao passo que as transcutâneas podem dificultar uma eventual reconstrução, dependendo da posição que será colocada.

Ressonância Magnética

As próteses percutâneas não interferem na realização posterior da ressonância magnética, ao passo que as transcutâneas podem dificultar ou mesmo inviabilizar a realização de um futuro exame de ressonância magnética.

PRÓTESES PERCUTÂNEAS

As próteses percutâneas são compostas de uma parte implantada composta por um implante com formato de parafuso e um pilar (*abutment*). O pilar é fixado sobre o implante permitindo a conexão com o audioprocessador.

Os modelos desse grupo são os sistemas BAHA® (Cochlear corp.) e PONTO® (Oticon medical).

A parte cirurgicamente implantável é composta de um implante de 3 ou 4 mm e um pilar (*abutment*) de 6, 9 ou 12 mm (Fig. 11-1). O estudo tomográfico pré-operatório principal é a medida da espessura da cortical óssea, de preferência na altura da linha *temporalis* (Fig. 11-2).

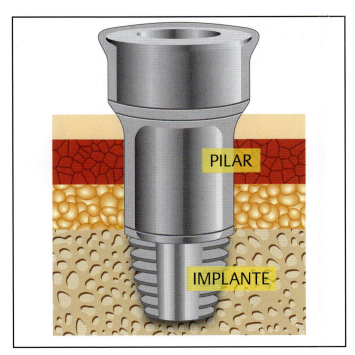

Fig. 11-1. Implante percutâneo e suas partes.

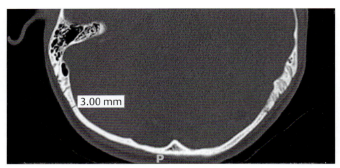

Fig. 11-2. Tomografia computadorizada de crânio, janela óssea. Medida da cortical na altura da linha *temporalis*. Espessura de 3 mm.

Passos Cirúrgicos

- Tricotomia;
- Marcação da posição do implante (Fig. 11-3). Na região da linha *temporalis* e 55 mm distante do meato acústico externo;
- Medição da espessura da pele e escolha do comprimento do pilar;
- Incisão reta de 3 cm de comprimento anterior ou posterior ao local marcado para o implante (Fig. 11-4a). Dissecção supraperiosteal até região para colocação do implante;
- Abertura do periósteo na região a ser implantada (Fig. 11-4b);
- Perfuração da cortical óssea e escolha da profundidade do implante que pode ser de 3 mm ou 4 mm dependendo da espessura da cortical óssea (Fig. 11-5);
- Preparação do leito receptor do implante com broca *countersink* (Fig. 11-6);
- Fixação do implante e seu pilar com motor regulado de 25 a 50 Ncm (Fig. 11-7);
- Transfixação da pele para passagem do pilar (Fig. 11-8);
- Fixação da arruela plástica e curativo (Fig. 11-9).

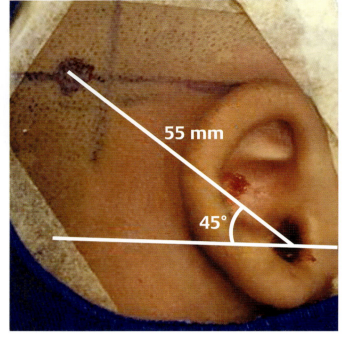

Fig. 11-3. Marcação da pele.

Existem algumas variações quanto à técnica cirúrgica, que pode ser realizada por meio de incisão de 3 cm, como demonstrado acima, ou apenas com uma perfuração da pele na região do implante, denominada técnica MIPS® *(Minimally Invasive PONTO System)* (Fig. 11-10).

Podem ser realizados em um tempo ou dois tempos, com a implantação do implante no primeiro tempo e o pilar após 3 meses. A cirurgia em dois tempos é indicada em crianças com espessura óssea menor que 4 mm e pacientes com qualidade óssea comprometida (pacientes submetidos à radioterapia).

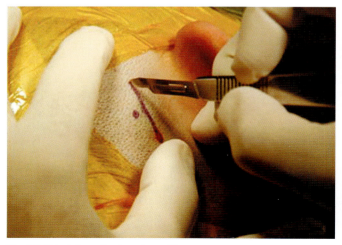

Fig. 11-4. Incisão e abertura do periósteo.

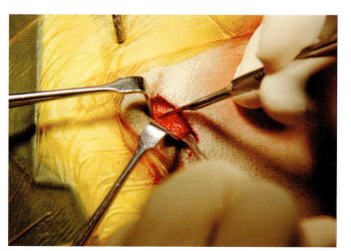

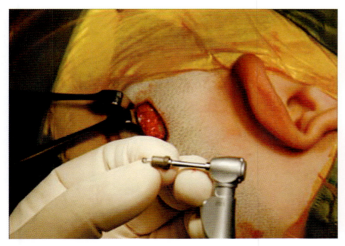
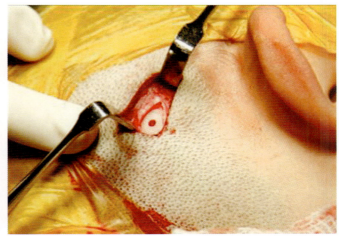

Fig. 11-5. Perfuração.

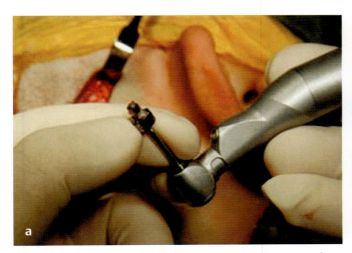
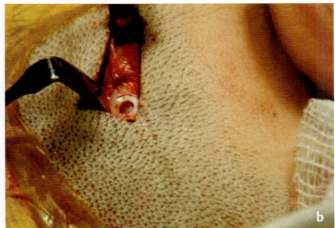

Fig. 11-6. (a) Broca *countersink*. (b) Leito receptor pronto para receber o implante.

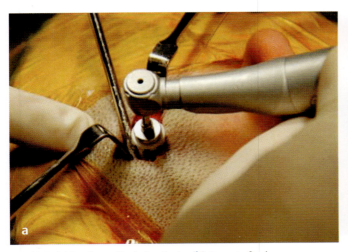
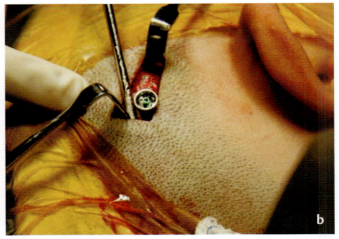

Fig. 11-7. (a) Implantação do implante. (b) Aspecto final.

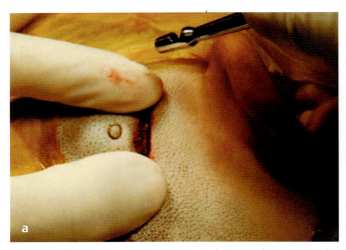 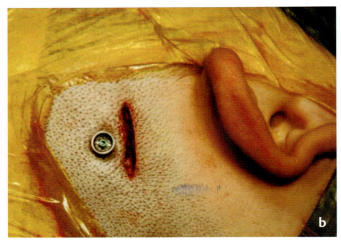

Fig. 11-8. (a) Perfuração da pele com *punch* de 5 mm. (b) Passagem do implante pela pele.

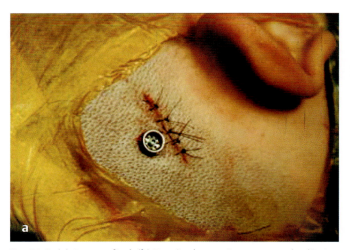 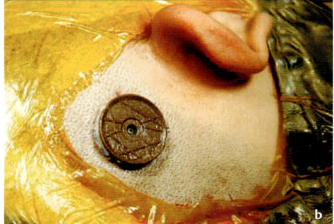

Fig. 11-9. (a) Aspecto final. (b) Fixação do curativo com arruela plástica.

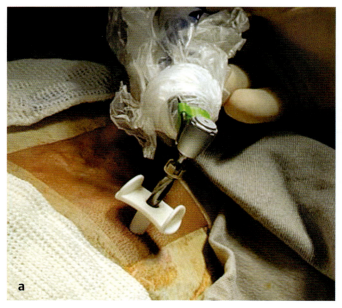 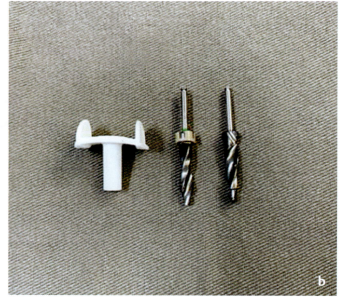

Fig. 11-10. Técnica MIPS para prótese osteoancorada percutânea PONTO®. (a) Perfuração pelo orifício. (b) Brocas e cateter especiais.

Cuidados Pós-Operatórios

- Manter curativo levemente compressivo por 48 h;
- Retirada da arruela plástica após 7 dias;
- Retirada dos pontos após 10 a 14 dias;
- Ativação do dispositivo após 30 dias em pacientes com calota craniana espessa e boa qualidade ou 3 meses em pacientes com calota craniana fina (menos de 4 mm) ou má qualidade do osso.

Complicações Intraoperatórias

- Exposição da dura-máter e perfuração do seio sigmoide;
- Má fixação do parafuso;
- Hematoma subdural.

Complicações Pós-Operatórias

- Inflamação e infecção ao redor do pilar;
- Supercrescimento da pele;
- Queloides;
- Necrose do retalho da pele;
- Dormência no local do implante;
- Perda do implante;
- Supercrescimento do osso;
- Dor quando toca no pilar ou implante.

PRÓTESES OSTEOANCORADAS TRANSCUTÂNEAS

A parte interna das próteses transcutâneas são compostas pela unidade vibratória e pela antena receptora com ímã. O audioprocessador se fixa à antena receptora por meio de ímã e o sinal é transmitido através da pele por ondas de rádio.

Os modelos transcutâneos são o sistema Bonebridge® (Med-EL corp.) e o sistema OSIA® (Cochelar corp.). Ambos os sistemas já se encontram em sua segunda geração, sendo denominados BoneBridge2® e OSIA2®.

Cirurgia de Prótese Osteancorada OSIA2

O sistema OSIA2® da Cochlear Corporation é composto de uma parte interna cirurgicamente implantável e uma parte externa denominada audioprocessador (OSIA2®). A Parte interna por sua vez é composta de duas partes, o OSI200® que é a unidade vibratória e o implante BI300® que fixa a unidade vibratória no osso (Fig. 11-11).

Passos Cirúrgicos

- Tricotomia e marcação da posição do implante e da unidade interna;
- Medicação da espessura da pele. A pele na região da antena não pode ter mais que 9 mm de espessura para bom acoplamento do audioprocessador. Se isso ocorrer, deve-se proceder ao afilamento da pele na região;
- Incisão da pele e subcutâneo até o periósteo. A incisão pode ser anterior ou posterior em formato de "C" ou "J" (Fig. 11-12). A incisão posterior deve ser a preferencial nos casos de displasia do pavilhão auditivo para não atrapalhar futuras reconstruções;
- Confecção do retalho: O retalho é realizado subperiostealmente com cuidado para não lesar a veia emissária mastóidea (Fig. 11-13);
- Confecção do *pocket* subperiosteal para o dispositivo interno;
- Perfuração da cortical óssea com broca de 3 mm e depois 4 mm se possível.
- Confecção do leito receptor do parafuso implantável com broca *countersink* (Fig. 11-14);
- Implantação do parafuso de titânio de 3 mm ou 4 mm de profundidade, dependo da profundidade da cortical óssea encontrada (Fig. 11-15);
- Planificação da cortical óssea ao redor do parafuso. É um passo importante pois a unidade vibratória não pode estar em contato com o osso (Fig. 11-15);
- Fixação da unidade interna. A unidade interna (OSI200®) é colocada dentro do *pocket* e sobre o implante, sendo depois fixado a ele com parafuso. Essa fixação é feita com torque de 25 Ncm (Fig. 11-16);
- Revisão da hemostasia;
- Sutura por planos.

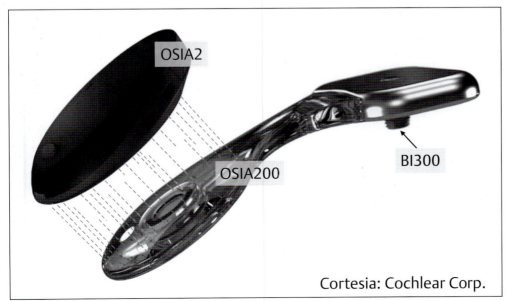

Cortesia: Cochlear Corp.

Fig. 11-11. Sistema OSIA® (Cochlear corp).

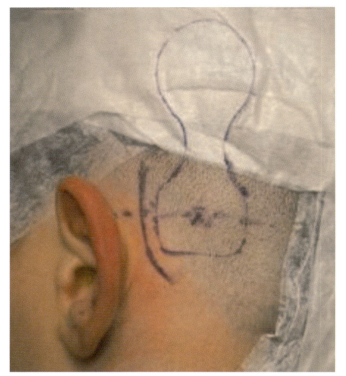 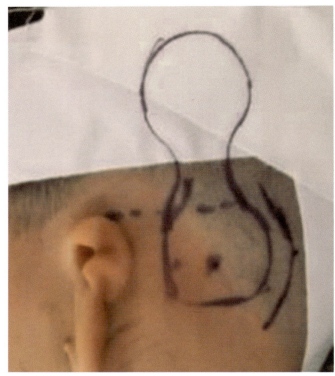

Fig. 11-12. (a) Exemplo de incisão anterior. (b) exemplo de incisão posterior.

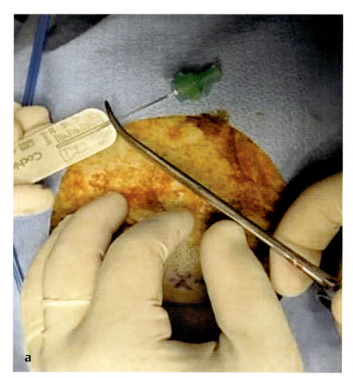 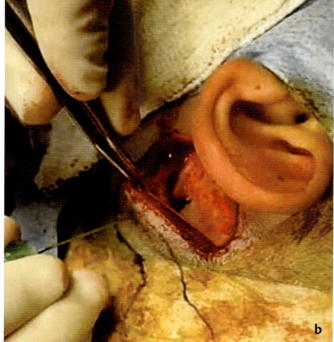

Fig. 11-13. (a) Medição da espessura da pele. (b) Confecção do retalho.

CAPÍTULO 11 ▪ TÉCNICA CIRÚRGICA DAS PRÓTESES OSTEOANCORADAS 95

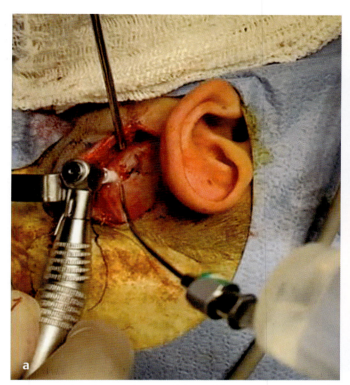 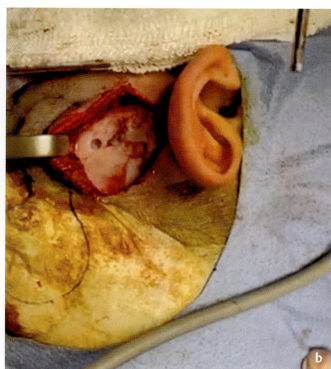

Fig. 11-14. (a) Perfuração da cortical óssea. (b) Leito receptor do implante.

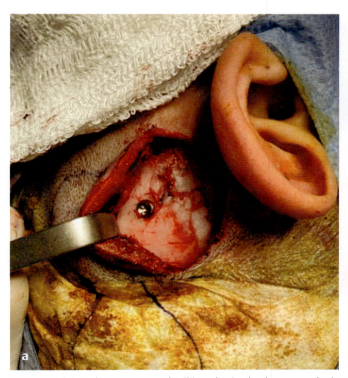 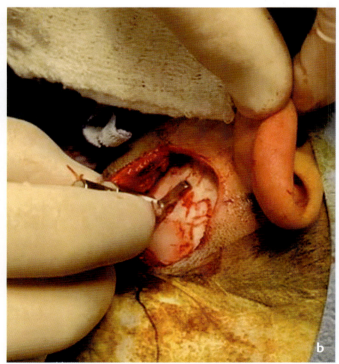

Fig. 11-15. (a) Implante posicionado. (b) Avaliação do plano com planímetro.

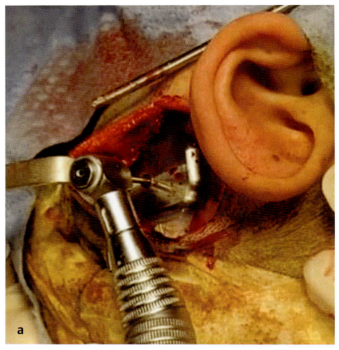 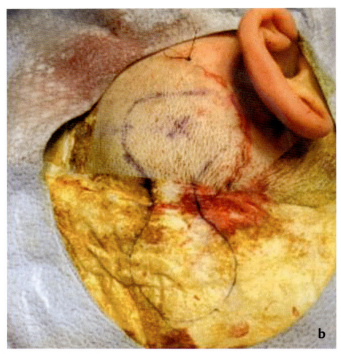

Fig. 11-16. (a) Fixação do OSI200 com torque de 25 Ncm. (b) Aspecto final após sutura da pele.

Cuidados Pós-Operatórios

- Curativo compressivo por 48 h;
- Retirada pontos em 10-14 dias;
- Ativação do audioprocessador com 30 dias com implante de 4 mm ou 3 meses se utilizado implante de 3 mm em crianças ou situações de má qualidade do osso.

Complicações Intraoperatórias

- Exposição da dura-máter e perfuração do seio sigmoide;
- Má fixação do parafuso;
- Hematoma subdural.

Complicações Pós-Operatórias

- Inflamação e infecção ao redor do pilar;
- Supercrescimento da pele;
- Queloides;
- Necrose do retalho da pele;
- Dormência no local do implante;
- Perda do implante;
- Supercrescimento do osso;
- Dor quando toca no pilar ou implante.

Cirurgia de Prótese Osteoancorada Bonebridge®

O sistema Bonebridge® é composto por uma parte externa (audioprocessador), atualmente com o nome comercial de Samba® e uma parte interna cirurgicamente implantada denominada implante de condução óssea (BCI) (Fig. 11-17). O BCI por sua vez é composto pela antena (local do ímã) e pela parte vibratória, denominado *Floating Mass Transducer* (FMT) (Fig. 11-18).

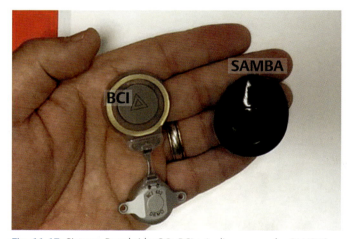

Fig. 11-17. Sistema Bonebridge2®. BCI e Audioprocessador SAMBA®.

O Bonebridge® pode ser implantado em três posições, na cavidade mastóidea, na região retrossigmóidea e na fossa média (Fig. 11-19). O planejamento cirúrgico deve ser feito com exame de tomografia computadorizada de crânio e ossos temporais. Existe um *software* para avaliação pré-operatória para determinar se existe espaço para colocação do dispositivo (Fig. 11-20). O local preferencial é a cavidade mastóidea, por ser de a posição cirurgicamente mais segura. Mas existem situações que isso não é possível, como nos ouvidos crônicos, mastoides pequenas, malformações e necessidade de reconstrução do pavilhão auditivo. Nestes casos, o local de preferência é a região retrossigmóidea, sendo a fossa média reservada para casos excepcionais.

CAPÍTULO 11 ▪ TÉCNICA CIRÚRGICA DAS PRÓTESES OSTEOANCORADAS

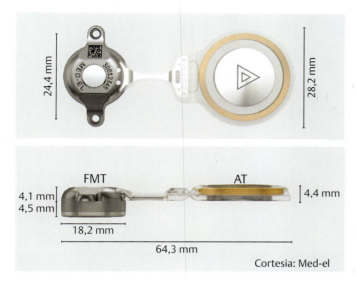

Fig. 11-18. BCI do sistema Bonebridge2® e suas dimensões. FMT: *Floating Mass Transducer;* AT: antena.

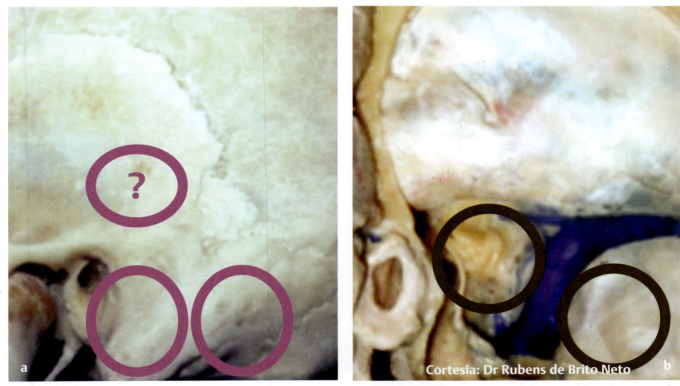

Fig. 11-19. Posições anatômicas para o FMT do sistema Bonebridge®. (**a**) As três posições possíveis para a colocação. (**b**) Relações com o seio sigmoide.

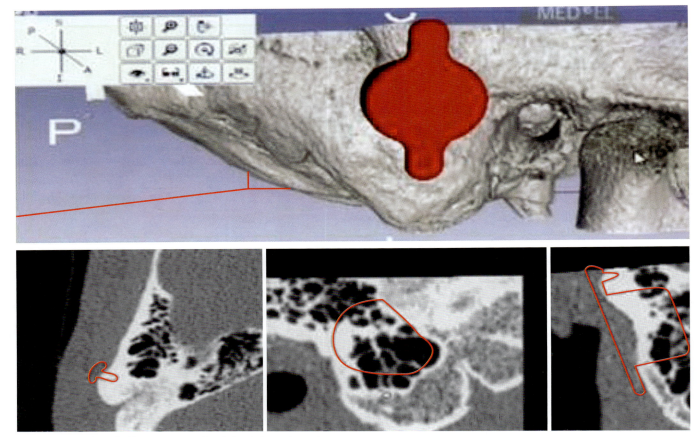

Fig. 11-20. Estudo radiológico para escolha do local de implantação.

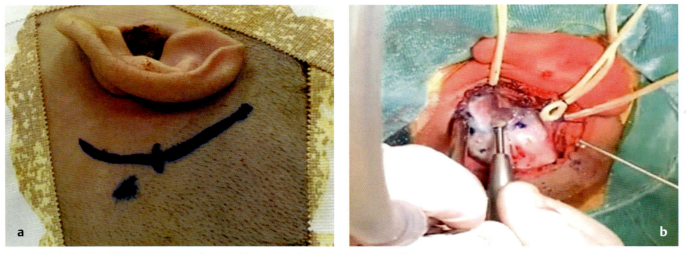

Fig. 11-21. (a) Incisão. (b) Broqueamento da mastoide para confecção do nicho do FMT.

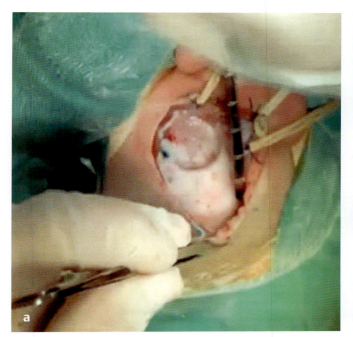 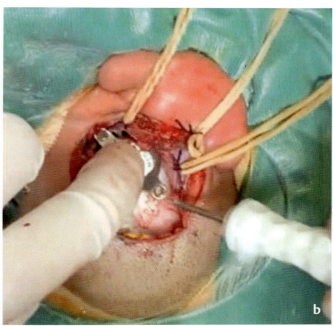

Fig. 11-22. (a) Confecção do nicho da antena. (b) Posicionamento e fixação com parafusos.

Os Passos Cirúrgicos São

- Preparo a região a ser operada com tricotomia e assepsia;
- Marcação da pele (Fig. 11-21a);
- Medida da espessura da pele na região da antena;
- Incisão retroauricular a 1 cm do sulco retroauricular nos casos de posição mastóidea e 3 cm nos casos de posição retrossigmóidea;
- Broqueamento do leito do implante (Fig. 11-21b);
- Exposição da cortical óssea e confecção da bolsa (*pocket*) subperiosteal em região temporal para colocação do BCI (Fig. 11-22a);
- Posicionamento do BCI e fixação com parafusos (Fig. 11-22b). Os parafusos têm 2 mm de diâmetro por 6 mm de profundidade. Devem ser fixados com torque mínimo de 10 cm;
- Revisão da hemostasia;
- Sutura por planos.

Cuidados Pós-Operatórios

- Curativo compressivo por 48 h;
- Retirada pontos em 10-14 dias;
- Ativação do audioprocessador com 30 dias.

Complicações Intraoperatórias

- Hemorragia por lesão seio sigmóideo e vasos da dura-máter;
- Fístula liquórica;
- Má fixação dos parafusos;
- Hematoma subdural;
- Paralisia facial.

Complicações Pós-Operatórias

- Queloides;
- Necrose do retalho da pele;
- Dormência no local do implante;
- Dor quando toca no implante, principalmente na região da antena.

BIBLIOGRAFIA

Battista RA, Littlefield PD. Revision BAHA Surgery. Otolaryngol Clin North Am. 2006;39(4):801-13.

Goldstein MR, Bourn S, Jacob A. Early Osia® 2 bone conduction hearing implant experience: Nationwide controlled-market release data and single-center outcomes. Am J Otolaryngol. 2021;42(1):102818.

Jones S, Spielmann P. Device profile of the Bonebridge bone conduction implant system in hearing loss: an overview of its safety and efficacy. Expert Rev Med Devices. 2020;17(10):983-992.

Seiwerth I, Fröhlich L, Schilde S, et al. Clinical and functional results after implantation of the bonebridge, a semi-implantable, active transcutaneous bone conduction device, in children and adults. Eur Arch Otorhinolaryngol. 2022;279(1):101-113.

Westerkull P. The Ponto bone-anchored hearing system. Adv Otorhinolaryngol. 2011;71:32-40.

DESCOMPRESSÃO DO NERVO FACIAL

CAPÍTULO 12

Silvio Caldas Neto ▪ Oswaldo Laércio Mendonça Cruz

INTRODUÇÃO

A paralisia facial periférica, dependendo do seu grau, representa uma condição extremamente impactante na qualidade de vida, tanto do ponto de vista estético, quanto funcional. Além da dificuldade que impõe à manifestação das expressões faciais, à alimentação e à comunicação, pode trazer graves complicações oftálmicas (oftalmológicas). A maior parte dos casos apresenta natureza inflamatória, provavelmente viral, mas um número expressivo tem etiologia não determinada (paralisia de Bell). Na maioria desses casos, o tratamento clínico e a fisioterapia costumam oferecer resultados satisfatórios.

Entretanto, como o nervo facial percorre seu trajeto intratemporal dentro de um canal ósseo (o canal de Falópio) em que se ajusta perfeitamente, havendo, portanto, pouca possibilidade de expansão do nervo, quando inflamado, ele pode sofrer um quadro de isquemia compressiva que venha a causar uma lesão axonal irreversível. Por isso existem alguns poucos pacientes que não se beneficiam com a conduta conservadora e em que o tratamento cirúrgico pode-se impor, com o intuito de descomprimir o nervo. Esse tema é bastante controverso e impõe ao otologista um dilema de difícil solução: se, por um lado, a demora em se realizar a descompressão pode torná-la infrutífera, por outro lado, a própria cirurgia representa uma agressão a um nervo já inflamado e que tenta recuperar-se, o que costuma acontecer espontaneamente em cerca de 70% dos casos.[1] A grande dificuldade é identificar previamente qual paciente evoluirá para uma recuperação funcional satisfatória com um tratamento conservador e qual tenderá a um quadro permanente, se não forem tomadas medidas mais agressivas. Para piorar o dilema, em geral, a cirurgia de descompressão envolve o acesso pela fossa média do crânio, um procedimento com maior potencial de morbidade do que um procedimento transmastóideo.

Inúmeros autores utilizam, para esta decisão, alguns sinais de mau prognóstico que "autorizariam" o otologista a indicar a descompressão. São propostos indicadores clínicos, como o grau da paralisia, o tempo de evolução, a resposta ao tratamento conservador, parâmetros audiológicos, como a presença ou não de reflexo estapediano, e, principalmente, eletrofisiológicos, como a eletroneuromiografia.[2-6] Entretanto, não há um consenso absoluto sobre a utilidade desses critérios, havendo inclusive quem contraindique a cirurgia em qualquer caso de paralisia facial idiopática. As diretrizes da Academia Americana de Otorrinolaringologia não fazem qualquer tipo de recomendação (seja favorável ou contrária) sobre a validade dos critérios de prognóstico ou da descompressão cirúrgica, orientando que cada caso deve ser avaliado individualmente, chamando o paciente para participar ativamente da decisão terapêutica.[7] Posição semelhante é adotada pelas diretrizes da Sociedade Francesa de Otorrinolaringologia, que, no entanto, recomenda que, caso a cirurgia seja adotada, realize-se nos primeiros 30 dias do início do quadro.[3] Alguns autores fizeram estudos randomizados controlados onde não encontraram diferença entre a descompressão e o tratamento conservador.[8,9]

Essa decisão é menos polêmica nos casos de origem traumática. Lesões iatrogênicas durante cirurgias otológicas ou fraturas do osso temporal que envolvam o canal de Falópio, sem transecção do nervo, costumam beneficiar-se da descompressão cirúrgica, que se deve limitar ao(s) segmentos(s) afetado(s). Quando ocorre a transecção, além da exposição da região lesada, deve ser feita uma síntese, seja por meio de anastomose término-terminal, enxerto ou mesmo anastomose com outro nervo craniano. Entretanto, esses casos estão fora do escopo deste capítulo, que se aterá apenas à descompressão simples.

TÉCNICA CIRÚRGICA

A paralisia facial inflamatória (idiopática ou não), pode comprometer um ou mais segmentos do nervo. A topografia da lesão pode ser determinada por vários exames, como o teste de Schirmer, que avalia a função do nervo petroso superficial maior (NPSM), a pesquisa do reflexo estapediano, que avalia a função do nervo estapédio, ou a ressonância magnética, que pode evidenciar um realce pós-contraste nos segmentos mais afetados ao longo do trajeto do nervo. Porém, atualmente, a maior parte dos autores considera que o principal local de compressão do nervo é o seu segmento labiríntico, pois é aí que o canal de Falópio é mais estreito. Por conta disso, há aqueles que defendem a descompressão apenas dessa porção do nervo e do gânglio geniculado, por via da fossa média.[3] Como frequentemente todo o trajeto intratemporal do nervo costuma estar envolvido, muitos adotam a descompressão total, que se consegue unindo-se a via transmastóidea à fossa média. A seguir, descreveremos o passo a passo de cada uma dessas vias.

Descompressão Transmastóidea

A via transmastóidea permite o acesso e a descompressão do nervo facial nos seus segmentos mastóideo e timpânico.

A cirurgia se inicia com uma incisão retroauricular habitual, e confecção e elevação de um retalho músculo-periosteal para exposição do aspecto lateral da região mastóidea. Procede-se então a remoção do córtex da mastoide e broqueamento das suas células aéreas, respeitando-se os seguintes limites: superiormente, o teto da mastoide ou soalho da fossa média e, posteriormente, o seio sigmoide e o plano ósseo que protege a dura-máter da fossa posterior pré-sigmóidea e retrolabiríntica (triângulo de Trautman). O seio sigmoide precisa ficar bem identificado, pois é útil como ponto de referência para identificação do nervo facial, sobretudo na porção mais inferior do segmento mastóideo. Identificado o antro, segue-se a aticotomia, para identificação da bigorna e do martelo. Procura-se reparar bem a curta apófise deste ossículo na fossa incudal, bem como o canal semicircular horizontal (CSCH). Normalmente, o teto da mastoide e da caixa do tímpano, ou seja, o soalho da fossa média, ajuda-nos no acesso anterior, até o processo cocleariforme, para a identificação do trajeto timpânico. Essa identificação será complementada com a realização da timpanotomia posterior, como veremos adiante.

Após esta etapa, procuramos remover todas as células pré-sigmóideas, lembrando-se que o grupo mais inferior corresponde às células retrofaciais. Usualmente amplas, estas células, após serem removidas, deixam logo anteriormente um osso compacto, que alberga o canal de Falópio. Costuma também ser útil a identificação, no limite mais inferior da mastoide, da goteira digástrica, em cujo extremo anterior pode-se identificar o forame estilomastóideo. Sabendo-se que o canal do facial realiza o seu segundo joelho assim que ele alcança o nível da extremidade posterior do CSCH e que o segmento timpânico segue, a partir deste ponto, rente a este canal (anteroinferiormente a ele), realiza-se neste momento a timpanotomia posterior para a melhor identificação deste segmento. Preferencialmente com broca diamantada, remove-se o osso que forma o recesso do facial e expõe-se a porção posterior da orelha média, tendo como limite anterior o nervo corda do tímpano, posteriormente o próprio nervo facial na porção mais superior do segmento mastóideo, e, superiormente, o processo curto da bigorna. Isso permite o reconhecimento do segundo joelho, imediatamente abaixo do CSCH e o segmento timpânico anteriormente, medial ao ramo longo da bigorna, acima da janela oval e do processo cocleariforme. Teremos assim desenhado em mente todo o traçado do nervo desde o forame estilomastóideo até o gânglio geniculado (Fig. 12-1).

Inicia-se então a descompressão propriamente dita. Para isso, remove-se, de modo uniforme, todo o osso mais compacto que ainda envolve o nervo. Inicialmente no trajeto mastóideo, desde a porção mais inferior (forame estilomastóideo), até o nível do CSCH, onde está o segundo joelho do nervo. Durante esta etapa, que pode ser feita preferencialmente com broca diamantada, é extremamente importante uma boa irrigação, para se evitar lesão do nervo por aquecimento. Assim procedendo, aos poucos vamos percebendo, por transparência, a presença do nervo facial, com uma coloração rósea clara. É comum neste momento ocorrer sangramento de alguns vasos intraósseos ligeiramente mais calibrosos, que transitam adjacentes ao nervo. A remoção óssea deve compreender pelo menos 180° da circunferência transversa do canal. O ideal é que, antes de expor verdadeiramente a bainha do nervo, seja mantida uma camada de osso tão fina

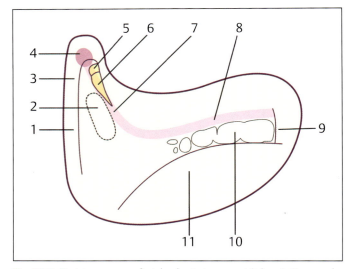

Fig. 12-1. Trajeto no nervo facial pela via transmastóidea. *1. Tegmen* da mastoide. *2.* CSCH. *3. Tegmen timpani. 4.* Gânglio geniculado. *5.* Martelo. *6.* Bigorna. *7.* Segmento timpânico do facial. *8.* Segmento mastóideo do facial. *9.* Goteira digástrica. *10.* Células retrofaciais. *11.* Seio sigmoide.

que possa ser removida delicadamente com um pequeno estilete.

Para descomprimir o segmento timpânico do nervo, muitas vezes pode ser preferível remover previamente a bigorna, o que promove espaço suficiente para uma broca de diamante de 1 mm realizar o trabalho de remoção da fina camada de osso do canal de Falópio nessa região. Além disso, remoção da bigorna amplia a comunicação entre a timpanotomia posterior e a aticotomia, o que proporciona espaço mais adequado para um gesto cirúrgico melhor controlado. Em alguns pacientes, o osso que cobre o nervo nesse segmento já é naturalmente tão delgado que pode ser removido com um estilete, a partir do ponto em que termina a exposição do segundo joelho. E, mais raramente, o nervo já é deiscente e nem necessita da retirada do osso. De qualquer modo, a exposição deve ser completada até o gânglio geniculado, que se situa alguns milímetros acima e adiante do processo cocleariforme.

Finalmente, exposta toda a bainha do nervo nos dois segmentos, procede-se à sua abertura. Esse gesto deve ser feito com extremo cuidado, para se evitar rompimento de fibras nervosas. Pode-se usar para isso uma faca em foice, um bisturi de lâmina n° 11 ou outra ferramenta cortante, desde que esteja bem afiada. Só com a abertura da bainha é que poderemos considerar o nervo verdadeiramente descomprimido.

Os passos da descompressão transmastóidea estão simulados em dissecção de peça anatômica em vídeo anexo.

Descompressão pela Fossa Média

A fossa média é utilizada para a descompressão do gânglio geniculado e segmento labiríntico do nervo. Como já referido, admite-se que este é o ponto mais crítico na paralisia facial de origem inflamatória, não traumática, por ser este segmento aquele em que o diâmetro do canal de Falópio mais se aproxima do diâmetro do nervo em si. Desse modo, há aí, em comparação com os demais segmentos, menos espaço para o nervo se expandir quando edemaciado. Portanto, a maior parte dos autores hoje defendem que, na paralisia de Bell, este trecho deve sempre ser abordado.

Posiciona-se o paciente em decúbito dorsal com rotação da cabeça para o lado contralateral ao da cirurgia, de modo que o lado afetado fique voltado para cima. Usualmente o cirurgião se senta superiormente, acima da cabeça do paciente (vértix), de tal modo a observar diretamente a região do soalho da fossa média após sua exposição. Podemos realizar uma incisão vertical de aproximadamente 6 cm de altura, localizada 1 cm à frente do *tragus*, tendo como limite inferior da incisão o limite superior da cartilagem tragal. A incisão pode incluir o plano músculo-periosteal permitindo expor-se, com auxílio de um afastador autostático, a escama do osso temporal. No caso de descompressão total do nervo (transmastóidea + fossa média), esta exposição pode ser obtida por meio de uma extensão anterior da incisão retroauricular em direção à raiz do zigoma, e estendendo-se superiormente em C invertido por aproximadamente 3 e 4 cm (Fig. 12-2). O retalho músculo-periosteal poderá então ser pediculado anteriormente para proporcionar um fechamento mais hermético (incisão cutânea anterior e muscular posterior).

Cuidado deve-se ter na realização das incisões cutânea e muscular com a artéria temporal superficial que se localiza aproximadamente a 1 cm anterior ao pavilhão. Com a região escamosa exposta, realiza a abertura de uma janela óssea (craniotomia) de 4 cm de altura por 3 cm de largura, para exposição da dura-máter que reveste o lobo temporal. O limite inferior da craniotomia deve ser o mais baixo possível, isto é, o mais próximo possível do zigoma, o que permitirá uma exposição mais fácil do soalho da fossa média e um prolongamento da própria mastoidectomia, especialmente da exposição do ático. Feito isto, procede-se a uma elevação da dura-máter que reveste o soalho da fossa e a face inferior do lobo temporal, progredindo de lateral para medial, expondo a face superior da porção petrosa do osso temporal.

Exposto o teto da porção petrosa ou soalho da fossa média, procuramos os seguintes pontos de reparo: a eminência arqueada, o NPSM e a emergência da artéria meníngea média no forame espinhoso. Os dois primeiros são importantes pontos de referência para se encontrar o gânglio geniculado e o nervo facial, e a última marca o limite anterior da elevação/descolamento da dura-máter. A eminência arqueada representa a projeção do canal semicircular superior (CSCS) e muitas vezes o lúmen deste canal pode ser visto por transparência do fino osso cortical desta região. Outras vezes se faz necessária a brocagem deste osso, com broca diamantada, para a visualização da luz, comumente conhecida como *blue line*.

É interessante identificá-la, pois a sua direção é útil na determinação do local a ser brocado para descomprimir o segmento labiríntico do nervo. Este se situa grosseiramente na bissetriz do ângulo formado entre a *blue line*

do CSCS e o NPSM. Uma outra maneira, talvez com menor risco para trauma mecânico para a orelha interna, é ter o NPSM bem identificado e, traçando-se uma linha em um ângulo de 60° posteriormente, identificar a posição do teto do canal auditivo interno (CAI). Com o fundo do CAI (porção lateral) exposta, podemos prosseguir anterior e lateralmente, até a identificação do segmento labiríntico. Uma terceira maneira de se proceder à identificação do nervo facial tendo o NPSM como reparo, é esqueletizar, com broca diamantada, o osso cortical imediatamente atrás da extremidade posterior do NPSM, e, deste modo, identificar e descomprimir primeiro o gânglio geniculado. A partir dele, dirigindo-se medialmente a brocagem, podemos expor o segmento labiríntico.

De qualquer maneira, é importante guardarmos uma imagem tridimensional desta área, com o segmento labiríntico do facial caminhando medialmente a partir do gânglio geniculado, imediatamente acima e posterior à cóclea e imediatamente acima e anterior ao vestíbulo e à ampola do CSCS. Além do conhecimento anatômico, o cirurgião deve realizar este procedimento com um bom aumento do microscópio e com uma broca de diamante com, no máximo, 1 mm de diâmetro. A descompressão estará completa quando o gânglio geniculado estiver identificado e, a partir deste, pudermos acompanhar o segmento labiríntico até o fundo do conduto auditivo interno, onde se inicia o canal de Falópio. Não parece ser necessária, neste caso, a abertura da bainha do nervo.

Assim como para a descompressão transmastóidea, os passos da cirurgia pela fossa média podem ser acompanhados em dissecção de peça anatômica em vídeo anexo.

REFERÊNCIAS BIBLIOGRÁFICAS

1. Peitersen E. The natural history of Bell's palsy. The Am J Otol. 1982;4(2):107-111.
2. Yoo MC, Park DC, Byun JY, Yeo SG. Association between Initial Severity of Facial Weakness and Outcomes of Bell's Palsy. J Clin Med. 2021;10(17):3914.
3. Fieux M, et al. French Society of ENT (SFORL) guidelines. Management of acute Bell'spalsy. Eur Annals of Otorhinolaryngol Head Neck Dis. 2020;137:483-488.

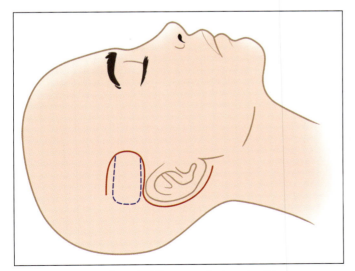

Fig. 12-2. Em vermelho, a incisão retroauricular estendida para expor a fossa média. Em pontilhado, a incisão músculo-periosteal.

4. Portmann M, et al. The prognostic value of the stapedius reflex in peripheral facial palsy. Ear Nose Throat J. 1990;69(10):696-7.

5. Fisch U, Esslen E. Total intratemporal exposure of the facial nerve. Pathologic findings in bell's palsy. Arch Otolaryngol. 1972;95:335-341.

6. Escalante DA, et al. Determining the Prognosis of Bell's Palsy Based on Severity at Presentation and Electroneuronography. Otolaryngol Head Neck Surg. 2021:1945998211004169.

7. Baugh RF, et al. Clinical Practice Guideline: Bell's Palsy Executive Summary. Otolaryngol Head Neck Surg. 2013;149(5):656-63.

8. Mechelse K, Goor G, Huizing EH, et al. Bell's palsy: prognostic criteria andevaluation of surgical decompression. Lancet. 1971;2(7715):57-9.

9. Li Y, Sheng Y, Feng GD, et al. Delayed surgicalmanagement is not effective for severe Bell's palsy aFertwo months of onset. International Journal of Neuroscience. 2016;126(11):989-95.

PETROSECTOMIA E LABIRINTECTOMIA

CAPÍTULO 13

Rogerio Hamerschmidt ▪ Gustavo Rossoni Carnelli
Rubens de Brito ▪ Vanessa Mazanek Santos

INTRODUÇÃO

Neste capítulo abordaremos duas técnicas cirúrgicas muito bem estruturadas e que apresentam indicações tanto quando realizadas inteiramente a um propósito específico quanto quando realizadas como parte (ou início) de um acesso mais amplo à base lateral do crânio.

PETROSECTOMIAS

História

Ao longo do último século, a evolução dos procedimentos para acesso a porção petrosa do osso temporal se desenvolveu a partir da ausência de antibióticos para tratamento das infecções nesta topografia. Desde a descrição das apicites petrosas por Gradenigo em 1904, várias foram as propostas cirúrgicas aventadas. Em 1930, Almour e Kopetsky descrevem uma mastoidectomia com remoção das células infectadas até o ápice petroso. Seguido por Ramadier, em 1933, que descreveu a apicectomia petrosa radical e Lempert, em 1937, que descreveu a mastoidotimpanoapicectomia, que é considerada a cirurgia clássica para exenteração do ápice petroso anterior. Além de Fisch e Mattox que descreveram a petrosectomia subtotal em combinação com a remoção da cápsula ótica para obter a exposição total do ápice petroso.

Definição

Por nomenclatura, define-se como a exérese do osso temporal pode ser realizada de forma completa (petrosectomia total) ou parcial (petrosectomia subtotal). Embora denominações outras existam, e foram amplamente utilizadas no passado, hoje as técnicas utilizadas compreendem-se nestes dois termos.

Petrosectomia Subtotal

Exérese do osso temporal no nível do anel timpânico, compreendendo portanto, todo osso timpânico, mastóideo e escamoso laterais a esta estrutura. Inclui-se a própria membrana timpânica e o martelo. Segue-se a obliteração da cavidade e a oclusão do meato acústico externo.

Está indicada nos carcinomas do osso temporal laterais ao anel timpânico, tumores malignos e benignos sem invasão do osso petroso, colesteatomas gigantes adquiridos ou congênitos e como acesso à estruturas da orelha média (capsula ótica, nervo facial, artéria carótida interna.) em situações específicas.

Também é considerada parte dos mais importantes acessos à base lateral do crânio, como os infratemporais e transcocleares (Fig. 13-1).

Petrosectomia Total

Antes chamada de temporalectomia, a petrosectomia total define-se pela inclusão do ápice petroso na exérese cirúrgica. Esta exérese pode ser completa, quando se inclui o nervo facial, a artéria carótida interna e o forame jugular ou parcial, onde apenas a cápsula ótica é englobada na ressecção conjuntamente com todo conteúdo aerado do ápice petroso.

É indicada nos tumores malignos do osso temporal mediais ao anel timpânico, grandes colesteatomas de ápice petroso, tumores benignos ou mistos (shwannomnas, meningiomas, cordomas, condrossarcomas etc.) que envolvam esta região, e metástases no osso temporal.

Também é parte de acessos cirúrgicos à base lateral do crânio que necessitem da exposição da cisterna pré-pontina e fossa cerebral posterior. Inclui sempre a obliteração da cavidade e do meato acústico externo (Fig. 13-2)

Técnica Cirúrgica

Uma incisão retroauricular com retalho de Palva anterior. Identificação da espinha de Henle. Mastoidectomia com esqueletização do *tegmen* da fossa média, seio sigmoide e os canais semicirculares, com exenteração total das células até a ponta da mastoide, que pode ser removida também na dependência de cada cirurgião. Identificação e remoção da bigorna.

A pele do conduto auditivo externo é elevada anteriormente da parede posterior do canal cerca de 180 graus até o ânulo, com transecção da pele com uma lâmina 15. A membrana timpânica, o martelo e a pele do canal medial são removidos. O nervo facial é identificado após derrubada da parede óssea posterior do conduto auditivo externo. Oclusão da tuba auditiva com cera de osso e músculo.

Faz-se a eversão da pele do canal auditivo para oclusão em fundo cego. Começando inferior e medial, é identificada a cartilagem tragal. A pele do canal anterior é liberada da cartilagem tragal. Suturas com *vicryl* 4-0 são usadas para everter a pele e o conduto fechado em 2 ou 3 planos, usando a cartilagem também para reforçar a oclusão.

É realizada a obliteração da cavidade mastoide com retalhos musculares ou gordura abdominal, ou ambos.

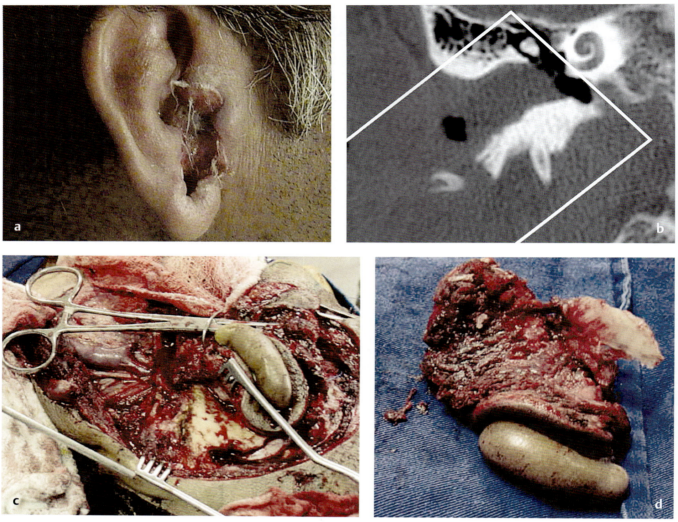

Fig. 13-1. (a) Carcinoma acometendo o osso temporal lateral ao anel timpânico. (c) Ressecção lateral ou subtotal. (d) Peça em bloco.

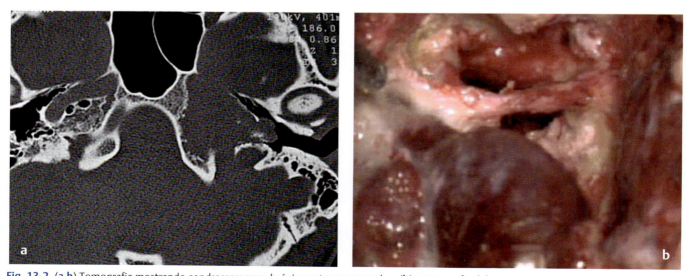

Fig. 13-2. (a,b) Tomografia mostrando condrossarcoma de ápice petroso esquerdo e (b) estrutura final de petrosectomia total esquerda com manutenção de nervo facial e carótida interna.

LABIRINTECTOMIAS

História

Pode ser dividida em três períodos: 1) A era mortal (1898-1930); 2) a era evolutiva (1931-1959); e 3) a era microcirúrgica (a partir de 1960) (Jackler e Whinney 2001). Ao longo de todo esse período várias foram as técnicas cirúrgicas descritas, com destaque para Lempert em 1948, que descreveu a remoção do estribo e a perfuração da janela redonda para tratamento da doença de Ménière; para Schuknecht em 1956 e por Cawthorne em 1957; bem como para Armstrong e Ariagno em 1959 e 1964, respectivamente, todos os quais com descrição da remoção completa dos órgãos vestibulares terminais para melhora da vestibulopatia.

As labirintectomias são utilizadas tanto para tratamento das vertigens refratárias ao tratamento clínico, como são parte de acessos cirúrgicos, perfazendo uma das etapas cirúrgicas dos acessos e transcocleares.

Definição

A labirintectomia é remoção cirúrgica do labirinto posterior, feita para disfunção vestibular pertinaz quando já existe perda auditiva severa, independente da etiologia da instabilidade vestibular. Pode ser classificada em: transcanal – quando realizada pelos condutos auditivos, com retirada dos ossículos; e transmastoide – quando realizada através da porção mastóidea do osso temporal.

A labirintectomia proporciona o controle dos sintomas vertiginosos pela excisão completa do neuroepitélio vestibular dos três canais semicirculares, do utrículo e do sáculo, evitando assim a sinalização vestibular aberrante. É extremamente eficaz no tratamento da disfunção do labirinto doente, uma vez que cessam os estímulos alterados e se permite a compensação central do equilíbrio (Fig. 13-3).

Técnica Cirúrgica

Labirintectomia Transcanal

Após a confecção de um longo retalho timpanomeatal centrado sobre o quadrante posterossuperior da membrana timpânica, o *scutum* pode precisar ser curadetado para visualizar completamente o nicho da janela redonda. A articulação incudoestapedial é então separada, o tendão estapedial é seccionado, a bigorna é removida e o estribo junto com a platina é também removido.

A remoção do promontório entre as janelas ovais e redondas permite uma visualização adequada do vestíbulo. Um gancho de ângulo reto de 4 mm é então estendido superiormente medial ao nervo facial para extirpar suavemente o neuroepitélio utricular do recesso elíptico. O gancho é então usado para palpar e extirpar a ampola dos canais semicirculares superiores e laterais.

Sucção suave é usada para remover o sáculo do recesso esférico tomando cuidado para não traumatizar a parede medial do vestíbulo e causar um vazamento de fluido cefalorraquidiano do conduto auditivo interno. O gancho de ângulo reto pode então ser usado medialmente ao nervo facial vertical para palpar e extirpar a ampola do canal semicircular posterior. Alternativamente, a perfuração do osso posterior

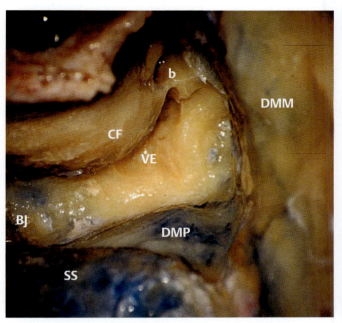

Fig. 13-3. Vestíbulo (VE) aberto pós-labirintectomia. DMM: dura-máter fossa média), CF: canal de Falópio, b: bigorna, DMP: dura-máter fossa posterior, BJ: bulbo Jugular, SS: seio sigmoide. (Acervo dos autores.)

à janela redonda pode identificar o nervo singular que pode ser posteriormente seccionado. Uma vez concluído o procedimento, a orelha média é ocluída com esponja absorvível embebida em gentamicina para completar quimicamente a labirintectomia.

Labirintectomia Transmastóidea

Começa com uma mastoidectomia completa. A exposição é obtida através de uma incisão curvilínea retroauricular, elevando-se de retalhos anteriores e posteriores no nível da fáscia temporal superficial, e uma incisão em forma de T através do periósteo com o topo do T na linha temporal e o segmento vertical estendendo-se em direção à ponta mastoide. Um retalho subperiosteal anterior é elevado em direção ao canal auditivo até que a borda do canal ósseo tenha sido atingida, e a espinha de Henle identificada.

Um retalho subperiosteal posterior é elevado para permitir a exposição adequada do córtex mastoide e a colocação de um afastador autostático. Em seguida, é realizada uma mastoidectomia completa, identificando o *tegmen* mastóideo superiormente, o seio sigmoide posteriormente, e afinando o conduto auditivo externo ósseo anteriormente. Medialmente, o canal semicircular lateral e o antro são identificados. Neste ponto, o procedimento de labirintectomia começa. Usando uma broca diamantada de 3 mm, as células ao redor da cápsula ótica dos canais semicirculares são removidas. Estas incluem células laterais ao canal semicircular superior e estendendo-se para a área subarcuada, bem como células de ar posteriores ao canal semicircular posterior e estendendo-se superiormente para a cruz comum. Uma vez identificados os canais semicirculares, o labirinto é aberto inicialmente na cúpula do canal semicircular lateral.

É preciso tomar cuidado para entrar no canal semicircular lateral de forma superior e evitar perfurar a borda inferior do lúmen, a fim de minimizar a chance de lesão no nervo facial. O canal semicircular lateral é seguido posteriormente em direção à cúpula do canal posterior. Cuidado para evitar perfurar inferiormente a borda inferior do lúmen do canal posterior a fim de evitar possíveis lesões ao bulbo da jugular. Além disso, a ampola do canal posterior é medial ao nervo facial.

O canal posterior é então seguido superiormente para a cruz comum, e a borda posterior do canal superior é identificada. Cuidado para permanecer inferiormente à borda superior do lúmen para evitar lesão do *tegmen*. Note que perfurar o canal superior normalmente resulta em algum sangramento da artéria subarcuada que pode ser interrompido com cera óssea ou cautério bipolar. O canal superior é seguido anteriormente até sua ampola. A perfuração continua profundamente até o canal lateral entre a ampola deste e o canal posterior para entrar amplamente no vestíbulo. Sucção e um gancho são usados para raspar suavemente todos os elementos neuroepiteliais do vestíbulo, bem como todas as três ampolas. Gelfoam encharcado com gentamicina pode ser usado para embalar o vestíbulo e a ampola com base na preferência do cirurgião para completar a labirintectomia química.

BIBLIOGRAFIA

Jackler R. Ear Surgery Illustrated. Editora Thieme. 2019.

Tratado de Otologia. Ricardo Ferreira Bento, Editora Atheneu. 2013.

Tratado de Otorrinolaringologia e Cirurgia Cérvicofacial da ABORL-CCF. Editora Elsevier. 2017.

Parte II   Rinologia e Estética da Face

CIRURGIA DAS CONCHAS NASAIS – TURBINECTOMIA INFERIOR PARCIAL/ TURBINOPLASTIA/CIRURGIA DA CONCHA MÉDIA

CAPÍTULO 14

Thiago Freire Pinto Bezerra ▪ Marcelo Junqueira Leite
Edwin Tamashiro ▪ Wilma Terezinha Anselmo Lima

INTRODUÇÃO

Há muitos anos o tratamento cirúrgico do aumento das conchas nasais tem sido realizado. Freer em 1911 relatava que esse procedimento já era realizado com sucesso há muitos anos.[1]

A obstrução nasal crônica tem sido uma das queixas nasais mais comuns recebidas em nossos consultórios. É um sintoma bastante prevalente, que pode acometer pessoas de todas as idades e raças. Apresenta morbidade e alteração na qualidade de vida (NOSE) habitualmente proporcional à intensidade e relacionada com a causa da obstrução nasal como, por exemplo, deformidades septais ou nasais (talvez não seja necessário) e hipertrofia das conchas nasais secundárias às rinites (alérgica, vasomotora e infecciosa).[2,3] Bambirra *et al.*[2] tiveram relato de obstrução nasal bilateral em 92,86% dos casos e só encontraram hipertrofia bilateral das conchas nasais inferiores em 72,42% dos pacientes, mostrando a importância do desvio septal na origem deste sintoma. Outra causa de obstrução que não deve ser negligenciada é a hipertrofia da porção caudal da concha nasal inferior, que pode resultar na obstrução nasal na região da coana. Estes dados confirmam, assim, a origem multifatorial do ponto de vista anatômico da obstrução nasal.

Fundamental lembrar que a história clínica bem-feita complementada pela rinoscopia anterior, nasofibroscopia e, quando necessário, exames de imagem, torna-se fundamental para o diagnóstico correto, afastando tumores benignos ou malignos, ou ainda outras condições principais tanto uni quanto bilaterais. Diferentes tratamentos medicamentosos, local(ais) ou sistêmico(s) (descongestionantes orais e tópicos, corticosteroides orais para crises agudas e anti-histamínicos orais e tópicos, corticosteroides tópicos, para crises crônicas) têm sido propostos, nem sempre com resultados satisfatórios. Apesar das descobertas nos campos da rinologia, farmacologia e imunologia, o manuseio da obstrução nasal crônica representa ainda um desafio.[2-4] Parte desses pacientes não se beneficiam desses tratamentos e apresentam uma condição crônica, refratária, com um impacto extremamente negativo na qualidade de vida diária, independente da idade, interferindo na qualidade do sono e na produtividade.

TRATAMENTO CIRÚRGICO

Quando o bloqueio nasal causado pela hipertrofia da mucosa nasal das conchas é persistente e não responsivo ao tratamento medicamentoso, é necessária a redução parcial cirúrgica da concha nasal inferior.

Diferentes técnicas têm sido usadas para aumentar a passagem das vias aéreas nasais e aliviar a respiração nasal.[4-7] No geral, as técnicas cirúrgicas são classificadas em dois tipos, a que preserva a mucosa e a que não preserva a mucosa da parte medial da concha nasal inferior (Quadro 14-1).[3]

ANATOMIA E HISTOLOGIA DA CONCHA NASAL INFERIOR

A concha nasal inferior estende-se horizontalmente ao longo da parede nasal lateral e consiste em, do exterior para o interior, mucosa, tecido mole erétil, mucoperiósteo e o osso da concha nasal inferior. Este osso é isolado, irregular e intercalado com fissuras dos vasos sanguíneos e coberto pelo mucoperiósteo.[3] A borda inferior é livre e a borda superior articulada aos ossos maxilar, palatino, etmoide e saco lacrimal. Ele está localizado na parte inferior das fossas nasais e estendende-se da abertura piriforme, anteriormente, à coana, posteriormente (Fig. 14-1). A concha nasal inferior é expansível devido à presença do plexo cavernoso submucoso, especialmente bem desenvolvido em sua parte anterior. Anatomicamente é a maior concha nasal e junto com a válvula nasal responde por 70% da resistência nasal. É a principal via de drenagem venosa da parede externa, tendo um significado funcional importante. A irrigação é pela artéria da concha inferior (ACI), um ramo da artéria nasal lateral posterior. Ela entra na concha inferior em sua extremidade posterossuperior, onde se divide em dois ou três ramos e percorre a concha inferior em um canal ósseo envolto por um revestimento fascial ligando a ATI e o canal. Esta relação é a principal razão

Quadro 14-1. Técnicas cirúrgicas para redução da concha nasal inferior[3]

Não preservando a mucosa	Preservando a mucosa
▪ Turbinectomia parcial ou total convencional	▪ Turbinoplastia convencional
▪ Turbinectomia com eletrocautério	▪ Turbinoplastia com microdebridador
▪ Turbinectomia a *laser*	▪ Turbinoplastia com Coblation
▪ Crioturbinectomia	▪ Turbinoplastia com radiofrequência
	▪ Turbinoplastia com ultrassom

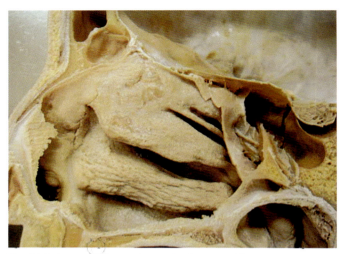

Fig. 14-1. Anatomia da concha nasal inferior e média.

plicar as mudanças fisiológicas imediatas que ocorrem neste tecido e fornecer assistência na correta interpretação de biópsias de esfregaços da mucosa nasal respiratória humana (Fig. 14-2). Esse modelo não é estático, mas dinâmico, mudando de pessoa para pessoa e dentro da mesma pessoa dependendo das condições ambientais. Muitas células foram encontradas nesse e em outros estudos: células ciliadas colunares, células não ciliadas, células caliciformes, células cuboidais, células globosas (componentes normais do sistema da mucosa nasal que esfolia do epitélio cuboidal) e com menos frequência, células escamosas, que também são um componente normal dos esfregaços nasais do ser humano.[10-12] O achado deste epitélio, o escamoso, em biópsias ou observações citológicas não podem ser consideradas patológico *a priori*.

Esses fatos demonstram a dificuldade em estabelecer uma linha nítida entre achados normais e patológicos. Em nossas descobertas, o epitélio não ciliado foi mais frequente, mas foi o cuboidal com microvilosidades na superfície luminal e por um amplo espaço intercelular entre as células. A presença de tal epitélio em pessoas normais pode explicar o transporte rápido de fluidos e células da lâmina própria para a superfície da mucosa e vice-versa.[9] De acordo com Petruson *et al.*, microvilosidades de cílios e células não ciliadas também são importantes para a regulação da hidratação do muco.[13,14]

respiratório. Este conceito persistiu apesar do fato de que muitos outros estudos demonstraram microscopicamente a presença de outros tipos epiteliais, como estratificado escamoso, estratificado colunar e formas intermediárias em mucosa nasal normal.[3,9] A presença exclusiva de epitélio respiratório na mucosa nasal humana não explica a presença de células não relacionadas com este tipo epitelial observado em amostras citológicas de pacientes sem sintomas.

Esse epitélio colunar pseudoestratificado constituído por células fortemente unidas por complexos de junção não é adaptado para realizar o transporte rápido de células e fluidos entre a superfície epitelial e a lâmina própria, como ocorre na absorção de lágrimas e na secreção acentuadamente aumentada de proteínas plasmáticas observada em coriza súbita.[3] Através de um exame exaustivo de amostras representativas da mucosa das conchas nasais inferiores, Anselmo *et al.*[9] estudaram a histologia usando microscopia óptica, de varredura e de transmissão e propuseram um modelo estrutural para ex-

INDICAÇÕES DE CIRURGIA NAS CONCHAS NASAIS INFERIORES

A indicação cirúrgica da remoção de parte das conchas nasais inferiores, deve sempre ser criteriosa, principalmente em crianças. Quando o manejo conservador falha dentro do período de tratamento apropriado, o tratamento cirúrgico é indicado. Geralmente, o consenso para o momento da intervenção cirúrgica está após 3 meses de tratamento medicamentoso sem sucesso em resolver a obstrução nasal. É importante ressaltar que condições infecciosas associadas, como rinossinusites, devem ser descartadas e devidamente tratadas.

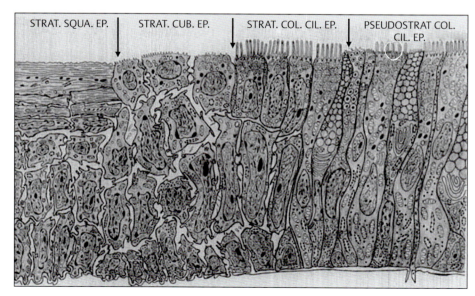

Fig. 14-2. Modelo estrutural cobrindo a mucosa da concha nasal inferior.

TÉCNICAS CIRÚRGICAS SEM PRESERVAÇÃO DA MUCOSA

Turbinectomia Parcial ou Total Convencional (Vídeo 14-1)

Essa foi uma das técnicas mais utilizadas e ultimamente tem sido substituída por outras mais novas e que apresentam menos complicações, principalmente, epistaxe e exigência de anestesia (geral) EV.

Segue o passo-a-passo da técnica:

A) Posicionamento na mucosa nasal de cotonoides embebidos em solução de adrenalina 1:80.000 por 10 min;
B) Infiltração da mucosa nasal das conchas inferiores com adrenalina 1:80.000 (procedimento nem sempre realizado por muitos cirurgiões);
C) Luxação medial do osso da concha nasal inferior com um elevador de Freer expondo melhor a superfície lateral da mucosa a ser retirada;
D) Com um marcador de concha nasal comprimir, marcando a parte a ser retirada desde a cabeça até a cauda da concha nasal;
E) Com uma tesoura angulada fazer a ressecção a frio da parte marcada sempre prestando atenção para não ressecar demais e preservar principalmente parte da cauda, irrigada por ramos mais calibrosos da artéria da concha nasal inferior, que pode apresentar sangramento de maior intensidade;
F) Sempre se preocupar em retirar o excesso da mucosa, mas também a parte óssea quando estiver hipertrofiada.

Com o eletrocautério monopolar em função *spray* em intensidade leve a moderada fazer a coagulação térmica de toda área cruenta e sangrante. Após a cauterização, alguns cirurgiões cobrem essa área com produtos hemostáticos, como o surgicel; ou mesmo simplesmente uma camada de creme cicatrizante, como a associação de acetato de clostebol com sulfato de neomicina, sem necessidade de tamponamento nasal.

O acompanhamento cuidadoso deve ser feito para evitar sangramento e aparecimento de crostas dificultando uma recuperação mais rápida.

Bambirra *et al.* em 1994[2] estudaram histologicamente pacientes submetidos a cirurgia das conchas nasais inferiores utilizando a técnica convencional. Concluíram que todos os epitélios correspondentes à fase pós-operatória se mostraram sem cílios e com sinais histológicos consistentes com o diagnóstico de processo atrófico; não foi observado processo atrófico clínico, como secura e formação de crostas, 1 ano após o ato cirúrgico; foram encontrados sinais histológicos de atrofia e ausência dos cílios nos epitélios do pós-operatório, mesmo sem evidência de atrofia clínica, após 1 ano da cirurgia; segundo eles, indicação criteriosa da turbinectomia deve ser feita e acompanhamento clínico dos pacientes turbinectomizados, para se detectar o aparecimento de sinais clínicos de atrofia a médio e longo prazos. Além de microinstrumentos frios, a turbinectomia também pode ser realizada por *laser*, eletrocauterização e criocirurgia.

Com o objetivo de comparar as quatro técnicas mais utilizadas na época para cirurgia das conchas nasais, Elwany & Harrison estudaram 80 pacientes avaliando dados clínicos, olfatometria e medida mucociliar nos pacientes no pós-operatório. Divididos em quatro grupos: turbinectomia parcial inferior convencional (TPIC), turbinoplastia inferior (TI), crioturbinectomia (CT) e turbinectomia a *laser* (TL). Em geral, a obstrução nasal foi o sintoma que respondeu mais favoravelmente à cirurgia associada à melhora da acuidade olfatória; os resultados da TIPC e TL foram superiores aos outros dois procedimentos. Nenhum dos quatro procedimentos retornou à taxa de depuração do *clearance* mucociliar ao normal, nem qualquer um deles efetivamente diminuiu a drenagem nasal.

TIPC apresentou bons resultados funcionais em 75% dos casos. As principais complicações da cirurgia foram sangramento, mudanças atróficas no pós-operatório que ocorreram em 5% de casos. Outras desvantagens foram a permanência hospitalar relativamente longa (2 a 3 dias), a alta incidência de desconforto pós-operatório e dor de cabeça aparentemente devido ao tampão nasal. Os resultados da turbinoplastia inferior foram menores que aqueles de turbinectomia inferior parcial, embora compartilhe com ele as desvantagens de internações hospitalares relativamente longas, e altos escores de cefaleia pós-operatória. A cura pós-operatória, no entanto, foi visivelmente mais rápida. Os resultados da crioturbinectomia foram comparáveis aos da turbinoplastia inferior, mas inferiores aos resultados dos outros dois procedimentos. A cirurgia foi simples, bom custo-benefício, e sem risco de sangramento ou alterações atróficas no pós-operatório.[15]

Selkin em 1985,[16] foi um forte defensor da turbinectomia a *laser* e ficou impressionado com a diminuição do sangramento, ausência de dor no pós-operatório e cicatrização mais rápida. No entanto, requer instrumentação cara que pode não estar disponível em muitos centros médicos.[3] A única complicação encontrada foi a formação de sinéquias. Por este motivo é aconselhável evitar a vaporização da superfície medial da concha para além de seu terço anterior. Segundo os autores, cada um desses procedimentos, no entanto, tem seus méritos, limitações e perigos potenciais de que o cirurgião deve estar ciente antes de tomar sua decisão e sempre discutir com o paciente.

Pasali *et al.* em 2003[17] analisaram a eficácia a longo prazo de seis dessas técnicas cirúrgicas (turbinectomia, cautério a laser, eletrocautério, crioterapia, ressecção da submucosa e ressecção da submucosa com deslocamento lateral) ao longo de um período de acompanhamento de 6 anos; 382 pacientes foram divididos aleatoriamente em seis grupos terapêuticos e tratados cirurgicamente. Após 6 anos, apenas a ressecção da submucosa resultou na normalização ideal a longo prazo da permeabilidade nasal e na restauração da depuração mucociliar e produção de IgA secretora local a um nível fisiológico com poucas complicações pós-operatórias. A adição de deslocamento lateral da concha inferior melhorou os resultados em longo prazo. Recomendaram, apesar da maior habilidade cirúrgica necessária, a ressecção da submucosa associada ao deslocamento lateral como técnica de primeira escolha para o tratamento da obstrução nasal por hipertrofia das conchas nasais inferiores.

Em relação à técnica convencional, é importante deixar claro que a turbinectomia total só tem indicação em caso de tumores. Rinite atrófica e síndrome do nariz vazio foram reconhecidas como sequelas tardias deste procedimento. A síndrome do nariz vazio é uma doença caracterizada por obstrução nasal paradoxal na presença de uma cavidade nasal ampla e pérvia.[18] O ressecamento provocado pela alteração do turbilhonamento de ar também pode causar rinite atrófica com formação de crostas e obstrução nasal. Crosta pode se desenvolver devido ao rompimento da depuração mucociliar, e osso exposto.

Turbinectomia com Eletrocautério (Vídeo 14-2)

Esta técnica envolve a aplicação de corrente elétrica para cauterizar o tecido da concha nasal na superfície da mucosa ou em um plano submucoso. É a menos eficaz em melhorar a resistência das vias aéreas nasais e reduzir o volume da concha nasal, com taxas mais altas de crostas pós-operatórias e sinéquias nasais relatadas.[17] Quando realizado na submucosa, a quantidade de destruição do tecido é difícil de avaliar e há risco substancial de destruição do tecido a partir das temperaturas excessivas geradas, devido ao elevado requisito de potência e tensão.

Turbinectomia a *Laser*

É uma técnica cirúrgica indicada com menos frequência. Os *lasers* comumente usados para redução da concha inferior são os *lasers* de diodo e CO_2. Uma vantagem, seria poder ser realizada como procedimento ambulatorial sob anestesia local. As propriedades diferem entre os tipos de *laser* com base em sua aplicação de modo: de contato ou sem contato, emissão de onda pulsada ou contínua, comprimento de onda emitido, e potência de saída. O *laser* de diodo é a escolha preferida para redução da concha inferior pois fornece corte preciso com hemostasia adequada. Tem um comprimento de onda infravermelho com espectro de 805-980 nm, apto para cortar tecidos moles além de fornecer um efeito de coagulação quando a configuração está no modo de pulso e baixa potência, efeito de corte preciso com a capacidade de vaporizar mucosa, cartilagem ou osso, em modo contínuo e saída de alta energia.

Janda *et al.*,[19] fizeram uma revisão da literatura em 2.000 pacientes de 20 estudos com pacientes tratados com CO_2 (10.600 nm), diodo (805/810/940 nm), íon de argônio (488/514 nm), KTP (532 nm), Nd: YAG (1.064 nm) e Ho: YAG (2.080 nm) *laser*. Essa revisão evidenciou a heterogeneidade dos estudos. Os autores dos ensaios usaram diferentes parâmetros do *laser* (potência, energia) e modalidades de aplicação (contato, sem contato, intersticial, superficial). Para determinar os resultados a longo prazo, utilizaram rinomanometria anterior ativa, rinometria acústica, testes de função mucociliar, testes de alergia, bem como parâmetros subjetivos (questionário). Em alguns casos, as alterações morfológicas do tecido das conchas foram estudadas por microscopia de luz e eletrônica de varredura (MEV). Devido a coagulação e ablação dos tecidos moles minimamente invasivas e controláveis, quase nenhuma complicação ou sangramento foram observados durante a cirurgia ou no pós-operatório. Dependendo dos parâmetros escolhidos (potência, energia) e das modalidades de aplicação (contato, sem contato, superficial, intersticial), o tratamento a *laser* de conchas nasais inferiores hipertróficas alcançou resultados comparáveis ou melhores do que a maioria das técnicas convencionais para cirurgia de conchas como conchotomia, eletrocautério, crioterapia e cauterização química. Entretanto, os autores da revisão relataram

que os métodos operatórios mais invasivos (radicais), como turbinoplastia inferior, turbinectomia submucosa, fratura lateral, turbinectomia parcial e total, parecem ser mais eficazes do que a cirurgia a *laser* em longo prazo.

Um estudo foi realizado por Sroka *et al.*,[20] comparando o uso de Holmium YAG com *laser* de diodo a longo prazo. As técnicas mostraram melhora significativa na permeabilidade nasal ao longo de 6 meses e 3 anos de pós-operatório, com melhora subjetiva da respiração nasal descrita em 67,5% de pacientes após Holmium YAG *laser* e 74,4% após tratamento com *laser* de diodo. Ambos mostraram melhora significativa do fluxo nasal na rinomanometria, sem complicações imediatas, como sangramento ou dor.

Um ensaio clínico randomizado comparou o *laser* de diodo com a radiofrequência.[21] Os pacientes foram randomizados para terapia com diodo *laser* 940 nm em um grupo, e o outro foi submetido à terapia de radiofrequência. Uma redução significativa da obstrução nasal foi observada tanto para *laser* quanto para radiofrequência terapias após 3 meses. Não houve complicações maiores, mas significativo desconforto foi relatado no grupo de radiofrequência. Quando questionados sobre qual modalidade de tratamento os pacientes escolheriam novamente, 50% optou pelo tratamento por radiofrequência, 23% pelo tratamento a *laser* e 19% por ambos.

Prokopakis *et al.*,[22] compararam o uso de *laser* de CO_2 com radiofrequência e eletrocautério para avaliar seus resultados e efeito sobre a obstrução nasal por meio de métodos visuais subjetivos, escala analógica e rinomanometria objetiva. O estudo encontrou 86% dos pacientes no grupo de *laser* de CO_2 que relatou melhora subjetiva na obstrução nasal, mas sem estatística diferença entre os três grupos. Comprometimento de longo prazo do transporte mucociliar e uma manipulação mais desafiadora do dispositivo representam, para os autores, as principais desvantagens do laser de CO_2.

Crioturbinectomia

A crioterapia é um procedimento minimamente invasivo que usa óxido nitroso ou nitrogênio líquido como agente de resfriamento e induz necrose pelo congelamento da concha nasal.[4] Funciona pela indução de cicatrizes e destruição direta da mucosa e do tecido erétil submucoso. Os resultados gerais de curto prazo são satisfatórios, mas o benefício geralmente não é sustentável.[4] A quantidade de redução de volume é difícil de prever e, em comparação com os outros métodos, tem resultados desanimadores a longo prazo. A criocirurgia tem sido abandonada gradualmente devido a disponibilidade de novas técnicas que possibilitam melhores resultados.

TÉCNICAS CIRÚRGICAS PRESERVANDO A MUCOSA

Turbinoplastia Convencional (Vídeo 14-3)

A) Sob visualização direta, com espéculo nasal ou endoscópio de 0 grau, injetar na concha inferior lidocaína a 1% com epinefrina 1:200.000;
B) Usando um bisturi faça uma incisão imediatamente posterior à junção mucocutânea da concha nasal inferior;
C) Separar o tecido submucoso do osso da concha nasal inferior por dissecção subperiosteal com um elevador de Freer ou um dissector de Cottle;

CAPÍTULO 14 ▪ CIRURGIA DAS CONCHAS NASAIS – TURBINECTOMIA INFERIOR PARCIAL/TURBINOPLASTIA/CIRURGIA... 115

D) Remover **todo** o osso da concha inferior nitidamente com um instrumento de corte, como a tesoura de concha nasal inferior, ou mesmo um *backlesley*;

E) Os retalhos podem ser ressecados parcialmente, se necessário, para diminuir a altura da concha nasal inferior;

F) Reposicionar inferiormente o retalho da mucosa e coloque um tampão, se necessário, para manter o retalho no lugar.

Turbinoplastia com Microdebridador

A) Sob visualização direta, com espéculo nasal ou endoscópio de 0 grau, injetar na concha inferior lidocaína a 1% com epinefrina 1:200.000;

B) Separar o tecido submucoso do osso da concha nasal inferior por dissecção subperiosteal com um elevador de Freer ou um Cottle ou porção elevadora do dispositivo microdebridador;

C) Insirir a lâmina do microdebridador na bolsa de tecido mole e encoste a lâmina com o tecido mole em uma direção circular, permitindo que direcione a face ativa da lâmina do microdebridador para longe do osso conchal. Uma velocidade de oscilação lenta facilita a ressecção controlada do tecido submucoso sem lesar a mucosa sobrejacente;

D) Separar o tecido submucoso do osso da concha nasal inferior por dissecção subperiosteal com um elevador de Freer ou um dissector de Cottle;

E) Remover **todo** o osso da concha inferior nitidamente com um instrumento de corte, como a tesoura de concha inferior, ou mesmo um *backlesley*;

F) Os retalhos podem ser ressecados parcialmente, se necessário, para diminuir a altura da concha nasal;

G) Reposicionar inferiormente o retalho da mucosa e coloque um tampão, se necessário, para manter o retalho no lugar.

O uso da técnica isolada de turbinoplastia com microdebridador tem eficácia similar a radiofrequência para a concha nasal inferior e o seu uso associado a ressecção submucosa do osso parece ser mais eficaz a longo prazo.[23]

Turbinoplastia com Coblation

A turbinectomia com Coblation foi desenvolvida para permitir a ablação a frio das conchas nasais inferiores em consultório, de forma rápida (leva apenas um total de 20 a 30 segundos), sob anestesia local, com cuidados pós-operatórios mínimos, preservação da arquitetura mucosa e glandular da concha nasal e, a princípio, clinicamente eficaz. A coblação (do inglês *cold ablation*, abreviação de ablação a frio) usa um campo de plasma criado por corrente de radiofrequência gerado entre eletrodos bipolares para ablação de partes moles, cuja lesão térmica dos tecidos vaporizado permanece mesmo após a remoção da ponteira. Também resulta em atenuação e contratura adicionais dos tecidos moles que progridem com tempo. É apropriada apenas para diminuir o volume do tecido submucoso, mas não é apropriado para pacientes com hipertrofia óssea da concha nasal.[24]

Uma desvantagem da técnica de coblação é que os pacientes ocasionalmente sentem o efeito térmico durante reduções mais profundas ou mais posteriores das conchas, atenuado com anestesia na abertura piriforme.[24]

O grande entusiasmo no início advindo dos estudos, apresentaram reduções significativas dos sintomas obstrutivos e sintomas nasossinusais gerais, após 3 meses, foi substituído pela necessidade de avaliar melhor a longo prazo os resultados dessa cirurgia. Lee *et al.*, por exemplo, observaram que a turbinoplastia parcial assistida por microdebridador foi mais eficaz e satisfatória no alívio a longo prazo da obstrução nasal e redução do volume da mucosa da cabeça anterior a concha nasal inferior do que a turbinoplastia com Coblation.[25]

Contudo, entre as crianças, apresenta a vantagem de promover um pós-operatório mais confortável, quando a turbinoplastia é indicada. Atualmente, tem sido a técnica de escolha em 47% das crianças conforme levantamento recente entre otorrinolaringologistas pediátricos. Yilmaz *et al.* mostrou que a resposta a um teste com vasoconstritor tópico pode predizer a longo prazo eficácia do RVTR em pacientes pediátricos.[26]

A) Sob visualização direta, com espéculo nasal ou endoscópio de 0 grau, posicionar um cotonoide com lidocaína a 1% com epinefrina 1:200.000, horizontalmente, sobre toda a extensão da concha nasal inferior, lembrar de que ele esteja posicionado posteriormente sobre a região do forâmen esfenopalatino;

B) Em geral, o dispositivo é inserido na superfície anterior da concha e são feitas múltiplas passagens enquanto o dispositivo é ativado;

C) A ponta do dispositivo deve permanecer o mais baixo possível abaixo da superfície para evitar lesões na mucosa, mas com cuidado para evitar o contato prolongado com o osso e gerar osteíte.

Turbinoplastia com Radiofrequência

É uma opção cirúrgica que se posiciona como minimamente invasiva para reduzir o volume tecidual da concha nasal de maneira precisa e direcionada. O princípio dessa técnica é o uso de correntes elétricas na faixa de ondas de radiofrequência para produzir calor ao redor do eletrodo, resultando em fibrose e redução do tecido submucoso da concha nasal. O objetivo é que o instrumento seja preciso para resultar em apoptose celular de tecido indesejado e redundante, e poupe o tecido mucoso próximo de efeitos indesejáveis. Sugere-se que apesar da eficácia a longo prazo ser idêntica, embora a ablação monopolar esteja associada a menos dor e melhora precoce dos sintomas do que a bipolar. A ideia seria que a redução de conchas ao usar energia de radiofrequência de baixa potência proporcionaria um procedimento relativamente rápido e indolor para a coagulação do tecido; contudo os resultados a longo prazo não são tão duradouros. Ercan *et al.* evidenciaram em um ensaio clínico que seria eficaz como a ressecção submucosa, contudo esta resultaria em maior redução no volume das conchas, nos sintomas de obstrução nasal, melhora no pico de fluxo inspiratório nasal e melhores resultados cirúrgicos, com um custo bem menor.[27]

De Corso *et al.* acompanhando pacientes por até 60 meses evidenciaram no pós-operatório melhora significativa da congestão nasal, obstrução nasal e respiração bucal; contudo após 36 meses observa-se uma tendência de piora dos sintomas e da satisfação global dos pacientes com aumento progressivo da taxa de recorrências que foram significativamente maiores nos pacientes alérgicos do que nos não alérgicos (p < 0,05).[28]

Os passos da técnica são similares da turbinoplastia com coblation.

Turbinoplastia com Ultrassom

- Sob visualização direta, com espéculo nasal ou endoscópio de 0 grau, posicionar um cotonoide com lidocaína a 1% com epinefrina 1:200.000, horizontalmente, sobre toda a extensão da concha nasal inferior, lembrar de que ele esteja posicionado posteriormente sobre a região do forâmen esfenopalatino.
- A sonda nasal ultrassônica de baixa frequência ativada deve ser introduzida por via submucosa, através do tecido aumentado da concha inferior, e avançada ao longo de sua extensão.
- Um movimento suave e lento da sonda, para frente e para trás, por 9 a 12 segundos. Um som "tipo sussurrante" pode servir como evidência do processo de desintegração ultrassônica submucosa.
- Após o término desse, a sonda nasal ainda ativada deve ser retirada de forma suave, lenta, com movimentos ondulantes, do tecido da concha nasal aumentada.
- Em caso de aumento extenso das conchas nasais, mais um ou dois túneis paralelos podem ser criados.
- Gindros *et al.* evidenciaram um resultado semelhante ao Coblation e superior a eletrocauterização após 6 meses.[29]

Qual é a Técnica Cirúrgica Ideal para a Redução Parcial da Concha Nasal Inferior Hipertrofiada?

Segundo Abdullah and Singh[2] mesmo que não haja um padrão ouro no tratamento da hipertrofia das conchas nasais, a revisão na prática mostra que a turbinoplastia com microdebridador tem se mostrado mais eficaz e segura. A revisão destacou que a turbinoplastia de ultrassom é o próximo método mais promissor e tem potencial para ser a técnica cirúrgica líder. Entretanto, há evidências recentes de que a tecnologia de radiofrequência, particularmente coblation, pode também oferecer benefícios correspondentes.[23,30] Ambos têm fortes evidências de ensaios clínicos e estudos para demonstrar a sua eficácia e segurança. Vale ressaltar que os resultados de uma pesquisa da American Society for Aesthetic Plastic Surgery, que inclui a prática de cirurgiões plásticos e otorrinolaringologistas, mostraram que 61,9% dos entrevistados preferem turbinoplastia convencional, 35,2% preferem a fratura da concha nasal inferior (como procedimento único), e apenas 8,6% dão a tecnologia de radiofrequência como sua estratégia de gestão cirúrgica preferida para hipertrofia das conchas.[24] Parece haver disparidade entre a prática clínica e evidências médicas.

Conclusões

Os principais objetivos da redução cirúrgica da hipertrofia das conchas inferiores são o alívio da obstrução nasal evitando complicações como sangramento, formação de crostas e excesso de dor. É indicado e pode ser o tratamento de escolha quando o bloqueio nasal é refratário a medicamentos. Embora não haja consenso sobre os métodos ideais, técnicas como a turbinoplastia com microdebridador e a tecnologia de radiofrequência parecem ter vantagem atualmente para alguns autores.[2] Vale ressaltar que uma abordagem criteriosa e cautelosa para a ressecção das conchas é necessária para prevenir complicações. Qual técnica executar pode, em última análise, depender da prática clínica, habilidade clínica e experiência dos cirurgiões.

CIRURGIA DAS CONCHAS NASAIS MÉDIAS

Anatomia da Concha Nasal Média

A concha média pode ser dividida em três segmentos. O terço anterior fixa-se verticalmente à base do crânio apenas lateral à lâmina cribriforme. O segmento do meio, ou lamela basal, gira lateralmente, fixando-se à lâmina papirácea e divide o seio etmoidal em um grupo de células anterior e posterior. O segmento posterior da concha nasal média é orientado horizontalmente e se insere no processo perpendicular do osso palatino. A porção superior da concha média é um importante limite para cirurgia e marca o limite medial do recesso frontal.[31]

Indicações de Cirurgia na Concha Nasal Média

Não há um consenso sobre os critérios para indicação cirúrgica da concha média, seja ela bolhosa ou não, e faltam estudos avaliando de forma mais objetiva e acompanhamento por um longo período comparando o procedimento cirúrgico da concha bolhosa. Normalmente, opta-se pela remoção parcial da concha média quando é necessário para um acesso completo aos seios paranasais no transoperatório da sinusectomia ou permitir um pós-operatório mais adequado.

TÉCNICA DE TURBINECTOMIA PARCIAL PARA CONCHA MÉDIA BOLHOSA (VÍDEO 14-4)

A) Após infiltração anestésica da região do *agger nasi* e da cabeça da concha média, aguardar 10 minutos com um cotonoide embebido em solução anestésica (lidocaína a 1% com epinefrina 1:200.000) na face média e lateral da concha, está dentro do meato médio (alguns cirurgiões não infiltram, apenas colocam os cotonoides);

B) Fazer uma incisão no meio da concha média verticalmente com uma lâmina de bisturi ou uma pinça de Cottle para confirmar e avaliar a extensão da pneumatização;

C) Completar esta incisão laterossuperiormente em sua inserção na região anterior próximo ao *agger nasi* com uma microtesoura de concha média;

D) Completar a incisão inferoposteriormente com microtesoura;

E) Luxar inferior e delicadamente a fixação posterior com uma pinça de Takahashi;

F) Remover a estrutura e fazemos hemostasia com cotonoide ou eletrocautério.

TÉCNICA DE TURBINECTOMIA PARCIAL PARA CONCHA MÉDIA NÃO BOLHOSA (VÍDEO 14-5)

Essa técnica (turbinectomia média parcial da porção anterior) tem sido muito utilizada pelo Prof. Edwin Tamashiro e sua equipe em Ribeirão Preto com bons resultados e sem risco de obstruir o meato médio no pós-operatório:

A) Após infiltração anestésica da região do *agger nasi* e da cabeça da concha média, aguardar 10 minutos com um cotonoide embebido em solução anestésica (lidocaína a 1% com epinefrina 1:200.000) na face média e lateral da concha, está dentro do meato médio (alguns cirurgiões não infiltram, apenas colocam os cotonoides);

B) Com pinça cortante, como o *backlesley* ou pinça de Takahashi remover a parte anterior e inferior da concha média até a extensão necessária posteriormente;

C) Busca-se não deixar osso exposto para diminuir a formação de crostas;

D) Concluir a hemostasia com contonoide ou eletrocautério.

REFERÊNCIAS BIBLIOGRÁFICAS

1. Freer, Ot. The Inferior Turbinate; its Longitudinal Resection for Chronic Intumescence. the Laryngoscope. 1911;21(12):1136-44.
2. Bambirra S, Anselmo-Lima WT, Colafêmina JF, Oliveira JAA. Avaliação clínica e histológica pré e pós-operatória na associação de turbinectomia com septoplastia. Implicações clínicas e aconselhamento genético. Rev Bras otorrinolaringol. 1994;60:195-211.
3. Abdullah B, Singh S. Surgical Interventions for Inferior Turbinate Hypertrophy: A Comprehensive Review of Current Techniques a Technologies.Int. J. Environ. Res. Public Health. 2021;18:3441.
4. Hamerschmidt R, Moreira ATR, Tenório SB, Timi JRR. Comparison of turbinoplasty surgery efficacy in patients with and without allergic rhinitis. Brazilian Journal of Otorhinolaryngology. 2016;82(2):131-139.
5. Lee KC, Cho JM, Kim SK, et al. The Efficacy of Coblator in Turbinoplasty. Arch. Craniofac. Surg. 2017;18:82-88.
6. Prokopakis EP, Koudounarakis EI, Velegrakis GA. Efficacy of inferior turbinoplasty with the use of CO (2) laser, radiofrequency, and electrocautery. Am. J. Rhinol. Allergy. 2014;28:269-272.
7. Matthias C. Surgery of the nasal septum and turbinates. GMS Curr. Top. Otorhinolaryngol. Head Neck Surg. 2007;6(10).
8. Al-Shouk AAAM, Tatar I. The blood supply of the inferior nasal concha (turbinate): A cadaveric anatomical study. Anat. Sci. Int. 2021:96:13-19.
9. Anselmo WT, Oliveira JAA, Valeri V, Gonçalves RP. Morphology of Human Nasal Mucosa on the Inferior Turbinate: A Structural Model. AmericanJournal of Rhinology. 1991;5:11-17.
10. Holopainen E. Nasal mucous membrane in atrophic rhinitis with reference to symptom free nasal mucosa. Acta Otolaryngo[Suppl]. 1967:1-227.
11. Mygind N, Bretlau P. Scanning electron microscopic studies of the human nasal mucosa in normal persons and in patients with perennial rhinitis. I: Cilia and microvilli. Acta Allergol. American Journal of Rhinology (Kbh). 1973;28:9-27.
12. Mygind N, Bretlau P. Scanning electron microscopic studies of the human nasal mucosa in patients with perennial rhinitis. II. Secretion. Acta Allergol (Kbh). 1974;29:261-280.
13. Petruson B, Hansson HA, Karlsson G. Structural and functional aspects of cells in the nasal mucociliary system. Arch Otolaryng. 1984;110:576-581.
14. Petruson B, Hansson HA. Function and structure of the nasal mucosa after 6 weeks' use of nose-drops. Acta Otolaryngol. 1982;94:563-569.
15. Elwany S, Harrison R. Inferior turbinectomy: Comparison of four techniques. J. Laryngol. Otol. 1990;104:206-209.
16. Selkin SG. Laser turbinectomy- as an adjunct to rhinoplasty. Archives of Otolaryngology. 1985;11:446-449.
17. Passali D, Passali FM, Damiani V, et al. Treatment of inferior turbinate hypertrophy: A randomized clinical trial. Ann. Otol. Rhinol. Laryngol. 2003;112:683-688.
18. Chhabra N, Houser SM. The diagnosis and management of empty nose syndrome. Otolaryngol. Clin. N. Am. 2009;42:311-330.
19. Janda P, Sroka R, Baumgartner R, et al. Laser treatment of hyperplastic inferior nasal turbinates: A review.Lasers Surg. Med. 2001;28:404-413.
20. Sroka R, Janda P, Killian T, et al. Comparison of long term results after Ho:YAG and diode laser treatment of hyperplastic inferior nasal turbinates. Lasers Surg. Med. 2007;39:324-331.
21. Kisser U, Stelter K, Gurkov R, et al. Diode laser versus radiofrequency treatment of the inferior turbinate—A randomized clinical trial. Rhinolary. 2014;52:424-430.
22. Prokopakis EP, Koudounarakis EI, Velegrakis GA. Efficacy of inferior turbinoplasty with the use of CO (2) laser, radiofrequency, and electrocautery. Am. J. Rhinol. Allergy. 2014;28:269-272.
23. Singh S, Ramli RR, Wan Mohammad Z, Abdullah B. Coblation versus microdebrider-assisted turbinoplasty for endoscopic inferior turbinates reduction. Auris Nasus Larynx. 2020;47:593-601.
24. Bhattacharyya N. Clinical effectiveness of coblation inferior turbinate reduction. Otolaryngology – Head and Neck Surgery. 2003;129(4):365-371.
25. Lee JY, Lee JD. Comparative study on the long-term effectiveness between coblation- and microdebrider-assisted partial turbinoplasty. Laryngoscope. 2006;116(5):729-34.
26. Yilmaz M, Kemaloğlu YK, Baysal E, Tutar H. Radiofrequency for inferior turbinate hypertrophy: could its long-term effect be predicted with a preoperative topical vasoconstrictor drop test? Am J Rhinol. 2006;20(1):32-35.
27. Ercan C, Imre A, Pinar E, et al. Comparison of submucosal resection and radiofrequency turbinate volume reduction for inferior turbinate hypertrophy: evaluation by magnetic resonance imaging. Indian J Otolaryngol Head Neck Surg. 2014;66(3):281-6.
28. De Corso E, Bastanza G, Di Donfrancesco V, et al. Radiofrequency volumetric inferior turbinate reduction: long-term clinical results. Acta Otorhinolaryngol Ital. 2016;36(3):199-205.
29. Gindros G, Kantas I, Balatsouras DG, et al. Comparison of ultrasound turbinate reduction, radiofrequency tissue ablation and submucosal cauterization in inferior turbinate hypertrophy. Eur Arch Otorhinolaryngol. 2010;267(11):1727-33.
30. Feldman EM, Koshy JC, Chike-Obi CJ, et al. Contemporary techniques in inferior turbinate reduction: Survey results of the American Society for Aesthetic Plastic Surgery. Aesthet Surg. J. 2010;30:672-679.
31. Ahmed EA, Hanci D, Üstün O, et al. Surgical techniques for the treatment of concha bullosa: A systematic review. Otolaryngol Open J. 2018;4(1):9-14.

SEPTOPLASTIA

CAPÍTULO 15

Maria Julia Abrão Issa ▪ Tatiana Regina Teles Abdo ▪ Samille Maria Vasconcelos Ribeiro

INTRODUÇÃO

O septo nasal é a estrutura osteocartilaginosa que divide a cavidade nasal em duas metades, orientando o fluxo aéreo e auxiliando o nariz em suas funções de aquecer, umidificar e filtrar o ar inspirado.[1] Os desvios do septo nasal são alterações anatômicas muito frequentes na população brasileira e, juntamente com a hipertrofia das conchas inferiores e insuficiências das válvulas nasais interna e externa, são responsáveis pela grande maioria das queixas de obstrução nasal dos nossos pacientes.[2] A alta prevalência dos desvios de septo obstrutivos faz da septoplastia uma das cirurgias mais realizadas pelo otorrinolaringologista. No entanto, a septoplastia pode ser necessária em diversas situações que não apenas para o tratamento da obstrução nasal e melhora da qualidade de vida, podendo ser associada a outras cirurgias endonasais.

As principais indicações de septoplastia são:

- Correção da obstrução nasal secundária a desvios do septo nasal;
- Obtenção de enxerto cartilaginoso e ósseo para rinoplastias e para fechamento de defeitos da base do crânio;
- Facilitar a acesso cirúrgico aos seios da face, rinofaringe e base do crânio, assim como melhorar a mobilidade do endoscópio e dos instrumentos em cirurgias nasossinusais;
- Facilitar o acesso aos pontos de sangramento em cirurgias para epistaxe.

Ao longo dos anos, inúmeras técnicas de septoplastia foram desenvolvidas. O avanço no conhecimento da anatomia e fisiologia nasal e a inclusão de novas tecnologias como a videoendoscopia facilitaram o aprendizado e tornaram as técnicas mais conservadoras e eficientes, com um menor índice de complicações. Atualmente, as abordagens mais utilizadas são o resultado da associação de técnicas clássicas já descritas, incluindo adaptações pessoais de cada cirurgião. Não existe uma única técnica que seja eficiente para tratar todos os tipos de desvios. O arsenal de técnicas de um cirurgião deve contemplar manobras para o tratamento adequado de diferentes tipos e localizações dos desvios septais, e da concomitância dos mesmos. A habilidade e a experiência do cirurgião irão direcionar a escolha da melhor técnica para cada paciente. O diagnóstico preciso e a indicação adequada são a chave determinante para a qualidade do resultado.[3]

Neste capítulo abordaremos técnicas cirúrgicas para a correção dos desvios anteriores e posteriores. As variações das técnicas associadas às cirurgias abertas/rinoplastias ou cirurgias da base do crânio não serão detalhadas neste capítulo.

ANATOMIA CIRÚRGICA

O septo nasal é uma estrutura extremamente importante tanto para a função como para a forma do nariz. O conhecimento de sua anatomia e das estruturas adjacentes é fundamental para o entendimento e o sucesso na realização da septoplastia.[3] Dividindo o nariz em duas cavidades, o septo nasal regula o fluxo de ar e proporciona suporte ao dorso e à ponta nasal. É a principal estrutura de suporte para o nariz externo. Possui componentes membranoso, cartilaginoso e ósseo.

O septo membranoso é descrito como um tecido fibrogorduroso que compõe a porção septal mais anterior. No entanto, hoje sabemos que essa porção equivale ao ligamento profundo de Pitanguy, que conecta o bordo caudal do septo cartilaginoso às cartilagens laterais inferiores. O bordo caudal do septo cartilaginoso ainda se conecta ao pé das *crura* mediais das cartilagens laterais inferiores através da porção caudal do ligamento intercrural.[4]

Posteriormente ao septo membranoso inicia-se a porção cartilaginosa, composta principalmente pela cartilagem quadrangular, mantendo relação com a lâmina perpendicular do etmoide superiormente, com o vômer posteriormente e com a crista maxilar e a espinha nasal anterior inferiormente. A cartilagem quadrangular é contínua, superiormente, às cartilagens laterais superiores, não havendo nenhum ligamento ou tecido conjuntivo conectando-as.[4]

O componente ósseo do septo inclui o vômer, a lâmina perpendicular do etmoide, a crista nasal (do osso maxilar e palatino) e a espinha nasal anterior, formada pela fusão medial dos processos palatinos dos maxilares.[5] A lâmina perpendicular do etmoide forma a porção mais superior do septo nasal, tendo relação com a base anterior do crânio e o rostro do esfenoide, já o vômer une-se inferiormente às cristas maxilares e palatinas.[6]

Área K (ou área de Keystone) é um termo usado para o local de encontro da cartilagem quadrangular, lâmina perpendicular do etmoide, cartilagens laterais superiores e ossos próprios do nariz. Desestabilizações dessa área podem comprometer a integridade do dorso nasal, causando deformidades como nariz em sela.[7] Outro ponto de sustentação nasal é a junção do septo caudal com a espinha nasal anterior. Tais locais do septo nasal, bem como o caminho que os une, englobam uma área em forma de L que confere sustentação

119

e forma ao dorso nasal cartilaginoso e à ponta, chamada de *L-strut*.

Participando do fluxo aéreo nasal, a região mais anterior do septo forma a porção medial das válvulas nasais interna e externa, pontos mais estreitos da via aérea superior, responsável por 40% da resistência do ar até a sua chegada aos alvéolos pulmonares. Diante disso, desvios septais localizados nessa região têm grande potencial de serem sintomáticos e desvios residuais mínimos podem ser responsáveis por insucessos cirúrgicos.[5]

Considerando a anatomia descrita, a função nasal será afetada de forma diferente a depender da área septal acometida pelo desvio. Assim sendo, utilizaremos a conhecida classificação de Cottle para subdividir o septo em regiões anatomofisiológicas (Fig. 15-1):

- *Área 1 – Vestíbulo nasal*: porção mais anterior do septo que está conectada à columela e forma a parede medial da válvula nasal externa (zona de resistência), estendendo-se da narina anterior à válvula nasal interna;
- *Área 2 – Válvula nasal*: porção do septo que compõe a parede medial da válvula nasal interna, em conjunto com o bordo caudal das cartilagens laterais superiores e cabeça das conchas inferiores;
- *Área 3 – Átrio*: correspondente ao teto da pirâmide nasal, atrás e acima da válvula nasal interna, sob os ossos próprios do nariz;
- *Área 4 – Conchas*: área da projeção da metade anterior das conchas nasais;
- *Área 5 – Coanas*: corresponde à região das metades posteriores das conchas nasais e das coanas.

Considerando os diferentes tipos de desvios septais e suas diversas localizações, variações das técnicas cirúrgicas podem ser empregadas. O cirurgião precisa ser capaz de manejar o septo nasal e posicioná-lo na linha média, preservando a estrutura nasal externa e a integridade da mucosa septal.

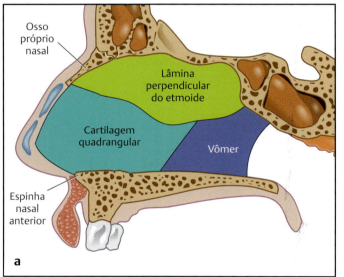
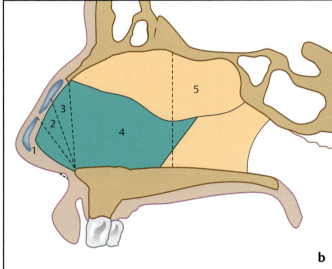
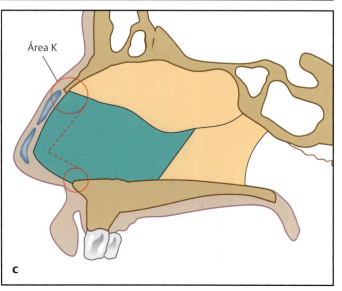

Fig. 15-1. (**a**) Anatomia do septo nasal. (**b**) Regiões do septo conforme classificação de Cottle. (**c**) Demarcação de *L-strut* e pontos de sustentação do nariz externo.

Para tal, a habilidade do cirurgião e o conhecimento das diversas técnicas possibilita uma abordagem diferente para cada paciente, de acordo com sua anatomia particular.

AVALIAÇÃO E CUIDADOS PRÉ-OPERATÓRIOS

A septoplastia isolada está indicada em casos de obstrução nasal secundária a desvios septais. No entanto, nem todo paciente com desvios septais cursam com obstrução nasal, o que equivale a dizer que desvio de septo nasal **não** é igual a septoplastia.[3]

Assim como nos demais procedimentos cirúrgicos nasais, a avaliação pré-operatória cuidadosa visa identificar as principais queixas do paciente, bem como seu impacto na qualidade de vida, buscando alinhar as expectativas, principalmente quando há associação com abordagens estéticas. Para tal, a mensuração de forma objetiva das queixas do paciente é fundamental, podendo ser usados vários questionários disponíveis como a escala NOSE (*Nose Obstruction Symptom Evaluation*).[7]

Na anamnese deve-se questionar sobre frequência, lateralidade, fatores de piora e melhora da obstrução nasal, história de trauma ou cirurgias nasais prévias, associação com sintomas alérgicos ou sinusais como cefaleia, hiposmia, cacosmia ou rinorreia. Atentar para o uso crônico de medicação nasal, como o uso abusivo de vasoconstritores tópicos, que devem ser suspensos idealmente 6 meses antes das abordagens cirúrgicas pelo risco de perfuração septal.[7] Identificar comorbidades e uso regular de medicamentos, principalmente anticoagulantes, para realizar as substituições ou suspensões necessárias.

O exame físico inicia-se com inspeção e palpação do nariz externo, para avaliar a sustentação e a integridade do dorso nasal, da ponta, da columela e do septo caudal, assim como deformidades estéticas pré-existentes. A avaliação dinâmica através da inspiração profunda e da realização de manobra de Cottle e Cottle modificada permitem diagnosticar insuficiências das válvulas nasais interna e externa.

A rinoscopia anterior com espéculo nasal é mandatória para avaliação das cavidades, idealmente complementada com endoscopia nasal flexível ou rígida, antes e após vasoconstrição tópica da mucosa. Alguns aspectos importantes a serem identificados são: a localização, grau e direção do desvio septal (ou seja, paralelo ou perpendicular ao plano do septo); presença de perfuração septal; grau de hipertrofia das conchas nasais; perviedade das coanas e associação com sinais de sinusopatia crônica ou polipose.[7]

Considerando os exames complementares de imagem, a tomografia computadorizada torna-se essencial por permitir o estudo adequado da área de desvio septal bem como suas relações e doenças da parede lateral associadas, como acometimentos sinusais, hipertrofia óssea das conchas inferiores e conchas médias bolhosas. A tomografia deve ficar disponível para consulta intraoperatória, devendo ser levada para a sala cirúrgica.

A avaliação completa pré-operatória permite um diagnóstico correto e a programação cirúrgica adequada com a escolha da melhor técnica para cada paciente, aumentando assim o sucesso cirúrgico.

Nos atendimentos pré-operatórios é importante também reforçar com o paciente a importância das consultas pós-operatórias com a realização dos curativos nasais muitas vezes com exames endoscópicos associados e assegurar a assinatura do termo de consentimento para a realização do procedimento específico. Outro cuidado necessário é a documentação fotográfica do paciente quando houver deformidade estética pré-existente ou possibilidade de alteração estética no procedimento cirúrgico proposto, como em desvios do septo caudal.

TÉCNICA CIRÚRGICA PASSO A PASSO

Iniciaremos com a descrição minuciosa da abordagem cirúrgica dos desvios do septo posterior (áreas III, IV e V de Cottle), que são os mais comuns. Em seguida, detalharemos algumas técnicas complementares para a abordagem do septo anterior de acordo com o tipo de desvio encontrado nesta região.

Instrumental Cirúrgico Básico

O instrumental cirúrgico adequado é de fundamental importância para a realização de qualquer procedimento. Listamos aqui os principais instrumentais cirúrgicos para a realização de uma septoplastia (Fig. 15-2):

- 4 cubas (degermante, soro, solução de vasoconstritor, solução de infiltração);
- Pinças de campo – Backhaus;
- Pinça para antissepsia;
- Espéculos nasais de Killian tamanhos 1, 2 e 3;
- Aspirador atraumático;
- Pinça baioneta;
- Cabo de bisturi para lâmina 15;
- Descolador de Cottle;
- Descolador de Freer;
- Bisturi de condrotomia;
- Pinça de Adson Brown sem dente;
- Pinça de Adson Brown com dente;
- Middleton-Jansen;
- Osteótomo;
- Martelo;
- Pinça Bruenings;
- Pinça Takahashi;
- Porta agulha;
- Tesoura de Iris curva;

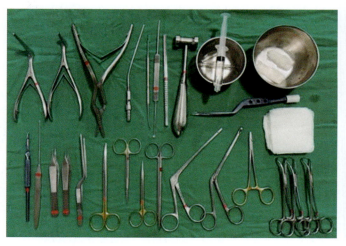

Fig. 15-2. Instrumental cirúrgico básico.

- Tesoura de Iris reta;
- Tesoura reta forte;
- Pinça baioneta de cautério bipolar.

Anestesia

A septoplastia pode ser realizada sob anestesia geral ou anestesia local com sedação, a depender da preferência e experiência da equipe cirúrgica e anestésica. Nossa preferência é por realizar a cirurgia com anestesia geral balanceada, endovenoso total com propofol e remifentanil, o que garante um maior conforto para o paciente, cirurgião e anestesista, e possibilita a manutenção da frequência cardíaca em torno de 60 a 65 BPM e pressão arterial média entre 60 e 70 mmHg, resultando em menor sangramento transoperatório.[8]

O tubo não precisa ser aramado e deve ser posicionado no centro da boca e fixado no lábio inferior e queixo, deixando o lábio superior e as comissuras labiais livres.

Posicionamento do Paciente e Disposição da Sala Cirúrgica

O posicionamento do paciente na mesa cirúrgica e a disposição dos equipamentos na sala é de extrema importância para o conforto de toda a equipe durante o procedimento.

A mesa cirúrgica deve estar no centro da sala, com o equipamento de anestesia posicionado próximo aos pés do paciente de modo a deixar a cabeça e as laterais do corpo livres para a equipe cirúrgica.

O paciente deve estar em decúbito dorsal, com os braços juntos ao corpo e a cabeça ligeiramente virada para o lado do cirurgião, apoiada em uma rodilha de gel que evite o contato da região occipital com a mesa. Os cotovelos e calcanhares devem estar apoiados em coxins de gel e um apoio embaixo dos joelhos para mantê-los levemente fletidos vão minimizar a chance de o paciente evoluir com qualquer tipo de dor ou desconforto no pós-operatório. O dorso mais elevado e uma leve extensão do pescoço facilitam o retorno venoso e diminuem o sangramento transoperatório. A altura da mesa deve ser ajustada permitindo visualização e manipulação confortáveis de ambas as fossas nasais pelo cirurgião.

Os acessos venosos e equipamentos de monitorização devem estar acessíveis ao anestesista.

O cirurgião principal se posiciona do lado direito do paciente, o auxiliar do lado esquerdo, a mesa de instrumentais na cabeceira e o instrumentador atrás desta. Quando da utilização da videoendoscopia, o equipamento de vídeo pode ser posicionado atrás da mesa de instrumentais onde o cirurgião e o auxiliar possam ter uma boa visão da tela, e a instrumentadora passa para o lado do cirurgião (Fig. 15-3).

Detalhamento dos Passos Cirúrgicos para Septoplastia Posterior

Antissepsia e Campos Cirúrgicos

A limpeza da pele da face do paciente pode ser realizada com solução antisséptica de clorexidina solução degermante 2% ou iodopovidona degermante 10% (se o paciente não for alérgico a iodo), sempre do centro para a periferia, com o cuidado de não deixar o produto escorrer para dentro dos olhos. Os olhos devem ser protegidos previamente com pomada lubrificante. Os campos cirúrgicos devem ser posicionados de forma

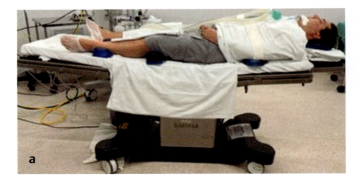
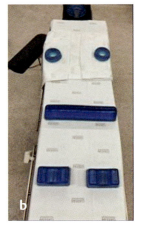
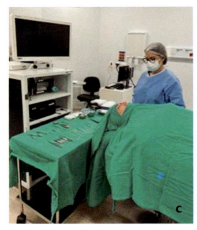

Fig. 15-3. (**a**) Posicionamento do paciente na mesa cirúrgica, com as devidas proteções. (**b**) Coxins de gel para proteção das áreas de pressão entre o paciente e a mesa. (**c**) Disposição da sala e equipe cirúrgica: auxiliar à esquerda do paciente e o espaço para o cirurgião à sua direita, equipamento de vídeo e mesa de instrumentais na cabeceira.

triangular na face. O primeiro campo é colocado embaixo da cabeça e dobrado sobre a face, cobrindo as orelhas e o cabelo e deixando os olhos expostos. Um segundo campo é colocado cobrindo os lábios do paciente, o tubo e o tórax. Outros campos são posicionados para cobrir o restante do corpo do paciente.

Vasoconstrição Tópica

O primeiro passo da cirurgia é a vasoconstrição tópica da mucosa nasal. As soluções utilizadas variam muito entre os centros, podendo ser utilizadas a oximetazolina, nafazolina ou adrenalina. Damos preferência para a utilização de solução de adrenalina na concentração de 1:2.000 (5 mL de adrenalina + 5 mL de SF 0,9%). Cotonoides embebidos nesta solução são posicionados com uma pinça baioneta entre o septo nasal e as conchas médias e inferiores, e deixados por alguns minutos. Isso reduz o fluxo sanguíneo na mucosa nasal e provoca uma diminuição do tamanho das conchas, facilitando a visualização de toda a cavidade nasal e septo.

Infiltração de Anestésico Local

As soluções utilizadas para anestesia local também variam entre os centros, podendo ser utilizadas a ropivacaína, bupivacaína ou lidocaína. Adiciona-se adrenalina em uma concentração que pode variar de 1:40.000 a 1:100.000. ou utilizam-se soluções prontas de 1:200.000.

Após a retirada dos cotonoides e inspeção de toda a cavidade nasal, inicia-se a infiltração da solução anestésica com vasoconstritor no local onde será realizada a incisão. Em seguida, infiltra-se toda a mucosa septal no plano subpericondral e subperiosteal bilateralmente, realizando uma hidrodissecção que vai auxiliar no levantamento do retalho mucoso. É fundamental que o tempo de ação da solução seja respeitado para se conseguir uma boa vasoconstrição e redução do fluxo sanguíneo na mucosa, o que irá otimizar os passos cirúrgicos seguintes.

Tricotomia

Enquanto aguardamos alguns minutos para o efeito vasoconstritor da infiltração, realizamos a tricotomia das vibrissas para melhorar a visualização das cavidades nasais e evitar que o endoscópio, quando utilizado, suje de sangue na sua entrada no nariz.

Incisão

A escolha do lado a ser realizada a incisão pode basear-se na localização do desvio ou na habilidade do cirurgião. O posicionamento da incisão no lado côncavo do septo (contralateralmente ao desvio), é mais indicada pois facilita o levantamento do retalho mucoso com menor tensão e menor risco de laceração da mucosa. Com uma lâmina de bisturi número 15 e auxílio de um espéculo nasal pequeno realiza-se uma incisão septocolumelar hemitransfixante 2 mm posteriormente ao bordo caudal do septo, na transição entre a pele do vestíbulo e a mucosa septal. A incisão deve atingir o pericôndrio, sem incisar a cartilagem. Para a confecção de um retalho amplo, é importante que a incisão se estenda desde o assoalho próximo à espinha nasal anterior até o ângulo septal anterior, passando anteriormente à válvula nasal interna.

Descolamento do Retalho Mucoso

Após a incisão, inicia-se o descolamento do retalho mucoso com auxílio de um descolador de Cottle, nos planos subpericondral e subperiosteal, com o cuidado de manter a sua integridade. O descolamento deve ser amplo, estendendo-se desde a incisão até o rostro do esfenoide no sentido anteroposterior, e da transição entre o septo e o assoalho nasal até a sua transição com a cartilagem lateral superior no sentido inferossuperior. Se realizado no plano correto, essa manobra causa um sangramento mínimo e não necessita de aspiração contínua durante a sua realização.

Condrotomias e Ressecção do Desvio Cartilaginoso

Após a confecção de um amplo retalho, com um bisturi de condrotomia, lâmina 15 ou descolador de Cottle, realiza-se uma incisão em forma de "L invertido" na cartilagem quadrangular, superior e anteriormente ao desvio, sem incisar a mucosa contralateral. A condrotomia anterior deve ser realizada no mínimo há 1 cm do bordo caudal do septo, paralela a ele. A condrotomia superior é paralela ao dorso nasal e deve preservar no mínimo 1 cm dessa região. O encontro das duas incisões deve formar um ângulo curvo, o que evita o enfraquecimento do L-strut.

Com o descolador de Cottle, realiza-se o descolamento entre a porção cartilaginosa desviada e a mucosa contralateral e, em seguida, realiza-se sua desarticulação com a lâmina perpendicular do etmoide, posteriormente, e crista maxilar e vômer, inferiormente. Com uma pinça de Adson-brown remove-se a porção cartilaginosa que contém o desvio.

Descolamento da Mucosa Contralateral e Ressecção do Desvio Ósseo

Com a ressecção do desvio cartilaginoso, forma-se uma janela no septo que permite o descolamento entre a porção óssea e a mucosa contralateral. O descolamento das cristas ósseas mais proeminentes não precisa ser realizado de imediato, evitando-se laceração da mucosa. Após o descolamento da porção mais alta, realiza-se a secção da lâmina perpendicular do etmoide com uma tesoura de Middleton-Jansen, na mesma altura da condrotomia superior. A secção superior da lâmina perpendicular é o primeiro passo para a ressecção do desvio ósseo pois a manipulação intempestiva da porção óssea pode ocasionar fraturas na lâmina cribiforme e consequente fístula liquórica. Com a lâmina perpendicular do etmoide solta da base do crânio pode-se proceder com o descolamento das áreas mais proeminentes do desvio, fazendo uma leve pressão sobre a porção óssea em direção contrária à mucosa. Essa manobra provoca fraturas no esporão, o que diminui a tensão no descolamento do retalho, evitando lacerações extensas. Lâmina perpendicular e vômer são removidos com pinça Bruenings. Desvios da crista maxilar e palatina podem ser removidos com osteótomo.

Lacerações mais restritas e lineares da mucosa podem ocorrer nas porções mais salientes dos desvios ósseos e possibilitam a drenagem de eventuais coleções, além de facilitar a acomodação da mucosa redundante. Nos casos em que ocorre laceração da mucosa bilateralmente, devem-se observar se ambas estão sobrepostas pois, nesse caso, poderão cursar com perfuração septal. Para prevenir essa complicação devem-se realizar suturas de aproximação das bordas e/ou interposição de cartilagem septal. Quando a mucosa se mantém íntegra bilateralmente, uma incisão de drenagem pode ser realizada no retalho, junto ao assoalho, para evitar a formação de hematomas septais.

Revisão da Cavidade Nasal e Hemostasia

Após a ressecção de todo o desvio deve-se realizar uma rinoscopia anterior com espéculo nasal pequeno, em uma posição que suas pás não desloquem o septo para o lado oposto, a fim de identificar a presença de algum desvio residual. Os parâmetros anatômicos para uma boa septoplastia são a visualização simultânea, através da rinoscopia anterior, da inserção da concha média, de um ângulo de 90 graus entre o septo e o assoalho da cavidade nasal e do rebordo da coana.

A hemostasia com algodão embebido em solução vasoconstritora e eletrocoagulação geralmente são suficientes para a prevenção de sangramentos e hematomas. Os principais pontos de sangramento que devem ser observados são a crista maxilar, o rostro do esfenoide e a mucosa septal superior onde normalmente ocorrem lacerações decorrentes do uso da Middleton-Jansen, exatamente na região dos ramos mais calibrosos da artéria etmoidal anterior. Está indicada também a eletrocauterização das bordas das lacerações ou da incisão de drenagem na mucosa septal para evitar sangramento pós-operatório.

Suturas da Mucosa

O fechamento da incisão deve ser realizado com fio absorvível de curta ou média duração (*catgut*, *monocryl* ou PDS 4-0 ou 5-0) em pontos simples separados ou sutura contínua.

Suturas transfixantes na mucosa septal, as suturas de colchoeiro, podem ser realizadas com fio absorvível de curta ou média duração para aproximar os retalhos mucosos, diminuir o espaço morto e prevenir hematomas. Em substituição à sutura de colchoeiro e com a mesma finalidade, *splints* nasais podem ser posicionados em ambas as cavidades nasais, fixados à mucosa septal com fio inabsorvível (*mononylon* 3-0) e mantidos por 7 a 10 dias. Os *splints* também ajudam, de certa forma, na prevenção de sinéquias (Fig. 15-4 e Vídeo 15-1).

Técnicas para Abordagem do Septo Anterior

A técnica descrita anteriormente é utilizada para correção de desvios ósseos e cartilaginosos que estejam localizados nas áreas III, IV e V, mas não é eficiente para correção de desvios cartilaginosos que acometem o septo anterior, ou seja, o *L-strut*.

O impacto na obstrução nasal causado por mínimos desvios anteriores é muito maior que aquele causado por grandes desvios posteriores. Sendo assim, é imprescindível que o otorrinolaringologista possua, em seu arsenal, técnicas para o tratamento dos desvios do septo anterior que ele domine. É importante ainda ressaltar que os desvios caudais, além de comprometerem a área das válvulas nasais interna e externa, podem causar deformidades estéticas da ponta nasal passíveis de correção parcial ou total, de acordo com a técnica adotada (Fig. 15-5).

Para a escolha da técnica cirúrgica, vamos dividir os acometimentos das áreas I/II de Cottle em dois tipos.

Tipo 1

A cartilagem do bordo caudal não possui irregularidades, tortuosidades ou fraturas em sua extensão. Ela possui uma convexidade que obstrui a região da válvula nasal. Isso ocorre

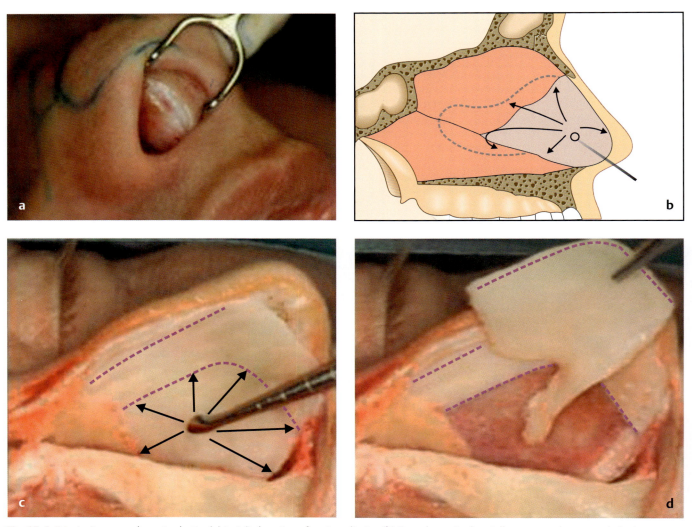

Fig. 15-4. Principais passos da septoplastia. (**a**) Incisão hemitransfixante a direita. (**b**) Descolamento do retalho mucoso do mesmo lado da incisão. (**c**) Marcação das condrotomias anterior e superior (em pontilhado), formando um ângulo curvo e respeitando o *L-strut*. (**d**) Ressecção da porção central da cartilagem quadrangular (que contém o desvio), preservando o *L-strut* e formando uma janela no septo para o acesso à mucosa contralateral.

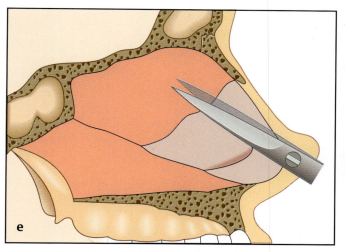
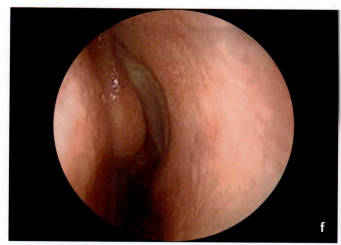

Fig. 15-4. *(Cont.)* (**e**) Secção da lâmina perpendicular do etmoide em continuidade à condrotomia superior, para resseção do desvio ósseo. (**f**) Visualização dos três parâmetros que indicam uma boa septoplastia ao final da cirurgia: inserção da concha média, ângulo de 90 graus entre o septo e o assoalho nasal e o arco da coana.

quando essa porção da cartilagem é longa e não se acomoda de forma linear sobre a espinha nasal anterior e crista maxilar (Fig. 15-6).

Para o tratamento desse tipo de desvio, inicia-se com uma incisão septocolumelar transfixante completa, separando o bordo caudal da columela, e segue-se com o descolamento do retalho mucoso do lado côncavo. Realiza-se a ressecção do desvio osteocartilaginoso posterior conforme descrito anteriormente, preservando o L-strut. Para a correção do desvio anterior, realiza-se a ressecção de uma fita de cartilagem na base do septo caudal conforme mostrado na Figura 15-6c, de tamanho suficiente para que o septo anterior se apoie na espinha nasal de forma linear. Uma sutura de fixação do septo caudal na espinha nasal anterior, em forma de oito, é realizada com fio absorvível de longa duração ou fio inabsorvível (PDS ou Prolene 4-0), passando-se o primeiro ponto no periósteo da espinha nasal à direita, transpondo-se o fio para a esquerda entre a base do septo caudal e a crista maxilar, transfixando-se a cartilagem septal da esquerda para a direita, transpondo-se novamente o fio para a esquerda entre a base do septo caudal e a crista maxilar e passando-se o último ponto no periósteo da espinha nasal à esquerda. O nó é fechado na frente da espinha nasal anterior e, dessa forma, não há necessidade de se perfurar a espinha nasal para a fixação do septo. Essa sutura mantém a cartilagem caudal alinhada à espinha nasal anterior sem deixar que ela se desloque para um dos lados.

É comum que a mucosa septal aderida à cartilagem caudal mantenha uma tensão em direção à sua antiga posição após o seu reposicionamento sobre a espinha nasal. Para aliviar essa tensão e evitar um desvio residual, é importante seccionar essa mucosa inferiormente, próxima ao assoalho, enquanto o retalho contralateral se mantém íntegro.

Pela mesma incisão transfixante, realiza-se a dissecção retrógrada entre as *crura* mediais na columela, confecciona-se um bolsão para encaixar o septo caudal. Suturas septocolumelares transfixantes com fio absorvível são realizadas para o fechamento. Para correção estético-funcional de algumas assimetrias narinárias, deformidades da columela e alargamento de sua base podem ser utilizadas suturas no *footplate* e suturas de *tongue in groove*, descritas por R. Kridel 1999, que fixam e reposicionam a columela no septo caudal.

Revisão da cavidade nasal, hemostasia e colocação de *splints* são realizadas como descritos anteriormente (Vídeo 15-2).

Tipo 2

A cartilagem do bordo caudal possui irregularidades, tortuosidades ou fraturas em sua extensão. Ela possui desvios em várias direções e muitas vezes bilaterais. Causa irregularidades na columela, assimetrias das narinas e comprometimento da válvula nasal (Fig. 15-7).

Para o tratamento desse tipo de desvio inicia-se com uma incisão hemitransfixante à direita e descolamento do mucopericôndrio bilateralmente, desde o bordo caudal do septo. Realiza-se a condrotomia superior que se estende desde o bordo caudal do septo até a lâmina perpendicular do etmoide, preservando-se 1 cm de cartilagem superior. Abaixo dessa incisão, toda a cartilagem e osso que compõem o septo nasal são ressecados e posteriormente serão utilizados para a confecção de enxerto. Como toda a porção do septo desviado é removida, não há possibilidade de desvios residuais ou recidivas do desvio. Realiza-se sutura contínua da incisão com fio absorvível.

Tardy e Brown descreveram, em 1990, os mecanismos de suporte da ponta nasal e os dividiram em maiores e menores. A conexão entre as *crura* mediais e a borda caudal do septo é apenas um dentre os vários mecanismos de suporte existentes, e a ressecção da porção caudal do septo (como descrito nessa técnica) elimina esses mecanismos de sustentação da ponta. No entanto, todos os outros mecanismos se mantêm intactos. Para restaurar esse mecanismo de suporte e evitar uma retração da columela, confecciona-se um enxerto cartilaginoso tipo poste ou *strut* columelar, que se estende da espinha nasal anterior até poucos milímetros abaixo da ponta nasal e posiciona-o entre as *crura* mediais, na columela. Esse enxerto deve ser reto e forte o suficiente para dar suporte à

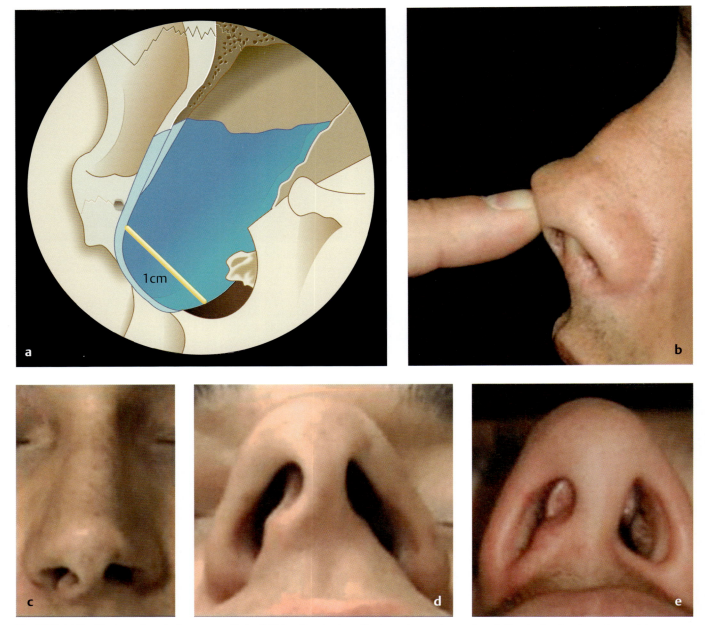

Fig. 15-5. (**a**) Região do septo anterior a ser avaliada. (**b**) Manobra de elevação da ponta nasal para diagnóstico de desvios do septo caudal. (**c-e**) Desvios do septo caudal com comprometimento da válvula nasal e alterações estéticas.

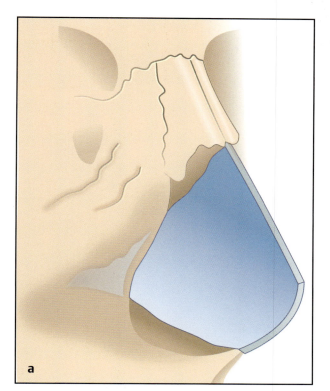
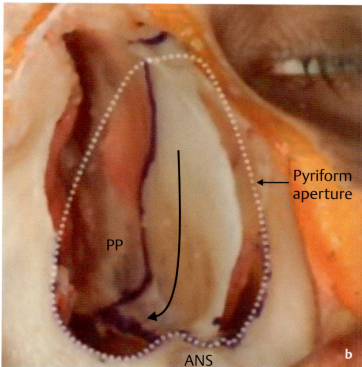
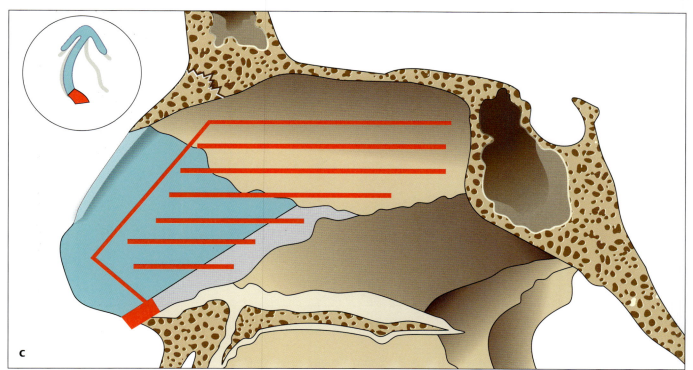

Fig. 15-6. (**a**) Cartilagem do septo caudal regular, mas com convexidade para a esquerda. (**b**) Septo caudal longo, projetando-se lateralmente à espinha nasal anterior e crista maxilar. (**c**) Em vermelho, marcação da porção cartilaginosa que deve ser ressecada para retificação do septo caudal.

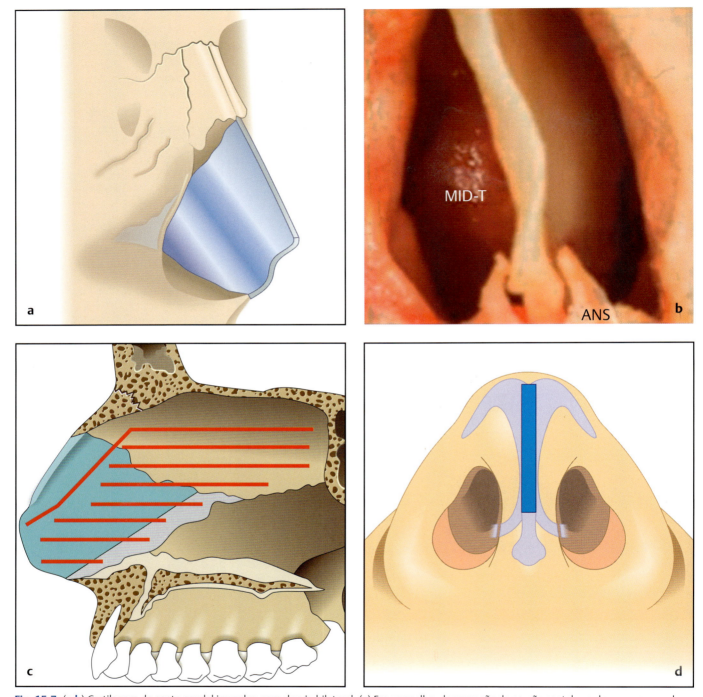

Fig. 15-7. (**a,b**) Cartilagem do septo caudal irregular, com desvio bilateral. (**c**) Em vermelho, demarcação da porção septal que deve ser ressecada. (**d**) Em azul, posição do enxerto cartilaginoso tipo *strut* columelar.

ponta nasal. Quando a cartilagem septal é fina ou muito fraca, pode-se confeccionar um enxerto duplo para um suporte adequado. Com uma tesoura de Iris curva, através de uma pequena incisão horizontal na pele da porção medial do vestíbulo, no *footplate* à direita, confecciona-se um bolsão entre as *crura* mediais até a região das *crura* intermédias, 1 a 2 mm abaixo dos *domus* e posiciona-se o enxerto tipo *strut columelar*. Esse enxerto não precisa ser fixado com sutura, uma vez que está posicionado em um túnel submucoso justo, com dimensões próximas às do enxerto. Realiza-se um ponto de sutura simples com fio absorvível para fechamento da pele da incisão.

Revisão da cavidade nasal, hemostasia e colocação de *splints* são realizadas conforme descritos anteriormente.

Os princípios dessa técnica foram descritos primeiramente por Peer, em 1937 e suas variações foram publicadas por Garcia *et al.* em 2011 e vem sendo utilizada por diversos grupos, mostrando-se segura e eficaz.[9,10]

Porém, alguns aspectos devem ser observados antes de escolher essa técnica para o tratamento dos desvios caudais. Na consulta pré-operatória deve-se questionar o paciente sobre o desejo de mudanças nasais estéticas. Quando esse desejo existir, o paciente deve ser orientado e estimulado a realizar as correções estéticas e funcionais no mesmo tempo cirúrgico, através de técnicas de rinosseptoplastia. Se o paciente optar por realizar a septoplastia antes, essa não deve ser a técnica de escolha. A realização de uma rinoplastia em um paciente que foi submetido a septoplastia com ressecção de todo o bordo caudal do septo torna-se muito mais complexa e desafiadora, além de ser necessária a utilização de outras fontes de cartilagem para enxertos. Existem várias técnicas de rinosseptoplastia para correção de desvios caudais e estruturação da ponta, porém essa é uma excelente opção para pacientes que não desejam mudanças estéticas significativas, com um tempo cirúrgico curto e resultado eficiente e duradouro (Vídeo 15-3).

CUIDADOS PÓS-OPERATÓRIOS

Os cuidados pós-septoplastia são semelhantes às demais cirurgias endonasais e visam prevenir complicações, otimizar o resultado cirúrgico e evitar desconfortos ao paciente.

Nas primeiras 24 horas recomenda-se manter a cabeceira elevada 30 graus. Lavagem nasal frequente com SF 0,9% ou solução hipertônica (cloreto de sódio 2% ou 3%) por meio de seringas de 20 mL, *squeeze bottle* ou dispositivos de jato contínuo ajudam a diminuir o acúmulo de secreção e formação de crostas. O uso de vasoconstritor tópico pode ser empregado em caso de sangramento nasal. Deve-se evitar alimentos, banho e ambientes muito quentes. Nas primeiras 4 semanas deve-se evitar assoar o nariz, permanecer exposto ao calor excessivo e realizar esforço físico vigoroso.

A primeira revisão ambulatorial ocorre em 7-10 dias, quando se realiza a primeira limpeza das cavidades com remoção dos *splints* e de crostas. Posteriormente, é recomendado o seguimento ambulatorial a cada 1 ou 2 semanas para aspiração de secreções, remoção de crostas não aderidas, liberação de eventuais sinéquias e monitoramento da evolução até a cicatrização completa da cavidade cirúrgica criada, que geralmente ocorre em torno de 30-40 dias.

COMPLICAÇÕES

Além de complicações decorrentes de outros procedimentos nasossinusais associados ou da própria sedação necessária para tal, complicações relacionadas especificamente com a septoplastia podem ocorrer mesmo com o uso da técnica adequada e com os cuidados preventivos. Descreveremos as complicações transoperatórias e pós-operatórias mais frequentes, sua prevenção e seu tratamento.

Hemorragia

Sangramento intraoperatório e pós-operatório é uma grande preocupação devido à alta vascularização da mucosa nasal, e está entre as complicações mais frequentes em cirurgias nasossinusais. A prevenção inicia-se no pré-operatório, ao questionar o paciente sobre sangramento aumentado em cirurgias prévias ou cortes acidentais, suspensão de medicamentos anticoagulantes, além da avaliação adequada dos exames laboratoriais. Durante o ato operatório, o correto posicionamento do paciente na maca cirúrgica, anestesia balanceada com manutenção de baixos níveis pressóricos e frequência cardíaca, além de uma boa vasoconstrição tópica, infiltração local e descolamento da mucosa em plano avascular garantem um mínimo sangramento durante todo o ato cirúrgico. Revisão da hemostasia ao término do procedimento, com cauterização dos pontos de sangramento ou uso de hemostáticos, garantem um pós-operatório tranquilo. O seguimento das recomendações pós-operatórias por parte do paciente evita os sangramentos tardios.

Hematoma Septal

O descolamento mucopericondral provoca ruptura de microcapilares e a ressecção do desvio ósseo, principalmente da crista maxilar anterior, provoca ruptura de ramos da artéria palatina maior que, se não observados e tratados no intraoperatório, podem causar sangramento entre os retalhos mucosos, evoluindo com hematoma septal. A incisão de drenagem na mucosa, o uso de *splint* nasal e a realização de suturas de colchoeiro ajudam na prevenção do hematoma. O hematoma septal pode causar obstrução nasal uni ou bilateral, dor e pressão nasal. Se não tratado prontamente, pode evoluir com infecção secundária e abscesso septal, com reabsorção da cartilagem septal remanescente. Sua drenagem deve ser realizada de imediato, podendo ser feita no consultório sob anestesia local. Por vezes é necessária a colocação de um pequeno tampão nasal para manter os retalhos mucosos coaptados e evitar recidiva do hematoma.

Perfuração Septal

É decorrente de lacerações bilaterais e contíguas dos retalhos mucosos, cauterizações excessivas da mucosa, suturas de colchoeiro muito apertadas causando isquemia e necrose das áreas circundantes e uso de tampões apertados e por tempo prolongado. O descolamento cuidadoso e delicado da mucosa, no plano correto, mantendo a sua integridade, é a melhor forma de prevenir a perfuração septal. Suturas de aproximação das bordas das lacerações facilitam a sua cicatrização e evitam uma perfuração no pós-operatório.

Sinéquias

As sinéquias são aderências cicatriciais que podem ocorrer entre a mucosa septal e as estruturas da parede lateral do nariz, cursando com obstrução nasal. A associação de septoplastia com abordagens às conchas nasais médias e inferiores predispõe contato de áreas cruentas, favorecendo sua formação. A lavagem nasal com solução fisiológica abundante, reduzindo crostas, associada a consultas pós-operatórias frequentes para limpeza ajudam a minimizar seu aparecimento. O uso de *splint* nasal é controverso, porém é outra ferramenta útil na sua prevenção.

Deformidade Nasal Externa

As alterações estéticas que podem ocorrer após a septoplastia são a perda da projeção da ponta, depressão no *supratip* (nariz em sela) e retração da columela. Essas alterações decorrem de um suporte dorsal fraco ou do septo caudal deslocado. Ressecção excessiva das estruturas de sustentação do dorso nasal, em especial o *L-strut* e a sua transição com a lâmina perpendicular do etmoide – área K, sem a adequada reconstrução, podem levar a essas complicações. O manuseio cuidadoso dessa área, respeitando a preservação de 1 cm da cartilagem do dorso e mantendo a área K intacta contribui para evitá-las.[5] É muito importante observar as características nasais externas pré-operatórias pois, muitas vezes, o suporte nasal do paciente já não é adequado mesmo antes do procedimento. Isso justifica a documentação fotográfica pré-operatória, principalmente em pacientes que possuem desvios nas áreas de suporte nasal e septo caudal.

Obstrução Nasal Refratária

É a complicação mais comum após septoplastia, geralmente associada a técnicas cirúrgicas mais conservadoras ou desvios septais complexos que resultam na presença de desvios residuais. Outra causa importante de persistência da queixa de obstrução nasal após a cirurgia são as insuficiências valvares que não são diagnosticadas no pré-operatório e, portanto, não são tratadas no mesmo procedimento. Avaliação pré-operatória e diagnóstico preciso, seleção adequada da técnica para cada paciente e execução cirúrgica primorosa são os fatores determinantes para o sucesso da cirurgia.

Alterações Sensoriais

Alterações do olfato, denervação do palato e rinorreia gustativa podem ocorrer após a cirurgia do septo nasal. Anosmia ou hiposmia transitórias são causadas pelo edema e acúmulo de secreção e coágulos nas cavidades nasais, e melhoram completamente em algumas semanas. Alterações persistentes do olfato são mais raras e decorrem de cicatrização ou lesões diretas de pequenas fibras olfatórias. Sempre atentar para disfunções olfatórias pré-existentes. Anestesia e hipoestesia transitórias do palato e incisivos centrais são decorrentes da lesão do nervo nasopalatino durante a remoção da crista maxilar. Rinorreia gustativa é secundária a lesão inadvertida do nervo nasopalatino dentro das camadas septais durante a remoção de desvios da lâmina perpendicular e vômer.[9]

Fístula Liquórica

Apesar de mais rara, a fístula liquórica não pode ser esquecida em pacientes que evoluem com rinorreia aquosa unilateral após a cirurgia. Ela é decorrente de fratura da lâmina cribiforme durante a ressecção da lâmina perpendicular do etmoide.

REFERÊNCIAS BIBLIOGRÁFICAS

1. Roithmann R. Estudos de estrutura e função da área da válvula nasal [dissertação]. Porto Alegre (RS): Universidade Federal do Rio Grande do Sul. 1997.
2. Oliveira AKP, Junior EE, Santos LV, et al. Prevalence of Deviated Nasal Septum in Curitiba, Brazil. International archives of otorhinolaryngology. 2005;9:4.
3. Filho ACNN, Berger C, Caminha GP, et al. Septoplastia. In: Gomes GA, Jorge RBB, editores. Tratado de Rinoplastia: Academia Brasileira de Cirurgia Plástica da Face da ABORL-CCF. Rio de Janeiro: Thieme Revinter Publicações. 2021:61-72.
4. Çakir B, Saban Y, Daniel R, Palhazi P. Preservation Rhinoplasty. 3. ed. 2018.
5. Shah J, Roxbury CR, Sindwani R. Techniques in Septoplasty: Traditional Versus Endoscopic Approaches. Otolaryngol Clin North Am. 2018;51(5):909-917.
6. Gomes JM, Miranda JF, Tepedino MS. Anatomia da Região Nasossinusal. In: Balsalobre L, Tepedino MS, editores. Rinologia 360°: Aspectos Clínicos e Cirúrgicos. Rio de Janeiro: Thieme Revinter Publicações;2022:3-5.
7. Most SP, Rudy SF. Septoplasty: Basic and Advanced Techniques. Facial Plast Surg Clin North Am. 2017;25(2):161-169.
8. Wormald PJ, Van Renen G, Perks J, et al. The effect of the total intravenous anesthesia compared with inhalation anesthesia on the surgical field during endoscopic sinus surgery. Am J Rhinol. 2005;19:514-20.
9. Peer L. An operation to repair lateral displacement of the lower border of septal cartilage. Arch Otolaryngol. 1937;25:475-7.
10. Garcia LB, Oliveira PW, Vidigal TA, et al. Caudal septoplasty: efficacy of a surgical technique-preliminnary report. Braz J Otorhinolaryngology. 2011;77(2):178-84.

DESVIO DE SEPTO CAUDAL

Jose Antonio Patrocinio ▪ Marcos Mocellin

INTRODUÇÃO

O septo nasal tem importância fundamental tanto na forma quanto na função do nariz. Ele deve ser reto, facilitando assim a passagem do ar. Quando ele está desviado provoca obstrução nasal. Esse desvio pode ser cartilaginoso, ósseo ou ambos. A porção cartilaginosa é denominada de cartilagem quadrangular e se apoia na espinha nasal anterior. No caso do desvio caudal de septo (DCS) a cartilagem está desviada para um lado e a base anterior do septo não está encaixada na espinha nasal anterior, causando alteração estética e funcional do nariz. Provoca nariz torto, obstrução nasal e irregularidades da columela. A etiologia geralmente é congênita, podendo também, ser traumática ou iatrogênica. A deflexão caudal do septo causa um desvio da columela e uma alteração da válvula externa do nariz, levando à obstrução nasal e, às vezes, a colapso da parede lateral. Entre as causas de DCS também se inclui o desvio da espinha nasal anterior e o excesso vertical do comprimento da cartilagem septal.[1]

O DCS severo é muito difícil de ser corrigido. O tratamento efetivo do DCS requer um conhecimento da anatomia e da estrutura do nariz para que se consiga realizar um tratamento estratégico adequado.

Classificar as técnicas presentes para correção do DCS é um desafio, devido ao vasto espectro de pequenas variações da técnica descritas na literatura atualmente. Portanto, a correção do DCS tecnicamente é um passo desafiador na rinoplastia funcional sendo que a técnica do *swinging door* (porta basculante) modificada ainda é a mais utilizada.

Metzenbaum em 1929, descreveu a técnica para a correção do desvio de septo anterior (septo caudal, técnica esta que foi aperfeiçoada por Seltzer em 1944, chamando de *swinging door technique*, que consistia na dissecção do retalho mucoso de um só lado, entrando pelo lado côncavo do desvio. Goldman desenvolveu a técnica da retirada de fitas de cartilagem, criando compartimentos na cartilagem quadrangular, quebrando a sua memória e permitindo a retificação do septo nasal. No caso do DCS, a correção consiste na remoção de uma fita vertical de cartilagem na porção mais convexa do septo e encaixe do septo anterior remanescente na linha média. Normalmente usamos um misto destas duas técnicas. Com o passar do tempo foram publicadas várias modificações na técnica utilizada para corrigir o DCS (Fig. 16-1).[2,3]

No nosso meio tivemos trabalhos publicados por vários autores brasileiros como Mocellin *et al.* em 1990; Nassif Filho *et al.* em 2021 e Patrocinio *et al.* em 2021.[4-6]

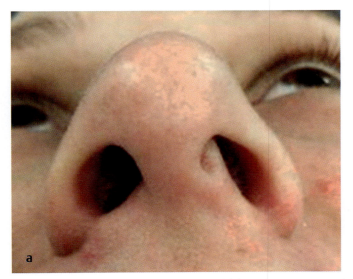
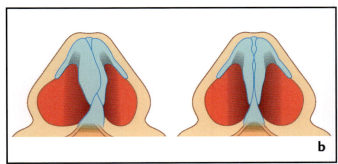

Fig. 16-1. (**a**) Base demonstrando desvio caudal de septo para a esquerda. (**b**) Desenho illustrativo demonstrando o desvio do septo nasal para a esquerda e como seria o final da cirurgia com o septo já estabilizado na linha média e o desvio corrigido.

Internacionalmente salientamos os trabalhos de Haack *et al.* em 2009 e Lip Ng *et al.* em 2009, que também descreveram suas técnicas para este tipo de desvio.[7,8]

ANATOMIA

O septo nasal é constituído de cartilagem e osso, dividindo as fossas nasais em duas e dando a estrutura de suporte para o nariz. Na sua porção caudal ele é apenas cartilaginoso. A crista maxilar termina anteriormente na espinha nasal anterior e nela se apoia a porção caudal do septo nasal.

CIRURGIA

A cirurgia pode ser feita sob anestesia local ou anestesia geral. Nas duas situações infiltra-se previamente a mucosa septal com 5-10 mL de rupivacaina com adrenalina 1:50.000, coloca-se algodão embebido em adrenalina ou oximetazolina nas duas narinas e aguarda-se de 7-10 minutos para iniciar a operação.

Com bisturi de lâmina 15 faz-se a incisão columelar transfixante, eleva-se com o descolador o mucopericôndrio do lado côncavo até encontrar o ângulo do desvio, continuando a sua mobilização por mais 1 ou 2 cm além da região com a angulação máxima da concavidade (Fig. 16-2). O descolamento submucopericondral do lado côncavo é mais fácil. Do lado convexo normalmente a mucosa está mais fina e corre-se o risco de traumatizar e perfurá-la (Fig. 16-3). Retira-se no sentido vertical, uma fita de cartilagem de 1-2 mm de inferior a superior, terminando superiormente em ponta de lápis (Figs. 16-4 e 16-5). Com isso compartimentaliza-se o septo em duas porções, uma posterior e outra anterior. Esta manobra é para quebrar a mola, pois se não se remove uma fita de cartilagem o septo tende a retornar a sua posição original. Faz-se um bolsão para encaixe do septo na columela com tesoura de Iris. Libera-se o septo da sua inserção primária inferiormente e leva-se o mesmo para a linha média, após incisão da mucosa no assoalho do nariz do lado do desvio, permitindo assim que o septo se mova para a linha média, perdendo o efeito rédea (Fig. 16-6). Daí o termo *swinging door* (porta basculante), porque faz-se um movimento parecido com a porta dos *salloons* dos filmes do velho oeste. Com a compartimentalização, isto é, com a separação do septo caudal do restante cefálico do septo, permite-se este movimento amplo, levando a cartilagem para a linha média facilmente. Sutura-se a base do septo na pré-maxila com uma sutura em oito, com fio *mononylon*. Alguns autores preferem usar fio absorvível, como PDS 4-0 ou mesmo *monocril* 4-0. Caso o septo seja muito longo no sentido vertical, pode-se ressecar 1-2 mm da base para permitir

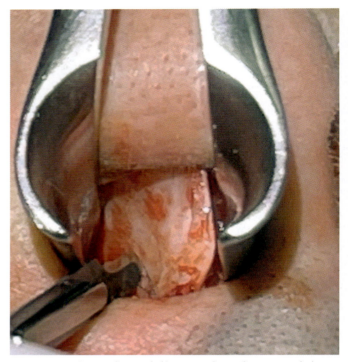

Fig. 16-3. Incisão com bisturi de lâmina 15 da cartilagem septal, do lado côncavo do desvio, na região de maior concavidade.

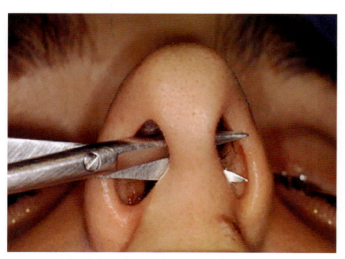

Fig. 16-2. Visão de base do nariz demonstrando a incisão transfixante columelar com tesoura de Iris, para cirurgia de correção do desvio de septo caudal.

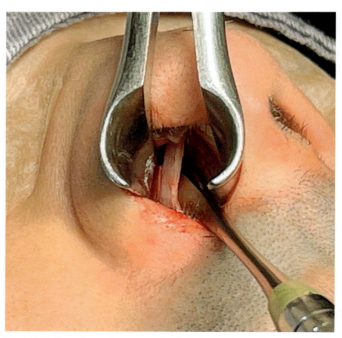

Fig. 16-4. Descolamento e remoção de 2-3 mm de cartilagem septal no sentido vetical, na região de maior concavidade do septo nasal, quebrando o efeito mola do desvio.

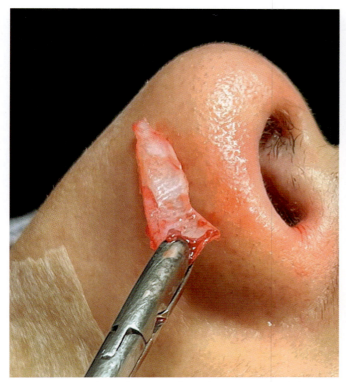

Fig. 16-5. Porção de cartilagem quadrangular com 2-3 mm de largura e de inferior a superior, terminando superiormente em ponta de lápis, removida do ângulo máximo de concavidade do septo nasal.

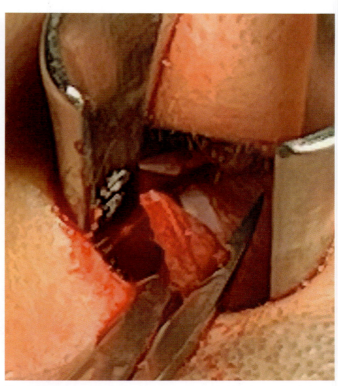

Fig. 16-7. Ressecando 2-4 mm, com tesoura de Iris, de porção da base do septo anterior nasal, diminuindo o seu comprimento vertical, para, após isso, permitir o seu encaixe no bolsão feito entre as *crura* mediais.

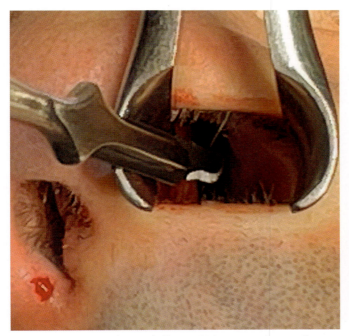

Fig. 16-6. Incisão com bisturi de lâmina 15 da mucosa do assoalho do nariz do lado convexo do desvio, desmanchando o efeito rédea, permitindo que o septo nasal se mova para a linha média.

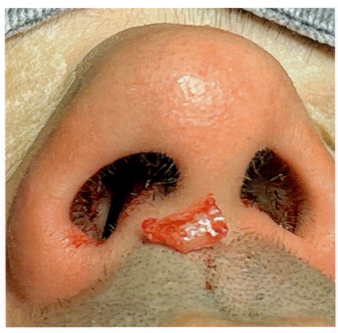

Fig. 16-8. Porção ressecada da base do septo nasal para diminuir seu tamanho vertical para que possa se encaixar no bolsão intercolumelar.

o encaixe no bolsão confeccionado com tesoura de Iris entre as *crura* mediais (Figs. 16-7 e 16-8). A sutura se faz no tecido conectivo subjacente ou no periósteo da espinha nasal do lado contralateral ao desvio, ou também fazendo um furo na espinha nasal com uma broca ou com agulha rosa, por onde se passa o fio fixando a base do septo nasal (Fig. 16-9).

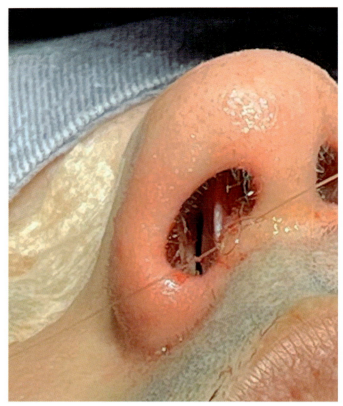

Fig. 16-9. Início da sutura em figura de 8, da base anterior do septo nasal no tecido conectivo da espinha nasal anterior com *monocryl* 4-0, fixando o septo na linha média.

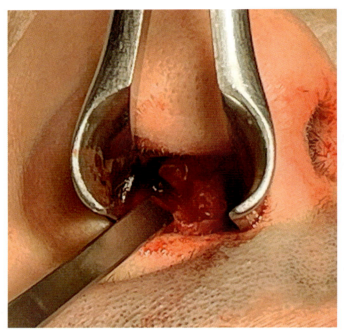

Fig. 16-10. Osteotomia em galho verde da espinha nasal anterior com osteótomo de 4 mm, levando a espinha nasal para a linha média.

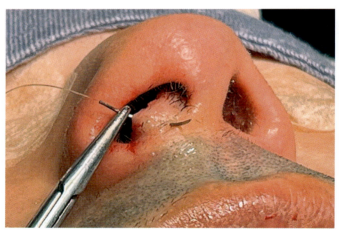

Fig. 16-11. Início da sutura dos *footplates* com *monocryl* 4-0, unindo um lado ao outro melhorando a estética da columela.

Quando a pré-maxila está desviada realiza-se uma fratura em galho verde para a linha média com o osteótomo de 4 mm (Fig. 16-10). Nos desvios leves, a relocação da espinha nasal anterior é efetiva com uma manobra isolada, mas é melhor fazê-la combinada com as outras manobras para se corrigir o DCS. Na maioria das vezes o *footplate* (pés da porção medial das cartilagens laterais inferiores) também está desviado. Corrige-se suturando um pé da crus medial no outro com monocril 4-0. Essa sutura é feita passando o fio de dentro para fora no *footplate* e voltando pelo mesmo orifício da agulha. Repete-se a manobra do lado contralateral e dá-se o nó na linha média, de maneira que a sutura fique sepultada (Fig. 16-11). Com a mudança de posição do septo, vindo para a linha média, a mucosa na área da incisão transfixante transcolumelar, do lado convexo, fica sobrando e criando uma dobra. Resseca-se 1-2 mm de mucosa, no sentido vertical, para ajustar a sutura (Fig. 16-12). O fechamento da incisão transfixante columelar é feito com três pontos em U com *monocril* 4-0 (Fig. 16-13). Um ponto superior, um médio e um inferior. Não há necessidade de uso de tampão nasal ou *splint*.

Ainda que a cirurgia funcional do DCS seja feita mais frequentemente via endonasal, ela também pode ser executada pela via externa, nos casos de rinoplastia associada, em que se prefere o acesso aberto.

Nos desvios leves podem ser utilizadas 3-4 suturas de Mustarde, as mesmas utilizadas na orelha em abano, retificando o desvio septal. Faz-se primeiro as incisões na cartilagem (*scoring*) e depois as suturas. Essa técnica somente funciona em desvios muito leves.

Cartilagem de septo nasal, de costela ou lâmina óssea perpendicular do etmoide são utilizadas como *batten* (ripa), ajudando na correção do DCS. Após incisões na porção convexa do desvio do septo para enfraquecê-lo, sutura-se o *batten*, que deve ser forte, no lado contralateral, côncavo, para corrigir o DCS. Nos desvios maiores podem ser suturados dois *battens*, um de cada lado (Figs. 16-14 e 16-15).

Enxertos rígidos ósseos, obtidos da lâmina perpendicular do etmoide, podem ser utilizados. A lâmina perpendicular do etmoide deve ser perfurada várias vezes com a broca ou com a agulha rosa, para permitir a passagem das suturas, no momento da fixação da mesma no septo nasal (Fig. 16-16).

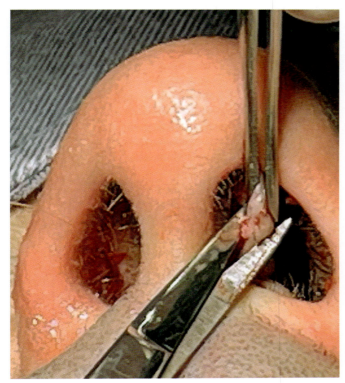

Fig. 16-12. Ressecção de 2-3 mm de mucosa sobrante da incisão transcolumelar do lado convexo do desvio caudal de septo nasal, para acomodação da mucosa durante o fechamento da incisão transcolumelar.

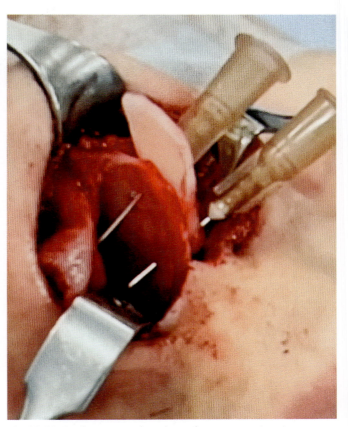

Fig. 16-14. Cartilagem septal sendo usada como enxerto extensor, suturada do lado côncavo do desvio caudal para endireitá-lo.

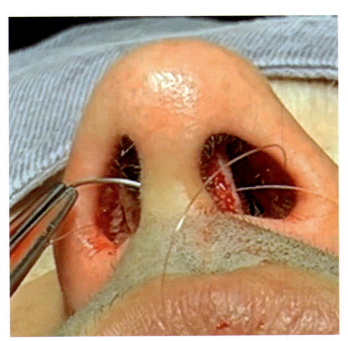

Fig. 16-13. Sutura da incisão transcolumelar com três pontos em U, separados, com *monocryl* 4-0, um superior, um médio e um inferior.

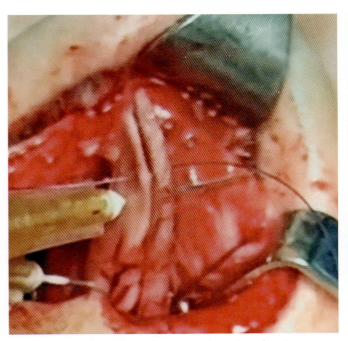

Fig. 16-15. Rinoplastia aberta demonstrando a sutura de extensor septal duplo nos casos de desvio caudal mais pronunciado para endireitá-lo e dar maior suporte para a ponta nasal.

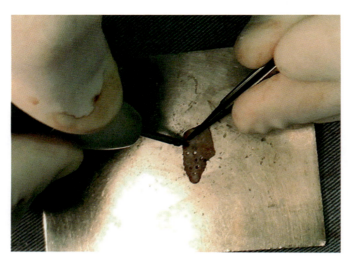

Fig. 16-16. Lâmina perpendicular do etmoide recebendo várias perfurações com a broca para depois ser utilizada como *batten* para corrigir o desvio caudal de septo nasal. As perfurações são feitas para facilitar a transfixão dos fios quando da sutura da lâmina perpendicular óssea de etmoide no septo nasal.

Enxertos de expansão (*spreader grafts*), estendidos além do bordo caudal da cartilagem lateral superior, podem ser usados para auxiliar na correção de DCS.

Em pacientes com grandes e complicados desvios septais pode-se lançar mão da técnica da septoplastia extracorpórea. Remove-se todo o septo, recorta-se, corrige-se e remonta-se o *L-shapped* de cartilagem deixando o septo reto, que depois é reintroduzido e suturado de novo na sua posição correta.

Implantes, isto é, materiais não autólogos, não devem ser usados pelo grande risco de infecção e/ou extrusão.

Segundo Voizard et al., a técnica do *swinging door* é a mais comumente usada pelos cirurgiões (69,5%), seguida pela extracorpórea (46,7%), *scoring* (incisões na cartilagem) e *batten* de cartilagem (45,3%) e *splinting* com osso (25,4%).[9]

COMENTÁRIOS FINAIS

A cirurgia do DCS difere da cirurgia tradicional de desvio septal, porque ela envolve a porção do septo que participa da válvula nasal externa e que suporta a ponta do nariz. Portanto, a remoção do DCS de maneira inadequada pode levar a uma ptose da ponta nasal, um encurtamento da columela e um colapso da válvula externa com consequente obstrução nasal. Por isso todo cuidado é pouco durante a execução deste procedimento, que deve seguir os parâmetros próprios exclusivos para este tipo de **cirurgia (Figs. 16-17 a 16-19).**

CAPÍTULO 16 ■ DESVIO DE SEPTO CAUDAL   137

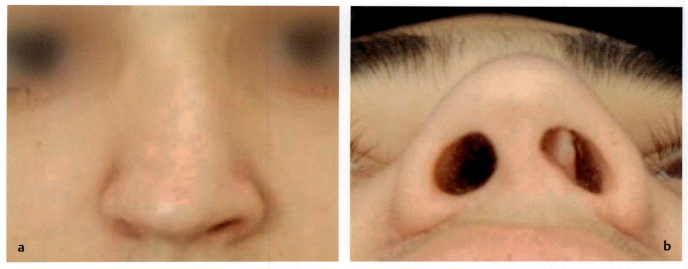

Fig. 16-17. (**a**) Paciente de frente com nariz torto traumático. (**b**) Nariz torto com visão de base demonstrando o grande desvio caudal do septo para a esquerda.

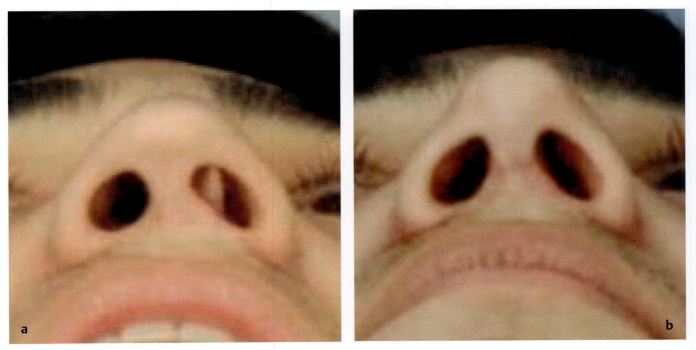

Fig. 16-18. (**a**) Visão de base demonstrando desvio pronunciado caudal de septo para a esquerda. (**b**) Visão de base demonstrando o pós-operatório de 1 ano, com o desvio caudal de septo corrigido.

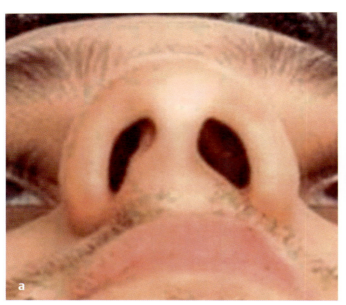 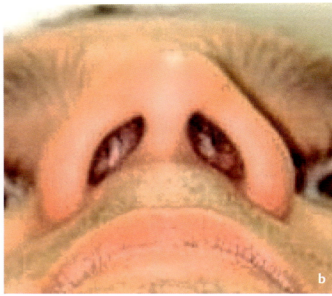

Fig. 16-19. (a) Visão de base demonstrando desvio caudal de septo nasal para a direita. **(b)** Visão de base demonstrando o pós-operatório de 1 ano com correção do desvio caudal de septo nasal.

REFERÊNCIAS BIBLIOGRÁFICAS

1. Aksakal C. Caudal Septal Divison and Batten Graft Application: A Techinique To Correct Caudal Septoal Deviations. Turk Arch Otorhinolaryngol. 2020,58(3):181-185.
2. Metzenbaum M. Replacement of the lower end to the deslocated septal cartilage versus submucous of the deslocated end of septal cartilage.Arch. Otolaryng. 1929;9:283-96.
3. Seltzer AP. The nasal septum: plastic repair of the desviated septum associated with a deflected tip. Arch Otolaryng. 1944;40:443-44.
4. Mocellin e cols. Septoplasty. Metzenbaum's technique. 1990:56(3):105-109.
5. Nassif Filho et al. Septoplastia in Tratado de Rinoplastia – Academia Brasileira de Cirurgia Plástica da Face da ABORL-CCF-Thieme Revinter. 2021;5:61-72.
6. Patrocinio et al. Prevenção e Tratamento da Insuficiência da Válvula Nasal Externa, in Tratado de Rinoplastia – Academia Brasileira de Cirurgia Plástica da Face da ABORL-CCF-Thieme Revinter. 2021;15:185-195.
7. Haack et al. Caudal Septal Deviation. Otolaryngol Clin N Am. 42(2009):427-436
8. Lip Ng et al. Anterior nasal spine relocation for caudal septal deviation: A case series and discussion orf common scenarios. Aesthetic Plastic Surgery. 2019.
9. Volzard et al. North American survey and systematic review on caudal Septoplasty. Journal fo Otolaryngology- Head and Neck Surgery. 2020;49:349:38.

RINOSSEPTOPLASTIA

CAPÍTULO 17

Eduardo Landini Lutaif Dolci ▪ José Roberto Parisi Jurado ▪ Leila Freire Rego Lima

INTRODUÇÃO

A rinosseptoplastia é um procedimento de suma importância para a correção estética e funcional do nariz.

Este procedimento cirúrgico tem apresentado uma evolução constante ao longo dos anos, produzindo resultados cada vez mais satisfatórios. No entanto, observa-se que a rinoplastia apresenta índice de complicação pós-operatória indicado pela literatura entre 8%-15%.

Segundo Gunter, Rohrich e Adams, a rinoplastia é um procedimento preciso no qual a margem de erro é medida em milímetros.

Variações de técnicas, medidas e estudos fotográficos têm representado o tripé de trabalho do cirurgião para otimizar o resultado estético e funcional da cirurgia nasal.

O procedimento realizado sem medidas, sob decisões subjetivas e imprecisas pode levar a resultados indesejáveis, inclusive no caso de cirurgiões mais experientes. Isso mostra que a utilização de medidas na rinoplastia permite resultados mais previsíveis e seguros, semelhantes ao planejamento cirúrgico.

É, portanto, imprescindível que o desenvolvimento do plano cirúrgico seja efetuado após análise cuidadosa das características anatômicas e étnicas a fim de se obter a criação e a confecção adequadas dos enxertos nasais necessários.

ANATOMIA E FISIOLOGIA

A válvula nasal é formada por duas regiões anatomicamente próximas, que podem ser responsáveis isoladamente ou em conjunto pela insuficiência de válvula nasal. A válvula nasal interna é um ângulo formado medialmente pela porção superior do septo nasal, superior e lateralmente pela porção caudal da cartilagem lateral superior e inferiormente pela cabeça do corneto inferior. Em narizes caucasianos, este ângulo varia entre 10 e 15 graus. A válvula nasal externa é formada medialmente pelo septo caudal e columela, pelo triângulo mole anteriormente, pelo rebordo alar lateralmente (bordo caudal da cruz lateral da cartilagem lateral inferior) e pelo assoalho do vestíbulo nasal inferiormente. Este é o local de maior resistência na via aérea superior. Portanto, uma mínima redução na área da região pode levar à obstrução nasal. Quando o ar inspirado passa por segmentos estreitos, ocorre uma aceleração do fluxo aéreo (lei de Poiseuille). Em consequência, observa-se uma diminuição da pressão que esse fluxo aéreo exerce sobre a parede intraluminal (fenômeno de Bernoulli), com consequente colapso da parede nasal lateral e sensação de obstrução nasal. Assim, alterações anatômicas em qualquer uma destas estruturas pode levar a estreitamento desta região e insuficiência valvular (interna e/ou externa).

De maneira geral, três estruturas compõem a região da válvula nasal: corneto inferior, septo nasal e parede nasal lateral. As duas primeiras são estruturas estáticas e rígidas, enquanto a última, menos rígida, é determinante para a estabilidade da válvula nasal. Desta forma, é importante que diagnostiquemos qual ou quais destas estruturas são responsáveis pelo comprometimento da válvula nasal.

PLANEJAMENTO FOTOGRÁFICO

É realizado por meio de um editor de imagens no perfil lateral direito. O objetivo da simulação é estabelecer nas fotos medidas mais precisas que servem de guia ao cirurgião em relação ao dorso/ponta e mostrar ao paciente que é apenas um planejamento e não o resultado cirúrgico (Fig. 17-1).

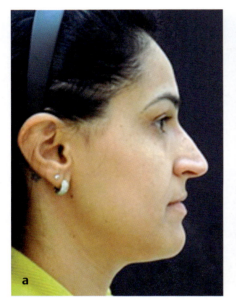
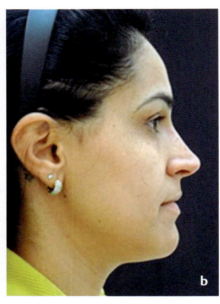
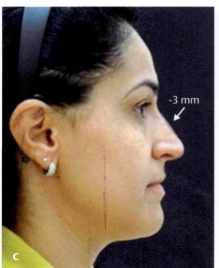
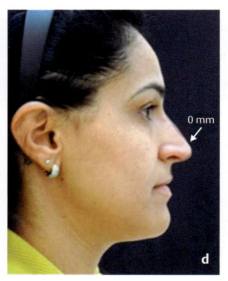
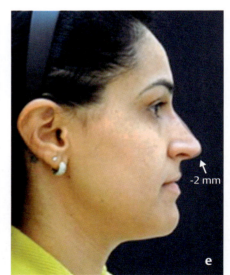

Fig. 17-1. (a-e) Sequência de imagens do planejamento cirúrgico.

PASSOS CIRÚRGICOS

Infiltração

O procedimento de anestesia local segue uma sequência básica, cujo anestésico local utilizado é a lidocaína 1% sem vasoconstritor, 1 mL de solução milesimal de adrenalina, 250 mg de ácido tranexâmico (5 mL) e 14 mL de soro fisiológico. A solução total apresenta concentração de adrenalina de 1:40.000 e a infiltração é realizada em todo o nariz externo e interno (Fig. 17-2).

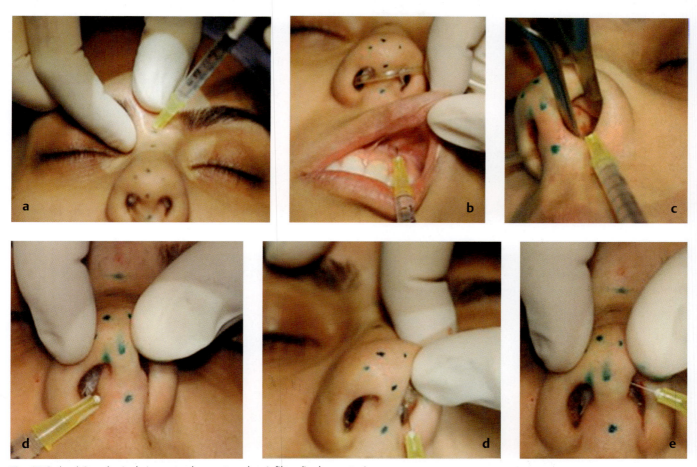

Fig. 17-2. (a-e) Sequência de imagens demonstrando a infiltração da anestesia.

Medidas

As medições são realizadas com o paquímetro, régua ou compasso de acordo com a preferência do cirurgião e basicamente são: incisivo-*subnasale*, incisivo-*infratip*, comprimento *radix-tip*, altura *subnasale-tip* e largura da base nasal (Fig. 17-3).

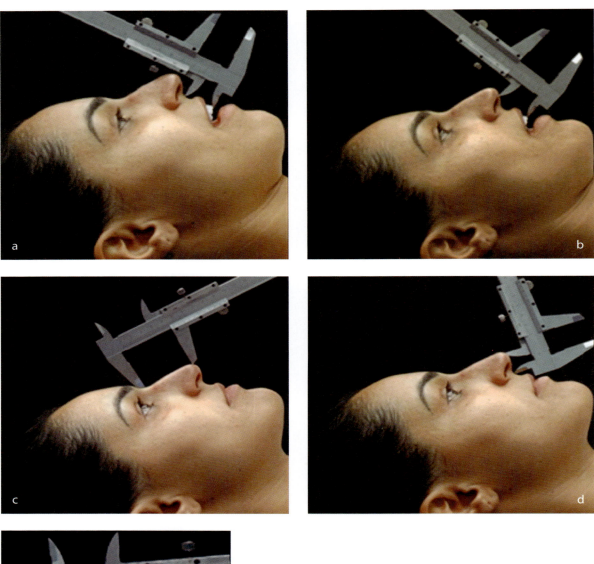

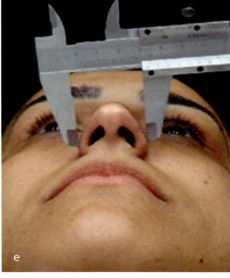

Fig. 17-3. (a-e) Demonstração da utilização do paquímetro nas medições pré-operatórias.

Projetômetro

O projetômetro foi relatado pela primeira vez por Webster *et al.* em 1978 como um dispositivo para medir objetivamente as mudanças do perfil durante a rinoplastia.[1] Este primeiro protótipo foi afixado na testa e na junção da espinha nasal anterior com o pré-maxilar e uma porção ajustável permitiu mudanças nas medidas da ponta. Desde então, eles se preocupavam em como transferir as medidas exatas calculadas antes da cirurgia com fotografias em tamanho real para a operação de rinoplastia. Com o passar dos anos, a simulção de imagem pré-operatória foi aprimorada com os avanços da tecnologia e se tornou parte integrante da consulta de rinoplastia pré-operatória para um grande número de cirurgiões.[3] No entanto, as deficiências fundamentais da instrumentação disponível geraram a necessidade de um dispositivo que poderia facilitar a avaliação do perfil do nariz de forma mais eficaz.

O projetômetro modificado, desenvolvido pelo autor (JRPJ) em 2016, permite ao cirurgião medir cinco pontos-chave anatômicos do perfil nasal. A avaliação pode ser realizada antes, durante e após a cirurgia para verificar o aumento e a redução desses pontos planejados no pré-operatório, permitindo ao cirurgião quantificar objetivamente as alterações estéticas realizadas com a técnica de rinoplastia escolhida.

Primeiro, as imagens frontais, laterais, oblíquas e de base do nariz do paciente são tiradas usando fotografias digitais 2D padrão. Em seguida, a vista lateral é usada. Sobrepõem-se as imagens (pré-operatório real e planejamento cirúrgico, com opacidade reduzida em 50%) e elabora-se o plano cirúrgico de perfil pré-operatório para auxílio em centro cirúrgico.

O novo dispositivo foi inspirado no já existente (*Anthony Products*, EUA) que é desenhado com apenas uma parte ajustável que é denominada de "régua". O novo projetômetro (Factory, Brasil) possui cinco réguas e 13,8 cm de comprimento e 7 cm de largura na placa de suporte superior. A parte inferior do dispositivo possui uma placa de suporte com uma pequena ponta de metal arredondada de 3 mm que deve ser posicionada tocando a borda inferior dos incisivos centrais superiores e centralizada entre eles. A parte superior do aparelho possui uma placa de suporte que deve ser colocada na linha média da testa.

As cinco réguas do longo eixo do aparelho são estreitas e possuem medidas calibradas em milímetros. Elas podem ser movidas ao longo do eixo longo do dispositivo e ajustadas em altura e profundidade para tocar cinco pontos-chave anatômicos no perfil nasal: *nasion* (N), *rhinion* (R), ponto de definição da ponta (D), *infratip* (I) e *subnasale* (Sn). Os parafusos são então apertados para fixar as réguas no lugar (Fig. 17-4).

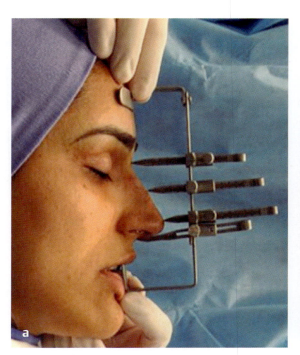
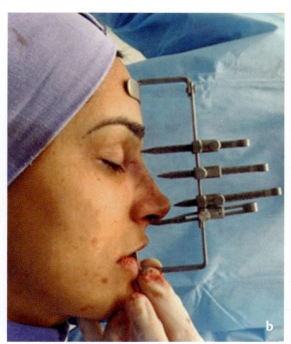

Fig. 17-4. (a,b) Utilização do progetômetro.

Acessos

O acesso para a realização da rinosseptoplastia pode ser realizado através da rinoplastia fechada (preferencialmente com incisões intercartilaginosas, transfixante e marginais se necessário) ou através da rinoplastia aberta (incisão transcolumelar e marginais). A opção da via de acesso deve ser escolhida pela experiência/preferência do cirurgião e o tipo de alteração anatômica encontrada.

A rinoplastia apresenta basicamente cinco passos:

1. Tratamento do suporte central: *L-strut*, *spreader grafts*, extensão septal, enxertos ósseos para alinhar o septo;
2. Suporte lateral: tamanho, forma, posição e resistência das *crura* laterais das cartilagens laterais inferiores, lateral *struts*, alar rim *grafts* (articulados ou não);
3. Osteotomias;
4. Refinamentos;
5. Tratamento da base nasal.

O suporte central consiste no *L-frame* que é o quanto de septo remanescente é preservado na septoplastia, no mínimo 10 mm caudal e 10 mm dorsal. De preferência realizar a ressecção em curva, pois melhora a resistência do chamado *L-strut* (Fig. 17-5).

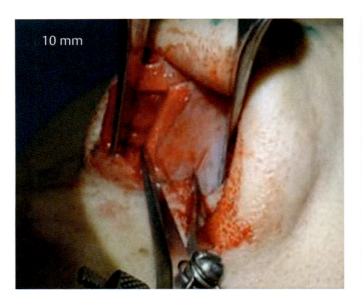
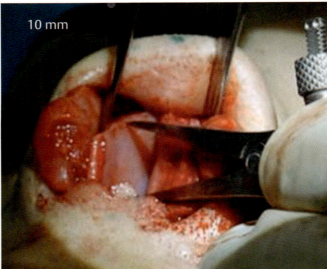
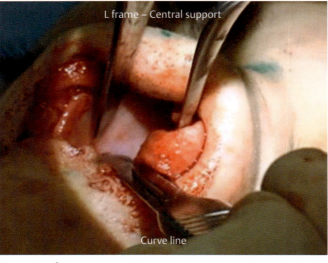
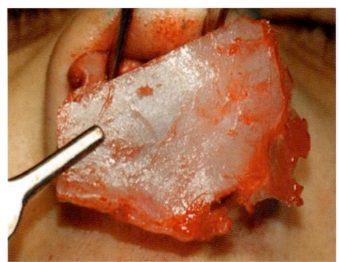

Fig. 17-5. *L-frame*.

Remoção e Regularização do Dorso Nasal

O excesso de cartilagem é previamente medido, marcado com uma caneta, azul de metileno ou verde brilhante, e removida com o bisturi ou com a tesoura (Fig. 17-6).

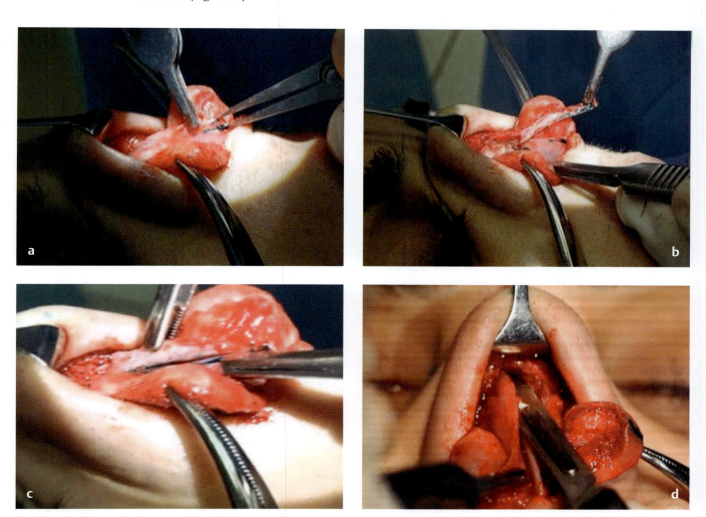

Fig. 17-6. (a-d) Remoção do excesso de cartilagem.

Fixação do Septo Caudal na Espinha Nasal

Consiste na passagem da broca ou agulha através da espinha com o objetivo de realizar um pequeno orifício para a fixação com o *nylon* 4.0 no septo caudal (Fig. 17-7).

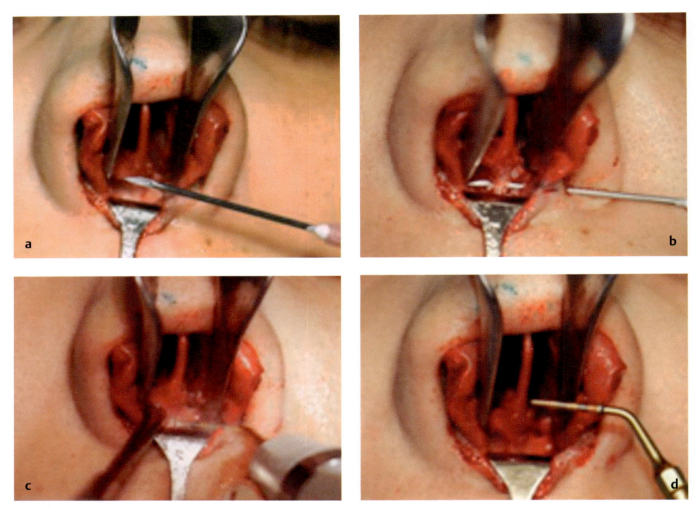

Fig. 17-7. (a-d) Fixação do septo caudal.

Estruturação do Dorso

O fechamento ou reconstrução do dorso pode ser realizado com os *spreader grafts* ou expansores valvulares. Estes enxertos podem ser fixados com *nylon* 5.0 e estão situados na transição cranial óssea-cartilaginosa até a porção caudal no nível do término da cartilagem lateral superior. É importante ressaltar que a largura do dorso no homem e na mulher apresenta larguras distintas. Na mulher, o dorso apresenta largura-padrão 7,5 a 8 mm e no homem 8 a 8,5 mm (Fig. 17-8).

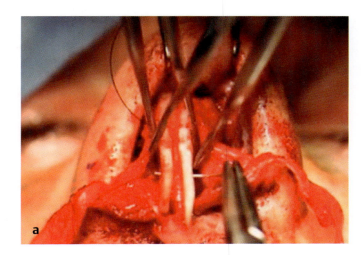

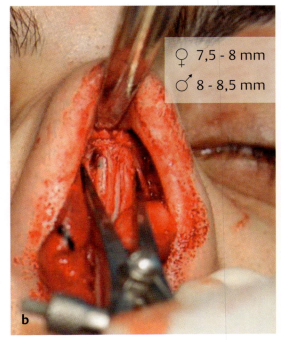

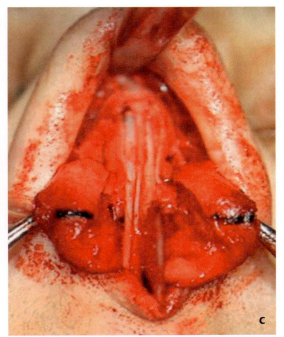

Fig. 17-8. (a-c) Reconstrução do dorso.

O *septal extension graft* (SEG) é usado como estrutura para sustentar a ponta nasal ou alongar o nariz, corrigindo a projeção e o ângulo de rotação da ponta nasal (Fig. 17-9).

As medidas das *crura* mediais habituais são 17 a 19 mm (Fig. 17-10).

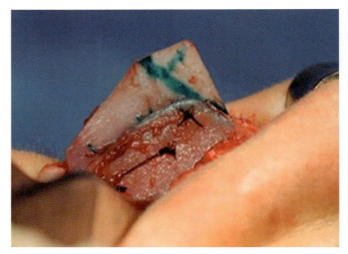

Fig. 17-9. *Septal extension graft.*

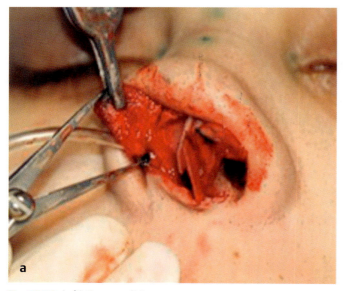
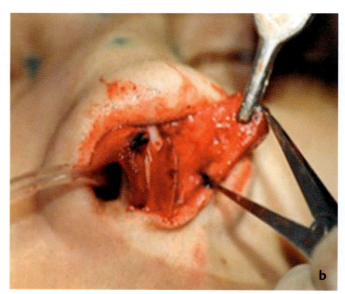

Fig. 17-10. (a,b) *Crura* mediais.

Suporte Lateral

Sutura domal ou ponto de definição da ponta nasal é realizada de maneira oblíqua, sendo caudal na *cruz* medial e cranial na *cruz* lateral. Ao término das suturas domais executa-se a manobra de tongue in groove, objetivando com isso a horizontalização das *crura* laterais e formando ângulos de 35 a 55 graus entre os bordos caudais das crura laterais e o plano horizontal. Com isso se previne que ocorra a retração das margens alares (Fig. 17-11).

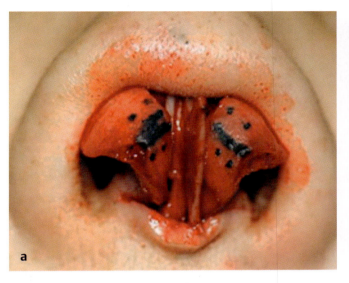
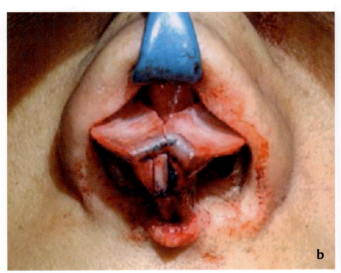
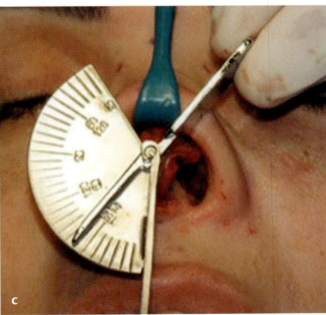
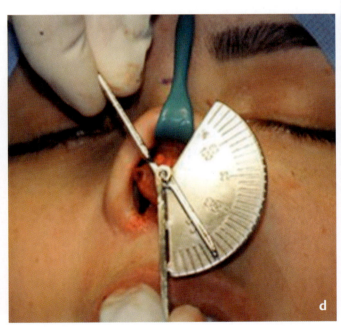

Fig. 17-11. (a-d). Suporte lateral.

Para complementar a cirurgia da ponta nasal existem dois possíveis enxertos: *alar rim* e *alar rim* articulado que são utilizados para suavizar, estabelecer contorno e reforçar a estrutura.

Enxerto de Contorno (*Alar Rim Graft*)

Este enxerto tem indicações estéticas e funcionais. Pode ser utilizado para correção de desproporção na relação alar-columelar, quando a retração de asa for menor do que 2 mm. Também pode ser utilizado para correção de insuficiência de válvula nasal externa leve ou moderada. O enxerto é preferencialmente confeccionado com cartilagem septal, com dimensões aproximadas de 2,5 a 3 mm de largura e 15 a 20 mm de extensão. Este enxerto deve ser locado em uma bolsa dissecada paralela ao rebordo alar, podendo ser utilizado em rinoplastias abertas ou fechadas (com ou sem acesso *delivery*).

Enxerto de Contorno Articulado *(Articulated Alar Rim Graft)*

Um dos enxertos mais utilizados atualmente em rinoplastias para correção ou prevenção de deformidades da válvula externa/rebordo alar. É necessária a exposição da ponta nasal (acesso *delivery* ou aberto) para que o enxerto seja fixado em pelo menos três pontos (duas suturas sobre ou sob a cruz lateral e uma bolsa confeccionada próxima ao rebordo alar). Os materiais utilizados podem ser de cartilagem septal, costal ou auricular.

Tem sido muito utilizado na manobra do lateral crural tensioning, que consiste na utilização deste enxerto associado ao extensor septal e a lateralização de domus. Nesta técnica, é possível atingir refinamento e função na ponta nasal, já que as *crura* laterais são esticadas e fixadas em um enxerto imóvel (extensor septal) permitindo resultados previsíveis e duradouros (Fig. 17-12).

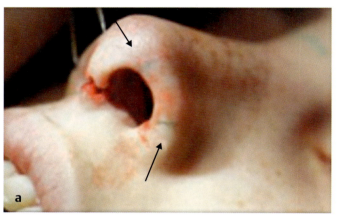
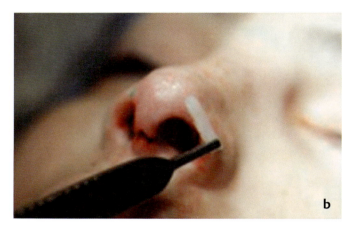
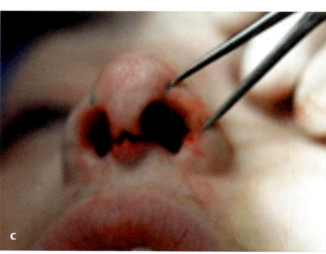
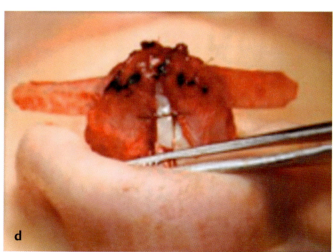
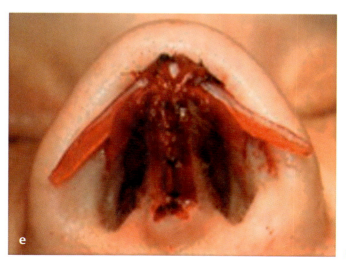

Fig. 17-12. (a-e) Enxerto de contorno articulado.

Osteotomias

Podem ser realizadas com piezo ou osteótomo de acordo com a preferência ou habilidade do cirurgião. O piezo não corta tecidos moles, causa menos hematomas, oferece melhor precisão, visualização da fratura e menor probabilidade de erro na realização das fraturas. As fraturas são subdivididas basicamente em transversa, lateral e paramediana (Fig. 17-13).

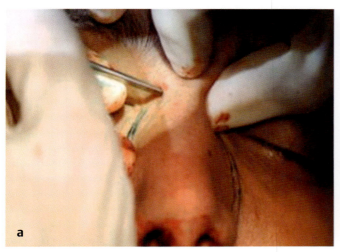
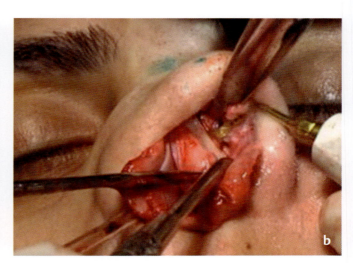

Fig. 17-13. (a,b) Osteotomia com piezo.

Redução da Base Nasal

A técnica cirúrgica para base larga é descrita em seis etapas.

1ª Etapa
Marcar a linha média ou ponto médio na columela e os perímetros das narinas, respeitando a curvatura interna da narina.

Marcar, na sequência, os limites da área que podem ser ressecadas: de um lado, marcar apenas medialmente a curvatura natural da narina, de outro, marcar um centímetro lateralmente à linha média. É importante preservar pelo menos um centímetro lateralmente à linha média e à curva natural da borda alar para evitar ressecção excessiva e uma aparência não natural da narina.

2ª Etapa
A quantidade da base do vestíbulo a ser ressecada é a diferença entre a largura da base alar e a distância intercantal (A-C), (A-B), respeitando-se os quintos faciais, a proporção individualizada e os aspectos étnicos do paciente. Metade dessa medida é a quantidade a ser ressecada em cada lado das narinas.

A marca interna na base do vestíbulo deve ter uma forma triangular com altura de 5 mm e a marca externa deve finalizar como uma cauda através do alongamento no sulco de 1 centímetro e meio (1,5 cm) da incisão medial.

3ª Etapa
Após as medições e marcas, uma infiltração cuidadosa deve ser feita. É preferível infiltrar a lidocaína com epinefrina (seringa descartável de 1-1 ½ cc com agulha 30 G × ½; concentração 1:40.000 de cada lado) na incisão planejada e aguardar alguns minutos para hemostasia.

4ª Etapa
As incisões são realizadas com um bisturi de lâmina 11, 45 graus com a pele, profundidade de 5 mm e o tecido é removido em forma de cunha. Quando as incisões da base nasal são colocadas estrategicamente no sulco, as cicatrizes podem se tornar imperceptíveis.

5ª Etapa
A sutura é realizada com *nylon* 6.0 para aproximação das bordas livres. O primeiro ponto é realizado na marca do perímetro da narina para obter uma aparência estética e natural das paredes e narinas. A sequência dos pontos ocorre de externo para interno. Os pontos são retirados com 7 dias de pós-operatório, se estiverem bem cicatrizados.

6ª Etapa
A base alar naturalmente alargada é preferível àquela da ressecção excessiva. Se necessário, uma segunda abordagem pode ser executada.

Caso ocorra uma depreção significativa da ponta após a rinoplastia e a base ficar maior do que a base inicial, deve-se realizar nova medida. A ressecção será realizada de acordo com a nova medida da base após a rinoplastia (Fig. 17-14).

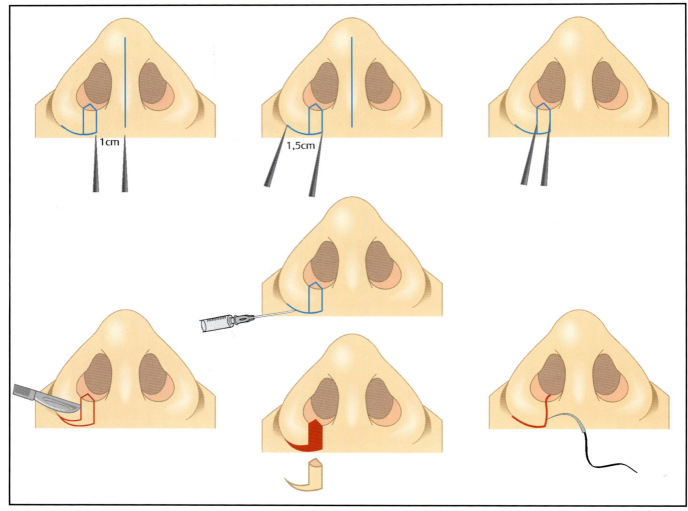

Fig. 17-14. Ressecção.

BIBLIOGRAFIA

Apaydin F. Nasal valve surgery. Facial Plast Surg. 2011;27:179-91.
Becker DG. Complications in rhinoplasty. In: Papel I. Facial plastic reconstructive surgery. 2nd ed. New York: Thieme; 2002.
Clark JM, Cook TA. The butterfly graft in functional secondary rhinoplasty. Laryngoscope. 2002;112(11):1917-25.
Davis RE. Lateral crural tensioning for refinement of the wide and under projected nasal tip: Rethinking the lateral crural steal. Facial Plast Surg Clin North Am. 2015;23(1):23-53.
Gruber RP, Park E, Newman J, et al. The spreader flap in primary rhinoplasty. Plast. Reconstr. Surg. 2007;119:1903-1910.
Gunter JP, Friedman RM. Lateral crural strut graft: technique and clinical applications in rhinoplasty. Plast Reconstr Surg. 1997;99(4):943-955.
Gunter JP, Rohrich RJ, Adams Jr. WP. Dallas – Rinoplastia: cirurgia do nariz pelos mestres. 3. ed. Rio de Janeiro: Revinter; 2017.
Papel ID. Management of the middle vault. In: Facial Plastic and Reconstructive Surgery. 2nd ed. New York: Thieme; 2002;35:407-413.
Rohrich RJ, Raniere Jr. J, HA RY. The alar contour graft: correction and prevention of alar rim deformities in rhinoplasty. Plast Reconstr Surg. 2002;109(7):2495-2505.
Sheen JH. Spreader graft: a method of reconstructing the roof of the middle nasal vault following rhinoplasty. Plast Reconstr Surg. 1984;73(2):230-239.
Toriumi DM, Asher SA. Lateral crural repositioning for treatment of cephalic malposition. Facial Plast Surg Clin North Am. 2015;23(1):55-71.
Toriumi DM, Dixon TK. Assessment of rhinoplasty techniques by overlay of before-and-after 3D images. Facial Plast Surg Clin N Am. 2011;19(4):711-23,ix.
Toriumi DM, Josen J, Weinberger M, et al. Use of alar batten grafts for correction of nasal valve collapse. Arch Otolaryngol Head Neck Surg. 1997;123802-808.

TÉCNICAS CIRÚRGICAS BÁSICAS EM OTORRINOLARINGOLOGIA – INSUFICIÊNCIA VALVULAR PRIMÁRIA

CAPÍTULO 18

Michelle Lavinsky Wolff ▪ Raphaella de Oliveira Migliavacca

INTRODUÇÃO

Insuficiência valvular é uma causa de obstrução de via aérea, que não raramente passa despercebida por cirurgiões de nariz. Isso leva a variáveis graus de dificuldade na respiração nasal, diminuição da tolerância ao exercício físico e piora em desfechos de qualidade de vida. As principais causas de colapso na válvula nasal estão relacionadas com a anatomia inata do indivíduo, defeitos congênitos, iatrogênicos e traumáticos, além de ressecções de tumores de pele, paralisia facial e envelhecimento.

Neste capítulo, será abordada a insuficiência valvular primária (relacionada com problemas anatômicos inatos e congênitos). Assim, não iremos abordar problemas de válvula nasal relacionados com cirurgias nasais prévias, especialmente rinoplastias prévias. Entretanto, cabe ressaltar que, por serem causa comum de obstrução nasal, a história prévia de rinoplastias no passado deve ser sempre questionada na anamnese em pacientes com queixas de obstrução nasal.

REFERÊNCIAS ANATÔMICAS-CHAVE

A válvula nasal pode ser subdividida didaticamente em válvula nasal interna e válvula nasal externa.

As principais referências anatômicas da válvula nasal interna são (Fig. 18-1a):

- *Medial*: septo nasal;
- *Supero lateral*: cartilagens laterais superiores ou *crura* laterais da alar maior (cartilagem lateral inferior);
- *Inferolateral*: cabeça do corneto inferior;
- *Inferior*: assoalho nasal.

Funcionalmente, é importante ressaltar que o local da válvula nasal interna fornece a maior área de resistência da via aérea, uma vez que há uma necessidade fisiológica de limitação para que o fluxo de ar não exceda a capacidade do nariz de umidificar e aquecer o ar inspirado.

Já a válvula nasal externa (Fig. 18-1b) é definida anatomicamente pela área transversal da asa nasal ou abertura do vestíbulo nasal, com os seguintes pontos anatômicos:

- Septo caudal;
- *Cruz* medial da cartilagem lateral inferior ou alar menor;
- *Cruz* lateral da cartilagem lateral inferior ou alar menor;
- Pré-maxila.[1,2]

Observações Importantes

Pensando nas referências anatômicas acima descritas tanto de válvula nasal interna quanto externa, assim como mau posicionamento e debilidade das estruturas anatômicas, focamos no presente capítulo em descrever estratégias cirúrgicas adequadas para corrigir os eventuais defeitos que levam à insuficiência de válvula nasal.

É importante ressaltar que o tratamento da insuficiência de válvula pode envolver a combinação de mais de uma técnica, já que os problemas podem estar localizados em um ou mais pontos da válvula nasal interna e/ou externa e se apresentar de forma estática ou dinâmica.

CUIDADOS PRÉ-OPERATÓRIOS

Seguem as principais orientações pré-operatórias em cirurgias estético-funcionais nasais:

- Avaliação criteriosa da indicação, motivações e discussão sobre o planejamento cirúrgico com o paciente;
- Anamnese detalhada: medos e expectativas, procedimentos prévios do nariz, como preenchimento estético (rinomodelação), fios de sustentação, cirurgias como rinoplastia e/ou septoplastia prévias, história de trauma nasal e/ou facial, uso de tabaco, drogas ou qualquer hábito que possa interferir no procedimento cirúrgico ou anestésico;
- Exame físico completo com rinoscopia anterior e inspeção estática/dinâmica e palpação externa do nariz são rotina na avaliação desses pacientes. Palpação cuidadosa inclui avaliação da pele (grossa, normal ou fina) do indivíduo e palpação da ponta nasal também é um passo a ser realizado para se verificar a sustentação;
- Manobra de Cottle é parte importante do exame físico na avaliação de insuficiência de válvula. Na manobra tradicional, traciona-se a região da bochecha lateralmente, com um ou dois dedos, verifica-se se ocorre melhora da obstrução. Essa manobra não permite a avaliação da válvula interna ou externa individualmente. Na manobra de Cottle modificada, usa-se um estilete de metal, ou mesmo uma cureta otológica, para empurrar lateralmente a região da cartilagem lateral superior, ou da cartilagem lateral inferior e se verifica em qual situação ocorre melhora do fluxo aéreo. Dessa forma, a manobra permite a avaliação isolada de cada região;

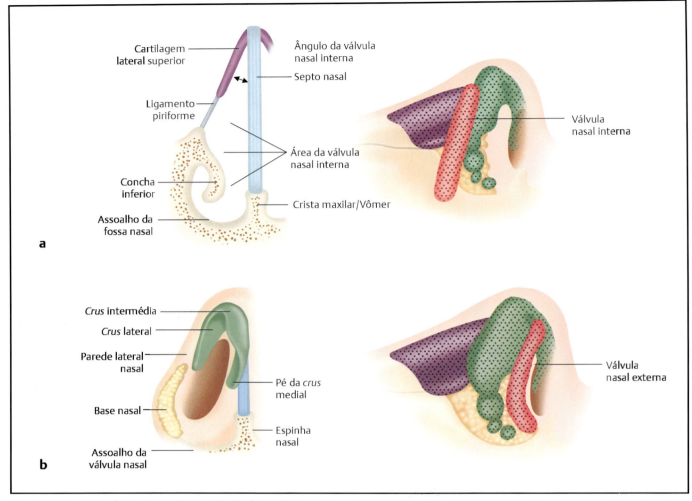

Fig. 18-1. Principais referências anatômicas da válvula nasal interna (a) e externo (b).[2]

- Endoscopia nasal com ótica rígida ou flexível são aliados importantes na avaliação completa do nariz e função nasal, sendo indispensáveis para exclusão de outras causas, além da insuficiência de válvula, para a queixa obstrutiva;
- Com base na história clínica, solicitam-se ou não exames complementares pré-operatórios, como hemograma e coagulograma, avaliação cardiológica, outras avaliações clínicas relevantes ao paciente;
- Exames de imagem como tomografia de seios da face ou ossos da face são importantes especialmente em casos mais complexos ou em caso de qualquer sintoma nasossinusal adicional, como dor facial, por exemplo;
- Documentação fotográfica padronizada da face/nariz é fundamental no pré-operatório por diversos motivos, que incluem: registro fiel da forma facial e nasal, ser instrumento confiável de autocrítica e avaliação do cirurgião ao longo da carreira, conversa mais objetiva com o paciente sobre suas queixas e impressões do cirurgião em relação a possíveis limitações sobre pontos específicos, ponto de partida para simulações e alinhamento de expectativas, documentação para debates científicos e troca de experiência entre cirurgiões se baseando em documentações fotográficas, além de registro útil como comprovação em um eventual processo legal;
- Escalas mais objetivas como escala SCHNOS (*Standardazied Cosmesis and Health Nasal Outcomes Survey*), NOSE (*Nasal Obstructive Symptoms Evaluation scale*), ROE (*Rhinoplasty Outcome Evaluation*) e [RHINO] *scale* (*Rhinoplasty Health Inventory and Nasal Outcomes*) são interessantes tanto em ambiente acadêmico para pesquisas clínicas, como no dia a dia do consultório;
- Ênfase com o paciente sobre a importância de consultas regulares e tempo de resultado final após 1 ano da cirurgia;
- Explicações pertinentes sobre riscos e benefícios da cirurgia, com assinatura de termos de consentimento informado por parte do cirurgião e do paciente;
- Orientações pré-operatórias: jejum correto, levar eventuais exames, contato com acompanhante para notícias ao fim da cirurgia, combinações sobre horário de chegada no centro cirúrgico.

TÉCNICAS CIRÚRGICAS: PASSO A PASSO

Insuficiência Válvula Nasal

Anestesia

Anestesia geral ou local assistida depende da experiência da equipe cirúrgica. Na nossa prática, utilizamos anestesia geral.

Posição do Paciente

- Decúbito dorsal;
- Touca cirúrgica com campo estéril;
- Cabeça ligeiramente virada para o lado do cirurgião principal;
- Cabeceira elevada;
- Se anestesia geral, solicitar para anestesista fixar o tubo bem centralizado para evitar distorções e lateralizações do nariz;
- Olhos do paciente protegidos com pomada lubrificante e descoberto para manter essa referência em relação ao nariz.

Posição do Cirurgião

O cirurgião destro fica em pé ao lado direito do paciente e o inverso se canhoto, e o auxiliar do lado contralateral. É importante colocar a mesa em altura confortável ao cirurgião, a fim de se manter em postura mais ereta.

Infiltração

A infiltração é passo importantíssimo para cirurgias nasais, tanto para auxiliar no ato anestésico, reduzindo o estímulo álgico, como no ato cirúrgico, sendo essencial para vasoconstrição e redução de sangramento no campo operatório, além da hidrodissecção auxiliada pelo anestésico. Costumamos utilizar agulha de insulina, seringa de 3 mL e solução de lidocaína com adrenalina na proporção 1:100.000. Lembrar de realizar a marcação da incisão da ponta e fotos pré-operatórias antes da infiltração para não haver distorções. Iniciamos a infiltração pela columela, região marginal das cartilagens laterais inferiores, espinha nasal e vestíbulo nasal. Em seguida, infiltramos o septo no plano subpericondral, o dorso no plano de intersecção entre o bordo cefálico da cartilagem lateral inferior e caudal da cartilagem lateral superior, em direção cauda-cefálica, além da região das fraturas laterais se isso for necessário.

Acesso

A escolha do acesso depende da experiência do cirurgião. O acesso aberto facilita as manobras cirúrgicas, principalmente para a fixação de alguns enxertos e trabalho em ponta nasal.

O acesso aberto, nosso preferencial nas cirurgias para insuficiência de válvula primária, é obtido através de uma incisão mediocolumelar transversa no ponto mais estreito da columela, associada a incisões marginais alares bilaterais. A incisão mediocolumelar transversa é quebrada por um "V" invertido, que previne futuras retrações (incisão de Rethi). Lateralmente, a incisão deve ser marginal ao bordo caudal das cartilagens alares, seguida da dissecção cuidadosa, com elevação em bloco da pele/tecidos moles medial, seguindo para a dissecção no sentido cefálico sobre as *crura* laterais e dorso osteocartilaginoso.

Manobras mais Utilizadas para Correção de Insuficiência de Válvula Nasal Interna Primária

Septoplastia

A importância dos desvios septais anteriores como causa de obstrução nasal e piora no fluxo da região da válvula nasal é significativo e sempre deve ser corrigido adequadamente em cirurgias para insuficiência de válvula. Quando o desvio septal ou esporão está nesse nível, ocorre redução da área transversal bem no nível da válvula nasal interna. Como a válvula nasal interna corresponde à área de maior resistência da via aérea superior, desvios dessa região costumam gerar grandes repercussões clínicas no fluxo nasal. Cabe a observação que desvios caudais em área do vestíbulo nasal levam também à insuficiência de válvula nasal externa.

Dessa forma, deve ser realizada uma septoplastia, que além de corrigir esse defeito, serve para remover cartilagem para enxerto. Entretanto, quando o desvio é anterior e extenso o suficiente para envolver o "L" de sustentação do septo, pode ser necessária uma técnica mais agressiva e reconstrutiva de septoplastia, a chamada septoplastia extracorpórea.

Na técnica clássica, popularizado por Gubisch,[3] descola-se o septo cartilaginoso da lâmina perpendicular do etmoide, vômer, crista maxilar e se remove o septo cartilaginoso como um todo para reconstrução de um novo septo na mesa cirúrgica. A fixação do neossepto se dá nos ossos próprios para restabelecimento da área K (que corresponde a junção da cartilagem septal aos ossos nasais, com a contribuição das cartilagens laterais superiores e lâmina perpendicular do etmoide) e, meticulosamente, na espinha nasal, manobras tecnicamente desafiadoras.

Most descreveu uma modificação para reconstruções septais anteriores com a mesma finalidade de reconstruir desvios do *L-strut*, mas se mantendo a área K, o que facilita a reprodutibilidade.[4]

Em casos em que o desvio anterior não envolve o *L-strut* de sustentação do septo como um todo, mas sim o septo caudal de forma mais restrita, a técnica de Metzenbaum ou porta basculante (*swinging door*) pode ser utilizada. Para o passo a passo da septoplastia e septoplastia caudal – técnica de Metzenbaum, veja o capítulo específico.

Enxertos de Terço Médio – *Spreader Grafts* e *Autospreader Flaps*

Sheen foi o primeiro autor a publicar sobre enxertos de terço médio inicialmente para prevenir o colapso de válvula nasal na rinoplastia de redução com ressecção das cartilagens laterais superiores: os *spreader grafts*. Terço médio nasal estreito costuma ter prejuízos estéticos e funcionais, marcado por nariz com uma delimitação clara das margens caudais dos ossos próprios e colapso da parede lateral à inspiração. Essa "síndrome do nariz estreito", como Sheen relatou na época da descrição dos *spreader grafts*, pode ser resultado anatômico congênito do paciente e indicação para reconstrução do terço médio.[5] Logo se percebeu que esse enxerto seria muito útil em insuficiências de válvula nasal primária para se aumentar o ângulo da válvula nasal interna. Assim, variações da técnica têm sido descritas ao longo dos anos. O aumento da utilização do acesso aberto contribuiu para o desenvolvimento e refinamento das variações dos *spreader grafts*. No Quadro 18-1 citamos os principais fatores de risco para colapso de válvula nasal.

Spreader Grafts

Os *spreader grafts* são enxertos cartilaginosos lineares em formato retangular (removidos preferencialmente do septo ou da costela), em torno de 1 a 2 mm de espessura, 3 a 6 mm de largura e 1 a 3 cm de altura. Essas dimensões variam muito de acordo com a deformidade apresentada. Na evolução desses enxertos, variações foram descritas para se adequar às necessidades de correção de insuficiência de válvula, como, por exemplo, *spreader* unilaterais (em dorsos assimétricos), assimétricos ou bilaterais.

Indicações

Reconstrução do dorso nasal após rinoplastia de redução osteocartilaginosa do dorso para evitar complicações em estético-funcionais da válvula interna; de terço médio, assimetrias e insuficiência de válvula interna primária ou secundária;[6]

- Atenuar desvios de dorso nasal e septais mais complexos, podendo ser utilizados de forma unilateral ou com dimensões assimétricas.

Vantagens

- Torna o dorso nasal mais estruturado;
- Pode melhorar as linhas estéticas dorsais;
- Expande o ângulo da válvula nasal externa, por mover a parede lateral para longe do septo.[6]

Desvantagens

- Possibilidade de alargamento indesejado do dorso;
- Possibilidade de deslocamento do enxerto e visibilidade em raros casos.

Passo a Passo

A) Acesso endonasal (Vídeo 18-1) ou aberto (Vídeo 18-2), o último, via de regra, com maior facilidade técnica para colocação dos enxertos;

B) Dissecção de bolsão em túnel subpericondreal entre as cartilagens laterais superiores e o septo alto (seguida de separação da cartilagem lateral superior e cartilagem quadrangular ou septal, com remoção de giba cartilaginosa e após óssea se rinoplastia de redução associada e, além da, septoplastia para correção de desvios e coleta de cartilagem);

C) Colocação dos enxertos *spreader grafts* no bolsão em cada lado se bilaterais ou unilateralmente no lado necessário;

D) Fixação com fio agulhado (damos preferência para suturas de polidioxanona 5.0, mas suturas não absorvíveis são opções viáveis).

Autospreader Flaps

Uma técnica alternativa aos *spreader grafts* são os *autospreader flaps* (também conhecidos como *autospreader* ou *spreader flaps*). Eles consistem em uma manobra para aumento do ângulo da válvula nasal usando-se a cartilagem lateral superior nativa, com *flaps* horizontais do excesso de altura dessa cartilagem de cada lado, que é então dobrada para baixo como um meio para reconstrução do terço médio, especialmente após rebaixamento de dorso osteocartilaginoso.

Indicações

Basicamente as mesmas do *spreader grafts*, porém mais restritas, pois não corrigem de forma tão eficaz assimetrias ou desvios de dorso, dorso com cartilagens depletadas, insuficiência de válvula externa ou colapso importante de parede lateral.[5] Nesses casos, o uso de *spreader grafts* ou *spreader grafts* estendidos são preferíveis.

Vantagens

As mesmas dos *spreader grafts*, com a vantagem sobre esses de maximizar o uso de cartilagens nativas e minimizar a necessidade de cartilagem adicional a ser coletada. Além disso, evidências recentes mostram escores de qualidade de vida relacionados com obstrução nasal (escala NOSE) e índices de complicações comparáveis entre as técnicas.[6]

Desvantagens

Comparativamente aos *spreader grafts*, os *autosspreader* não corrigem de forma tão eficaz assimetrias ou desvios de dorso, dorso com cartilagens depletadas, insuficiência de válvula externa ou colapso importante de parede lateral.[5] Nesses casos, o uso de *spreader grafts* ou, muitas vezes, *spreader grafts* estendidos são preferíveis.

Passo a Passo

O passo a passo da colocação do *autospreader flap* possui em algumas variações entre os autores, e pode ser descrito genericamente da seguinte forma:

A) Inicialmente o septo é descolado de forma unilateral (classicamente à esquerda, mas pode ser pela preferência do cirurgião) e em bolsão tipo túnel subpericondreal contralateralmente;

B) As cartilagens laterais superiores são separadas do septo verticalmente com cuidado para manter o comprimento total das cartilagens obtidas ao realizar essa desarticulação o mais próximo possível do septo;

C) Em seguida, é realizada a redução da giba dorsal (septo cartilaginoso é reduzido até a altura adequada) o que resulta em excesso de altura da cartilagem lateral superior;

D) O excesso do componente dorsal da cartilagem lateral superior é então marcado, dobrado e preso à parte nativa inferior da cartilagem lateral inferior com uma sutura horizontal (preferimos fios absorvíveis como suturas de polidioxanona 5.0, pois a mucosa pode ser violada durante a sutura).[5]

Enxerto Asa de Borboleta

O enxerto asa de borboleta (ou *butterfly graft*) é uma manobra cirúrgica com uso de cartilagem conchal para reforçar a válvula nasal interna em pacientes com colapso da mesma. Pode ser colocado por acesso endonasal, mas a maioria dos cirurgiões opta por acesso externo.

Esse enxerto serve como um alargador do ângulo da válvula nasal ao ser fixado sobre a porção caudal das cartilagens laterais superiores e sob a margem cefálica das cartilagens laterais inferiores. O tamanho do enxerto varia conforme algumas modificações da técnica publicadas ao longo dos anos. Costumamos utilizar a modificação do enxerto asa de borboleta: mais longo, estreito e fino, e, assim, menos visível, descrito por Genther e Wang em 2018.[7]

Indicações

Reforço de válvula nasal interna que colapsam à inspiração.

Vantagens

No nosso meio, esse enxerto é especialmente útil em pacientes que não têm disponível cartilagem septal (por septoplastia prévia, por exemplo) ou costal (por calcificações pela idade avançada ou outras causas) para reconstrução de válvula nasal interna através dos *spreader grafts* e necessitam reconstruções mais consistentes que as possíveis com *autospreader grafts*.

Desvantagens

- Podem ficar visíveis, especialmente em pacientes de pele fina e há possibilidade de assimetrias ou deslocamentos do enxerto;
- Cartilagem auricular é sabidamente mais fraca que cartilagem septal ou costal e facilmente se quebra durante sua manipulação, assim se exige extremo cuidado e existe uma dificuldade técnica para execução efetiva da manobra do enxerto asa de borboleta;
- Tempo cirúrgico adicional na retirada do enxerto auricular, além de risco de complicações na orelha operada (infecções, dor, cicatriz).

Enxerto Asa de Borboleta Modificado
Passo a Passo (Vídeo 18-3)

A) Remoção do enxerto auricular, mais comumente da concha esquerda (o que permite ao cirurgião destro acessar o nariz sem interrupções): a incisão é feita 1 mm medial à borda livre da anti-hélice e se estende ao longo do pilar inferior, 2 mm abaixo da hélix superiormente; inferiormente, a incisão estende-se 2 mm medial ao *antitragus*;

B) Elevação do retalho cutâneo com pericôndrio e uma porção de 1 × 3,5 cm de cartilagem é removida, para não deformar a orelha.

C) Fechamento da incisão com fio 5.0 absorvível ou inabsorvível 5.0;

D) Na mesa, trabalha-se com a cartilagem conchal e remove-se o pericôndrio restante, para eliminar volumes desnecessários na região da inflexão supra-apical ou *supratip*. Afina-se o enxerto para ficar com aproximadamente 0,5 a 1 mm centralmente e as extremidades laterais são chanfradas simetricamente;

E) Após todo o acesso e manobras de rinoplastia pertinentes ao paciente, antes do fechamento, o enxerto asa de borboleta é colocado sobre as cartilagens laterais superiores/dorso e sob a porção mais cefálica das cartilagens laterais inferiores;

F) O centro do enxerto é fixado ao dorso nasal com uma única sutura horizontal de polidioxanona 5-0. A pele do nariz é reposicionada e o dorso é examinado quanto a visibilidade e palpabilidade do enxerto. Se forem necessários pequenos ajustes, o enxerto pode ser esculpido *in situ* para reduzir o bordo cefálico. Enxertos de camuflagem podem ser utilizados na região.

Manobras mais Utilizadas para Correção de Insuficiência de Válvula Nasal Externa Primária

A insuficiência de válvula externa, em casos de rinoplastias primárias, pode ser devida a falta de suporte e consequente colapso do bordo alar, principalmente na topografia entre a cruz lateral em seu ponto de virada (*turning point*) e a base alar, uma vez que abaixo do ponto de virada não há suporte cartilaginoso.[8]

Além disso, o mau posicionamento da cartilagem lateral inferior pode interferir na força da parede lateral com consequente colapso da válvula nasal. São consideradas cartilagens mal posicionadas aquelas com angulação das *crura* laterais em relação à linha média menor que 30 graus e com ângulo de descanso entre o corpo da lateral inferior e as cartilagens laterais superiores menor de 100 graus.[9] Essas características interferem de forma negativa na patência da válvula nasal interna. Algumas estratégias para melhora da patência da válvula nasal envolvem o fortalecimento das estruturas citadas acima com enxertos e/ou reposicionamento das estruturas já existentes.

Tensionamento da Cruz Lateral

O tensionamento da *cruz* lateral foi descrito em 2015 por Davis como estratégia de definição, rotação e projeção de ponta nasais globosas de forma conservadora, sem necessidade de grandes ressecções cartilaginosas, muitas vezes danosas à estrutura da válvula nasal.[10]

A técnica objetiva desenvolver tensão na parede lateral criando uma superfície plana e "esticada". Para isso o autor propõe uma lateralização agressiva do *domus* que gera o efeito de tensão como uma "corda de violão" usando a própria cartilagem alar, dispensando o uso de enxertos para aumento da *cruz* lateral. Porém, tendo em vista que grandes lateralizações domais podem gerar uma rotação além do desejado, a técnica prevê para o controle da rotação a fixação das *crura* mediais a um enxerto de extensão septal (EES) através da manobra de *tongue in groove*.

Indicações

Inicialmente descrita para tratamento de pontas nasais globosas, hipoprojetadas com *cruz* lateral longa e sem tensão, gerando flacidez na parede lateral da válvula nasal externa. Mas, por ser uma técnica versátil, pode ser usada para qualquer defeito de projeção e rotação da ponta nasal, melhorando também o tônus da parede lateral e, consequentemente, da válvula nasal.

Vantagens

Dispensa enxertos para aumento ou fortalecimento da *cruz* lateral, já que gera tensão e força na própria cartilagem do paciente. Além disso, é uma técnica conservadora que mantém o arco alar íntegro, dispensando grandes ressecções cefálicas da *cruz* lateral para alcançar objetivos de definição, rotação ou projeção.

Desvantagens

Exige acesso aberto, a presença do enxerto de extensão septal fixo às *crura* mediais podem gerar rigidez na ponta nasal.

Passo a Passo

A) Acesso aberto (externo);
B) Dissecção em plano subpericondreal/subperiosteal;
C) Exposição completa da cartilagem lateral inferior seguida por separação do septo membranoso para exposição da margem caudal da cartilagem quadrangular. Exposição completa bilateral do septo caudal e da espinha nasal para facilitar o posicionamento do EES;
D) Remoção de cartilagem septal para confecção do EES. Especial atenção para manter o *L-strut* forte e íntegro;
E) EES fixo *end-to-end* ou laterolateral no bordo caudal do septo. Se houver algum mínimo desvio caudal preferimos posicionar o enxerto laterolateral contralateral ao desvio (Fig. 18-2a);
F) Lateralização do *domus* criando novos *domus* e tensionando a *cruz* lateral. Cuidados com a sutura para que seja realizada paralela ao eixo longitudinal da *cruz* lateral e próxima à margem cefálica da dobra em confecção (novo *domus*);
G) *Tongue in groove* das cartilagens laterais inferiores ao EES ajustando a projeção, rotação ideal (Fig. 18-2b);
H) Fechamento da incisão, incluindo as incisões marginais.

Enxertos de Borda Alar (Alar Rim Graft)

Em 2002, Rohrich *et al.* descreveram o enxerto de contorno alar. O enxerto consiste em um fragmento longo e estreito de cartilagem com dimensões médias de 4 a 6 mm de largura e 25 mm de comprimento. É posicionado em um preciso bolsão confeccionado logo abaixo da margem narinária e é dito flutuante por não estar fixo em nenhuma estrutura.[11]

Pensando em um enxerto com maior integração com os demais componentes da ponta nasal, menor potencial de migração e capacidade de corrigir assimetrias e retrações severas, em 2016, Davis descreveu uma variante articulada do enxerto de borda alar, o *articulated alar rim graft* ou alar rim articulado.[12] Diferente do enxerto flutuante tradicional, o enxerto articulado é fixo na cruz lateral e no EES conferindo maior resistência ao rebordo alar e um efeito de expansão quando posicionado no túnel junto à margem alar.

Indicações

Deficiência estrutural no rebordo alar, seja por mal posicionamento da cartilagem lateral inferior ou afundamento e pinçamento congênito do rebordo alar. Também pode ser usado de forma profilática em casos em que notamos enfraquecimento da região com possibilidades futuras de retrações.

Vantagens

Uso de pouca cartilagem e grande efeito estrutural na borda alar.

Desvantagens

Os enxertos flutuantes, por não serem fixos e integrados às estruturas da ponta nasal, podem sofrer migração.[12] Já os articulados podem ter algum efeito de alargamento das narinas, e seus bordos devem ser biselados para evitar o risco de ficarem marcados, principalmente em casos de pele fina.

Passo a Passo

Enxertos Alar Rim Flutuantes

A) Após a incisão e exposição da ponta nasal, visualiza-se a posição e formato das cartilagens laterais inferiores realizando o julgamento das dimensões necessárias ao enxerto;
B) Confecção do enxerto, preferencialmente com cartilagem septal em casos primários, com dimensões de 2,5 a 5 mm de largura por 8-15 m de comprimento. A largura depende da necessidade de força necessária. As extremidades dos enxertos devem ser biseladas;

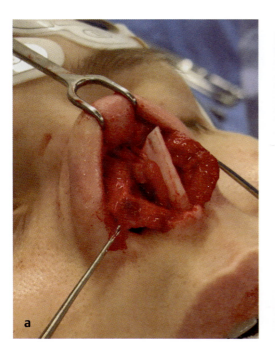
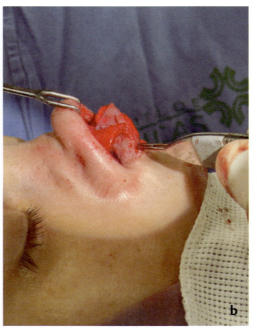

Fig. 18-2. Passos do tensionamento da *cruz* lateral. (**a**) Enxerto de extensão septal (EES) fixo latero-lateralmente ao bordo caudal do septo. (**b**) Posicionamento da *cruz* lateral a esquerda já tensionada, fixa EES ajustando a projeção e rotação ideal. Notem a diferença da projeção da *cruz* lateral direita em original. (Fonte: arquivo pessoal.)

C) Dissecção cuidadosa de bolsão ao longo da borda alar, inferior à incisão marginal, para posicionamento do enxerto, de forma justa, para evitar deslocamentos;
D) Introdução do enxerto com visualização do efeito de correção do pinçamento da válvula externa e fortalecimento do bordo alar. Caso esse resultado não seja alcançado, há possibilidade de introdução de uma nova camada de enxerto;[11,13]
E) Sutura.

Enxerto Alar Rim Articulado[12]

A) Exposição da cartilagem lateral inferior manobra de tensionamento da *cruz* lateral como descrito anteriormente;[10]
B) Confecção de enxertos longos e estreitos com dimensões variando entre 20 a 25 mm de comprimento, dependendo da distância entre a ponta e o lóbulo alar, e largura máxima de 4 a 5 mm, sendo tipicamente posicionado 8 a 10 mm do ponto de definição da ponta. Os enxertos devem ser biselados em suas extremidades;
C) Os enxertos devem ser posicionados 90 graus em relação à linha média sagital com o eixo longo do enxerto alinhado verticalmente com o ponto de definição da ponta nasal (Fig. 18-3);
D) Fixação dos enxertos à *cruz* lateral em ao menos dois ou mais pontos com suturas de polidioxanona 5.0, sendo que um deles transfixando o enxerto de extensão septal;
E) Dissecção de preciso bolsão intracutâneo ao longo da borda alar com extensão levemente maior do que a extensão do enxerto. Após o posicionamento completo do enxerto, a incisão marginal é fechada meticulosamente para evitar exposição do enxerto.

Alar Batten Graft

Usado para corrigir defeitos da válvula nasal interna e/ou externa lateralizando a parede lateral colapsada.

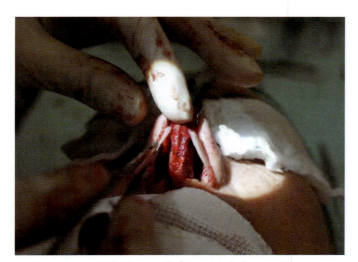

Fig. 18-3. Enxertos *alar rim* articulados posicionados com 90 graus em relação à linha média sagital, com o eixo longo do enxerto alinhado verticalmente com o ponto de definição da ponta nasal. (Fonte: arquivo pessoal.)

Indicação
Colapso da parede lateral.

Vantagens
Fortalece a parede lateral evitando colapso da válvula nasal.

Desvantagens
Pode haver deslocamento do enxerto ou visibilidade, principalmente em casos de pele fina.

Passo a Passo

A) Pode ser posicionado usando acesso aberto ou endonasal;
B) Realiza-se a marcação da posição do colapso para referência;
C) Confecção dos enxertos, preferencialmente de cartilagem septal em casos primários, mas pode ser usado cartilagem conchal ou costal;
D) Os enxertos medem de 10-15 mm de comprimento por 4-8 mm de largura e devem ser fortes o suficiente para resistir ao colapso. Em casos de colapso severo devem atingir a abertura piriforme;[13]
E) Se o bolsão for preciso não há necessidade de fixação do enxerto. Em casos de via de acesso aberto deve-se fixar os enxertos com suturas para prevenir deslocamentos.

COMPLICAÇÕES

Basicamente as complicações gerais de rinoplastia se equivalem às da cirurgia com foco em insuficiência primária de válvula nasal, que incluem:

- Sangramento;
- Infecção;
- Irregularidades em dorso ou ponta;
- Excesso de largura nasal dorsal ou de ponta por enxertos colocados sem a precisão adequada ou por deslocamento dos mesmos durante o processo de cicatrização;
- Questões cicatriciais que podem interferir no resultado final estético e funcional.[6]

REFERÊNCIAS BIBLIOGRÁFICAS

1. Spielmann PM, White PS, Hussain SSM. Surgical techniques for the treatment of nasal valve collapse: a systematic review. Laryngoscope. 2009;119:1281-1290.
2. Daniel RK, Palhazi P. Rhinoplasty: An Anatomical and Clinical Atlas. 1st ed. Cham, Switzerland: Springer International Publishing; 2018.
3. Gubisch W. Treatment of the scoliotic nose with extracorporeal septoplasty. Facial Plast Surg Clin North Am. 2015;23:11-22.
4. Most SP. Anterior septal reconstruction: outcomes after a modified extracorporeal septoplasty technique. Arch Facial Plast Surg. 2006;8:202-207.
5. Rudy S, Moubayed SP, Most SP. Midvault Reconstruction in Primary Rhinoplasty. Facial Plast Surg. 2017;33:133-138.
6. Buba CM, Patel PN, Saltychev M, et al. The Safety and Efficacy of Spreader Grafts and Autospreaders in Rhinoplasty: A Systematic Review and Meta-analysis. Aesthetic Plast Surg. 2022.
7. Genther DJ, Wang TD. Modification of the Butterfly Graft. JAMA Facial Plast Surg. 2018;20:509-510.
8. Daniel RK, Palhazi P, Gerbault O, Kosins AM. Rhinoplasty: the lateral crura-alar ring. Aesthet Surg J. 2014;34:526-537.

9. Çakir B, Doğan T, Öreroğlu AR, Daniel RK. Rhinoplasty: surface aesthetics and surgical techniques. Aesthet Surg J. 2013;33(3):363-75.
10. Davis RE. Lateral crural tensioning for refinement of the wide and underprojected nasal tip: rethinking the lateral crural steal. Facial Plast Surg Clin North Am. 2015;23:23-53.
11. Rohrich RJ, Raniere Jr. J, Ha RY. The alar contour graft: correction and prevention of alar rim deformities in rhinoplasty. Plast Reconstr Surg. 2002;109:2495-505,2506-8.
12. Ballin AC, Kim H, Chance E, Davis RE. The Articulated Alar Rim Graft: Reengineering the Conventional Alar Rim Graft for Improved Contour and Support. Facial Plast Surg. 2016;32:384-397.
13. Gomes GA, Jorge RBB, Cedin AC. Tratado de Rinoplastia: Academia Brasileira de Cirurgia Plástica da Face da ABORL-CCF. Thieme Revinter; 2021.

REDUÇÃO DE FRATURA DOS OSSOS PRÓPRIOS DO NARIZ

Ricardo Landini Lutaif Dolci • Jose Eduardo Lutaif Dolci

INTRODUÇÃO

Nos últimos anos, a incidência de fraturas do osso nasal tem aumentado concomitantemente com o aumento da complexidade social e maior frequência de atividades esportivas. O osso nasal é a estrutura óssea mais proeminente na região da face, tornando-o mais suscetível a impactos. Desse modo, é a fratura óssea facial mais comum, responsável por cerca de 40% de todas as fraturas faciais, e a terceira mais comum do corpo.[1]

As causas podem variar dependendo da região e da idade, Hwang et al. descreveram que em adultos, brigas representam 36,3%, acidentes de trânsito 20,8%, esportes 15,3%, e quedas 13,4%. Já em crianças, esportes representam 59,3%, enquanto brigas 10,8%, acidentes de trânsito 8,3%, colisões 5% e quedas 3,3%.[2]

Ao final do capítulo o leitor deverá estar apto:

- Indicar e realizar uma redução de fratura dos ossos próprios do nariz;
- Relacionar com o tempo do trauma;
- Saber explicar o procedimento cirúrgico, alinhando com a expectativa do paciente e possíveis complicações inerentes ao tratamento.

ANATOMIA

O nariz externo tem formato piramidal e é composto por estruturas cartilaginosas e ósseas que sustentam pele, musculatura, mucosa, nervos e estruturas vasculares. Os ossos próprios do nariz têm forma de cunha e estão unidos na linha média, e a metade inferior é mais fina e larga, enquanto a porção superior é mais espessa, principalmente acima da linha intercantal, e está firmemente sustentada por uma articulação com o osso frontal e com o processo frontal da maxila. Desse modo, a região mais frágil (metade inferior) do osso nasal está mais suscetível à fratura.[3]

Os tecidos cartilaginosos incluem cartilagens nasais laterais, superior e inferior; cartilagem septal e as cartilagens sesamoides. A cartilagem septal é uma das estruturas responsáveis pela sustentação do dorso nasal desde a região da junção ósseo-cartilaginosa (*rinium*) até a região do ângulo septal anterior.

Dentro da cavidade nasal, posterossuperiormente, a lâmina perpendicular do etmoide funde com o osso nasal ao longo do dorso (Fig. 19-1).[3]

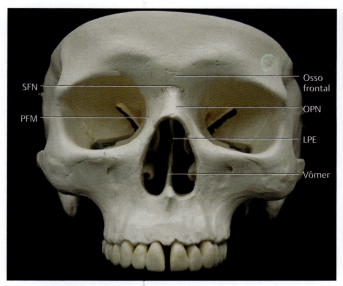

Fig. 19-1. Modelo anatômico mostrando as relações do osso próprio nasal com as estruturas ósseas adjacentes. LPE: lâmina perpendicular do etmoide; OPN: osso próprio do nariz; PFM: processo frontal da maxila; SFN: sutura frontonasal.

AVALIAÇÃO CLÍNICA

Anamnese

A avaliação clínica deve ser minuciosa, pois se trata de um momento extremamente importante da consulta, já que o paciente pode estar fragilizado emocionalmente devido a uma deformidade estética e/ou funcional.

Por isso, realizar uma anamnese direcionada questionando como foi o trauma, qual a região do nariz que foi acometida, frontal ou lateral, da direita para a esquerda ou o oposto, perguntar sobre como era o nariz esteticamente antes e depois do trauma, indagando sobre alterações estéticas e funcionais e principalmente correlacionando com o tempo do trauma.[4]

A ideia do paciente sobre a forma original do nariz é muitas vezes imprecisa e o edema pode mascarar um desvio ósseo (laterorrinia), desse modo, solicitar ao paciente para mostrar fotos antigas ou até mesmo uma foto da carteira de motorista pode ajudar na relação entre o cirurgião e o paciente.[4,5]

161

Exame Físico
O exame físico deve ser dividido em estático e dinâmico.

Avalição Estática
Devemos avaliar: lacerações, feridas, edema e equimose. A melhor visão para analisar laterorrinia é a *helicopter view*, na qual, o cirurgião se posiciona atrás do paciente e solicita ao mesmo para realizar uma hiperextensão da cabeça.

O edema na região ocasiona uma alteração estética e pode ser um viés para o paciente e o cirurgião, principalmente nas primeiras 24 a 48 horas do trauma. Já a equimose, dependendo da localização pode nos chamar atenção para outras fraturas, como da base do crânio, através do sinal de guaxinim ou Battle (Figs. 19-2 e 19-3).

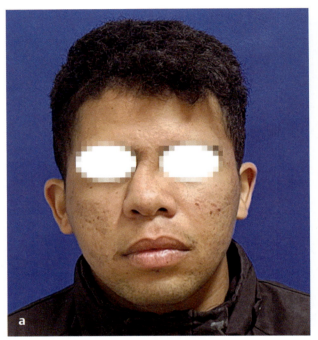 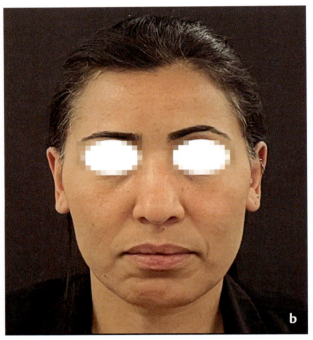

Fig. 19-2. (a,b) Foto frontal de pacientes que apresentaram uma fratura nasal e evoluíram com laterorrinia, a documentação fotográfica pré-tratamento cirúrgico é essencial, já que muitas vezes a lembrança do nariz pelo paciente é muito imprecisa e pode ocasionar insatisfações no pós-operatório.

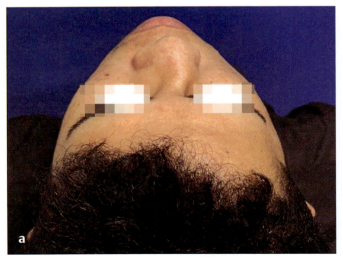 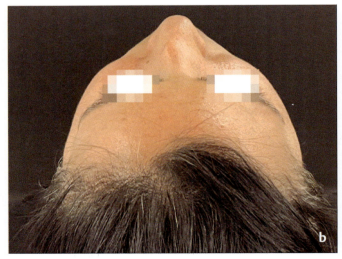

Fig. 19-3. (a,b) Documentação fotográfica através da *helicopter view* de pacientes com fratura nasal. Cirurgião se posiciona atrás do paciente e solicita que o mesmo faça uma hiperextensão. Essa é a melhor visão para avaliar laterorrinia. Ao comparar com a Figura 19-2, podemos notar: (**a**) que a fratura se torna ainda mais evidente e é possível identificar exatamente o local que o osso próprio do nariz está impactado. (**b**) Já nesse paciente, conseguimos avaliar com mais propriedade a laterorrinia quando comparado com a foto frontal.

CAPÍTULO 19 • REDUÇÃO DE FRATURA DOS OSSOS PRÓPRIOS DO NARIZ

Avaliação Dinâmica

Já o exame dinâmico, em relação à parte estética, deve-se realizar uma palpação da estrutura do nariz para identificar sensibilidade, crepitação, depressão e/ou encurtamento nasal, assim como alargamento da base do nariz. E a parte funcional, deve ser minuciosamente examinada através de uma rinoscopia com espéculo nasal e por videoendoscopia rígida ou flexível.

Realiza-se uma avaliação completa das estruturas internas, com atenção especial para o septo posterior com possíveis alterações anatômicas e obstrução nasal ocasionado pelo trauma. Como a cavidade nasal pode estar com edema e secreção na região dificultando o exame físico, podem-se utilizar anestesia tópica e vasoconstritor, e assim apresentar uma otimização dos resultados.

Deve-se palpar o septo nasal para descartar hematoma/abscesso septal que con ura uma emergência otorrinolaringológica, essa palpação pode ser realizada utilizando-se um estilete com algodão na ponta, e caso esteja com uma consistência mais flácida e com muita dor na região, a principal hipótese diagnóstica deve ser hematoma/abscesso septal.[5]

Exames de Imagem

Os exames de imagem podem auxiliar no diagnóstico da fratura nasal, porém muitas vezes nos deparamos no pronto socorro com pacientes que apresentaram um trauma nasal e já chegam com o exame de raios X, porém os trabalhos mostram que esse exame apresenta uma baixa sensibilidade, Park Min *et al.* mostraram 62% de sensibilidade,[6] já Min *et al.* tiveram uma taxa de 71,9% em crianças e 80,9% em adultos.[7]

Alguns autores são mais enfáticos, por exemplo, Logan *et al.* afirmam que a decisão quanto ao tratamento do trauma nasal é baseada nos achados clínicos e a radiografia do osso próprio não deve ser usada na tomada de decisão, por isso deve ser abandonada.[8]

Já na tomografia computadorizada de seios da face (TCSF), Kim e Hwang relataram, segundo estudo deles, que a sensibilidade e a especificidade foram de 95,0% e 92,9%, respectivamente.[9] Enquanto a imagem tridimensional pode ser inferior à radiografia simples ou TCSF para determinar a presença de fratura, nos casos em que uma linha de fratura nítida estiver presente, a imagem tridimensional foi relatada como útil para determinar a extensão da fratura e a depressão do osso próprio do nariz, assim como o grau de desvio ou deslocamento.[10]

Os autores desse capítulo compactuam do conceito de que o diagnóstico de fratura nasal é eminentemente clínico, assim como a decisão pela cirurgia.

CLASSIFICAÇÃO

Há diversas classificações para as fraturas nasais,[11-13] porém uma de fácil entendimento e utilização é a proposta por Rohrich e Adams.[2]

A) Fratura nasal simples unilateral;
B) Fratura nasal simples bilateral;
C) Cominutiva:
- Unilateral;
- Bilateral;
- Frontal.

D) Complexa (osso nasal + fratura septal)

- Associada a hematoma septal;
- Associada a laceração nasal aberta.

E) Associada a fratura naso-orbito-etmoidal/fratura da porção central da face.

TRATAMENTO

As fraturas nasais podem apresentar diferentes manejos dependendo da preferência do cirurgião, protocolos hospitalares, especialidade e razões práticas dependendo do local de trabalho. Porém, existem três aspectos principais a serem considerados para garantir o melhor tratamento:

1. Momento ideal para iniciar o tratamento quando cirúrgico;
2. Anestesia local ou geral;
3. Técnica cirúrgica.

Tempo × Redução da Fratura Nasal

O procedimento cirúrgico de redução da fratura nasal apresenta discrepâncias na literatura quanto ao momento mais adequado,[3-5,14] já o hematoma septal é um consenso que requer uma drenagem imediata para evitar complicações; caso não seja tratada, pode ocasionar uma necrose da cartilagem septal e evoluir com nariz em sela, o que gera uma alteração estética importante.

O paciente quando avaliado nas primeiras 3 a 6 horas do trauma, deve realizar a redução da fratura nasal nesse mesmo tempo, pois é anterior ao aparecimento de um edema que ocasiona uma distorção estética significativa, já que esse edema geralmente mascara uma fratura nasal leve a moderada e impede qualquer redução imediata, devendo o paciente ser reavaliado em um segundo momento.[4]

Nos casos, após a avaliação inicial, em que o paciente já apresenta um edema que impede uma melhor avaliação da fratura nasal, ele deve ser orientado:

- Compressa gelada na região;
- Repouso;
- Evitar exposição ao sol;
- Deixar a cabeceira elevada;
- Uso de corticoide oral;
- Retorno para nova avaliação dentro de 3 a 5 dias.

A redução da fratura pode ser realizada com mais facilidade entre o 7º e 10º dia,[3-5] porém alguns autores falam em até 14 dias para redução da fratura.[14] Importante ressaltarmos que a população pediátrica apresenta uma consolidação óssea mais precoce, por isso, devemos realizar até o 7º dia a redução da fratura.

Ato Cirúrgico

O ato cirúrgico pode ser realizado sob anestesia local ou geral, dependendo da preferência do cirurgião. Algumas séries prospectivas na literatura compararam as duas técnicas,[14-16] e o consenso foi que a anestesia local é tão eficaz para o resultado funcional e estético, quanto a anestesia geral para manipulação de fraturas nasais simples.

Os instrumentais utilizados para realização de redução de fraturas nasais tipo I, II, III e 4A podem ser com a pinça de Walsham, a qual, é utilizada para reduzir osso nasal impactado, enquanto a pinça de Asch é adequada para reduzir

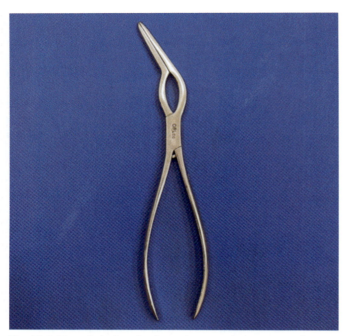

Fig. 19-4. Pinça de Asch mais adequada para reduzir septo nasal, porém também pode ser usada para alinhar ossos nasais impactados.

o septo nasal (Fig. 19-4) porém também pode ser útil para alinhar ossos nasais impactados, mas esses dois instrumentais apresentam um potencial dano à mucosa nasal, por isso, alguns cirurgiões preferem o elevador de Boies, por ser menos traumático.[5]

Outra opção em casos de ausência dos materiais mencionados ou em caráter de urgência é uma pinça baioneta invertida, ou seja, usa-se o cabo para posicionar adequadamente o osso nasal impactado.

ETAPAS DA REDUÇÃO DA FRATURA NASAL (FIG. 19-5)

1ª Etapa
Paciente sobre anestesia geral ou local deve-se identificar o local da fratura e pinça Walsham, Asch ou baioneta invertida é coloca na fossa nasal em que há a fratura nasal.

2ª Etapa
Realiza-se uma força no sentido superior do osso próprio para elevar o osso impactado, ficando com o fragmento fraturado "solto", sendo essa etapa crucial. A força a ser realizada é proporcional ao tempo da fratura, ou seja, quanto mais precoce menor o esforço e já mais próxima do 10º ao 14º dia maior o esforço, porém importante salientar que os movimentos são sempre sutis e delicados.

3ª Etapa
Nesse momento, o fragmento fraturado está solto do restante do osso próprio, e o polegar do cirurgião se posiciona externamente sobre os ossos nasais permitindo uma melhor avaliação dos movimentos ósseos, e um alinhamento ideal.[5]

4ª Etapa
Em alguns casos o osso próprio pode ficar instável, não posicionando no local exato da fratura, mantendo uma laterorrinia, nesses casos podemos colocar um tampão nasal ou via intranasal hemostático absorvível em tira de malha, desse modo mantém o osso próprio fraturado na posição adequada.

5ª Etapa
A última etapa é a realização de curativo com micropore e a colocação da tala termoplástica nasal externa para diminuir o edema na região.

Dicas para um Melhor Resultado Final
Algumas nuances são importantes na redução da fratura nasal, entre elas, identificar o local exato da fratura, pois essa região precisará ser realocada a sua posição de origem para alinhar o nariz. O posicionamento do polegar do cirurgião ajuda a moldar a fratura e posicionar no local adequado. Em alguns casos, a fratura pode estar um pouco mais difícil de manipular, e o cirurgião pode sutilmente recriar a fratura para posicionar e alinhar o nariz (quando o paciente está no limite de dias de redução da fratura).

Quando estamos diante de um caso de fratura cominutiva ou que a redução da fratura ficou instável, deve-se colocar intranasal um material de suporte na região superior para deixar o osso fraturado na posição desejada, para isso, podemos utilizar um tampão nasal embebido em vaselina e antibiótico durante 3 a 7 dias[15] ou um hemostático absorvível em tira de malha, pois assim se pode realizar o curativo e colocar a tala nasal termoplástica, sem afundar ou deslocar a fratura. A segunda opção é a favorita dos autores, por ser menos traumática e não precisando ser removida o que proporciona uma melhor qualidade de vida ao paciente.

CUIDADOS PÓS-OPERATÓRIOS
O curativo deve ser deixado no mínimo 7 dias para consolidação da fratura, assim como impedir uma piora do edema na região, não havendo necessidade de realizar um novo curativo. Não é necessário deixar antibiótico ao paciente, caso não tenha hematoma/abscesso septal ou laceração externa da pele com necessidade de fechamento por sutura, ou tampão nasal. Compressa gelada na região próxima a fratura só deve ser realizada nas primeiras 48 a 72 h do trauma, e pelo mesmo tempo após a redução da fratura que tenha apresentado uma manipulação importante.

COMPLICAÇÕES
Entre as principais complicações após a redução da fratura nasal, está a insatisfação do paciente com a estética nasal, muitas vezes os pacientes começam a reparar mais no alinhamento nasal após o procedimento, algo que antes não faziam.[4,16] Por isso, ter uma foto antes da realização do procedimento é de suma importância (Figs. 19-2 e 19-3)

Outra queixa que pode ocorrer é relacionada com o olfato, pois as células epiteliais olfatórias encontram-se na concha média e superior, no terço superior do septo nasal e na lâmina cribriforme, que podem ser acometidas durante o trauma

CAPÍTULO 19 ▪ REDUÇÃO DE FRATURA DOS OSSOS PRÓPRIOS DO NARIZ

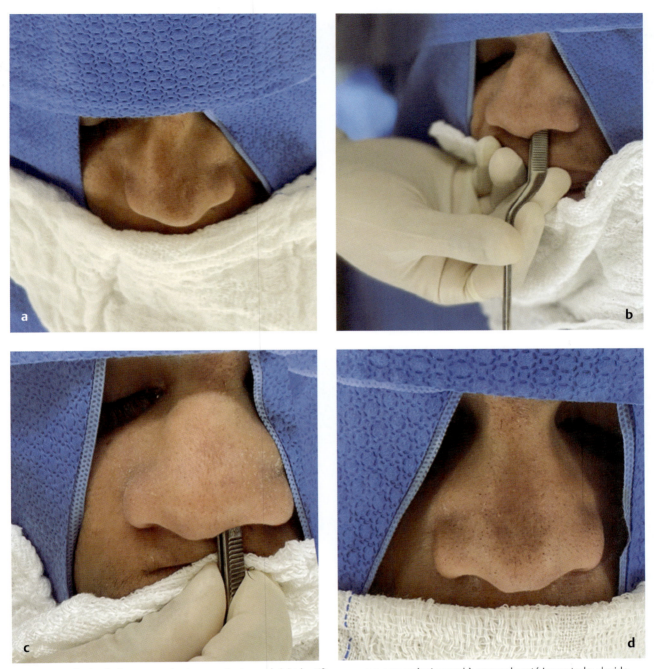

Fig. 19-5. Redução de fratura nasal sobre anestesia geral. (**a**) Identifica-se que o osso próprio nasal à esquerda está impactado, devido ao trauma que ocorreu da esquerda para a direita. (**b**) Pela fossa nasal esquerda utiliza-se uma baioneta invertida. (**c**) Realiza-se um movimento de elevação do osso impactado, nesse momento, o cirurgião utiliza o polegar para moldar o osso próprio na posição mais adequada. (**d**) Resultado final após a redução da fratura com edema pela manipulação cirúrgica.

ou na redução da fratura nasal. Em muitos casos, observa-se uma alteração transitória ocasionada pelo edema da região olfatória que normaliza ao longo de alguns dias.[17]

REFERÊNCIAS BIBLIOGRÁFICAS

1. Muraoka M, Nakai Y. Twenty years of statistics and observation of facial bone fracture. Acta Otolaryngol. 1998;538:261-265.
2. Hwang K, Ki SJ, Ko SH. Etiology of nasal bone fractures. J Craniofac. 2017;28:785-788.
3. Lu GN, Humphrey CD, Kriet JD. Correction of Nasal Fractures. Facial Plast Surg Clin North Am. 2017;25:537-546.
4. Mondin V, Rinaldo A, Ferlito A. Management of nasal bone fractures. Am J Otolaryngol. 2005;26:181-5.
5. Rohrich RJ, Adams Jr WP. Nasal fracture management: minimizing secondary nasal deformities. Plast Reconstr Surg. 2000;106:266-73.
6. Park CS, Suh CH, Seok EH, et al. Nasal bone fractures: evaluation with thin-section CP. J Korean Radiol Soc. 1995;33:197-203.
7. Min KH, Hong SH, Lee JH. The value of facial bone CAT scan in the diagnosis of the nasal bone fracture. J Korean Soc Plast Reconstr Surg. 2006;33:440-4.
8. Logan M, O'Driscoll K, Masterson J. The utility of nasal bone radiographs in nasal trauma. Clin Radiol. 1994; 49:192-4.
9. Kim DH, Hwang K. Discordance between clinical diagnosis and reading of computerized tomography in nasal bone fracture. J Korean Soc Plast Reconstr Surg. 2010;37:375-9.
10. Kwak JH, Han JK, Koh KS, Yang KH. Three-dimensional reformation of computed tomography in the nasal bone fractures. J Korean Radiol Soc. 1989;25:469-75.
11. Higuera S, Lee E, Cole P, et al. Nasal trauma and the deviated nose. Plast Reconstr Surg. 2007;120:64S-75S.
12. Stranc MF, Robertson GA. A Classification of Injuries of the Nasal Skeleton. Ann Plast Surg. 1979;2:468-74.
13. Park CH, Min BY, Chu HR, et al. New classification of nasal bone fractures using computed tomography and its clinical application. J Clin Otolaryngol. 2005;16:270-274.
14. Staffel JG. Optimizing treatment of nasal fractures. Laryngoscope. 2002;112:1709-19.
15. Han DG. Considerations for nasal bone fractures: Preoperative, perioperative, and postoperative. Arch Craniofac Surg. 2020;21:3-6.
16. Kang BH, Kang HS, Han JJ, et al. A retrospective clinical investigation for the effectiveness of closed reduction on nasal bone fracture. Maxillofac Plast Reconstr Surg. 2019;4:53.
17. Kim SW, Park B, Lee TG, Kim JY. Olfactory Dysfunction in Nasal Bone Fracture. Arch Craniofac Surg. 2017;18:92-96.

ACESSO AO SEIO MAXILAR – ENDOSCÓPICO VIA MEATO MÉDIO, MEGA-ANTROSTOMIA, PRÉ-LACRIMAL E PÓS-LACRIMAL

CAPÍTULO 20

Miguel Soares Tepedino ▪ Richard Louis Voegels ▪ Ana Clara Miotello Ferrão

INTRODUÇÃO

O seio maxilar pode ser acometido por diversas doenças com indicações de abordagem cirúrgica. Dentre essas doenças, estão incluídas doenças inflamatórias, como rinossinusites crônicas, lesões benignas, como mucocele, pólipo antrocoanal, papiloma invertido e até mesmo tumores malignos, como carcinomas.

O tratamento cirúrgico destas afecções pode ser realizado através de acessos externos ou endoscópicos. Os acessos endoscópicos endonasais oferecem uma série de vantagens, como: melhor visualização do campo operatório, diminuição do sangramento intra e pós-operatório e melhor recuperação pós-cirúrgica. A diminuição da morbidade cirúrgica faz com que a cirurgia endoscópica por via endonasal seja a via de escolha na abordagem de diversas lesões do seio maxilar, incluindo alguns casos em estágios avançados.[1,2]

As técnicas endoscópicas variam desde as mais conservadoras até acessos mais expandidos, seguindo em ordem crescente de agressividade: antrostomia maxilar via meato médio, mega-antrostomia, maxilectomia medial endoscópica pré e pós-lacrimal e Denker endoscópico, dependendo da histologia, localização e extensão da doença.[3]

Em virtude da proximidade do seio maxilar com estruturas nobres, os acessos endoscópicos a este seio também são passíveis de complicações, sendo que quanto maior o conhecimento anatômico e o treinamento cirúrgico, menores os riscos. As principais complicações estão indicadas no Quadro 20-1.

REFERÊNCIAS ANATÔMICAS DO SEIO MAXILAR

O seio maxilar é composto por seis paredes: superior, anterior, lateral, medial, posterior e inferior,[4] sendo limitado superiormente pelo assoalho orbitário, inferiormente pelos processos alveolar e palatino da maxila e medialmente pela parede lateral do nariz.[5]

Seu óstio principal está localizado na região anterior da parede medial e encontra-se oculto, por traz do processo uncinado, em uma angulação que pode variar de 15 a 90 graus. Óstios acessórios, também chamados de **Óstios de Giraldes**, são muito comuns e geralmente localizados na fontanela posterior (Fig. 20-1).

A falha no reconhecimento do óstio principal durante a realização da antrostomia, causa o fenômeno de recirculação, uma das complicações mais comuns e uma das principais indicações de reabordagem.[6]

Quadro 20-1. Acessos endoscópicos endonasais ao seio maxilar

Principais complicações
1. Complicações orbitárias (diplopia, hematoma orbitário, amaurose)
2. Lesão do ducto nasolacrimal (epífora)
3. Epistaxe
4. Lesão do nervo maxilar
5. Fênomeno de recirculação
6. Infecções

Algumas estruturas são reparos anatômicos importantes para uma abordagem adequada do seio maxilar por via endoscópica endonasal (Fig. 20-2). O conhecimento desta anatomia diminui o risco de complicações e devem ser sempre avaliados ainda no pré-operatório, com o auxílio de exames de imagem, como a tomografia computadorizada dos seios da face.

A seguir descreveremos os principais marcos anatômicos.

Processo Uncinado

Trata-se de uma fina proeminência óssea revestida por mucosa medial e lateral, que possui uma extremidade livre em sua porção superoposterior, apresentando o formato de um bumerangue. Seu terço médio surge a partir do osso lacrimal e do processo frontal da maxila. Entre o processo uncinado e a bula etmoidal existe um espaço bidimensional chamada de hiato semilunar inferior, que corresponde à passagem para o infundíbulo etmoidal, local de drenagem do seio maxilar.[7] A ressecção completa do processo uncinado é fundamental na identificação do óstio principal de drenagem do seio maxilar;

Ducto Nasolacrimal

Faz parte do aparelho lacrimal e é uma continuação do saco lacrimal. Possui abertura localizada na fossa nasal, mais precisamente no meato nasal inferior. Possui uma porção intraóssea (12 mm) e uma porção intrameatal (5 mm). Apresenta curso anterior ao hiato semilunar inferior, estando aproximadamente 3 a 6 mm anterior ao óstio do seio maxilar. Esta proximidade explica a grande ocorrência de lesão iatrogênica do ducto nasolacrimal durante abordagens endoscópicas do seio maxilar;[8]

Bula Etmoidal

É a segunda lamela basal do etmoide e a maior célula etmoidal anterior. Lateralmente está em contato com a lâmina

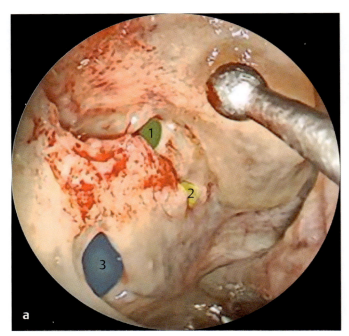
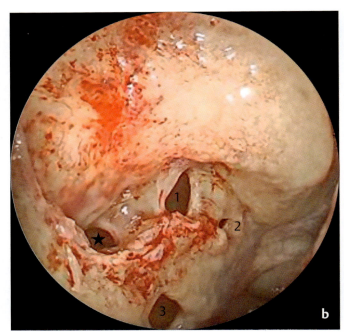

Fig. 20-1. (**a**) Imagem endoscópica de parede nasal lateral direita, visualizada com endoscópio de 0 grau, com visualização de três óstios acessórios do seio maxilar (1, 2, 3). (**b**) Imagem endoscópica de parede nasal lateral direita, visualizada com endoscópio de 45 graus, com visualização de três óstios acessórios do seio maxilar (1, 2, 3) e possibilitando a identificação do óstio original de drenagem (*).

papirácea, posteriormente pode apresentar distâncias variáveis da lamela basal da concha média e medialmente é limitada pela porção vertical da concha média. Existe um espaço entre a bula e a lamela basal da concha média denominado de recesso retrobular e sua entrada é denominada hiato semilunar superior;

Fontanela posterior: É uma das estruturas que formam a parede medial do seio maxilar localizada posteriormente ao hiato semilunar inferior. Nesta região podem estar presentes óstios acessórios do seio maxilar. Posteriormente à fontanela, está localizado o osso palatino e a seguir, após a crista etmoidal, o forame esfenopalatino com seu respectivo feixe neurovascular.

UNCINECTOMIA ENDOSCÓPICA

A primeira etapa do acesso endoscópico ao seio maxilar ocorre através da uncinectomia, procedimento que possibilita a identificação do seu óstio natural. Apesar de tecnicamente simples, a realização deste procedimento pode ser um desafio. A utilização de endoscópios angulados, como de 30 e 45 graus, auxiliam e facilitam tal procedimento, devendo o cirurgião estar adaptado com tais instrumentos.[9,10]

A uncinectomia pode ser realizada por diversos métodos, desde que o processo uncinado seja removido por completo, sem lesão de estruturas próximas. As principais complicações deste procedimento são: lesão da lâmina papirácea, hematoma orbitário e lesão do ducto nasolacrimal, com posterior estenose do mesmo.[10]

As principais técnicas de uncinectomia descritas são: a tradicional, realizada no sentido anteroposterior (descrita por Messerklinger) e a técnica *swin-door*, realizada no sentido retrógrado, através da confecção de uma janela no terço medial. É possível utilizar microdebridadores para a remoção do processo uncinado, mas o cirurgião deve ter mais experiência.

A técnica tradicional baseia-se nas seguintes etapas:[5]

A) Identificação da linha maxilar;
B) Realização da incisão com faca de foice 3 a 5 mm posterior à linha maxilar;
C) Medialização do processo uncinado e remoção com auxílio de pinça Blakesley reta.

A incisão inicial deve ser feita próxima à inserção do processo uncinado, certificando-se de que as três camadas do

Fig. 20-2. Imagem endoscópica de fossa nasal esquerda, visualizada com endoscópio de 0 grau permitindo a identificação da linha maxilar, processo uncinado, bula etmoidal, concha média e septo nasal.

mesmo estão sendo incisadas: mucosa, osso e mucosa. Se realizada muito posterior pode levar à remanescente de uma quantidade excessiva de uncinado, dificultando a identificação do óstio natural do seio maxilar. Por outro lado, uma incisão anterior à linha maxilar pode levar à penetração da lâmina orbital do osso etmoide, com consequente prolapso da gordura orbital.

Apenas após a realização da uncinectomia o cirurgião poderá ser capaz de identificar o óstio natural do seio maxilar (Fig. 20-3), e dessa forma prosseguir com o acesso endocópico ao seio maxilar.

ANTROSTOMIA MAXILAR

Doenças benignas como rinossinusites crônicas podem ser tratadas apenas com essa abordagem, desde que realizada de forma precisa e cuidadosa.

O início deste procedimento é a realização da remoção completa do processo uncinado, através da técnica escolhida pelo cirurgião. É fundamental que ao final desta etapa o óstio natural do seio maxilar seja identificado, o que pode ser facilitado com o uso de endoscópios angulados. Na maioria dos casos o endoscópio de 30 graus é suficiente na remoção do processo uncinado e na identificação do óstio natural. Em alguns casos, um endoscópio de 70 graus pode ser necessário para evitar a identificação errônea de um óstio acessório.

A identificação do óstio natural do seio maxilar é uma etapa crucial na realização de uma antrostomia maxilar bem-sucedida. Se o óstio natural não é identificado e então não é incluso na antrostomia, ocorrerá o fenômeno de recirculação, que é a principal causa de reabordagem do seio maxilar.

Após a realização da uncinectomia, a antrostomia maxilar baseia-se nas seguintes etapas:

A) Localização do óstio natural do seio maxilar;
B) Ampliação do óstio, com abertura posterior com pinça cortante em direção à fontanela posterior;
C) Ampliação anterior da antrostomia, em geral realizada com a pinça *back bitter*.

O cuidado na ampliação posterior da antrostomia maxilar, justifica-se pelo risco de lesão da artéria esfenopalatina e seus ramos nasais. Apesar de eventualmente gerar sangramento volumoso, na maioria dos casos, este pode ser facilmente controlado com aplicação tópica de vasoconstritor e cauterização local.[5,11] Em relação à ampliação anterior, o cuidado é em relação à possíveis lesões do ducto nasolacrimal, que se encontra aproximadamente 4 mm anterior ao óstio. A lesão iatrogênica do ducto nasolacrimal pode levar à estenose o que pode gerar a necessidade de uma nova abordagem cirúrgica para a realização de dacriocistorrinostomia.

Deve-se atentar para que no final do procedimento não haja osso exposto, o que pode gerar inflamações persistentes e estenose cicatricial.

Um passo cirúrgico que também contribui no sucesso pós-operatório das abordagens do seio maxilar é a sutura da concha média com o septo nasal (Fig. 20-4). Costumamos realizar esta sutura com fios absorvíveis. Esta sutura diminui a possibilidade de formação de sinéquias na região do meato médio e mantém o seio maxilar bem ventilado.

MEGA-ANTROSTOMIA MAXILAR ENDOSCÓPICA

A técnica baseia-se na realização da antrostomia descrita anteriormente incluindo a ampliação em direção à parede posterior do seio maxilar, até o assoalho da cavidade nasal e incluindo a remoção parcial do corneto inferior (Fig. 20-5).

A extensão da antrostomia até o assoalho nasal facilita a drenagem sinusal dependente da gravidade, resultado desejável principalmente em pacientes com doenças que afetam o *clearance* mucociliar.

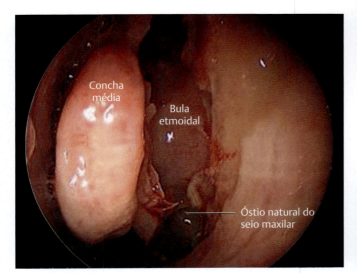

Fig. 20-3. Imagem endoscópica de fossa nasal esquerda, visualizada com endoscópico de 30 graus, possibilitando a identificação do óstio natural do seio maxilar após a incisão e a medialização do processo uncinado.

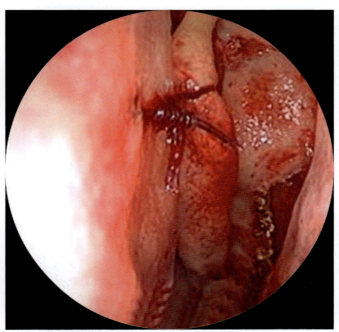

Fig. 20-4. Imagem endoscópica de fossa nasal esquerda, intraoperatória, visualizada com ótica de 0 grau, evidenciando sutura entre a concha média e o septo nasal.

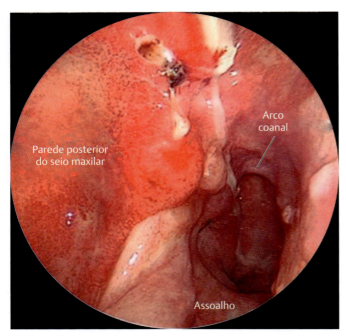

Fig. 20-5. Imagem endoscópica de fossa nasal direita, com endoscópio de 30 graus, mostrando aspecto pós-operatório (2 meses) de mega-antrostomia realizada em paciente com fibrose cística.

As principais indicações incluem: fibrose cística, discinesias ciliares primárias ou secundárias e mucoceles volumosas.

Durante a ampliação da antrostomia, o cirurgião deve estar atento à possibilidade de lesão de ramos da artéria esfenopalatina e do nervo palatino descendente, esta última resultando em hipostesia do palato. A cauterização do remanescente do corneto inferior é um cuidado fundamental e evita sangramentos pós-operatórios.[12,13]

MAXILECTOMIA MEDIAL ENDOSCÓPICA

Tradicionalmente, a maxilectomia medial é descrita para possibilitar o acesso amplo ao seio maxilar, a fim de remover tumores benignos, como o papiloma invertido, e malignos, como o carcinoma espinocelular.[14] Esta técnica é necessária porque abordagens como antrostomia meatal média e mega-antrostomia são limitadas em casos onde o cirurgião necessita visualizar e manipular a região anterior e anterolateral do seio maxilar.[15]

A realização da maxilectomia média por via endoscópica endonasal por apresentar menor morbidade e possibilitar excelente campo operatório, é uma opção as técnicas tradicionais, como a maxilectomia externa, rinotomia lateral e o *degloving* facial.[16]

A técnica da maxilectomia endoscópica clássica envolve:

A) Remoção completa da parede medial do seio maxilar;
B) Excisão concomitante do corneto inferior;
C) Remoção do ducto nasolacrimal.

Apesar de possibilitar um excelente acesso ao seio maxilar, tal abordagem pode gerar um importante impacto funcional, devido à remoção de importantes estruturas da parede lateral do nariz. Para minimizar este impacto, várias modificações já foram descritas e diferem entre si conforme as estruturas preservadas.

Uma forma de distinguir as variações da maxilectomia medial endoscópica é classificando-as em pré-lacrimais e pós-lacrimais, a depender do local da incisão: anterior ou posterior ao ducto nasolacrimal.

MAXILECTOMIAS MEDIAIS ENDOSCÓPICAS PRÉ-LACRIMAIS

Permitem amplo acesso ao seio maxilar, ao realizar a ressecção completa da parede medial do seio maxilar, a partir de uma incisão anterior ao ducto nasolacrimal.

Com esta técnica a ressecção é essencialmente a mesma realizada nas maxilectomias mediais por acesso externo, mas por ser realizada por dentro do nariz, sem incisão na pele e com maior controle das estruturas anatômicas, diminui a morbidade, reduz complicações como epífora, dacriocistite, mucocele, epistaxe, neuralgia facial e cicatrizes externas.[17] A técnica endoscópica não está isenta de complicações. Apesar de raras, podem existir sequelas como epífora, dacriocistites de repetição e rinite atrófica.

A fim de diminuir as complicações decorrentes da alteração da anatomia e fisiologia nasossinusal, diferentes abordagens foram descritas ao longo dos anos.

Nosso grupo desenvolveu a técnica de maxilectomia medial endoscópica reversível (MMER) que permite, assim como as outras técnicas endoscópicas descritas anteriormente, um amplo acesso às lesões do seio maxilar (Vídeo 20-1 e Fig. 20-6).

A técnica cirúrgica baseia-se nas seguintes etapas:

A) Uncinectomia com identificação do óstio natural do seio maxilar;
B) Realização de antrostomia maxilar ampla;
C) Realização de incisão oblíqua, pré-lacrimal, que se inicia a 0,5 cm anterior à porção superior do ducto nasolacrimal até o assoalho do nariz, na abertura piriforme;
D) Extensão da incisão pelo assolho do nariz até a cauda da concha inferior posteriormente;
E) Descolamento da mucosa e exposição do processo frontal da maxila;
F) Osteotomia, com osteótomo reto, seguindo o mesmo trajeto da incisão original com cautério;
G) Deslocamento medial da parede medial do maxilar, incluindo o ducto nasolacrimal e a concha inferior;
H) Exploração do seio maxilar.

Reposicionamento da parede medial e fixação com dois pontos de fio reabsorvível.

A grande vantagem desta técnica consiste na manutenção dos componentes ósseo e mucoso da parede medial do seio maxilar, uma vez que a mesma é suturada à sua posição inicial ao final do procedimento cirúrgico. Desta forma, a possibilidade de formação de fístulas na parede lateral do nariz no pós-operatório é mínima. Além disso, a técnica permite uma menor formação de crostas na fossa nasal no pós-operatório pois a área cruenta não fica exposta ao fluxo de ar inspirado.

Um aspecto importante que deve ser avaliado durante o pré-operatório dos pacientes que serão submetidos a este tipo de abordagem é a pneumatização do seio maxilar e, conse-

CAPÍTULO 20 ■ ACESSO AO SEIO MAXILAR – ENDOSCÓPICO VIA MEATO MÉDIO, MEGA-ANTROSTOMIA, PRÉ-LACRIMAL...**171**

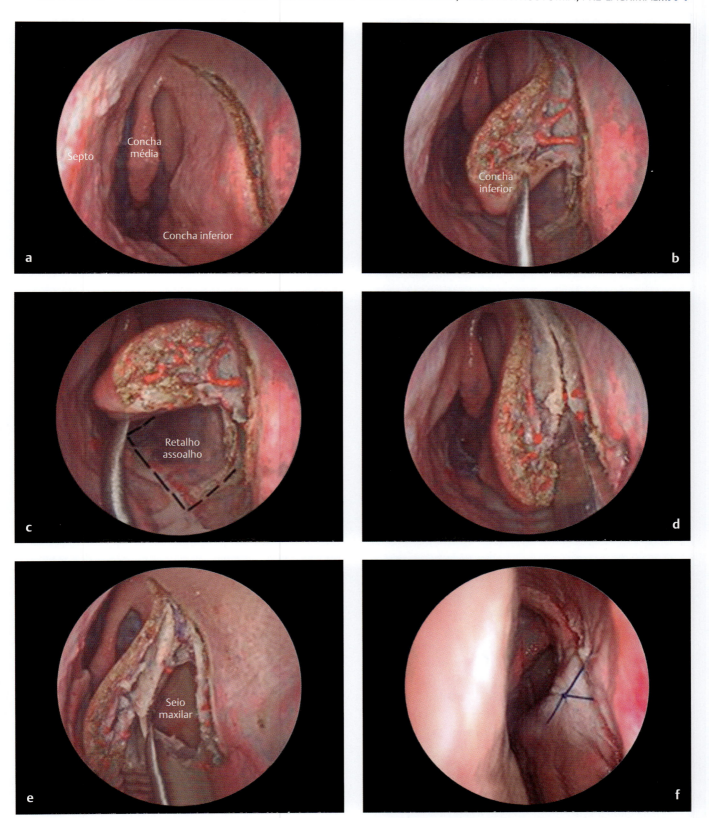

Fig. 20-6. Imagem de dissecção endoscópica de fossa nasal esquerda, demonstrando a técnica de MMER com auxílio de endoscópio de 0 grau. (**a**,**b**) Realização de incisão oblíqua, pré-lacrimal. (**c**) Extensão da incisão pelo assoalho do nariz até a cauda da concha inferior posteriormente. (**d**) Osteotomia, com osteótomo reto, seguindo o mesmo trajeto da incisão original. (**e**) Deslocamento medial da parede medial do maxilar para exploração do mesmo. (**f**) Reposicionamento da parede medial e fixação com dois pontos de fio reabsorvível.

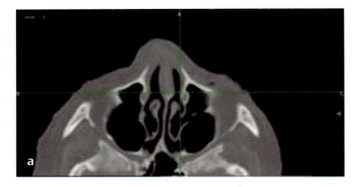

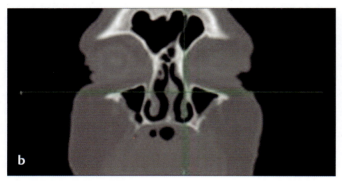

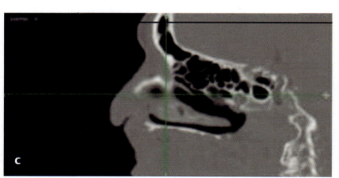

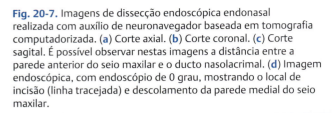

Fig. 20-7. Imagens de dissecção endoscópica endonasal realizada com auxílio de neuronavegador baseada em tomografia computadorizada. (**a**) Corte axial. (**b**) Corte coronal. (**c**) Corte sagital. É possível observar nestas imagens a distância entre a parede anterior do seio maxilar e o ducto nasolacrimal. (**d**) Imagem endoscópica, com endoscópio de 0 grau, mostrando o local de incisão (linha tracejada) e descolamento da parede medial do seio maxilar.

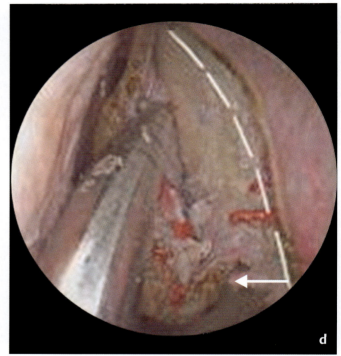

quentemente, a distância entre o ducto nasolacrimal e o seio piriforme. Isto porque um seio maxilar pouco pneumatizado, com um espaço estreito entre o ducto nasolacrimal e a abertura piriforme, dificulta a realização da técnica (Fig. 20-7).[3]

Nos casos em que se faz necessária uma exploração mais ampla do seio maxilar é possível realizar uma variação em que o endoscópio de 0 grau é introduzido através de uma janela confeccionada na parede anterior do seio maxilar (Fig. 20-8).

Esta técnica tem início com a realização da incisão oblíqua, pré-lacrimal, da porção superior do ducto nasolacrimal até o assoalho do nariz, na abertura piriforme, com posterior descolamento da parede anterior do seio maxilar. Posteriormente, com auxílio de um osteótomo, é realizada uma janela na parede anterior do seio maxilar, por onde é introduzido o endoscópio, possibilitando ao cirurgião uma visão ampla de todas as paredes do seio maxilar. Ao final do procedimento, a parede medial do seio maxilar é reposicionada e suturada em sua posição original com fio reabsorvível.

MAXILECTOMIAS MEDIAIS ENDOSCÓPICAS PÓS-LACRIMAIS

Possibilitam o acesso e a manipulação ampla do seio maxilar, com remoção de sua parede medial, desta vez com incisão realizada posteriormente ao ducto nasolacrimal, poupando sua excisão. A técnica mais popular dentre as variações desta abordagem é a chamada maxilectomia medial endoscópica modificada, que tem como características principais a preservação do ducto nasolacrimal e do terço anterior do corneto inferior.[18]

Essa abordagem fornece melhores resultados estéticos, evita a necessidade de uma possível dacriocistorrinostomia e diminui os efeitos na fisiologia nasosinusal, preservando a umidificação e aquecimento do ar inspirado.

A particularidade deste tipo de acesso é a realização da incisão que se estende através do terço anterior do corneto inferior, acompanhando o assoalho nasal. A ressecção posterior tem a parede posterior do seio maxilar como limite, e a ressecção anterior tem limite no ducto nasolacrimal. A técnica é muito similar a mega-antrostomia e tem como prin-

CAPÍTULO 20 ▪ ACESSO AO SEIO MAXILAR – ENDOSCÓPICO VIA MEATO MÉDIO, MEGA-ANTROSTOMIA, PRÉ-LACRIMAL...**173**

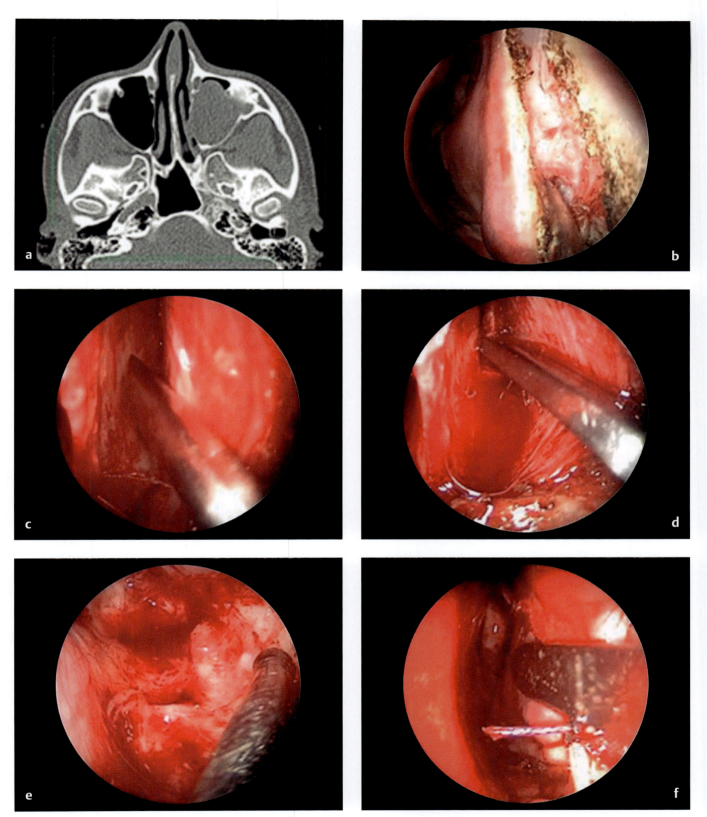

Fig. 20-8. Abordagem endoscópica endonasal de fossa nasal esquerdo de paciente com velamento de seio maxilar esquerdo e presença de pólipo em meato médio. (**a**)Tomografia computadorizada de seios da face, plano axilar, mostrando velamento completo de seio maxilar esquerdo. (**b**) Realização de incisão oblíqua em região pré-lacrimal. (**c**) Descolamento de parede anterior do seio maxilar esquerdo por via endoscópica. (**d**) Confecção de janela em parede anterior com auxílio de osteótomo. (**e**) Exploração do seio maxilar com endoscópio de 0 grau introduzido em janela confeccionada na parede anterior. (**f**) Reposicionamento da parede medial do seio maxilar e sutura com fio reabsorvível.

cipal fator limitante o controle das paredes anterior e lateral do seio maxilar.

Uma ferramenta adicional para melhor acesso e visualização durante a execução desta técnica é a punção da fossa canina, criando um local auxiliar para introdução de instrumentos, como o endoscópio e os instrumentos cirúrgicos.[19]

ACESSO ENDOSCÓPICO DE DENKER

Apesar dos recentes avanços nas técnicas endoscópicas, os tumores envolvendo a parede anterior do seio maxilar permanecem difíceis de alcançar através de uma abordagem puramente endonasal.

A abordagem endoscópica de Denker possibilita uma ampla exposição da parede anterior do seio maxilar, bem como de toda a parede lateral e posterior, permitindo acesso direto às fossas pterigopalatina e infratemporal.

Este acesso baseia-se nos seguintes passos:

A) Realização de incisão na mucosa ao longo da abertura piriforme;
B) Descolamento dos tecidos moles sobre a parede anterior da maxila no plano subperiosteal;
C) Confecção de uma maxilectomia endonasal anterior.

O tamanho e a posição da maxilectomia podem ser ajustados de acordo com a localização e a extensão da lesão[20] e é fundamental que o cirurgião identifique e tenha o cuidado de preservar os nervos alveolares e infraorbitais.

REFERÊNCIAS BIBLIOGRÁFICAS

1. Wofford M, Kimbell J, Frank-Ito D, et al. A computational study of functional endoscopic sinus surgery and maxillary sinus drug delivery. Rhinology Journal. 2015;53(1):41-49.
2. Caparroz F, Gregório L, Kosugi E. Evolution of endoscopic surgery in the treatment of inverted papilloma. Brazilian Journal of Otorhinolaryngology. 2013;79(1):13-17.
3. Tepedino M, Ferrão A, Higa H, et al. Reversible Endoscopic Medial Maxillectomy: Endonasal Approach to Diseases of the Maxillary Sinus. International Archives of Otorhinolaryngology. 2020;24(02):e247-e252.
4. Whyte A, Boeddinghaus R. The maxillary sinus: physiology, development and imaging anatomy. Dentomaxillofacial Radiology. 2019;48(8):20190205.
5. S Tepedino M, Louis Voegels R. Endonasal: atlas de anatomia cirúrgica. Rio de Janeiro: Revinter; 2014.
6. ABORL-CCF. Tratado de otorrinolaringologia. Guanabara Koogan; 2017.

7. Souza R, Brito Júnior J, Tornin O, et al. Complexo nasossinusal: anatomia radiológica. Radiologia Brasileira. 2006;39(5):367-372.
8. Ali M, Murphy J, Wormald P, Psaltis A. Bony nasolacrimal duct dehiscence in functional endoscopic sinus surgery: radiological study and discussion of surgical implications. J Laryngol Otol. 2015;129(S3):S35-S40.
9. Ahmed O, Lafer M, Bandler I, et al. Endoscopic Visualization of the True Maxillary Ostium Following Uncinectomy. Ear, Nose & Throat Journal. 2019:014556131985326.
10. Yadav S, Singh K, Gulia J, Hooda A. Swing door technique for uncinectomy versus standard technique: a comparative study. Singapore Med. J. 2019.
11. Eloy J, Marchiano E, Vázquez A. Estended Endoscopic and Open Sinus Surgery for Refractory Chronic Rhinosinusitis. Otolaryngologic Clinics of North America. 2017;50(1):165-182.
12. Costa M, Psaltis A, Nayak J, Hwang P. Long-term outcomes of endoscopic maxillary mega-antrostomy for refractory chronic maxillary sinusitis. International Forum of Allergy & Rhinology. 2014;5(1):60-65.
13. Thompson C, Conley D. What is the optimal maxillary antrostomy size during sinus surgery? Current Opinion in Otolaryngology & Head and Neck Surgery. 2015;23(1):34-38.
14. Sadeghi N, Al-Dhahri S, Manoukian J. Transnasal Endoscopic Medial Maxillectomy for Inverting Papilloma. The Laryngoscope. 2003;113(4):749-753.
15. Thulasidas P, Vaidyanathan V. Role of Modified Endoscopic Medial Maxillectomy in Persistent Chronic Maxillary Sinusitis. International Archives of Otorhinolaryngology. 2014;18(02):159-164.
16. Weber R, Werner J, Hildenbrand T. Endonasal Endoscopic Medial Maxillectomy with Preservation of the Inferior Turbinate. American Journal of Rhinology & Allergy. 2010;24(6):e132-e135.
17. Gras-Cabrerizo J, Massegur-Solench H, Pujol-Olmo A, et al. Endoscopic medial maxillectomy with preservation of inferior turbinate: how do we do it? European Archives of Oto-Rhino-Laryngology. 2010;268(3):389-392.
18. Loftus C, Yoo F, Desiato V, et al. Treatment of Recalcitrant Maxillary Sinusitis With Endoscopic Modified Medial Maxillectomy: A Systematic Review of Safety and Efficacy. American Journal of Rhinology & Allergy. 2019;34(1):127-133.
19. Konstantinidis I, Constantinidis J. Medial maxillectomy in recalcitrant sinusitis. Current Opinion in Otolaryngology & Head and Neck Surgery. 2014;22(1):68-74.
20. Lee J, Suh J, Carrau R, et al. Endoscopic Denker's approach for resection of lesions involving the anteroinferior maxillary sinus and infratemporal fossa. The Laryngoscope. 2016;127(3):556-560.

ETMOIDECTOMIA INTRANASAL

Leonardo Balsalobre ▪ Maria Helena Pupo Nogueira ▪ Aldo C. Stamm

INTRODUÇÃO

O seio etmoidal, diferente dos demais seios paranasais, é formado por diversas células pneumatizadas durante a infância. O conceito de células etmoidais vem dos estudos de Zuckerkandl do final do século XIX.[1,2] Ele descreveu as múltiplas cavidades que ocupam a região central da face e fez a distinção das mesmas dos seios maxilar, frontal e esfenoidal.[3] No início do século XX, devido a múltiplas complicações dos acessos endonasais, os autores da época defenderam o uso de acessos externos. Contudo, com a introdução de endoscópios e sistema de imagem de alta definição, o acesso intranasal ganhou a preferência dos cirurgiões.[2,4]

O labirinto etmoidal é assim chamado por conta da grande variação em relação a número, localização e tamanho das células etmoidais.[5] Ele tem formato piramidal e central na cavidade nasal, sendo que seu volume varia de 8 a 10 mL.[2] As células etmoidais são divididas em anterior e posterior pela lamela basal da concha média.[6] Fazem limite posterior com o seio esfenoidal, o teto é a fóvea etmoidal (formado pelo osso frontal) e a base anterior do crânio; medialmente têm relação com a concha média e superior, lateralmente com a lâmina papirácea da órbita e o osso lacrimal (Fig. 21-1).[7] É fundamental identificar estruturas importantes durante a etmoidectomia: processo uncinado, bula etmoidal, lamela basal da concha média, concha superior e concha suprema, quando presente,[7] assim como possíveis variações anatômicas, como células supraorbitárias, células de Haller, células de Onodi, uma vez que todas essas estruturas fazem parte do osso etmoide.[2] A correta identificação dessas estruturas ajuda a guiar o procedimento cirúrgico, assim como o estudo anatômico por meio de exame de imagem pré-operatório é fundamental. Outro ponto importante na cirurgia do seio etmoidal é o estudo do teto ou fóvea etmoidal através da classificação de Keros, que mede a profundidade da fossa cribriforme, objetivando evitar lesão da base do crânio, assim como o estudo das artérias etmoidais anteriores e posteriores, que podem ser identificadas no teto etmoidal.[5]

A cirurgia é indicada para os pacientes com diagnóstico de rinossinusite crônica refratários ao tratamento clínico, para os que evoluem com complicações orbitárias e intracranianas e para acessos a tumores da cavidade nasal, seios paranasais e da base do crânio.[6] A etmoidectomia intranasal, quando realizada meticulosamente e usando técnicas com preservação da mucosa, dependendo da doença em questão, permite tratar áreas acometidas do trabeculado etmoidal e otimizar os sintomas nasossinusais,[5] permitindo melhor qualidade de vida após cirurgias endoscópicas.[8]

CUIDADOS PRÉ-OPERATÓRIOS

Os pacientes devem ser informados sobre a cirurgia, os riscos e benefícios, lembrando que lesão orbital, cegueira, epistaxe, fístula liquórica, meningite, abscesso cerebral, persistência da rinossinusite são possíveis complicações da etmoidectomia.[9] Em alguns casos em que há edema importante ou infecção aguda, podem-se realizar ciclos de antibiótico e/ou corticoides pré-operatório.[6]

Orientar o paciente a suspender medicações que interferem na coagulação, como AAS, anticoagulantes, anti-inflamatórios não hormonais.

Deve-se realizar análise minuciosa da tomografia pré-operatória, com estudo detalhado da anatomia do paciente, a fim de evitar complicações intraoperatórias. Pontos-chave a serem analisados são: as múltiplas inserções do processo uncinado, a lâmina papirácea, a base do crânio e a altura da lâmina cribriforme, a localização das artérias etmoidais.[6]

TÉCNICA CIRÚRGICA

A escolha da técnica anestésica depende da experiência da equipe, contudo optamos pela anestesia endovenosa total, pelo menor sangramento intraoperatório observado nessa técnica.[10] A pressão arterial média ideal é entre 60 e 75 mm Hg.[10] O paciente deve ser posicionado em decúbito dorsal horizontal, com elevação do dorso da cama em pelo menos 30 graus e posição neutra da cabeça. Na etmoidectomia, os olhos devem ficar descobertos e protegidos com pomada lubrificante.

Inicia-se o procedimento com endoscópio de 0 grau, colocam-se cotonoides com solução de adrenalina + xilocaína 2% na concentração de 1:2.000 nos meatos inferior e médio em ambas as cavidades nasais. Infiltra-se o septo nasal com uma solução de adrenalina + xilocaína 2% na concentração de 1:200.000. Deve-se ficar atento para não confundir as soluções tópica e de infiltração. Consideramos a realização da septoplastia fundamental mesmo que o desvio não seja obstrutivo do ponto de vista respiratório, por diversos fatores, entre eles destacam-se: melhora da visibilidade intraoperatória, adequado acompanhamento/controle pós-operatório e melhor dispersão de medicação tópica na mucosa dos seios paranasais, especialmente nos casos em que haja necessidade de terapia tópica de corticosteroide com alto volume e

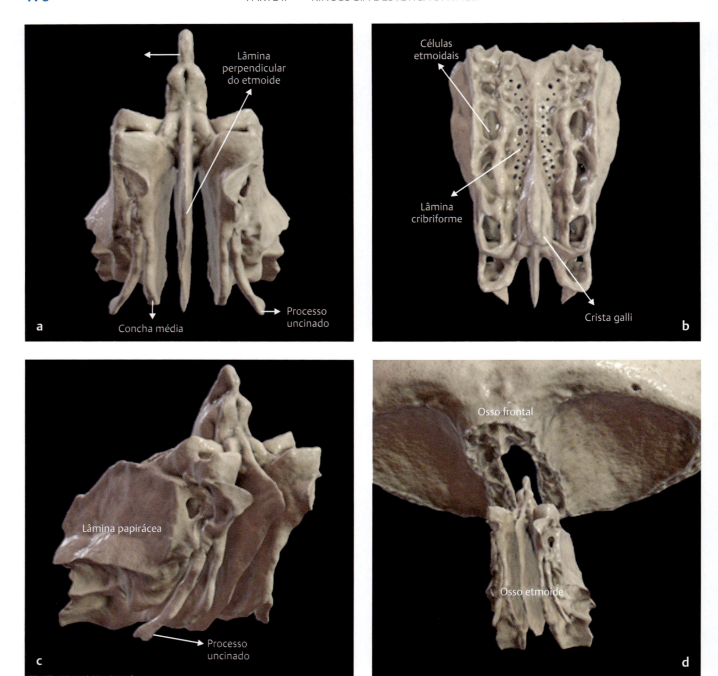

Fig. 21-1. (**a**) Visão frontal do osso etmoide. (**b**) Visão superior do osso etmoide. (**c**) Visão lateral do osso etmoide. (**d**) Ossos frontal e etmoide. Observar que o teto do seio etmoidal é formado pelo osso frontal.

CAPÍTULO 21 ▪ ETMOIDECTOMIA INTRANASAL

baixa pressão. Após a septoplastia, trocam-se mais uma vez os cotonoides com solução tópica dos meatos inferior e médio.

Iniciamos a etmoidectomia pela uncinectomia, que pode ser realizada de forma anterógrada (de frente para trás) ou retrógrada (de trás para frente), o mais importante é ter certeza que o processo uncinado foi desinserido em sua porção mais anterior, junto ao osso lacrimal na parede lateral do nariz. Iniciamos o procedimento com o auxílio do palpador ou *seeker*, palpa-se o processo uncinado observando-se o movimento de sua borda livre até a inserção. Na porção anterior, muitas vezes observa-se a proeminência da linha maxilar ou o processo ascendente da maxila, que é formado pela junção do processo frontal da maxila com o osso lacrimal (posteriormente).[11]

Na forma anterógrada, geralmente a incisão é realizada com uma pequena faca (*sickle knife*) ou com descolador, tipo *freer* ou *cottle*. O instrumento é posicionado paralelamente à parede lateral do nariz a fim de evitar lesões da lâmina papirácea. A incisão é realizada desde a porção mais anterior, ao nível da axila da concha média, sendo ampliada inferiormente até a inserção na concha inferior. O cuidado que se deve ter é em perfurar as três camadas do processo unciforme, mucosa medial, osso e mucosa lateral, expondo assim o infundíbulo etmoidal e a parede medial da órbita, que é a lâmina papirácea. Com o auxílio de uma microtesoura, prossegue-se com um corte nos limites inferior e superior da incisão inicial, respectivamente, e remoção do processo uncinado.

Já na forma retrógrada, pode-se realizar a remoção do processo uncinado com o microdebridador, de preferência angulado para evitar escoriações na parede lateral do nariz. É possível também iniciar a uncinectomia com uma pinça retrógrada (*back biter*), posicionandoa lâmina no infundíbulo etmoidal. Após a ressecção parcial do processo uncinado com o *back biter*, utiliza-se um descolador para medializar os remanescentes superior e inferior, seguido da remoção completa com pinça cortante ou microdebridador (Fig. 21-2). É importante desmistificarmos o conceito de inserção superior do processo uncinado. O desenvolvimento da tomografia computadorizada com cortes finos possibilitou identificar que o processo uncinado frequentemente apresenta múltiplas inserções.

Conceitualmente, a etmoidectomia não contempla obrigatoriamente a antrostomia maxilar média nem a abertura do recesso frontal, porém tais procedimentos são frequentemente realizados em associação com etmoidectomia, principalmente nos casos de doenças inflamatórias crônicas dos seios paranasais. Por esse motivo, a descrição e as figuras a seguir irão mostrar a etmoidectomia com os procedimentos citados.

Numa cirurgia completa dos seios paranasais (*fullhouse*), preconizamos a abertura inicial do seio maxilar e frontal antes da etmoidectomia, uma vez que se identificam a parede medial da órbita e a base do crânio através da tábua posterior do seio frontal. A preservação da bula etmoidal durante os procedimentos minimiza lesões da parede medial da órbita e da artéria etmoidal anterior, junto à base do crânio.

A ressecção da bula etmoidal normalmente é realizada após identificação do recesso frontal. Pode ser realizada de várias formas: luxação anterior da mesma com uma cureta através do recesso retrobular, incisão vertical dessa estrutura junto à parede medial da órbita ou mesmo usando um instrumento cortante ou microdebridador, abrindo a parede anterior da mesma. Vale ressaltar que a tomografia computadorizada mostrará a localização da artéria etmoidal anterior, que durante a cirurgia é exposta frequentemente junto à base do crânio, porém eventualmente podem-se observar casos em que a artéria estará deiscente, na região da fóvea etmoidal. Nessa situação, a manipulação das porções superior e posterior da bula etmoidal deve ser realizada com cuidado, sugerimos a utilização de instrumentos cortantes, devem-se evitar pinças de apreensão (Figs. 21-3 e 21-4).

Esses conceitos serão utilizados tanto para a ressecção da bula quanto para a etmoidectomia posterior. As células etmoidais anteriores são separadas das posteriores pela lamela basal da concha média (porção diagonal), que se insere na órbita. Portanto, a continuidade da dissecção da lâmina papirácea e da base do crânio permitirá a realização de uma etmoidectomia completa.

Uma vez transposta a lamela basal da concha média, adentra-se as células etmoidais posteriores, normalmente de dimensões maiores que as das anteriores. É fundamental a identificação prévia tomográfica da presença ou não de células esfenoetmoidais, também conhecidas como Onodi. Isso evita a interpretação equivocada de uma célula etmoidal posterior pelo seio esfenoidal.

A abertura das células etmoidais posteriores deve ser realizada com base na dissecção da parede medial da órbita e da base do crânio. O limite posterior da etmoidectomia posterior é a parede anterior do seio esfenoidal, razão pela qual é fundamental a identificação do seio esfenoidal, realizada através do óstio natural localizado entre o septo nasal e a concha superior. Algumas vezes, a ressecação parcial do terço inferior da concha superior facilita a abordagem dessa região (Figs. 21-5 e 21-6).

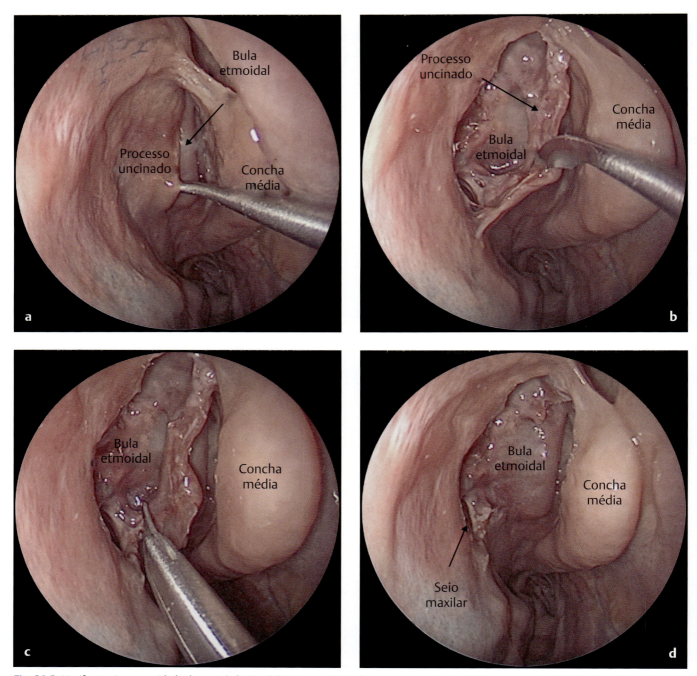

Fig. 21-2. Uncifectomia em cavidade do nariz à direita. (**a**) Fratura anterior do processo uncinado. (**b**) Processo uncinado incisado e deslocado medialmente. (**c**) Secção da inserção inferior do processo uncinado com microtesoura. (**d**) Visão endoscópica do meato médio após uncifectomia.

CAPÍTULO 21 • ETMOIDECTOMIA INTRANASAL

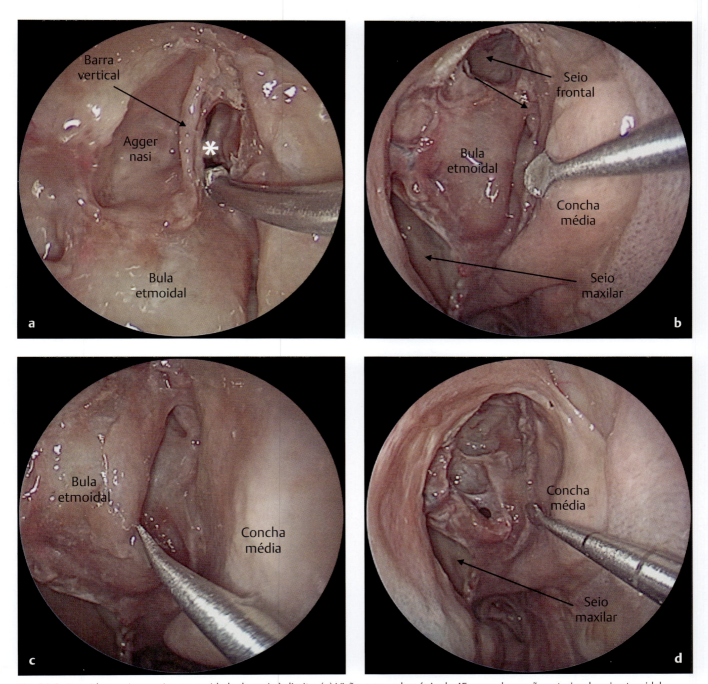

Fig. 21-3. Etmoidectomia anterior em cavidade do nariz à direita. (**a**) Visão com endoscópio de 45 graus da porção anterior do seio etmoidal. Cureta inserida na região da drenagem do seio frontal (*). (**b**) Visão endoscópica de 0 grau com exposição dos seios frontal e maxilar. (**c**) Introdução de cureta no recesso retrobular a fim de luxar a bula etmoidal anteriormente. (**d**) Etmoidectomia anterior completa.

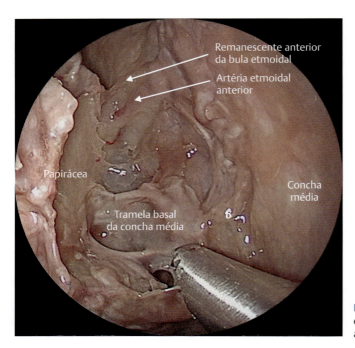

Fig. 21-4. Visão endoscópica ampliada com endoscópio de 0 grau após etmoidectomia anterior.

Restará a decisão de se abordar ou não a concha média para completar a etmoidectomia. Quando essa estrutura é pneumatizada (concha média bolhosa), normalmente abordamos a face meatal da concha, ampliando assim a abertura do meato médio e também otimizando a passagem aérea nasal. Nos casos das doenças inflamatórias crônicas (polipose nasal), é muito frequente a ressecção da cabeça e de parte do corpo da concha média, o que permite melhor controle pós-operatório com a medicação tópica. Nos casos em que a concha se apresenta íntegra, sem doença visível e que anatomicamente não cause estreitamento da abertura do meato médio, preserva-se a concha, por acreditarmos que isso ajudará nos mecanismos aerodinâmicos da respiração. Nessa situação, ao final do procedimento, sempre optamos por suturar a concha bilateralmente, com fio absorvível; essa sutura será realizada entre as conchas, transfixando o septo nasal, o que vai garantir que as conchas médias cicatrizem em posição medial, ajudando assim o controle endoscópico pós-operatório e a dispersão da medicação tópica. Wawginniak *et al.*[12] demonstraram que a penetração da medicação nos seios paranasais, no pós-operatório, é mais efetiva quando a concha nasal é suturada ao septo em comparação com a mesma em sua posição habitual.

CUIDADOS PÓS-OPERATÓRIOS

Os cuidados pós-operatórios são essenciais para sucesso em longo prazo.[6] Eles incluem repouso por 7 dias, analgesia, lavagem nasal com solução salina para todos os pacientes. Pode-se usar vasoconstritores nasais e corticoides tópicos, a depender do caso, bem como corticoide oral em doenças inflamatórias. A utilização de antibióticos no pós-operatório deve ser criteriosa em sua indicação.[13] Os pacientes devem ser orientados a não assoar o nariz e não realizar esforços físicos por 20 dias, pelo menos. Devem passar por consultas de retorno seriadas para curativos nasais, com o objetivo de aspirar secreções e debridar crostas. O primeiro retorno deve acontecer entre 7 e 10 dias, e estes acontecem até que ocorra a cicatrização completa (Fig. 21-7).

CAPÍTULO 21 ▪ ETMOIDECTOMIA INTRANASAL

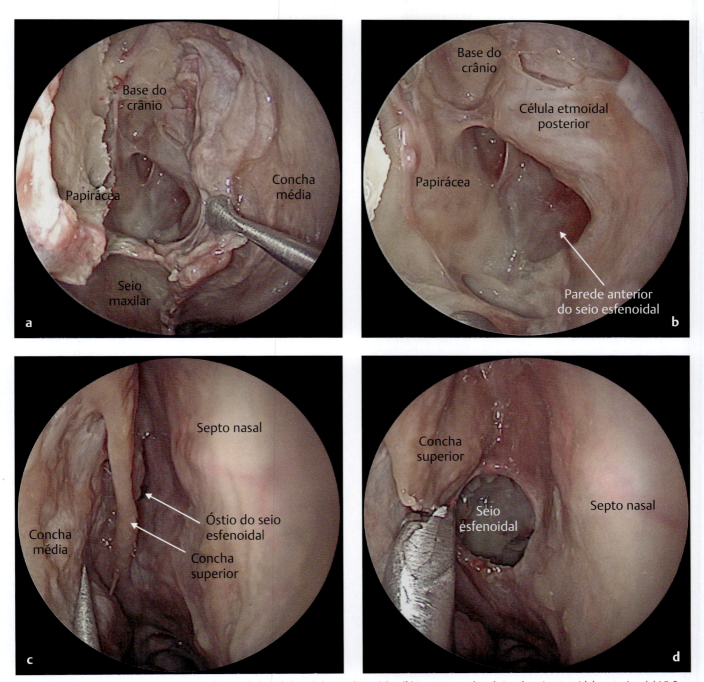

Fig. 21-5. Etmoidectomia posterior. (**a**) Remoção da lamela basal da concha média. (**b**) Imagem endoscópica do seio etmoidal posterior. (**c**) Visão endoscópica transnasal do recesso esfenoetmoidal. (**d**) Abertura da parede anterior do seio esfenoidal após ressecção da porção inferior da concha superior.

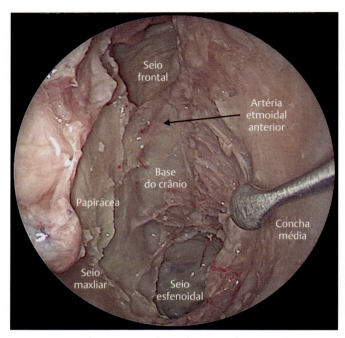

Fig. 21-6. Etmoidectomia completa sob visão endoscópica de 0 grau.

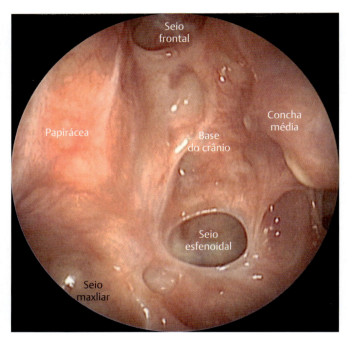

Fig. 21-7. Endoscopia pós-operatória de etmoidectomia completa em cavidade do nariz à direita de paciente com rinossinusite crônica com pólipos nasais.

REFERÊNCIAS BIBLIOGRÁFICAS

1. Jankowski R, Gallet P, Favier V, Rumeau C. From ethmoidal air cells to ethmoturbinal passages. European Annals of Otorhinolaryngology, Head and Neck diseases. 2021.
2. Lawson W. The Intranasal Ethmoidectomy: evolution and an assessment of the procedure. The Laryngoscope. 1994:104.
3. Jankowski R, Rumeau C, Nguyen DT, Gallet P. Updating nasalisation: From concept to technique and result. European Annals of Otorhinolaryngology, Head and Neck diseases. 2018.
4. Liu M, Jin K, Sun J, Lou Z. Postoperative ethmoid sinus mucoceles: Late complication of endoscopic ethmoidectomy and MWA management in outpatient. American Journal of Otolaryngology–Head and Neck Medicine and Surgery [Internet]. 2021.
5. Balsalobre L, Tepedino MS. Rinologia 360°: aspectos clínicos e cirúrgicos. Rio de Janeiro: Thieme Revinter. 2022.
6. Goanță CM, Cîrpaciu D, Sorică A, et al. Ethmoidectomy – procedures and complications. Archives of the Balkan Medical Union [Internet]. 2017.
7. Bolger WE, Ishii M, Solaiyappan M, Zinreich SJ. The Ponticulus Ethmoidalis: A Newly Appreciated Anatomic Landmark in Endoscopic Sinus Surgery. Annals of Otology, Rhinology & Laryngology. 2019.
8. Celda MP, Kenning T, Pinheiro-Neto CD. Endoscopic superior ethmoidal approach for anterior cranial base resection: tailoring the approach for maximum exposure with preservation of nasal structures. World Neurosurgery Journal. 2017.
9. Manji J, Habib AR, Amanian AA, et al. Potential risk factors associatedwith the development of synechiae following functional endoscopic sinus surgery. European Archives of Oto-Rhino-Laryngology. 2018.
10. Wormald PJ, Van Renen G, Perks J, et al. The effect of the total intravenous anesthesia compared with inhalation anesthesia on the surgical field during endoscopic sinus surgery. Am J Rhinol. 2005;19:514-20.
11. Piemontesi J, Thamboo A, Abdalkhani A. Endoscopic complete ethmoidectomy: How I do it (with video). European Annals of Otorhinolaryngology, Head and Neck diseases. 2021.
12. Wawginiak G, Balsalobre L, Kosugi EM, et al. Efficacy of syringe-irrigation topical therapy and the influence of the middle turbinate in sinus penetration of solutions. Braz J Otorhinolaryngol. 2017;83(5):546-551.
13. Gendre A, Rives P, Michel G, et al. Intraoperative bacterial analysis in nasal polyposis: Clinical and functional impact. European Annals of Otorhinolaryngology, Head and Neck. 2019.

ACESSO AO SEIO ESFENOIDAL

CAPÍTULO 22

Renato Roithmann ▪ Edwin Tamashiro

INTRODUÇÃO

O seio esfenoidal pode ser abordado seguindo-se o recesso esfenoetmoidal pela cavidade nasal, através do septo nasal, pelo etmoide posterior ou através da porção pterigoide do osso esfenoidal.[1-3] A decisão da via de acesso depende de vários fatores: anatomia local, necessidade de exploração ou não do etmoide, tipo de patologia presente, necessidade de cirurgia estendida à base do crânio e da experiência do cirurgião. As principais indicações deste acesso cirúrgico estão indicadas no Quadro 22-1.

Neste capítulo, revisamos os aspectos básicos para realização de um acesso seguro ao seio esfenoidal, em especial para o manejo cirúrgico de rinossinusite crônica ou mucocele envolvendo o seio esfenoidal. A anatomia e os detalhes para os acessos considerados estendidos não serão abordados neste capítulo.

REFERÊNCIAS ANATÔMICAS CHAVES

O seio esfenoidal se localiza no centro da base do crânio e apresenta os seguintes limites anatômicos:

- *Anterior*: cavidade nasal, células etmoidais posteriores;
- *Posterior*: *clivus*;
- *Lateral*: artéria carótida interna, nervo óptico e seios cavernosos;
- *Superior*: seio cavernoso, fossa pituitária;
- *Inferior*: coana.

Quadro 22-1. Acesso ao seio esfenoidals

Indicações Principais
▪ Rinossinusite crônica
▪ Mucocele e mucopiocele
▪ Rinossinusite esfenoidal com complicação orbitária ou intracraniana
▪ Fístula liquórica
▪ Tumores
▪ Cirurgias da base do crânio
▪ Descompressão do nervo óptico

Observação importante: O rostro da parede anterior do seio esfenoidal tem a forma da proa de um navio e articula-se com o vômer do septo nasal na linha média. É uma referência chave para o acesso transeptal (Fig. 22-1).

O óstio de drenagem localiza-se na parede anterior do seio esfenoidal, habitualmente na sua porção medial e mais superior, e é muito importante sua localização para o acesso cirúrgico seguro. O recesso esfenoetmoidal está ilustrado na Figura 22-2, sendo importante notar que a cauda da concha superior é uma referência consistente e confiável para a localização do óstio de drenagem. O óstio está localizado medialmente à cauda da concha superior em mais de 80% dos casos.[4-6]

O seio esfenoidal é cercado por numerosas estruturas neurovasculares importantes (Fig. 22-3). Observar as relações com o nervo óptico, seio cavernoso, artéria carótida interna, nervos cranianos III ao VI e hipófise.[7]

As variações anatômicas são muito comuns, e o cirurgião deve realizar uma meticulosa avaliação da anatomia local na endoscopia e nos cortes tomográficos axiais, coronais e sagitais, antes e durante o procedimento cirúrgico. O septo ósseo intersinusal, que divide o seio em duas porções, não deve ser utilizado como parâmetro de linha média, pois frequentemente apresenta inserção lateral, inclusive sobre o canal carotídeo (Fig. 22-4).[8]

Diferentes graus e direção de pneumatização (conchal, pré-selar, selar, pós-selar), septações ósseas, proeminências e recessos podem ser observados. Em especial na parede lateral, é comum observar-se a proeminência da artéria carótida interna e do nervo óptico (Fig. 22-3). Deiscência do canal carotídeo, com cobertura da artéria carótida interna apenas por mucosa, é um achado relativamente comum. Por esse motivo, a abordagem inicial do seio esfenoidal pela linha média é a mais segura.

O canal do nervo óptico pode ser visto muitas vezes na parede laterossuperior do seio esfenoidal, acima da projeção da artéria carótida interna (Fig. 22-3). O recesso entre a proeminência da artéria carótida (inferiormente) e do nervo óptico (superiormente) é denominado recesso óptico-carotídeo. A proeminência do canal óptico depende do grau de pneumatização do seio, e o nervo óptico pode estar sob risco em pacientes com a extensão posterior das células etmoidais

183

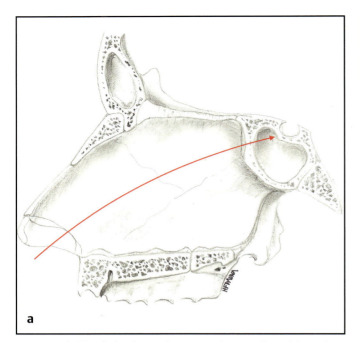
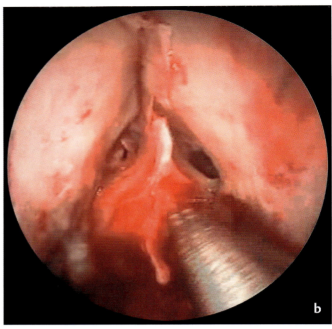

Fig. 22-1. (a-b) Relação da parede anterior do seio esfenoidal e o vômer. Observar a abertura do óstio do seio esfenoidal na região laterossuperior esquerda.

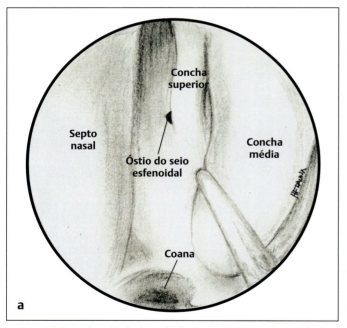
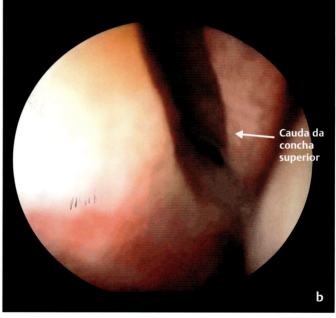

Fig. 22-2. (a) Localização do óstio de drenagem do seio esfenoidal no recesso esfenoetmoidal. Observar o septo nasal medialmente, as conchas média e superior lateralmente, e o rebordo coanal inferiormente. **(b) Observação importante**: A cauda da concha superior é uma referência chave para o óstio do seio esfenoidal para o acesso transnasal.

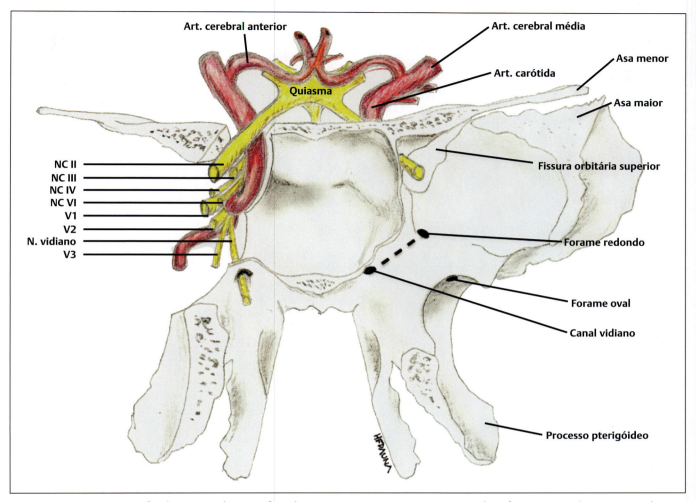

Fig. 22-3. Pneumatização confinada ao corpo do osso esfenoide. Muitas vezes as estruturas neurovasculares fazem proeminências nas paredes ósseas do seio esfenoidal, especialmente quando o seio esfenoidal é bem pneumatizado.

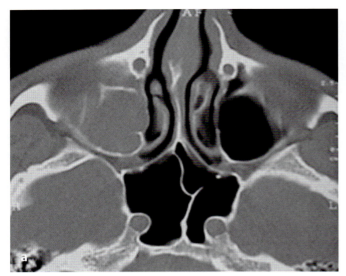 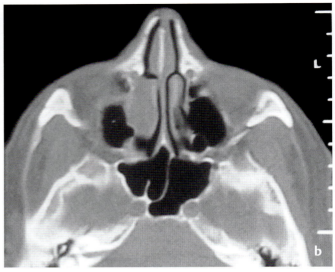

Fig. 22-4. (a) Seio esfenoidal. Corte tomográfico axial. Observar a relação do vômer com a parede anterior do seio esfenoidal (bom indicador da linha média). Observar as artérias carótidas internas projetadas bilatelmente no interior do seio esfenoidal lateralmente. Neste exemplo, o septo interesfenoidal encontra-se na linha média. **(b)** Seio esfenoidal. Corte tomográfico axial. Observar a implantação do septo interesfenoidal sobre o canal carotídeo à direita.

posteriores (célula de Onodi). A célula de Onodi pode ser reconhecida no corte coronal da tomografia pela presença de um septo horizontal no seio esfenoidal (Fig. 22-5).

CUIDADOS PRÉ-OPERATÓRIOS

São os mesmos cuidados pré-operatórios das demais cirurgias nasossinusais. O Quadro 22-2 lista os principais.

TÉCNICA CIRÚRGICA PASSO A PASSO

Acesso Transnasal

- Indicações:
  - Doença esfenoidal isolada;
  - Acesso à base do crânio, na ausência de outras alterações sinusais.
- Vantagens:
  - Visualização direta do óstio do seio esfenoidal;
  - Via mais segura em mãos menos experientes.
- Desvantagens:
  - Luxação e potencial lateralização da concha média, especialmente quando há a necessidade de etmoidectomia concomitante;
  - Campo visual mais estreito em relação ao acesso transetmoidal.

Anestesia

O tipo de anestesia, se geral ou local assistida, depende da experiência da equipe cirúrgica. Se utilizada a geral, deve-se preferir a anestesia endovenosa total, como o propofol e o remifentanil, que costumam resultar em menor sangramento transoperatório.[9] Idealmente, a frequência cardíaca deve ficar ao redor de 60 a 65 bpm e a pressão arterial média entre 60 e 75 mm Hg, a depender das condições cardiovasculares do paciente.

Posição do Paciente

O paciente deve estar em posição horizontal, com a cabeça ligeiramente virada para o lado do cirurgião principal. Uma leve elevação da cabeceira da cama também pode ser útil. Os olhos do paciente devem permanecer descobertos e protegidos com pomada de antibiótico ou lubrificante.

Posição do Cirurgião

O cirurgião pode operar em pé ou sentado, sendo muito importante o apoio do braço que segura o endoscópio. Se estiver em pé, o braço que segura o endoscópio deve estar firme contra o corpo e, se operar sentado, o cotovelo pode ser apoiado sobre a braçadeira da mesa cirúrgica invertida. O endoscópio deve, ainda, estar apoiado na parte mais superior do vestíbulo nasal e elevar ligeiramente a válvula nasal, permitindo que o instrumental seja manuseado por debaixo dele. Eventualmente, dois cirurgiões podem participar do ato operatório, sendo a cirurgia realizada a quatro mãos, por ambas as narinas (cirurgias esfenoidais mais avançadas ou estendidas da base de crânio).

Vasoconstrição Local

Os métodos de vasoconstrição local variam muito entre os centros. A aplicação tópica de adrenalina pode ser utilizada sob a concentração original da ampola (1:1.000), ou diluída com a mesma quantidade de soro fisiológico (1:2.000). Deve ser aplicada embebida em cotonoides no nariz, no recesso efenoetmoidal e no meato médio, em ambas as faces da concha média. Alguns complementam a vasoconstrição com a infiltração local de adrenalina diluída (ex: adrenalina na concentração de 1:80.000 a 1:200.000), na altura da axila da concha média e/ou na cauda da concha média, na emergência do forâmen esfenopalatino. Infiltração do septo nasal deve ser realizada, caso haja a necessidade de septoplastia regional ou no acesso transeptal ao esfenoide. No transoperatório,

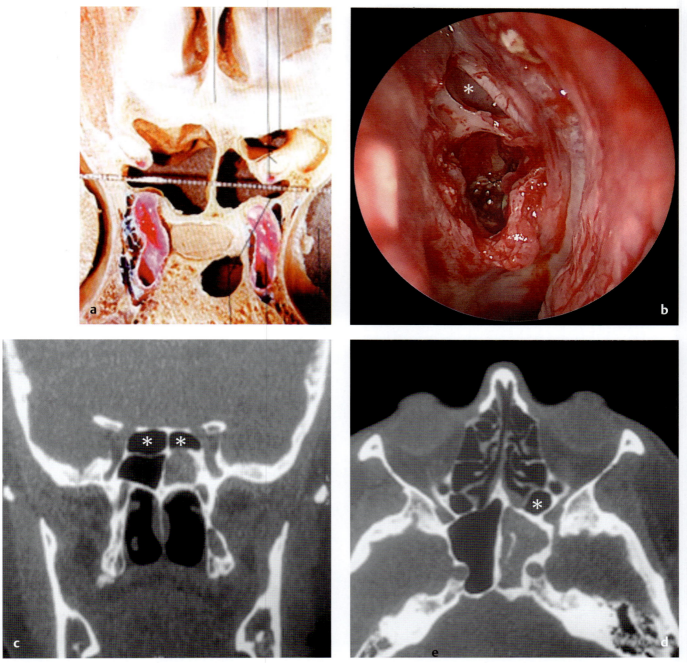

Fig. 22-5. (**a**) Corte axial demonstrando extensão da pneumatização do seio esfenoidal em ambos lados. À esquerda, notar a relação do nervo óptico com a célula de Onodi. (**b-d**) Célula de Onodi bilateral em um caso de rinossinusite fúngica esfenoidal esquerda. (**b**) Visão transoperatória da célula de onodi (asterisco) e o seio esfenoidal abaixo preenchido por bola fúngica. (**c**) Corte tomográfico coronal mostrando o septo ósseo horizontal bilateral característico da célula de Onodi sobre o seio esfenoidal. (**d**) Corte tomográfico axial. Observar a relação da célula de Onodi (asterisco) com o nervo óptico e com o seio esfenoidal.

Quadro 22-2. Cuidados pré-operatórios

- Avaliação minuciosa da tomografia computadorizada (TC) em todos os planos
- *Check list* obrigatório para TC: avaliar o grau de pneumatização do seio esfenoidal, posição das estruturas neurovasculares de vizinhança (proeminência ou deiscência da artéria carótida interna e/ou nervo óptico), presença de célula de Onodi, orientação do septo interesfenoidal, recessos, alterações anatômicas intranasais que dificultam o acesso (ex.: desvio do septo nasal, hipertrofia de concha média e/ou superior)
- Suspender medicações que alterem a coagulação sanguínea (AAS, anti-inflamatórios não hormonais, Ginkgo biloba, outros antiagregantes plaquetários e anticoagulantes)
- Nos casos agudizados de rinossinusite crônica, antibiótico e corticoide oral são opções
- Enfatizar a necessidade de revisões e curativos pós-operatórios guiados por endoscopias nasais periódicas
- Enfatizar a necessidade de tratamento medicamentoso complementar continuado nos casos de rinossinusite crônica (plano de tratamento)
- Assinatura do consentimento informado específico para o caso em questão

após a realização das primeiras incisões de mucosa, pode ser utilizada a mesma solução inicialmente descrita, solução de oximetazolina ou substância similar.

Revisão da Tomografia Computadorizada Específica para o Seio Esfenoidal

É sempre a primeira etapa, mas costumamos, enquanto se aguarda o efeito da vasoconstrição local, revisar os cortes coronais, axiais e sagitais, que devem permanecer expostos na sala de cirurgia. Em especial, observar o grau de pneumatização, a orientação do septo interesfenoidal, outras septações intraesfenoidais, os recessos, as estruturas neurovasculares regionais e a presença de proeminências ou deiscências intrassinusais, em especial da artéria carótida interna e do nervo óptico, e a conuração das células etmoidais, em especial a presença ou não de célula de Onodi. Avalia-se a conuração do septo nasal, em especial se for interferir na abordagem do recesso esfenoetmoidal, e a situação das conchas médias e superior (aeração, hipertrofia).

Remoção dos Cotonoides e Endoscopia com Exploração do Recesso Esfenoetmoidal

O acesso é realizado inicialmente com óptica de 0 grau, grande angular, se disponível. O óstio do seio esfenoidal costuma ser visualizado no recesso esfenoetmoidal, junto à cauda da concha superior, cerca de 30 a 45 graus da borda superior da coana (Fig. 22-2 e Vídeo 22-1).

Septoplastia/Turbinectomia Média e/ou Superior

Podem ser necessários para o acesso transnasal. Uma leve luxação lateral da concha média pode ajudar no campo operatório. Se necessário, procede-se à ressecção parcial da concha média ou da concha superior. A ressecção do terço médio-inferior

da concha superior, com pinças cortantes, facilita muito a exposição da parede anterior do seio esfenoidal (Vídeo 22-2).

A ressecção rotineira da concha média para facilitar o acesso cirúrgico ou mesmo melhorar o desfecho cirúrgico é desaconselhada pela maioria dos cirurgiões. Ainda, quanto menor o traumatismo da mucosa da concha média, menor o risco de sinéquias pós-operatórias.

Identificação do Óstio de Drenagem do Seio Esfenoidal (Palpação com Descolador de Freer ou Aspirador) e Ampliação com Kerrison ou Pinça Mushroom (Cogumelo) Reta

A direção de ampliação deve ser individualizada de acordo com cada caso, a depender da posição do óstio em relação ao rostro do esfenoide, da localização da doença no interior do seio e do grau de pneumatização. A palpação com um *seeker* ligeiramente curvo no interior do seio é bastante útil para se avaliar as bordas remanescentes e as áreas mais seguras para prosseguir na ampliação. A abertura a ser realizada depende da doença a ser abordada e do grau de exposição para outras topografias, desde aberturas em torno de 6 mm até exposição completa.

Caso ocorra sangramento na parede anteroinferior do seio esfenoidal por lesão da artéria septal posterior, procede-se à cauterização com cautério bipolar ou mesmo monopolar.

Inspeção do Interior do Seio Esfenoidal

Inicialmente com óptica de 0 grau, e posteriormente, caso necessário, com ópticas anguladas de 30 a 70 graus. O grau de manipulação no interior do seio esfenoidal depende da patologia em questão. Caso seja necessário ressecar o septo interesfenoidal, dar preferência a pinças cortantes ou brocas. Lavagem local com soro fisiológico, hemostasia local com cotonoides embebidos em vasoconstritor ou cauterização local (preferencialmente bipolar) podem ser necessários. Em alguns casos, pequenos curativos ou tamponamento local com Surgicel ou gelfoam podem ser úteis.

Envio de Material (Pólipos, Tumor, Fungo, Secreção)

Para exame anatomopatológico e/ou bacteriológico/fúngico.

Revisão da Cavidade Nasal

Com reposicionamento da concha média, caso tenha sido lateralizada, hemostasia se necessária com eletrocautério ou outros produtos hemostáticos disponíveis.

Acesso Transetmoidal (Vídeo 22-3)

- Indicações:
  - Presença de doença concomitante nos seios etmoidais, além da doença no esfenoide;
  - Necessidade de maior abertura do seio esfenoidal em sua porção lateral.

- Vantagens
  - Menor risco de instabilidade da concha média em relação à abordagem transnasal;
  - Possibilidade de ampliações estendidas do seio esfenoidal.

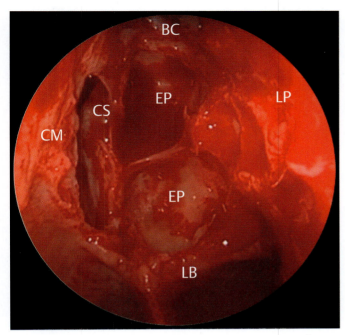

Fig. 22-6. Imagem endoscópica do lado esquerdo, demonstrando os as referências anatômicas da caixa etmoidal, para localização segura do óstio do seio esfenoidal. CM: concha média, CS: concha Superior, BC: base do Crânio, LP: lâmina Papirácea, LB: porção horizontal da lamela basal da concha média, EP: célula etmoidal posterior.

Quadro 22-3. Áreas de risco do acesso ao seio esfenoidal

- Lesão do nervo óptico e de penetração intracraniana – Observar a anatomia da parede lateral e superior do seio esfenoidal. Maior risco quando há a presença de célula de Onodi
- Lesão da artéria septal posterior – Risco de ocorrer quando há ampliação inferior da parede anterior do seio esfenoidal
- Lesão da artéria carótida interna – Observar a anatomia da parede lateroinferior do seio esfenoidal. Atentar para a localização da inserção do septo interesfenoidal

- Desvantagens
  - Maiores riscos decorrentes dos passos da etmoidectomia anterior e posterior;
  - Necessidade de turbinectomia superior ampliada quando o óstio natural do esfenoide localizar-se muito superiormente.

Os Passos Iniciais
São semelhantes aos descritos nas técnicas de etmoidectomia anterior e posterior.

Durante a Etmoidectomia Posterior
Um ponto-chave é a identificação dos limites do etmoide posterior, denominado de "caixa etmoidal" ou "caixa de Bolger". Esses limites consistem na lâmina papirácea (lateralmente), base do crânio (superiormente), concha superior (medialmente), lamela horizontal da concha média (inferiormente) e rostro do esfenoide (posteriormente) (Fig. 22-6).

A Partir da Identificação Desses Limites
Procede-se à identificação do óstio natural do seio esfenoidal, localizado medial e inferiormente na caixa etmoidal, habitualmente medial à concha superior. Em geral, é necessária a remoção do terço inferior da concha superior, para melhorar a exposição do óstio do esfenoide, seguida de sua ampliação.

Os Demais Passos e Cuidados
São semelhantes aos descritos na técnica transnasal.

Acesso Transeptal
- Indicações:
  - Acesso ao seio esfenoidal ou à base do crânio através do seio esfenoidal, quando a lesão se encontra mais próxima da linha média.
- Vantagens:
  - Não há necessidade de se realizar a remoção do septo nasal posteriormente, com menor formação de crostas no pós-operatório;
  - Possibilita correções simultâneas de desvios do septo nasal.
- Desvantagens:
  - Acesso limitado às porções laterais do seio esfenoidal e à base do crânio.

Este acesso é pouco utilizado quando se contempla tratamento de patologia exclusivamente do seio esfenoidal, quer seja inflamatória ou tumoral. É mais utilizado nas abordagens estendidas do seio esfenoidal e de acesso à base do crânio (vide capítulo de acesso à hipófise), especialmente quando a lesão se encontra localizada mais próxima da linha média. A Figura 22-1 ilustra a relação do vômer com o rostro do esfenoide, assim como o local de abertura do seio esfenoidal. A incisão inicial pode ser na borda caudal do septo nasal ou mais posteriormente, de acordo com cada caso e com o objetivo cirúrgico. Independente da técnica, preservar um lado da mucosa do septo nasal é importante, para se evitar grandes perfurações.[10]

ÁREAS DE RISCO
O Quadro 22-3 lista as principais áreas de risco do acesso ao seio esfenoidal.

CUIDADOS PÓS-OPERATÓRIOS
Os cuidados pós-operatórios são basicamente os mesmos de qualquer outra cirurgia nasossinusal. Devem-se evitar assoar o nariz e esforços físicos vigorosos por algumas semanas. Lavagens nasais com soluções salinas são importantes, e,

em alguns casos, podem-se empregar também desconges-tionante e/ou corticoide tópicos por alguns dias. Diante de patologia inflamatória, costuma-se utilizar corticoide oral. O hábito de utilizar antibiótico no pós-operatório vem sendo cada vez mais desaconselhado. A primeira revisão costuma ocorrer em 7-10 dias, pois na primeira semana pós-opera-tória não é possível realizar curativos endonasais efetivos pelo edema local. Costuma-se proceder a revisões a cada uma ou duas semanas, para se aspirar secreções, remoção de crostas não aderidas e liberação de sinéquias, e monitorar a evolução por várias semanas até a cicatrização completa da cavidade cirúrgica criada. Habitualmente, não há a ne-cessidade de curativos agressivos, com remoção de crostas extremamente aderidas, visto que isso costuma gerar dor e pode resultar em sangramento.

COMPLICAÇÕES

O Quadro 22-4 lista as principais complicações relacionadas a acesso ao seio esfenoidal. As mais comumente observadas são sangramentos locais menores e estenose da abertura criada na parede anterior do seio esfenoidal.

REFERÊNCIAS BIBLIOGRÁFICAS

1. Moeller CW, Welch KC. Prevention and Management of Complications in Sphenoidotomy. Otolaryngologic Clinics of North America. 2010;43:839-854.
2. Thumfart WF, Platzer W, Gunkel AR, et al. Surgical approaches in otorhinolaryngology. Stuttgart, New York, Thieme. 1999:223-225.
3. Bolger WE, Keyes AS, Lanza DC. Use of the superior meatus and superior turbinate in the endoscopic approach to the sphenoid sinus. Otolaryngol Head Neck Surg. 1999;120:308-13.
4. Kim HU, Kim SS, Kang SS, et al. Surgical anatomy of the natural ostium of the sphenoid sinus. Laryngoscope. 2001;111:1599-1602.

Quadro 22-4. Principais complicações relacionadas a acesso ao seio esfenoidal

- Sangramento (septo nasal, conchas nasais, mucosa sinusal, artéria septal posterior e etmoidal posterior, artéria carótida interna, seio cavernoso)
- Estenose da abertura criada (aberturas circunferenciais devem ser evitadas)
- Lesão do nervo óptico e outros nervos cranianos (III-VI)
- Lesão do nervo vidiano
- Fístula liquórica e meningite (mais comuns nas abordagens estendidas da base do crânio)
- Alteração do olfato
- Não incorporar o óstio natural do seio esfenoidal na abertura da parede anterior, podendo criar fenômeno de recirculação

5. Millar DA, Orlandi RR. The sphenoid sinus natural ostium is consistently medial to the superior turbinate. Am J Rhinol. 2006;20:180-1.
6. Elwany S, Elsaeid I, Thabet H. Endoscopic anatomy of the sphenoid sinus. J Laryngol Otol. 1999;113:122-6.
7. Wang J, Bidari S, Inoue K, et al. Extensions of the sphenoid sinus: a new classification. Neurosurgery. 2010;66:797-816.
8. Fernandez-Miranda JC, Prevedello DM, Madhok R, et al. Sphenoid septations and their relationship with internal carotid arteries: anatomical and radiological study. Laryngoscope. 2009;119:1893-6.
9. Wormald PJ, Van Renen G, Perks J, et al. The effect of the total intravenous anesthesia compared with inhalation anesthesia on the surgical field during endoscopic sinus surgery. Am. J. Rhinol. 2005;19:514-520.
10. Fujimoto Y, Balsalobre L, Santos FP, et al. Endoscopic combined transseptal/transnasal approach for pituitary adenoma: reconstruction of skull base using pedicled nasoseptal flap in 91 consecutive cases. Arq Neuropsiquatr. 2015;73:611-5.

ACESSO INTRANASAL AO SEIO FRONTAL (DRAF IIA E IIB)

CAPÍTULO 23

Marcus Miranda Lessa ▪ Marco Cesar Jorge dos Santos ▪ Carolina Cincurá Barreto

INTRODUÇÃO

O primeiro procedimento endonasal para abordagem do seio frontal foi realizado por Halle e descrito em 1926 (Fig. 23-1).[1] Como se tratava de uma abordagem cirúrgica a uma região de difícil acesso, com pouca visibilidade, a alta taxa de mortalidade por meningite impactou negativamente na disseminação da técnica. A partir da década de 1970, houve um grande desenvolvimento nas técnicas de abordagem endonasal ao seio frontal. Isso foi possível graças ao uso do microscópio e posteriormente dos endoscópios, além do aperfeiçoamento do instrumental cirúrgico aliado ao melhor entendimento da fisiologia nasossinusal e ao conhecimento anatômico fornecido por métodos de imagem, principalmente a tomografia computadorizada.

Messerklinger[2] observou que a eliminação da doença primária do etmoide, por meio de procedimentos endoscópicos circunscritos e limitados, resultava em resolução até de afecções maciças dos seios paranasais adjacentes. A cirurgia endoscópica do seio frontal, que permite a abordagem seletiva do recesso frontal, apresenta resultados semelhantes às técnicas por vias externas.[3] Contudo, a abordagem do seio frontal e recesso frontal continuam sendo considerados um dos maiores desafios da cirurgia endoscópica nasossinusal. A dificuldade de acesso e à necessidade de visão angulada a depender da técnica utilizada, as variações anatômicas e a sua íntima proximidade com estruturas importantes (globo ocular e a fossa craniana anterior) podem resultar em intervenções incompletas e em complicações maiores.

O sucesso da cirurgia endoscópica do seio frontal, assim como em outras cirurgias nasossinusais, depende principalmente dos seguintes fatores: conhecimento anatômico, tomografia computadorizada de alta resolução, material cirúrgico adequado e treinamento cirúrgico.

Em 1991, Wolfgang Draf descreveu três tipos de abordagens endonasais para drenagem do seio frontal (Fig. 23-2):[4,5]

- *Tipo I*: drenagem simples com exposição do recesso do frontal;
- *Tipo IIA*: drenagem do frontal da lâmina papirácea até a concha média;
- *Tipo IIB*: drenagem do frontal da lâmina papirácea até a septo nasal;
- *Tipo III*: drenagem do frontal da lâmina papirácea de um lado até a lâmina papirácea contralateral com remoção da porção inferior do septo do seio frontal e da parte superior do septo nasal.

As principais indicações para essas abordagens estão descritas no Quadro 23-1. Neste capítulo, abordaremos especificamente as técnicas IIA e IIB descritas por Draf.[4,5]

CONSIDERAÇÕES ANATÔMICAS

Os seios frontais são tipicamente pares, assimétricos, separados por um septo intersinusal central e com diferentes graus de pneumatização.[6] A via de drenagem do seio frontal é composta por três diferentes regiões e geralmente apresenta uma configuração em ampulheta. A parte mais superior da ampulheta é representada pelo seio frontal propriamente dito, enquanto a parte mais estreita corresponde ao óstio deste seio. A parte mais inferior da ampulheta é formada pelo recesso frontal, estrutura complexa contendo diversas células e lamelas, tendo muita variação individual.[7]

O grau de patência do recesso frontal é determinado por suas estruturas adjacentes: a região do *agger nasi*, a bula etmoidal, a concha média, a lâmina papirácea, o processo uncinado, o osso frontal e o etmoide.[7,8] Os limites do recesso frontal dependem de possíveis variações anatômicas presentes (Fig. 23-3). O processo uncinado, por exemplo, pode representar o limite medial do recesso frontal caso tenha a sua inserção superior na concha média ou na base do crânio (Fig. 23-3b,c); contudo, pode também representar o limite lateral caso tenha a sua inserção superior na lâmina papirácea

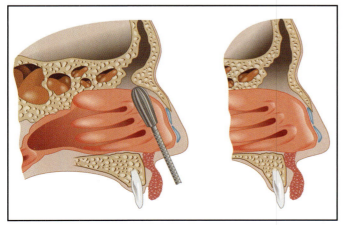

Fig. 23-1. Remoção da espinha nasal superior com a utilização de broca.

Quadro 23-1. Principais indicações das abordagens endonasais do seio frontal segundo Draf I a III[5]

Tipo I
• Rinossinusite aguda: falha no tratamento conservador e complicações orbitárias e/ou intracranianas
• Rinossinusite crônica: primeira cirurgia sem fatores de risco para recidiva (p. ex.: intolerância a aspirina, asma), cirurgia revisional para etmoidectomia incompleta

Tipo IIA
• Casos severos de complicações de rinossinusite aguda
• Mucopiocele medial
• Ressecção de tumores benignos

Tipo IIB
• Todas as indicações do tipo IIA, se o resultado pela técnica IIA for menor que 5 × 7 mm

Tipo III
• Cirurgia revisional difícil
• Primeira cirurgia para pacientes de risco com polipose severa
• Fibrose cística
• Síndrome de Kartagener
• Discinesia ciliar
• Tumores benignos e malignos

(Fig. 23-3a). A mesma situação ocorre com a bolha etmoidal, que, apesar de na maioria dos casos representar o limite posterior, pode também constituir o limite anterior do recesso frontal, situação na qual o recesso frontal comunica-se diretamente com o recesso retrobolhar.[7,8]

AVALIAÇÃO PRÉ-OPERATÓRIA

Os cuidados pré-operatórios são semelhantes às outras cirurgias endoscópicas nasossinusais incluindo: adequada avaliação das possíveis comorbidades, suspensão de medicações que interfiram na coagulação (antiagregantes plaquerários, anticoagulantes, anti-inflamatórios e fitoterápicos como a Gingko biloba) e minuciosa avaliação da tomografia computadorizada no pré e intraoperatório. Os cortes coronais em janela óssea são os mais indicados por possibilitar uma melhor avaliação da anatomia nasossinusal em um plano semelhante ao do acesso cirúrgico (Fig. 23-4). O corte sagital também é bastante útil por possibilitar uma complementação no estudo da região do recesso frontal, possibilitando avaliar a distância entre o *beak* do seio frontal e a tábua posterior do seio frontal (Fig. 23-5). Um bom *checklist* da tomografia deve incluir informações como o local de inserção superior do processo uncinado, o tamanho da bolha etmoidal, a região do *agger nasi*, a presença de células supraorbitárias e de células frontais, assim como a anatomia do teto do etmoide (artéria etmoidal anterior e lamela lateral da lâmina crivosa).

TÉCNICA CIRÚRGICA

Considerações Gerais

Instrumental cirúrgico: o material utilizado na abordagem do recesso frontal deve ser apropriado. Existem pinças delicadas

com diferentes dispositivos e angulações que facilitam o acesso ao frontal (Fig. 23-6). Consideramos que as óticas anguladas adicionais são fundamentais, sendo que a de 45 graus, em nossa experiência, representa a melhor opção para a cirurgia endoscópica do seio frontal por possibilitar uma boa angulação associada a uma fácil manipulação.

Anestesia

Habitualmente os acessos ao frontal são realizados com anestesia geral, porém a local assistida pode ser utilizada a depender da experiência da equipe cirúrgica.

Posição do Paciente

O paciente deve estar em decúbito dorsal, com a cabeceira elevada e cabeça ligeiramente virada para o lado do cirurgião principal.

Vasoconstricção

A vasoconstricção tópica inicial pode ser feita com diferentes métodos de diluição e concentração da adrenalina tópica, sendo a mais utilizada a diluição da adrenalina para a concentração de 1:2.000, alcançada com a mistura da mesma quantidade de adrenalina com soro fisiológico ou lidocaína, por exemplo. Utiliza-se cotonoides embebidos com a solução para aplicação na mucosa no início da cirurgia

ABORDAGEM INICIAL

O acesso ao recesso do frontal habitualmente é precedido pela etmoidectomia anterior. É importante remover a *agger nasi* e visualizar a inserção da concha média medialmente, a lâmina papirácea lateralmente e a base de crânio anterior com a artéria etmoidal anterior superiormente, para que os procedimentos de drenagem ampliada sejam adequadamente realizados.

O conhecimento da inserção superior do processo uncinado é importante para a dissecção precisa e a adequada exposição do seio frontal.[9,10] Quando o processo uncinado se insere na lâmina papirácea, *agger nasi* ou simultaneamente na lâmina papirácea e na concha média, o acesso ao frontal será alcançado a partir de uma dissecção medial ou posteromedial ao processo uncinado (Fig. 23-7). A presença do *agger nasi* não altera a abordagem, uma vez que o processo uncinado e o *agger nasi* compartilham a mesma parede medial e posterior. A remoção do *agger nasi* é semelhante a remoção do recesso terminal, apenas mais anterior e superior.[9,10] Segundo a técnica descrita por Wormald,[11-13] a realização de um retalho de mucosa acima da inserção da concha média na parede lateral (*axillary flap*) para expor a parede anterior do *agger nasi* permite a dissecção com maior precisão do *agger nasi*, facilitando o acesso ao recesso do frontal e utilizando apenas a ótica de 0 grau.

Quando o processo uncinado se insere na junção da lâmina crivosa com a concha média, base do crânio ou concha média, o recesso frontal é abordado pela dissecção lateral ao processo uncinado (Fig. 23-8).[9,10]

CAPÍTULO 23 ▪ ACESSO INTRANASAL AO SEIO FRONTAL (DRAF IIA E IIB)

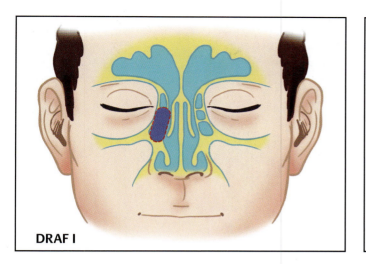
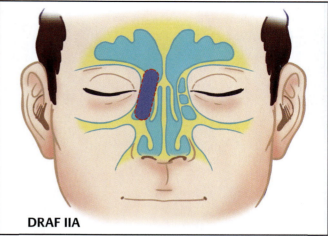
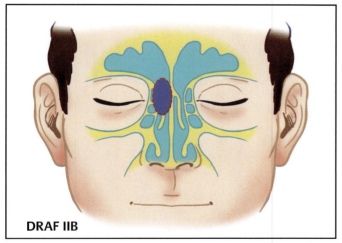
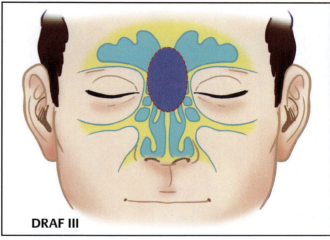

Fig. 23-2. Desenho esquemático das técnicas descritas por Draf em 1991[4] para abordagem ao seio frontal.[28]

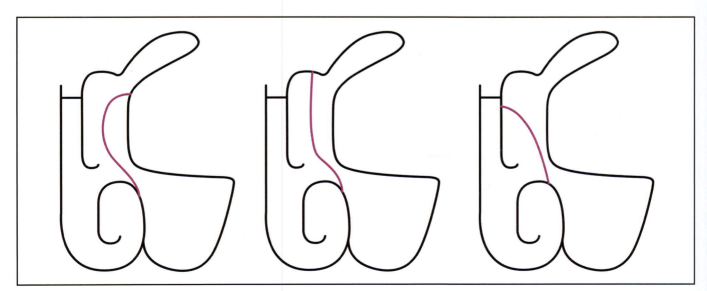

Fig. 23-3. Desenho esquemático demonstrando as diversas inserções do processo uncinado.[8]

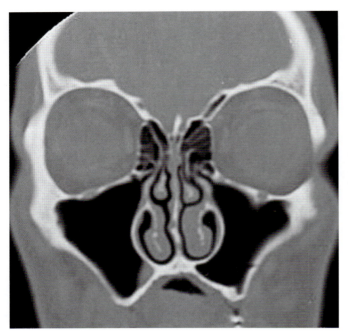

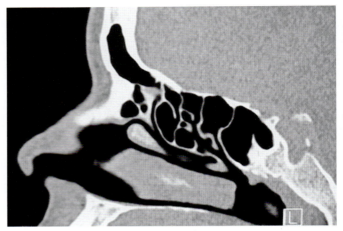

Fig. 23-4. Corte coronal de uma tomografia computadorizada de seios paranasais, janela para osso, evidenciando a inserção do processo uncinado na lâmina papirácea à direita (recesso terminal).

Fig. 23-5. Corte coronal de uma tomografia computadorizada de seios paranasais, janela para osso, corte sagital, detalhando a anatomia nasossinusal na região do recesso frontal.

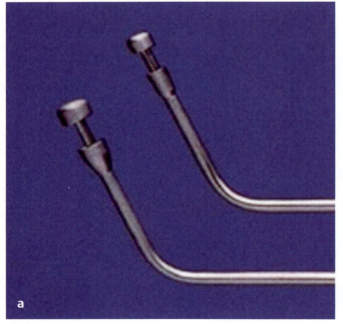

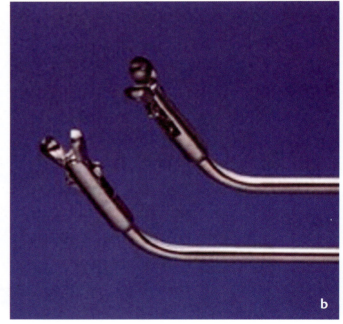

Fig. 23-6. Pinças anguladas: cogumelo (**a**) e girafa (**b**). Específicas para a cirurgia endoscópica do seio frontal.

CAPÍTULO 23 ▪ ACESSO INTRANASAL AO SEIO FRONTAL (DRAF IIA E IIB)	195

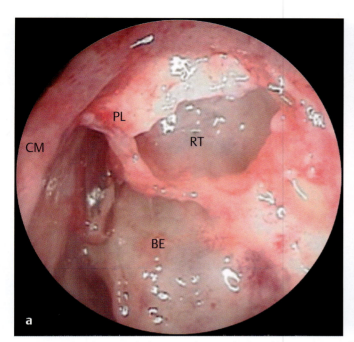 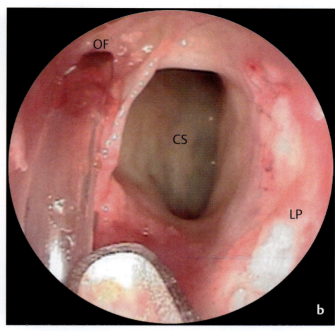

Fig. 23-7. (**a**) Endoscopia de fossa nasal esquerda de cadáver evidenciando a presença de recesso terminal, dificultando a visibilização direta do óstio do seio frontal cateterizado por uma sonda nasogástrica após a remoção apenas da porção inferior do processo uncinado. (**b**) Visibilização do óstio do seio frontal cateterizado pela sonda nasogástrica e localizado medialmente a uma célula supraorbitária (endoscópio rígido 4 mm de 45°). BE: bolha etmoidal; CM: concha média; CS: célula supraorbitária; LP: lâmina papirácea; OF: óstio do seio frontal; PU: processo uncinado; RT: recesso terminal.

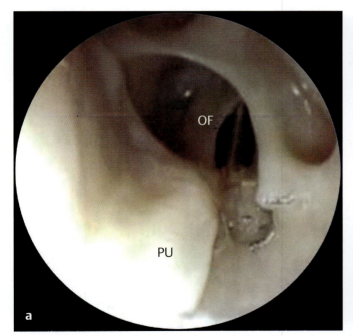 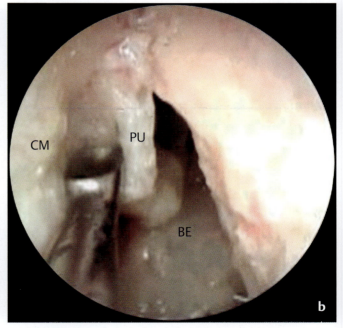

Fig. 23-8. (**a**) Endoscopia de fossa nasal esquerda de cadáver evidenciando a visibilização direta do óstio do seio frontal cateterizado por uma sonda nasogástrica após a remoção apenas da porção inferior do processo uncinado. (**b**) Cureta angulada palpando a inserção superior do processo uncinado que se encontra na concha média (endoscópio rígido 4 mm de 45°).

Utilizando preferencialmente endoscópio de 45 graus, de acordo com a técnica *uncapping the egg* descrita pelo Prof. Stammberger,[8] o cirurgião deve cuidadosamente procurar o recesso do seio frontal entre o remanescente superior de processo uncinado e a bolha etmoidal.[9,10] Se o processo uncinado estiver inserido na lâmina papirácea, então a visão que se tem é de uma cobertura, semelhante a uma célula em fundo cego (Fig. 23-7a).[9,10] Observa-se, atentamente, uma linha de separação entre o processo uncinado e a concha média será reconhecida. Delicadamente, com uma cureta angulada, esta célula deve ser removida com movimentos de trás para frente e de lateral para medial, denominado por Stammberger de *uncapping the egg* (Fig. 23-9).[8] Pinças girafas circulares ou com abertura laterolateral ou anteroposterior (Fig. 23-6) são utilizadas para remover fragmentos ósseos expostos. No intraoperatório, algumas vezes é difícil a diferenciação do *agger nasi* e um recesso terminal alto, uma vez que aparecem como um domo único.[9,10] Após a remoção precisa do processo uncinado, *agger nasi* e células frontais, uma abertura elíptica e ampla para o seio frontal é geralmente exposta (Fig. 23-10).

TÉCNICA MC SANTOS

Um dos autores do presente capítulo, o Prof. Marco Cesar Jorge dos Santos, descreveu uma técnica cirúrgica para acesso endonasal ao seio frontal, a Técnica MC Santos. A identificação do seio frontal por meio da Técnica MC Santos, pode ser considerada como uma etapa preliminar a ampliação da abertura do seio frontal independente da técnica a ser utilizada posteriormente para a sua ampliação. Utiliza-se o *frontal beak*, a base do crânio e a periórbita como pontos de reparo anatômico seguros e que sempre estão presentes no paciente, sendo que a identificação destas estruturas torna mais segura a identificação do seio frontal.

O objetivo de usar está técnica é a remoção do *frontal beak* precocemente no acesso ao seio frontal pela via anterógrada endonasal usando endoscópio de 0 ou 30 graus. Após a remoção do *frontal beak*, as células etmoidais anteriores são removidas (longe da periórbita e da base do crânio). Para a remoção do *frontal beak*, utiliza-se um osteótomo, um Kerrison e os endoscópios de 0 ou 30 graus. Esta técnica é pioneira, pelo fato de utilizar de maneira inédita um osteótomo angulado de 42 graus, de cabo retangular e com 2 mm na sua extremidade mais distal (Fig. 23-11).

O paciente fica em decúbito dorsal com 30 graus de elevação do dorso e com a cabeça ligeiramente estendida. Após a anestesia e vasoconstrição na mucosa, realiza-se a incisão do processo unciforme, imediatamente após o processo frontal da maxila. Depois desta incisão o uncinado fica preso superiormente e inferiormente, como se fosse uma "alça de balde". Corta-se inferiormente primeiro o uncinado e posteriormente a porção superior. Não se deve cortar antes em cima por causa do sangramento superior, que pode esconder o corte inferior. Após remover o uncinado, remove-se o processo frontal ascendente da maxila com a pinça de Kerrison, localizando assim lateralmente a periórbita, que contém a via lacrimal, sendo confeccionada assim uma trincheira lateral que termina na porção lateral do *frontal beak*. A trincheira medial é realizada também com a pinça de Kerrison, esqueletizando a inserção da concha média na base do crânio. Nunca se deve avançar a Kerrison medial a inserção da concha média. Desta maneira, o bloco ósseo que fica entre a trincheira lateral e a medial é o *frontal beak*. Para a remoção do *frontal beak*, utiliza-se o osteótomo angulado de 42 graus. Com uma cureta angulada apenas na ponta, removem-se as células frontoetmoidais anteriores, utilizando a técnica *uncapping the egg* do Prof. *Stammberger*.[8] Com uma cureta mais angulada de 45 graus, removem-se células mais altas até a identificação do ducto nasofrontal e do infundíbulo do frontal. Estes passos cirúrgicos são universais para qualquer procedimento de ampliação da abertura do seio frontal, que pode ser realizado na sequência destes passos.

O princípio técnico da Técnica de MC Santos fica evidente na Figura 23-12. Na primeira imagem, tem-se um *frontal beak* bem aumentado em suas dimensões e uma pneumatização pequena da célula do *agger nasi*. Na segunda imagem, tem-se um *frontal beak* pequeno e uma pneumatização grande da célula do *agger nasi*.

DRAF TIPO IIA/IIB: DRENAGEM ESTENDIDA

A drenagem estendida é alcançada pela ressecção do assoalho do seio frontal entre a lâmina papirácea e a concha média (IIA) ou entre a lâmina papirácea e o septo nasal (IIB), anteriormente à margem ventral da fossa olfatória.[4] Na classificação de May e Schaitkin,[14] a abordagem do tipo IIA corresponde à NFAII (abordagem nasofrontal) e a do tipo IIB corresponde à NFAIII. Em estudo anterior, Hosemann *et al.*[15-19] observaram que o diâmetro médio do óstio do frontal após abordagem tipo IIA foi de 5,6 mm, sendo o máximo observado de 11 mm, utilizando curetas. Quando uma abertura maior é necessária, a técnica IIB deve ser realizada utilizando um *drill* com broca diamantada para abordar o osso mais espesso em direção ao septo nasal. O uso do drill requer limpeza frequente da ótica, sendo a utilização de um sistema de irrigação interessante ou o uso de cirurgia a quarto mãos, com um assistente segurando o endoscópio.

Em cirurgias revisionais com etmoidectomia incompleta, uma abordagem ampliada ao etmoide pode ser necessária. Essa abordagem ampliada é feita por meio de exposição do osso lacrimal, abertura da *agger nasi* e parte do processo frontal da maxila, até que a lâmina papirácea seja claramen-

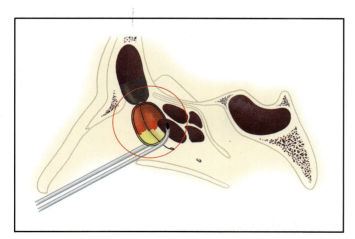

Fig. 23-9. Desenho esquemático demonstrando o movimento de posterior para anterior durante a dissecção do recesso frontal pela técnica *uncapping the egg*.

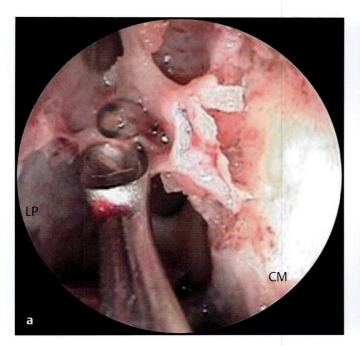
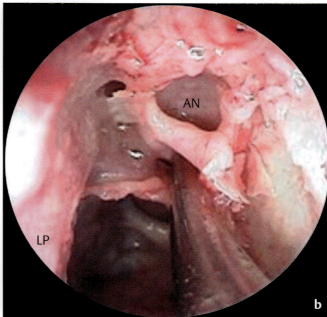
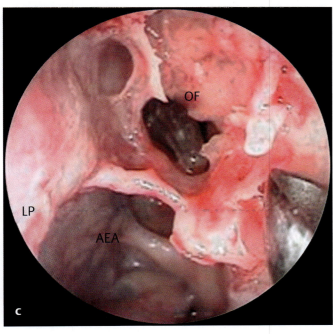

Fig. 23-10. (a) Endoscopia de fossa nasal direita evidenciando a presença de uma célula *agger nasi* dificultando a visibilização direta do óstio do seio frontal cateterizado por uma sonda nasogástrica após a remoção apenas da porção inferior do processo uncinado. (b,c) Exérese da célula *agger nasi* e consequente visualização do óstio do seio frontal cateterizado pela sonda nasogástrica (endoscópio rígido 4 mm de 45°). AEA: artéria etmoidal anterior; AN: célula agger nasi; CM concha média; LP: lâmina papirácea; OF: óstio do seio frontal.

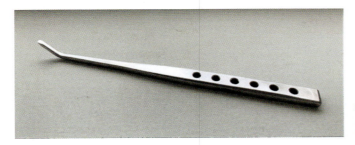

Fig. 23-11. Osteótomo Marco Cesar utilizado para remoção da espinha nasal do osso frontal.

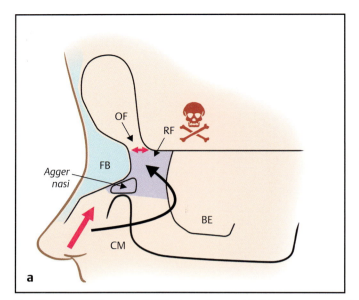 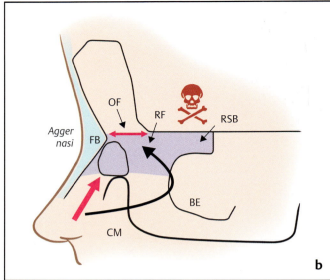

Fig. 23-12. (a,b) Técnica de MC Santos (adaptada).[13] O CM representa a Concha média, o BE significa bula etmoidal, o OF é o ósteo do seio frontal e o RF é o recesso do seio frontal. RSB é o recesso suprabular.

te identificada. Isso facilita a melhor visualização do recesso frontal a acesso ao assoalho do seio simplificando o pós-operatório. Assim que o recesso frontal é identificado usando os parâmetros anatômicos da concha média e a artéria etmoidal anterior, o infundíbulo frontal é exposto e as células etmoidais anteriores são removidas. A presença de células frontais como variações anatômicas faz necessária a realização da técnica idealizada por Stammberger,[8] e descrita anteriormente como *uncapping the egg*, usando uma ótica de 45°, resultando em uma drenagem tipo IIA.

Se, após a drenagem do tipo IIA, for necessário um alargamento adicional para produzir um tipo IIB, a broca diamantada é introduzida no espaço claramente visível no infundíbulo e puxada através do osso em direção medial. Deve-se tomar cuidado para que a abertura do seio frontal seja margeada por osso em todos os lados e que a mucosa seja preservada em pelo menos uma parte da circunferência. Para também criar medialmente com segurança a abertura mais ampla possível do assoalho do seio frontal, deve-se identificar a primeira fibra olfativa ipsilateral. Se o cirurgião sentir que a drenagem tipo IIA é muito pequena em relação à doença de base, pode ser realizado o procedimento de drenagem tipo IIB ou tipo III.

CONSIDERAÇÕES ADICIONAIS

A mucosa de revestimento deve ser preservada sempre que possível, evitando-se ao máximo a presença de áreas ósseas desnudas. O cirurgião deve estar atento para não causar uma lesão circunferencial no óstio do seio frontal, com a finalidade de minimizar as chances de uma estenose pós-operatória. Nos acessos que preservam a concha média (até o IIA), a fratura da concha média deve ser evitada para prevenir a lateralização da concha, formação de sinéquias e estenose na região do recesso frontal. Em caso de instabilidade da concha média, sugerimos que seja realizado um ponto fixando a respectiva concha média no septo nasal com fio absorvível (p. ex.: *Monocryl* 4-0).

RESULTADOS

Estudos mostram que, mesmo a longo prazo, com *follow-up* chegando até 12 anos, os resultados das técnicas de Draf tipo II apresentam boas taxas de sucesso, variando de 53 a 91,5%.[20-22]

PÓS-OPERATÓRIO

Os cuidados pós-operatórios são semelhantes aos utilizados nas demais cirurgias endoscópicas nasossinusais. Eles se iniciam ainda no final da cirurgia. Uma adequada hemostasia é importante não só para evitar uma epistaxe no pós-operatório, como também para evitar o acúmulo de coágulos que consequentemente interferem no processo de cicatrização da mucosa. Caso necessário, recomenda-se o uso de cautério bipolar para controle de áreas sangrantes, sempre evitando grandes cauterizações, que favorecem a formação de crostas.[21] Existem vários tipos de materiais hemostáticos que podem ser utilizados nos tamponamentos, sendo absorvíveis ou não absorvíveis, como o Gelfoam®, o Sinu-Knit® e o Merocel®. Esses materiais são utilizados para uma melhor hemostasia e para diminuir a formação das sinéquias. A decisão quanto ao tipo do material utilizado depende da experiência da equipe cirúrgica. Temos como conduta evitar sempre que possível a colocação de tamponamento no meato médio e recesso frontal, e, quando necessário, temos utilizado o Sinu-Knit®.[23]

O paciente deve ser orientado a evitar assoar o nariz e evitar esforços físicos. Informar sobre a possível ocorrência de sangramentos pequenos e piora da obstrução nasal, devida ao processo inflamatório, ajuda a adequar as expectativas do paciente, reduzindo a ansiedade dele. A lavagem com solução salina regular é fundamental. O tipo de dispositivo escolhido para lavagem e o tipo de solução salina, hipertônica ou isotônica, pode ser individualizado.[24] O uso de corticosteroides tópicos e/ou orais em pacientes com patologia inflamatória de base melhora o resultado no pós-operatório, reduzindo também a taxa de recorrência principalmente na RSC com pólipos nasais.[25] Em relação ao uso de antibioticoterapia no pós-operatório, apesar de amplamente utilizada na prática clínica, faltam evidências científicas robustas embasando o seu uso.[26] Normalmente o paciente retorna ambulatorialmente a cada 7 dias no primeiro mês, adequando o *follow-up* a depender do caso. Na primeira semana evita-se a manipulação excessiva da cavidade. Durante as revisões, aspirações, debridamentos, remoção de sinéquias e remoção de crostas são realizados a depender da necessidade.

FALHA CIRÚRGICA

Alguns pacientes podem desenvolver rinossinusite recorrente no frontal após a cirurgia. Isso pode ocorrer principalmente por um bloqueio de drenagem do frontal, seja pela presença de remanescentes de células etmoidais ou pela cicatrização excessiva e formação de sinéquias após a manipulação da mucosa. Para reduzir esse risco, uma ampla etmoidectomia anterior e a manipulação menos traumática da mucosa do recesso do frontal devem ser instituídas. Nos casos de rinossinusite recorrente, deve-se ampliar o procedimento anteriormente realizado: se o paciente foi submetido a uma abordagem do tipo IIA, deverá ser submetido a uma abordagem do tipo IIB ou do tipo III.[5]

COMPLICAÇÕES

As taxas de complicações das abordagens endoscópicas ao frontal são baixas e sua frequência semelhante a outras cirurgias nasossinusais. As técnicas são muito seguras, quando se segue a técnica cirúrgica adequada. Uma das possíveis complicações é a lesão da periórbita. A complicação mais frequente descrita por Draf foi lesão da periórbita, observada em 14% dos pacientes, sem repercussão significativa na maioria deles.[5] Outras possíveis complicações na abordagem ao frontal são a fístula liquórica, em decorrência da lesão da lamela lateral da placa cribriforme (Figs. 23-13 e 23-14) ou da fóvea etmoidal, e o sangramento severo devido à lesão da artéria etmoidal anterior.[27]

A prevenção de fístula liquórica inicia-se com o estudo anatômico da base do crânio por meio da tomografia computadorizada. Devemos estar atentos aos seguintes parâmetros quando analisamos a tomografia: classificação de Keros (Keros I tem menor risco de complicação intracraniana), áreas de deiscência óssea na base do crânio e a presença de tecidos moles que podem corresponder a encefaloceles. Mesmo com o estudo tomográfico, uso de navegadores e técnica cirúrgica adequada, fístulas podem ocorrer durante o ato cirúrgico.[27]

A artéria etmoidal anterior pode ser lesada durante a dissecção superior na região do recesso frontal (Fig. 23-15). Normalmente ocorre um sangramento discreto a moderado que pode ser controlado com vasoconstrição, cauterização bipolar e raramente ligadura arterial. É recomendada a utilização de pinças cortantes para a remoção da parte superior da bula com o objetivo de evitar a ruptura e a retração da artéria para dentro da órbita e assim o hematoma orbitário.[27,28]

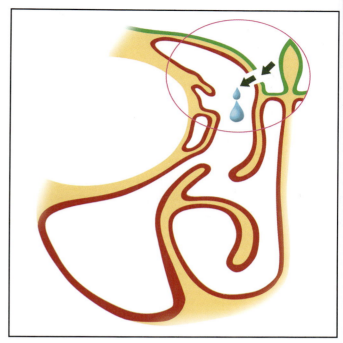

Fig. 23-13. Desenho esquemático mostrando uma fístula liquórica devida a uma lesão na lamela lateral da lâmina crivosa.[8]

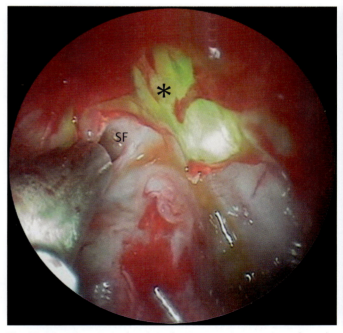

Fig. 23-14. Visão com endoscópio de 45 graus, 4 mm, recesso frontal direito evidenciando presença de fístula liquórica em lamela lateral da lâmina crivosa identificada pela coloração da fluoresceína sódica (*).

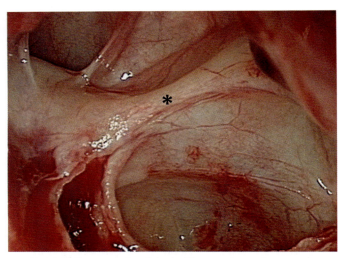

Fig. 23-15. Visão com endoscópio de 45 graus, 4 mm, fossa nasal direita evidenciando a artéria etmoidal anterior (*).

CONSIDERAÇÕES FINAIS

Os procedimentos de acesso endonasal ao seio frontal tipo Draf IIA e IIB são opções de abordagem cirúrgica para as doenças do seio frontal, com bons resultados. O treinamento cirúrgico, principalmente por meio de dissecções em cadáver, deve objetivar o aprimoramento de uma técnica cirúrgica com menor trauma possível, pré-requisito essencial para o sucesso da cirurgia endoscópica funcional do seio frontal.

O cirurgião deve estar atento para evitar, saber reconhecer prontamente e tratar eficientemente as complicações maiores intraoperatórias relacionadas com a abordagem inadequada da região do recesso frontal, como a fístula liquórica, em decorrência da lesão da lamela lateral da placa cribriforme ou da fóvea etmoidal, e o sangramento severo devido à lesão da artéria etmoidal anterior.

REFERÊNCIAS BIBLIOGRÁFICAS

1. Hajeck M. Pathology and treatment of the inflammatory diseases of the nasal-accessory sinuses. 5. ed. St.Louis, MO: CV Mosby Co; 1926.
2. Messerklinger W. Endoscopy of the nose. Baltimore: Urban & Schwartzenberg; 1978:6-18.
3. Schaefer SD, Close LG. Endoscopic management of frontal sinus desease. Laryngoscope. 1990;100:155-60.
4. Draf W. Endonasal microendoscopic frontal sinus surgery: the Fulda concept. Operative Tech Otorhinol Head Neck Surg. 1991;2(4):234-40.
5. Draf W. Endonasal frontal sinus drainage type I–III according to Draf. In: Kountakis SE, Senior BA, Draf W, editors. The frontal sinus. Berlin, Heidelberg: Springer; 2005.
6. Yuge A, Takio M, Masami T. Growth of frontal sinus with age – an X-ray tomographic study. In: New dimensions in otorhinolaryngology-head & neck surgery. New York: Excerpta Medica; 1985:2.
7. Stammberger H, et al. Functional endoscopic sinus surgery – The Messerklinger technique. Philadelphia: BC Decker; 1991.
8. Stammberger H. Uncapping the egg-The endoscopic approach to frontal recess and sinuses.Tuttlingen: Endo-Press; 1999:7-30.
9. Pádua F, Voegels RL, Lessa MM. Técnica cirúrgica. In: Rinologia e Cirurgia Endoscópica dos Seios Paranasais. Rio de Janeiro: Revinter; 2006:35-47.
10. Voegels RL, Lessa MM. Cirurgia endoscópica do seio frontal. In: Rinologia e Cirurgia Endoscópica dos Seios Paranasais. Rio de Janeiro: Revinter; 2006:49-58.
11. Wormald PJ. Cirurgia Endoscópica nasossinusal: Anatomia, reconstrução tridimensional e técnica cirúrgica.Tradução de Rivo Fiscer; Soraya Omin de Oliveira; Silvia Spada & Vilma Ribeiro de Souza Varga. 4. ed. Rio de Janeiro-RJ: Thieme Revinter Publicações; 2018.
12. Wormald PJ. The axillary flap approach to the frontal recess. Laryngoscope 2002;112:494-9.
13. Halle M. Externe oder interne Operation der Nebenhöhleneiterungen. Berl Klin Wocherschr. 1906;43:1369-72,1404-7.
14. May M, Schaitkin B. Frontal sinus surgery: endonasal drainage instead of an external osteoplastic approach. Op Tech Otolaryngol Head Neck Surg. 1995;6:184-92.
15. HosemannW, Gross R, Goede U, Kuehnel T. Clinical anatomy of the nasal process of the frontal bone (spina nasalis interna). Otolaryngol Head Neck Surg. 2001;125:60-5.
16. Hosemann W, Kuehnel T, Held P, et al. Endonasal frontal sinusotomy in surgical management of chronic sinusitis: A critical evaluation. Am J Rhin. 1997;11:1-9.
17. Hosemann WG, Weber RK, Keerl RE, Lund VJ. Minimally invasive endonasal sinus surgery. Stuttgart: Thieme; 2000:54-9.
18. Weiss RL, Church CA, Kuhn FA, et al. Long-term outcome analysis of balloon catheter sinusotomy: two year follow-up. Otolaryngol Head Neck Surg. 2008;139:S38-46.
19. Wormald PJ. Salvage frontal sinus surgery: the endoscopic modified Lothrop procedure. Laryngoscope. 2003;113:276-83.
20. Mertens J, Eggers S, Maune S. Langzeitergebnisse nach Stirnhoehlenoperationen: Vergleich extranasaler und endonasaler Operationstechniken. Laryngorhinootol. 2000;79:396-9.
21. Weber R, Draf W, Keerl R, et al. Micro endoscopic pansinusoperation in chronic sinusitis. Results and complications. Am J Otolaryngol. 1997;18:247-53.
22. Weber R, Keerl R, Huppmann A, et al. Wound healing after endonasal sinus surgery in time-lapse video: a new way of continuous in vivo observation and documentation in rhinology. In: Stamm A, Draf W, editors. Microendoscopic surgery of the paranasal sinuses and skull base. Chapter 26. Berlin: Springer; 2000:329-45.
23. Angelico Jr. FV. Cuidados pré e pós-operatórios em cirurgia endoscópica nasossinunal. In: Programa de Atualização em Otorrinolaringologia (Pró-ORL). Porto Alegre: Artmed/Panamericana Editora, Ciclo 2/Módulo 4; 2006.
24. Kanjanawasee D, Seresirikachorn K, Chitsuthipakorn W, Snidvongs K. Hypertonic saline versus isotonic saline nasal irrigation: Systematic review and meta-analysis. Am J Rhinol Allergy. 2018;32(4):269-79.
25. Pundir V, Pundir J, Lancaster G, et al. Role of corticosteroids in functional endoscopic sinus surgery--a systematic review and meta-analysis. Rhinology. 2016;54(1):3-19.
26. Patel PN, Jayawardena ADL, Walden RL, et al. Evidence-based use of perioperative antibiotics in otolaryngology. Otolaryngol Head Neck Surg. 2018;158(5):783-800.
27. Voegels RL, Lessa MM. Cirurgia endoscópica do seio frontal. In: Rinologia e Cirurgia Endoscópica dos Seios Paranasais. Rio de Janeiro: Revinter; 2006:49-58.
28. Eloy JA, Vázquez A, Liu JK, Baredes S. Endoscopic approaches to the frontal sinus: Modifications of the existing techniques and proposed classification. Otolaryngol Clin North Am. 2016;49(4):1007-18.

CAPÍTULO 24

ACESSOS EXTERNOS AO SEIO FRONTAL

Otávio Bejzman Piltcher ▪ Camila Degen Meotti

INTRODUÇÃO

A cirurgia do seio frontal, apesar da grande evolução na era endoscópica, continua sendo desafiadora, principalmente pela grande variabilidade anatômica (em relação ao fluxo de drenagem) e por sua proximidade com a órbita e a fossa craniana anterior. Indiscutivelmente, os acessos endonasais endoscópicos, realizados com câmeras e monitores em alta resolução, óticas e instrumentais angulados e possibilidade de cirurgias guiadas por imagem, levaram à diminuição do número de acessos externos de forma expressiva.[1]

Entretanto, estes ainda têm um papel importante na rinologia moderna, já que as técnicas endoscópicas não são capazes de atingir desfechos favoráveis em 100% dos casos, seja por distorção de pontos anatômicos, neo-osteogênese do recesso frontal ou localização lateral de lesões. Mesmo nos pacientes submetidos a sinusotomias endoscópicas amplas como Draf 3 ou Lothrop modificado, ainda pode haver limitação na visualização da lesão ou na instrumentalização.[2] O uso de técnicas mistas propicia melhora no campo cirúrgico e no manuseio dos instrumentos em muitos casos.[3,4]

É importante que todo cirurgião tenha conhecimento dos acessos externos, seja para utilizá-los em casos previamente planejados, nos quais julga não conseguir resolução com acesso endonasal, ou mesmo em casos de necessidade de conversão ou associação de técnica aberta durante o transoperatório. O objetivo deste capítulo é descrever as principais técnicas de acesso ao seio frontal via externa, em ordem de complexidade.

REFERÊNCIAS ANATÔMICAS-CHAVE

O seio frontal é uma cavidade pneumatizada do osso frontal, dividido em dois pelo septo interfrontal. Tem como limites a órbita e células etmoidais/recesso frontal (inferior), o seio contralateral (medial), a tábua anterior ou fronte (anterior) e a tábua posterior e base do crânio da fossa anterior (posterior). A distância entre as duas tábuas, ou paredes anterior e posterior, é um dos pontos anatômicos-chave para decisões entre técnicas abertas ou fechadas, já que seios muito estreitos dificultam o acesso endoscópico. A extensão lateral da pneumatização também tem grande importância no planejamento cirúrgico.

O recesso frontal é o local por onde drena o seio. As células (etmoidais) que ocupam esse recesso afetam diretamente a direção de drenagem do seio. Seus limites são: lamela lateral da placa cribiforme (medial), lamela lateral da concha média (medial), lâmina papirácea (lateral), osso lacrimal (lateral),

artéria etmoidal anterior (posterossuperior). O óstio frontal é definido como a área mais estreita entre o seio frontal e o recesso frontal. Essas regiões são acessadas endoscopicamente na maioria dos casos e serão mais bem detalhadas no capítulo de cirurgia endoscópica do seio frontal.

CUIDADOS PRÉ-OPERATÓRIOS

Os cuidados pré-operatórios são semelhantes aos da cirurgia endoscópica. Nos acessos externos, deve-se dar mais atenção à antissepsia da pele (inclusive couro cabeludo e orelhas) para evitar infecção de ferida operatória.

É imprescindível realizar uma avaliação detalhada da tomografia em todos os planos. A pneumatização do seio frontal torna-se completa apenas no início da vida adulta. Além disso, existem muitas variações anatômicas que podem interferir na técnica cirúrgica, o que torna a análise tomográfica pré-operatória ainda mais importante.

Além do detalhamento da lesão a ser operada, sua localização e possíveis inserções, a posição do teto e da extensão lateral do seio deve ser detalhadamente analisada, assim como a distância entre as tábuas anterior e posterior. A posição do septo interfrontal e a presença de células etmoidais intrafrontais também são informações relevantes para o planejamento cirúrgico.

Deve-se orientar a suspensão de medicações que alterem a coagulação sanguínea (AAs, anti-inflamatórios não hormonais, Ginkgo biloba, outros antiagregantes plaquetários e anticoagulantes), com os devidos prazos adequados para eliminação do efeito dessas medicações.

O uso de navegação guiada por imagem é muito útil, mas não é uma ferramenta indispensável para esses acessos. Optando pela sua utilização, tanto a tomografia quanto a ressonância magnética podem ser acessadas.

Posicionamento

Para todos os tipos de acessos externos ao frontal o paciente fica em posição supina.

Lembrar sempre de garantir uma proteção ocular adequada, principalmente nos casos de retalho osteoplástico e craniotomia, nos quais os olhos não ficarão sob o campo visual do cirurgião na maior parte do procedimento. A oclusão ocular pode ser realizada com tarsorrafia, protetor corneano ou fechamento com fitas adesivas transparentes.[4]

TIPOS DE ACESSO EXTERNO AO SEIO FRONTAL

Trefinação e Fenestração

A trefinação foi a primeira técnica descrita para acesso ao seio frontal, em 1750.[5] Antigamente usada de forma isolada para casos de doenças inflamatórias, hoje tem mais utilidade se associada à técnica endoscópica, na chamada técnica "por cima e por baixo",[6] principalmente em casos mais complexos, nos quais a anatomia do recesso frontal não está totalmente clara para o cirurgião. Nesses casos, pode-se lançar mão da trefinação com injeção de líquido (solução fisiológica, fluoresceína etc.) para visualização endoscópica do recesso frontal por via endonasal. Embora a ampla exposição endoscópica do seio frontal seja possível com uma sinusotomia frontal unilateral ou Draf 3/Lothrop modificado, a trefinação frontal pode auxiliar a abordagem endoscópica, fornecendo um portal adicional para visualização e manipulação cirúrgica[7] e assim potencialmente diminuindo a necessidade de uma abordagem externa convencional, como a técnica de retalho osteoplástico, por exemplo.[8]

Indicações

- Tumores;
- Osteomas;
- Lesões laterais (definimos doença do seio frontal lateral como doença que se estende lateralmente à linha média pupilar);
- Ossos escleróticos;
- Falta de equipamentos endoscópicos;
- Necessidade de técnica adicional à endoscopia;
- Infecção intracraniana;
- Pioceles;
- Necessidade de coleta de material para cultura quando não é possível realizá-la endoscopicamente.

Técnica

É realizada infiltração da pele, até atingir o periósteo, com solução de lidocaína 1% e vasoconstritor (adrenalina 1:100.000). Após, é feita pequena incisão (0,5 a 1 cm) na região inferomedial ou superomedial da sobrancelha, com distância de 1 a 1,5 cm da linha média, onde a profundidade do seio frontal é maior, minimizando assim o risco de penetração na tábua posterior (Fig. 24-1).[9] Essa distância deve ser sempre mensurada previamente pelo exame de imagem.

São realizadas hemostasia com cautério bipolar, dissecção do subcutâneo até identificação do osso frontal e osteotomia limitada da parede anterior (geralmente com brocas diamantadas). O fechamento é feito em dois planos (subcutâneo e pele), e geralmente a cicatriz fica imperceptível.

Para prevenir alopecia, devem-se evitar incisões na região da sobrancelha. É importante levar em conta a posição dos nervos e vasos supratrocleares e supraorbitários. Dessa forma, a incisão pode ser feita na região inferior da sobrancelha (porção mais medial da região supraorbitária), medial ao nervo e aos vasos supratrocleares e lateral ao nervo e aos vasos supraorbitários.[4]

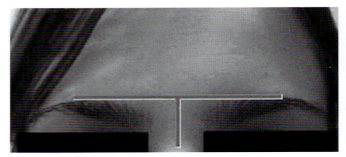

Fig. 24-1. Local da trefinação no seio frontal: ao nível da sobrancelha, aproximadamente a 10 mm da linha média. (Fonte: arquivo pessoal dos autores.)

A localização da incisão pode ser modificada e adaptada, dependendo do local da doença[10] e da pneumatização do seio.

A minitrefinação é definida como ostomia de até 5 mm, que não permite introdução concomitante do endoscópio e de outros instrumentos. A fenestração (ou megatrefinação) é uma técnica muito parecida com a trefinação, porém abrangendo uma área maior (aberturas ósseas maiores de 8 mm), que permite manipulação simultânea do endoscópio e de outro instrumento. Segundo Geltzeiler et al., a megatrefinação não está associada à deformidade estética e é uma técnica útil dentro do arsenal dos rinologistas e cirurgiões da base do crânio.[11]

Independentemente do tipo de trefinação, ressaltamos que é sempre necessário medir a distância entre as paredes anterior e posterior do seio frontal em cortes tomográficos axiais e sagitais, a fim de evitar lesões da fossa craniana anterior.

Além disso, deve-se analisar a posição do septo interfrontal, para evitar a entrada indesejada no seio contralateral, visto que este pode estar localizado fora da linha média. Esse risco torna-se maior nos casos de trefinações realizadas mais medialmente (5 mm da linha média). Deve-se analisar a pneumatização lateral do seio frontal e evitar trefinações muito laterais (em torno de 15 mm da linha média) em casos de seios hipodesenvolvidos. A medida de 10 mm de distância da linha média é geralmente aceita como segura,[12] porém, mais uma vez, não afasta a necessidade de exame de imagem no pré-operatório.

Após remoção da lesão, o defeito pode ser reconstruído ou simplesmente mantido aberto, coberto apenas pela sutura dos planos de subcutâneo e pele. Podem ser colocados drenos por curto período no orifício, fixados na pele adjacente, nos casos de abscessos.

O uso de navegação guiada por imagem oferece várias vantagens em relação à entrada "às cegas" no seio, pois possibilita a localização mais específica da lesão, minimizando assim o tamanho da incisão, bem como a diminuição do risco de lesão da tábua posterior.[9]

Vantagens

Em casos de doenças localizadas lateralmente no seio frontal, onde não haveria necessidade de realização de

CAPÍTULO 24 ■ ACESSOS EXTERNOS AO SEIO FRONTAL

Draf 3 por outro motivo além do acesso, a trefinação/fenestração associada a um Draf 2 (técnica "por cima e por baixo") torna a cirurgia mais rápida e com maior preservação da anatomia em relação ao Draf 3.

Desvantagens

- Não há visualização adequada do seio frontal (nas minitrefinações);
- Não há espaço para instrumentalização cirúrgica (nas minitrefinações);
- Presença de cicatriz.

Complicações

- Infecção da ferida operatória, celulite periorbitária ou facial;
- Parestesia da fronte (geralmente autolimitada);
- Epistaxe;[11]
- Proptose;
- Paralisia do músculo oblíquo superior (lesão troclear);
- Fístula liquórica (lesão da tábua posterior);
- Lesão orbitária.

Acesso Palpebral Superior

Nesse tipo de acesso o assoalho do seio frontal é abordado através do rebordo superior da órbita. As indicações são basicamente as mesmas da trefinação e fenestração. Muitos cirurgiões preferem que este acesso seja realizado de forma conjunta com oftalmologista especialista em cirurgia oculoplástica.

Técnica

A cirurgia é iniciada pela sinusotomia frontal endoscópica, sendo que a extensão (Draf 1, 2 ou 3) depende do tipo de doença.

Realizam-se infiltração da pálpebra superior com a lidocaína 1% com vasoconstritor, incisão na pálpebra superior (supratarsal, semelhante à incisão da blefaroplastia), seguida de dissecção através do músculo orbicular. Isso resulta na criação de um retalho pele-músculo que é elevado no plano pré-septal. Deve-se tomar cuidado para não expor a gordura por violação do septo orbitário.[13] Após a identificação do plano correto, a dissecção é realizada superiormente em direção ao teto orbitário. O periósteo é então aberto para exposição do osso subjacente.

É fundamental a adequada identificação e preservação do músculo elevador da pálpebra e dos pontos de referência (lateralmente o ramo da artéria meníngea recorrente e a fissura orbitária superior; medialmente o nervo óptico, a artéria etmoidal posterior e a artéria etmoidal anterior).

Após, procede-se à drilagem do assoalho do frontal. Muitas vezes há erosão do assoalho secundária à lesão, necessitando apenas de ampliação desta, ou não necessitando de abertura adicional.

A osteotomia do seio frontal pode ser usada para visualização/instrumentação direta ou endoscópica. Assim, o seio pode ser visto de cima (através da osteotomia) e por baixo (endonasal). Após a remoção da lesão, geralmente não há necessidade de reconstrução, e a pele é suturada com fio absorvível ou não absorvível delicado, em uma camada.

Vantagens

Quando comparado a outras abordagens tradicionais, como o retalho osteoplástico, reduz morbidade, cicatrizes inestéticas, dormência na fronte e complicações intracranianas.[13]

Desvantagens

Risco de lesões do conteúdo orbitário.

Complicações

- Parestesia da fronte (geralmente autolimitada, mas pode ser permanente em caso de lesão do feixe neurovascular supraorbital);
- Infecção de ferida operatória;
- Epistaxe;[11]
- Diplopia (distúrbio do músculo oblíquo superior);
- Ptose palpebral superior (pode ser prevenida evitando-se lesão do septo orbitário e do músculo elevador da pálpebra superior);
- Fístula liquórica (lesão da tábua posterior).

Cirurgia Osteoplástica

O retalho osteoplástico consiste em remover temporariamente a tábua anterior do seio frontal, permitindo acesso a patologias que seriam inacessíveis ou de duração operatória muito prolongada utilizando a abordagem endoscópica.[14] A incisão mais comumente realizada é a bicoronal (descrita adiante), que garante uma excelente exposição do terço superior da face, além de permitir a confecção de retalho pericraniano e a remoção de enxertos ósseos, quando necessários, para reconstrução da tábua anterior, por exemplo.[15]

Existem ainda outros tipos de acessos, menos utilizados, como incisão em asa de gaivota ou na região da sobrancelha (para acessos unilaterais).

Na maioria das vezes, esta técnica é associada à endoscópica e reservada para casos mais complexos, nos quais os demais seios da face não apresentam doença. Algumas características anatômicas podem ser limitantes para a técnica endoscópica exclusiva e tornam a cirurgia osteoplástica uma opção terapêutica: lesões muito extensas (Fig. 24-2); distância estreita entre as tábuas anterior e posterior nos seios frontais grandes, com extensão importante para a região supraorbitária; distância interorbitária pequena (pode dificultar o acesso dos instrumentos endoscópicos); comprometimento das tábuas anterior ou posterior pela lesão.[14]

Deve-se evitar a realização do retalho osteoplástico na vigência de infecção aguda, pois esta aumenta o risco de perda do retalho ósseo.[4]

Indicações[16,17]

- Lesões muito laterais;
- Erosão das tábuas anterior e posterior do seio frontal;
- Osteomas extensos;
- Envolvimento dural;
- Lesões inflamatórias crônicas recorrentes após cirurgia endonasal ou combinadas;
- Fraturas extensas envolvendo as vias de drenagem do seio frontal;
- Correções estéticas da fronte.

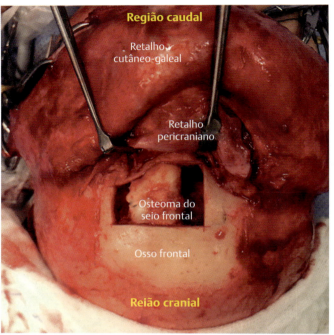

Fig. 24-2. Exposição do osteoma após remoção da tábua anterior do frontal. Retalho cutâneo-galeal e retalho pericraniano rebatidos após dissecção. Observa-se a íntima relação da lesão com as tábuas anterior e posterior do seio.

Técnica

É feita antissepsia com betadine do queixo à região occipital, incluindo as orelhas. A cabeça pode ser fixada ou não em suporte de crânio (tipo Mayfield). A posição adequada é a Trendelenburg inversa.

Realiza-se a marcação do local da incisão bicoronal (com canetas cirúrgicas, fio de sutura de seda etc.) da raiz da hélice de uma orelha à outra, tendo cuidado para que a incisão fique escondida pela linha do cabelo.[17] O cabelo é preparado com betadine, e é feita uma separação bicoronal do mesmo, prendendo pequenas porções do cabelo com elásticos estéreis, sem necessidade de remoção. A região da incisão é infiltrada com lidocaína a 1% com vasoconstritor, e a cavidade nasal é preparada topicamente com algodão embebido em solução fisiológica e adrenalina na concentração de 1:1.000.

A incisão bicoronal é estendida acima da região pré-auricular. Deve-se incorporar a artéria temporal superficial no retalho cutâneo-galeal bilateralmente e fazer uma incisão até a camada aponeurótica frouxa, para adquirir um campo relativamente exangue. A dissecção é então estendida ao periósteo até os rebordos periorbitários, em um sentido posteroanterior, até a identificação do *nasion* e dos feixes neurovasculares supraorbitais, que devem ser preservados.

Os limites da dissecção são a fáscia temporal lateralmente e os nervos supraorbitários anteriormente. Colocam-se gazes embebidas em solução fisiológica para evitar o ressecamento do retalho.

O periósteo cranial é um retalho muito útil e pode ser elevado separadamente do retalho bicoronal. A extensão do retalho pericraniano depende do tamanho e da forma dos seios frontais e da quantidade de tecido necessária.

Após exposição adequada de todo o osso frontal, realiza-se a janela óssea (remoção da tábua anterior) para exposição do seio (Fig. 24-3). Para garantir a entrada segura no seio e evitar lesão na base do crânio, deve-se utilizar algum método para identificação de suas bordas. Idealmente é utilizada a navegação guiada por imagem, mas existem outras formas capazes de auxiliar adequadamente na demarcação dos limites ósseos do seio. O método mais tradicional é um RX simples anteroposterior do crânio recortado, esterilizado e usado como modelo. A transiluminação também é útil para essa finalidade, podendo ser realizada através de trefinação e inserção de um endoscópio na cavidade frontal ou mesmo via recesso frontal (quando a sinusotomia frontal endoscópica já foi realizada).[15]

Sempre que possível, evitar o uso de brocas, pelo risco de perda óssea e pela dificuldade posterior na reconstrução. Para facilitar a colocação do enxerto ósseo no local original, a incisão no osso pode ser chanfrada. A preservação cuidadosa e a aproximação do periósteo também reduzem a ocorrência de irregularidades na testa.

O segredo para não perder a viabilidade do retalho ósseo é o seu reposicionamento intacto no local original, que geralmente é feito com parafusos. A ferida é fechada por planos, podendo haver necessidade de colocação de drenos. Ao final da cirurgia, um curativo compressivo é feito ao redor da cabeça para reduzir o risco de hematoma e infecção pós-operatória.

Recomenda-se que, em cirurgias combinadas, quando o mesmo cirurgião fará as duas etapas, é melhor realizar a parte endoscópica primeiro, pois o uso de ferramentas elétricas durante o acesso externo pode prejudicar as habilidades motoras finas necessárias para o manuseio endoscópico.[17] Esse acesso também pode ser realizado de forma multidisciplinar, com cirurgiões craniomaxilofaciais, neurocirurgiões e rinologistas.

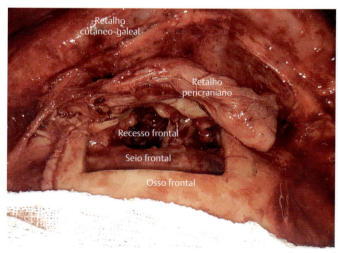

Fig. 24-3. Exposição do seio frontal após remoção do osteoma e abertura ampla do recesso frontal (através de técnica externa e endoscópica).

Vantagens

- Exposição adequada do osso frontal e possibilidade de abertura ampla, com visualização adequada de todas as regiões do seio;
- Possibilidade de drilar as paredes do seio de forma abrangente e controlada.

Desvantagens

- Cicatriz ampla no couro cabeludo. Nos pacientes sem alopecia, a cicatriz fica escondida pelos cabelos;
- A necessidade de revisão, seja com a abordagem externa isoladamente ou com uma técnica mista, é de aproximadamente 24%.[18]

Complicações

- Paralisia ou paresia da fronte (lesão do ramo temporal do nervo facial);
- Parestesia do couro cabeludo (lesão de nervo supraorbitário);
- Abaulamento ou depressão na região da fronte;
- Lesão orbitária;
- Fístula liquórica;
- Mucocele.

EXCLUSÃO DO SEIO FRONTAL

A exclusão do seio frontal consiste basicamente em "sepultar" esse seio, tornando-o não mais funcional. Pode ser realizada através de duas técnicas: obliteração (preservando a parede posterior do frontal) e cranialização (removendo a parede posterior). Em ambas as técnicas, o recesso frontal deve ser fechado endoscopicamente por retalhos locais de mucosa e através da lateralização da concha média, com o intuito de induzir a cicatrização e o estreitamento.[17] A colocação de enxerto de músculo na região do recesso também é uma boa opção para o fechamento.

Obliteração

A obliteração do seio frontal é feita através de um retalho osteoplástico clássico (técnica descrita anteriormente), com preservação da tábua posterior, preenchimento do seio com algum material e obliteração da drenagem natural (fechamento definitivo do recesso frontal). É extremamente importante que toda a mucosa do interior do seio seja removida, deixando o osso exposto em sua totalidade. Uma das formas de diminuir a chance de deixar resíduos de mucosa é drilar o osso com brocas diamantadas. A gordura abdominal é um ótimo material utilizado para a obliteração.

O risco de mucocele após cinco anos é em torno de 10%,[19] e o local mais comum é o recesso frontal. Essa é uma das razões pelas quais a obliteração do seio frontal vem sendo cada vez menos utilizada.

Quando há perda substancial do osso da tábua posterior (fraturas, tumores etc.), há aumento do risco de perda da vitalidade do enxerto em longo prazo. Nesses casos, a cranialização deve ser considerada.

Vantagens

As mesmas da cirurgia osteoplástica.

Desvantagens

- Cicatriz ampla no couro cabeludo. Nos pacientes sem alopecia, a cicatriz fica escondida pelos cabelos.
- Não é possível acompanhar a doença endoscopicamente, já que o recesso e o seio estão obliterados. Isso aumenta significativamente a necessidade de exames de imagem.

Cranialização

A cranialização do seio frontal, descrita em 1978 por Donald e Bernstein,[20] assim como a cirurgia osteoplástica clássica com obliteração são meios de exclusão do seio frontal. Consiste na obliteração do seio e bloqueio da drenagem do seio frontal (inutilizando o seio), porém com remoção da tábua posterior. Assim, o que antes era o seio frontal, agora será uma cavidade que fará parte da fossa craniana anterior.

É um método escolhido em casos muito selecionados, quando se deseja excluir o seio frontal, porém com poucas chances de sucesso com a obliteração, como nos casos de fraturas múltiplas da parede posterior do seio frontal, ou se este foi destruído por um processo inflamatório ou tumoral (osteomas amplos com comprometimento da tábua posterior, por exemplo).

Indicações

- Fraturas extensas do frontal com comprometimento das tábuas anterior e posterior;
- Osteomielite extensa;
- Esclerose óssea;
- Falha de cirurgia endoscópica e osteoplástica.

Técnica

Após antissepsia adequada e infiltração, realiza-se a incisão bicoronal, alguns centímetros atrás da linha do cabelo. O retalho é elevado no plano subgaleal (retalho cutâneo-galeal), mantendo o pericrânio intacto, para ser levantado posteriormente (retalho de pericrânio), conforme necessário para fins reconstrutivos. Alternativamente, o pericrânio pode ser elevado com o retalho cutâneo-galeal e separado posteriormente. A elevação do retalho segue os mesmos princípios do acesso bicoronal para a cirurgia osteoplástica.

É realizada a craniotomia frontal e, após, a remoção da tábua posterior do frontal. Assim, o espaço que antes era o seio frontal é agora englobado dentro de uma nova fossa craniana anterior, maior, tendo a tábua anterior como seu limite anterior.

Realiza-se a remoção de toda a mucosa do seio, a obliteração com gordura e o bloqueio definitivo da drenagem do seio frontal, interrompendo dessa forma a comunicação do frontal com a região nasal e estabelecendo comunicação do seio com o crânio.

O retalho de pericrânio é colocado na parede anterior do seio frontal para proteger a dura-máter e o cérebro.

O estabelecimento de uma barreira segura entre a fossa craniana anterior e o nariz é necessário para prevenir fístula liquórica e meningite, mas também para prevenir o crescimento ascendente da mucosa nasossinusal com mucocele tardia.[15]

O fechamento da incisão coronal é feito por planos. Sempre que houver reconstrução de dura-máter, evitam-se drenos de sucção. Um curativo compressivo é aplicado em toda a circunferência da cabeça.

Vantagens

- Possibilidade de exclusão do seio frontal nos casos em que há destruição de suas paredes.

Desvantagen

- Cicatriz ampla no couro cabeludo;
- Não é possível acompanhar a doença endoscopicamente, já que o recesso e o seio estão cranializados. Isso aumenta significativamente a necessidade de exames de imagem.

COMPLICAÇÕES

- Lesão orbitária;
- Fístula liquórica;
- Meningite;
- Paralisia da fronte (lesão do ramo frontal do nervo facial);
- Mucocele.

REFERÊNCIAS BIBLIOGRÁFICAS

1. Conger Jr. BT, Illing E, Bush B, Bradford AW Management of Lateral Frontal Sinus Pathology in the Endoscopic Era. Otolaryngology--Head and Neck Surgery: Official Journal of American Academy of Otolaryngology-Head and Neck Surgery. 2014;151(1):159-63.
2. Timperley DG, Banks C, Robinson D, et al. Lateral Frontal Sinus Access in Endoscopic Skull-Base Surgery. International Forum of Allergy & Rhinology. 2011;1(4):290-95.
3. Husain Q, Banks C, Benjamin SB. Lynch vs Transcaruncular Approach: Optimizing Access to the Lateral Frontal Sinus. International Forum of Allergy & Rhinology. 2020;10(8):991-95.
4. Lawson W, Ho Y. Open Frontal Sinus Surgery: A Lost Art. Otolaryngologic Clinics of North America. 2016;49(4):1067-89.
5. Stringer SP. The Sinuses. Edited by Paul J. Donald, Jack L. Gluckman, and Dale H. New York: Rice Raven Press. Head & Neck. 1996.
6. Hoffmann DF, Mark M. Endoscopic Frontal Sinus Surgery: Frontal Trephine Permits a 'two-Sided Approach. Operative Techniques in Otolaryngology-Head and Neck Surgery. 1991;2(4):257-61.
7. Zacharek MA, Fong KJ, Hwang PH. Image-Guided Frontal Trephination: A Minimally Invasive Approach for Hard-to-Reach Frontal Sinus Disease. Otolaryngology--Head and Neck Surgery: Official Journal of American Academy of Otolaryngology-Head and Neck Surgery. 2006;135(4):518-22.
8. Patel AB, Cain RB, Lal D. Contemporary Applications of Frontal Sinus Trephination: A Systematic Review of the Literature. The Laryngoscope. 2015;125(9):2046-53.
9. Schneider JS, Day A, Clavenna M, et al. Early Practice: External Sinus Surgery and Procedures and Complications. Otolaryngologic Clinics of North America. 2015;48(5):839-50.
10. Batra PS, Martin JC, Donald CL. Combined Endoscopic Trephination and Endoscopic Frontal Sinusotomy for Management of Complex Frontal Sinus Pathology. American Journal of Rhinology. 2005;19(5):435-41.
11. Geltzeiler M, Alia M, Kara YD, et al. Frontal Sinus 'Mega-Trephination in a Tertiary Rhinology Practice. International Forum of Allergy & Rhinology. 2019;9(10):1189-95.
12. Piltcher OB, Antunes M, Monteiro F, et al. Is There a Reason for Performing Frontal Sinus Trephination at 1 Cm from Midline? A Tomographic Study. Brazilian Journal of Otorhinolaryngology. 2006;72(4):505-7.
13. Makary CA, Limjuco A, Nguyen J, Hassan HR. Combined Lid Crease and Endoscopic Approach to Lateral Frontal Sinus Disease With Orbital Extension. The Annals of Otology, Rhinology, and Laryngology. 2018;127(9):637-42.
14. Ruggiero FP, Chad AZ. Frontal Sinus Cranialization. Operative Techniques in Otolaryngology-Head and Neck Surgery. 2010;21(2):143-46.
15. Banks CG, Jaime AP, Garcia JG, et al. Osteoplastic Flap Without Obliteration: How I Do It. American Journal of Rhinology & Allergy. 2018;32(5):346-49.
16. Isa AY, Mennie J, McGarry GW. The Frontal Osteoplastic Flap: Does It Still Have a Place in Rhinological Surgery? The Journal of Laryngology and Otology. 2011;125(2):162-68.
17. Kelly A, Alhelali N, McGarry GW. A Stepwise Approach to Open Surgery for the Frontal Sinus. The Journal of Laryngology and Otology. 2021;135(2):173-75.
18. Hahn S, James N, Palmer MT, et al. Indications for External Frontal Sinus Procedures for Inflammatory Sinus Disease. American Journal of Rhinology & Allergy. 2009;23(3):342-47.
19. Lee JM, Palmer JN. Indications for the Osteoplastic Flap in the Endoscopic Era. Current Opinion in Otolaryngology & Head and Neck Surgery. 2011;19(1):11-15.
20. Donald PJ, Bernstein L. Compound Frontal Sinus Injuries with Intracranial Penetration. The Laryngoscope. 1978;88(2-1):225-32.

PERFURAÇÃO SEPTAL

CAPÍTULO 25

André Alencar Araripe Nunes ▪ Aline Almeida Figueiredo Borsaro
Jessica de Castro Vidal

INTRODUÇÃO

Perfuração septal (PS) é um defeito anatômico do complexo osteocartilaginoso do septo nasal com comunicação da cavidade nasal direita e esquerda. Grande parte dos pacientes são assintomáticos. A presença de sintomas está relacionada ao tamanho e à localização da perfuração.

Quando presentes, os sintomas podem ser desde assobios/respiração ruidosa em pequenas perfurações a formação de crostas, sangramentos, sensação de obstrução nasal, rinorreia, alterações do olfato, dor nasal, ressecamento nasal, cefaleia e cacosmia. Além do tamanho, a localização mais anterior também favorece o aparecimento de sintomas.

CAUSAS

A etiologia da PS é ampla, sendo a mais comum iatrogênica por laceração do mucopericôndrio bilateralmente durante cirurgia nasal e/ou hematoma septal pós-cirúrgico. Além disso, doenças granulomatosas como leishmaniose, hanseníase, granulomatose de Wegener, rinoscleroma, sífilis; traumas; uso de cocaína; drogas de patologias nasais como corticosteroides e vasoconstritores nasais; neoplasias; infecções como fúngicas invasivas; condições inflamatórias são outras possíveis causas.

As infecções bacterianas e fúngicas também são causas, além da sífilis, HIV, tuberculose, rinoesporidiose, paracoccidioidomicose, abscessos septais, leishmaniose cutânea e hanseníase.

Dentre as causas iatrogênicas e traumáticas, destacam-se a septoplastia (principalmente técnica de Killian) e a rinosseptoplastia, além de cauterizações septais, tamponamentos nasais prolongados, uso prolongado de sonda nasogástrica, fraturas nasais, rinólitos, corpos estranhos, hematomas septais, manipulação digital repetida, radioterapia.

A granulomatose de Wegener, a sarcoidose e o lúpus são as doenças inflamatórias que podem ser associadas à PS. A investigação de neoplasia deve ser realizada para diagnóstico diferencial.

DIAGNÓSTICO/INVESTIGAÇÃO

O diagnóstico é realizado por anamnese, exame físico e nasofibroscopia e investigação adicional.

A investigação diagnóstica pode ser ampla, daí a importância do direcionamento pela anamnese e pelo exame físico. O conhecimento da epidemiologia local, do histórico familiar, de doenças prévias, medicamentos, tabagismo, abuso de drogas, do histórico de cirurgias e ambiente de trabalho deve ser incluído.

A biópsia é importante na investigação para exclusão de patologias como neoplasias e doenças granulomatosas.

Dentre os exames para investigação, podem ser solicitados biópsia, exames laboratoriais (hemograma, PCR, VHS, ANCA, FAN, FR, ECA, Ca), reações intradérmicas (PPD, Montenegro), sorologias (leishmaniose, VDRL/FTAbs, paracoccidiodomicose, histoplasmose, aspergilose), radiografia de tórax, Pesquisa de BAAR (Quadros 25-1 e 25-2).

Quadro 25-1. Exames para investigação da etiologia da OS

Investigação
Biópsia: cultura, coloração e imuno-histoquímica
Hemograma, PCR, VHS, ANCA, FAN, FR, ECA, cálcio
PPD
Montenegro
Sorologias: leishmaniose, HIV, VDRL/FTAbs, paracoccidiodomicose, histoplasmose, aspergilose
Radiografia de tórax
Tomografia da face
Pesquisa de BAAR
Detecção da cocaína na urina
Baciloscopia hanseníase – pele

Quadro 25-2. Prováveis achados no histopatológico e correlação com as patologias

Patologias	Achados prováveis no histopatológico
Tuberculose	Granulomas com necrose caseosa central
Sífilis	Treponema *pallidum*
Rinoscleroma	Células de Mikulicz
Granulomatose com poliangeíte (Wegener)	Vasculite de pequenos e médios vasos

Classificação

Normalmente, as perfurações são classificadas de acordo com a etiologia, o tamanho e a localização.

Em relação ao tamanho, a PS pode ser classificada em:

- *Pequena*: < 1 cm;
- *Média*: 1 a 2 cm;
- *Grande*: > 2 cm.

TRATAMENTO

Conservador

- Especialmente nos casos assintomáticos ou pouco sintomáticos;
- Melhorar a higiene nasal, lavagem nasal com soro fisiológico 0,9%;
- Evitar manipulação digital;
- Avaliar aplicação local de pomadas antibióticas e emolientes tópicos, corticoide nasal, quando necessário.

Cirúrgico

A abordagem cirúrgica é ampla, com várias descrições na literatura, desde retalhos nasais locais, enxertos de mucosa livre ou compostos; retalhos de labial; enxertos de tecido autólogo, aloenxertos e enxertos combinados.

Os inúmeros relatos de técnicas cirúrgicas trazem resultados inconsistentes, porém é quase unanimidade que o tamanho da perfuração possa predizer a taxa de sucesso do fechamento da PS. Perfurações menores que 2 centímetros têm maior taxa de fechamento, quando comparadas a maiores perfurações.

As técnicas mais frequentes descritas utilizam retalhos do próprio septo nasal, com ou sem enxertos de cartilagem ou fáscia.

A técnica *crossover flap*, descrita em 2010 por Shirley Pignatari e autores, tem bons resultados e utiliza retalhos locais, o que evita comorbidades de locais doadores de enxertos e retalhos, além de manter a fisiologia da mucosa nasal.

DESCRIÇÃO DA TÉCNICA *CROSSOVER FLAP*

- Infiltração septal com solução de lidocaína e adrenalina 1:100.000, 10 minutos antes do início do procedimento;
- Incisões de ambos os lados do septo nasal: uma incisão quadrangular ou semicircular acima da perfuração, mantendo intacta a borda inferior da perfuração (Fig. 25-1); do lado contralateral, uma incisão quadrangular ou semicircular sob a perfuração, mantendo intacta a borda superior (Fig. 25-2);
- Posteriormente é realizada dissecção subpericondral bilateral, com confecção de dois retalhos de mucosa septal;
- Os retalhos são cruzados para o lado oposto através da perfuração do septo nasal, com fechamento completo da perfuração (Fig. 25-3).

Apesar das inúmeras técnicas descritas, o insucesso cirúrgico pode estar relacionado a mobilização inadequada dos retalhos, tensão das bordas e diminuição do suprimento sanguíneo.

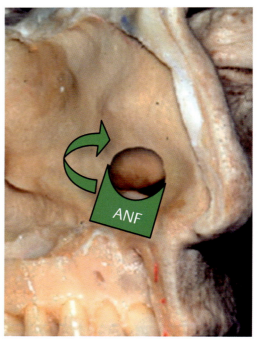

Fig. 25-1. Imagem de perfuração septal anterior em cadáver com ilustração de retalho septal inferior direito (sf). (Fonte: Endoscopic *crossover flap* technique for nasal septal perforations. Shirley Pignatari, MD, PhD, João Flávio Nogueira, MD, and Aldo Cassol Stamm, MD, PhD.)

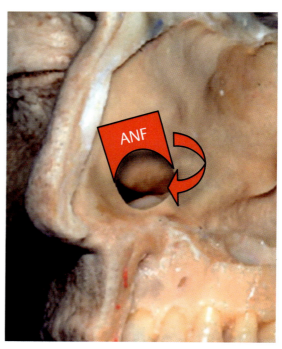

Fig. 25-2. Imagem de perfuração septal anterior em cadáver com ilustração de retalho septal superior esquerdo (sf). (Fonte: Endoscopic *crossover flap* technique for nasal septal perforations Shirley Pignatari, MD, PhD, João Flávio Nogueira, MD, and Aldo Cassol Stamm, MD, PhD.)

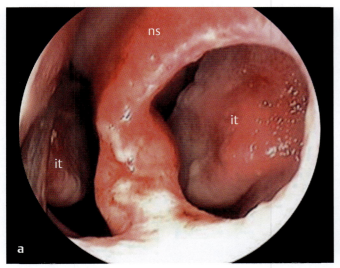 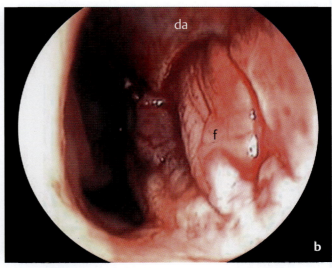

Fig. 25-3. (a) Aspecto da perfuração do septo nasal anterior antes do procedimento. (b) Fechamento da perfuração, da: área de doação superior (cruzada para o lado esquerdo); f: retalho do septo nasal inferior do lado esquerdo (cruzado para o lado direito); ns: septo nasal; it: corneto inferior.

Independentemente da técnica escolhida, o objetivo é reparar a perfuração e restaurar a função e a fisiologia nasal.

Nos casos de opção por correção cirúrgica, devem-se levar em conta experiência profissional, exposição da perfuração, suprimento sanguíneo, enxertos (se necessários), e atenção para a tensão exagerada das bordas da perfuração.

BIBLIOGRAFIA

Dedhia RD, Davis SJ, Stephan SJ. Optimizing septal perforation repair techniques. Curr Opin Otolaryngol Head Neck Surg. 2020;28(4):212-217.

Fornazieri AC, et al. Perforation of nasal septum: etiology and diagnosis. Arquivos Int. Otorrinolaringol. 2010;14(4).

Kridel RWH, Delaney SW. Approach to Correction of Septal Perforation. Facial Plast Surg Clin North Am. 2019;27(4):443-449.

Martinez Neto EE, et al. Septum Nasal Perforation: Treatments and Literature' Review. Arq. Int. Otorrinolaringol. São Paulo – Brasil. 2010;14(1):107-112.

Park JH, Kim DW, Jin HR. Nasal septal perforation repair using intranasal rotation and advancement flaps. Am J Rhinol Allergy. 2013;27:42-47.

Pereira C, et al. Nasoseptal Perforation: from Etiology to Treatment. Current Allergy and Asthma Reports. 2018.

Pignataria S, Nogueira J, Stamm A. Endoscopic crossover flap technique for nasal septal perforations. Otolaryngology – Head and Neck Surgery. 2010;142.

Tasca I, Compadretti G. Closure of nasal septal perforation via endonasal approach. otolaryngol Head Neck Surg. 2006;135:922-927.

CAPÍTULO 26

CIRURGIA PARA CONTROLE DA EPISTAXE – CAUTERIZAÇÃO DA ARTÉRIA ESFENOPALATINA, DA ARTÉRIA ETMOIDAL ANTERIOR E DO *S-POINT*

Eduardo Macoto Kosugi ▪ Luciano Lobato Gregorio ▪ Nilvano Alves de Andrade

INTRODUÇÃO

A epistaxe é a urgência mais comum e mais temida entre os otorrinolaringologistas. Se não tratada corretamente, essa urgência pode ter consequências graves, por isso seu tratamento deve ser realizado de maneira objetiva e eficiente. A decisão da realização de cirurgia para o controle da epistaxe depende de vários fatores, tanto os relacionados ao paciente e ao sangramento, como também ao conhecimento e à expertise do cirurgião. As principais indicações deste acesso cirúrgico estão relacionadas no Quadro 26-1.[1]

Neste capítulo, revisaremos os aspectos básicos para realização de cada uma das cirurgias para o controle da epistaxe: ***cauterização da artéria esfenopalatina, cauterização da artéria etmoidal anterior e do S-Point.*** A anatomia da cavidade nasal e as variações anatômicas não serão abordadas neste capítulo.

CUIDADOS PRÉ-OPERATÓRIOS

As cirurgias nasossinusais demandam cuidados especiais. O paciente que apresenta epistaxe no pronto atendimento deve ser submetido ao fluxo de atendimento do *Advanced Trauma Life Support* (ATLS). Após controlado o sangramento por tamponamento, se for o caso, o paciente deve ser acompanhado; se necessário, medidas ativas devem ser realizadas para corrigir instabilidade hemodinâmica e discrasias sanguíneas. Os tamponamentos podem causar reflexo vasovagal e arritmias cardíacas, além de dor. Ainda, pacientes submetidos ao tamponamento nasal podem fazer uso de antibioticoterapia para prevenção de choque tóxico, apesar de controverso.[1]

Quadro 26-1. Cirurgia para o controle da epistaxe: indicações principais do Setor de Rinologia EPM-UNIFESP[1]

Epistaxe grave (considerada como episódio ativo ou referido de sangramento com potencial risco à vida, possivelmente de origem superior ou posterior)
Necessidade de tamponamento posterior para controle do sangramento
Queda dos níveis de hemoglobina ≥ 2 g/dL e/ou necessidade de transfusão sanguínea
Episódios recorrentes de epistaxe que requerem atendimento médico e/ou tamponamento recorrente

REFERÊNCIAS ANATÔMICAS-CHAVE

Para a cauterização da artéria esfenopalatina, deve-se localizar o forame esfenopalatino, que apresenta os seguintes marcos anatômicos:[2]

- *Meato médio:* apesar do forame esfenopalatino encontrar-se, na maioria dos casos, no meato superior, a incisão para sua localização é realizada no meato médio;
- *Processo orbitário do osso palatino*: limite anterior do forame esfenopalatino, posterior à fontanela do seio maxilar, onde se localiza o processo piramidal do osso palatino (crista etmoidal);
- *Parede anterior do seio esfenoidal*: possíveis ramos arteriais podem ser encontrados posteriormente ao forame esfenopalatino. A extensão da cirurgia nessa área é importante para evitar recidivas.

Observações Importantes

O forame esfenopalatino tem uma relação importante com a crista etmoidal do osso palatino. É uma referência-chave para a localização e cauterização da artéria esfenopalatina.[2]

A artéria etmoidal anterior se localiza no teto da cavidade nasal e apresenta três vias para sua cauterização. Dependendo do tipo de acesso, algumas referências devem ser levadas em consideração:[3]

- *Via incisão de Lynch*: incisão realizada na pele, no limite medial da órbita. Dissecção entre a periórbita e a lâmina papirácea, para localização da artéria;
- *Via pré-caruncular*: incisão realizada na altura do *nasion,* entre a carúncula do olho e a pele, evitando danificar o sistema lacrimonasal. O feixe neurovascular etmoidal anterior está localizado posterior e na altura do músculo de Horner;
- *Via transnasal transetmoidal endoscópica*: para se realizar o acesso à artéria etmoidal por via transnasal, devem ser realizadas uncifectomia e etmoidectomia anterior. Após ressecção da bula etmoidal, a artéria etmoidal anterior pode ser identificada.

TÉCNICA CIRÚRGICA PASSO A PASSO

Cauterização do *S-Point*[4]

Indicações

Sangramento em pedículo vascular visualizado durante busca sistemática localizado no septo superior, na altura da axila da concha média, território de art. etmoidal anterior – *S-Point* (Fig. 26-1).

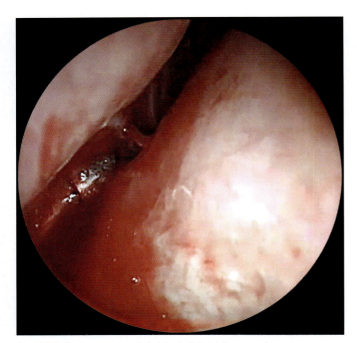

Fig. 26-1. Sangramento originário de *S-Point* à esquerda.

Vantagens

- Tempo cirúrgico pequeno;
- Visualização direta do ponto de sangramento.

Desvantagens

- Desvios septais na região superior podem atrapalhar a localização do pedículo vascular;
- Possibilidade de lesões durante busca sistemática (sinéquias e hiposmia pós-operatória).

Anestesia

A anestesia endovenosa total (propofol e remifentanil) é preferível e deve ser utilizada por permitir melhor visualização e menor sangramento durante o ato cirúrgico. Diferentemente das cirurgias endoscópicas nasossinusais, em que se orienta o anestesista a manter o paciente bradicárdico e hipotenso, nesse tipo de procedimento níveis pressóricos normais são desejáveis para auxiliar a identificação do ponto sangrante.

Posição do Paciente

O paciente deve estar em posição horizontal, com a cabeça virada para o lado do cirurgião principal. Um leve proclive deve diminuir o sangramento durante o procedimento. Os olhos devem permanecer descobertos e protegidos com pomada de antibiótico e lubrificante.

Posição do Cirurgião

O cirurgião pode ficar em pé ou sentado, com a tela localizada na região da cabeceira da maca cirúrgica (mesa cirúrgica invertida) ou em localização oposta ao cirurgião. O endoscópio deve estar apoiado na parte mais superior do vestíbulo nasal e elevar ligeiramente apoiado à válvula nasal externa, permitindo que o instrumento seja manuseado por debaixo dele. Alguns cirurgiões, além de usarem clorexidina degermante para limpar a ótica durante o procedimento, usam o produto para deixar a ótica "lubrificada" e não haver atrito com a pele do vestíbulo nasal.

Busca Sistemática do Ponto de Sangramento[5]

A primeira etapa na cirurgia de controle da epistaxe costuma ser a retirada dos tampões e a remoção dos coágulos localizados na fossa nasal meticulosamente. É realizada, inicialmente, com aspirador nasal reto calibroso com ponta atraumática. Pode ser realizada irrigação da fossa nasal com soro fisiológico, para facilitar a remoção dos coágulos. A busca sistemática do ponto de sangramento (Quadro 26-2 e Vídeo 26-1) deve ser realizada de maneira delicada com o elevador Freer e algodão ou cotonoide embebido em soro fisiológico.

Vasoconstrição Local

Para cirurgias endoscópicas nasossinusais, a vasoconstrição é um passo mandatório para melhor visualização com campo cirúrgico. Para a cirurgia de controle de epistaxe, porém, este é um passo que deve ser postergado para possibilitar a localização do ponto de sangramento. Após a localização do ponto de sangramento, pode ser realizada aplicação tópica de adrenalina, sob a concentração 1:1.000 ou solução de cloridrato de oximetazolina a 0,5% em adultos, embebidas em cotonoide ou algodão laminado, para facilitar a cauterização do ponto de sangramento. Caso haja necessidade da realização de septoplastia, para visualização adequada do ponto sangrante na busca sistemática, este pode ser infiltrado com a solução previamente citada.

Cauterização do Ponto de Sangramento

Após localização do ponto de sangramento, é realizada a cauterização do pedículo vascular exposto na mucosa nasal com eletrocautério monopolar até que o sangramento seja interrompido (Vídeo 26-2).

Revisão da Cavidade Nasal

Após o reposicionamento das estruturas manipuladas durante todo o procedimento, deve ser realizada hemostasia de possíveis pontos de fragilidade na mucosa, se necessário, com eletrocautério monopolar. Evita-se o uso de produtos hemostáticos e tampões para evitar dor e sinéquias.

Quadro 26-2. Sequência da busca sistemática do ponto sangrante da cavidade nasal[5]

Porção medial superior da concha média e septo nasal superior (S-Point)
Porção medial da concha superior, teto da cavidade nasal e septo nasal superior (área não S-Point)
Porção medial inferior da concha média e septo nasal médio
Meato médio
Porção medial da concha inferior e septo nasal inferior até coana
Meato inferior

Cauterização da Artéria Esfenopalatina[6,7]

Indicações
Epistaxe grave, persistente ou recorrente de topografia posterior sem localização do ponto de sangramento.

Vantagens
Via segura e visualização direta da artéria.

Desvantagens

- Luxação e potencial lesão da concha média pela manipulação excessiva;
- Campo visual estreito e pequeno;
- Necessidade de sistema de ótica, instrumental e equipamentos.

Passos Iniciais
São semelhantes aos descritos na técnica de cauterização do *S-Point*. Pode ser realizada em conjunto com a cauterização do ponto sangrante, ou somente quando nenhum ponto sangrante é efetivamente encontrado. Pode-se realizar infiltração na porção horizontal da concha média e na fontanela posterior com solução injetável de cloridrato de lidocaína 2% com vasoconstritor na concentração de 1:200.000 ou 1:100.000.

Identificação dos Limites da Incisão
A concha média deve ser medializada com auxílio do elevador Freer, expondo o meato médio e a região da fontanela posterior. Com o auxílio do *probe* endonasal, a transição entre a fontanela posterior e a lâmina perpendicular do osso palatino deve ser identificada. Então, deve ser realizada uma incisão vertical na mucosa, na porção mais anterior da lâmina perpendicular do osso palatino. A incisão vertical pode ser prolongada posteriormente, tanto no limite superior quanto no inferior (formando um "U" pediculado posteriormente), para facilitar a exposição do forame esfenopalatino. A incisão pode ser realizada com elevador Freer, Cottle ou eletrocautério monopolar com ponta agulha estendida.

Elevação do Flap e Cauterização da Artéria Esfenopalatina
Um *flap* de mucosa é elevado no plano subperiosteal com aspirador descolador do meato médio ao meato superior expondo a crista etmoidal do osso palatino e o forame esfenopalatino, assim como artéria esfenopalatina e seus possíveis ramos. Então, é realizada a cauterização com aspirador eletrocautério monopolar, ou pinça endonasal cautério bipolar de Stammberger, e secção completa dos ramos arteriais para se evitar possíveis recanalizações (Figs. 26-2 e 26-3).

Localização de Múltiplos Ramos
Após a cauterização, a dissecção continua posterior e superiormente, acompanhando a parede anterior do seio esfenoidal para cauterização de possíveis ramos arteriais nassoseptais, confirmando a secção de todos os ramos arteriais do forame esfenopalatino (tentando visualizar todos os limites do forame esfenopalatino) e evitando recidivas de sangramento (Vídeo 26-3).

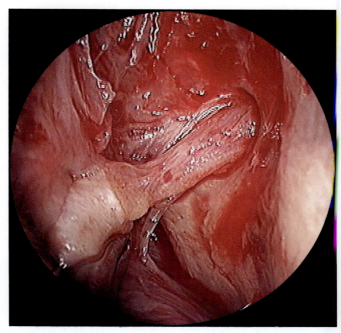

Fig. 26-2. Artéria esfenopalatina e forame esfenopalatino esquerdo.

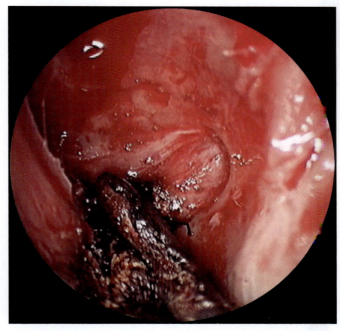

Fig. 26-3. Cauterização de artéria esfenopalatina esquerda.

Demais Passos e Cuidados
São semelhantes aos descritos na técnica anterior.

Cauterização da Artéria Etmoidal Anterior[4,6]

Indicações
Sangramento de topografia superior e não localização do ponto de sangramento, ou recidiva de sangramento.

Vantagens

- *Via incisão de Lynch:* incisão na pele sem manipulação ocular ou endonasal;
- *Via pré-caruncular:* ausência de cicatriz no rosto do paciente;
- *Via transnasal transetmoidal endoscópica:* fácil acesso à artéria etmoidal anterior, principalmente após cirurgia endoscópica nasal.

Desvantagens

- *Via incisão de Lynch:* cicatriz no rosto do paciente;
- *Via pré-caruncular:* complicações oculares na córnea pelo rompimento do músculo de Horner;
- *Via transnasal transetmoidal endoscópica:* fístula liquórica, equimose e hematoma ocular, sinéquias nasais.

Passos Iniciais

São semelhantes aos descritos na técnica de cauterização do *S-Point*. Assim como na cauterização da artéria esfenopalatina, a artéria etmoidal anterior pode ser abordada em conjunto com a cauterização dos pontos sangrantes, ou somente na falha em identificá-los. Habitualmente, a cauterização da artéria etmoidal anterior é acompanhada da cauterização da artéria esfenopalatina, mas também pode ser realizada isoladamente.

Podem ser indicações para a cauterização da artéria etmoidal anterior: sangramentos superiores, após traumas faciais, em idosos, em pacientes graves ou ainda em recidivas de origem indeterminada.[6]

Identificação dos Limites da Incisão e Identificação da Artéria Etmoidal Anterior

- *Via incisão de Lynch*: a incisão na pele do paciente é realizada com bisturi 15 na altura do *nasion* no rebordo orbitário medial de aproximadamente 0,7 cm, região lateral e superior do dorso nasal. Após a incisão, com uma tesoura de íris, o subcutâneo é ressecado até a localização do rebordo orbitário ósseo. A partir daí, é localizado o plano subperiosteal, que é aberto com aspirador descolador ou Freer entre a periórbita e a lâmina papirácea. A artéria etmoidal anterior é localizada durante a progressão da dissecção no quadrante superior medial do cone orbitário;
- *Via pré-caruncular*: a incisão com bisturi 15 deve ser realizada na altura no *nasion* entre a carúncula e a pele no canto medial da pálpebra, evitando o sistema lacrimal. Pode-se realizar a canulação desse sistema para evitar ressecção inadvertida, assim como a colocação de protetor de córnea de silicone. Após localização do plano subperiosteal, deve ser realizada identificação do músculo de Horner. Usando um afastador de órbita flexível e maleável, projeta-se o conteúdo orbitário lateralmente para melhor visualização do plano de dissecção. O plano entre a periórbita e a lâmina papirácea deve ser exposto com aspirador descolador para, então, localizar a artéria etmoidal anterior no quadrante superior e medial do cone orbitário;
- *Via transnasal transetmoidal endoscópica*: para essa via de acesso, deve ser realizada uncifectomia, etmoidectomia anterior e posterior, antrostomia maxilar e sinusotomia frontal com possível esqueletização da base de crânio para adequada exposição da artéria, se já não foi realizada. A artéria está localizada posteriormente ao recesso do seio frontal, atravessando o teto da cavidade nasal em trajeto diagonal de posterior para anterior, emergindo da parede medial e superior da órbita, entre a lâmina papirácea e o teto da cavidade nasal, em direção ao septo nasal.

Cauterização

Após identificação da artéria etmoidal anterior, procede-se à cauterização com eletrocautério bipolar para se evitar lesões a estruturas vizinhas.

Demais Passos e Cuidados

Na cauterização da artéria etmoidal anterior por via transnasal transetmoidal endoscópica, os passos e cuidados são semelhantes aos descritos na técnica anterior. Na cauterização da artéria etmoidal anterior via incisão de Lynch, deve ser realizada sutura simples para fechamento da pele com fio *mononylon* 5-0. Evita-se a colocação de produtos hemostáticos entre a periórbita e a lâmina papirácea.

CUIDADOS PÓS-OPERATÓRIOS

Deve-se seguir a rotina de cuidados pós-operatórios de qualquer cirurgia nasossinusal. Associa-se, em algumas cirurgias, a prescrição para uso de 2 a 3 dias de vasoconstritor aliado à lavagem nasal com soro fisiológico. O uso de antibioticoterapia no pós-operatório é cada vez menos aconselhado. O paciente costuma receber alta no dia seguinte ao procedimento e observar retorno semanal em consultório médico para remoção dos pontos da pele (no caso da cauterização da artéria etmoidal anterior) e aspiração de crostas não aderidas com aspirador reto atraumático da cavidade nasal (para evitar dor e sangramento). Devem-se monitorar possíveis alterações de olfato e proceder à liberação de sinéquias.

COMPLICAÇÕES

O Quadro 26-3 lista as principais complicações relacionadas às técnicas para controle da epistaxe. As mais comumente observadas são crostas, sinéquias e discretos sangramentos no pós-operatório com resolução espontânea. São raras e incomuns complicações como diplopia e consequências do rompimento do músculo de Horner ou oblíquo superior.[8]

Quadro 26-3. Principais complicações operatórias relacionadas à cirurgia de controle da epistaxe

Crostas e sinéquias
Alterações do olfato
Rinossinusite
Rompimento do músculo de Horner ou oblíquo superior (diplopia, lacrimejamento, ptose)
Laceração da córnea
Cicatriz na pele

REFERÊNCIAS BIBLIOGRÁFICAS

1. Kosugi EM, Luz-Matsumoto GR, Tepedino MS. Epistaxe. In: Balsalobre L, Tepedino MS. Rinologia 360°: Aspectos Clínicos e Cirúrgicos. Rio de Janeiro: Thieme Revinter. 2021:329-37.
2. Rezende GL, Soares VYR, Moraes WC, et al. The sphenopalatine artery: a surgical challenge in epistaxis. Braz J Otorhinolaryngol. 2012;78(4):42-47.
3. Cornelis MM, Lubbe DE. Pre-caruncular approach to the medial orbit and landmarks for anterior ethmoidal artery ligation: a cadaveric study. Published online 2016. Clin Otolaryngol.2016;41(6):777-781.
4. Kosugi EM, Balsalobre L, Mangussi-Gomes, J et al. Breaking paradigms in severe epistaxis: the importance of looking for the S-point. Braz J Otorhinolaryngol. 2018;84(3):290-297.
5. Loures CN, De Castro TC, Luz Matsumoto GRL, et al. Systematic endoscopic assessment of bleeding sites in severe epistaxis: the role of the S-point and the superior epistaxis. Rhinology. 2020;58(5):1-5.
6. Saraceni Neto P, Nunes LM, Gregório LC, et al. Surgical treatment of severe epistaxis: an eleven-year experience. Braz J Otorhinolaryngol. 2013;79(1):59-64.
7. Saraceni Neto P, Nunes LM, Caparroz FA, et al. Ressection of the ethmoidal crest in sphenopalatine artery surgery. Int Forum Allergy Rhinol. 2017;7(1):87-90.
8. Bischoff S, Gerth-Kahlert C, Holzmann D, Soyka MB. Longstanding diplopia after ethmoidal artery ligation for epistaxis. Eur Arch Otorhinolaryngol. 2020;277(1):161-167.

DESCOMPRESSÃO ORBITÁRIA EM COMPLICAÇÕES AGUDAS – SINUSITE AGUDA E HEMATOMA ORBITÁRIO

CAPÍTULO 27

Alexandre Wady Debes Felippu ▪ André Wady Debes Felippu
Rodrigo Alvarez Cardoso ▪ Alexandre Felippu

INTRODUÇÃO

Complicações orbitárias agudas relacionadas com a otorrino-laringologia costumam estar associadas a casos infecciosos (rinossinusite aguda) ou decorrentes de complicações pós-cirurgias nasais.

Complicações de rinossinusite ocorrem com incidência de 2,5 a 4,3 casos por 1 milhão de habitantes/ano. Em adultos, estima-se que ocorra 1 episódio de complicação para cada 32.000 casos de rinossinusite aguda. Já em crianças, a probabilidade é maior, com a ocorrência de complicação a cada 12.000 casos.

O advento dos antibióticos provocou evidente melhora da evolução dessas complicações, porém estudos epidemiológicos recentes demonstraram que o uso de antibióticos na rinossinusite aguda não previne a ocorrência de complicações.

Estima-se que entre 60-75% dos casos de complicações das rinossinusites sejam orbitárias. Aproximadamente 15-20% dos casos são intracranianos. Já as complicações por destruição óssea são as mais raras, correspondendo a 5-10%.

Apesar de a incidência de complicações oculares durante cirurgia endonasal ser baixa (viando de 0,5 a 5%), elas podem ser graves e levar à disfunção permanente.

ANATOMIA

As órbitas são duas cavidades situadas de cada lado do nariz. Elas são constituídas por sete ossos que se articulam em quatro paredes: lateral (zigomático, esfenoide e frontal); medial (maxilar, lacrimal, etmoide e esfenoide); superior ou teto (frontal e esfenoide) e inferior ou assoalho (zigomático, maxilar e palatino).

Os ossos da órbita são inteiramente cobertos pelo periósteo, que nesse local recebe o nome de periórbita. Na porção medial da órbita, o osso etmoide é fino e frágil, levando o nome de lâmina papirácea.

A cavidade orbital tem uma forma piriforme com base anterior, circunscrita pelo rebordo e ápice posterior. O canal óptico situa-se na parte superior do ápice, circundado pela clinoide anterior e dá passagem ao nervo óptico e à artéria oftálmica. Inferior e lateralmente a esse, separada pelo rebordo inferior do canal óptico, também chamado *optic strut*, encontra-se a fissura orbital superior que comunica a órbita com a fossa craniana média e dá passagem à maioria dos elementos vasculonervosos orbitais (nervos III, IV, V1 e VI, a raiz simpática do gânglio ciliar e as veias oftálmicas). A parede lateral e o assoalho da órbita são separados posteriormente pela fissura orbitária inferior que transmite o nervo maxilar, seu ramo zigomático e seus ramos ascendentes do gânglio pterigopalatino. A fissura orbitaria inferior comunica-se com a órbita, a fossa pteriogomaxilar e o espaço mastigatório.

O conteúdo orbital é topograficamente delimitado pela musculatura extraocular. À exceção do oblíquo inferior que se origina no assoalho inferomedial, todos os músculos extraoculares, incluindo o elevador palpebral, originam-se no anel fibroso denominado ânulo de Zinn, no ápice orbitário. Os quatro músculos retos (superior, inferior, lateral e medial) delimitam o cone orbitário, separando a órbita em dois compartimentos bem definidos: os espaços intra e extraconal.

Anatomicamente, a órbita é separada das pálpebras superior e inferior pelo septo orbitário que se constitui no limite anterior da cavidade orbitária. O septo é a continuidade do periósteo que recobre as paredes orbitárias (também denominado de periórbita), que, no rebordo orbitário, muda de direção, funde-se com os elementos retratores palpebrais, funcionando, assim, como um diafragma que impede o prolapso anterior do conteúdo orbitário.

Além dos músculos extraoculares e suas fáscias, os principais elementos do conteúdo orbital são o tecido gorduroso que preenche toda a cavidade, a glândula lacrimal principal, o gânglio ciliar, os vasos e os nervos. O conteúdo gorduroso apresenta sua disposição não uniforme no interior da órbita, sendo mais volumoso na região anterior que posterior, além de apresentar um componente ao redor da musculatura (extraconal) e outro confinado no interior do cone orbitário (intraconal).

A vascularização arterial da órbita é praticamente toda dependente da artéria oftálmica, ramo da carótida interna. Na órbita, a artéria oftálmica dá origem a ramos anexiais (lacrimal, palpebrais superior e inferior, etmoidais anterior e posterior, musculares) e sensoriais (central da retina, ramos piais, ciliares longas e curtas posteriores). O sistema venoso não apresenta válvulas, drenando diretamente para o plexo pterigóideo e seio cavernoso, facilitando assim a disseminação das infecções nasossinusais para as regiões orbitária e intracraniana.

A artéria etmoidal anterior em seu trajeto intranasal encontra-se em um canal ósseo denominado canal etmoidal anterior. Esta artéria é responsável pela irrigação de células etmoidais anteriores, do seio frontal, além de descer para a fossa nasal, onde irriga o terço anterior do septo e parede lateral do nariz adjacente. Sua lesão inadvertida durante um procedimento endonasal pode ocasionar sérias complicações, como sangramento profuso, rinoliquorréia associada, retração da artéria para região intraorbitária e consequentemente, hematoma intraorbitário. Esta artéria percorre o teto etmoidal em direção diagonal, em sentido posteroanterior, e o local onde penetra no crânio (união da placa cribriforme com a lamela lateral da fossa olfatória) é região mais frágil e susceptível a lesões (Figs. 27-1 a 27-3).

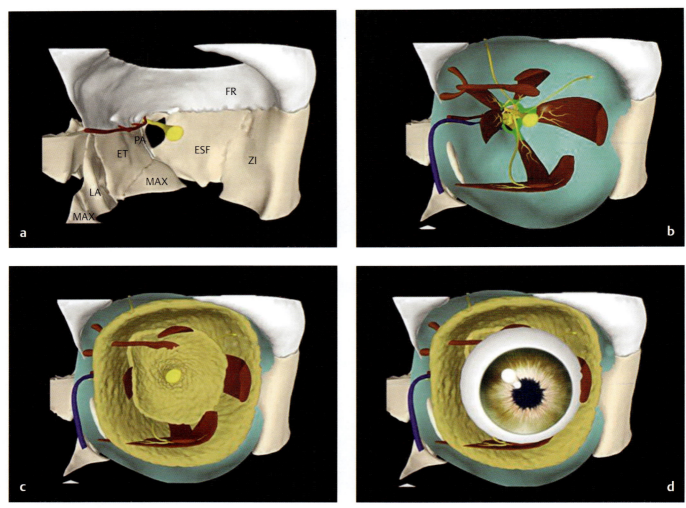

Fig. 27-1. Modelo da cavidade orbitária esquerda – visão frontal. (**a**) Anatomia óssea com presença de nervo óptico e arteria oftálmica com seus ramos (a. etmoidal anterior e posterior). (**b**) Órbita revestida pelo periósteo (periórbita) com conteúdo intraorbitário (m. retossuperior, inferior, lateral e medial; oblíquo superior e oblíquo inferior, m. troclear); entre os musculos retos encontra-se o cone orbitário. (**c**) Disposição da gordura intraorbitária – observar a disposição da gordura intra e extraconal. (**d**) Posição do globo ocular na órbita. FR: osso frontal; ESF: osso esfenoide; ZI: osso zigomático; ET: osso etmoide; PA: osso palatino; L: osso lacrimal; MAX: osso maxilar. (Imagens confeccionadas com *software* próprio de Felippu e Alvarez – NASAL VISTA.)

CAPÍTULO 27 ▪ DESCOMPRESSÃO ORBITÁRIA EM COMPLICAÇÕES AGUDAS – SINUSITE AGUDA E HEMATOMA...

COMPLICAÇÕES ORBITÁRIAS DE RINOSSINUSITE AGUDA

Classificação

Existem diversas classificações para as complicações orbitárias de rinossinusite. A maioria utiliza conceitos anatômicos (pré ou pós-septal, subperiosteal ou intraconal) e/ou o tipo de afecção (celulite, abscesso ou trombose) para classificar as complicações. Cada classificação tem seus prós e contras tendo o intuito de sistematizar o diagnóstico e padronizar o tratamento.

A classificação mais utilizada baseia-se na posição da afecção em relação ao septo orbital. O septo orbital é a continuidade do periósteo das estruturas ósseas da órbita e periórbita separando a cavidade orbitária propriamente dita das pálpebras superior e inferior. Infecções que atingem estruturas pós-septais tendem a ser mais graves, já que possibilitam complicações com maior morbidade.

Chandler

A classificação de Chandler, publicada em 1970, ainda é a mais utilizada, baseada em sintomas e sinais clínicos.

Grupo 1 – Edema Inflamatório

Complicação orbitária mais frequente; apresenta hiperemia e edema palpebral com calor local e ocasionalmente dor. Sintomas sistêmicos como prostração, mal-estar e febre podem estar presentes. Sem limitação da mobilidade extrínseca ocular ou diminuição da acuidade visual.

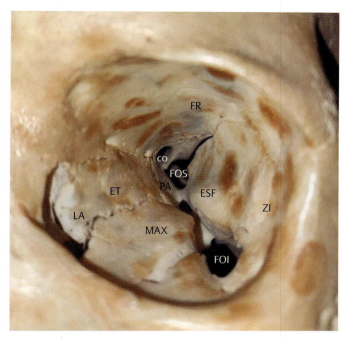

Fig. 27-2. Órbita esquerda – Estruturas ósseas – FR: osso frontal; ESF: osso esfenoide; ZI: osso zigomático; ET: osso etmoide; PA: osso palatino; LA: osso lacrimal; MAX: osso maxilar; FOI: fissura órbitaria inferior; FOS: fissura orbitária superior; CO: canal óptico. (Peça anatômica própria do autor.)

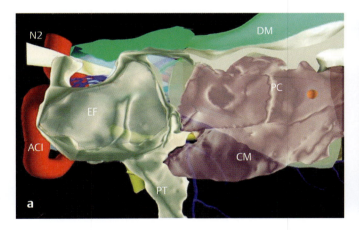

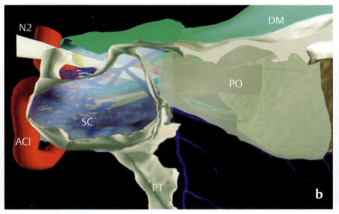

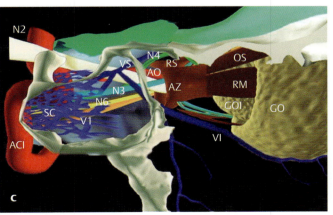

Fig. 27-3. Modelo de visão lateral da órbita. (**a**) Componentes ósseos da parede lateral. (**b**) Remoção dos componentes ósseos e visualização da periórbita e parede medial do seio cavernoso (dura-máter). (**c**) Remoção da periórbita e dura-máter do seio cavernoso. Disposição do sistema venoso que não apresenta válvulas e drena diretamente para o plexo pterigóideo e seio cavernoso. N2: nervo óptico; ACI: artéria carótida interna; EF: esfenoide; PC: placa das conchas; CM: concha média; PT: pterigoide; DM: dura-máter; PO: periórbita; SC: seio cavernoso; GO: gordura orbitária; GOIC, gordura orbitária intraconal; RM, músculo reto medial; OS: músculo oblíquo superior; RS: músculo reto superior; AZ: ânulo de Zinn; VI: veia inferior; AO: artéria oftálmica; N4: nervo troclear; VS: veia superior; N3: nervo oculomotor; N6: nervo abducente; V1: ramo oftálmico do nervo trigêmeo. (Imagens confeccionadas com *software* próprio – NASAL VISTA.)

Grupo 2 – Celulite Orbitária

Há comprometimento difuso do cone orbitário, invasão de seu tecido adiposo por células inflamatórias e por bactérias, porém sem a formação de abscesso. Além dos sintomas anteriores, o paciente irá apresentar hiperemia e edema conjuntival com proptose. A mobilidade ocular pode estar comprometida.

Grupo 3 – Abscesso Subperiosteal

Abscesso formado entre a lâmina papirácea e a periórbita (septo fibroso que envolve o conteúdo orbitário). A proptose torna-se mais acentuada com deslocamento inferolateral do olho, restrição e dor à movimentação ocular.

Grupo 4 – Abscesso Orbitário

Abscesso formado dentro do cone orbitário. É a complicação orbitária mais grave, podendo levar à amaurose em questão de horas. O paciente evolui com proptose acentuada, restrição e dor à movimentação ocular, podendo ocorrer alteração da acuidade visual e do reflexo pupilar.

Grupo 5 – Trombose do Seio Cavernoso

Ocorre pela disseminação do processo infeccioso através das vias orbitárias para o seio cavernoso. Seu principal agente etiológico é o *Staphylococcus aureus*. Pode ocorrer o acometimento dos seguintes pares cranianos: III, IV, V e VI. Na fundoscopia, pode ser observada a ingurgitação das veias da retina (Fig. 27-4).

Mortimore

Outra classificação de destaque é a do Hospital Groote Schhr, conhecida como classificação de Mortimore, publicada em 1997, baseada na tomografia computadorizada, e envolve também as principais afecções orbitais secundárias às rinossinusites.

Grupo 1: Pré-Septal
- Celulite;
- Abscesso.

Grupo 2: Pós-Septal (Subperiosteal)
- Celulite;
- Abscesso.

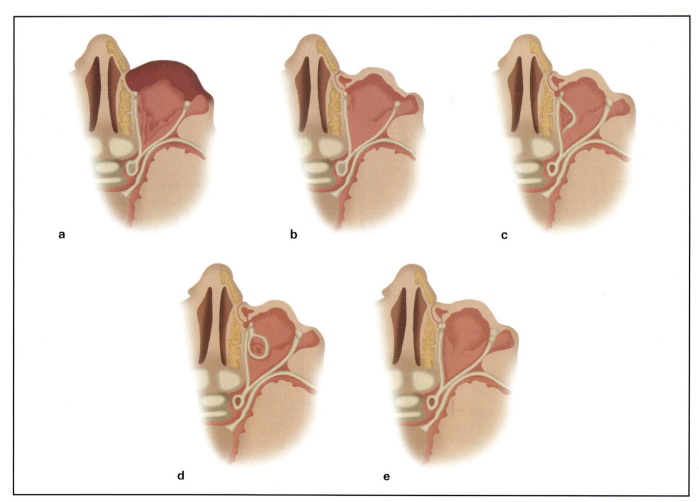

Fig. 27-4. Diagrama esquemático ilustrando mudanças patológicas e diferenças em: (**a**) edema inflamatório, (**b**) celulite orbitária, (**c**) abscesso subperiosteal, (**d**) abscesso orbitário, (**e**) trombose de seio cavernoso.

Grupo 3: Pós-Septal (Intraconal)

- Celulite Localizada: síndrome do Ápice Orbitário;
- Celulite Difusa.

Nota: o artigo original de 1997 não apresenta imagens.

Diante de mais de uma classificação, gerou-se uma confusão na nomenclatura das infecções orbitárias, já que, para estagiar as infecções intraorbitárias, os autores usam os termos pré-septal ou periorbitário, que por definição referem-se a patologias extraorbitárias. Além disso, Chandler classifica a trombose do seio cavernoso como complicação orbitária, sendo esta, por definição, uma complicação intracraniana.

Independente da classificação escolhida, acreditamos que a tomografia computadorizada é peça indispensável para o diagnóstico, pois permite a identificação da complicação e topografia da lesão.

Tratamento

O manejo dos quadros de complicação orbitária envolve internação hospitalar com antibioticoterapia endovenosa. Alguns casos selecionados de celulite pré-septal em adultos podem ser tratados, excepcionalmente, sem internação e com antibioticoterapia oral, desde que acompanhados cautelosamente por envolver uma série de riscos. Caso haja piora dos sinais ou sintomas, a cirurgia deve ser indicada.

O tratamento cirúrgico está indicado caso um ou mais dos seguintes estejam presentes:

- Progressão da doença após 24 horas de antibioticoterapia adequada;
- Pouca resposta a antibioticoterapia instituída após 48-72 horas;
- Piora da acuidade visual ou mobilidade extraocular;
- Abscesso identificado em tomografia computadorizada.

A conduta expectante deve ser cautelosa (e sempre será arriscada) devida à rápida evolução do quadro e possibilidade de morbimortalidade alta.

Hematoma Orbital

Hematoma orbital pode-se desenvolver com uma lesão arterial (artéria etmoidal anterior ou posterior) ou por uma hemorragia venosa resultante de uma penetração orbitária por meio da lâmina papirácea.

Estudos demonstram que a artéria etmoidal anterior (local mais comum de lesão vascular no teto do etmoide) pode estar deiscente em aproximadamente 11-66% dos casos. A falha na integridade do canal ósseo torna a artéria mais suscetível às lesões inadvertidas sendo muito importante o conhecimento de sua localização durante as cirurgias endonasais

A lesão da artéria favorece um espasmo vascular, podendo ocorrer retração desta para o interior da órbita. Por ser um compartimento fechado, o sangramento em seu interior aumenta a pressão intraorbitária, podendo ocasionar compressão e estiramento do nervo óptico, com possibilidade de levar o paciente à perda da visão. O paciente evolui com edema orbitário, proptose e hiperemia conjuntival.

Devida à gravidade, a identificação do hematoma orbital deve ocorrer de forma imediata, por esse motivo não aconselhamos cobrir os olhos do paciente em nenhuma cirurgia nasal, fato esse que poderia dificultar o reconhecimento imediato da complicação.

Técnica Cirúrgica

A cirurgia é realizada com o paciente mediante anestesia geral, com a cabeceira elevada e com os olhos não ocluídos para permitir monitorização intraoperatória. Utilizamos o endoscópio rígido de 30° e um sistema de vídeo. Realizamos a septoplastia quando necessária para melhorar a visualização do campo cirúrgico.

Realizamos uma esfenoetmoidectomia para exposição ampla da parede medial da órbita, antrostomia maxilar e abertura do seio frontal se necessária, para drenagem do seio acometido, utilizando a técnica centrípeta (Fig. 27-3). A parede anterior do esfenoide deve ser aberta seguindo o plano cirúrgico da lâmina papirácea.

Para abscessos subperiosteais apenas a retirada da lâmina papirácea é o suficiente para drenagem. Expomos a periórbita com o limite anterior ao processo frontal da maxila, junto ao ducto nasolacrimal e o limite posterior à parede anterior do seio esfenoidal, na projeção do nervo óptico. Pode-se utilizar a manobra de comprimir o globo ocular externamente para auxiliar na drenagem da secreção. Essa manobra deve ser realizada com cautela para evitar um reflexo vasovagal.

Já em coleções orbitárias a abertura da periórbita é necessária. Para isso, após a retirada cuidadosa da lâmina papirácea e exposição da periórbita, realizamos uma incisão horizontal com a faca foice, sem aprofundar o instrumento, respeitando o sentido do músculo reto medial, evitando, assim, uma eventual lesão inadvertida ao músculo.

Em casos de coleções localizadas no ápice orbitário podemos remover apenas a região posterior da lâmina papirácea, cerca de 1 cm anteriormente a projeção do canal óptico. Após exposição da periórbita, é realizada uma incisão vertical e outra longitudinal, no sentido anteroposterior em direção ao canal óptico, expondo um pouco de gordura, dissecando-a e expondo, assim, o músculo reto medial. Seguimos a dissecção até identificação de um anel de tecido fibroso (anel de Zinn) circundando o nervo óptico em sua entrada no ápice orbitário, assim o cirurgião pode identificar o músculo oblíquo superior, medial ao canal óptico. Nesta situação o ápice orbitário é suficientemente exposto e qualquer lesão ou coleção pode ser removida.

Em casos de hematoma orbitário utilizamos a mesma técnica para descompressão, com exposição da lâmina papirácea e periórbita. Realizamos uma incisão horizontal ampla para drenagem do hematoma e exposição da gordura orbitária, com essa manobra a pressão intraorbitária é aliviada evitando estiramento do nervo óptico.

Em caso de retração da artéria etmoidal anterior para dentro da orbita, não aconselhamos a realização da exploração do conteúdo orbitário em busca da mesma para cauterização, pois o próprio espasmo arterial costuma ser suficiente para cessar o sangramento. Neste tipo de situação destacamos que o mais importante é o alívio da pressão orbitária.

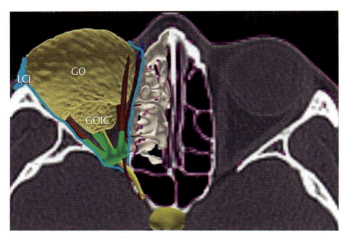

Fig. 27-5. Modelo de visão axial da órbita: em azul a representação da periórbita. LCL: ligamento cantal lateral; GO: gordura orbitária; GOIC: gordura orbitária intraconal.

O ligamento cantal lateral é um prolongamento da periórbita, sua abertura alivia a pressão da região anterior, porém a gordura que está localizada na porção posterior do cone orbitário, entre a musculatura (intraconal), ainda se mantém mediante pressão. Com a retirada de parede óssea medial da orbita e abertura do periósteo, a pressão intraorbitária é aliviada por inteiro. Por esse motivo optamos pela descompressão endoscópica endonasal com remoção da parede medial (papirácea) em vez da realização da cantotomia lateral (Fig. 27-4). A descompressão da órbita por via endoscópica endonasal, se for realizada por um cirurgião familiarizado com a etmoidectomia, pode-se tornar segura e eficaz (Fig. 27-5).

Após o término do procedimento, não se deve realizar tamponamento nasal para que não ocorra aumento da pressão intranasal, uma vez que queremos que a drenagem ocorra.

CAPÍTULO 27 ■ DESCOMPRESSÃO ORBITÁRIA EM COMPLICAÇÕES AGUDAS – SINUSITE AGUDA E HEMATOMA... **223**

DISSECÇÃO (Fig. 27-6)

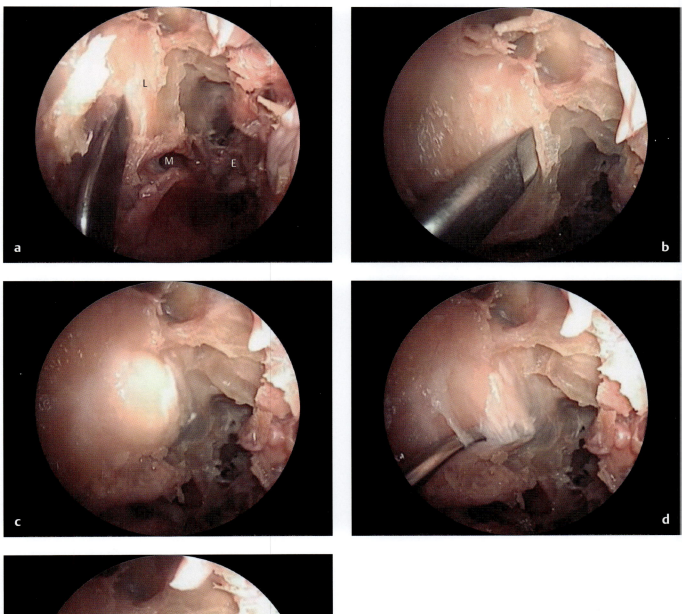

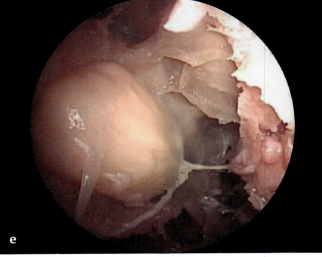

Fig. 27-6. (**a**) Fossa nasal direita: após realização de esfenoetmoidectomia por técnica centrípeta, uso de escopro delicado para fraturar a lâmina papirácea sem romper a periórbita medial (**b**) Uso de aspirador descolador para remoção da lâmina papirácea (limite anterior: processo frontal da maxila junto ao ducto nasolacrimal; limite posterior: parede anterior do seio esfenoidal) com exposição da periórbita. (**c**) Exposição da periórbita (periósteo). (**d**) Incisão da periórbita com uso de faca foice em sentido horizontal (respeitando o sentido do m. reto medial). (**e**) Abaulamento da gordura orbitária para o interior do nariz com descompressão da órbita.

CASOS CLÍNICOS
Caso 1 (Fig. 27-7)

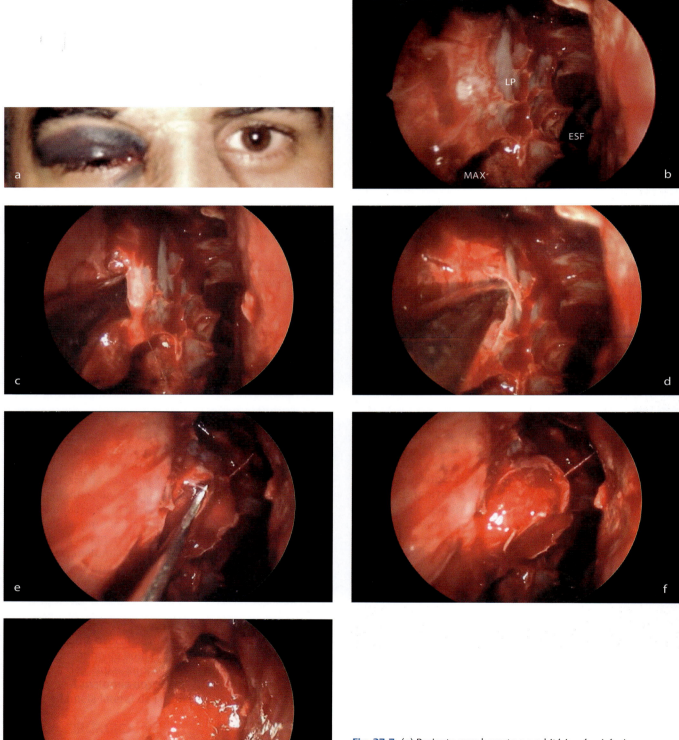

Fig. 27-7. (**a**) Paciente com hematoma orbitário pós-cirúrgico. (**b**) Exposição da lâmina papirácea. (**c,d**) Remoção da lâmina papirácea com uso de aspirador descolador com exposição da periórbita. (**e**) Abertura da periórbita com auxílio de faca foice. (**f**) Abaulamento da gordura orbitária e alívio da pressão intraorbitária. (**g**) Drenagem do hematoma após manobra de compressão externa do globo ocular.

CAPÍTULO 27 ■ DESCOMPRESSÃO ORBITÁRIA EM COMPLICAÇÕES AGUDAS – SINUSITE AGUDA E HEMATOMA... **225**

Caso 2 (Fig. 27-8)

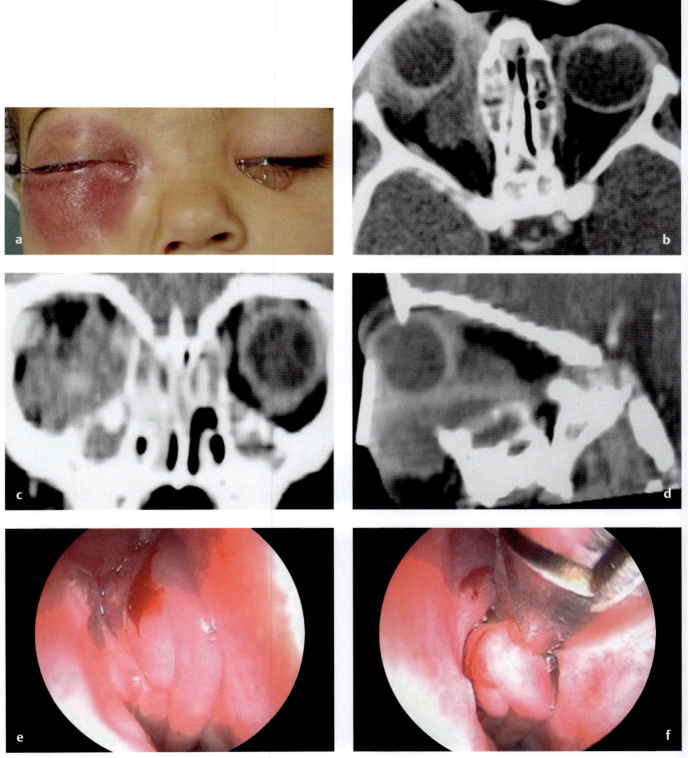

Fig. 27-8. Paciente com 1 ano com presença de abscesso intraconal a direita. (**a-d**) Aspecto clínico e tomográfico de paciente apresentando abscesso intraconal a direita. (**e,f**) Aspecto edemaciado da parede medial da orbita com abaulamento da concha média. Ressecção parcial da concha média para ampliação de campo cirúrgico. (Continua.)

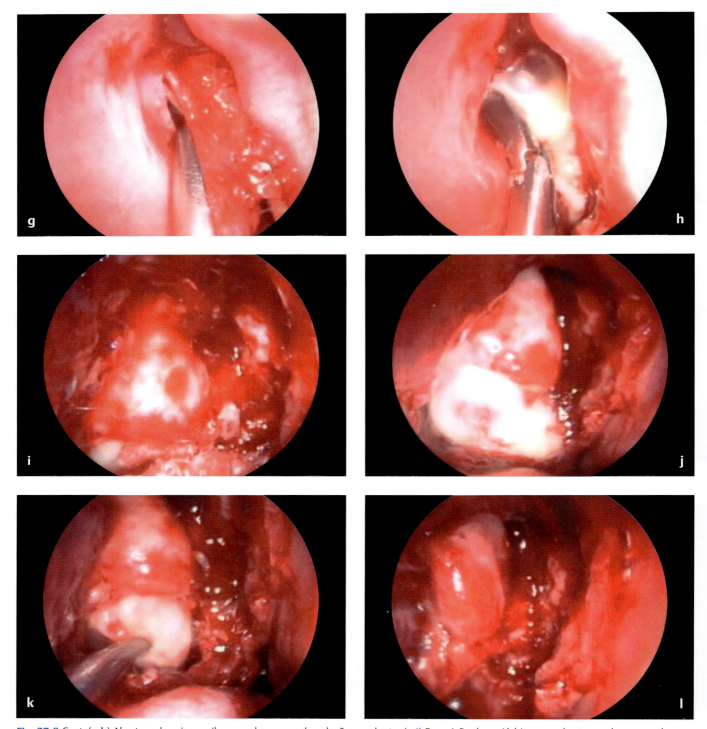

Fig. 27-8 *Cont.* (**g,h**) Abertura do seio maxilar com drenagem de coleção purulenta. (**e,j**) Exposição da periórbita com abertura e drenagem de coleção purulenta intraorbitária. (**k,l**) Exploração do conteudo orbitarío com aspecto final após drenagem.

BIBLIOGRAFIA

Aniszewski JP, Valyasevi RW, Bahn RS. Relationship between disease duration and predominant orbital T cell subset in Graves' ophthalmopathy. J Clin Endocrinol Metab. 2000;85:776-80.

Anselmo-Lima WT, Perches M, Valera FCP, Demarco RC. Descompressão endoscópica orbitária na oftalmopatia de Graves. Rev Bras Otorrinolaringol. 2006;72:283-7.

Antisdel JL, Gumber D, Holmes J, Sindwani R. Management of sinonasal complications after endoscopic orbital decompression for Graves' orbitopathy. Laryngoscope. 2013;123:2094-8.

Babar-Craig, Gupta Y, Lund VJ. British Rhinological Society audit of the role of antibiotics in complications of acute rhinosinusitis: a national prospective audit. Rhinology. 2010;48:344-7.

Bayonne E, Kania R, Tran P, et al. Intracranial complications of rhinosinusitis. A review, typical imaging data and algorithm of management. Rhinology. 2009;47(1):59-65.

Caversaccio M, Heimgartner S, Aebi C. Orbital complications of acute pediatric rhinosinusitis: medical treatment versus surgery and analysis of the computer tomogram. Laryngorhinootologic. 2005;84:817-21.

Chandler JR, Langenbrunner DJ, Stevens ER. The pathogenesis of orbital complications in acute sinusitis. Laryngoscope. 1970;80:1414-28.

Comer BT, Kincaid NW, Kountakis SE. The association between supraorbital ethmoid air cells and orbital proptosis in patients with chronic rhinosinusitis. Int Forum Allergy Rhinol. 2013;3(2):147-9.

Cruz AAVe, Guimarães FC. Órbita: 1 – Anatomia orbital. Arq Bras Oftalmol. 1999;62(1).

Cunha Araujo Filho B, Raimar W, Pinheiro Neto CD, et al. Anatomia endoscópica da artéria etmoidal anterior: estudo de dissecção em cadáveres. Brazilian Journal of Otorhinolaryngology [Internet]. 2006;72(3):303-8.

Dhaliwal SS, Sowerby LJ, Rotenberg BW. Timing of endoscopic surgical decompression in traumatic optic neuropathy: a systematic review of the literature. Int Forum Allergy Rhinol. 2016;6:661-7.

Eing F, Abbud CMM, Velasco e Cruz AA. Cosmetic orbital inferomedial decompression: Quantifying the risk of diplopia associated with extraocular muscle dimensions. Ophthal Plast Reconstr Surg. 2012;28:204-7.

Emanuelli E, Bignami M, Digilio E, et al. Post-traumatic optic neuropathy: our surgical and medical protocol. Eur Arch Otorhinolaryngol. 2015;272:3301-9.

Felippu A, Mora R, Guastini L, Peretti G. Transnasal approach to the orbital apex and cavernous sinus. Annals of Otology, Rhinology & Laryngology. 2013;122(4):254-62.

Felippu A. Nasal centripetal endoscopic sinus surgery. Ann Otol Rhinol Laryngol. 2011;120(9):581-5.

Fokkens WJ, et al. European position paper on rhinosinusitis and nasal polyps 2012. Rhinol Suppl. 2012;(23):1-298.

Hansen FS, et al. Complications of acute rhinosinusitis in the Netherlands. Fam Pract. 2012; 29:147-53.

Hirshoren N, Hirschenbein A, Eliashar R. Risk stratification of severe acute rhinosinusitis unresponsive to oral antibiotics. Acta Otolaryngol. 2010;130(9):1065-9.

Kastner J, et al. Review on orbital and intracranial complications after acute rhinosinusitis. Rhinology. 2010;48(4):457-61.

Mortimore S, Wormald PJ. The Groote Schuur hospital classification of the orbital complications of sinusitis. J Laryngol Otol. 1997;111(8):719-23.

Piatt Jr JH. Intracranial suppuration complication sinusitis among children: an epidemiological and clinical study. J Neurosurg Pediatrics. 2011;7:567-74.

Seredyka-Burduk M, Burduk PK, Wierzchowska M, et al. Ophthalmic complications of endoscopic sinus surgery. Braz J Otorhinolaryngol. 2017 May-Jun;83(3):318-23. Siedek V, et al. Management of orbital complications due to rhinosinusitis. Eur Arch Oto-Rhino-Laryngol. 2010;267(12):1881-6.

DACRIOCISTORRINOSTOMIA ENDOSCÓPICA

CAPÍTULO 28

Marcelo Hamilton Sampaio ▪ Eulalia Sakano

INTRODUÇÃO

A dacriocistorrinostomia (DCR) cria uma comunicação entre a via lacrimal e o nariz, através de um acesso externo ou por via endonasal. A endonasal endoscópica permite a abordagem da via lacrimal, evitando-se uma cicatriz externa e possibilitando correções simultâneas de problemas associados, como desvio septal, hipertrofia de concha e rinossinusite crônica.

Além disso, a via lacrimal está na sua maior parte localizada no nariz e os resultados funcionais são semelhantes aos do acesso externo.

ANATOMIA DA VIA LACRIMAL

O sistema lacrimal compreende a glândula lacrimal, os pontos lacrimais, os canalículos lacrimais, o saco lacrimal e o ducto nasolacrimal.

O preciso entendimento de toda a via lacrimal e da anatomia da parede lateral nasal é fundamental para a completa exposição do saco lacrimal durante a dacriocistorrinostomia endonasal (DCR) e para que complicações operatórias sejam evitadas.

Sistema Lacrimal

As lágrimas são coletadas pelos pontos lacrimais superior e inferior que são aberturas localizadas, respectivamente, na junção mucocutânea da pálpebra superior e inferior a 5 ou 6 mm lateralmente ao canto medial. Após entrarem nos pontos lacrimais, as lágrimas fluem pelo sistema canalicular, formado pelos canalículos superior e inferior. Em 90% dos indivíduos, os canalículos superior e inferior fundem-se medialmente para formar o canalículo comum antes de se unirem ao saco lacrimal onde há a válvula de Rosenmuller que previne a ocorrência de refluxo no sistema. Em 10% dos indivíduos, os canalículos superior e inferior unem-se ao saco lacrimal de forma independente.[1]

O saco lacrimal (SL) está localizado na fossa lacrimal. O fundo do saco lacrimal está situado acima da inserção do canalículo comum e o corpo do saco lacrimal está situado abaixo disso. As dimensões do saco lacrimal variam de 12 a 15 mm no comprimento, de 2 a 3 mm na largura e de 4 a 6 mm na profundidade, e geralmente fica no estado colapsado.[1]

Na região inferoposterior do saco lacrimal localiza-se uma prega mucosa denominada válvula de Krause e, abaixo desta, no plano coronal, desce o ducto nasolacrimal (DNL) em um ângulo de 15 a 30 graus. No plano parassagital, o ducto nasolacrimal desce em um ângulo de 5 graus. O ducto nasolacrimal tem a extensão de 12 a 18 mm até o meato nasal inferior e aproximadamente 10 mm de sua trajetória é intraóssea através do canal nasolacrimal. Na metade de sua porção intraóssea há a válvula de Taillefer e em sua abertura no meato inferior há a válvula de Hasner.

Fossa Lacrimal

A fossa lacrimal é formada anteriormente pelo processo frontal da maxila e posteriormente pelo osso lacrimal, os quais se articulam verticalmente pela sutura lacrimomaxilar. Seus limites anteroposteriores são a crista lacrimal anterior no processo frontal da maxila e a crista lacrimal posterior no osso lacrimal (Fig. 28-1). Possui a base mais larga em relação ao seu ápice e é em sua base que se abre o canal nasolacrimal, o qual é formado lateralmente pelos ossos maxilar e lacrimal e medialmente pelo osso da concha nasal inferior.

A posição da sutura lacrimomaxilar dentro da fossa lacrimal é variável entre os grupos étnicos e quanto mais posicionada posteriormente, maior a participação do processo frontal da maxila na composição da fossa lacrimal, tornando-a mais espessa e dificultando, portanto, a osteotomia na DCR. A predominância do processo frontal da maxila na composição da fossa lacrimal é mais comum entre os caucasianos, segundo Shams PM.[2] A porção superior da fossa lacrimal é constituída quase que totalmente pelo processo frontal da maxila, o que justifica a necessidade frequente de brocas diamantadas para a osteotomia na região superior à axila da concha média durante a DCR.

Anatomia Endoscópica

Os marcadores anatômicos mais importantes para a cirurgia da DCR são: a concha nasal média, a axila da concha nasal média, a linha maxilar e a porção vertical do processo uncinado (Fig. 28-2). O *agger nasi* também se constitui um marcador útil na DCR.

A axila da concha nasal média é o ponto mais anterior da inserção da concha nasal média na parede lateral, onde ela se funde ao processo frontal da maxila. A axila da concha nasal média é um marcador anatômico constante e, portanto, pode ser útil na cirurgia da DCR. Na maioria dos casos, a fossa lacrimal está superior, anterior e lateral à axila da concha nasal média. O fundo do saco lacrimal está de 4,71 mm a 6,6 mm acima da axila da concha nasal média[2] e a remoção óssea nessa região está associada à melhora nos resultados de longo prazo da DCR.[1]

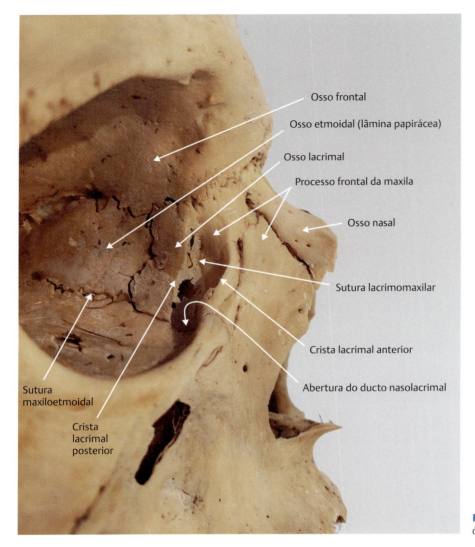

Fig. 28-1. Anatomia óssea da região lacrimal: órbita direita em vista lateral.

A linha maxilar é a projeção mais medial do processo frontal da maxila, a qual gera uma endentação na parede nasal lateral. Ela tem a forma de uma protuberância curvilínea desde a axila da concha nasal média até o corpo da concha nasal inferior (Fig. 28-2). O seu terço superior corresponde a inserção da porção anterossuperior do processo uncinado no processo frontal da maxila e ao nível de seus dois terços inferiores frequentemente existem de 3 a 6 mm do processo frontal da maxila estendendo-se posterior e lateralmente à linha maxilar com ainda 2 a 4 mm de osso lacrimal antes de se alcançar a junção do processo uncinado.[2]

O processo uncinado é formado por um fino osso em forma de foice. Ele pode ser dividido em três partes: sua porção horizontal inferior que se liga ao processo etmoidal da concha nasal inferior; sua porção média e vertical que se liga ao osso lacrimal; e seu terço superior cuja inserção em direção ao recesso frontal apresenta diversos graus de variação podendo se inserir na base do crânio, na lâmina papirácea, na concha nasal média ou em combinação com todas essas estruturas. Seu terço médio geralmente se relaciona com a junção da

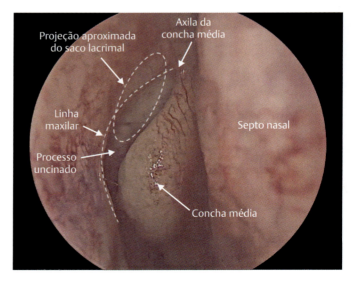

Fig. 28-2. Visão endoscópica da anatomia da parede lateral D do nariz, com localização da região do saco lacrimal.

porção posterior do osso lacrimal com a lâmina papirácea e, nesta região, ele se localiza em uma posição retrolacrimal, geralmente não sendo necessária sua ressecção na DCR.

O *agger nasi* está presente em 80 a 98,5% dos indivíduos e é a célula etmoidal mais anterior. Ele se apresenta como uma protuberância na parede lateral nasal, anterior à origem da concha nasal média. A depender do grau de pneumatização, o *agger nasi* pode ser limitado anteriormente pelo processo frontal da maxila, anterolateralmente pelos ossos nasal e lacrimal, posterolateralmente pela lâmina papirácea, superiormente pelo recesso frontal, inferolateral e posteriormente pelo processo uncinado. A maior parte do *agger nasi* está localizada anteriormente ao processo uncinado, embora sua metade posterior possua íntima relação com a extensão superior do processo uncinado. Uma grande aeração do *agger nasi* pode deslocar a inserção da concha média medial, anterior e superiormente e alcançar o assoalho do seio frontal. A porção posterossuperior da fossa lacrimal possui grande relação com o *agger nasi* o qual pode se estender sobre o terço ou metade superior da fossa lacrimal e anteriormente à sutura lacrimomaxilar. A exposição do fundo do saco lacrimal na cirurgia da DCR requer, portanto, a abertura do *agger nasi*.[3]

DACRIOCISTORRINOSTOMIA

Consiste na criação de uma via funcional obtida por meio de uma osteotomia (processo frontal da maxila e osso lacrimal) com abertura do saco lacrimal para a cavidade nasal.

Pode ser realizada por abordagem externa ou endonasal endoscópica.

Não existem ainda dados suficientes para definir, se a DCR endonasal é superior, equivalente ou inferior a DCR externa.[4]

INDICAÇÕES E CONTRAINDICAÇÕES

- Epífora crônica;
- Dacriocistites de repetição;
- Dacriocistocele;
- Dacriolitíase.

Na epífora crônica é importante a diferenciação do local da obstrução em pré-saco lacrimal (ponto lacrimal, canalículos superior e inferior e canalículo comum) e pós-sacal ou no saco lacrimal (obstrução no saco ou no ducto nasolacrimal (DNL).

A DCR endoscópica está indicada para obstruções sacais ou pós-sacais, obstruções de DNL primária ou secundária, obstrução funcional do DNL, dacriocistites agudas sem melhora com o tratamento clínico e dacriocistites crônicas.

As contraindicações são poucas, entretanto é importante que outras causas de epíforas crônicas sejam descartadas pelos oftalmologistas assim como nos tumores de saco lacrimal ou nas recorrências de tumores malignos de pele da região cantal medial.

AVALIAÇÃO E CUIDADOS PRÉ-OPERATÓRIOS DA DCR ENDOSCÓPICA

- Endoscopia nasal prévia é fundamental para avaliação:
  - Do aspecto da mucosa (edema, degeneração polipoide);
  - Da linha maxilar, do processo uncinado;
  - Da concha média (curvatura, aeração) e sua relação com a parede lateral;
  - De alterações septais que dificultem o acesso cirúrgico.
- Dacriocistografia (Fig. 28-3):
  - Indicação:
    ♦ Nos casos de obstrução completa (tamanho do SL, localização da obstrução) nos casos de obstrução intermitente (estenose, funcional, cálculo, recidiva).
  - Contraindicação:
    ♦ Fase aguda da dacriocistite.
- Cuidados gerais:
  - Tratamento com antibióticos e colírios dos quadros agudos;
  - Suspender medicamentos que alterem a coagulação sanguínea;
  - Avaliação das condições clínicas dos pacientes.

CIRURGIA

Anestesia

A anestesia pode ser geral ou local assistida, dependendo da equipe cirúrgica ou da necessidade do paciente. A anestesia geral endovenosa total com hipotensão controlada juntamente com a vasoconstrição local ajudam a diminuir o sangramento durante o procedimento.

Posição do Paciente

Posição horizontal, com leve elevação da cabeça. A cabeça deverá estar voltada ligeiramente para o lado da via lacrimal a ser abordada. Durante a sondagem da VL a cabeça deverá estar na posição reta. O olho a ser operado deve permanecer descoberto e sem a utilização de pomada para não dificultar no momento da sondagem.

Posição do Cirurgião

O cirurgião principal deverá estar à direita do paciente. O cirurgião que fará a sondagem estará na cabeceira do paciente durante o procedimento.

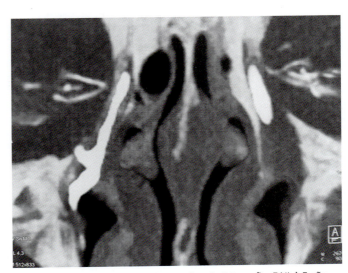

Fig. 28-3. TC de seios paranasais com Dacriocistografia. DNL à E não contrastado mostrando bloqueio do mesmo. Via lacrimal D normal.

Vasoconstrição Local

Para a vasoconstrição tópica, utiliza-se cotonoides embebidos em solução de adrenalina com igual quantidade de soro fisiológico, colocados no meato médio e sobre a linha maxilar. A infiltração local na linha maxilar, com adrenalina diluída, também pode ser utilizada, iniciando-se a infiltração, próximo à axila da concha média.

Técnica Cirúrgica

Diferentes abordagens cirúrgicas são utilizadas na DCR endoscópica. Entretanto, não existe uma definição da melhor técnica cirúrgica. Assim, ainda não está claro se remoção de osso espesso com Kerrison ou brocas, manutenção ou remoção do *flap* de mucosa ou se colocação de tubo de silicone podem influenciar na taxa de sucesso do procedimento cirúrgico.[5]

A) Utiliza-se a óptica rígida preferencialmente de 30° que propicia melhor visualização da parede lateral. Entretanto, se não disponível, a óptica de 0° pode ser utilizada;
B) Incisão mucoperiosteal para exposição do osso lacrimal e processo frontal da maxila. A linha maxilar corresponde à sutura maxilolacrimal da fossa lacrimal. Uma incisão com bisturi de cirurgia endoscópica (*sickle knife*) é realizada verticalmente, na altura da linha maxilar, alguns milímetros acima da axila da concha média e outra, em paralelo, pouco acima da inserção da concha inferior. A junção das duas incisões é feita por uma incisão horizontal, poucos milímetros anteriormente à linha maxilar (Fig. 28-4);
C) Descolamento mucoperiosteal com descolador de Freer ou descolador aspirador, ficando o *flap* de mucoperiósteo preso na sua porção posterior. Este *flap* protege a concha média durante o procedimento, e a sua remoção ou manutenção no final da cirurgia não parece trazer nenhum benefício em termos de sucesso cirúrgico ou taxa de complicações.[5,6]
D) Remoção de parte do osso lacrimal e do processo frontal da maxila que recobre a porção anteroinferior e medial do saco lacrimal com pinça Kerrison de corte angulado para cima ou broca longa cortante, preferencialmente com caneta angulada;
E) Após exposição do SL, é feita a sondagem da via lacrimal. A sonda de Bowman deve chegar ao SL, sem perfurar, facilitando com a distensão da parede do SL a incisão dela. É importante a remoção de toda a parede anteromedial e inferior do SL. A seguir é realizada uma irrigação com solução fisiológica, comprovando a via pérvia. O tamanho do óstio definitivo não corresponde, em geral, ao tamanho da abertura cirúrgica (Fig. 28-5);
F) Embora discutível, a colocação através do canalículo superior e inferior, do cateter de silicone (sonda Crawford) como *stent* por 3 semanas a 2 meses, tem o intuito de diminuir a fibrose cicatricial, mantendo a permeabilidade da via lacrimal e facilitar os cuidados no pós-operatório. Não há indicação bem definida sobre o benefício de sua utilização, podendo estar mais indicada em cirurgias revisionais, saco lacrimal pequeno ou estenoses pós-traumáticas de DNL;[7]
G) Não há necessidade de tamponamento no pós-operatório.

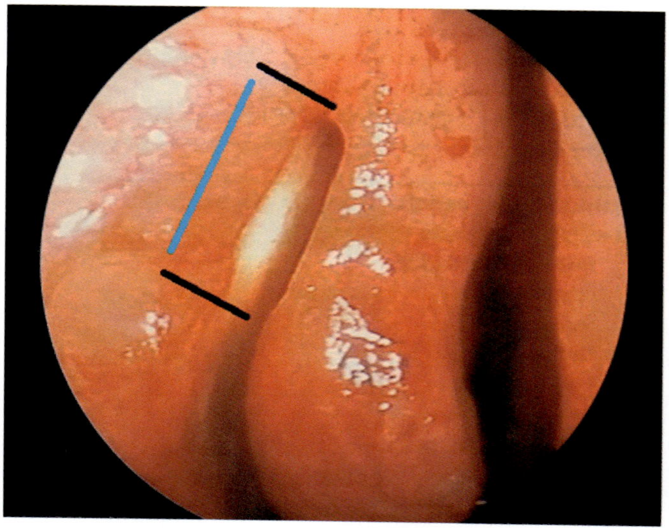

Cuidados Pós-Operatórios

- Irrigação nasal com solução salina fisiológica para diminuir a formação de coágulos e crostas;
- Evitar assoar o nariz na primeira semana. Se espirrar, sempre com a boca aberta;
- Utilizar colírios com antibióticos e corticoides ou apenas corticoides na primeira semana, dependendo do conteúdo observado no saco lacrimal. A antibioticoterapia sistêmica no intra ou pós-operatório não é recomendada;[8]
- Controles em uma semana para remoção de crostas e após 1 mês para verificar a permeabilidade da nova VL.

Fig. 28-4. Exemplo de incisão do mucoperiósteo na DCR endoscópica. A linha azul corresponde a incisão de junção entre as duas incisões paralelas (preto) na linha maxilar, correspondentes à região do SL, visto por transiluminação via fibra óptica.

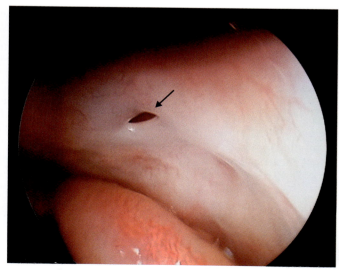

Fig. 28-5. Óstio (seta) patente pós-DCR endoscópica em narina E.

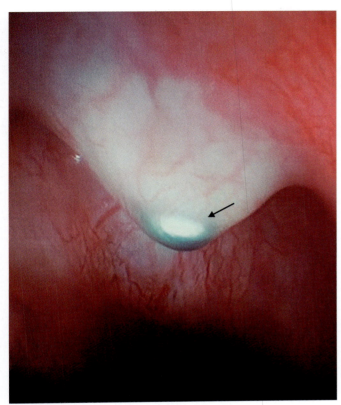

Fig. 28-6. Cisto em óstio distal de DNL, no meato inferior E, em criança de 1 ano de idade. Sonda de Bowman (seta) visualizada por transparência, distendendo a cápsula do cisto.

Complicações da DCR Endoscópica

- Sangramento nasal no pós-operatório imediato pode ocorrer, mas é raro;
- Sinéquias, quando houver trauma de mucosa das estruturas próximas;
- Lesão da lâmina papirácea com prolapso de gordura orbitária;
- Lesão do músculo reto medial. É rara, mas pode ocorrer quando não localizado o SL, a osteotomia e abertura da periórbita forem realizadas posterior ao saco lacrimal.

DACRIOCISTORRINOSTOMIA EM CRIANÇAS

A causa mais comum da epífora em crianças é a obstrução congênita do DNL, e a grande maioria tem resolução espontânea no primeiro ano de vida. Nos casos de persistência da obstrução, após o tratamento conservador (manobras de compressão do SL), a endoscopia de meato inferior associada à sondagem da VL pode detectar causas da obstrução no óstio distal do DNL (não abertura da membrana de Hasner) e propiciar a correção da maioria das alterações locais (Fig. 28-6). A dacriocistorrinostomia está indicada nos casos de recidiva decorrente de alterações no DNL (agenesia ou estenose) ou em crianças com anomalias craniofaciais.[9,10]

Assim como na DCR endoscópica em adultos, é fundamental o conhecimento anatômico, treinamento especializado e experiência em cirurgia endoscópica nasossinusal para um resultado cirúrgico mais adequado.

REFERÊNCIAS BIBLIOGRÁFICAS

1. Munjal M, Munjal S, Vohra H, et al. Anatomy of the lacrimal apparatus from a rhinologist's perspective: a review. Int J Otorhinolaryngol Head Neck Surg. 2021;7(2):403-8.
2. Shams PN, Wormald PJ, Selva D. Anatomical landmarks of the lateral nasal wall: implications for endonasal lacrimal surgery. Curr Opin Ophthalmol. 2015;26(5):408-15.
3. Rajak SN, Psaltis AJ. Anatomical considerations in endoscopic lacrimal surgery. Ann Anatomy. 2019;224:28-32.
4. Sobel RK, Aakalu VK, Wladis EJ, et al. A comparison of endonasal dacryocystorhinostomy and external dacryocystorhinostomy: A Report by the American Academy of Ophthalmology. Ophthalmology. 2019;126(11):1580-8.
5. Vinciguerra A, Nonis A, Resti AG, et al. Influence of surgical techniques on endoscopic dacryocystorhinostomy: A systematic review and meta-analysis. Otolaryngol Head Neck Surg. 2021;165(1):14-22.
6. Zloto O, Koval T, Yakirevich A, et al. Endoscopic dacryocystorhinostomy with and without mucosal flap—is there any difference? Eye. 2020;34:1449-53.
7. Kim DH, Kim SI, Jin HJ, et al. The clinical efficacy of silicone stents for endoscopic dacryocystorhinostomy: A meta-analysis. Clin Exp Otorhinolaryngol. 2018;11(3):151-7.
8. Wladis EJ, Khan H, Chen VH. Are systemic antibiotics required during and after dacryocystitis-related dacryocystorhinostomy? Orbit. 2020;39(6):413-14.
9. Saniasiaya J, Abdullah B, Husain S, et al. Primary endoscopic endonasal dacryocystorhinostomy for pediatric nasolacrimal duct obstruction: A systematic review. Am J Rhinol Allergy. 2017;31(5):328-33.
10. Biadsee A, Dagan O, Kassem F, et al. Endoscopic marsupialization of nasolacrimal duct cysts under topical anaesthesia: 5 years of a single institute experience. Int J Pediatr Otorhinolaryngol. 2020;138:110303.

ACESSO À HIPÓFISE

Marcio Nakanishi ▪ Luis Augusto Dias ▪ Fabrizio Ricci Romano

INTRODUÇÃO

Os adenomas da hipófise constituem a indicação mais comum da cirurgia endoscópica da base do crânio.[1] São tumores benignos de crescimento lento, podendo ser classificados de acordo com a produção hormonal (funcionantes vs. não funcionantes) ou pelo tamanho (microadenoma quando < 1 cm, macroadenoma quando > 1 cm, macroadenoma gigante quando > 4 cm). Embora tenham crescimento lento, podem invadir estruturas adjacentes, mais comumente os seios cavernosos.[2] Possuem consistência variada, desde a degeneração cística aos fibrosos, estes últimos de ressecção mais trabalhosa (Fig. 29-1).

Em virtude do comportamento benigno e envolvimento glandular, a cirurgia das lesões selares tem o objetivo de descomprimir o aparato óptico, mantendo ou mesmo restabelecendo as funções endócrinas.[3,4]

INDICAÇÕES CIRÚRGICAS

O acesso transnasal endoscópico das lesões selares é indicado nos seguintes casos:

- Crescimento ou compressão do quiasma óptico;
- Secretores de GH, ACTH, FSH/LH ou TSH;
- Prolactinoma resistente ao tratamento clínico com cabergolina;
- Presença de cefaleia intensa crônica resistente ao tratamento clínico;
- Apoplexia tumoral (casos urgentes);
- Acesso combinado para tumores gigantes.

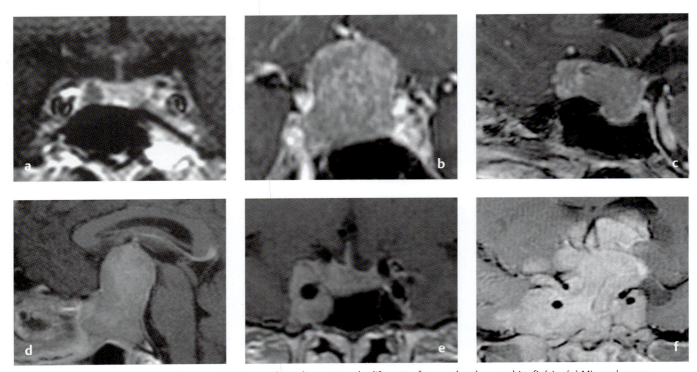

Fig. 29-1. Imagens representativas de ressonância magnética demonstrando diferentes formas de adenoma hipofisário. (**a**) Microadenoma secretor causando doença de Cushing. (**b**) Macroadenoma não secretor com perda visual. (**c**) Macroadenoma no plano esfenoidal. (**d**) Macroadenoma gigante. (**e**) Macroadenoma com invasão do seio cavernoso direito. (**f**) Macroadenoma gigante e invasivo.

ACESSOS CIRÚRGICOS

O acesso transesfenoidal para a sela túrcica, popularizado por Hardy ao introduzir o microscópio cirúrgico, adentrou numa nova fase de desenvolvimento com o emprego da endoscopia na década de 1990.[5] Inicialmente, utilizou-se o acesso transeptal[6] ou por apenas uma das narinas.[7] Entretanto, o espaço ocupado pelo endoscópio e a vantagem da dissecção bimanual impôs a utilização das duas narinas para um acesso mais amplo e facilitado. Os diferentes "corredores" descritos visaram eliminar os obstáculos naturais, combinando diferentes estratégias de ressecção da concha média,[8] concha superior,[9] septo nasal posterior[10,11] ou etmoide.[12]

Todavia, o emprego de um único acesso pode levar a um maior índice de complicações nasais ou à inadequação do acesso para um tumor específico. A escolha do acesso cirúrgico deve levar em consideração as diversas variações anatômicas nasais (Fig. 29-2),[13] assim como as características de volume, consistência, vetor de crescimento, grau de invasão tumoral, e tipo de reconstrução da base do crânio necessária.

Portanto, o planejamento cirúrgico tem como objetivo criar a melhor rota operatória, que permitirá a mais ampla e completa ressecção tumoral, bem como minimizar o impacto sobre a anatomia e fisiologia nasossinusal evitando complicações como sangramento, formação de crostas, sinéquias nasais, hiposmia, mucocele e sinusites. Ajustamos o acesso de forma individualizada, levando em consideração os 3 "T", que são (Fig. 29-3):

1. Tipo de tumor;
2. Tipo de nariz/seios paranasais;
3. Tipo de reconstrução.

Acesso Transeptal

Considerado o acesso de menor morbidade,[14] empregamos este acesso para pequenos tumores centrais não funcionantes ou para a marsupialização dos cistos de Rathke.[15] Este pode ser facilmente ampliado com a lateralização das conchas médias[16] e a utilização do óstio esfenoidal para o acesso transnasal do endoscópio.

Acesso Binarinário

Utilizamos para microadenomas funcionantes ou macroadenomas com invasão unilateral,[10] protegendo o olfato e a função de pelo menos uma narina.

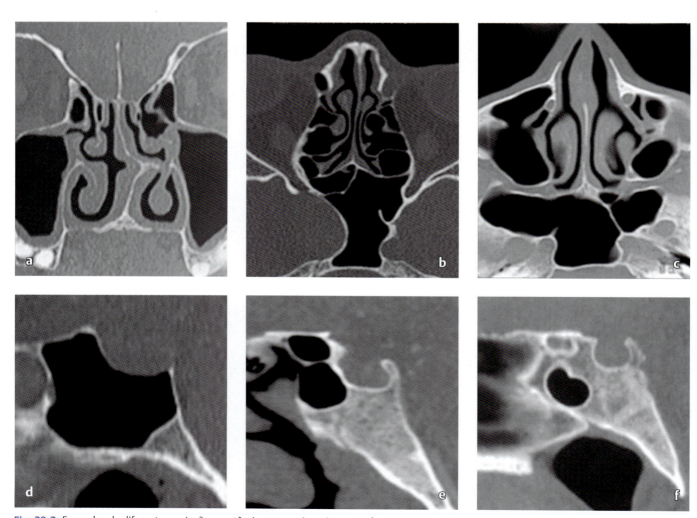

Fig. 29-2. Exemplos de diferentes variações anatômicas nasossinusais que podem ser encontradas no acesso endoscópico transnasal. (**a**) Esporão septal. (**b**) Esfenoide estreito. (**c**) Esfenoide com amplos recessos laterais. (**d**) Esfenoide selar. (**e**) Esfenoide pré-selar. (**f**) Esfenoide conchal.

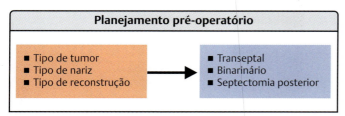

Fig. 29-3. Fatores que determinam o tipo de acesso nas abordagens endoscópicas transnasais a tumores selares.

Acesso Transnasal com Aumento da Septectomia Posterior

Reservamos este acesso para os tumores que necessitem da abertura do plano esfenoidal ou com grande expansão lateral,[11] quando há a necessidade de maiores manobras intraoperatórias.[17]

TÉCNICA CIRÚRGICA

Passo 1. Posicionamento do Paciente

O paciente é posicionado em decúbito dorsal, elevando o dorso em 20-30 graus para promover o retorno venoso, mas a cabeceira é mantida reta (posição neutra), com leve rotação da cabeça. Em macroadenomas que necessitam de acesso transtubérculo ou transplano, a cabeça é estendida em cerca de 15 graus, o que facilita a brocagem e dissecção tumoral (Fig. 29-4).

Passo 2. Septoplastia

Infiltração da mucosa septal com lidocaína a 2% com vasoconstrictor 1:200.000. Incisão arciforme hemitransfixante, na transição entre o septo cartilaginoso e o septo membranoso, na altura da face caudal da cartilagem quadrangular.

Dissecção submucosa do septo cartilaginoso e ósseo (lâmina perpendicular do etmoide e vômer), ressecção da lâmina perpendicular do etmoide, seguida de exposição do rostro do seio esfenoidal até o limite medial do canal do nervo vidiano (Fig. 29-5).

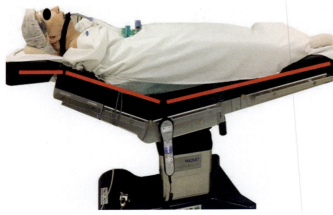

Fig. 29-4. Posicionamento do paciente.

> **DICA:**
> Removemos o vômer e sua articulação com o osso esfenoidal com broca fresada 4,0 mm. Procure preservar o maior fragmento possível da lâmina perpendicular do etmoide, para possível enxerto ósseo a ser usado na reconstrução.

Passo 3. Abertura da Parede Anterior do Seio Esfenoide

Após ampla exposição da parede anterior do seio esfenoidal, ampliamos o óstio natural do seio esfenoidal, pela via transnasal, para inserção do endoscópio e prevenção de estenose pós-operatória (Fig. 29-6).

> **DICA:**
> A óptica longa (30 cm) com bainha de irrigação elimina a necessidade de limpeza da lente. Pode ser posicionada transnasal, reservando a via transseptal para os instrumentos de dissecção.

Passo 4A. Confecção do Retalho Nasosseptal (para Acesso Binarinário e Septectomia Posterior Ampliada)

Utilizando um cotonoide, mensuramos o comprimento do retalho nasosseptal, a partir do seu pedículo na emergência da artéria esfenopalatina (Fig. 29-7). Com dissector monopolar de tungstênio (angulação de 45°), confeccionamos o retalho.

> **DICA:**
> Preservar pelo menos 1,0 cm do septo superior. Quando necessário, optar por estendê-lo até o assoalho nasal.

Passo 4B. Acesso com *Flap* de Resgate e Preservação Funcional Total (para Tumores de Linha Média, sem Fístula Liquórica)

Encontrando o Óstio Natural do Esfenoide

Começamos a cirurgia ganhando espaço lateral e minimizando possíveis sangramentos. Realizamos vasoconstrição tópica com solução de adrenalina 1:2.000 diluída com ácido tranexâmico. Após este passo, prosseguimos com a lateralização das conchas médias e superiores, até a exposição do óstio do seio esfenoidal (Fig. 29-8).

Preservação da Mucosa Olfatória Septal e Manutenção do pedículo arterial

Após exposição do óstio do seio esfenoidal, uma incisão é realizada com cautério monopolar tipo ponta-agulha iniciando ao nível do óstio e continuando anteriormente pelo septo nasal, cerca de 1,5 a 2 cm abaixo da fossa olfatória. A incisão estende-se anteriormente, aproximadamente até a borda anterior da concha média, em direção ao dorso nasal. Um retalho de mucosa é criado descolando a mucosa imediatamente acima (retalho olfatório) e imediatamente abaixo (retalho de resgate) da incisão, de maneira subperiosteal. Isso garante a manutenção das fibras olfatórias superiormente, e inferiormente

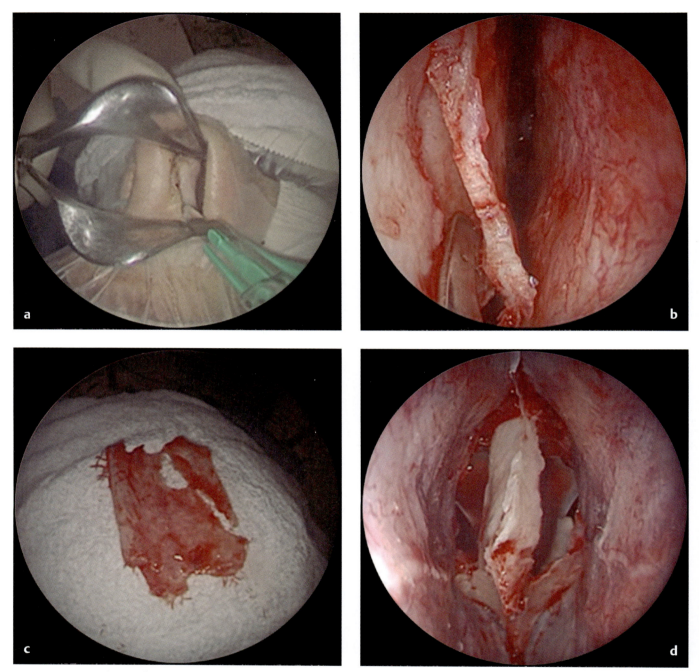

Fig. 29-5. Passos cirúrgicos do acesso transeptal. (**a**) Incisão na mucosa septal. (**b**) Descolamento da mucosa septal no plano subpericondral/subperiostial. (**c**) Remoção e preservação da lâmina perpendicular do etmoide. (**d**) Exposição do rostro do esfenoide.

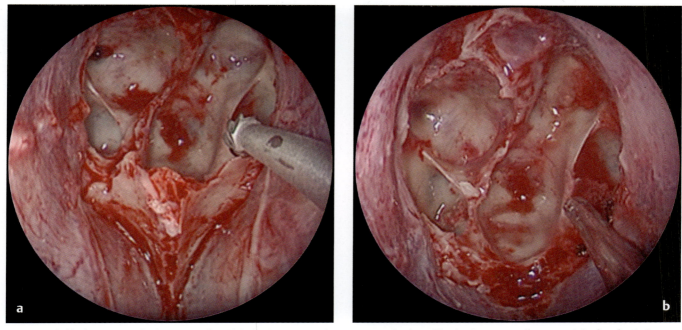

Fig. 29-6. (a,b) Abertura ampla dos seios esfenoidais direito e esquerdo, com remoção das saliências ósseas e melhor exposição da sela túrcica.

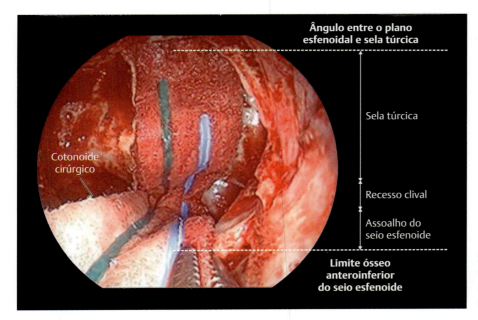

Fig. 29-7. Representação da mensuração do tamanho do retalho nasosseptal a ser confeccionado, utilizando um cotonoide neurocirúrgico.

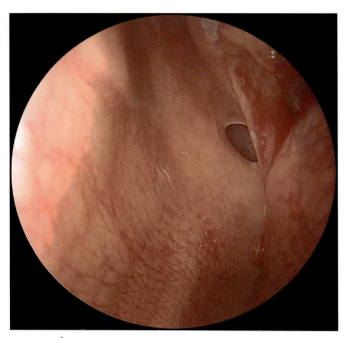

Fig. 29-8. Óstio esfenoidal esquerdo

a preservação do pedículo de resgate, com base na artéria septal posterior.

Os itens **Encontrando o Óstio Natural do Esfenoide e Preservação da Mucosa Olfatória Septal e Manutenção do pedículo arterial** devem ser realizados da mesma maneira no lado contralateral (Fig. 29-9).

Passo 5: Identificação da Anatomia do Esfenoide e seus Limites

Esta etapa deve ser minuciosamente estudada no planejamento pré-operatório, para ser transposta para o intraoperatório (Fig. 29-10).

O seio esfenoide é dividido por um septo interesfenoidal paramediano em duas cavidades assimétricas. Estas ainda são cruzadas por septos intraesfenoidais muito variáveis e geralmente incompletos (Fig. 29-11a). A sela túrcica é ladeada pela parede medial do seio cavernoso, pelo sifão/segmento horizontal da artéria carótida cavernosa e superolateralmente pelos canais ópticos. Entre os canais ópticos podemos visualizar (quando o pilar óptico é aerado) o recesso óptico-carotídeo lateral e, superomedialmente ao sifão, o recesso óptico-carotídeo medial onde frequentemente encontramos a origem da artéria oftálmica (Fig. 29-11b). O limite superior da sela é a impressão óptica, correspondente extracraniano ao sulco óptico e ao tubérculo da sela. Já no seu limite inferior está o recesso do clivo. Este é ladeado pelo segmento vertical das artérias carótidas cavernosas.

> **DICA:**
> Atenção com células de Onodi e os septos intra e intersinusal que, frequentemente, dirigem-se às carótidas. Mantendo a linha mediana entre a quilha do rostro esfenoidal e a base do crânio, é possível esculpir a sela túrcica mesmo nos seios conchais (Fig. 29-12).

Passo 6: Abertura Selar

Brocamos o assoalho ósseo anterior da sela (broca diamantada 2 mm), primeiramente nivelando-o e retirando proeminências ósseas. Abrimos na sua porção central, descolamos a dura com dissector semicurvo e, com a pinça Kerrison (3 mm, 45°), ampliamos radialmente até os limites mediais das carótidas, o tubérculo da sela e o assoalho (Fig. 29-13).

> **DICA:**
> A exposição da dura-máter sobre os seios cavernosos facilita a sua tração lateral. A exposição superior permite a identificação do diafragma selar. O doppler intraoperatório com transdutor de 10 MHz é muito útil para verificar a posição dos seios cavernosos, das carótidas e a origem das artérias oftálmicas.

Passo 7: Abertura da Dura

Realizamos a abertura retangular entre os seios cavernosos e os seios intercavernosos superior e inferior com lâmina de bisturi após rechecagem com o *Doppler*. Nos microadenomas, a abertura em "U" com a base no seio intercavernoso superior geralmente é suficiente, protege o diafragma e facilita a reconstrução.

> **DICA:**
> Para os microadenomas, a lâmina 11 é inadequada e utilizamos minilâminas de bisturi (Fig. 29-14). É aconselhável palpar o espaço intradural com dissector caso seja necessário maximizar a abertura com microtesoura angulada.
>
> O sangramento proveniente do seio cavernoso é controlado efetivamente com a injeção de hemostático de contato comprimido sob cotonoide. Não indicamos a coagulação pré-incisional da dura, pois acarreta sua retração. Preferimos controlar pontualmente o eventual sangramento dural por pequenas artérias capsulares de McConnell.

Passo 8: Ressecção Tumoral

Para microadenomas, realizamos a ressecção *en bloc* extracapsular. Dissecamos a interface de sua pseudocápsula com a hipófise anterior. Preservamos também a neuro-hipófise que, nesses tumores, permanece em sua posição posterior e tem uma coloração mais amarelada, gomosa e firme. Ao final, reposicionamos a dura-máter (Fig. 29-15).

> **DICA:**
> Nos tumores funcionantes, especialmente na doença de Cushing, podemos optar pela hemi-hipofisectomia.

Para macroadenomas, utilizamos a incisão dural quadrangular (Fig. 29-16). Iniciamos a ressecção do tumor pela citorredução da sua porção central inferior estendendo-a posteriormente até encontrar a neuro-hipófise, ou a dura do dorso da sela. Procedemos então à dissecção intradural lateral tendo como limite o anel carotídeo e ressecando o tumor em contato ou invadindo o seio cavernoso. A partir do limite posterior já identificado, procedemos superoposteriormente, protegendo a neuro-hipófise em uma manobra retrógrada posteroante-

CAPÍTULO 29 • ACESSO À HIPÓFISE 241

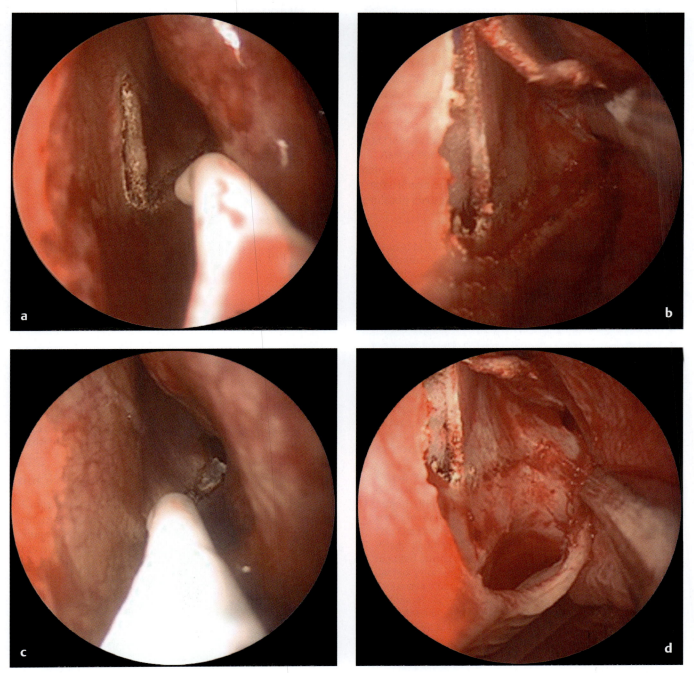

Fig. 29-9. (**a-c**) Confecção de retalho olfatório. (**d**) Retalho de resgate.

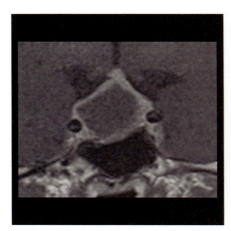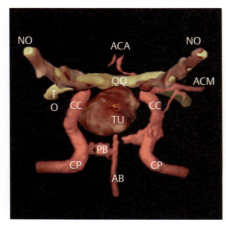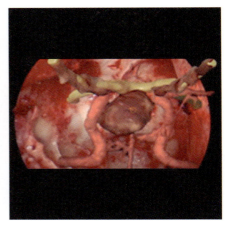

Fig. 29-10. Estudo anatômico pré-operatório de um tumor de hipófise avaliando suas relações como nervo óptico (NO), quiasma óptico (QO), artéria cerebral anterior (ACA), artéria cerebral média (ACM), artéria carótida cavernosa (CC), artéria carótida petrosa (CP), artéria basilar (AB) e plexo basilar (PB).

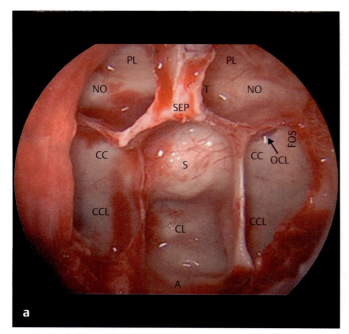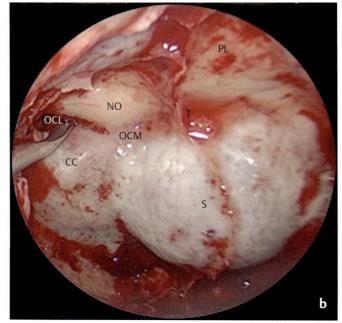

Fig. 29-11. (a,b) Visão endoscópica intraoperatória do seio esfenoidal, com identificação da sela túrcica (S), tubérculo da sela (T), plano esfenoidal (PL), clivo (CL), assoalho do esfenoide (A), artéria carótida cavernosa (CC), artéria carótida paraclival (CCL), nervo óptico (NO), septo interesfenoidal (SEP), fissura orbitária superior (FOS), recesso óptico carotídeo lateral (OCL) e recesso óptico-carotídeo medial (OCM).

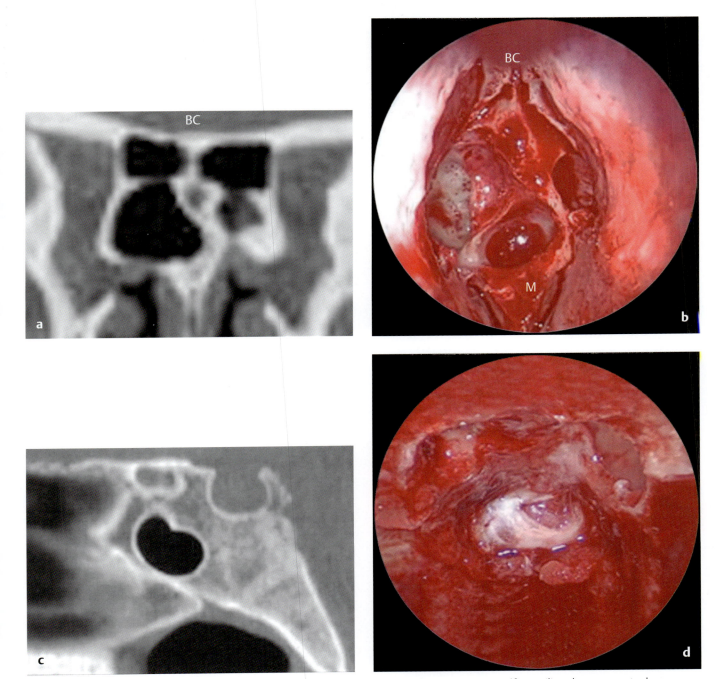

Fig. 29-12. (a,b) Exposição intraoperatória do esfenoide tipo conchal, com correspondente corte tomográfico, utilizando como ponto de referência a quilha do seio esfenoide, que demarca a linha média (M) anteriormente, tendo como limite superior a base do crânio (BC). **(c,d)** Sela túrcica esculpida em um seio esfenoidal conchal, com respectiva imagem tomográfica em corte sagital.

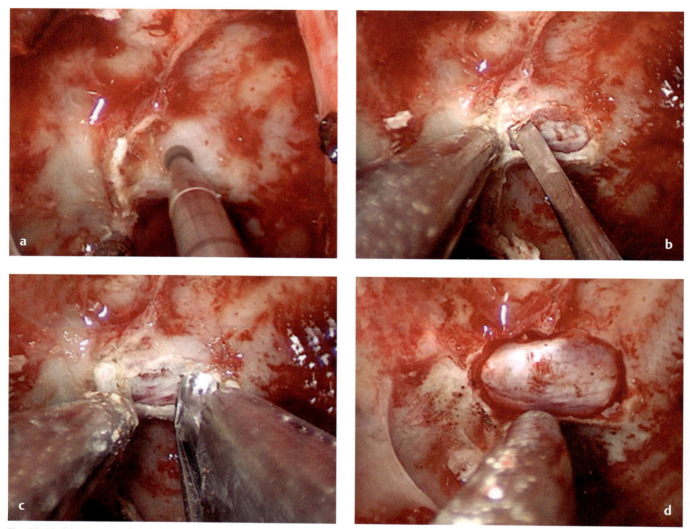

Fig. 29-13. (**a**) Brocagem da sela. (**b**) Descolamento extradural. (**c**) Ampliação radial com Kerrison. (**d**) Sela túrcica exposta.

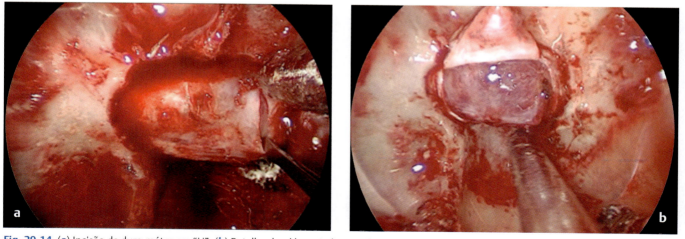

Fig. 29-14. (**a**) Incisão da dura-máter em "U". (**b**) Retalho dural levantado superiormente.

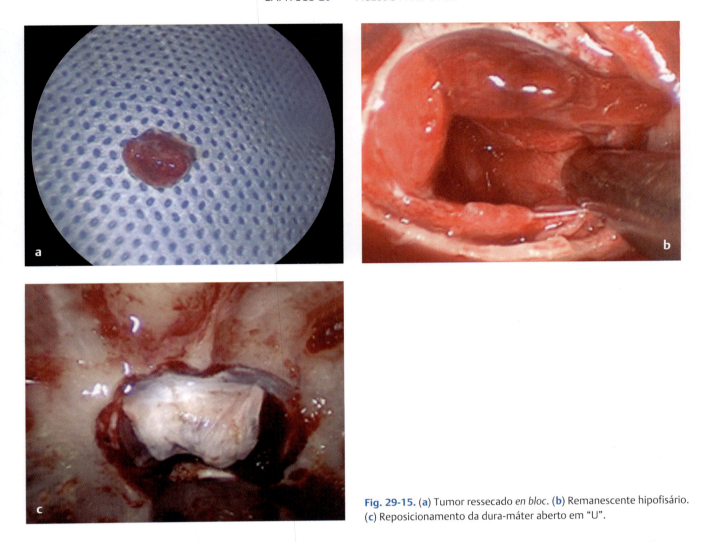

Fig. 29-15. (**a**) Tumor ressecado *en bloc*. (**b**) Remanescente hipofisário. (**c**) Reposicionamento da dura-máter aberto em "U".

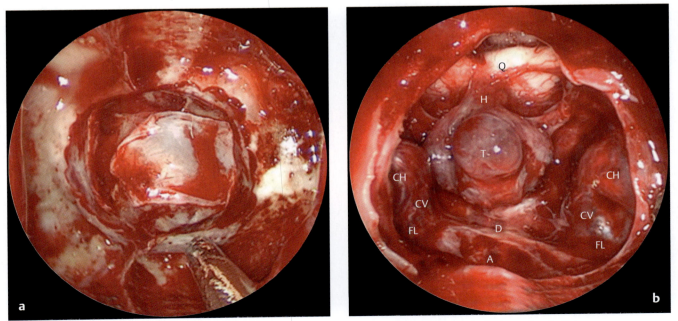

Fig. 29-16. (**a**) Abertura quadrangular da dura-máter. (**b**) Estágio final da ressecção. A: assoalho da sela; D: dorso da sela; T: tumor a ser removido; H: haste hipofisária; Q: quiasma óptico; CV: carótida cavernosa vertical; CH: carótida cavernosa horizontal; FL: forame lácero.

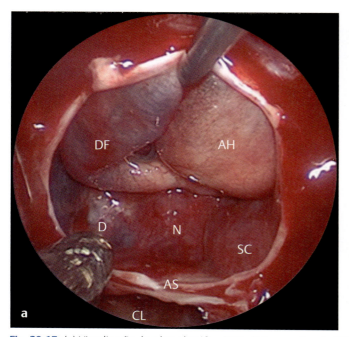 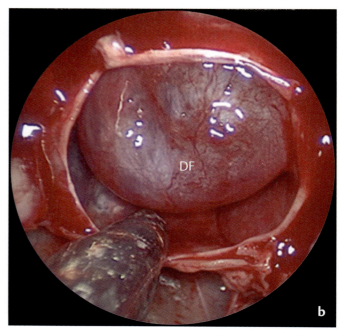

Fig. 29-17. (**a**) Visualização da adeno-hipófise (AH), diafragma da sela (DF), neuro-hipófise (N), dorso da sela (D), parede medial do seio cavernoso (SC), assoalho selar (AS), clivo (CL). (**b**) Descenso completo do diafragma selar.

rior. Deixamos por último a ressecção da porção mais anterossuperior para evitar o descenso e extrusão precoce do diafragma da sela que pode obstruir toda a visão posterior (Fig. 29-17). Se ele não ocorrer é necessário inspecionar as bordas da ressecção e recessos próximos à haste hipofisária que por vezes se formam no meio de um diafragma redundante.

> **DICA:**
> A manobra de Valsalva é útil na extrusão dos bolsões tumorais mais longínquos.[18]

Passo 9: Acesso ao Quiasma

Se necessário, procedemos à coagulação e secção mediana do seio intercavernoso superior utilizando-se o dissector de tungstênio angulado 45° em baixa energia (4 a 6 Watts) ou, com maior adequação, a coagulação bipolar (Fig. 29-18).

> **DICA:**
> A coagulação lateral pode provocar dano térmico ao nervo óptico.

Passo 10: Abertura do Tubérculo da Sela e do Plano Esfenoidal

Este passo pode ser necessário nos tumores com crescimento sobre a base anterior do crânio. Dissecamos o tumor das estruturas subaracnoides como artérias hipofisárias superiores, cerebrais anteriores, orbitofrontais, nervos olfatório, óptico e seu quiasma ou mesmo o hipotálamo e o terceiro ventrículo.

Nesses acessos estendidos, a reconstrução com múltiplas camadas é mandatória.

> **DICA:**
> Inserimos a derivação lombar externa logo após a indução da anestesia.[19] Mantemos fechada até o final da cirurgia quando é aberta logo antes das manobras de Valsalva que podem ocorrer na extubação. Ela é mantida por aproximadamente 48 horas com drenagem diária de aproximadamente 1 mL/kg.

Passo 11: Tumores com Invasão do Compartimento Lateral do Seio Cavernoso

Adentramos o seio cavernoso, seguindo o tumor após a ressecção de sua porção selar, quando já identificamos sua consistência em uma estratégia de ressecção de medial para lateral.[20]

> **DICA:**
> Em tumores fibrosos, os riscos de diplopia, dor neuropática e mesmo lesão vascular, dificilmente justificam uma cirurgia agressiva, visto que o tratamento pode ser complementado pela radiocirurgia.

Passo 12: Tipo de Reconstrução da Base do Crânio

Deve ser individualizada, dependendo do grau de fístula liquórica,[21] abertura da aracnoide, extensão da craniectomia, índice de massa corporal e potencial de cicatrização (reoperação, doença de Cushing). Portanto, o planejamento da reconstrução envolve: reposicionamento da dura-máter, substituto dural, enxerto de gordura, fáscia lata, enxerto mucoso e/ou ósseo do septo nasal, retalho nasosseptal, enxerto sintético,

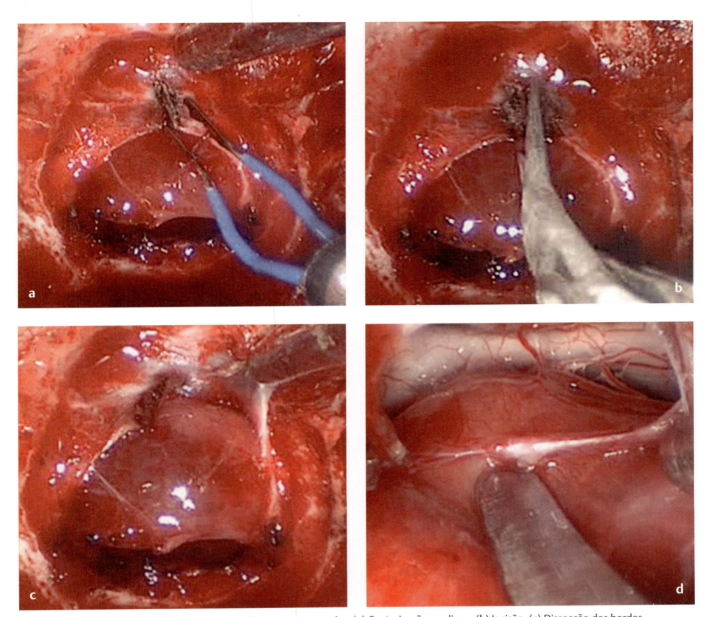

Fig. 29-18. Sequência de passos para acesso ao seio cavernoso superior. (**a**) Cauterização mediana. (**b**) Incisão. (**c**) Dissecção dos bordos. (**d**) Exposição do quiasma e artérias hipofisárias superiores.

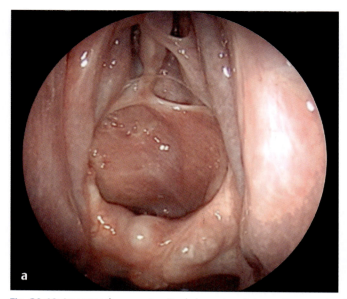 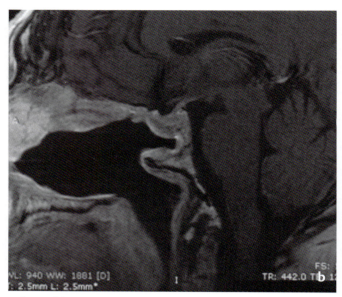

Fig. 29-19. Imagens da reconstrução da base do crânio em 6 meses de pós-cirúrgico. (**a**) Imagem endoscópica. (**b**) Ressonância magnética com contraste evidenciando o retalho nasosseptal.

cola de fibrina ou selante dural. Estes são utilizados em diferentes combinações de acordo com cada caso (Fig. 29-19).

Em linhas gerais, nos pacientes sem fístula ou herniação de diafragma, realizamos apenas a cobertura da glândula com substituto dural. Se ocorrer transudação liquórica na interface entre a glândula residual e a dura-máter na região do tubérculo selar, optamos por fechamento com enxerto livre (concha inferior ou assoalho nasal). Se ocorrer uma fístula de alto débito, com ruptura da aracnoide supraselar ou exposição da cisterna supraselar, optamos por reconstrução com o retalho nasosseptal, podendo-se associar substituto dural, gordura e fáscia lata.

Após a finalização da reconstrução, fixamos o *splint* sobre o septo nasal e tamponamos as cavidades nasais com dedo de luva.

> **DICA:**
> Fixar o tampão anteriormente para evitar seu deslocamento para região posterior.

Passo 13: Pós-Operatório

Entre 24 h a 48 h, retiramos o tamponamento nasal, enquanto o *splint* é removido entre 7 a 10 dias após a cirurgia. Iniciamos a lavagem nasal com soro fisiológico a partir da primeira semana de pós-operatório. Os retornos ambulatoriais no consultório otorrinolaringológico são semanais no primeiro mês de cirurgia. Têm por objetivo remover crostas e sinéquias nasais, monitorar sangramento, infecções nasossinusais e formação de mucocele.

Em adição aos cuidados com a via aérea e a observação quanto à presença de fístula liquórica, o conhecimento sobre a fisiologia do eixo hipotálamo-hipofisário e seus distúrbios hidroeletrolíticos por parte da equipe, que inclui o neuroendocrinologista, é fundamental para o sucesso da cirurgia. Mesmo nos adenomas não funcionantes, os pacientes podem cursar com uma fase poliúrica nas 48 horas iniciais que, quando acompanhada pelo aumento do sódio sérico, configura o *diabetes insipidus*. Já a poliúria com normonatremia é comum nos pacientes acromegálicos, na doença de Cushing ou nos prolactinomas, simplesmente pela reversão da sua retenção hídrica crônica. Nesse período, mantemos o paciente com controle intensivo da diurese (2/2 horas) e do sódio (4/4 ou 6/6 horas colhido pelo cateter de pressão arterial invasiva). O paciente é então observado por mais 24 horas na enfermaria quando, não havendo sinais de complicações pós-operatórias, recebe alta hospitalar. Entretanto, pode ocorrer ainda uma segunda fase com oligúria e hiponatremia relacionadas com a síndrome da secreção inapropriada do hormônio antidiurético (SIADH). Orientamos, preventivamente, a restrição hídrica na primeira semana (1 litro/dia) e o controle ambulatorial diário do sódio do 5º ao 8º PO. Uma rara terceira fase, poliúrica, denuncia provável *diabetes insipidus* permanente.

A atenção ao possível hipocortisolismo agudo (Cushing), a apneia do sono nos acromegálicos e ainda o hipotireoidismo fazem parte desse cenário multidisciplinar.

> **DICA:**
> Monitore rigorosamente o sódio, para prevenir mielinólise.
> A utilização da desmopressina em intervalos regulares nos primeiros dias pode acarretar a hiponatremia iatrogênica, devida à frequente reversão espontânea. Utilizamos, após reavaliação médica, quando sede anormal, poliúria acima de 250 mL/hora e sódio acima de 145 mEq/L.

CONCLUSÃO

O tratamento cirúrgico endoscópico das lesões selares requer treinamento e trabalho em equipe. A constante curva de aprendizado e a aquisição de habilidades e competências são sinérgicas quando ocorre a fusão dos conhecimentos da otorrinolaringologia, neurocirurgia, endocrinologia e radiologia.

O tratamento de pacientes com tumores selares deve ser individualizado, levando em consideração a experiência da equipe envolvida e a tecnologia disponível em cada serviço, sempre buscando técnicas mais efetivas e com menor morbidade.[22]

REFERÊNCIAS BIBLIOGRÁFICAS

1. Batra PS, Lee J, Barnett SL, et al. Endoscopic skull base surgery practice patterns: Survey of the North American skull base society. Int Forum Allergy Rhinol. 2013;3(8):659-63.
2. Micko ASG, Wöhrer A, Wolfsberger S, Knosp E. Pituitary macroadenoma. 2015;122:803-11.
3. Binning MJ, Gottfried ON, Osborn AG, Couldwell WT. Rathke cleft cyst intracystic nodule: A characteristic magnetic resonance imaging finding. J Neurosurg. 2005;103(5):837-40.
4. Harary M, Dirisio AC, Dawood HY, et al. J Neurosurg. 2019;131:1142-51.
5. Jankowski R, Auque J, Simon C, et al. Endoscopic pituitary tumor surgery. Laryngoscope. 1992;102(2):198-202.
6. Sethi DS, Pillay PK. Endoscopic management of lesions of the sella turcica. J Laryngol Otol. 1995;109(10):956-62.
7. Jho HD, Carrau RL. Endoscopy assisted transsphenoidal surgery for pituitary adenoma: Technical Note. Acta Neurochir (Wien). 1996;138(12):1416-25.
8. Kassam A, Snyderman CH, Mintz A, et al. Expanded endonasal approach: the rostrocaudal axis. Part I. Crista galli to the sella turcica. Neurosurg Focus. 2005;19(1):1-12.
9. Fujimoto Y, Ramos HF, Mariani PP, et al. Superior turbinectomy: Role for a two-surgeon technique in endoscopic endonasal transsphenoidal surgery—technical note. Neurol Med Chir (Tokyo). 2015;55(4):345-50.
10. Stamm AC, Pignatari S, Vellutini E, et al. A novel approach allowing binostril work to the sphenoid sinus. Otolaryngol – Head Neck Surg. 2008;138(4):531-2.
11. Nyquist GG, Anand VK, Brown S, et al. Middle turbinate preservation in endoscopic transsphenoidal surgery of the anterior skull base. Skull Base. 2010;20(5):343-7.
12. Reisch R, Briner HR, Hickmann AK. How I do it: the mononostril endonasal transethmoidal-paraseptal approach. Acta Neurochir (Wien) [Internet]. 2017;159(3):453-7.
13. Van Lindert EJ, Ingels K, Mylanus E, Grotenhuis JAÉ. Variations of endonasal anatomy: Relevance for the endoscopic endonasal transsphenoidal approach. Acta Neurochir (Wien). 2010;152(6):1015-20.
14. Hong SD, Nam DH, Kong DS, et al. Endoscopic modified transseptal transsphenoidal approach for maximal preservation of sinonasal quality of life and olfaction. World Neurosurg. 2016; 87:162-9.
15. Kuan EC, Yoo F, Chyu J, et al. Treatment outcomes of Rathke's cleft cysts managed with marsupialization. J Neurol Surgery, Part B Skull Base. 2017;78(2):112-5.
16. De Notaris M, Prats-Galino A, Enseñat J, et al. Quantitative analysis of progressive removal of nasal structures during endoscopic suprasellar approach. Laryngoscope. 2014;124(10):2231-7.
17. Garcia HG, Otten M, Pyfer M, et al. Minimizing septectomy for endoscopic transsphenoidal approaches to the sellar and suprasellar regions: A cadaveric morphometric study. J Neurol Surgery, Part B Skull Base. 2016;77(6):479-84.
18. Baker C, Karsy M, Couldwell WT. Resection of pituitary tumor with lateral extension to the temporal fossa: The toothpaste extrusion technique. Cureus. 2019;11(10).
19. Xiaoming X, Zhu Y, Hong Y. Efficacy and safety of intraoperative lumbar drain in endoscopic skull base tumor resection: A meta-analysis. Front Oncol. 2020:1-8.
20. Woodworth GF, Patel KS, Shin B, et al. Surgical outcomes using a medial-to-lateral endonasal endoscopic approach to pituitary adenomas invading the cavernous sinus: Clinical article. J Neurosurg. 2014;120(5):1086-94.
21. Conger A, Zhao F, Wang X, et al. Evolution of the graded repair of CSF leaks and skull base defects in endonasal endoscopic tumor surgery: Trends in repair failure and meningitis rates in 509 patients. J Neurosurg. 2019;130(3):861-75.
22. Benveniste RJ, King WA, Walsh J, et al. Surgery for Rathke cleft cysts: Technical considerations and outcomes. J Neurosurg. 2004;101(4):577-84.

RETALHO NASOSSEPTAL

CAPÍTULO 30

Rodrigo de Paula Santos ▪ Érika Cabernite Marchetti

INTRODUÇÃO

Nas últimas décadas, houve um avanço importante das cirurgias endoscópicas endonasais da base do crânio, permitindo acessos expandidos com ressecções de lesões cada vez mais complexas por esta via. Os principais fatores responsáveis foram a melhora da experiência dos cirurgiões, das tecnologias e a descrição de novas técnicas de reconstrução do defeito dural.[1-4]

O risco de complicações, como fístula liquórica, meningite, abscesso cerebral e pneumocéfalo, faz da reconstrução da base do crânio um dos mais desafiadores e importantes passos desses procedimentos cirúrgicos.[1,2] Com o uso da técnica de múltiplas camadas, as equipes cirúrgicas podem utilizar diferentes tipos de materiais não biológicos e biológicos (enxertos livres e retalhos vascularizados) para o isolamento da cavidade intracraniana da nasossinusal.[2,5,6] Para isso, já no planejamento cirúrgico, deve-se levar em consideração alguns fatores: localização e extensão tumoral, fatores de risco do paciente para aumento da pressão intracraniana (principalmente hipertensão intracraniana idiopática e obesidade) e também a programação de tratamentos adjuvantes no pós-operatório que coloquem em risco a integridade dos materiais utilizados.[5]

O uso de retalhos vascularizados para a reconstrução da base do crânio diminuiu drasticamente as taxas de fístula liquórica no pós-operatório quando comparados com os enxertos livres, melhorando significativamente a morbimortalidade do procedimento.[1-4] Nos pequenos defeitos (< 1 cm) da base anterior do crânio, o índice de sucesso do fechamento é acima de 90% mesmo com o uso de enxertos livres, portanto seu uso não é imprescindível.[1] Já nos defeitos maiores e em regiões de maior pressão liquórica, como na fossa posterior, seu uso se faz necessário.[1,5]

Existe a possibilidade de confecção de retalhos vascularizados regionais, como o galeal, pericranial e temporoparietal. Porém, nos acessos endoscópicos endonasais, sua confecção requer uma abordagem externa separada, adicionando morbidade ao procedimento.[2,5,6] Por esse motivo, quando possível, os retalhos intranasais (nasosseptal, concha média, concha inferior e parede lateral) são preferenciais. Vale ressaltar que, em casos selecionados, as técnicas podem ser utilizadas de forma combinada.

Em 2006, Haddad *et al.* descreveram o retalho nasosseptal que passou a ser o método de escolha para a reconstrução da grande maioria das abordagens endoscópicas endonasais da base do crânio. Trata-se de um retalho de mucopericôndrio e mucoperiósteo do septo nasal, pediculado na artéria septal posterior, ramo da artéria esfenopalatina, que é ramo terminal da artéria maxilar. Sua rica vascularização permite a cicatrização mais rápida com menor chance de migração do retalho.[4]

Apresenta fácil execução com ampla área de cobertura, recobrindo a maioria dos defeitos da base anterior do crânio, desde a parede posterior do seio frontal até a sela túrcica, de órbita a órbita lateralmente, e posteriormente até a região do *clivus*.[4] Pode ainda variar seu comprimento e largura conforme a ampliação de seu descolamento e incisões, e assim se ajustar conforme o tamanho e localização do defeito ósseo.[3] Há a possibilidade de confeccioná-lo no início (de saída) ou no final (de resgate) da cirurgia.[3] Na primeira opção, é possível ter um retalho de maior extensão, já que, nestes casos, a septotomia posterior necessária na maioria dos acessos ainda não foi realizada.

TÉCNICA CIRÚRGICA PASSO A PASSO (VÍDEOS 30-1 E 30-2)

Preparação da Cavidade Nasal

O procedimento é iniciado com a colocação de algodões com vasoconstritor (oximetazolina ou adrenalina) na cavidade nasal. As conchas nasais médias e inferiores são lateralizadas para melhor visualização do septo nasal desde a lâmina cribriforme até o assoalho nasal. Após isto, é realizada a infiltração da mucosa septal com solução de anestésico e vasoconstritor (diluição 1:100.000/1:200.000).[4]

Incisões

Com auxílio do eletrocautério as incisões são demarcadas. São realizadas duas incisões horizontais paralelas seguindo o plano sagital do septo nasal. Uma delas é sobre a crista da maxila e a outra 1 a 2 cm abaixo da região mais alta do septo, preservando o epitélio olfatório (Fig. 30-1). As incisões horizontais são unidas anteriormente por uma incisão vertical (Fig. 30-2) na mucosa septal. Esta pode ser estendida até a transição da pele do vestíbulo nasal, aumentando assim seu comprimento (maior extensão anteroposterior).[4]

Na região posterior do septo nasal, a incisão horizontal superior é estendida lateralmente e com inclinação inferior, ao longo da parede anterior do seio esfenoidal no nível de seu óstio natural, até a região mais lateral do arco coanal, próximo ao forame esfenopalatino (Fig. 30-3).[4]

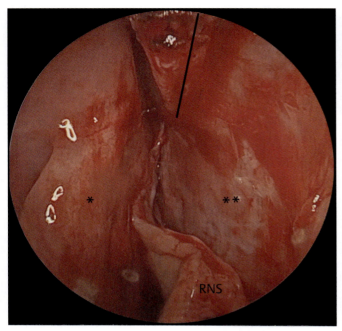

Fig. 30-1. Imagem intraoperatória da fossa nasal direita. Representação da incisão horizontal superior (linha preta) com preservação da porção superior da mucosa do septo nasal (**). Concha média (*) e retalho nasosseptal (RNS).

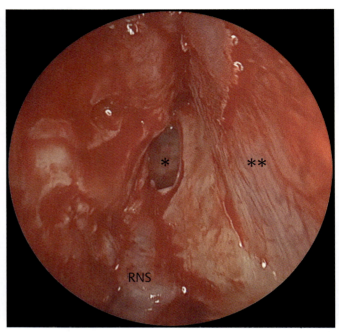

Fig. 30-3. Imagem intraoperatória da fossa nasal direita. Retalho nasosseptal (RNS) já confeccionado e protegido na rinofaringe. Óstio do seio esfenoidal (*) e septo nasal (**).

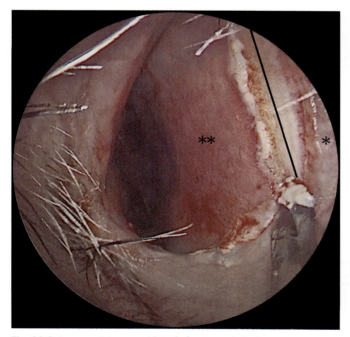

Fig. 30-2. Imagem intraoperatória da fossa nasal direita. Representação da incisão vertical anterior (linha preta) na transição da mucosa com a pele do vestíbulo nasal (*) e septo nasal (**).

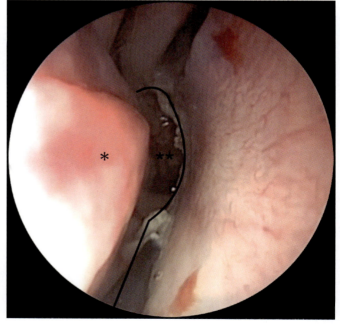

Fig. 30-4. Imagem intraoperatória da fossa nasal direita. Representação da incisão horizontal inferior (linha preta) na margem do arco coanal e longitudinalmente no assoalho nasal. Concha inferior (*) e coana (**).

A incisão horizontal inferior (Fig. 30-4) é iniciada ao longo da margem livre do septo nasal posterior, lateralmente ao longo do arco coanal, abaixo do assoalho do seio esfenoidal. Na transição com o palato duro, continua pelo assoalho nasal, paralelamente ao septo nasal. Quando necessário, pode ser estendida por todo o meato nasal inferior até a inserção da concha inferior, aumentando assim a largura do retalho (maior extensão laterolateral).[4]

A lateralização das incisões horizontais até próximo ao forame esfenopalatino permite a individualização do pedículo neurovascular e garante uma rotação mais ampla e a cobertura adequada do defeito dural.[3]

Descolamento

O descolamento mucopericondral e mucoperiosteal de toda a mucosa septal é então realizado de anterior para posterior com auxílio de um descolador de Cottle ou aspirador descolador de septo nasal. As incisões septais podem ser completadas com auxílio de tesoura ou instrumentos cortantes se necessário. A elevação do retalho na região da parede anterior do seio esfenoidal é realizada com o cuidado de se preservar seu pedículo neurovascular.[4]

É interessante que se complete todas as incisões do retalho antes de sua elevação, o que facilita a manutenção de sua integridade.[4]

Posicionamento do Retalho

Uma vez confeccionado, o retalho é colocado na rinofaringe para sua proteção durante o procedimento cirúrgico. Alternativamente, pode ser armazenado dentro do seio maxilar, após antrostomia média, para não atrapalhar acessos como os da fossa posterior.[3]

O correto posicionamento do retalho é vital para se obter um adequado fechamento do defeito da base do crânio, e assim evitar complicações como fístula liquórica e meningite.[3]

A superfície óssea adjacente ao defeito dural deve ser drilada com o uso de broca diamantada, removendo completamente suas irregularidades. Toda a mucosa também é retirada, de forma que o retalho fique em contato direto com o osso sem que ocorra espaço morto entre eles (Fig. 30-5).[3]

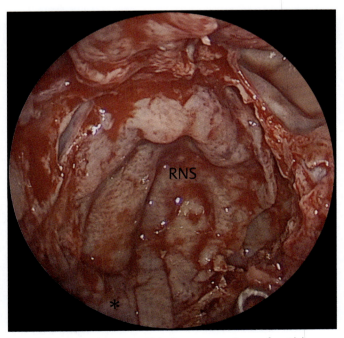

Fig. 30-5. Imagem intraoperatória de um acesso transesfenoidal. Retalho nasosseptal (RNS) posicionado sobre o defeito ósseo. Porção proximal do retalho nasosseptal (*).

Tamponamento

Seguindo a técnica de fechamento em múltiplas camadas, materiais absorvíveis e não absorvíveis podem ser colocados para finalizar a reconstrução. O uso de selante biológico não altera o sucesso do fechamento cirúrgico, porém, assim como os tampões nasais, auxiliam na manutenção do adequado posicionamento do retalho.[7]

Os hemostáticos são geralmente utilizados antes dos tampões nasais e evitam a adesão deles ao retalho. Por último são colocados os tampões nasais com o intuito de manter todas as camadas em posição e para que haja pressão homogênea sobre elas.[2,4,8] Os mais utilizados são o tampão de rayon e o balão da sonda *foley* (em geral número 14 ou 16 em adultos).

Cuidados Pós-Operatórios

Os cuidados pós-operatórios, listados no Quadro 30-1, são os mesmos de qualquer cirurgia endoscópica endonasal da base do crânio e estes visam à prevenção de complicações e à preservação da função das cavidades anatômicas abordadas.

Com o intuito de evitar o aumento da pressão intracraniana, o paciente é orientado a não realizar esforço físico, evitar assoar o nariz, espirrar de boca aberta e consumir dieta laxativa.[4,8]

A antibioticoterapia profilática é mantida até a remoção dos tampões nasais. Este período varia em média de 3 a 5 dias, a depender da extensão e localização do defeito dural e de fatores de risco para aumento da pressão intracraniana inerentes do próprio paciente.[2,4,8]

Em casos selecionados, como os revisionais ou de fístulas liquóricas de alto débito (como, por exemplo, quando há abertura de cisternas ou ventrículos), a drenagem lombar externa pode ser realizada para diminuir a pressão liquórica e facilitar a aderência do retalho no leito cirúrgico.[2,4,8]

A lavagem nasal com solução salina é iniciada no pós-operatório imediato e mantida até a epitelização completa da mucosa nasal, que ocorre em média entre 6 e 12 semanas (Vídeo 30-3).[4,8]

Durante o acompanhamento, é realizada periodicamente a limpeza da cavidade nasal com a remoção de crostas e lise de sinéquias em formação. Vale ressaltar que o debridamento da superfície do retalho deve ser evitado pelo potencial risco de ruptura do mesmo.[2,4,8]

COMPLICAÇÕES

As principais complicações do procedimento são encontradas no Quadro 30-2.

Quadro 30-1. Cuidados Pós-Operatórios

- Medidas para evitar aumento da pressão intracraniana
- Uso de antibioticoterapia profilática
- Drenagem lombar externa em casos selecionados
- Remoção dos tampões nasais após 3 a 5 dias do procedimento
- Lavagem nasal com solução salina
- Limpeza periódica da cavidade nasal em consultório
- Evitar debridamento na superfície do retalho

Quadro 30-2. Complicações

- Sangramento nasal
- Sinéquia nasal
- Alteração do olfato
- Não aderência do retalho
- Necrose do retalho
- Mucocele

O sangramento nasal ocorre em geral do pedículo neurovascular, proveniente de ramos da artéria septal posterior, ou do remanescente da mucosa septal. Este primeiro, geralmente de maior volume e intermitente, com frequência acarreta em cirurgia revisional para cauterização do vaso sangrante. Para se evitar esta complicação, o aspirador cautério monopolar ou o cautério bipolar e materiais hemostáticos auxiliam na revisão no intraoperatório.[8]

A formação de crostas e sinéquias nasais podem ser facilmente evitadas se os cuidados pós-operatórios forem seguidos. Por isso, é importante ressaltar o papel da lavagem nasal com solução salina e o acompanhamento com debridamento em consultório.[8]

A diminuição do olfato após as cirurgias endoscópicas endonasais da base do crânio ainda apresenta dados conflitantes na literatura, porém os últimos estudos demonstraram que geralmente esta ocorre de forma transitória no primeiro mês após a cirurgia e tende a se normalizar entre o terceiro e sexto mês.[9]

A necrose do retalho (Fig. 30-6) é bastante rara e tem relação com o comprometimento do pedículo neurovascular, devido à manipulação excessiva do mesmo e por cirurgias intranasais prévias.[10] Para diminuir este risco, é importante evitar que o pedículo neurovascular fique torcido por longos períodos.[3] Vale ressaltar que nos acessos transpterigóideos é importante realizar o retalho do lado contralateral, já que o suprimento vascular será comprometido durante o procedimento.[3]

Para diminuir o risco de não aderência do retalho, deve-se realizar a exposição adequada do osso adjacente ao defeito dural por meio da remoção da mucosa e da drilagem de irregularidades ósseas. O retalho deve ficar em contato direto com o osso exposto sem gerar espaço morto entre eles. Nos acessos transesfenoidais, a drilagem do assoalho do seio esfenoidal, bem como dos septos intersinusais e intrassinusais, permite melhor acomodação do retalho e facilita sua aderência. O tamponamento nasal, como já mencionado, exerce pressão sobre as camadas do fechamento, mantendo-as em posição até a epitelização do retalho por completo.[2-4]

Outro cuidado é o posicionamento do retalho de modo que a superfície em contato com o osso seja aquela do mucopericôndrio e mucoperiósteo, já que a mucosa respiratória ao produzir secreção dificulta a aderência do retalho e predispõe a formação de mucocele.[3]

REFERÊNCIAS BIBLIOGRÁFICAS

1. Harvey RJ, Parmar P, Sacks R, Zanation AM. Endoscopic skull base reconstruction of large dural defects: a systematic review of published evidence. Laryngoscope. 2012;122(2):452-9.

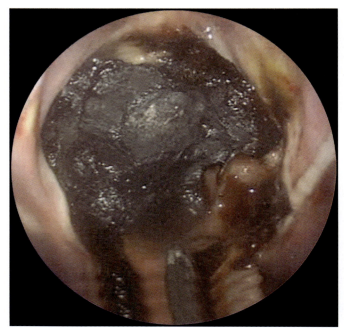

Fig. 30-6. Imagem intraoperatória. Retalho nasosseptal necrosado após 19 dias de pós-operatório de uma ressecção transesfenoidal de craniofaringioma.

2. Kassam AB, Thomas A, Carrau RL, et al. Endoscopic reconstruction of the cranial base using a pedicled nasoseptal flap. Neurosurgery. 2008;63(1):44-52.
3. Dolci RLL, Lessa MM, Sant'Anna GD. Retalho nasosseptal. In: Lavinsky J, Romano FR, Netto ATC. Práticas em cirurgia da base do crânio: Abordagens para base anterior e lateral. Rio de Janeiro: Thieme Revinter Publicações; 2021:13-20.
4. Hadad G, Bassagasteguy L, Carrau RL, et al. A novel reconstructive technique after endoscopic expanded endonasal approaches: vascular pedicle nasoseptal flap. Laryngoscope. 2006;116(10):1882-6.
5. Clavenna MJ, Turner JH, Chandra RK. Pedicled flaps in endoscopic skull base reconstruction: review of current techniques. Curr Opin Otolaryngol Head Neck Surg. 2015;23(1):71-7.
6. Chakravarthi S, Gonen L, Monroy-Sosa A, et al. Endoscopic endonasal reconstructive methods to the anterior skull base. Semin Plast Surg. 2017;31(4):203-13.
7. Ganesh PB, Basavarajaiah BM, Rudrappa BA, Kasaragod SK. Cerebrospinal fluid rhinorrhoea: does fibrin glue change the surgical outcome? J Laryngol Otol. 2020;134(7):582-5.
8. Ramakrishnan VR, Waziri A. Postoperative care following skull base reconstruction. Adv Otorhinolaryngol. 2013;74:138-47.
9. Carvalho ACM, Dolci RLL, Rickli JCK, et al. Evaluation of olfactory function in patients undergoing endoscopic skull base surgery with nasoseptal flap. Braz J Otorhinolaryngol. 2020;27:S1808-8694(20)30052-5.
10. Chabot JD, Patel CR, Hughes MA, et al. Nasoseptal flap necrosis: a rare complication of endoscopic endonasal surgery. J Neurosurg. 2018;128(5):1463-72.

CORREÇÃO CIRÚRGICA DA FÍSTULA LIQUÓRICA ETMOIDAL

CAPÍTULO 31

Roberto Eustáquio Santos Guimarães ▪ Giancarlo Bonotto Cherobin

INTRODUÇÃO

O osso etmoidal de acordo com a teoria EVO-DEVO (Evolução e Desenvolvimento do Nariz e Base do Crânio) é considerado como nariz olfatório. Esta teoria divide o nariz em três constituintes: nariz olfatório, nariz respiratório e seios paranasais (maxilares, frontais e esfenoidais). Dentro dessa teoria, as cavidades etmoidais não seriam consideradas seio paranasal, mas sim uma proteção ao órgão olfatório. A fenda olfatória é revestida por tecido olfatório bem diferenciado, que se estende da área cribriforme por 1,5 cm em direção caudal tanto na concha média, quanto no septo nasal. O restante do osso etmoidal, constituído pelo complexo de células etmoidais, conchas médias, superiores e as vezes supremas, bem como processos uncinados, é revestido por mucosa olfatória vestigial, de onde se origina a polipose nasal.[1-3]

A fístula liquórica nasal (FLN) decorre de uma comunicação entre o espaço subaracnóideo e os seios paranasais ou cavidade nasal, devida a uma abertura na aracnoide, dura-máter, estrutura óssea e mucosa. Levando à saída de liquor pela cavidade nasal, rinoliquorreia, a qual tem aspecto de água de rocha e geralmente é unilateral. A comunicação entre o espaço subaracnóideo e o meio externo é um facilitador para infecções como a meningite, o que demanda o diagnóstico e tratamento precoce das fístulas liquóricas nasossinusais.[4]

Neste capítulo serão abordadas as FLN de origem etmoidal, exceto as produzidas intencionalmente para grandes acessos cirúrgicos ao endocrânio.

ETIOLOGIA

Em nossa rotina, utilizamos o fluxograma mostrado na Figura 31-1 para classificar a etiologia da FLN e definir a conduta.

As FLNs são frequentemente de origem traumática, podendo ser iatrogênicas ou acidentais, não apresentando dificuldades de diagnóstico quando recentes e relacionadas com o trauma. No caso de trauma antigo, surgindo às vezes anos após o trauma, o diagnóstico depende de uma boa anamnese, devendo-se estar atento à possibilidade de fístula liquórica nasal oculta, ou seja, sem rinoliquorreia evidente. Tal situação deve ser presumida quando o paciente apresentar histórico de vários casos de meningite, habitualmente pneumocócica.[4]

As fístulas não traumáticas, também chamadas espontâneas, podem ser classificadas como primárias (idiopática) ou secundárias. Geralmente, os indivíduos acometidos por fístula espontânea primária são mulheres, na quarta ou quinta década de vida, com índice de massa corporal (IMC) elevado.

Enquanto os episódios de meningite são mais raros do que nos casos traumáticos ou secundários, a recorrência da fístula, seja por falha terapêutica ou surgimento de uma nova fístula em um sítio diferente, é mais comum nos casos de fístula espontânea primária.[5]

DIAGNÓSTICO

Etiológico

Diante de um corrimento nasal claro como água de rocha, principalmente se unilateral, interessa evidenciar na história clínica do paciente alguns fatores que podem colaborar para o diagnóstico etiológico de uma possível FLN, sobretudo relato de traumatismo craniano recente ou tardio bem como realização com cirurgia de base do crânio ou cirurgia microendoscópica nasal. Pode haver história pregressa de meningite ou meningites de repetição. As fístulas liquóricas podem ser de alto ou baixo débitos, ou mesmo sem rinoliquorreia (inativas ou oculta) no momento da avaliação.

Existindo corrimento nasal aquoso unilateral, deve-se realizar dosagem de glicose no líquido nasal, que deve ser coletado em frasco estéril (frasco coletor de urina) em quantidade de aproximadamente 1,5 mL, e enviado o mais rápido possível a um laboratório para análise e dosagem de glicose, cujo valor igual ou superior a 30 mg/dL (pacientes com glicemia normal) caracteriza a amostra como liquor. O uso da glicofita para aferir glicose no líquido nasal deve ser evitado em razão da baixa especificidade do teste.[6]

Raramente, encontra-se a pseudofístula, que decorre de uma predominância das fibras parassimpáticas secundárias à lesão das fibras simpáticas, por traumatismo cirúrgico ou acidental. Nesses casos, observa-se rinorreia, que pode ser abundante, permitindo a coleta de líquido necessária para a dosagem da glicose. No entanto, nesses casos, o nível de glicose é inferior a 20 mg/dL.[7]

O padrão ouro para detecção de liquor na cavidade do nariz é a pesquisa de β2 transferrina ou β-traço proteína devida à alta especificidade e mínima quantidade de líquido necessária para sua detecção. Infelizmente, esses exames não estão disponíveis na maioria dos serviços.

Em casos difíceis de verificar a presença de liquor diante de uma suspeita de FLN, outras medidas podem ser necessárias e entre estas pode se utilizar a fluoresceína intratecal. A injeção de fluoresceína intratecal permite fazer o diagnóstico de fístula por meio da identificação do corante na cavidade do nariz com endoscópio. É fundamental observar que a

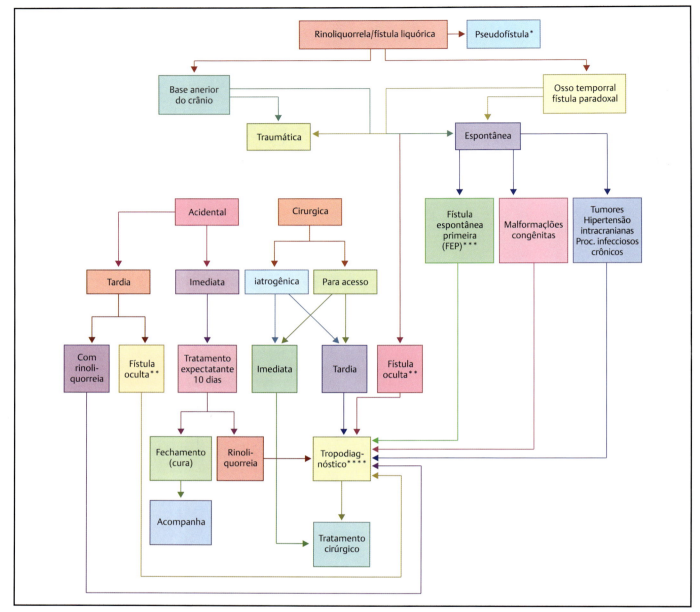

Fig. 31-1. Fluxograma para classificação das FLN quanto a etiologia e determinação de sua conduta.
*Pseudofístula é uma afecção rara que pode ser confundida com rinoliquorreia. Ocorre quando há lesão de fibras simpáticas e predomínio parassimpático, geralmente após cirurgia ou trauma nasal. A dosagem de glicose nesta secreção nasal, bem como a β2 transferrina são negativas. Brometo de ipatrópio em *spray* nasal (Atrovent), como tratamento de prova, por uma semana, pode ser tentado nos casos de dúvida. O desaparecimento da rinorreia fala a favor de pseudofístula.
** Fístula oculta deve ser pensada nos casos de meningite de repetição, mesmo sem aparente rinoliquorreia. Passados de trauma de crânio e/ou facial podem ser frequentemente encontrados. Muitas vezes, ao se realizar o topodiagnóstico verificam-se pequenas malformações congênitas, como, por exemplo, pequenas meningoceles da base anterior do crânio e malformações do osso temporal (fístula paradoxal).
*** Fístula espontânea primária, na grande maioria dos casos, ocorre em mulheres, na faixa etária de 40 e 50 anos, muitas vezes de baixa estatura e com índice de massa corporal elevado. Nestas pacientes, a possibilidade de recidiva cirúrgica ou formação de nova fístula, em local e lado diferentes da intervenção previamente realizada, é frequente quando comparada a cirurgias de fístula devida a outras etiologias. Por outro lado, a taxa de meningite neste grupo de pacientes é menor. Não há relato de FEP do osso temporal.
**** Topodiagnóstico é realizado utilizando a associação da tomografia computadorizada de alta resolução com a ressonância magnética ponderada em T2.
Observação: Todos os pacientes com possibilidade de ser enquadrados neste fluxograma devem, como medida imediata, ser encaminhados para vacinação antipneumocócica.

fluoresceína utilizada por via intratecal deve ser em solução estéril e recomendada para uso endovenoso. A concentração deve ser de 5%, na quantidade de 0,5 mL a no máximo 1 mL). Nesta concentração e dosagem, a possibilidade de complicação é praticamente nula, não sendo descrita na literatura.[8] (ATENÇÃO: nunca use solução tópica oftalmológica para injeção intratecal). Quando ocorrem, as complicações pelo uso de fluoresceína intratecal geralmente são decorrentes de solução ou concentração inadequada, ou volume elevado.

A fluoresceína diluída em água destilada (solução hipodensa) permite que o paciente seja colocado imediatamente em posição cirúrgica. A posição de cabeceira elevada potencializa a subida da fluoresceína para sua chegada às cisternas cerebrais. Assim o corante leva poucos minutos para alcançar a cavidade do nariz, o que permite a detecção rápida da fístula. Utilizamos solução hipodensa de fluoresceína intratecal constituída pela diluição de 0,5 mL de fluoresceína a 5% diluída em 9,5 mL de água destilada, o que corresponde a 2,5 mg/mL. Esta dosagem com baixa concentração permite boa visualização e não se associa a complicações.[8] Já na técnica convencional torna-se necessário colocar o paciente em posição de Trendelenburg e o tempo de espera até a chegada do corante na cavidade do nariz é de horas, além do desconforto relacionado com o posicionamento dos pacientes. Para o preparado da solução hiperdensa, dilui-se 1 mL de fluoresceína a 5% em 10 mL de líquido cefalorraquidiano, ou seja, 50 mg/10 mL, injetando-se o volume total se adulto com 50 kg ou mais.

Para paciente com peso inferior a 50 kg, injeta-se 1 mL para cada 10 kg de peso.[10]

Injeção de marcador radiativo intratecal: após injeção, verifica-se presença de marcador radiativo em cotonoides deixados por várias horas na cavidade do nariz. Atualmente é pouco utilizada, mas poderá ser indicada eventualmente em condição especial.

Topográfico

Visando ao diagnóstico topográfico de uma FLN deve-se realizar exame de imagem, sabendo não existir nenhum exame 100% eficaz em definir a topologia da lesão. De maneira geral, utiliza-se tomografia computadorizada (TC) de alta resolução e ressonância nuclear magnética (RNM). Atualmente, é raro o uso da cisternotomografia. Muitas vezes, torna-se necessário mais de um tipo de exame de imagem para melhor elucidação do local exato ou aproximado da FLN, o que é altamente desejável de se conhecer antes da cirurgia endoscópica. A TC de alta resolução e a RNM são os exames de eleição diante de um caso suspeito de FLN na base anterior do crânio. Os dois exames juntos atingem uma acurácia de 96%, sensibilidade de 55% e especificidade de 100%.

A TC destaca-se para a identificação do defeito ósseo. Já a RNM ponderada em T2, sem necessidade de injeção de contraste, é um exame importante para revelar o local da fístula, hérnia de parênquima cerebral no espaço extradural ou meningoceles, mesmo de tamanhos reduzidos (Figs. 31-2 e 31-3).

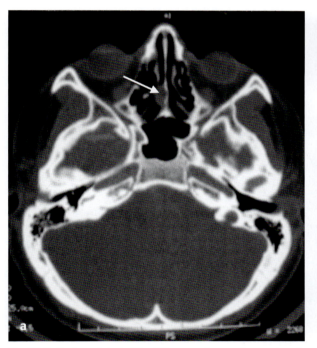
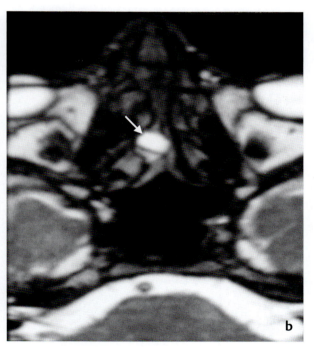

Fig. 31-2. Cortes axiais de TC e RM, respectivamente, mostrando meningocele de fenda olfatória direita.

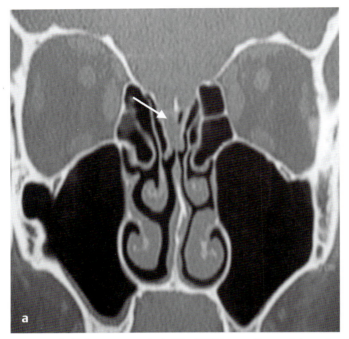 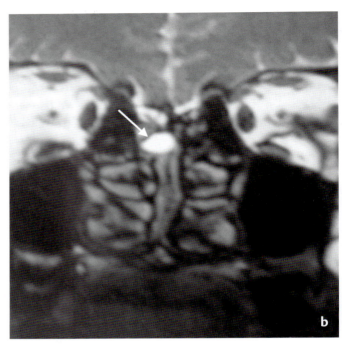

Fig. 31-3. (a,b) Cortes coronais de TC e RNM (respectivamente) mostrando meningocele de fenda olfatória direita.

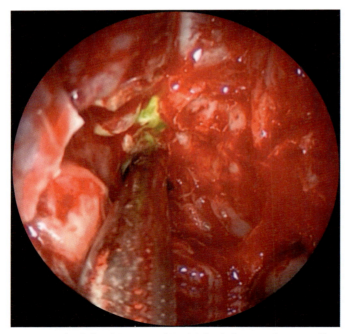

Fig. 31-4. Fístula liquórica traumática. Visão da fluoresceína em orifício na base do crânio após etmoidectomia.

TRATAMENTO

Clínico

Tratamento clínico, ou conservador, das FLN é realizado na fase aguda de fístulas causadas por traumatismos cranioencefálicos acidentais e consiste sobretudo na tentativa de reduzir ou não permitir a elevação da pressão liquórica. São utilizadas medidas posturais (manter o paciente em cabeceira elevada), punção lombar, laxantes intestinais e diuréticos (acetazolamida). O uso de antibióticos profiláticos é controverso.

Nos pacientes com suspeita de FLN ativa ou oculta, ou possibilidade de surgimento de FLN (cirurgias extensas da base do crânio), recomenda-se utilizar de rotina vacina antipneumocócica, uma vez que a infecção do sistema nervoso central (meningite) é a principal complicação que um paciente portador de fístula liquórica pode apresentar, sendo o pneumococo a bactéria mais prevalente desses casos.

Cirúrgico

O tratamento cirúrgico da FLN por via endonasal utilizando endoscópio apresenta resultados semelhantes ou melhores que por craniotomia. Observam-se, ainda, taxas de morbidade e mortalidade menores, usualmente sem necessidade da permanência em unidade de terapia intensiva e curto tempo de internação. A cirurgia neurológica é indicada quando um procedimento neurocirúrgico é imprescindível, como nas aberturas extensas da base do crânio, nos traumas com exposição cerebral e nos tumores que requerem acessos por vias neurológicas. A maioria das fístulas liquóricas localizadas no etmoide são tratadas por via endonasal.

O fator mais importante para o sucesso do tratamento cirúrgico por via endonasal é identificar a localização precisa da fístula (o orifício na meninge). Deve-se estar bem atento para o fato de que o orifício ósseo pode não coincidir com o orifício meníngeo, devendo-se continuar a exploração e/ou o alargamento do orifício ósseo até a exposição evidente do pertuito meníngeo. A identificação do defeito da dura-máter é auxiliada pelo topodiagnóstico por imagem no planejamento cirúrgico e pode ser confirmado por meio do uso de fluoresceína em solução hipodensa. A visibilização da drenagem de liquor corado por fluoresceína facilita a identificação do local exato da FLN, a presença de mais de uma fístula, bem como possibilita certificar que o procedimento do fechamento foi eficiente ao se constatar que a drenagem cessou. Ao fim do procedimento recomenda-se solicitar ao anestesista a realização de manobra de Valsalva e observar o aparecimento de fluoresceína no campo operatório, o que torna necessário rever o fechamento da FLN (Figs. 31-4 a 31-6).[4,8,9]

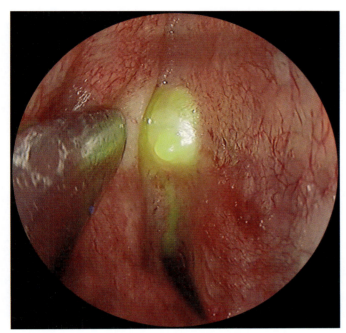

Fig. 31-5. Visualização de meningocele com drenagem de fluoresceína na região da fenda olfatória.

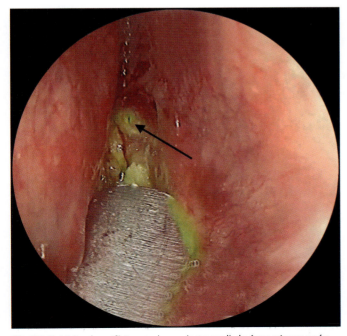

Fig. 31-6. Visão do orifício meníngeo (seta azul) da área crivosa após ressecção de meningocele.

Passo a Passo para Correção de Fístula Liquórica

1. Prepara-se a fluoresceína hipodensa (vide texto).
2. Após sedação leve, com o paciente em posição sentada, o anestesista realiza a punção liquórica e injeta a fluoresceína intratecal.
3. Anestesia geral e intubação orotraqueal.
4. Mesa em proclive.
5. Vasoconstrição nasal com cotonóoides embebidos em solução de soro fisiológico e adrenalina na concentração de 1:5.000.
6. Obtenção de material para enxerto. Geralmente utilizamos músculo e fáscia temporal. Quando cartilagem é necessária, a septal é a primeira escolha.
7. Videoendoscopia nasossinusal por endoscópio rígido (0º ou 30º) para identificação do corante.
8. Quando a origem da fístula é a fenda olfatória, a lateralização gentil da concha média prove acesso ao sítio cirúrgico. Quando a fístula drena para as células etmoidais, realiza-se etmoidectomia para acesso ao local do defeito da dura-máter.
9. A mucosa ao redor do orifício fistuloso é removida.
10. Identifica-se o defeito ósseo.
11. Identifica-se o defeito da dura-máter. Quando o defeito da dura-máter não é coincidente com o defeito ósseo, é necessária remoção óssea para exposição.
12. Prepara-se a cola na mesa cirúrgica.
13. Para defeitos pequenos, enxerto de músculo temporal embebido em cola é posicionado inlay no defeito de dura-máter.
14. Uma camada de Surgicel® é colocada sobre o músculo. Posiciona-se um cotonoide sobre o Sugicel® e comprimindo-o gentilmente se obtém a fixação do enxerto.
15. Verificar se a liquorreia cessou. Em caso contrário, revisa-se os dois passos anteriores corrigindo-se tamanho, posição e fixação do enxerto.
16. Solicita-se que o anestesista aplique a manobra de Valsalva por três vezes enquanto se observa atentamente a presença de qualquer vazamento no local da correção da fístula. A presença de corante na cavidade nasal sem a observação de drenagem pelo sítio cirúrgico sugere a presença de outra fístula.
17. Enxerto de fáscia temporal com cola em uma das faces é posicionado overlay sobre as camadas anteriores. Recobre-se a fáscia com cotonoide e comprime-se para fixação.
18. nxerto de mucosa nasal é obtido da concha média ou do septo.
19. A face cruenta do enxerto de mucosa nasal é revestida com cola e posicionada sobre o enxerto de fáscia e áreas cruentas adjacentes. Novamente se utiliza o cotonoide para compressão e fixação.
20. Gelfoam® é colocado sobre o enxerto de mucosa.
21. Tampão de dedo de luva é posicionado para comprimir os enxertos contra a base do crânio.
22. O paciente recebe alta no dia seguinte.
23. Pós-operatório: O tampão é removido em 72 horas, quando se inicia hidratação nasal com 5ml de soro intranasal a cada 3 horas. Amoxicilina-Clavulanato por dez dias, repouso relativo, evitar esforços, dieta laxativa e laxantes quando necessário. Em fístulas de alto débito pode ser necessário o uso de acetazolamida por cinco dias.

Na sala cirúrgica, antes da indução anestésica, aplica-se a solução de fluoresceína hipodensa intratecal, sendo o paciente anestesiado e colocado imediatamente na posição cirúrgica com cabeça elevada a 30°. Pela rapidez com que a fluoresceína intratecal hipodensa chega às cisternas cerebrais e cavidade nasal, é frequente o anestesista já visualizar o líquido amarelo-esverdeado na faringe durante a intubação. Ao se realizar a rinoscopia já é possível identificar a fluoresceína, que será facilmente seguida até o local exato da fístula. Havendo fístula inativa, para a qual os exames pré-operatórios identificaram o local provável, pode-se ter a certeza de sua localização exata durante a manipulação cirúrgica da região prevista, o que desencadeará a drenagem do liquor corado por fluoresceína[4,8,9].

Raramente, mesmo após a injeção de fluoresceína, não se observa sua presença no campo operatório, e, embora seja possível detectar a fístula pela saída de líquido transparente (liquor), questiona-se nesses casos se a punção foi inadequada ou se há algum bloqueio à passagem da fluoresceína até o local da fístula.

Para o fechamento das FLN por via endonasal, utilizam-se táticas cirúrgicas diversas, como: tipos de enxertos (fáscia, mucoperiósteo, músculo, gordura, osso, cartilagem etc.), retalhos de concha nasal ou mucoperiósteo septal. Os enxertos são colocados abaixo ou acima do defeito ósseo após boa exposição das bordas. O uso de cola biológica pode fixar melhor os tecidos utilizados no fechamento das FLN. Muitos profissionais dispensam o uso da cola e descrevem resultados semelhantes aos que a usam.

Nos últimos 22 anos, com cerca de 180 fístulas operadas segundo os ensinamentos acima descritos, a necessidade de reintervenção foi próxima a zero. Eventuais recidivas foram mais observadas em casos de fístulas espontâneas primárias, onde foi necessário a realização de derivação liquórica ventriculoperitoneal ou lomboperitoneal.

CONSIDERAÇÕES FINAIS

O tratamento cirúrgico da fístula liquórica etmoidal na grande maioria dos casos, talvez mais de 95%, tem possibilidade de ser conduzido com bom resultado por qualquer otorrinolaringologista habituado a realizar cirurgia endoscópica nasossinusal.

Alguns passos devem ser seguidos no tratamento de fístulas etmoidais crônicas:

- Ter em mão um diagnóstico topográfico preciso;
- Ter, se possível, um diagnóstico etiológico, principalmente na fístula espontânea primária;
- Realizar vacina antipneumocócica, antes da cirurgia, de preferência já na primeira consulta;
- Com o paciente na sala cirúrgica, antes de indução anestésica, a injeção de solução de fluoresceína intratecal deve ser feita;
- Induzir a anestesia e colocar o paciente imediatamente em posição cirúrgica;
- Iniciar a cirurgia colocando cotonoides com vasoconstritor nasal e a seguir obter os enxertos. Geralmente utilizamos fáscia temporal e/ou fragmento de músculo temporal;
- A seguir, realiza-se uma boa rinoscopia e, na fístula ativa, provavelmente já poderá se ver a coloração amarelo-esverdeada da fluoresceína, ainda seguindo-a identificaremos o local exato da fístula ou fístulas, como às vezes acontece em trauma acidental;

- Nas fístulas inativas, deve-se explorar o local do diagnóstico topográfico para precipitar a drenagem da fluoresceína;
- Uma vez localizado o orifício ósseo, deve-se alargá-lo até visibilizar bem o orifício meníngeo;
- Prepara-se um fragmento de músculo temporal compatível com o tamanho do orifício ósseo para colocá-lo tamponando bem este orifício, coloca-se então um fragmento de Surgicel® e, com um cotonoide sobre este, realiza-se compressões suaves até um tamponamento perfeito. Observação: nos últimos anos, colocamos o músculo temporal com adesivo cirúrgico GRF (Covidiem®) sendo o adesivo e o polimerizante colocados no fragmento de músculo na mesa cirúrgica e depois conduzidos ao campo operatório;
- Coloca-se a fáscia temporal recobrindo a área cirúrgica;
- A seguir coloca-se o retalho cirúrgico sobre o enxerto de fáscia, podendo este retalho ser de concha média ou mucopericôndrio e ou mucoperiósteo septal;
- Finalmente tampona-se com fragmentos de Gelfoan®.

Em se tratando de fistula liquórica aguda iatrogênica e visível, a correção do defeito deve ser imediata. Uma vez localizado o pertuito ósseo, coloca-se Surgicel® no orifício que será recoberto com enxerto mucoso retirado da concha inferior, este recoberto com gelfoan. Pode-se realizar tamponamento compressivo no local. Habitualmente o resultado é 100% eficaz.

No tratamento cirúrgico de fistulas liquóricas etmoidais, as táticas cirúrgicas são variadas de acordo com a experiência do cirurgião, deve-se ser versátil e utilizar a tática cirúrgica mais conveniente, que possibilite um bom resultado cirúrgico.

REFERÊNCIAS BIBLIOGRÁFICAS

1. Escada P. Localização e distribuição da mucosa olfactiva humana nas fossas nasais. Acta Med Port. 2013;26(3):200-7.
2. Jankowski R, editor. The evo-devo origin of the nose, anterior skull base and midface. Paris: Springe; 2013.
3. Jankowsky R, Nguyen DT, Russel A, et al. Chronic nasal dysfunction. Europian Annals of Otorhinolaryngology, Head and Neck Diseases. 2018;135:41-9.
4. Guimarães, R, Becker H, Becker C, et al. Localização da fístula liquórica da base anterior do crânio com uso transoperatório de fluoresceína intratecal, em solução hipodensa. Revista Brasileira de Otorrinolaringologia. 2002;68(6):788-92.
5. Holzmann D, Wild C. Obesity as a risk factor for primary spontaneous rhinoliquorrhea. Arch Otol Head & Neck Surg. 2003;129(3):324-6.
6. Calcaterra TC. Diagnosis and management of ethmoid cerebrospinal rhinorrea. Otolaryngol Clin North Am. 1985;18:99-105.
7. Guimarães RES, Becker HMG, Gianetti AV, et al. Rinite vasomotora pós-cirúrgica: diagnóstico diferencial de rinoliquorreia. Rev Bras Otor. 2003;69:252-5.
8. Guimarães R, Becker H. A new technique for the use of intrathecal fluorescein in the repair of cerebrospinal fluid rhinorrhea using a hypodense diluent. Rev Laryngol Otol Rhinol. 2001;122(3):191-3.
9. Guimarães RES, Stamm AEC, Giannetti AV, et al. Chemical and cytological analysis of cerebral spinal fluid after intrathecal injection of hypodense fluorescein. Braz J Otorhinolaryngol. 2015;81(5):549-53.
10. Keerl R, Weber R, Draf W, et al. Use of sodium fluorescein solution for detection of cerebrospinal fluid fistulas: an analysis of 420 administrations and reported complications in Europe and the United States. Laryngoscope. 2020;114(2):266-72.

OTOPLASTIA

CAPÍTULO 32

Caio Marcio Correia Soares • Fernanda Laís Saito • Mario Bazanelli Junqueira Ferraz

INTRODUÇÃO

Anomalias congênitas da orelha externa não são uma raridade: aparecem em cerca de 5% da população mundial.[1] Por ser um defeito facial aparente, costumam acarretar problemas psicológicos nos portadores. Entre as anomalias encontradas com mais frequência estão a má-formação da anti-hélice e o excesso de concha – nas duas situações, o pavilhão auricular fica muito saliente, tornando muito visível a deformidade.[2]

As técnicas cirúrgicas podem ser divididas em duas categorias: aquelas com conservação da cartilagem e aquelas em que há a interrupção da mesma.[3] Técnicas com ressecção de cartilagem têm como objetivo eliminar a memória da cartilagem para modificação da forma das orelhas – entretanto, elas podem levar a assimetrias.[4] Já aquelas com conservação da cartilagem são baseadas na técnica de Mustardé, procedimento em que três ou quatro pontos horizontais são fixados para confecção da nova anti-hélice. Essas técnicas são mais conservadoras quando comparadas às de ressecção de cartilagem, porém têm maiores taxas de recidiva, podendo haver necessidade de revisão cirúrgica.[4]

EMBRIOLOGIA

É necessário relembrar aspectos embriológicos e anatômico-fisiológicos básicos da orelha externa. Ela se origina a partir do placoide ótico, formado na 3ª semana de gestação. O pavilhão é derivado do mesoderma do primeiro e segundo arcos branquiais. O primeiro arco dá origem ao trágus, e o segundo, às demais estruturas do pavilhão. O crescimento das seis protuberâncias de His, que ocorre na 6ª semana de gestação, é responsável pelo desenvolvimento da orelha. As seis estruturas que derivam dessas protuberâncias são as seguintes: trágus, *crus* da hélice, hélice, anti-hélice, *antitragus* e lóbulo.[1] Durante o desenvolvimento fetal, essas estruturas rodam, fundem-se e migram no sentido dorsal e superior. A fusão ocorre na 12ª semana de gestação. A concha é originária da ectoderme do primeiro arco branquial. A formação de cartilagem tem início na 7ª semana. A anti-hélice atinge seu formato final entre a 12ª e a 16ª semana. A hélice completa seu desenvolvimento até os cinco anos de idade.[5]

As anormalidades morfológicas da orelha externa parecem estar presentes antes do final do primeiro trimestre de gestação e, na maioria das vezes, a herança é autossômica dominante.[5]

ANATOMIA

O pavilhão auricular é formado de cartilagem fibroelástica coberta por fina camada de pele. Anteriormente, a pele é aderida diretamente ao pericôndrio; posteriormente, há uma fina camada de tecido conjuntivo frouxo entre a pele e a cartilagem. O lóbulo não possui cartilagem. A concha é dividida em duas concavidades: a inferior, que é o *cavum*; e acima (e a superior), que é a cimba (Fig. 32-1).[2]

A cartilagem auricular é sustentada por músculos e ligamentos. Entre os músculos intrínsecos estão o músculo maior e menor da hélice, do trágus e do antitrágus, o músculo transverso e oblíquo. Os músculos extrínsecos são os auriculares anterior, superior e posterior. A cartilagem possui três ligamentos que a fixam ao crânio, e o ligamento anterior fixa a hélice e o trágus ao processo zigomático do osso temporal. A porção anterior do conduto auditivo externo é livre de cartilagem, porém está ancorada por um ligamento que passa do trágus à hélice.[3]

A vascularização da orelha externa é derivada de ramos da artéria carótida externa, incluindo as artérias temporal superficial, auricular posterior e occipital. A drenagem venosa segue pelas veias auricular posterior, jugular externa, temporal superficial e retromandibulares. A drenagem linfática direciona-se aos linfonodos pré-auriculares e periparotídeos e à cadeia cervical superior. A inervação sensorial é proveniente do nervo auriculotemporal (V3), auricular magno, ramos do facial (temporal e posterior auricular), IX e X (nervo de Arnold) (Fig. 32-2).[2]

Oitenta e cinco por cento do crescimento auricular é estabelecido até os três anos de idade, e entre 90% e 95% do tamanho adulto da orelha é alcançado aos cinco anos. A orelha deve protruir em torno de 20° a 30° do crânio. A medida vertical do pavilhão é de aproximadamente 5 a 6 centímetros e a largura representa 55% do comprimento. O seu eixo longitudinal deve estar inclinado cerca de 20° posteriormente. A concha usualmente dista de 1 a 2 cm da pele da mastoide e seu ângulo de protrusão deve estar entre 21° a 30°. O ângulo concha-escafa varia entre 75° e 95° e, na maioria dos casos, permanece ao redor de 90°.

Uma orelha é considerada proeminente quando o ângulo concha-escafa é maior do que 110° e o ângulo entre a mastoide e a concha (ângulo céfalo-conchal) é superior a 40° e com uma protrusão maior que 3 cm.[1,5] Ainda assim, é necessário fazer uma avaliação crítica global com a visão tridimensional para determinar a necessidade ou não de intervenção cirúrgica.

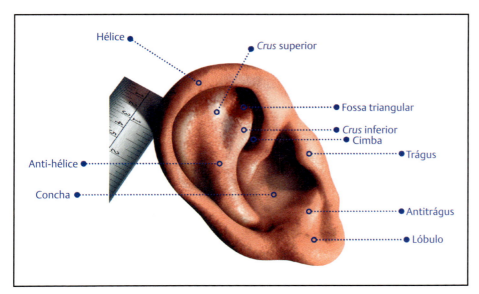

Fig. 32-1. Anatomia do pavilhão auditivo.

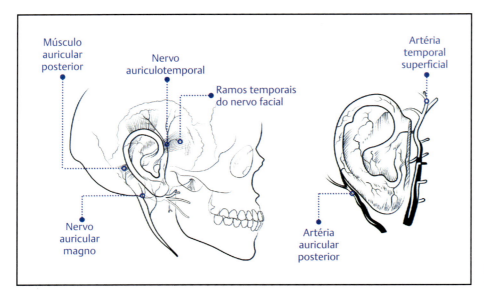

Fig. 32-2. Inervação e vascularização do pavilhão auditivo.

No entanto, para os padrões atuais, um ângulo cefaloconchal superior a 25° já pode ser considerado inestético.

Na infância, a cartilagem auricular é mais fina e permite maior mobilidade durante o processo cirúrgico. Com o avanço da idade, a cartilagem perde elasticidade, apresentando, eventualmente, focos de calcificação, o que pode demandar tratamentos mais agressivos da cartilagem em adultos submetidos à otoplastia.[6,7]

ABORDAGEM PRÉ-OPERATÓRIA

Considerando que o desenvolvimento da orelha externa está praticamente completo aos seis anos e que a cartilagem já adquiriu consistência e maturidade, seria possível sugerir a cirurgia a partir dessa idade. Também é importante avaliar o grau de insatisfação do paciente – e não somente considerar a preocupação e ansiedade dos pais. A idade precoce para realização da cirurgia é justificada a fim de evitar alterações psicológicas e emocionais à criança – criadas pela deformidade, apelidos e a própria anomalia estética, entre outras razões.[2]

As queixas e expectativas dos pacientes e familiares devem ser amplamente discutidas, principalmente no que diz respeito às limitações cirúrgicas e complicações pós-operatórias.[2]

As alterações anatômicas a ser observadas e avaliadas são descritas no Quadro 32-1.

Quadro 32-1. Alterações anatômicas a serem avaliadas no pré-operatório de otoplastia

- Má-formação da anti-hélice
- Superdesevolvimento da concha
- Concavidade da *crus* superior da anti-hélice
- Protrusão do lóbulo da orelha
- Inexistência de *crus* inferior
- Topografia do pavilhão

É necessário avaliar estas deformidades comparando as duas orelhas. Da mesma forma, é importante considerar a espessura da cartilagem auricular.[2]

Além disso, na visão lateral, a inclinação do pavilhão auricular deve ser próxima de 20 graus em relação à linha vertical. Trata-se de uma linha imaginária que se inicia no topo do pavilhão auricular e termina no lóbulo. Normalmente, coincide paralelamente à linha do dorso nasal. Em relação à topografia do pavilhão, a porção lateral da sobrancelha deve ficar no mesmo nível da porção mais alta do pavilhão. Durante a avaliação, a nova orelha deve ser simulada e mostrada ao paciente e acompanhante para compreensão das reais possibilidades cirúrgicas. A falha na observação das alterações pré-operatórias pode levar a correções malsucedidas e à insatisfação quanto ao resultado.[6] A aplicação e a assinatura do termo de consentimento deve ser rotineira antes da cirurgia.

DOCUMENTAÇÃO FOTOGRÁFICA

A documentação fotográfica é parte importante da abordagem pré-operatória. As fotos devem ser padronizadas. Os pacientes devem ter seus cabelos presos, estar sem maquiagem, adornos ou óculos. Devem estar posicionados à frente de um fundo liso.[8] Opta-se por um fundo azul de intensidade média devido ao contraste ideal com o tom de pele do paciente, sem ser escuro o suficiente que leve à perda de detalhes.[8] As seguintes posições devem ser registradas com foco em toda a face:

- Perfil lateral esquerdo;
- Oblíqua esquerda;
- Anteroposterior;
- Oblíqua direita;
- Perfil lateral direito;
- Oblíqua direita com aproximação;
- Posteroanterior;
- Submentoniana vertical.[9]

Na incidência anteroposterior, o paciente deve estar olhando diretamente para a câmera com a cabeça alinhada de acordo com a linha horizontal de Frankfort, linha que parte da porção superior do conduto auditivo externo e margeia o bordo inferior da órbita. As pupilas devem estar alinhadas. A câmera deve estar posicionada na altura dos olhos do paciente.[9] A incidência posteroanterior é semelhante à anteroposterior, mas com rotação em 180 graus do paciente. Cabelos presos. Para a documentação em perfil, o paciente permanece angulado em 90 graus, com o rosto alinhado na altura da linha de Frankfort. A sobrancelha contralateral não deve ser visualizada.[9] Na visão oblíqua, o paciente permanece angulado em 45 graus. A ponta do nariz deve estar alinhada com a porção lateral da face,[9] coincidindo com as pupilas direita e esquerda. Na incidência submentoniana vertical, a cabeça deve estar inclinada para trás até a ponta do nariz alcançar o topo da glabela. Esta posição é utilizada para a avaliação da proeminência do lóbulo da orelha.[9] Caso seja necessário detalhar aspectos anatômicos mais sutis, pode-se utilizar incidências laterais e oblíquas em *close-up*.

OBJETIVOS CIRÚRGICOS

O Quadro 32-2 destaca os objetivos cirúrgicos da cirurgia.

Quadro 32-2. Objetivos cirúrgicos da otoplastia[2]

- Correção dos defeitos anatômicos principais, como: confecção da nova anti-hélice; remoção do excesso da concha; correção do lóbulo; correção da topografia do pavilhão auricular em relação à região mastóidea
- A hélice deve estar posicionada lateralmente em relação à anti-hélice na visão frontal
- Alinhamento dos polos superior e inferior corretamente com o terço médio do pavilhão auricular
- A medida dos ângulos auriculocefálicos deve ser adequada aos parâmetros anatômicos estipulados
- O sulco retroauricular deve ser mantido sem aproximação excessiva da orelha à mastoide. Em média, a distância de aproximadamente 12 mm da região mastóidea à hélice é suficiente
- Simetria interaural considerada aceitável quando as diferenças são de até 3 mm
- A superfície posterior deve estar livre de cicatrizes extensas, extrusões de fios ou granulomas
- Resultados duradouros

TÉCNICA CIRÚRGICA PASSO A PASSO

Anestesia

A anestesia local com sedação (neuroleptoanalgesia) é preferível após 12 anos de idade, contudo, cada paciente deve ser avaliado em particular. Rotineiramente faz-se a antibioticoprofilaxia endovenosa com celalosporina de primeira geração antes de iniciar o procedimento cirúrgico.[2]

Simulação da Nova Anti-Hélice

Por meio da manobra digital simula-se a posição correta da anti-hélice, em geral malformada parcial ou totalmente. Este passo é a base para a correta alocação das suturas de Mustardé, que formam dois vetores de mesma direção, porém em sentidos opostos, resultando na plicatura (dobra) da cartilagem. No mínimo três suturas são utilizadas para confeccionar a nova anti-hélice: são as suturas mestras descritas por Mustardé. Realiza-se, então, a marcação de seis pontos na pele do pavilhão auricular, coincidentes com o local das três suturas de Mustardé, com violeta de genciana.[2]

Marcação da Pele Retroauricular

Uma elipse de pele retroauricular é desenhada cerca de 8 a 10 mm medialmente à borda da hélice e anteriormente ao sulco retroauricular. A remoção de pele não deve ser exagerada para que a sutura possa ser realizada sem tensão e o sulco retroauricular seja preservado. Aqui, é importante verificar a posição do lóbulo, pois a incisão deverá ser estendida até o lóbulo auricular (Fig. 32-3a).[2]

Infiltração Anestésica

Utilizamos xilocaína a 2% com adrenalina numa diluição de 1:100.000. Inicia-se a infiltração pelo sulco retroauricular superficialmente e pela região da mastoide mais profunda. Na sequência, segue-se a infiltração na face convexa do pavilhão auricular por hidrodissecção de pele e tecido subcutâneo. Na região anterior, infiltra-se a região correspondente à concha, facilitando o descolamento da pele da cartilagem conchal (Fig. 32-3b).[2]

Marcação da Nova Anti-Hélice

Com auxílio de uma agulha reta marcada com violeta de genciana, transfixa-se a cartilagem nos seis pontos previamente delimitados na face anterior do pavilhão (local das suturas de Mustardé). Inicia-se na porção mais superior. Por meio da violeta de genciana tem-se a "tatuagem" provisória da nova anti-hélice, que deverá ser reforçada na face posterior (Fig. 32-3c).[2]

Incisão e Remoção da Pele Retroauricular

Com um bisturi de lâmina número 15, inicia-se a incisão e remoção da pele retroauricular inferiormente, a fim de que o sangramento não dificulte a visualização da incisão superior. O plano de dissecção será entre o tecido celular subcutâneo e o pericôndrio. Com auxílio de uma tesoura de Íris ou com o próprio bisturi, a pele pré-marcada é removida. Procede-se hemostasia cuidadosa com cautério bipolar. Neste ponto é importante salientar a preservação do pericôndrio (Fig. 32-3d).[2]

Retalho Cutâneo Lateral

Um retalho lateral de pele deve ser confeccionado de maneira ampla o suficiente para que seja possível a visualização do local demarcado para a fixação das suturas mestras de Mustardé. Este procedimento tem o objetivo de sepultar os nós sob a pele do retalho, evitando assim as possíveis extrusões dos fios no período pós-operatório.[2]

Retalho Musculocutâneo Medial e Secção dos Ligamentos Retroauriculares

Utilizando uma tesoura tipo Metzenbaum, confecciona-se um retalho de pele e músculos retroauriculares. Procede-se a secção dos ligamentos posteriores e músculos extrínsecos da orelha, tendo como limite medial o periósteo da mastoide. Após este passo, pode-se perceber que a orelha ficará solta, o que nos permite depois corrigir, por meio de suturas, a topografia do pavilhão em uma visão lateral, bem como seu retroposicionamento.[2]

Hemostasia e Revisão dos Pedículos Vasculares

A região posterior da orelha e a mastoide são amplamente vascularizadas. Portanto, é essencial a hemostasia com auxílio do cautério bipolar. Os pedículos vasculares posterior e inferior devem ser avaliados cuidadosamente.[2]

O Vídeo 32-1 mostra a confecção do retalho cutâneo lateral, retalho musculocutâneo medial e secção dos ligamentos retroauriculares e hemostasia dos pedículos vasculares.

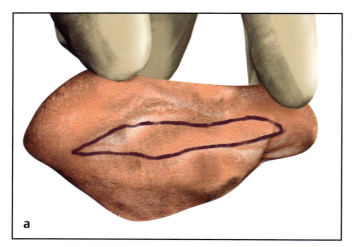
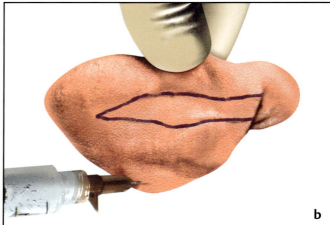
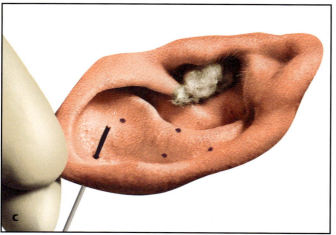
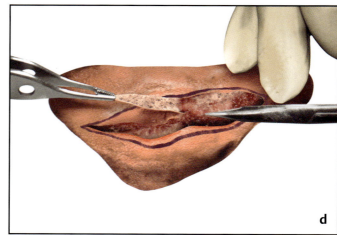

Fig. 32-3. (**a**) Marcação da pele retroauricular. (**b**) Infiltração anestésica. (**c**) Marcação da nova anti-hélice. (**d**) Incisão e remoção da pele retroauricular.

Remoção do Excesso de Concha

Este passo corresponde à remoção do excesso de cartilagem conchal, que normalmente está superdesenvolvida. Os limites da ressecção do excesso de concha são estabelecidos por dois pontos: um superior e outro inferior. Utilizam-se duas agulhas retas para transfixar a cartilagem nestes pontos. É importante certificar-se que o setor da cartilagem a ser removido não deve coincidir com as marcações das suturas mestras. A área a ser removida deverá ter forma elíptica e estar compreendida entre esses dois pontos. A extensão no menor eixo da elipse será proporcional à deformidade a ser corrigida. Quanto mais proeminentes as orelhas, maiores serão as remoções da concha.[2]

Utiliza-se bisturi com lâmina número 15 para incisar a cartilagem. Com auxílio de um descolador tipo Freer, pode-se facilmente dissecar a cartilagemconchal, deixando o pericôndrio aderido à pele, não prejudicando sua circulação e consequente vitalidade cutânea (Fig. 32-4a,b).[2]

Enfraquecimento da Cartilagem

A área que corresponderá à nova anti-hélice deverá ser enfraquecida por meio de incisões incompletas longitudinais e transversais para efetivamente enfraquecer a cartilagem. Cuidados adicionais devem ser tomados de acordo com a espessura: nas muito finas, movimentos sutis para que não haja secção completa, sob o risco de aparecimento de irregularidades na porção anterior do pavilhão auricular. Cortes mais profundos devem ser considerados nas cartilagens espessas. (Fig. 32-4c)[2]

Suturas de Mustardé

As suturas mestras de Mustardé são posicionadas e reparadas utilizando-se fio de *nylon®* incolor 4.0. Realizam-se suturas em forma de "U" conforme marcação prévia. A agulha desliza no plano entre a cartilagem e a pele anterior do pavilhão auricular. Realizam-se três, às vezes quatro, suturas, conforme espessura cartilaginosa: nas cartilagens mais finas, três suturas são necessárias; nas mais espessas, até quaro suturas mestras podem ser realizadas (Fig. 32-4d).[2]

Fixação da Concha na Mastoide

A fixação da concha remanescente na região mastóidea é uma etapa fundamental, pois ela permite solucionar o mau posicionamento do pavilhão auricular, propiciando seu retroposicionamento, simultaneamente, com a rotação superior.[2]

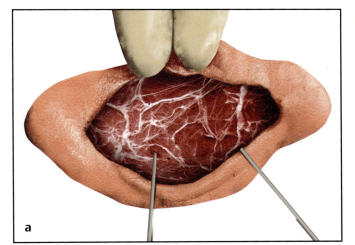
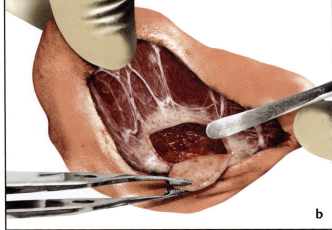
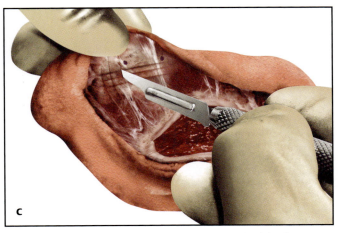
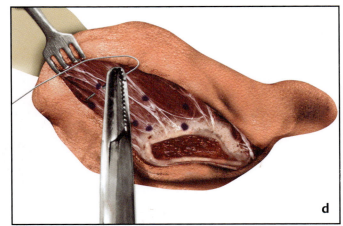

Fig. 32-4. (**a**,**b**) Marcação e remoção do excesso de concha. (**c**) Enfraquecimento da cartilagem. (**d**) Sutura de Mustardé.

Quatro suturas com fio *Vicryl®* 3.0 devem ser realizadas no mesmo plano das suturas de Mustardé (entre cartilagem e pele anterior da concha remanescente). A primeira sutura deverá ser posicionada aproximadamente 5 mm do vértice inferior da elipse removida, em sua borda medial. A segunda sutura, também, a 5 mm do vértice superior, medialmente. Logo, a terceira sutura é locada a 5 mm do vértice inferior, lateralmente, e a quarta, na mesma distância do vértice superior. Cada sutura deve ser simulada conforme a posição desejada.[2]

O Vídeo 32-2 mostra a fixação da concha na mastoide. A pele, anterior à concha removida, permanecerá esticada, evitando dobras cutâneas ou aspectos inestéticos. Para um resultado natural, é muito importante que as duas últimas suturas laterais sejam fixadas o mais posteriormente possível (camada subcutânea do retalho musculocutâneo medial) e de modo paralelo à incisão da pele.[2]

Confecção das Suturas Mestras da Nova Anti-Hélice (Mustardé)

As suturas mestras de Mustardé devem ser cuidadosamente finalizadas, com aperto gradual e progressivo.[2] Neste instante é imprescindível o senso estético do cirurgião. As dobras cartilaginosas devem ser sutis e arredondadas. A sutura superior deve ser a primeira, e esta servirá de referência. Seguem-se outras duas suturas, distribuindo a tensão provocada pela dobra cartilaginosa. Estas suturas devem ser finalizadas após a fixação da concha na mastoide, sendo, portanto, um complemento dela. Deve-se respeitar o parâmetro da distância entre a hélice e a mastoide em torno de 13 a 15 mm. Cabe aqui uma leve hipercorreção de 2 mm, pois existe, estatisticamente, um discreto aumento do ângulo da concha-escafa após 6 meses.[3]

Correção do Lóbulo

A última estrutura a ser corrigida é o lóbulo. Através da sutura desnivelada, na região mais proeminente do lóbulo, simula-se seu retroposicionamento. Normalmente esta sutura se dá com agulha mais superior na pele da região mastóidea. Utiliza-se fio de *nylon®* 4.0 preto. A posição do lóbulo deve coincidir com o plano do pavilhão auricular.[2]

Sutura da Pele

A pele é suturada com pontos simples, separados com o mesmo fio de *nylon®* 4.0 preto, sem que haja tensão, para evitar o surgimento de cicatrizes hipertróficas, queloides e/ou infecções cutâneas.[2]

Checklist

Antes da realização do curativo, é importante checar alguns detalhes, como a ausência de protrusão do lóbulo e a aparência natural da *crus* superior, bem como sua implantação – sempre comparando com a outra orelha. As distâncias entre a borda lateral da hélice e a superfície da mastoide devem ser mensuradas em seus terços superior, médio e inferior.[2]

O Vídeo 32-3 mostra a correção do lóbulo e o *checklist* pós-operatório.

Curativo

Molda-se um algodão envolvido em pomada antibiótica para ser colocado na região da concha, diminuindo a possibilidade de espaço morto entre pele e região mastóidea, com consequente hematoma.[7] Uma atadura de crepe de 12 centímetros de largura deve ser fixada ao redor da cabeça, tomando cuidado para que não haja pressão em demasia, evitando desconforto, cefaleia e/ou escoriações na pele.[2]

ORIENTAÇÕES PÓS-OPERATÓRIAS

A alta hospitalar ocorre poucas horas após a cirurgia. Os pacientes são orientados a permanecer em repouso relativo pelas primeiras horas. Devem evitar qualquer tipo de esforço físico e atividades que possam aumentar a pressão arterial, para diminuir o risco de sangramento e hematomas localizados.

A prescrição inclui antibiótico com espectro principalmente para germes gram-positivos, como cefalosporinas de 1ª geração, por no mínimo sete dias, e analgésicos. Outras opções seriam os macrolídeos. Quinolonas seriam reservadas para complicações infecciosas, como pericondrite e/ou celulite.

O primeiro retorno ocorre em 72 horas, quando então o curativo compressivo é retirado. Observa-se o aspecto da incisão, presença de secreção, edema, sinais de hematoma e intensidade da dor. Um segundo retorno deve ser feito entre 10 e 12 dias, quando a atenção deve ser voltada em especial aos sinais flogísticos e para possíveis complicações estéticas e remoção das suturas retroauriculares. Neste momento, deve-se orientar o paciente a realizar retornos mensais até o 3º mês; e, depois, em 6 meses e 1 ano. A documentação fotográfica deverá ser feita no 1º, 3º e 12º meses pós-cirurgia, sendo ela fundamental para a análise crítica do cirurgião em relação à curva de aprendizado e resultados.[2]

O paciente deverá utilizar faixa elástica compressiva diariamente por um período de 30 dias; e, por mais 30 dias, somente durante o período noturno. Orienta-se evitar atividade física intensa e exposição ao sol por 30 dias, até o completo desaparecimento do edema.

COMPLICAÇÕES

As complicações em otoplastia podem ser divididas em recentes, ocorrendo nas primeiras horas ou dias, ou tardias, manifestando-se dentro de semanas ou meses após a intervenção cirúrgica.[4]

O Quadro 32-3 lista as principais complicações em otoplastia.

Quadro 32-3. Complicações em otoplastia

Complicações recentes
■ Sangramento
■ Hematoma
■ Infecção
■ Deiscência da sutura
■ Necrose de pele e/ou cartilagem

Complicações tardias
■ Insatisfação do paciente
■ Extrusão de fios
■ Reação ao fio (granulomas)
■ Deformidade residual ou recorrente (assimetrias)
■ Retração cicatricial
■ Cicatriz hipertrófica
■ Queloide
■ Alteração de sensibilidade
■ Escarificação cutânea

DEFORMIDADES PÓS-OPERATÓRIAS ESPECÍFICAS

Deformidade de Orelha em Telefone

É uma alteração cirúrgica onde os polos superiores e inferiores ficam protuberantes em relação à porção média da orelha. Ocorre pelo excessivo retroposicionamento da concha em comparação aos polos ou excessiva retirada de pele na porção média da orelha.[6]

Verticalização da Anti-Hélice

Ocorre quando as suturas mestras de Mustardé são confeccionadas em posições erradas, podendo acarretar a perda na orientação oblíqua que a anti-hélice deve ter. Complementação com mais suturas pode contribuir com um resultado mais natural.[2]

Hipercorreção do Pavilhão Auricular e Lóbulo

Ressecção excessiva da concha e/ou pele dando à orelha uma aparência artificial, com aproximação excessiva da hélice à região mastóidea e temporal. A orelha também pode ser hipercorrigida na porção da anti-hélice, mantendo-se a hélice numa posição medial. Isso pode ocorrer quando a concha é pouco ressecada e o cirurgião tenta corrigir sua falha hipercorrigindo a anti-hélice. Segundo Schlegel-Wagner, em 2010, a taxa de hipercorreção é de 2,3%.[3]

Proeminência do Trágus

Acontece quando a concha é tracionada posteriormente de forma excessiva, sem uma correspondente excisão da pele retroauricular. Esse excesso de tecido mole retroauricular gera uma pressão sobre a concha, e esta é transmitida ao trágus, aumentando a sua proeminência.[2]

Assimetria Interaural

Ocorre principalmente quando as suturas concho-mastóideas são assimétricas. Durante a cirurgia, é importante a comparação entre as orelhas no momento de confecção dessas suturas.[2]

Vincos na Anti-Hélice

Aparecem quando as Suturas de Mustardé são posicionadas muito próximas umas das outras ou posicionadas em segmentos muito estreitos da cartilagem.[2]

Sulcos Auriculares

Ocorrem nas técnicas de ressecção da cartilagem onde há desestabilização da cartilagem e formação de novos contornos auriculares inestéticos.[2]

REFERÊNCIAS BIBLIOGRÁFICAS

1. Siegert R. Synopsis of otoplasty. Facial Plast Surg. 2004;20(4):299-300.
2. Soares C. Otoplastia baseada em evidências com realidade aumentada. 2. ed. Rio de Janeiro: Thieme Revinter; 2020.
3. Schlegel-Wagner C, Pabst G, Müller W, Linder T. Otoplasty using a modified anterior scoring technique: standardized measurements of long-term results. Arch Facial Plast Surg. 2010;12(3):143-8.
4. San-Martín RE, Cuñado MH, Woodeson JM, Mayor GP. Otoplastia: resultados del abordaje anterior frente al posterior. Acta Otorrinolaringol. 2011;62(3):188-93.
5. Lee D, Bluestone CD. The Becker technique for otoplasty: modified and revisited with long-term outcomes. Laryngoscope. 2000;110(6):949-54.
6. Adamson PA, Litner JA. Otoplasty technique. Otolaryngol Clin North Am. 2007;40(2):305-18.
7. Azuara E. Aesthetic otoplasty with remodeling of the antihelix for the correction of the prominent ear: criteria and personal technique. Arch Facial Plast Surg. 2000;2(1):57-61.
8. Swamy RS, Sykes JM, Most SP. Principles of photografy in rhinoplasty for the digital photografer. Clin Plast Surg. 2010;37(2):213-21.
9. Archibald DJ, Carlson ML, Friedman O. Pitfalls of nonstandardized photography. Facial Plast Surg Clin N Am. 2010;18(2):253-66.

Parte III Laringologia

INDICAÇÕES, PLANEJAMENTO E CUIDADOS PERIOPERATÓRIOS EM FONOCIRURGIAS

CAPÍTULO 33

Natasha Mascarenhas Andrade Braga ▪ Luciano Rodrigues Neves ▪ Silvio José de Vasconcelos

INTRODUÇÃO

A cirurgia da laringe teve início em 1880 utilizando cocaína como anestésico tópico. Alfred Kirstein formalizou a cirurgia de laringe com intubação laringotraqueal em 1895. O termo "Fonocirurgia" foi criado por Von Leden, em 1963, para denominar cirurgias que objetivam a melhoria da qualidade vocal, ou alteração do *pitch* do paciente,[1] almejando restabelecer as propriedades reológicas das pregas vocais e aerodinâmicas da fonação, permitindo melhora na simetria da vibração, fechamento glótico, frequência fundamental e onda mucosa.

Seis décadas após o termo ter sido utilizado pela primeira vez, muitos avanços têm sido observados no manejo dos pacientes com distúrbios na voz, que necessitam de fonocirurgia. São exemplos: o avanço na compreensão das estruturas e mecanismos relacionados com a produção vocal; métodos complementares de diagnóstico cada vez mais precisos e acessíveis; além de instrumentos que possibilitam uma abordagem cirúrgica mais precisa e menos traumática, respeitando os mais novos conceitos da reconstrução anatômico-funcional que norteiam a fonocirurgia.

Como todo projeto bem-sucedido, a fonocirurgia deve ser inserida numa rotina em que cada parte do processo seja objetiva e desempenhe um papel importante na busca por melhores resultados. Dentre as etapas desse processo, a indicação bem-feita, o planejamento adequado e os cuidados perioperatórios são primordiais para otimizar os resultados e por isso serão abordados nesse capítulo.

INDICAÇÕES

Antes da realização da cirurgia, é essencial discutir a modalidade terapêutica que foi escolhida esclarecendo e informando a respeito de todas possíveis opções cirúrgicas que abordam seu tratamento, mesmo aquelas não disponíveis na sua localidade.[2] Lembrar que o paciente tem o livre arbítrio de escolha. A cirurgia proposta deve ter uma chance significativa de atingir resultados que sejam satisfatórios ao paciente. É importante que os limites e as potenciais complicações do procedimento ao qual ele vai se submeter sejam esclarecidos. Nada disso é possível sem que se tenha um diagnóstico pré-operatório bem mais acurado. Por isso, torna-se imperioso direcionar nossa atenção à avaliação detalhada do quadro, antes mesmo de indicar cirurgia.

A primeira parte da avaliação do paciente é colher a história clínica completa do caso. Tempo de doença, forma de instalação da queixa (se súbito ou insidioso), evolução do quadro, se há algum fato relevante que coincide com o início dos sintomas, como uma cirurgia ou doença, além de piora com o uso da voz são alguns dos pontos a serem levantados. Sintomas associados como dispepsia, tosse, refluxo, disfagia e dispneia são importantes nesse contexto. Algumas medicações podem ter impacto sobre a produção vocal, como se mostra de forma resumida no Quadro 33-1, e o uso desse tipo de fármacos deve ser sempre questionado.[3,4] Quaisquer questões que possam ter impacto sobre a queixa ou o resultado cirúrgico devem ser levantadas, como intubação prévia, trauma cervical, cirurgias prévias na laringe ou em outros locais, tabagismo, etilismo, alergia, refluxo, entre outros.[5]

O próximo passo para um diagnóstico adequado é proceder com o exame físico minucioso. Avaliar a orofaringe e as fossas nasais é importante para se buscar afecções que possam estar influenciando a voz, como processos inflamatórios e infecciosos. A palpação cervical também deve ser feita em busca de massas cervicais. Uma parte importante do exame físico é a avaliação perceptivo-auditiva da voz e da fala do paciente.[6] É imperioso ouvir, analisar e descrever a qualidade vocal. Essa avaliação se inicia quando o médico começa a sua anamnese clínica. Existem diferentes protocolos de avaliação da voz. Hirano propõe uma escala de caracterização da qualidade vocal com base no grau de comprometimento geral da qualidade vocal, além de avaliar parâmetros específicos, como rugosidade, soprosidade [7] e tensão da voz. Esse protocolo de avaliação ficou conhecido como escala GRBAS.[8] Outros parâmetros como *pitch*, *loudness* e ressonância também devem ser observados. Anotar a autoavaliação do paciente em relação à sua voz utilizando um questionário padronizado como o *The Voice Handicap Index-10* (VHI-10),[9] cuja transcrição para o português também já foi validada (IDV-10)[10] antes do tratamento, é preconizado com o objetivo de avaliar a evolução da voz com o tratamento juntamente com o paciente.

Em praticamente todos os casos, o exame físico deve ser complementado pelo exame endoscópico da laringe. Tal exame permite avaliar com precisão a estrutura e a fisiologia da laringe e permite-nos fechar o diagnóstico em um percentual considerável dos pacientes. Lesões comuns como nódulos e pólipos podem ser diagnosticados com relativa facilidade utilizando o método (Fig. 33-1). Presença de paralisias ou paresias, presença de tumores ou mesmo alterações discretas na borda livre e na vascularização da mucosa vocal podem ser avaliadas com boa precisão, assim como outros exames

Quadro 33-1. Efeitos dos medicamentos na laringe[3]

Classe de medicamento	Principais drogas	Uso clínico	Efeitos laríngeos
Corticoesteroides inalatórios	▪ Fluticasona ▪ Budesonida ▪ Beclometasona ▪ Ciclesonida	▪ Doença pulmonar obstrutiva crônica, asma	▪ Disfonia ▪ Laringite inespecífica irritativa ▪ Miopatia músculo tireoaritenóideo ▪ Candidíase faringolaríngea ▪ Infecções oportunistas
Androgênios	▪ Danazol ▪ Decanoato de nandrolona ▪ Tamoxifeno	▪ Doença fibrocística da mama ▪ Endometriose ▪ Menopausa ▪ Osteoporose ▪ Hipogonadismo masculino ▪ Disforia de gênero (homem transgênero) ▪ *Performance* esportiva	▪ Disfonia ▪ Diminuição da frequência fundamental ▪ Instabilidade vocal ▪ Fadiga vocal
Hormônio tireoidiano	▪ Levotiroxina	▪ Hipotireoidismo	▪ Reversão da deposição de mucopolissacarídeos nas pregas vocais pelo hipotireoidismo
Inibidores da enzima conversora da angiotensina	▪ Captopril ▪ Enalapril	▪ Hipertensão arterial sistêmica	▪ Tosse crônica ▪ Pigarro
Diuréticos	▪ Furosemida ▪ Hidroclorotiazida ▪ Espironolactona	▪ Insuficiência cardíaca ▪ Edema agudo de pulmão ▪ Hipertensão arterial sistêmica	▪ Desidratação ▪ Aumento do esforço fonatório (limiar de pressão fonatória)
Anti-histamínicos	▪ Dexclorfeniramina ▪ Hidroxizina ▪ Loratadina ▪ Fexofenadina	▪ Alergia ▪ Infecção de vias aéreas superiores	▪ Ressecamento da mucosa ▪ Aumento da viscosidade das secreções ▪ Risco de lesão fonotraumática
Antidepressivos tricíclicos	▪ Amitriptilina ▪ Nortriptilina ▪ Imipramina	▪ Transtornos de humor ▪ Tosse crônica ▪ Sialorreia	▪ Xerostomia
Antipsicóticos	▪ Haloperidol ▪ Clorpromazina ▪ Olanzapina ▪ Quetiapina ▪ Risperidona ▪ Aripripazol	▪ Transtornos psicóticos ▪ Esquizofrenia	▪ Distonia laríngea ▪ Estridor ▪ Disfagia
Anticonvulsivantes	▪ Topiramato ▪ Ácido valproico ▪ Gabapentina	▪ Epilepsia ▪ Dor crônica ▪ Enxaqueca	▪ Disartria ▪ Ataxia ▪ Parkinsonismo ▪ Distonia laríngea

podem ser solicitados para sua complementação, como a eletromiografia de laringe, dentre outros.[11]

Outra ferramenta de suma importância na avaliação do paciente disfônico é a estroboscopia da laringe. A prega vocal do ser humano vibra durante a fonação numa frequência de 60 a 1.500 ciclos por segundo. Uma vez que o ser humano só consegue avaliar cinco imagens por segundo, informações importantes sobre o ciclo vocal seriam perdidas. A estroboscopia é um exame que busca reconstruir a onda mucosa a partir de *flashes* de luz em sincronia com o ciclo vocal, de forma que se reconstrua um ciclo vocal a partir de fragmentos de vários ciclos, e que essa representação do ciclo vocal seja perceptível ao olho humano. Esse recurso pode ser usado tanto com óticas rígidas, quanto flexíveis, mas tem a limitação de necessitar de um ciclo vocal relativamente regular no paciente para ser mais adequado ao uso clínico. Existem vários protocolos de avaliação dos parâmetros gerados pela estroboscopia, mas de uma forma geral eles pouco diferem. Reghunathan e Bryson, em 2019, sugerem que se avalie regularidade e amplitude da onda mucosa, simetria de fases, simetria no plano vertical e fechamento glótico.[12] Outro dado importante que o exame nos fornece é a frequência fundamental do paciente. A capacidade do exame estroboscópico de adicionar informações importantes é reconhecido pela prática clínica, assim como também tem sido demonstrado pela literatura médica. Hawkshaw e Sataloff, em 1991, relatam que em pouco mais de 32% dos pacientes a estroboscopia adicionou informações importantes ao exame endoscópico com ótica flexível.[13] Quando comparado ao exame com ótica rígida, Woo et al., em 1997, observaram um acréscimo de informações importantes em 10% dos pacientes quando se usava a estroboscopia.[14] Vale ressaltar que as imagens geradas pela videolaringoscopia e pela estroboscopia devem ficar armazenadas de forma a ser acessadas durante a cirurgia e no pós-operatório, para que se

CAPÍTULO 33 • INDICAÇÕES, PLANEJAMENTO E CUIDADOS PERIOPERATÓRIOS EM FONOCIRURGIAS

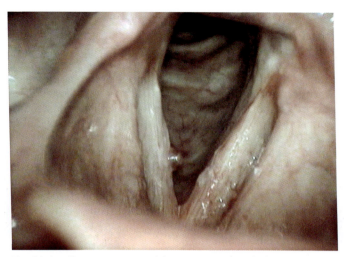

Fig. 33-1. Pólipo na prega vocal direita. Exame de videolaringoscopia.

disponibilizem, sempre que necessário, informações sobre a afecção laríngea antes e durante o tratamento.

Outros exames têm sido desenvolvidos para a melhor compreensão da estrutura e da dinâmica dos órgãos envolvidos na produção vocal. A H*igh-Speed Videoendoscopy* (HSV) acopla uma câmera com possibilidade de captura de imagens acima de 10 kHz. Esse exame gera um vídeo em câmera lenta, o qual possibilita boa avaliação, inclusive de ciclos aperiódicos, por permitir uma análise ciclo a ciclo do movimento glótico. A desvantagem desse exame é gerar arquivos relativamente grandes e tomar muito tempo para análise.[15] A videoquimografia pode ser associada à videoestroboscopia ou à HSV e gera uma representação visual do ciclo glótico em uma linha do eixo coronal da laringe. Ela também se presta muito bem à avaliação de ciclos aperiódicos.[16] A *Depth Videokymography* está sendo desenvolvida na tentativa de reconstrução tridimensional do ciclo glótico, e a imagem analisada é bidimensional enquanto o tempo constitui a terceira dimensão. A *Narrow Band Image* (NBI) é uma técnica que filtra a luz usada no exame endoscópico, de modo a aprimorar a identificação e avaliação de alterações microvasculares, sendo mais utilizada para diagnóstico diferencial de lesões suspeitas de malignidade. Esses são exames ainda não plenamente integrados à prática clínica e não disponíveis para a maioria dos especialistas em fonocirurgia.[17] Vale salientar que antes de indicar a cirurgia, o médico deve estar certo de que não há tratamentos conservadores que possam resolver o problema, evitando-se o procedimento cirúrgico. Em casos selecionados, a conduta expectante associada ao acompanhamento regular pode ser a melhor conduta terapêutica para o paciente. O paciente tem de ser visto além da afecção laríngea ou da sua qualidade vocal. Nem todo paciente que possui uma voz que poderia ser considerada em um primeiro momento como disfônica está insatisfeito com ela. Algumas vezes o paciente procura o médico apenas para saber se tem algo grave, como uma neoplasia maligna, todavia a voz atende às suas necessidades cotidianas perfeitamente. A avaliação da possibilidade de um tratamento conservador deve ser considerada em se tratando de pacientes que fazem uso profissional da voz, especialmente os cantores. Se por um lado alguns profissionais podem fazer bom uso da voz mesmo com alguma afecção de laringe, em outros casos uma lesão semelhante pode gerar grande impacto pessoal e profissional a depender da sua profissão, estilo, se for cantor, além de demanda vocal. Nesses últimos casos, quando a perspectiva de bons resultados com a cirurgia for alta, devemos indicar o procedimento. No entanto a escolha de operar ou não é algo que deve ser fundamentado em ciência e bom senso, aliado a vontade do paciente.

QUANDO OPERAR?

Excetuando-se as lesões suspeitas de malignidade ou em situações em que a via aérea está obstruída, a grande maioria das fonocirurgias é eletiva.

Ademais, por somente apresentar repercussão fonatória sem alterar as principais funções da laringe (proteção da via aérea inferior e deglutição), o planejamento cirúrgico deve ser pensado e aplicado de acordo com o paciente e não somente de acordo com a lesão propriamente dita. Por exemplo, cistos epidermoides semelhantes localizados em prega vocal de dois pacientes distintos podem ter um planejamento terapêutico diferente, se um paciente for um cantor e o outro não for profissional da voz.

Sempre que se indica uma opção terapêutica, deve-se ter em mente a relativização entre os riscos e os benefícios, vantagens e desvantagens, além da ponderação frente as complicações extrínsecas e intrínsecas.

É sabido que o procedimento cirúrgico sempre que possível deve ser evitado ou postergado frente às terapias menos invasivas.

No entanto, se inadequada resposta ao tratamento clínico previamente instituído, ou uma vez atingido o limite terapêutico da qualidade vocal após tratamento medicamentoso e/ou fonoterápico, deve-se considerar a abordagem cirúrgica como modalidade terapêutica.

A marcação da fonocirurgia deverá ser realizada de acordo não somente pela gravidade do seu quadro, mas também pela disponibilidade do paciente em realizar todos os cuidados pós-operatórios. Essa decisão é crucial, pois uma cirurgia realizada no momento inapropriado para o paciente irá repercutir negativamente no resultado e qualidade vocal. Exemplificando, os cantores devem ajustar as suas agendas de *shows* com base na orientação do cirurgião e cuidados pós-operatórios antes de agendarem a cirurgia.

PLANEJAMENTO CIRÚRGICO

Didaticamente, pode-se dividir o planejamento cirúrgico como a seguir.

Planejamento Pré-Operatório

A partir do momento em que o paciente tem indicação cirúrgica, deve-se fazer uma boa anamnese e avaliação clínica, para verificar se o respectivo paciente tem condições clínicas favoráveis ao procedimento (Quadro 33-2). E, caso não as tiver, que se possa ajustá-lo da melhor maneira possível. A avaliação prévia de critérios de intubação (Fig. 33-2) permite melhor escolha do laringoscópio de suspensão, telescópios, assim como preparo da equipe anestésica para uma intubação difícil. O paciente deve ser avisado previamente devida à possibilidade da cirurgia não ser realizada ou a abordagem cirúrgica seja modificada devida à dificuldade de exposição da laringe

Quadro 33-2. Dicas e cuidados antes de programar a cirurgia

- Avaliação de critérios de intubação do paciente (Fig. 33-2)
- Termo de consentimento esclarecendo riscos e complicações
- Garantia de instrumental qualificado e completo
- Solicitação prévia de material especial (cola de fibrina, fios de sutura, *laser*, microdebridador)
- Solicitar microscópio e torre de equipamentos de videoendoscopia
- Realizar tratamento medicamentoso para reduzir inflamação
- Avaliação clínica
- Avaliação fonoaudiológica

Quadro 33-3. Critérios indicativos de via aérea difícil

- Distância tiromentoniana (< 6 cm)
- Distância esternomentoniana (< 12 cm)
- Espaço edêntulo intergengival menor que 4 cm
- Extensão cervical < 30 graus da posição neutra
- Classificação de Mallampati (classe 3 ou 4)
- Protrusão mandibular (inabilidade de prognar)
- Circunferência cervical > 40 cm

e visibilização das pregas vocais. No entanto, um exame mais detalhado deve ser feito caso o paciente se enquadre nessa regra de intubação difícil (Quadro 33-3).

Discutir a respeito do Termo de Ciência e Consentimento, esclarecendo riscos e complicações, de preferência o preconizado pela Associação Brasileira de Otorrinolaringologia e Cirurgia Cérvico-Facial (ABORL-CCF). Este deverá ser lido, explicado e depois devolvido e assinado pelo paciente ou responsável contendo a data.

O instrumental qualificado e completo é essencial, pois algumas vezes o diagnóstico é modificado após laringoscopia direta com microscópio ou telescópio, requerendo mudança de técnica cirúrgica. Exemplificando, um pólipo pode ser um cisto que irá requerer instrumental específico. Além disso, o cirurgião que opera deve estar ciente desse risco e habilitado para modificar a técnica no intraoperatório (Fig. 33-3).

A solicitação prévia de material especial (cola de fibrina, fios de sutura para pregas vocais, *laser*, implantes de silicone), assim como o microscópio, telescópios e a torre de equipamentos de videoendoscopia, é essencial já que não somente poderá ter-se de requerer autorização de convênios, como também a disponibilidade desses equipamentos (que muitas vezes são utilizados por outras especialidades cirúrgicas, como neurocirurgia, urologia, cirurgia geral) terá de ser verificada.

O tratamento medicamentoso previamente à cirurgia tem como objetivo reduzir inflamação e edema perilesional possibilitando que a cirurgia seja minimamente invasiva.

Avaliação Clínica Geral

Deve-se solicitar a avaliação clínica com risco cardíaco, com definição do ASA escore (critérios estabelecidos pela Sociedade Americana de Anestesiologia), o qual norteará tanto o risco anestésico quanto a melhor definição do modelo anestésico a ser implementado.

Caso o paciente apresente comorbidades ou outras doenças em tratamento, é importante solicitar o parecer do médico que o assiste, tendo como premissa a orientação quanto aos fármacos em uso regular (suspensão, manutenção ou modificação).

Deve-se lembrar de que, na nossa área de atuação, tanto os quadros de rinossinusite crônica alérgica quanto as queixas de refluxo faringolaríngeo devem ser detectados e tratados adequadamente, pois fenômenos como tosse, pigarro, coriza e secreção faríngea podem dificultar o processo reabilitatório pós-operatório. Mesma ressalva se faz ao uso de tabaco (cigarro e dispositivos elétricos), álcool e drogas.

Avaliação Laboratorial

Comumente, a avaliação laboratorial consiste nos seguintes parâmetros, a saber: hemograma completo, avaliação da função renal (creatinina, ureia, sódio e potássio), glicemia em jejum e coagulograma completo.

Nos casos em que o paciente apresente alguma comorbidade, pode-se somar a avaliação de acordo com essa respectiva necessidade.

Avaliação Radiológica

É mister realizar os raios X de tórax como exame pré-operatório, pois, além da possibilidade de observarmos a área torácica, pode ocorrer a constatação de uma inflamação ou

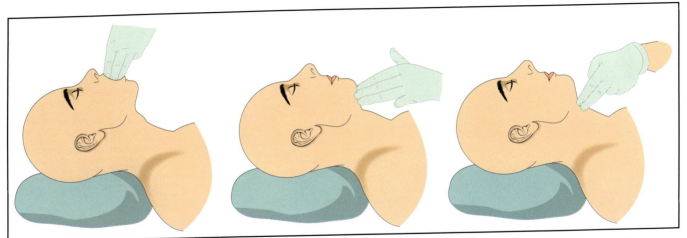

Fig. 33-2. Avaliação simplificada dos critérios de intubação: a abertura bucal assim como a distância entre mento e pescoço devem medir no mínimo 3 dedos, e a distância entre osso hioide e proeminência da cartilagem tireoide deve medir no mínimo 2 dedos.

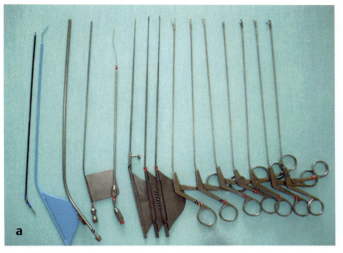 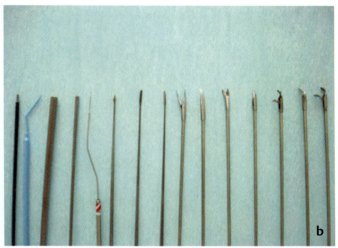

Fig. 33-3. (a,b) Instrumental da caixa básica para microcirurgia de laringe.

infecção pulmonar assintomática, como muito se observou durante o período de pandemia do COVID-19 (SARS-CoV-2).

Avaliação Fonoaudiológica

Sempre que possível, recomenda-se que o paciente faça uma avaliação fonoaudiológica pré-operatória.

Primeiramente, a fonoterapia pré-operatória, além de criar no paciente uma consciência fonológica e vocal com a introdução de conceitos sobre a produção vocal, práticas adequadas para a melhor fonação, higiene vocal e cuidados vocais, permite que haja o registro auditivo (gravações de voz com fala encadeada, vogais sustentadas ou músicas) e visual (análise computadorizada da voz e espectrografia da voz). Também possibilita que sejam aplicados exercícios ou técnicas de voz que podem diminuir o impacto ou a tensão laríngea secundária a lesão, diminuindo a inflamação e o edema adjacente, permitindo que o procedimento cirúrgico se faça nas melhores condições fisiopatológicas possíveis

Em segundo lugar, esses registros colhidos têm suma importância, pois permitem que o paciente "escute e veja" a sua voz, dando-lhe parâmetros tanto para compreender o tratamento como se autoavaliar ao longo do tempo.

Em terceiro, os registros são provas documentais do processo evolutivo do paciente, salvaguardando o cirurgião e sua equipe em casos de insatisfação com resultados.

E, por último, porém não menos importante, a relação paciente-fonoaudiológico pode fornecer mais detalhes sobre a expectativa, medos, receios e preocupações do paciente em relação a sua voz e ao procedimento cirúrgico a ser realizado, podendo até modificar o planejamento previamente feito.

Planejamento Perioperatório

Sinteticamente, o planejamento cirúrgico tem como premissa os seguintes critérios:

- Compreensão tanto da anatomia e histologia da laringe quanto da fisiologia da função vibratória das pregas vocais;
- Tipo de lesão apresentado pelo paciente e a sua fisiopatologia;
- Grau de extensão e profundidade apresentado pela lesão;
- Trata-se de uma lesão superficial ou intracordal?
- Experiência do cirurgião com a remoção dessa respectiva lesão;
- Aprendizado teórico e prático adquirido com casos parecidos;
- Compreensão do impacto fisiopatológico da lesão na dinâmica fonatória.

Entretanto, o cirurgião deve compreender que, por muitas vezes, o seu diagnóstico por meio da avaliação laringológica poderá mudar após a avaliação intraoperatória, e, por esse motivo, deve estar preparado para modificar seu planejamento cirúrgico prévio.

O treino sem apoio dos cotovelos é muito importante, todavia pode-se utilizar a mesa de Mayo ou cadeiras para microcirurgias (Fig. 33-4) para apoio dos braços principalmente em cirurgias longas ou em serviços de laringologia em que várias cirurgias são executadas ao longo do dia, para redução da fadiga muscular.

É muito importante proteger a face do paciente visto que os instrumentos podem promover lesões, casos sejam direcionados para fora do laringoscópio.

O segundo passo é proteger os dentes com moldes de silicone ou gaze dobrada e escolher o laringoscópio de suspensão de acordo com os critérios de intubação já citados anteriormente e com lesão propriamente dita, assim como a sua localização. Existem vários laringoscópios inclusive alguns específicos que promovem melhor exposição de comissura anterior, outros mais estreitos e mais finos para abordagem de via aérea difícil, e outros que ampliam seu campo de visão e atuação que facilitam o uso de *laser* de CO_2 (Fig. 33-5).

Pode-se utilizar laringoscópios sem apoio torácico (Fig. 33-6) ou uma mesa de Mayo (Fig. 33-7) com essa mesma função, sendo essa última bastante utilizada em crianças e bebês para evitar compressão torácica, não comprometendo a ventilação pulmonar. Após a sua escolha, a introdução desse instrumento deve ser realizada com cautela (Quadro 33-4).

Após posicionamento do laringoscópio é muito importante o exame minucioso da laringe durante a laringoscopia direta e que precede a diérese do tecido a ser abordado. Essa avaliação é muito mais minuciosa do que os exames endoscópicos e estroboscópicos uma vez que é feita mediante a alta magnificação que os mais novos aparelhos de microscopia podem oferecer. A seguir deve-se realizar a palpação de todas as estruturas da

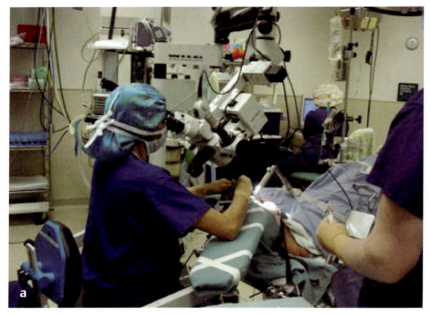
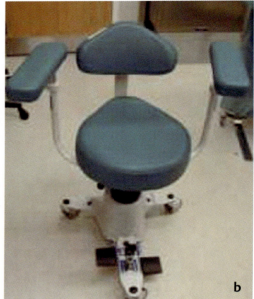

Fig. 33-4. (a,b) Apoio dos braços utilizando cadeiras especiais para microcirurgias.

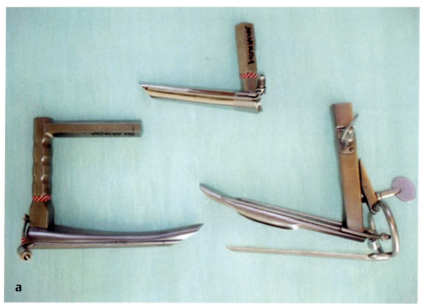
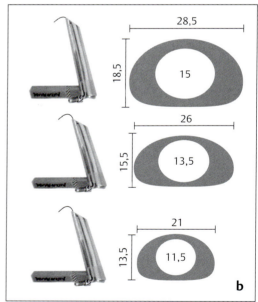

Fig. 33-5. (a,b) Diferentes tipos de laringoscópios e medidas.

CAPÍTULO 33 ▪ INDICAÇÕES, PLANEJAMENTO E CUIDADOS PERIOPERATÓRIOS EM FONOCIRURGIAS

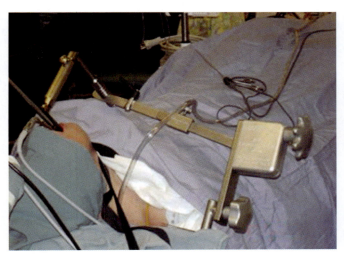

Fig. 33-6. Laringoscópio de suspensão sem apoio torácico (Zeitels, Endocraft LLC).

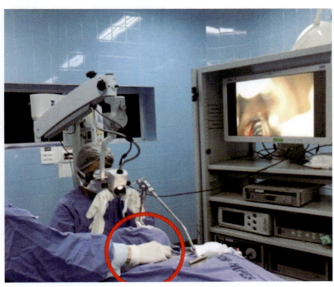

Fig. 33-8. Manobra de Sellick pressionando a cartilagem cricoide para melhor exposição da comissura anterior.

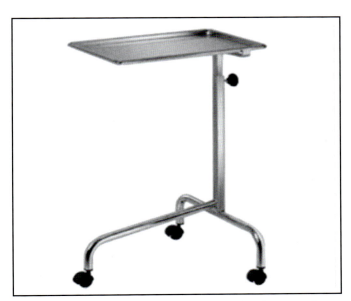

Fig. 33-7. Mesa de Mayo para apoio do laringoscópio de suspensão ou braços do cirurgião.

Quadro 33-4. Dicas e cuidados no posicionamento do laringoscópio

- Afastar lábios superior e inferior
- Proteger os dentes e seguir o tubo endotraqueal
- Cuidado com a faringe e pregas ariepiglóticas (pressão do laringoscópio para diante e para cima)
- Atenção para profundidade: diferentes lâminas apresentam diferentes profundidades (lesão de comissura)
- Cuidado com o tubo endotraqueal para não comprimi-lo (tarja preta do tubo na subglote)
- Atentar para a coloração da língua quando expandir as lâminas de um laringoscópio distensível: cuidado com isquemia
- Utilizar manobras facilitadoras como a manobra de Sellick, pressionando a cartilagem cricoide a qual auxilia na exposição da comissura anterior (Fig. 33-8)

laringe, principalmente de ambas as pregas vocais em toda sua extensão, e não somente a respectiva afecção, pois algumas alterações estruturais mínimas são bilaterais e em torno de 25% dos pólipos é secundário à afecção contralateral.[18] Por meio dessa abordagem observam-se as características morfológicas da lesão assim como outras afecções uni ou bilateralmente ou alterações podem ser descobertas modificando o diagnóstico clínico prévio, que pode acontecer em mais de 36% dos casos.[19] As porções superior, medial e inferior de cada prega vocal deve ser gentilmente palpada, deslizando um palpador delicado pela superfície avaliada em vários sentidos. Esse tipo de manobra permite a impressão táctil das regiões alteradas e aparentemente normais aos exames microscópico e endoscópico. Dados quanto a rigidez, contornos e alterações anatômicas não visualizadas previamente são adicionados à nossa avaliação. Algumas alterações estruturais como as pontes mucosas por vezes só podem ter seu diagnóstico mediante palpação (Fig. 33-9)

Deve-se promover a ressecção apenas da lesão, preservando os tecidos e respeitando a retificação da borda livre. Nos casos de lesões múltiplas, devem ser escolhidas as que deverão ser ressecadas, evitando ulterior subtração de tecido, que resultará em fenda glótica com risco de piora da qualidade vocal.

A fonocirurgia pode ser feita com o uso de microscópio ou com o emprego de telescópios com variadas angulações (zero grau, 30 graus, 45 graus, 70 graus e até 120 graus). Os telescópios destinados a Urologia de 4 mm de 0 e 30 graus (para adultos), os de Rinologia de 4 mm e 0 e 30 graus, assim como os de histeroscopia de 2,7 mm e 0 grau para avaliação de subglote e traqueia em crianças também podem ser utilizados. Vale ressaltar que os telescópios de 30 graus são bons para abordagem da comissura anterior (Fig. 33-10).

Vale ressaltar também que o uso concomitante de ambos (microscópio e telescópio) tem se tornado cada dia mais frequente nos serviços de laringologia, todavia cada um tem sua peculiaridade (Quadro 33-5).

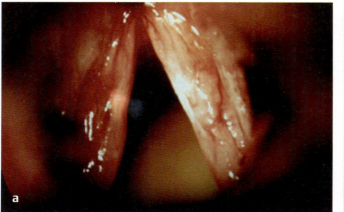
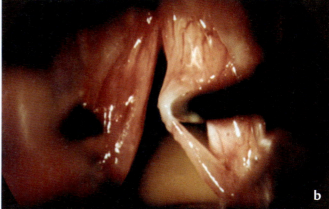

Fig. 33-9. (a,b) Ponte de mucosa cujo diagnóstico foi elucidado apenas durante laringoscopia direta utilizando microscópio para a magnificação e palpação das pregas vocais

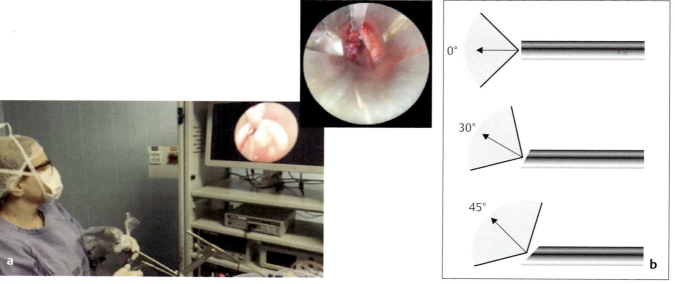

Fig. 33-10. (a,b) Utilização do telescópio para estadiamento e biópsia de tumor glótico e suas diferentes angulações.

Quadro 33-5. Diâmetro e peculiaridade dos telescópios

- 4 e 5 mm e comprimento 30 cm: ideal para adulto
- 2,7 e 4 mm e comprimento 18-30 cm: crianças e bebês
- 0 grau, 30 graus permite ampla visibilização de glote, subglote, traqueia
- 30 graus muito bom para comissura anterior e ventrículo laríngeo

Quando Usar o Telescópio?

- Cirurgia que preferencialmente não necessite das duas mãos, já que o telescópio diminui o espaço para o instrumental;
- Em casos de papilomas, biópsias e outras lesões exofíticas;
- Estadiamento de tumores;
- Quando é necessária a avaliação ampla da via aérea, incluindo subglote, traqueia e comissura anterior;
- Para avaliação da extensão de afecções antes e ao final das cirurgias de laringe;
- Afecções que se estendem ou acometem subglote e traqueia;
- Em casos de exposição difícil para melhor visibilização, como a porção mais lateral do ventrículo laríngeo, a abordagem da afecção, e, nos casos de papilomas e neoplasias, os telescópios com angulações têm grande utilidade e sucesso terapêutico.[20]

Quando Utilizar o Microscópio?

- Sempre que precisamos utilizar dois instrumentos, como pinça de preensão e tesoura;
- Para magnificação da afecção;
- Técnica com *microflaps*;
- Suturas em laringe e pregas vocais;
- Cordotomia para ressecção de cistos e abordagem de sulcos;
- Fonocirurgia das alterações estruturais mínimas de cobertura, edema de Reinke;
- Decorticação e cordectomias, apesar do telescópio também ser utilizado para estadiamento e avaliação ao final do procedimento;
- Correções de estenoses, membranas laríngeas, laringoceles e cistos saculares.

Durante a fonocirurgia é muito importante controlar o sangramento para evitar lesões ou ressecções de tecido sadio, e para isso podem ser utilizadas pequenas bolinhas ou tapetinhos de algodão embebidos em adrenalina pura. Em crianças pequenas deve ser utilizado com maior cautela devida à taquicardia secundária.

Quando ocorre muita lesão tecidual durante a cirurgia, ou nas cordotomias, estenoses e cicatrizes, o corticoide pode ser injetado por agulha específica de laringe ou *scalp* de 24 G, guiado por uma pinça jacaré.

Em cirurgias de edema de Reinke, cordotomias, implante de pré-fáscia de temporal ou em casos de lacerações acidentais, a cola de fibrina pode ser utilizada.

Já em casos de edema de Reinke extenso, aritenoidectomias, glotoplastia, implante de pré-fáscia de temporal e rotações de retalhos, as suturas são de grande valia e geralmente são utilizados os fios de poliglactina violeta 6-0 com agulha de 1/4, 8 mm para as suturas das pregas vocais, podendo ser mais grossos para as cirurgias de laringe.

Ademais, recomenda-se que todos os procedimentos cirúrgicos sejam filmados e arquivados, pois são o melhor registro tanto dos achados morfológicos pré-operatórios como do procedimento cirúrgico *per se*. Além de ser considerada uma excelente prática médica, por meio da gravação as técnicas cirúrgicas podem ser revisadas em casos bem-sucedidos e, principalmente, nos malsucedidos. Essa prática promove aperfeiçoamento da sua técnica cirúrgica.

As principais complicações da fonocirurgia são em sua grande maioria relacionadas com a intubação (Quadro 33-6).[21]

Outras Complicações de Fonocirurgia Relacionadas com a Cirurgia Propriamente Dita

Em relação às complicações imediatas, as mais comuns são: laringoespasmo, sangramento, edema de língua ou de glote, necessitando realização de intubação ou traqueostomia de urgência, e, por esse motivo, o laringologista nunca deve sair da sala antes do paciente ser extubado para avaliar a permeabilidade da via aérea. A presença de estridor inspiratório ou misto, tiragens, hipoxemia e cianose denotam comprometimento e o cirurgião juntamente com o anestesista devem intervir imediatamente.

A técnica cirúrgica adotada de acordo com habilidade do cirurgião também deve ser contemplada. Assim, quanto mais profunda for a dissecção, maior o risco de promover cicatriz, podendo resultar em piora na qualidade vocal com características de rugosidade e aspereza.

Quadro 33-6. Principais complicações da fonocirurgia[21]

- 37% de complicações temporais (IX, XII)
- 40% faringalgia
- 11% lesões intraorais
- 4-18% alterações do paladar
- 16% disfagia
- 12% parestesia da língua
- 0,9% danos ou fraturas dentárias
- Correlação com tempo cirúrgico, escolha e posicionamento adequado do laringoscópio

Se ocorrer ressecção ou laceração iatrogênica de tecido sadio, ocorrerá subtração do mesmo, resultando em fendas glóticas e soprosidade e astenia na qualidade vocal.

A dissecção em comissura anterior ou uso indevido de *laser* na laringe pode resultar em sinéquias e estenose ulteriores.

Planejamento Pós-Operatório

Basicamente, o planejamento pós-operatório consiste no processo reabilitatório ao qual o paciente será submetido. Os itens mais importantes para esse processo reabilitatório são o uso de medicamentos, o período de repouso vocal absoluto e a fonoterapia reabilitatória.

A utilização de medicamentos no período pós-operatório, basicamente, refere-se ao uso de anti-inflamatórios e corticosteroides para tentar minimizar a inflamação, diminuindo o risco de fibrose e cicatriz ulterior, ao uso de antibióticos para evitar que haja infecção secundária no leito operatório e a medidas antirrefluxo.

Inicialmente descrito na literatura, o repouso pós-operatório absoluto tinha períodos prolongados com médias de 7 a 10 dias. Apesar de não haver consenso sobre o tema, atualmente se observa períodos menores, acreditando-se que a estimulação mecânica apropriada (fonoterapia) realizada precocemente, provavelmente, contribui para melhor recuperação funcional, e os movimentos contínuos minimizam a formação de cicatrizes, promovendo a síntese de colágeno, aumento de proteoglicanas e de ácido hialurônico.

Um estudo realizado com a maioria dos laringologistas dos Estados Unidos da América concluiu que o ideal seria 7 dias de repouso completo para nódulos, cistos, pólipos e edema de Reinke, enquanto 1 a 4 dias de repouso para papiloma e leucoplasia. A maioria utilizou combinação de repouso vocal absoluto e relativo e a decisão foi determinada pelo tipo de lesão ou tipo de lesão associada à técnica cirúrgica adotada.[22]

Outro estudo semelhante, realizado com os laringologistas e foniatras europeus, concluiu que o repouso vocal absoluto para excisão de pólipo em uma recepcionista ou cirurgia de edema de Reinke em um professor deveria ser de 4-5 dias. A duração do atestado foi 12-14 dias para ambos e conclui-se que existe uma grande variabilidade quanto a essas condutas.

Após o período de repouso absoluto, recomenda-se o repouso vocal relativo assistido com pequenos períodos de sonorização leve e sem impacto ao longo do dia conjuntamente à reabilitação fonoterápica, com a realização de exercícios diários e reavaliação fonoaudiológica semanal.[23]

A partir do momento em que o paciente comece a melhorar sua qualidade vocal, a reabilitação fonoterápica evoluirá até que o paciente restabeleça o seu uso habitual da voz, quer seja somente socialmente ou profissionalmente ao utilizar a voz falada (locutor, professor ou radialista) ou voz cantada em seus múltiplos aspectos (cantor, dublador, atriz, entre outros).

Expectativas e Orientações

Outro estudo no qual foram questionados por e-mail todos os laringologistas dos EUA a respeito dos cuidados após fonocirurgia (sendo 75% exclusivamente laringologistas e 50% hospitais acadêmicos) concluiu que o repouso vocal absoluto seria de 7 dias para nódulos, cistos, pólipos, edema de Reinke (devido ao período de inflamação mais importante > 7 dias) e de 1-4 dias para leucoplasia e papiloma, sendo os fatores mais importantes para essa decisão a graduação da dissecção, o tipo de lesão, seguidos de técnica adotada. Além do repouso vocal outros cuidados eram fundamentais no pós-operatório desses pacientes, como hidratação adequada, tratamento do refluxo laringofaríngeo, redução do esforço físico além da fonoterapia em que 45% preconizavam sua realização no pré e pós-operatório e 52% relataram que esse tratamento complementar variava de acordo com o tipo de afecção.[24]

Antes de realizar qualquer procedimento cirúrgico, é importante estar certo de que o paciente tem boa compreensão de todo o processo, tanto no que diz respeito ao diagnóstico quanto ao tratamento. Ele deve saber além do motivo pelo qual a cirurgia foi indicada. Cientificar acerca do que a cirurgia pode oferecer em termos de ganho funcional, bem como explicar os riscos inerentes ao processo, é parte da tarefa do cirurgião, e esses riscos não são inexistentes. Uma melhora significativa da voz após a fonocirurgia é, sem dúvida, o resultado mais comumente encontrado desde pacientes com demandas vocais relativamente simples até em pacientes com demanda vocal bem mais elaborada, a exemplo dos cantores de alta *performance*.[25] No entanto, como em praticamente toda área da medicina, os resultados não são 100% previsíveis e dar ao paciente uma voz completamente normal por vezes está além das possibilidades do cirurgião. Alguns fatores preditivos de bons resultados podem e devem ser discutidos com o paciente, como o fato de que lesões superficiais, como nódulos e pólipos, costumam ter resultados funcionais pós-cirúrgicos melhores do que lesões mais profundas, como sulcos e cicatrizes vocais.[26] A possibilidade de recidiva da lesão, mesmo após uma cirurgia bem-feita, também deve ser discutida com o paciente, mesmo porque ele é a parte principal do processo terapêutico, e sua aderência às recomendações pós-operatórias reduzem as chance dessa recidiva.

Mesmo nas mãos mais habilidosas e experientes, complicações e resultados indesejados podem ocorrer. Complicações extralaríngeas como fraturas dentárias, lesões de faringe e laringe e alterações na sensibilidade da língua podem acontecer, especialmente, nos pacientes nos quais houver dificuldade de exposição durante a cirurgia. Com relação à cirurgia em si, complicações também podem acontecer decorrentes da manipulação dos tecidos e do processo cicatricial. Sinéquias laríngeas e substituição do epitélio vocal por tecido fibroso cicatricial, apesar de raros, são complicações que têm potencial para deixar a voz do paciente pior do que antes da cirurgia. Hemorragia intracordal, reação inflamatória exacerbada, formação de granuloma e mesmo dispneia são complicações raras, porém possíveis, especialmente após procedimentos de medialização das pregas vocais, como tireoplastias e injeções laringoplásticas.[27] Vale ressaltar que, sempre que se for utilizar medicações ou materiais durante a cirurgia, isso tem de ser bem explicado ao paciente, especialmente se o uso for *off-label*, como é o caso de alguns materiais para medialização da prega vocal e toxina botulínica em caso de granuloma. A possibilidade de eventos como esses reforça a necessidade de se investir tempo explicando ao paciente sobre os riscos envolvidos na fonocirurgia, por mais baixos que sejam. O uso de termo de consentimento específico para cada cirurgia, incluindo, quando for o caso, o uso de materiais especiais é mandatório.

REFERÊNCIAS BIBLIOGRÁFICAS

1. Sataloff RT, Hawkshaw MJ, Divi V, Heman-Ackah YD. Voice surgery. Otolaryngol Clin North Am. 2007;40(5):1151-83.
2. Tsuji DH, Chrispim FS, Imamura R, et al. Impact in vocal quality in partial myectomy and neurectomy endoscopic of thyroarytenoid muscle in patients with adductor spasmodic dysphonia. Braz J Otorhinolaryngol. 2006;72(2):261-6.
3. Vasconcelos SJ, Aires MM. Medicamentos que interferem na qualidade vocal. Assoc Bras Otorrinolaringol e Cir Cérvico-Facial Pró-ORL. 2021;4:113-37.
4. Braga NMA, Tsuji DH, Pinho SMR. Efeitos dos medicamentos na qualidade vocal e na laringe. In: Tratado de Otorrinolaringologia. São Paulo: Editora Roca; 2003.
5. Dailey S. Diagnostic and therapeutic pitfalls in phonosurgery. Otolaryngol Clin North Am. 2006;39(1):11-22.
6. Eckley CA, Anelli W, Duprat AC. Auditory voice-perception analysis sensitivity and specificity in the screening of laryngeal disorders. Braz J Otorhinolaryngol. 2008;74(2):168-71.
7. Baravieira PB, Brasolotto AG, Montagnoli AN, et al. Análise perceptivo-auditiva de vozes rugosas e soprosas: correspondência entre a escala visual analógica e a escala numérica. CoDAS. 2016;28(2):163-7.
8. Nemr K, Simões-Zenari M, Cordeiro GF, et al. GRBAS and cape-V scales: High reliability and consensus when applied at different times. J Voice. 2012;26(6):812.e17-812.e22.
9. Rosen CA, Lee AS, Osborne J, et al. Development and validation of the voice handicap index-10. Laryngoscope. 2004;114(9):1549-56.
10. Costa T, Oliveira G, Behlau M. Validation of the Voice Handicap Index: 10 (VHI-10) to the Brazilian Portuguese. CoDAS [online]. 2013;25(5)482-5.
11. Crespo AN, Wolf AE, Kimaid PA, et al. Larynx electromyography: study of the diagnostic contribution in 30 patients carrying vocal fold immobility. Rev Bras de Otorrinolaringol. 2002;68(3):369-75.
12. Reghunathan S, Bryson PC. Components of voice evaluation. Otolaryngol Clin North Am. 2019;52(4):589-95.
13. Hawkshaw MJ, Sataloff RT. Strobovideolaryngoscopy: Results and clinical value. Ann Otol Rhinol Laryngol. 1991;100(9):725-7.
14. Woo P, Colton R, Casper J, Brewer D. Diagnostic value of stroboscopic examination in hoarse patients. J Voice. 1991;5(3):231-8.
15. Tsuji DH, Hachiya A, Dajer ME, et al. Improvement of vocal pathologies diagnosis using high-speed videolaryngoscopy. Int Arch Otorhinolaryngol. 2014;18(3):294-302.
16. Koishi HU, Tsuji DH, Imamura R, Sennes LU. Variação da intensidade vocal: estudo da vibração das pregas vocais em seres humanos com videoquimografia. Rev Bras Otorrinolaringol. 2003;69(4):464-70.
17. Turkmen HI, Karsligil ME. Advanced computing solutions for analysis of laryngeal disorders. Med Biol Eng Comput. 2019;57(11):2535-52.
18. Sakae FA, Sasaki F, Sennes LU, Tsuji DH. Pólipos de pregas vocais e alterações estruturais mínimas: lesões associadas? Rev Bras de Otorrinolaringol. 2004;70(6):739-41.
19. Poels PJ, de Jong FI, Schutte HK. Consistency of the preoperative and intraoperative diagnosis of benign vocal fold lesions. J Voice. 2003;17(3):425-33.
20. Joshi A, Johns MM 3rd. Current practices for voice rest recommendations after phonomicrosurgery. 2018;128(5):1170-5.
21. Okui A, Konomi U, Watanabe Y. Complaints and complications of microlaryngoscopic surgery. J Voice. 2020;34(6):949-5.
22. Rihkanen H, Geneid A. Voice rest and sick leave after phonosurgical procedures: surveys among European

CAPÍTULO 33 ▪ INDICAÇÕES, PLANEJAMENTO E CUIDADOS PERIOPERATÓRIOS EM FONOCIRURGIAS

laryngologists and phoniatricians. Eur Arch Otorhinolaryngol. 2019;276(2):483-7.

23. Joshi A, Johns MM 3rd. Current practices for voice rest recommendations after phonomicrosurgery. Laryngoscope. 2018;128(5):1170-5.

24. Štajner-Katušicacute S, Horga D, Zrinski KV. A longitudinal study of voice before and after phonosurgery for removal of a polyp. Clin Linguist Phonetics. 2008;22(10-11):857-63.

25. Zeitels SM. The Art and Craft of Phonomicrosurgery in Grammy Award–Winning Elite Performers. Ann Otol Rhinol Laryngol. 2019;128(3):7S-24S.

26. Catani GSDA, Hamerschmidt R, Moreira ATR, et al. Subjective and objective analyses of voice improvement after phonosurgery in professional voice users. Med Probl Perform Art. 2016;31(1):18-24.

27. Din-Lovinescu C, Talmor G, Gravina A, et al. Adverse events following injection laryngoplasty: An analysis of the MAUDE database. Am J Otolaryngol - Head Neck Med Surg. 2021;42(6):103092.

PRINCÍPIOS DA FONOMICROCIRURGIA

CAPÍTULO 34

Domingos Hiroshi Tsuji ▪ Jeferson D'avilla ▪ Luciana Miwa Nita Watanabe

INTRODUÇÃO

As fonomicrocirugias correspondem a procedimentos cirúrgicos realizados por meio da técnica de microcirurgia de laringe, com objetivo de melhorar a qualidade vocal, preservando ao máximo a microestrutura em camadas da prega vocal. O termo foi inicialmente introduzido por Zeitels, em 1994.[1]

As primeiras cirurgias endolaríngeas, que podem ser consideradas como exemplos pioneiros de cirurgias minimamente invasivas, foram realizadas no século XIX, inicialmente por laringoscopia indireta com utilização de espelho. Posteriormente, a invenção e o aprimoramento dos instrumentos que permitiram a laringoscopia direta e na sequência a laringoscopia de suspensão representaram um avanço primordial para a cirurgia endolaríngea. As melhorias nas técnicas de anestesia, paralisia muscular e utilização do microscópio permitiram a progressão para a microcirurgia de laringe como conhecemos atualmente. Paralelamente, as pesquisas proporcionaram melhor compreensão da fisiologia da produção vocal e da ultraestrutura da prega vocal. Esta convergência da evolução da técnica cirúrgica microlaringoscópica e o avanço no conhecimento da produção vocal laríngea possibilitaram a fonomicrocirurgia.[2]

As lesões de pregas vocais apresentam-se de forma muito variada. Mesmo lesões classificadas com a mesma nomenclatura têm aspectos diferentes e podem afetar de diversas formas a fonação. Como exemplo, os pólipos vocais podem ser pediculados, sésseis, encontrados no bordo livre ou na face vestibular da prega vocal. Também não é incomum que se encontrem diversos tipos de lesões em uma mesma prega vocal ou em ambas. Desta forma, em qualquer situação, para obter resultados vocais adequados, o cirurgião deve seguir os princípios que norteiam a fonomicrocirurgia.

Com todos os avanços tecnológicos e conhecimento obtido graças aos esforços dos pioneiros da Laringologia, é imprescindível que um fonocirurgião aplique em suas condutas os seus conhecimentos sobre o mecanismo da produção vocal, os fatores que influenciam a fonação, a ultraestrutura da prega vocal e os cuidados técnicos na realização do procedimento.

MECANISMO DA PRODUÇÃO VOCAL

Como estágio inicial da fonação, a produção do som glótico é um fenômeno mecânico que consiste na conversão da energia aerodinâmica, gerada pelo fluxo do ar expirado, em energia acústica, por meio da vibração das pregas vocais. A compreensão do fenômeno vibratório das pregas vocais se deu inicialmente pela teoria mioelástica-aerodinâmica, defendida por Van den Berg em 1958.[3]

A vibração cordal é decorrente da atuação de forças antagônicas que agem sobre as pregas vocais aduzidas, em posição fonatória, ocasionando abertura e fechamento da glote sucessivamente (importante neste ponto não confundir com movimentos de abdução e adução das pregas vocais). Esse movimento sucessivo de abertura e fechamento da glote é um processo dinâmico e dividido em quatro fases vibratórias distintas: a fase fechada, a de abertura, a de abertura máxima e a de fechamento. É chamado de ciclo glótico e ocorre, em média, 110 vezes por segundo em homens e 200 vezes por segundo em mulheres (Fig. 34-1). Como resultado deste processo, o fluxo aéreo expiratório é "cortado" repetidamente, criando ondas regulares e bem definidas de compressão e rarefação do ar, que se traduzem em ondas sonoras (Fig. 34-2).

As forças que agem para início e manutenção do ciclo glótico são as seguintes:

- *Força de abertura*: decorrente da pressão aérea infraglótica, que depende do fluxo expiratório e da resistência glótica;
- *Forças de fechamento*: elasticidade das pregas vocais e o efeito de Bernoulli. A elasticidade é regulada pela atividade da musculatura intrínseca da laringe, que promove a tendência do retorno das pregas vocais à posição que ocupavam antes de ceder à força de abertura. O efeito de Bernoulli ocorre no nível do estreitamento glótico durante a passagem do fluxo aéreo pela região, e gera uma pressão negativa (força de Bernoulli) que "succiona" a estrutura mucosa adjacente. A contribuição deste efeito para o fechamento da glote durante o ciclo vibratório depende da mobilidade da mucosa da prega vocal. Quanto mais móvel a mucosa de revestimento for, maior o papel do efeito de Bernoulli no fechamento das pregas vocais durante o ciclo vibratório (Fig. 34-3).[3-5]

FATORES QUE INFLUENCIAM A FONAÇÃO

Resumidamente, temos que a flexibilidade e a mobilidade normais da camada mucosa, como a coaptação perfeita das bordas livres das pregas vocais durante a fase fechada do ciclo glótico, são duas das características vibratórias mais importantes que garantem eficiência na produção do fluxo pulsado e, portanto, na produção vocal de qualidade adequada.[3]

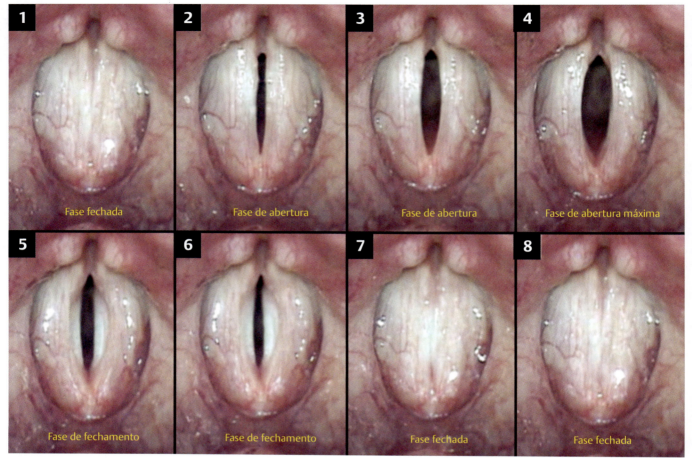

Fig. 34-1. Fases do ciclo vibratório normal das pregas vocais: fase fechada, fase de abertura, fase de abertura máxima e fase de fechamento. Nota-se na fase fechada uma coaptação glótica completa.

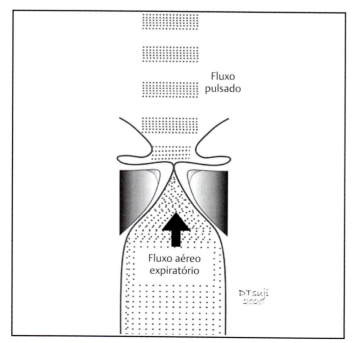

Fig. 34-2. Transdução da energia de pressão aérea em energia sonora. O fluxo aéreo contínuo proveniente das vias aéreas inferiores é "cortado" pela vibração das pregas vocais, gerando um fluxo pulsado.

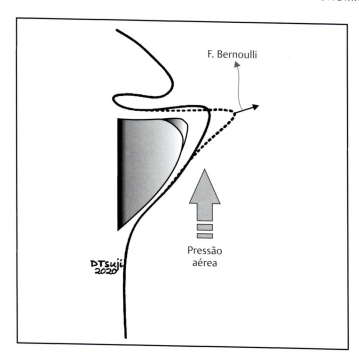

Fig. 34-3. Ação da força de Bernoulli sobre a mucosa durante a vibração cordal. A mucosa normal é amplamente deslocada pela sucção exercida pela força de Bernoulli.

Assim, dentre os fatores passíveis de correção cirúrgica, ou que podem ser afetados por uma intervenção cirúrgica inadequada, temos basicamente os fatores que impedem o completo fechamento glótico e os fatores que impedem a adequada vibração das pregas vocais, uma vez que a força expiratória raramente é fator isolado de causa de disfonia, exceto em condições de doenças das vias aéreas inferiores ou disfonias psicogênicas.

ULTRAESTRUTURA DA PREGA VOCAL

Em seus estudos histológicos, Hirano demonstrou que a estrutura das pregas vocais é organizada em camadas e que cada camada tem propriedades mecânicas diferentes.[4,6] A análise da organização estrutural das pregas vocais mostra que há uma variação gradativa na rigidez de cada camada, sendo mais maleáveis na superfície e tornando-se cada vez mais rígidas em direção ao músculo vocal.

Com base nesta organização estrutural, este autor desenvolveu a "teoria de cobertura e corpo" de produção vocal, em que o epitélio e a camada superficial da lâmina própria corresponderiam à cobertura e o músculo vocal, ao corpo. O ligamento vocal, constituído pelas camadas média e profunda da lâmina própria, representaria uma zona de transição que funcionaria como um acoplador entre a mucosa superficial e o músculo vocal (Fig. 34-4).

Durante a fonação em condições adequadas, a cobertura, mais maleável, oscila sobre o corpo, mais rígido, levando à formação de movimentos muco-ondulatórios, vistos à laringoestroboscopia. Assim, esta ultraestrutura confere às pregas vocais flexibilidade, resistência e elasticidade, características essenciais para sofrer e suportar uma dinâmica vibratória intensa durante a fonação. Respeitar esta estrutura em camadas na fonomicrocirurgia é fundamental para o sucesso cirúrgico.

ASPECTOS IMPORTANTES DA CIRURGIA

Exposição da Glote: Laringoscopia de Suspensão

A fonomicrocirurgia é realizada exclusivamente por via endolaríngea, com exposição do campo cirúrgico por meio da laringoscopia de suspensão e visualização microscópica. O paciente deve estar sob anestesia geral e intubação endotraqueal. O posicionamento do laringoscópio de suspensão é uma das etapas fundamentais para o sucesso da fonomicrocirurgia.

Deve-se sempre priorizar a utilização do laringoscópio com maior diâmetro, que permite adequada manipulação bimanual das micropinças e melhor imagem microscópica, mas que também permita a melhor exposição da glote como um todo, principalmente da comissura anterior, que é a região glótica de mais difícil exposição. Entretanto, uma exposição adequada das pregas vocais e das estruturas adjacentes nem sempre é fácil de ser obtida.[7] É recomendado que o cirurgião esteja preparado desde o pré-operatório para contornar da melhor forma essas situações, e estar preparado para casos em que a dificuldade de exposição só fica clara no intraoperatório:

A) Avaliar as condições anatômicas do paciente no pré-operatório;
B) Dispor de vários modelos de laringoscópios de suspensão, tanto com relação ao calibre interno (desde os mais amplos até os mais estreitos) quanto no formato da sua extremidade (triangular, arredondado e de comissura anterior) (Fig. 34-5);
C) Presença na equipe cirúrgica de cirurgião auxiliar com conhecimento de microcirurgias de laringe, para fazer adequada contrapressão externa ou lateralizar a laringe para possibilitar melhor exposição das estruturas;
D) Se necessário, passar um ponto com fio *nylon* 3-0 na epiglote para tracioná-la durante o reposicionamento do

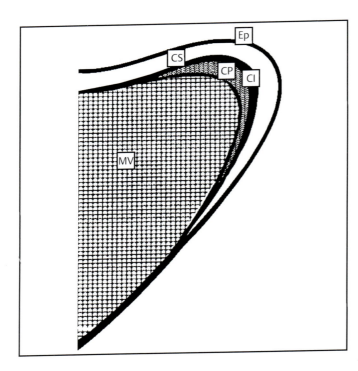

Fig. 34-4. Representação esquemática da estrutura em camadas da prega vocal de acordo com o modelo de "corpo" e "cobertura" de Hirano. O epitélio (Ep) e o espaço de Reinke (camada superficial [CS] da lâmina própria) correspondem à "cobertura", enquanto o músculo vocal (MV) constitui o "corpo" e o ligamento vocal (camada intermediária [CI] e camada profunda [CP] da lâmina própria), uma estrutura de transição.

laringoscópio e deste modo evitar que essa estrutura se dobre, dificultando a exposição da glote;

E) Dispor de óticas rígidas de 4 ou 5 mm de diâmetro, 30 cm de comprimento e zero ou 30 graus para suprir eventual impossibilidade de exposição apropriada;[8]

F) Dispor de pinças e aspirador curvos para, em situação de extrema dificuldade, tentar realizar o procedimento visualizando as estruturas com o endoscópio de 30 graus;[7]

G) Em casos de extrema dificuldade, posicionar o paciente na "posição para intubação difícil", adotada pelos anestesistas para via aérea difícil, conhecida como *sniffing position* ou de Boyce-Jackson (dorso levemente elevado, com flexão do pescoço).[9]

Mesmo que este passo cirúrgico prolongue o tempo do procedimento cirúrgico em si, é fundamental uma exposição glótica adequada para que a intervenção possa ser realizada com tranquilidade e precisão, necessárias para um ótimo resultado funcional. Maiores detalhes técnicos da laringoscopia de suspensão estão apresentados em capítulo específico.

Instrumentais Cirúrgicos

A melhor compreensão da importância da estrutura em camadas da prega vocal na produção vocal proporcionou o desenvolvimento de novas técnicas de microdissecção e microrretalhos de mucosa de pregas vocais. Para que possam ser realizadas com maior precisão, é necessária a utilização de instrumentais frios mais delicados, refinados e mais bem adaptados às diferentes situações.

Esses instrumentais cirúrgicos são muito frágeis e nem sempre disponíveis em boas condições de uso nos centros cirúrgicos. Por isso, é recomendável que os fonocirurgiões tenham a sua própria caixa de instrumentos cirúrgicos e os mantenha em ótimas condições de uso. Os instrumentais microcirúrgicos mais utilizados e relevantes estão apresentados em capítulo específico.

Pontos Fundamentais da Técnica Cirúrgica

Tendo como base o conhecimento da fisiologia da produção vocal e da ultraestrutura da prega vocal, temos que o objetivo principal da fonomicrocirurgia é "promover um fechamento glótico melhor durante a fase fechada do ciclo vibratório, sem prejudicar a mobilidade adequada da mucosa de revestimento". Para atingir esse objetivo, os quatro princípios básicos do ato fonomicrocirúrgico são:

1. Promover condições para o adequado fechamento glótico: remover lesões e/ou corrigir fatores que impeçam o fechamento glótico perfeito;
2. Evitar ressecções excessivas que resultem em áreas de retrações ou irregularidade no alinhamento da borda livre, que podem representar falhas na coaptação entre as duas pregas vocais (fenda glótica durante a vibração);
3. Evitar trauma excessivo e desnecessário na mucosa normal, adjacente à lesão, evitando fibroses extensas;
4. Corrigir eventuais desequilíbrios de massa e de tensão entre as pregas vocais.

A coaptação glótica entre as bordas livres das pregas vocais durante a fase fechada do ciclo vibratório promove uma melhor eficiência glótica. Lesões de adição como pólipos, nódulos e cistos que se comportam como um obstáculo de massa saliente, que impede o contato perfeito entre as bordas livres das cordas vocais, devem ser removidas com a melhor precisão técnica possível, para manter a borda livre alinhada, sem irregularidades ou retrações, garantindo a integridade da mucosa normal adjacente à lesão. Reforçando o segundo e terceiro princípios básicos, na remoção dessas lesões, com objetivo de melhorar o fechamento glótico, deve-se ter o cuidado de

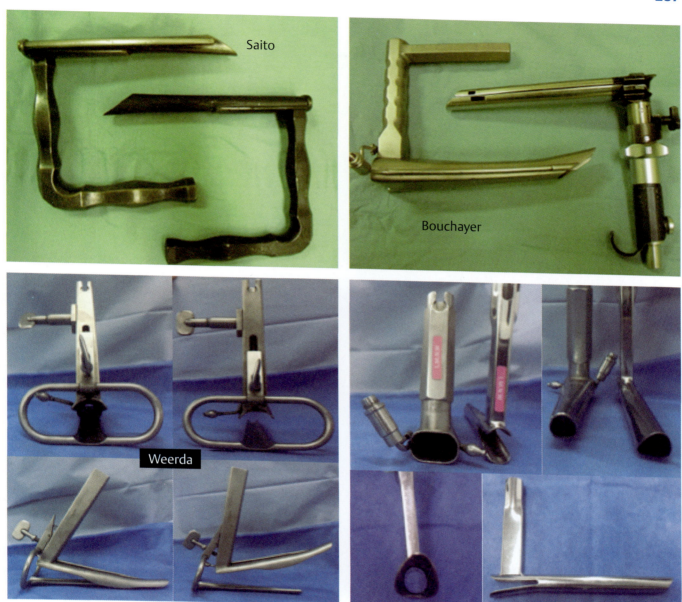

Fig. 34-5. Exemplos de laringoscópios com diferentes formatos e diâmetros.

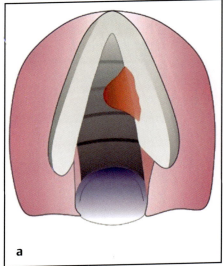
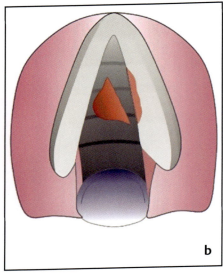
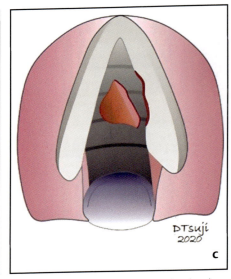

Fig. 34-6. Representação esquemática de exérese de lesão saliente. (**a**) Lesão de massa junto à borda livre. (**b**) Perfeita excisão mantendo a borda alinhada. (**c**) Excisão não adequada com retração e irregularidade no alinhamento da borda.

não remover mucosa normal, causando falhas de alinhamento por falta ou reatração de tecido, e evitar ou minimizar a exposição do ligamento vocal (Fig. 34-6).[10,11]

Fibroses são decorrentes de remoções desnecessariamente amplas da mucosa ou submucosa, ou por manipulação excessiva, ou uso inadequado de equipamentos como *lasers* ou outros produtores de energia que podem causar dano térmico tecidual.[12] As cicatrizes decorrentes desses processos interferem no movimento muco-ondulatório da prega vocal e impactam na sua qualidade sonora. Também ocorre redução da flexibilidade da mucosa, tornando-a menos responsiva à tração exercida pela força de Bernoullie durante a fase de fechamento do ciclo vibratório, o que pode interferir na coaptação glótica.

O risco de sinéquias na região da comissura anterior deve ser sempre uma preocupação ao manipular lesões bilaterais junto àquela região.

Lesões como sulco, atrofia ou cicatrizes, muitas vezes acompanhadas de rigidez de tecido mucoso, podem impedir o fechamento glótico adequado durante a fonação devida à falta de volume tecidual e de flexibilidade da mucosa. Nessa situação, a correção cirúrgica deve almejar um fechamento glótico melhor mediante procedimentos que permitam a medialização ou retificação da borda livre arqueada, seja por técnicas de implante de materiais diversos no corpo da prega vocal ou, na dependência do tipo de lesão, no espaço de Reinke (camada superficial da lâmina própria).[13]

Em casos de assimetria de massas entre as pregas vocais, como, por exemplo, no edema de Reinke assimétrico (Fig. 34-7), a cirurgia deve também ter como objetivo restabelecer o

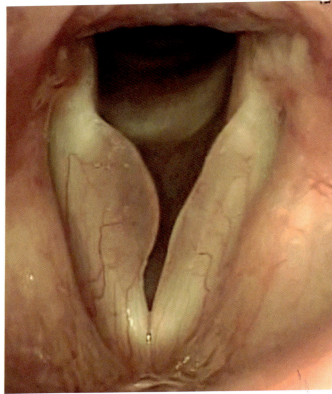

Fig. 34-7. Desequilíbrio de massas entre as pregas vocais causado pela degeneração polipoide (edema de Reinke), mais evidente na mucosa de prega vocal direita.

equilíbrio de massas por meio de técnicas fonomicrocirúrgicas adequadas, para que as duas pregas vocais sejam semelhantes em seus volumes e formas, e sempre preservar a mucosa sadia e manter as suas bordas livres, tanto mais alinhadas quanto possível.

O detalhamento da técnica cirúrgica de cada tipo de lesão será apresentado nos capítulos subsequentes específicos. Para uma adequada condução de cada caso, é necessária uma avaliação acurada dessas lesões, realizada sempre que possível sob luz estroboscópica, pois esta permite visibilizar a interferência das mesmas sobre a onda mucosa, bem como sobre as diferentes fases do ciclo vibratório. Com essas informações, o fonocirurgião tem embasamento para indicar a técnica cirúrgica mais adequada e para ter uma previsão prognóstica dos resultados, que devem ser compartilhados com o paciente, evitando, assim, expectativas inadequadas e resultados indesejáveis.

CONSIDERAÇÕES FINAIS

Todo médico Otorrinolaringologista deve ter conhecimento dos princípios que norteiam as microcirurgias de laringe de forma geral, especificamente a fonomicrocirurgia, um procedimento proposto com objetivo de melhorar a qualidade vocal. Esses princípios devem embasar as condutas desde a indicação ou contraindicação de um tratamento, o planejamento e os cuidados pré e pós-operatórios. E, durante o intraoperatório, o fonocirurgião deve estar preparado para tomada de decisão, quando se depara com uma lesão não prevista, que muitas vezes só pode ser detectada pela exploração microcirúrgica.

REFERÊNCIAS BIBLIOGRÁFICAS

1. Zeitels SM. Premalignant epithelium and microinvasive cancer of the vocal fold: the evolution of phonomicrosurgical management. Laryngoscope. 1995;105(3-2):1-51.
2. Zeitels SM. Phonomicrosurgery I: principles and equipment. Otolaryngol Clin North Am. 2000;33(5):1047-62.
3. Isshiki N. Fisiopatologia da produção da voz. In: Tireoplastias. São Paulo: Fundação Otorrinolaringologia; 1999:31-7.
4. Hirano M. Morphological structure of the vocal cord as a vibrator and its variations. Folia Phoniatr. 1974;26:89-94.
5. Lieberman P. Vocal cord motion in man. Ann N Y Acad Sci. 1968;155:28-38.
6. Hirano M. Structure of vocal fold in normal and disease states. Anatomical and physical studies. ASHA Report. 1981;11:11-30.
7. Setton ARF, D'avila JS, Gurgel RQ, et al. Variant of the technique for laryngeal microsurgery in cases of difficult laryngoscopy. Int Arch Otorhinolaryngol. 2019;23(1):18-24.
8. Kawaiada M, Fukuda H, Kohno N. Multidirectional observations of the larynx using transurethral rigid endoscopes during direct laryngoscopy. J Laryngol Otol. 2012;112(05):464-6.
9. Ohno S, Hirano S, Tateya I, et al. Management of vocal fold lesions in difficult laryngeal exposure patients in phonomicrosurgery. Auris Nasus Larynx. 2011;38(3):373-80.
10. Zeitels SM. The Art and Craft of Phonomicrosurgery in Grammy Award-Winning Elite Performers. Ann Otol Rhinol Laryngol. 2019;128(3):7S-24S.
11. Courey MS, Shohet JA, Scott MA, Ossoff RH. Immunohistochemical characterization of benign laryngeal lesions. Ann Otol Rhinol Laryngol. 1996;105(7):525-31.
12. Arroyo-Ramos HH, Neri L, Mancini MW, et al. Effects of diode laser setting for laryngeal surgery in a rabbit model. Eur Arch Otorhinolaryngol. 2019;276(5):1431-38.
13. Van den Broek EMJM, Heijnen BJ, Hendriksma M, et al. Bilateral vocal fold injection with autologous fat in patients with vocal fold atrophy with or without sulcus. Eur Arch Otorhinolaryngol. 2019;276(7):2007-13.

USO DO *LASER* EM MICROCIRURGIAS DE LARINGE

CAPÍTULO 35

José Antonio Pinto ▪ Jeferson Sampaio D'Avila ▪ Luciana Miwa Nita Watanabe

INTRODUÇÃO

O uso do *laser* nas microcirurgias de laringe ocorre desde 1972, introduzido por Strong, Jako e Vaugham. No Brasil, o Prof. Ivo Kuhl, no Rio Grande do Sul, foi o pioneiro em utilizar a tecnologia, em 1975, inicialmente utilizando o *laser* para tratamento da papilomatose respiratória recorrente, doença que não tem cura e cujo manejo persiste como desafio para laringologistas de qualquer parte do mundo, até os dias atuais. Logo após, o Dr. José Antonio Pinto, em São Paulo, também iniciou o uso do *laser* para tratamento de várias doenças laríngeas, e atualmente o método é de grande importância e muito utilizado na Laringologia.[1]

A aplicação do *laser* em cirurgias laríngeas, especificamente nas microcirurgias de laringe, foi um grande avanço, pois permite e facilita o trabalho em um campo cirúrgico bem reduzido e distante, como é a cirurgia realizada por meio da laringoscopia de suspensão. Um dos principais progressos ocorre no tratamento endoscópico de tumores de laringe, com resultados oncológicos adequados e com menor morbidade pós-operatória, possibilitados pela utilização do *laser*. O método, quando bem indicado, apresenta várias vantagens: interação da energia com um tecido a distância (como ocorre com o *laser* de CO_2), possibilidade de ablação, vaporização ou realização de cortes precisos e coagulação com possibilidade de hemostasia. No entanto, é um equipamento que, quando utilizado de forma inadequada, traz risco de complicações que podem até ser fatais, além de provocar um dano térmico no tecido adjacente, o que não ocorre com a utilização de instrumentais frios.

Assim, o *laser* é mais uma ferramenta no arsenal do cirurgião e apresenta indicações específicas para a sua utilização, com suas vantagens e desvantagens. Quando bem aplicado traz muitos benefícios. O seu uso não substitui o conhecimento médico e técnico sobre as indicações cirúrgicas, pelo contrário, a aplicação de um equipamento, principalmente quando se trata de nova tecnologia, requer o estudo de suas características além de treinamento específico antes de sua utilização.

FÍSICA DO *LASER*

O *laser* (*Light Amplification by Stimulated Emission of Radiation*) é um dispositivo que produz uma radiação eletromagnética com características bem definidas: é monocromática (possui um comprimento de onda bem definido), coerente (todos os fótons que compõem o feixe emitido estão em fase) e colimada (propaga-se como um feixe de ondas praticamente paralelas).

Para que essa radiação possa ser obtida, são necessários três elementos: meio de produção da radiação, fonte de excitação dos elétrons e espelhos para amplificação do efeito. Determinados materiais, quando em estado instável de energia, se devidamente estimulados, emitem fótons coerentes com o estímulo original, cujas ondas estão em sintonia (em fase) entre si.

Quando um número mínimo de elétrons de determinado material é estimulado a emitir seus fótons, um efeito cascata é iniciado, de modo que o fóton emitido por um elétron estimula o elétron seguinte a emitir outro fóton de igual comprimento de onda e fase. Assim, há amplificação da emissão de feixes de luz de comprimento de onda definido e coerente. Porém, para que esse processo continue, é necessária uma realimentação, ou seja, por certo tempo manter fótons emitidos estimuladamente interagindo com outros elétrons. Isso é possível pela presença de um ressonador óptico, uma cavidade óptica na qual se confina luz por algum tempo com uso de espelhos altamente refletores e convenientemente alinhados que vão refletindo várias vezes os fótons. Num dos espelhos há um pequeno orifício por onde alguns fótons, depois de muitas vezes refletidos, conseguem sair emitindo o feixe colimado de luz. Existem também alguns *lasers* super radiantes que não precisam de espelhos para funcionar.[1]

Muitos materiais podem ser utilizados no interior de uma cavidade óptica como meio de produção de energia: gasosos (CO_2, Argônio, Criptônio, Hélio-Neônio), isolantes dopados (Cr3+, cristais de Nd:YAG, Er:YAG, Ho:YAG), corantes (corantes orgânicos diluídos em solventes), líquido (Rodamina 6G e Cumarina 2), semicondutores (vários tipos de diodo) e excímeros.

Em resumo, as principais características dos *lasers* são as seguintes: é monocromático, ou seja, composto geralmente por só um comprimento de onda, possui grande intensidade (potência medida em watts, ou *joules* por segundo), caráter direcional e coerência (todos os feixes na mesma direção e com mesmo comprimento de onda). Como o objetivo do uso do *laser* é maior precisão com menor dano possível do tecido saudável adjacente, é importante conhecer as características físicas do *laser* a ser utilizado e de que forma ele interage com os tecidos.

Comprimento de Onda

Os diversos *lasers* disponíveis diferem conforme o material que o produzem, o que dará a característica do comprimento de onda, que determina o tipo de cromóforo-alvo. Quando a luz do *laser* é entregue aos cromóforos dentro do alvo, a energia é absorvida dentro daquele tecido. Alguns cromóforos visados mais comuns são: hemoglobina, melanina, tecido mole contendo água e ligações covalentes encontradas nas principais proteínas estruturais.[2] A escolha do tipo de *laser* depende das características que permitam absorção pelo tecido-alvo e pouca ação sobre os tecidos adjacentes. Como exemplo, o *laser* de CO_2, o mais utilizado nas cirurgias laríngeas, possui comprimento de onda de 10.600 nm, com grande afinidade pela água (Fig. 35-1).

Interação Tecidual

A determinação do comprimento de onda é fundamental para a determinação do tecido-alvo, e o tempo no qual a energia é entregue é outro parâmetro importante. Sob tempos de exposição prolongados, efeitos fototérmicos causam necrose de coagulação colateral, conforme o calor é transferido uniformemente para os tecidos adjacentes. No entanto, se a largura do pulso é muito curta, o tecido absortivo pode esquentar rapidamente. Foi demonstrado que diferenças de temperatura extremas entre o tecido-alvo e estruturas adjacentes causam vaporização e dano de onda de choque, comumente referido como efeito fotomecânico. Consequentemente, um dano térmico não específico ocorre quando a largura do pulso excede o tempo de relaxamento térmico para o tecido. Assim, quanto maior o tecido-alvo, maior o coeficiente de relaxamento térmico.

Geralmente, organelas subcelulares sofrem fotólise dentro de um domínio de nanossegundos, disruptura celular ocorre em uma escala de microssegundos e hemostasia é obtida dentro de tempos de exposição em milissegundos. Na prática, todas essas interações ocorrem concomitantemente, porém, ao selecionar corretamente o comprimento de onda, a intensidade e a duração do pulso, o cirurgião pode maximizar os efeitos desejados e reduzir os efeitos indesejados.[2]

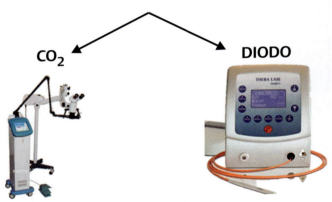

Fig. 35-2. Equipamentos de *lasers* de CO_2 e de diodo.

PRINCIPAIS TIPOS DE *LASER* USADOS EM CIRURGIAS LARÍNGEAS

Existem inúmeros tipos de *laser*, porém poucos são os que apresentam aplicabilidade clínica, principalmente na otorrinolaringologia. No Brasil, no momento da publicação deste capítulo, estão disponíveis somente os *lasers* de CO_2 e o de diodo (Fig. 35-2), para uso em microcirurgias de laringe. O *laser* de CO_2 foi o primeiro a ser descrito e continua a ser o mais utilizado nas microcirurgias de laringe, portanto o mais estudado e com parâmetros bem estabelecidos para a sua utilização.

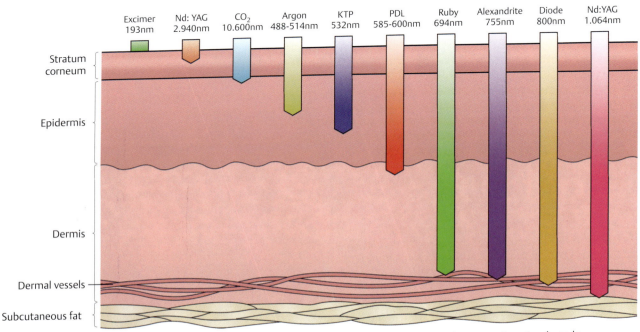

Fig. 35-1. Representação esquemática da ação tecidual dos diferentes tipos de *laser* e seus respectivos comprimentos de onda.

Laser de CO_2

O *laser* de CO_2 é uma mistura de gases de Nitrogênio, Hélio e Gás Carbônico, excitados por descarga elétrica e com comprimento de onda de 10.600 nm, faixa espectral infravermelha, ou seja, invisível ao olho humano. O feixe coaxial de Hélio funciona como um indicador de onde o CO_2 atua. Tem grande afinidade, e, portanto, é absorvido pela água presente nos tecidos. A energia calórica é quase totalmente absorvida pelos tecidos biológicos, produzindo a destruição pela rápida vaporização da água dos tecidos e pela desnaturação de suas proteínas tissulares. Este primeiro fator é responsável pela ablação dos tecidos, desnaturação proteica e obliteração de pequenos vasos de até 0,5 mm de diâmetro (efeito hemostático). São emitidos em ondas pulsadas ou contínuas, que podem ser focadas em um feixe bem fino e usadas como instrumento de corte bem preciso ou desfocadas com objetivo de realizar vaporização, remoção ou abrasão de uma lesão.

Tradicionalmente, o *laser* de CO_2 é utilizado por meio de um braço articulado para entregar a energia do *laser* ao local desejado (Fig. 35-3). Este sistema requer um tubo oco com várias articulações ou articulações que permitam alguma manobrabilidade. Em cada articulação, um conjunto de espelhos é posicionado para refletir o feixe ao redor do ângulo. Deve-se tomar muito cuidado ao usar tal sistema, pois choques ou vibrações podem causar desalinhamento dentro do sistema de espelho interno.

Os laringologistas também se beneficiaram da adição de vários acessórios usados nas extremidades dos braços articulados. Micromanipuladores são usados para acoplar operação a *laser* e microscopia (Fig. 35-4). Os micromanipuladores podem controlar o tamanho do ponto do *laser*. O tamanho do ponto, a potência, a configuração de energia e a duração do pulso têm um papel importante no efeito do *laser* no tecido. Quanto menor for o tamanho do ponto, maior será a energia fornecida por unidade de área. Portanto, ao trabalhar com os tamanhos de ponto muito pequenos típicos encontrados com os micromanipuladores a *laser* de CO_2, as configurações de energia devem ser mantidas bem baixas. Muitos dos outros *lasers* usados no campo são fornecidos por meio de cabos de fibra óptica. Com o advento dessa tecnologia, os laringologistas podem usar endoscópios, como o laringoscópio flexível com um canal de trabalho para obter acesso. Tal como acontece com o braço articulado, a fibra óptica é usada de forma sem contato. Normalmente, uma distância de 1 a 2 mm do tecido-alvo é ideal, pois o tamanho do ponto aumenta rapidamente com a distância do tecido, causando uma grande redução na energia do *laser* fornecida e falta de precisão.[2] Existe hoje disponível no mercado o AcuPulse 40WG CO_2 Laser, através de fibra flexível, permitindo procedimentos endoscópicos de vias aéreas mais profundas, além da laringe.

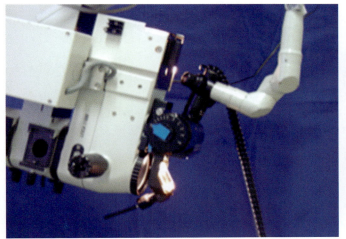

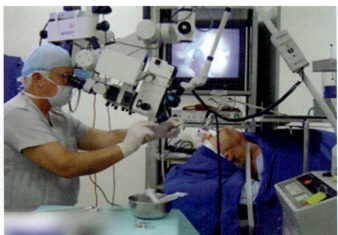

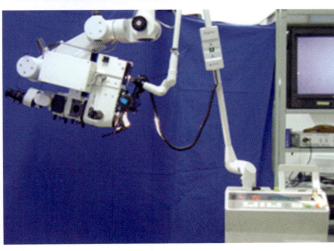

Fig. 35-3. Sistema de *laser* de CO_2 com braços articulados, acoplados a microscópio cirúrgico.

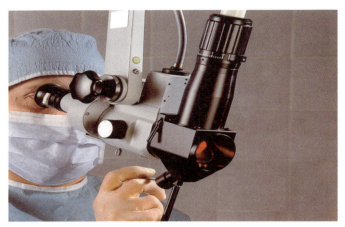

Fig. 35-4. Acuspot acoplado ao microscópio cirúrgico com micromanipulador.

Pulse Dye Lasers (PDL)

Possuem comprimento de onda de 585 nm, que corresponde à faixa de absorção pela oxiemoglobina. Este *laser* penetra bem na mucosa, minimiza absorção pela melanina na mucosa sobrejacente e oferece excelente absorção pela microvasculatura. Apesar das características físicas favoráveis, o custo da reposição do meio corante é uma desvantagem no seu uso.

YAG *Lasers*

O YAG é o acrônimo de *Yttirum Aluminum Garnet* (Granada de ítrio e alumínio), um material cristalino sintético do grupo das granadas. É comumente um meio anfitrião em vários *lasers* de estado sólido. A diferença nas propriedades químicas de cada elemento dopante dá ao *laser* um comprimento de onda específico e, portanto, uma aplicação cirúrgica diferente. O Ho:YAG (*laser* de hólmio) usa um meio ativo de cristal YAG com dispersão de hólmio. Seu feixe de ação é próximo ao da região infravermelha do espectro eletromagnético em 2.100 nm. Sua principal aplicação consiste em ablação de osso e cartilagem, e tem aplicação laringológica específica em incisões e dilatações a *laser* para o tratamento da estenose subglótica. O Nd:YAG (*laser* de granada de ítrio e alumínio dopado por neodímio) é um dos *lasers* mais clinicamente diversos em uso atualmente. Uma luz infravermelha próxima é emitida a 1.064 ou 1.320 nm. Os *lasers* Nd:YAG podem ser fornecidos com fibra óptica para coagular o tecido ou por meio de sondas de safira, permitindo a distribuição de baixa potência com difusão térmica mínima.

Potassium Titanyl Phosphate (KTP)

O *laser* KTP tem comprimento de onda de 532 nm, produzindo uma luz verde brilhante, dentro do espectro visível. Possui maior absorção específica para a oxiemoglobina, permitindo coagulação da microvasculatura com menor dano do tecido adjacente, considerado assim um *laser* fotoangiolítico. A sua principal vantagem consiste no uso em procedimentos laríngeos ambulatoriais. Pode fornecer energia por meio de uma fibra óptica de pequeno diâmetro, resultando em menor dano mecânico aos canais endoscópicos. Há estudos indicando seu uso para tratamento de lesões como papilomas laríngeos, pólipos, ectasias vasculares, cistos, pseudocistos, cicatrizes, granulomas, edema de Reinke e leucoplasias.[3]

Laser de Diodo

A grande maioria dos *lasers* que são produzidos no mundo são os de diodo semicondutores, utilizados em telecomunicações, canetas, *pointers* etc. O *laser* de diodo para uso em cirurgias laríngeas tem comprimento de onda que varia de 810 a 1.470 nm, o que confere maior absorção pela oxiemoglobina se comparado ao *laser* de CO_2, com melhor propriedade hemostática. Também apresenta a vantagem de ser portátil, um equipamento pequeno e com custo relativamente menor.

O *laser* de diodo é aplicado por uma fina fibra de vidro, geralmente de 400 ou 600 μm, que na cirurgia endolaríngea é levada pelo cirurgião através de um dispositivo longo, com a vantagem de poder ser utilizado de forma angulada, o que não é possível com o *laser* de CO_2, ou utilizado sob visão por endoscópios rígidos, e alcançar regiões mais distantes como a subglote, porém com menor precisão do que o CO_2. Por ser um *laser* de contato, a profundidade do corte também depende da pressão que o cirurgião exerce contra o tecido, com menor precisão se comparado ao CO_2. Além da própria ação da interação do *laser* com os cromóforos, o cirurgião precisa estar atento ao detalhe de que a própria fibra responsável por levar o *laser* sofre aquecimento, ocasionando um dano térmico a mais.

Por ser um dispositivo relativamente novo, ainda não se encontra na literatura informação suficiente para padronização de parâmetros como diâmetro da fibra, comprimento de onda, potência e modos de uso ideais, diferentemente do *laser* de CO_2, que já é utilizado há décadas e assim tem os seus parâmetros de uso já bem estabelecidos conforme a indicação cirúrgica.[4]

Um dos poucos trabalhos realizados com objetivo de estudo de ação tecidual do *laser* de diodo, realizado em pregas vocais de coelhos, evidenciou que o uso de *laser* de diodo com 980 nm com potência de saída de 5 W produziu uma maior extensão de injúria térmica comparada com potência de 3 W. Além desse aspecto, a utilização de modo contínuo em vez de modo pulsado aumentou significativamente a extensão e a profundidade da lesão térmica nas pregas vocais dos coelhos. No modo de onda contínua, a energia óptica é emitida constantemente porque o *laser* está sempre ligado. No modo pulsado, a energia óptica é modulada (alternadamente ligado e desligado) com objetivo de minimizar o dano térmico lateral. Isso é possível desde que o tempo de relaxamento térmico (tempo necessário para que o tecido aquecido perca 50% de seu calor pela difusão) seja suficiente para permitir recuperação térmica, com tempo adequado entre as exposições, antes do próximo pulso de energia.[5]

Laser Azul

O *laser* azul é um novo *laser* com comprimento de onda de 445 nm, transmitido por fibra óptica, que produz efeitos comparáveis ao KTP (Tru Blue, A.R.C. Laser Company, Nurembeg, Germany). Devido a suas propriedades fotoangiolíticas, trata vasos subepiteliais, podendo coagular e carbonizar em altos níveis de energia, usado através de fibras ópticas de modo contato ou não contato, mesmo em procedimentos ambulatoriais.

Possui potência máxima ajustável de 1 mW a 10 W e a emissão pode ser contínua (CW) ou ajustável a pulsos abaixo de 1 ms, transmitido aos tecidos por fibras de 300 e 400 μm. Pode requerer o uso de gás refrigerante (Hélio) para proteger a ponta da fibra de superaquecimento ou ignição. Tem uma absorção no vermelho e preto aproximadamente 10 vezes mais alta que o espectro do KTP, combinando em uma única frequência as propriedades de corte e fotoangiolíticas. Sendo quase transparente à água dos líquidos celulares devido ao seu comprimento de onda, tem alta absorção pela hemoglobina, melanina e pigmentos, o que lhe assegura muita precisão no tratamento de lesões vasculares e pigmentadas. Apresenta as seguintes vantagens: portabilidade, cabendo em caixa pequena, peso de 3 kg, resistente a choque; seleção de taxas de pulso de ondas contínuas (CW) em menos de milissegundos; efeitos teciduais mais intensos quando comparado ao KTP; maior possibilidade de uso em Laringologia ou outras cirurgias.

Estudos preliminares em ratos sugerem que o novo *laser* de luz azul (BL) com comprimento de onda de 445 nm é comparável ao *laser* de KTP comumente utilizado para o tratamento de várias patologias da laringe. Resultados iniciais sugerem que o grau de cicatriz é significativamente menor após o tratamento com *Blue Laser* em comparação ao KTP em tecido normal de prega vocal de rato.[6]

Hess *et al.*, em 2018, após testes laboratoriais, mostraram a aplicação do *laser* azul em procedimentos ambulatoriais ou em centro cirúrgico em casos de papilomatose laríngea, edema de Reinke, granuloma de contato, displasia leve, pólipos e lesões vasculares ectásicas.[7] O *laser* azul pode ser sugerido como uma modalidade alternativa segura e eficaz de tratamento em procedimentos de laringologia em consultório para uma variedade de lesões nas pregas vocais.[8]

APLICAÇÕES DO *LASER* EM MICROCIRURGIA DE LARINGE

As principais indicações para o uso de *laser* em cirurgias laríngeas são: tumores de laringe, papilomatose respiratória recorrente, estenoses laríngeas e traqueais, paralisias bilaterais de pregas vocais (aritenoidectomias, cordotomias transversas, aritenoidectomias parciais com cordotomia posterior etc.), granuloma de laringe, cistos saculares ou laringoceles internas, entre outras (Vídeos 35-1 a 35-3).

Com relação ao tratamento de lesões de cobertura, ainda não há um consenso na literatura, podendo haver aplicabilidade com determinados tipos de *laser*, porém com necessidade ainda de comparação de resultados funcionais entre os diferentes tipos de *laser* e as técnicas a frio. As técnicas cirúrgicas para tratamento das principais lesões serão descritas em capítulos específicos.

CUIDADOS TÉCNICOS

A utilização de equipamentos com manutenção adequada e bem calibrados é fundamental. Como um exemplo prático, no caso do *laser* de CO_2 não enxergamos o *laser* devido ao seu comprimento de onda infravermelho, e assim o que enxergamos é um outro tipo de *laser* que aponta para o local onde se espera que ocorra a ação do *laser* de CO_2. Falhas no equipamento podem ocasionar disparo do *laser* em local não esperado. Em casos de *lasers* com fibras impróprias, pode ocorrer entrega de energia de forma inadequada, o que pode acarretar danos teciduais indesejados, além do risco de quebras da fibra óptica com perda do fragmento na via aérea do paciente.

Outro ponto de grande importância consiste na necessidade de se manter o campo cirúrgico livre para uma adequada ação do *laser*, com remoção constante de *debris* e tecido carbonizado (que pode ser realizado com algodão ou cotonoide úmido embebido em adrenalina ou soro fisiológico) e hemostasia adequada, pois o *laser* não age adequadamente em tecidos sangrantes.[2] O *laser* de CO_2 pela sua característica de afinidade pela água e pela pouca penetração tecidual, não é o mais adequado para hemostasia, sendo os outros tipos de *laser* melhores, como diodo,[4,5] KTP ou Blue. Em casos de sangramentos maiores é necessária a utilização de eletrocautérios.

A vaporização dos tecidos com o *laser* resulta em produção de grande quantidade de fumaça, e assim deve ser realizada a aspiração constante para um adequado campo cirúrgico.[2] A fumaça pode ser aspirada através de laringoscópios com canais para aspiração na lateral ou segurando-se um aspirador. Algumas peças de mão que levam fibras de *laser* também têm local para conexão do aspirador.

Na grande maioria das cirurgias a *laser* da laringe, configurações de energia relativamente baixa são empregadas para minimizar os danos colaterais do calor. As configurações do *laser* são geralmente definidas abaixo de 10 W, com modo intermitente ou superpulso. O modo de disparo contínuo raramente é empregado e pode aumentar drasticamente as chances de complicações imediatas (disparo do *laser*) ou tardias (sinéquias/estenoses), devido ao fornecimento de energia substancial neste modo. A aplicação intermitente ou pulsada (p. ex., superpulso) permite o tempo de relaxamento térmico entre a emissão do *laser*, minimizando assim os danos colaterais do calor.

COMPLICAÇÕES DO USO DO *LASER*

O uso do *laser* na microcirurgia da laringe exige uma curva de aprendizado para evitar complicações e riscos para o paciente. O otorrrinolaringologista deve participar de programas de formação para conhecer e entender a física dos diferentes tipos de *lasers*, seu modo de ação e interação com os tecidos biológicos e sua indicação para diferentes doenças da laringe.

Complicações associadas à cirurgia transoral com *laser* são relatadas de 9,1 a 17%, variando de complicações menores a graves. Podem ser, de forma didática, divididas em:[2,9]

A) *Eventos adversos ao paciente:* quebra de pedaços de fibra que caem na via aérea, queimadura e cicatrizes causadas por dano térmico excessivo;
B) *Efeitos adversos aos operadores (inclui toda a equipe presente na sala cirúrgica):* lesões oculares por exposição ao *laser*. Quando utilizado o *laser* há necessidade de uso de óculos de proteção especial, porém na utilização do *laser* no microscópio ocorre filtragem do *laser* estando as córneas protegidas;
C) *Relacionadas ao mau funcionamento do equipamento:* quebra de fibras, superaquecimento ou falha na ativação.

Uma das complicações mais temidas é a formação de fogo pelo uso do *laser* na via aérea. Com a utilização do *laser* na cirurgia endolaríngea, temos os três elementos necessários para a produção de fogo, conhecidos como triângulo do fogo: o comburente (oxigênio), o combustível (o tubo endotraqueal) e a fonte de ignição/calor (*laser*).[10]

Apesar dos casos de fogo em via aérea pelo uso do *laser* não serem comuns (0,14% a 1,5% na literatura), este número poder ser subestimado pela falta de relatos espontâneos. Podem ocorrer consequências graves, como óbito do paciente.

Outra complicação que também pode ocorrer é a perfuração traqueal, evoluindo com enfisema subcutâneo, pneumomediastino ou pneumotórax, sendo indicado o tratamento com as medidas necessárias para cada caso.[2]

SEGURANÇA DO USO DO *LASER* – CUIDADOS

A adoção de uma rotina metódica com protocolos de segurança consistentes é fundamental para a utilização do *laser* em uma cirurgia. De forma geral, precisamos nos atentar a três pontos principais:

1. *Segurança do paciente*: proteção das áreas do corpo do paciente expostas durante a cirurgia endolaríngea: face, olhos e tórax superior, cobertas com compressas embebidas em soro fisiológico;
2. *Redução do risco de produção de fogo*: proteção do tubo endotraqueal e redução da concentração de O_2 para 30-35% ou menos, ou suspender a ventilação no momento de ativação do *laser* caso seja utilizado *jet-ventilation*;
3. *Proteção pessoal*: avisos de utilização de *laser* na sala cirúrgica e utilização de óculos de proteção por todas as pessoas presentes na sala, exceto para o cirurgião, se uso do *laser* sob microscopia.[2,9]

Para reduzir o risco de produção de fogo, devemos "atuar no combustível", utilizando tubos endotraqueais menos inflamáveis e protegê-los da ação do *laser*.

Existem no mercado tubos especiais para utilização em cirurgias com *laser*, feitos com materiais mais resistentes à queima do que o PVC e com duplo *cuff*: Medtronic Laser-Shield II (ML-II; Medtronic Inc, Jacksonville, Florida), Rusch LaserTubus (RL; Teleflex Medical, Wayne, Pennsylvania), e Mallinckrodt Laser-Flex (Fig. 35-5) (MTL; Covidien, Mansfield, Massachusetts). No entanto, apesar de mais seguros, esses tipos de tubos também apresentam desvantagens, como maior diâmetro externo, material mais rígido (que pode lesar estruturas faríngeas e dificultar a introdução do laringoscópio de suspensão) e podem danificar a glote durante a extubação, pelo fato dos *cuffs* não serem facilmente desinsuflados. Outra desvantagem é o alto custo econômico e indisponibilidade no mercado, tanto dos próprios tubos quanto da variedade de tamanhos adequados para utilização na cirurgia endolaríngea, na qual são necessários tubos endotraqueais de diâmetro reduzido (de forma geral, 4,5-5,5).[10]

Assim, o tubo comum de PVC pode ser utilizado com pouco risco de complicações caso alguns cuidados importantes sejam seguidos: manter o *cuff* o mais distante possível da área a ser operada, posicionamento de algodões ou cotonoides úmidos no campo sobre o tubo, insuflar o *cuff* com líquido em vez de ar, reduzir a concentração de oxigênio durante a ativação do *laser*, limitar a potência do *laser* e utilização do modo pulsado, para reduzir o calor.[11]

Em caso de combustão do tubo deve-se agir rapidamente para evitar um cenário ainda mais catastrófico, como explosão ou incêndio:

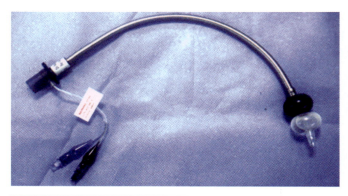

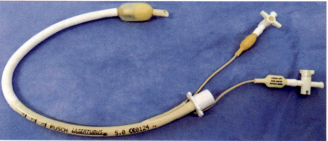

Fig. 35-5. Exemplos de tubos endotraqueais para uso em cirurgias a *laser*, confeccionados com material mais resistente à combustão e com duplo *cuff*.

A) Desconexão/desligar o sistema de ventilação mecânica;
B) Remoção do tubo endotraqueal;
C) Assim que verificado que não existe nenhum foco de incêndio, ventilar o paciente com máscara e oxigênio 100%;
D) Reintubação com tubo endotraqueal mais fino, 4,0 a 5,0, aplicação de soro fisiológico nas áreas possivelmente lesadas, avaliação da traqueia com endoscópio rígido e remoção de *debris* e tecido carbonizado, realização de broncoscopia para avaliação de possíveis lesões por queimadura em árvore traqueobrônquica distal e, a partir dos achados, as medidas necessárias a serem decididas (extubação e observação, manutenção da intubação por tempo maior ou traqueostomia). Recomenda-se também utilização de antibióticos e corticosteroides sistêmicos.[1,2,12,13]

Em resumo, o *laser* é um equipamento que permitiu grande evolução no tratamento de algumas doenças da laringe pelo seu uso em microcirurgias. Seu uso tem indicações específicas com suas vantagens e desvantagens. Deve ser utilizado por cirurgiões devidamente treinados e, durante a sua utilização, toda a equipe envolvida na cirurgia deve ter conhecimento do seu uso.

REFERÊNCIAS BIBLIOGRÁFICAS

1. Pinto JA, D'Avila JS. Laser em otorrinolaringologia e cirurgia de pescoço. São Paulo: Editora da Universidade Federal de Sergipe; 2006.
2. Simpson B, Rosen C. Principles of laser microlaryngoscopy. In: Simpson B, Rosen C. Operative techniques in laryngology. Berlin, Heidelberg: Springer; 2008.

3. Lechien JR, Burns JA, Akst LM. The use of 532-Nanometer-Pulsed Potassium-Titanyl-Phosphate (KTP) Laser in Laryngology: A systematic review of current indications, safety, and voice outcomes. Ear Nose Throat J. 2021;100(1):4s-13s.

4. Arroyo HH, Neri L, Fussuma CY, Imamura R. Diode laser for laryngeal surgery: a systematic review. Int Arch Otorhinolaryngol. 2016;20(2):172-9.

5. Arroyo-Ramos HH, Neri L, Mancini MW, et al. Effects of diode laser setting for laryngeal surgery in a rabbit model. Eur Arch Otorhinolaryngol. 2019;276(5):1431-8.

6. Lin RJ, Iakovlev V, Streutker C, et al. Blue light laser results in less vocal fold scarring compared to KTP laser in normal rat vocal folds. Laryngoscope. 2021;131(4):853-8.

7. Hess MM, Fleisher S, Ernstberger M. New 445nm blue laser for laryngeal surgery combines photoangiolytic and cutting properties. Eur Arch Otorhinolaryngol. 2018;275(6):1557-7.

8. Miller BJ, Abdelhamid A, Karagama Y. Applications of office-based 445 nm blue laser transnasal flexible laser surgery: A case series and review of practice. Ear Nose Throat J. 2021;100(1):105S-112S.

9. Tong JY, Pasick LJ, Benito DA, Sataloff RT. Adverse events associated with laser use in the upper airway. Otolaryngol Head Neck Surg. 2021;164(5):911-7.

10. Burns JA, Adlard SD, Kobler JB, et al. A comparison of laser-protected endotracheal tubes. Otolaryngol Head Neck Surg. 2018;159(5):871-8.

11. Mohseni M, Izadi F. Safe use of flammable endotracheal tubes during anesthesia for laryngeal laser surgery-Report of 1024 cases and a brief literature review. Iran J Otorhinolaryngol. 2019;31(105):225-7.

12. Remacle M, Arens C, Eldin MB, et al. Laser-assisted surgery of the upper aero-digestive tract: a clarification of nomenclature. A consensus statement of the European Laryngological Society. Eur Arch Otorhinolaryngol. 2017;274(10):3723-7.

13. Wang HM, Lee KW, Tsai CJ, et al. Tracheostomy tube ignition during microlaryngeal surgery using diode laser: a case report. Kaohsiung J Med Sci. 2006;22(4):199-202.

MICROCIRURGIA DE LARINGE PARA TRATAMENTO DE PÓLIPO VOCAL

Gustavo Polacow Korn ▪ Ronaldo Frizzarini

DEFINIÇÃO

O pólipo de prega vocal é uma lesão benigna da prega vocal, de origem fonotraumática, podendo ser translúcido, fibroso ou hemorrágico, geralmente unilateral, e ser pedunculado ou séssil. É uma lesão de origem subepitelial que acomete o epitélio de revestimento e a camada superficial da lâmina própria com a mucosa subjacente tipicamente fina e atrófica. Na exploração cirúrgica, verifica-se uma substância gelatinosa não encapsulada no espaço subepitelial.[1,2] À estroboscopia, a vibração da prega vocal pode estar normal ou minimamente reduzida. A terapia de voz e o repouso vocal podem resultar na redução da lesão ou na cessação do quadro.[3]

INDICAÇÃO E CONTRAINDICAÇÃO CIRÚRGICA

A cirurgia está indicada nos casos em que se observa a presença de disfonia e na lesão que não apresenta resposta ao tratamento clínico, como terapia de voz. Também está indicada nos casos de presença associada de alteração vascular que eleva o risco de hemorragia de prega vocal.[4]

Como contraindicação cirúrgica estão os casos cujos pacientes não têm condições clínicas para realizar anestesia geral.[4]

EQUIPAMENTO CIRÚRGICO E POSICIONAMENTO DO PACIENTE

Essas informações foram abordadas nos capítulos anteriores.

OBJETIVOS DA CIRURGIA

Como o pólipo vocal é uma lesão superficial que impede o fechamento glótico completo, o objetivo da cirurgia é deixar o bordo livre da prega vocal o mais retilíneo possível, evitando deixar irregularidades e, principalmente, não danificar as camadas profundas da lâmina própria.

TÉCNICA CIRÚRGICA

Com o paciente em decúbito horizontal, sob anestesia geral, é colocado o laringoscópio de suspensão. Existem diversos tipos de laringoscópios de suspensão e alguns cuidados e dicas para sua escolha e melhor exposição da laringe foram abordados nos capítulos específicos.

Realização da palpação de ambas as pregas vocais à procura de alguma lesão adicional ou a presença de alguma alteração estrutural mínima concomitantes. Normalmente a prega vocal contralateral apresenta algum grau de trauma ocasionado pelo pólipo. Cabe ao cirurgião examinar cuidadosamente e decidir se alguma lesão nova encontrada precisa de tratamento ou se apenas a remoção do pólipo será suficiente para o fechamento glótico completo e a obtenção de uma boa onda mucosa em ambas as pregas vocais.

A hidrodissecção[5,6] pode ser utilizada, que consiste em injetar solução com adrenalina 1:10.000 (com seringa de insulina, nove partes de soro fisiológico e uma parte de adrenalina). Essa etapa possibilita a expansão da lâmina própria, que auxilia na precisão da cirurgia e tem um efeito hidrostático, importante especialmente na presença de alterações vasculares quando coexistentes. A infusão cria tensão na mucosa normal, o que facilita a cordotomia para a confecção do *flap*. A hidrodissecção é indicada por alguns autores[5,6] e contraindicada por outros, justificando que pode prejudicar a demarcação da junção do pólipo com o tecido normal.[4] Existem duas técnicas para remoção do pólipo,[4] citadas a seguir.

Tração e Remoção

Essa técnica é indicada para pólipos pediculados de base não ampla: incisão na transição do pólipo com o tecido normal da prega vocal. Para a incisão, é utilizada tesoura reta ou uma tesoura curva para o lado contrário da lesão. A lesão pode ser mantida com o uso de uma pinça triangular (Fig. 36-1). O uso preciso dessa pinça é extremamente importante para o sucesso da cirurgia. A tensão aplicada deve ser mínima (não se deve tracionar muito a lesão para a linha média), pois do contrário, além do pólipo, parte do tecido sadio é tracionado e pode ser indevidamente removido. Nessa circunstância, duas situações podem ocorrer:

1. Excesso de retirada de lâmina própria resultando em uma insuficiência glótica no pós-operatório;
2. Lesão de camadas mais profundas da lâmina própria com chance de formar uma cicatriz.

Após a remoção do pólipo, é passado um cotonoide com adrenalina no local e observado se existe lesão residual a ser retirada. Isso pode ser feito com auxílio de uma pinça jacaré ou da pinça japonesa (Saito). Não é raro permanecer uma irregularidade de epitélio onde a incisão foi realizada e a retificação do bordo livre da prega vocal deve ser executada.

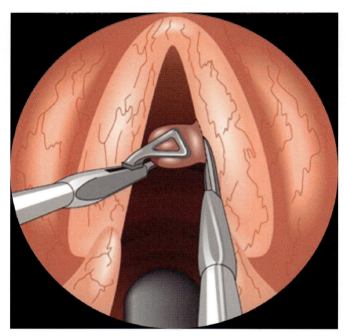

Fig. 36-1. Desenho da lesão apreendida com uma pinça Bouchayer e incisão com tesoura.

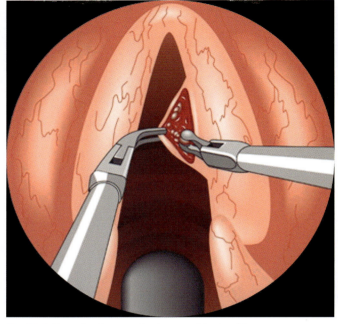

Fig. 36-3. Desenho da remoção do conteúdo do pólipo.

Microflap com Remoção do Pólipo

- Incisão na junção do pólipo com o tecido normal da prega vocal, ao longo da superfície superior da prega vocal (Fig. 36-2);
- Descolamento e elevação do *microflap* medial à incisão para expor o material subepitelial patológico, seguido de sua remoção (Fig. 36-3);

- Após a remoção, o *flap* é rebatido para verificar se há excesso de tecido. Esse excesso, além de epitélio que apresente espessamento e atrofia, deve ser cuidadosamente removido, tentando recobrir a incisão com o cuidado de não deixar material patológico no *flap* (Fig. 36-4). O reposicionamento desse tecido sadio auxilia na melhor cicatrização da prega vocal.

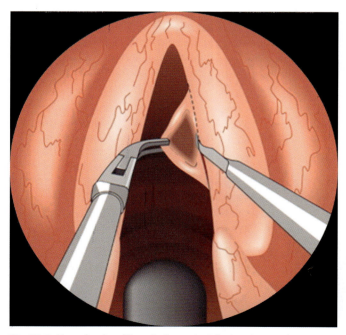

Fig. 36-2. Desenho do pólipo séssil com incisão (cordotomia).

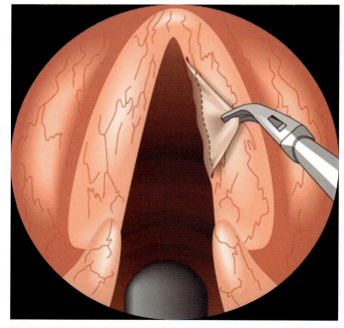

Fig. 36-4. Desenho da remoção do tecido alterado do *microflap*.

A presença concomitante de lesões vasculares também pode ser abordada. A abordagem concomitante de uma alteração estrutural mínima depende de vários fatores: características vocais, se o pólipo é recidivante e impacto da alteração estrutural mínima na voz.

CUIDADOS PÓS-OPERATÓRIOS E COMPLICAÇÕES

O repouso vocal absoluto (sem falar nada) geralmente é orientado após a cirúrgica entre 3 a 7dias. A presença de refluxo gastresofágico ou refluxo faringolaríngeo deve ser tratada concomitantemente. A terapia de voz deve ser realizada por um(a) fonoaudiólogo(a) especialista em voz, levando em conta que o pólipo de prega vocal é uma lesão fonotraumática, evitando assim novos fonotraumas e recidiva da lesão.[1]

Em relação a complicação, as principais são a presença de cicatriz ou excesso de retirada de lâmina própria que pode ocasionar uma insuficiência glótica. Formação de tecido de granulação na área operada e hemorragia também podem ocorrer.[4]

REFERÊNCIAS BIBLIOGRÁFICAS

1. Neves LR, Duprat AC. Lesões fonotraumáticas. In: Pignatari SSN, Anselmo-Lima WT. Tratado de otorrinolaringologia. 3a ed. Rio de Janeiro: Elsevier; 2018.
2. Sant'Anna GD, Brum MR. Classificação das doenças epiteliais e subepiteliais da laringe. In: Pignatari SSN, Anselmo-Lima WT. Tratado de otorrinolaringologia. 3. ed. Rio de Janeiro: Elsevier; 2018.
3. Rosen CA, Gartner-Schmidt J, Hathaway B, et al. A nomenclature paradigm for benign midmembranous vocal fold lesions. Laryngoscope. 2012;122(6):1335-41.
4. Rosen CA, Simpson CB. Vocal fold polyp. In: Rosen CA, Simpson CB, editors. Operative Techniques in Laryngology. Berlin: Springer; 2008:99-103.
5. Burns JA, Friedman AD, Lutch MJ, Zeitels SM. Subepithelial vocal fold infusion: a useful diagnostic and therapeutic technique. Ann Otol Rhinol Laryngol. 2012;121(4):224-30.
6. Zeitels SM. Polyp. In: Zeitels SM, editor. Atlas of phonomicrosurgery and other endolaryngeal procedures for benign and malignant disease. San Diego: Singulair; 2001:37-56.

MICROCIRURGIA DE LARINGE PARA TRATAMENTO DE NÓDULOS VOCAIS

CAPÍTULO 37

André de Campos Duprat ▪ Erich Christiano Madruga de Melo
Christiano de Giacomo Carneiro

INTRODUÇÃO

Os nódulos vocais são lesões benignas e multifatoriais da laringe, geralmente consideradas como resultado de traumas repetitivos dos tecidos das pregas vocais. Existem vários fatores de risco associados à maior prevalência de nódulos nas pregas vocais, como idade, sexo, mau uso/abuso vocal, refluxo laringofaríngeo e ruído ambiental peculiarmente excessivo.[1]

Eles são uma fonte comum de disfonia e constituem a patologia laríngea mais frequente.[2] Sua gênese está intimamente relacionada com o comportamento vocal, que é definido como o conjunto de reações vocais em resposta aos relacionamentos interpessoais no meio em que o indivíduo vive, por necessidades individuais, por estímulos sociais ou por hábitos ou combinações dos anteriores.

Normalmente, são massas benignas bilaterais, simétricas em localização e tamanho, no nível da junção dos terços anterior e médio das pregas vocais, considerado o ponto médio da porção membranosa das pregas vocais, área conhecida como "zona de impacto" (Fig. 37-1). Os nódulos vocais interferem no fechamento glótico, aumentam a massa e a rigidez da cobertura das pregas vocais, interferindo na vibração e gerando rouquidão, soprosidade, perda de alcance vocal e fadiga vocal.

A terapia de voz (fonoterapia) é o tratamento primário,[3] mas a cirurgia pode ser necessária em alguns casos, quando os nódulos têm um impacto mais dramático na função vocal ou há poucos benefícios com a moderação da voz. Nesses casos, a cirurgia é considerada uma intervenção segura na melhora da qualidade vocal,[4] porém, apesar do tratamento cirúrgico, os nódulos nas pregas vocais estão associados a uma alta taxa de recorrência.

Os nódulos vocais podem aparecer na infância e estão relacionados com o comportamento vocal da criança. No sexo masculino desaparecem após a muda vocal, quando ocorre uma modificação das estruturas laríngeas secundária à ação hormonal, especialmente em meninos. Desta forma, na infância, a indicação cirúrgica dos nódulos de pregas vocais é rara. A presença de um microdiafragma congênito pode estar relacionada com a manutenção dos nódulos vocais mesmo após a puberdade, uma vez que este reduz a porção fonatória (Fig. 37-2). O microdiafragma anterior sempre deve ser considerado nos casos de nódulos que não apresentem uma boa evolução no tratamento fonoaudiológico.[5]

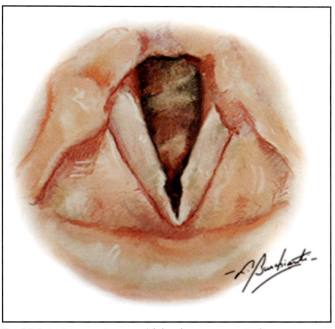

Fig. 37-1. Laringoscopia com nódulos de pregas vocais. (Imagem por Livia Burchianti.)

REFERÊNCIAS ANATÔMICAS-CHAVE

A prega vocal é dividida em camadas: epitélio, lâmina própria e músculo vocal. A lâmina própria é composta por três camadas: camada superficial, conhecida como espaço de Reinke, que é formada por um tecido conjuntivo frouxo, uma camada intermediária rica em fibras elásticas e uma camada profunda rica em fibras colágenas. A camada intermediária e a profunda constituem o ligamento vocal. O epitélio e o espaço Reinke formam a cobertura da prega vocal, e o ligamento vocal e o músculo constituem o corpo. Os nódulos de pregas vocais são lesões superficiais restritas ao epitélio, caracterizados pelo espessamento da membrana basal, sem repercussão nas demais camadas.[6] A interferência da vibração das pregas vocais não ocorre pela lesão em si, mas sim por um efeito indireto da lesão. O prejuízo da vibração das pregas vocais está associado à tensão durante a fonação, atrito e compressão dos nódulos de ambas as pregas vocais ou pela interferência da lesão em uma coaptação efetiva durante a fonação.

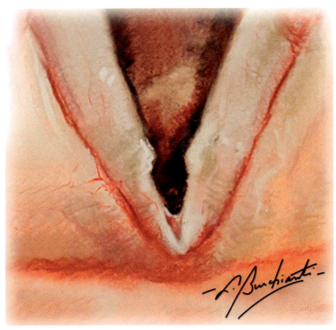

Fig. 37-2. Laringoscopia com nódulos de pregas vocais associados a microdiafragma em comissura anterior. (Imagem por Livia Burchianti.)

CUIDADOS PRÉ-OPERATÓRIOS

A fonoterapia já deve ser iniciada no pré-operatório, após avaliação fonoaudiológica especializada em voz, pois é de extrema importância no preparo dos pacientes para o repouso vocal após a cirurgia. Como a conduta inicial nos nódulos de prega vocal é fonoterápica, em geral os pacientes já têm um seguimento fonoaudiólogo prévio. Como os nódulos são causados por um comportamento vocal alterado, a abordagem fonoaudiológica após a cirurgia sempre deve ser considerada.

TÉCNICA CIRÚRGICA PASSO A PASSO

Microcirurgia de Laringe

Anestesia

Anestesia geral com intubação endotraqueal. O esquema anestésico inclui um agente paralítico de curto prazo para evitar movimentos e deglutição do paciente. A intubação e a extubação devem ser feitas sem trauma, utilizando o tubo de menor calibre possível. Considerando a curta duração do procedimento, um tubo endotraqueal de diâmetro interno de 5 mm é geralmente suficiente.

Posição do Paciente

Decúbito dorsal horizontal, na posição conhecida como *sniffing*, com o pescoço flexionado 15 a 25° e a cabeça estendida.

Posição do Cirurgião

Sentado atrás da cabeceira do paciente, utilizando um microscópio cirúrgico posicionado na lateral esquerda do paciente, com uma lente objetiva de 400 mm. Uma mesa de Mayo pode ser posicionada abaixo dos braços do cirurgião para estabilidade.

Pode-se ter um auxiliar à direita do cirurgião e o anestesiologista à esquerda, abaixo da cintura do paciente.

Quando o procedimento é realizado com vídeo, este deve estar localizado na extremidade inferior da mesa para que toda a equipe tenha acesso à imagem.

Instrumental

A microcirurgia de laringe utiliza magnificação, usualmente gerada por um microscópio cirúrgico, utilizado em conjunto com laringoscópios de suspensão.

É importante que o cirurgião tenha alguns diferentes tipos de laringoscópios disponíveis (Jackson, Hollinger, Jako, Dedo, Gould, Fragen, dentre outros) e que escolha o mais adequado para a anatomia do paciente. Em alguns casos, a locação de determinado laringoscópio pode ser mais difícil, sendo adequado ter à disposição opções distintas.

A laringoscopia de suspensão deve ser realizada com o sistema de suspensão da preferência do cirurgião. No entanto, ao selecionarmos o sistema, deve-se procurar por um dispositivo que permita a cirurgia bimanual, que a língua e laringe sejam tracionadas superiormente (com o paciente em posição supina), em vez de necessitar de um movimento em alavanca que pode fraturar os dentes, e que se adeque ao laringoscópio e a posição da cabeça designada pelo cirurgião. Cuidados com os dentes e lábios são fundamentais na locação do laringoscópio.

Os telescópios laríngeos rígidos de 30° e 70°, acoplados a câmeras de vídeo, também podem ser utilizados como magnificação, permitindo uma melhor avaliação e mapeamento das lesões da laringe.

A delicada microcirurgia requer instrumentos afiados, precisos e pequenos. Devem-se incluir pinças articuladas de preensão (triangular de Bouchayer, pinças-jacaré), de corte (Saito, tesouras), exploradores rombos retos, oblíquos e angulados, pinças saca-bocado, bisturi, retratores, exploradores rombos e pontas de aspiração.

Exérese da Lesão

Antes de iniciar a exérese propriamente dita é necessária uma avaliação minuciosa das pregas vocais com exploradores rombos, permitindo confirmar o diagnóstico. Algumas vezes, a laringoscopia pré-operatória não permite diferenciar com clareza nódulos de pregas vocais e cisto de prega vocal associado a reação contralateral, o qual teria uma abordagem cirúrgica distinta. Confirmados os nódulos de pregas vocais, a exérese poder ser iniciada. A técnica utilizada consiste em ressecar a lesão diretamente com uma pinça de corte, como a Saito angulada ou uma pinça saca-bocado de bordo reto, rente ao bordo livre da prega vocal, sem criar um desnível (Fig. 37-3). Outra opção é agarrar a lesão com uma pinça de preensão delicada (triangular de Bouchayer), excisando com tesoura somente o tecido doente. A lesão não dever ser tracionada em sua região mediana, pois isso poderá deslocar a mucosa, resultando frequentemente em excisão excessiva. Deve-se tracionar na porção mais superior ou inferior da lesão e cortar a mucosa precisamente, em vez de rasgá-la (Fig. 37-4). Em caso de lesões maiores, um recurso sempre útil é o de separar, por meio de uma incisão, o epitélio da lâmina própria, sem excisá-lo completamente, dissecar a lesão superficialmente e removê-la sem excesso. Este procedimento dever ser executado superficialmente, sem traumatizar as camadas intermediária ou profunda da lâmina própria.

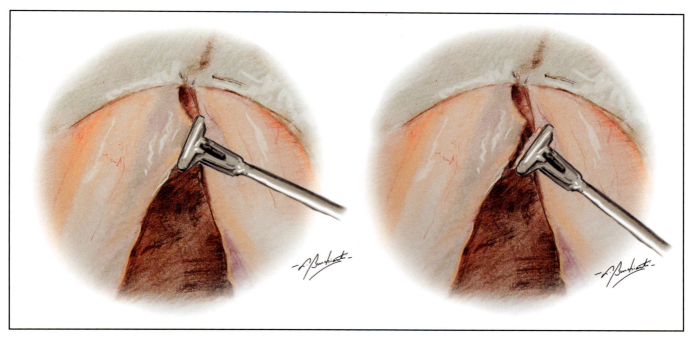

Fig. 37-3. Visão por laringoscopia de suspensão mostrando ressecção de nódulo de prega vocal com pinça de Saito angulada ou saca-bocado de bordo reto. (Imagem por Livia Burchianti.)

O *laser* de CO_2 não deve ser usado rotineiramente como primeira escolha para remoção cirúrgica de nódulos vocais. Para outras lesões seletivas, como granulomas, pólipos vasculares e outras lesões benignas maiores, o *laser* de CO_2 pode ser uma escolha razoável em mãos experientes. As funções de outros *lasers* que são principalmente usados em ambiente ambulatorial como o *pulse-dye laser* ou *laser* KTP estão crescendo, e todas as aplicações potenciais ainda precisam ser delineadas. No momento, no entanto, não há evidências fortes que apoiem seu uso rotineiro para nódulos vocais.[7]

É frequente observamos em pacientes submetidos à exérese de nódulos vocais a presença de microdiafragma na comissura anterior. Esse diafragma pode diminuir a área vibrátil da porção membranosa das pregas vocais, aproximando as proporções glóticas para 1:1, favorecendo o desenvolvimento, a persistência dos nódulos após a puberdade nos meninos[5] e a sua recidiva pós-cirúrgica. Desta forma, a remoção do microdiafragma deve ser realizada no mesmo tempo cirúrgico.[8]

Vasoconstrição Local

Os métodos de vasoconstrição local variam muito entre os centros. Para a aplicação tópica de adrenalina, pode ser utilizada sob a concentração original da ampola (1:1.000), ou diluída com a mesma quantidade de soro fisiológico (1:2.000). Deve ser aplicada embebida em bolinhas de algodão.

Injeção Percutânea de Esteroides

A injeção percutânea de esteroides é uma modalidade alternativa útil para o tratamento de lesões benignas das pregas vocais, sem morbidade importante.

É um procedimento ambulatorial, realizado percutaneamente sob anestesia local sob monitoramento fibroscópico flexível transnasal em que o esteroide é injetado no espaço de Reinke para evitar uma injeção mais profunda no músculo vocal para prevenir a atrofia das pregas vocais. Pode ser realizado por abordagem cricotireoidiana, abordagem transcartilaginosa ou abordagem tireo-hióidea, dependendo das condições das pregas vocais e do pescoço dos pacientes. No entanto, as taxas de recorrência são maiores com abuso vocal e em usuários profissionais da voz.[9]

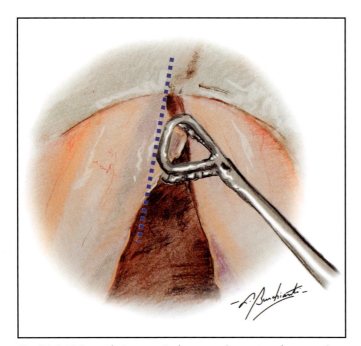

Fig. 37-4. Visão por laringoscopia de suspensão mostrando ressecção com pinça de Bouchayer, definindo a linha de exérese que pode ser feita com pinça fria (bisturi ou tesoura) ou com *laser* de CO_2 (imagem por Livia Burchianti).

Áreas de Risco

Os nódulos de pregas vocais são lesões epiteliais superficiais, que não acometem a lâmina própria. A exérese deve ser feita com todo o cuidado para não substituir uma lesão superficial por uma lesão cicatricial mais profunda. Os nódulos de prega vocal não interferem na onda mucosa durante a vibração das pregas vocais ao passo que uma cicatriz mais profunda pode acometer a onda mucosa e levar a uma perda de massa da prega vocal, o que pode resultar em um problema vocal ainda mais complexo. A exérese deve ser restrita à lesão, preservando o tecido normal.

CUIDADOS PÓS-OPERATÓRIOS

Repouso Vocal

Apesar da eficácia do repouso vocal como terapia não ter sido provada, seu largo e extenso uso é fundamentado na experiência clínica. As técnicas atuais de microcirurgia de laringe para tratamento de nódulos vocais são idealizadas para minimizar a formação de cicatrizes. O repouso vocal absoluto minimiza o contato da margem vibratória das pregas vocais e deve ser mantido até a completa reepitelização da mucosa (no máximo em uma semana).[10]

Esteroides

O uso de rotina de corticoesteroides no pós-operatório de nódulos vocais não melhora os resultados cirúrgicos.

Medicamentos Antirrefluxo

O contato do ácido e da pepsina com incisões cirúrgicas afeta adversamente a cicatrização de feridas, portanto os inibidores de bomba protônica são prescritos em pacientes com a menor suspeita de doença do refluxo faringolaríngeo.

Fonoterapia

No pós-operatório, a transição do silêncio ao uso limitado da voz deve ser feita com a assistência de um fonoaudiólogo, com orientação quanto a repouso relativo e boa higiene vocal. A fonoterapia deve começar dentro de uma semana após a cirurgia. Este processo minimiza o fonotrauma, melhora a cicatrização e reduz a probabilidade de recorrência da patologia fonotraumática.

COMPLICAÇÕES

Apesar de ser um procedimento bastante simples e muitas vezes rápido, há algumas complicações relacionadas com o ato da laringoscopia direita que devem ser observadas, pois ocorrem com uma certa frequência.

A mais comum é a diminuição do paladar causada pela compressão excessiva da base da língua. Para evitá-la, deve-se escolher o laringoscópio ideal e limitar, ao máximo, o tempo de compressão.

A laceração do assoalho da boca, valécula ou pilar amigdaliano também não é incomum.

O deslocamento da articulação temporomandibular, a cervicalgia, os sangramentos e os edemas da laringe são complicações não habituais.

A exérese dos nódulos vocais, quando feita de forma tecnicamente inadequada, pode atingir as camadas intermediária e profunda da lâmina própria da prega vocal, ocasionando cicatrizes indesejáveis e falhas de coaptação glótica que podem comprometer o resultado cirúrgico e a qualidade vocal.

REFERÊNCIAS BIBLIOGRÁFICAS

1. Lee SH, Yu JF, Fang TJ, Lee GS. Vocal fold nodules: A disorder of phonation organs or auditory feedback? Clinical Otolaryngology. 2019;44(6):975-82.
2. Herrington-Hall BL, Lee L, Stemple JC, et al. Description of laryngeal pathologies by age, sex, and occupation in a treatment- seeking sample. J Speech Hear Disord. 1988;53:57-64.
3. Birchall MA, Carding P. Vocal Nodules Management. Clinical Otolaryngology. 2019;44(4):497-501.
4. Caffier P, Salmen T, Ermakova T, et al. Quantification of outcomes in professional voice users. Med Probl Perform Art. 2017;32(4):187-94.
5. Martins RHG, Gramuglia ACJ. Laryngeal web as a possible cause for nonabsorption of vocal nodules in boys after puberty. Journal of Voice. 2019;33(4):561-3.
6. Dikkers FG, Nikkels PGJ. Lamina propria of the mucosa of benign lesions of the vocal fold. Laryngoscope. 1999;109(10):1684-9.
7. Benninger MS. Laser surgery for nodules and other benign laryngeal lesions. Curr Opin Otolaryngol Head Neck Surg. 2009;17:440-4.
8. Neves L, Duprat A. Lesões de fonotrauma. In: Tratado de Otorrinolaringologia. Pignatari SSN, Anselmo-Lima WT (Org). Tratado de otorrinolaringologia.3. ed. Rio de Janeiro: Elsevier; 2018.
9. Lee SW, Park KN. Long-term efficacy of percutaneous steroid injection for treating benign vocal fold lesions: A prospective study. The Laryngoscope. 2016;126(10):2315-19.
10. Sataloff RT, et al., editor. Atlas of endoscopic laryngeal surgery. Jaypee Brothers Medical Publishers. 2011.

MICROCIRURGIA DE LARINGE PARA TRATAMENTO DE CISTO VOCAL

CAPÍTULO 38

Thaís Gonçalves Pinheiro ▪ Domingos Hiroshi Tsuji

INTRODUÇÃO

Cistos vocais são estruturas localizadas na lâmina própria da prega vocal, com uma cápsula epitelial envolvendo seu conteúdo (Fig. 38-1). O conteúdo pode ser variável, mais seroso ou leitoso, mais amarelado ou esbranquiçado. Correspondem aproximadamente de 6 a 13% das lesões benignas laríngeas.[1]

São lesões benignas que levam a sintomas vocais, principalmente rouquidão, e podem estar associadas a fonotrauma, laringite crônica ou infecções. A localização típica é no terço médio das pregas vocais, porém existem cistos vocais localizados em outras regiões.[2]

O diagnóstico clínico é feito geralmente pela videolaringoscopia (Fig. 38-2). Durante a laringoscopia direta, o diagnóstico pode ser confirmado pela melhor magnificação e pela possibilidade de palpação da lesão (Fig. 38-3).

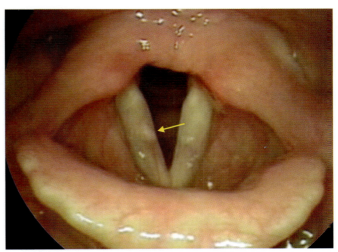

Fig. 38-2. Exame de videolaringoscopia rígida evidenciando cisto em terço médio da prega vocal direita (seta amarela).

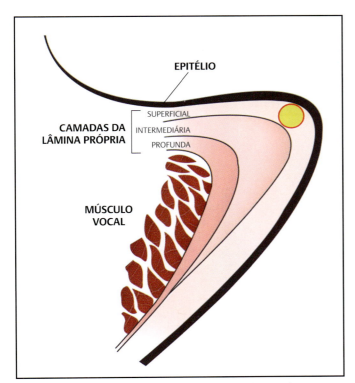

Fig. 38-1. Ilustração esquemática mostrando a localização do cisto em relação à estrutura da prega vocal. Cisto representado por círculo vermelho preenchido em amarelo.

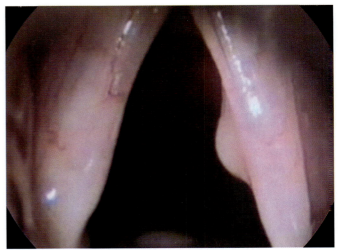

Fig. 38-3. Laringoscopia direta intraoperatória de paciente com cisto em terço médio de prega vocal direita.

Diferenciam-se de pólipos e nódulos pelo aparecimento intracordal, causando efeito de massa no plano submucoso (abaixo da membrana basal), aumentando a rigidez. Os cistos reduzem a vibração na região, podendo levar a certa aspere-

307

za na voz. À estroboscopia, a amplitude vibratória e a onda mucosa tipicamente estarão diminuídas na região do cisto. Se presente, a onda mucosa vibrará ao redor do cisto, e isso o diferencia do pólipo, que é uma lesão mais exofítica.[3]

Dois tipos são encontrados, segundo Shoet *et al.*, em 1996: epidermoide e mucoso (de retenção), sendo esse último o tipo mais comum.[7] Porém, a diferenciação entre os dois tipos pode ser difícil, e pode haver mudanças no aspecto laringoscópico dos cistos ao longo dos anos de acompanhamento, mostrando que essas características clínicas podem não ser suficientes para diferenciar o tipo de cisto.[1]

Acredita-se que os cistos epidermoides surgem de sulcos congênitos ou por trauma, causando microfissuras inicialmente e favorecendo a invaginação do epitélio para o interior da prega vocal. Outra possibilidade seria por surgimento congênito de um núcleo de inclusão epidermoide anômalo com evolução pelo fonotrauma para formação do cisto. Cistos epidermoides são revestidos do epitélio escamoso estratificado da margem da prega vocal, com conteúdo de *debris* epidérmicos. Podem ser arredondados ou alongados e costumam ter coloração mais esbranquiçada ou aperolada. Geralmente localizam-se na superfície superior ou borda livre da prega vocal.

Os cistos mucosos (de retenção) são revestidos por epitélio cuboide/cilíndrico, ciliado ou não, com conteúdo mucoso ou seroso. Surgem possivelmente de glândulas salivares ectópicas que acumulam muco. São mais comumente vistos próximos à margem livre das pregas vocais. Costumam ser mais translúcidos ou com coloração amarelada. Na estroboscopia, normalmente geram menos rigidez que o cisto epidermoide.[1,3,4]

Antigamente, acreditava-se que não havia glândulas nas pregas vocais e sua umidificação seria feita pelas regiões supraglóticas. Porém, estudos histológicos mostraram presença de glândulas seromucosas dentro da estrutura das pregas vocais. Uma pesquisa com 40 laringes humanas excisadas com pregas vocais macroscopicamente sem alterações revelou glândulas em cerca de um terço dos casos. Desses, as glândulas foram encontradas na camada superficial da lâmina própria em 76%. Os demais tinham glândulas na camada muscular.[5] Porém, não se sabe se essas glândulas encontradas em pregas vocais sadias têm relação com a formação dos cistos mucosos.

Existem relatos de formação de cistos vocais secundários a cirurgias por *laser* pulsado de contraste (*pulsed dye laser* – PDL).[6] Em um trabalho retrospectivo com análise de 186 pacientes submetidos à cirurgia com PDL para tratamento de sulco vocal,[3] foi desenvolvido cisto submucoso, com incidência de 5,9%. O tempo médio para identificação do cisto após a cirurgia com PDL foi de 12,4 meses, variando de 3 a 48 meses, sendo que 64% surgiram no primeiro ano de pós-operatório. Todos os cistos foram encontrados logo inferiormente ao sulco previamente tratado.

Cistos vocais podem ser diagnosticados em crianças, podendo ter origem congênita, com sintomas vocais precoces, ou associados a fonotrauma.

Em alguns casos, os cistos vocais podem ter o diagnóstico difícil pela laringoscopia indireta, podendo ser confundidos com outras lesões e sendo identificados em procedimentos com laringoscopia de suspensão.

Outras alterações nas pregas vocais podem estar associadas aos cistos vocais. Pesquisas estatísticas revelam coexistência de sulco vocal em 16 a 47,6% de laringes submetidas a cirurgias para cisto em prega vocal.[7] Assim, a avaliação criteriosa de toda a laringe durante a microcirurgia é de extrema importância no diagnóstico preciso e na previsão de prognóstico vocal.

INDICAÇÃO CIRÚRGICA E CONTRAINDICAÇÕES

A microcirurgia de laringe para exérese de cisto vocal é indicada quando há disfonia sintomática ou flutuação vocal, com falta de resolução com o tratamento clínico efetivo. O tratamento clínico visa a reduzir as alterações ao redor do cisto, equilibrando a qualidade vocal, apesar de não curar a lesão em si.

Deve-se ter em mente que, dependendo da aderência, da profundidade e da extensão do cisto dentro da estrutura de camadas da prega vocal, sua retirada poderá causar mais prejuízos à onda mucosa do que a presença da lesão.

As contraindicações são: falta de condições clínicas para tolerar anestesia geral, incapacidade de exposição adequada para visualizar a lesão durante a laringoscopia de suspensão e paciente sem comprometimento funcional da voz.

Na maioria dos casos acompanhados clinicamente, o cisto permanece sem alterações ao longo dos anos. Em publicação de Kirke e Sulica em 2019,[1] ocorreram mudanças em cerca de 30% dos casos, que podem ser, igualmente, em frequência, aumento ou diminuição. Mais raramente, podem ocorrer rompimento ou resolução. Porém, nesses casos, tecido fibrótico e alteração da borda livre da prega vocal podem ocorrer, podendo levar a danos vocais permanentes.

Assim, a orientação geral é de que os cistos são pouco prováveis de se resolver sem tratamento cirúrgico. A fonoterapia pode ajudar na melhora clínica da voz, mas sem afetar a chance de resolução do cisto. Nos casos que não são tratados cirurgicamente, nova avaliação por laringoscopia deve ser feita no caso de qualquer alteração vocal que dure mais de 10 a 14 dias.[1]

PONTOS IMPORTANTES NO PRÉ-OPERATÓRIO

Assim como outras microcirurgias de laringe, deve-se tratar qualquer condição que possa causar edema em prega vocal antes da cirurgia para remoção de cisto vocal, com intuito de melhorar o prognóstico cirúrgico,[4] diminuindo também o risco de remoção de tecido sadio que possa ser confundido com área alterada pela inflamação aguda.

Diminuição de abuso vocal, medicações e adiamento da cirurgia podem ser indicados em caso de edema, hemorragias ou outras alterações.[8]

É importante observar a presença de outras alterações laríngeas e o comprometimento da onda mucosa no pré-operatório, para assim se ter uma previsão mais realista do que é possível esperar em relação à voz.

REFERÊNCIAS ANATOMOFISIOLÓGICAS

A microcirurgia de laringe baseia-se em princípios da anatomia e fisiologia da produção da voz, seguindo a teoria de corpo e cobertura de Hirano.[9] Para vibração adequada das pregas vocais, a ultraestrutura da prega vocal deve ser mantida, permitindo haver mobilidade da mucosa e da camada superficial (cobertura) da prega vocal sobre o corpo (ligamento vocal e músculo).

O objetivo é retirar a patologia que causa a alteração da voz, com mínima dissecção da prega vocal, no plano mais superficial possível, preservando-se ao máximo as camadas do epitélio à lâmina própria, e alterando assim o mínimo possível a vibração. Pela localização das lesões, não é necessário violar o ligamento vocal, o que pode levar a fibrose e alteração da onda mucosa.

Pontos-chave para um bom resultado cirúrgico:

- Preservação da ultraestrutura das pregas vocais;
- Alinhamento das bordas livres das pregas vocais, permitindo fechamento glótico adequado;
- Retirada de toda cápsula da lesão para evitar recidivas.

TÉCNICA CIRÚRGICA

Os cistos são tratados cirurgicamente pela técnica de *microflap*, realizando-se a cordotomia seguida de dissecção microcirúrgica das paredes do cisto, com confecção do retalho de mucosa (*microflap*) e exérese completa lesão (Fig. 38-4). Apesar de existirem sugestões de técnicas alternativas, a microcirurgia de laringe com exérese completa da lesão cística é considerada o tratamento ideal.

Início da Cirurgia

A microcirurgia para remoção de cisto vocal assemelha-se às outras fonomicrocirurgias em relação à disposição da mesa cirúrgica, dos profissionais e dos equipamentos na sala de cirurgia.

Geralmente, apenas os instrumentais de microcirurgia de laringe e de laringoscopia de suspensão são necessários para a microcirurgia para remoção de cisto vocal. Essa cirurgia também segue as mesmas orientações de materiais, equipamentos, anestesia e laringoscopia de suspensão abordadas nos Capítulos 33 (Indicações, Planejamento e Cuidados Perioperatórios em Fonocirurgias) e 34 (Princípios da Fonomicrocirurgia).

Palpação e Visualização dos Pontos Anatômicos

É muito importante diferenciar cistos de outras lesões antes do início da cirurgia porque a abordagem cirúrgica é diferente. Na exploração cirúrgica, o cisto é identificado profundamente ao epitélio, na camada superficial da lâmina própria. Pode haver pequena abertura de cistos rompidos na superfície epitelial, que devem ser excisadas como parte da cirurgia.

Cordotomia

A incisão da prega vocal é feita em sua superfície superior, sempre no sentido longitudinal, ou seja, paralelamente à borda livre e ao ligamento da prega vocal, podendo ser em sentido anteroposterior ou posteroanterior. Deve ser superficial, envolvendo somente o epitélio e protegendo as camadas profundas.

O local da incisão pode ser sobre a lesão ou logo no seu limite lateral. Fazer a incisão sobre a lesão leva a maior risco de perfurá-la, o que pode dificultar a cirurgia pela perda de referência e de definição anatômica da cápsula do cisto, mas pode facilitar o descolamento do retalho mucoso da região medial, especialmente em lesões de grande volume.

A incisão deve sempre ser ligeiramente mais longa que a lesão, mantendo um adequado campo operatório e diminuindo todo possível trauma em tecidos normais. A ampliação da incisão pode ser feita por divulsão, usando uma micropinça do tipo jacaré curva posicionada ao final da incisão, sob a mucosa, com a ponta direcionada para o sentido que se quer ampliar, abrindo-se delicadamente as pás da pinça na borda da incisão (Fig. 38-5). Outra forma de ampliação é utilizando a microtesoura, com muita cautela para manter a direção da incisão seguindo paralelamente a borda livre da prega vocal.

Confecção do Retalho Epitelial (*Microflap*)

O próximo passo é o descolamento entre o cisto e o epitélio, elevando-se o retalho de mucosa enquanto se realiza a dissecção da região medial da lesão. Esse passo é feito delicadamente com instrumentos rombos, que geralmente podem ser vistos sob transparência logo abaixo do retalho mucoso, que é muito fino (Fig. 38-6). Pode haver certa aderência entre o

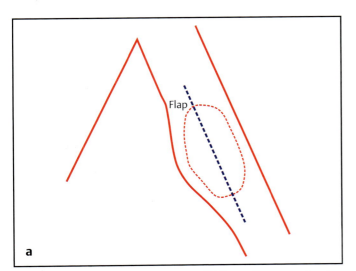
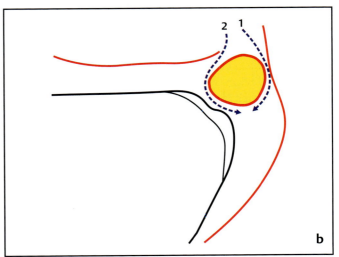

Fig. 38-4. (**a**) Posição da incisão mucosa. (**b**) Ilustração representando os passos (linha tracejada em azul) para a microcirurgia de laringe para exérese de cisto vocal.

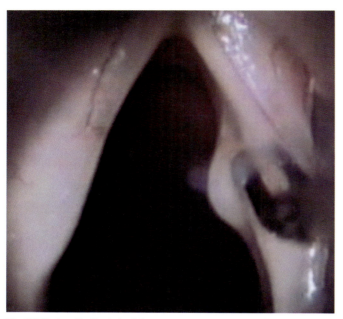

Fig. 38-5. Ampliação da incisão mucosa com pinça jacaré curva.

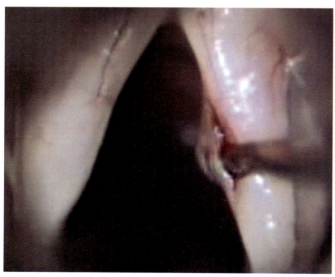

Fig. 38-6. Descolamento do retalho medial.

cisto e o epitélio, sendo então recomendado que o descolamento seja iniciado em região com menos aderência, anterior ou posteriormente, deixando a região sobre a lesão para um passo seguinte, após o melhor plano de dissecção ser encontrado e ampliado.

Enquanto um instrumento rombo é usado em uma das mãos para dissecção ao redor do cisto, a outra mão pode usar uma micropinça delicada de apreensão (p. ex., triangular) para segurar o retalho epitelial medialmente, porém evitando tração demasiada com rompimento da mucosa. É sempre importante ter cuidado para manter o retalho epitelial íntegro, com movimentos delicados para o descolamento e tração leve.

Indica-se iniciar o descolamento medial do cisto, separando a lesão do epitélio primeiramente, pois a "contratração" natural do cisto aderido ao ligamento facilita o processo. Quando a lesão já está descolada do ligamento, separá-la do retalho medial é mais trabalhoso, com maior chance de perfuração da mucosa.

Separação da Lesão do Ligamento Vocal

A dissecção dos limites laterais do cisto, separando-o do ligamento vocal é então realizada. Deve-se sempre tentar descolar as paredes do cisto sem rompimento, pois isso facilita a remoção completa da lesão. Caso ele seja perfurado, tenta-se não o esvaziar completamente enquanto a dissecção continua. Se o cisto for completamente rompido, a dissecção da sua cápsula se torna mais difícil, porém a sua completa remoção deve ser feita meticulosamente antes da conclusão da cirurgia.

Exérese da Lesão

É comum existirem conexões fibrosas entre o cisto e o ligamento vocal e tecidos adjacentes, principalmente nas porções anterior e posterior, que lembram verdadeiros "pseudoligamentos", que devem ser cuidadosamente seccionados com microtesoura proximamente ao cisto, preservando o ligamento vocal.

Ao se excisar um desses "pseudoligamentos", uma pinça de apreensão pode segurá-lo, para finalizar a dissecção ao redor de toda a lesão. A lesão removida deve ser sempre enviada para estudo histopatológico.

É feita revisão do leito cirúrgico, passando-se uma pequena bola de algodão com adrenalina presa em micropinça, para realizar hemostasia e avaliar visualmente se há restos de tecido capsular ou fibrótico. A prega vocal deve ser ainda palpada para sentir se há alguma irregularidade ou tecido fibroso ou capsular remanescente que deva ser retirado.

Ao final do processo, os retalhos epiteliais são reposicionados, com a coaptação das bordas incisadas. Normalmente, não há redundância de mucosa, não sendo então necessária sua remoção.

CUIDADOS PÓS-OPERATÓRIOS

Os cuidados pós-operatórios são basicamente os mesmos de outras microcirurgias de laringe.

O repouso vocal absoluto pós-cirúrgico beneficia o processo de cicatrização e recomposição da estrutura da prega vocal. Assim, sugere-se evitar qualquer uso da voz por 1 semana após a cirurgia, porém não há protocolo fixo em relação à duração do repouso vocal, e esse prazo deve ser individualizado pelo cirurgião após avaliação por laringoestroboscopia, principalmente em relação a pessoas com alta demanda da voz.[10]

O retorno da fala deve ser gradual, e é importante alertar o paciente que, ao fim desse repouso, a voz ainda poderá estar instável, com rouquidão e possíveis falhas, com tendência a cansaço ou desconforto durante a fala.

A primeira revisão pós-operatória costuma acontecer na primeira semana, com exame de imagem de videolaringoscopia ou videoestrobolaringoscopia para avaliação. É esperado que esse exame revele ainda hiperemia leve e edema na prega vocal operada, com diminuição da onda mucosa. As revisões são feitas na sequência de forma individualizada, geralmente com frequência mensal até que o aspecto da prega vocal esteja sem inflamação e que o paciente esteja com função vocal adequada.

Medicações

Para minimizar o processo inflamatório, usamos de rotina tratamento com inibidores de bombas de prótons durante o primeiro mês pós-operatório, mesmo que o paciente não tenha queixas gástricas, para prevenir qualquer irritação laríngea por refluxo.

Analgésicos podem ser usados de acordo com a necessidade, sendo que queixa de dor em laringe é rara. Queixas de dor podem ocorrer pela compressão ou trauma do laringoscópio de suspensão na língua ou na região faríngea.

Em casos de intensa inflamação, pode-se usar corticosteroides tópicos ou orais. O uso de antimicrobiano no pós-operatório é controverso, podendo ser utilizado conforme a preferência do cirurgião.

Fonoterapia

A fonoterapia com fonoaudiólogo especialista em voz pode ser iniciada precocemente, ao término do repouso vocal após 7 dias, visando a suavização vocal.[4]

COMPLICAÇÕES

As possíveis complicações após microcirurgia para exérese de cisto vocal incluem:

- Trauma dentário pela laringoscopia de intubação ou de suspensão;
- Parestesia em língua ou alteração em paladar:
  - Ocorre por neuropatia do nervo lingual pela compressão feita pelo laringoscópio de suspensão na base da língua;
  - Sintoma geralmente provisório persistindo usualmente por 2 a 3 semanas, mas podendo durar até alguns meses;
  - Pode ser minimizada diminuindo a tensão do laringoscópio de suspensão e reduzindo ao máximo o tempo de laringoscopia de suspensão.
- Nódulo pós-operatório;
- Recidiva da lesão – em cerca de 2,2 a 4,8% dos casos:[11]
  - Se o cisto for simplesmente incisado e drenado ou se partes da cápsula do cisto não forem removidas, o paciente terá grande risco de recorrência da lesão. Além disso, a remoção de uma lesão recidivada em região previamente manipulada é mais complicada.[3]
- Cansaço ou dor ao falar por insuficiência de tecido:
  - Após exérese de cistos de grande volume, pode haver arqueamento da borda livre e atrofia da prega vocal.
- Permanência de disfonia no pós-operatório:

- Podem existir lesões associadas como outras alterações estruturais mínimas ou lesões fibróticas;
- Iatrogenias com retirada demasiada de tecidos ou fibrose pós-operatória por trauma;
- Uso de outras técnicas cirúrgicas e uso inadequado de *laser* podem ocasionar fibrose, rigidez de onda mucosa, granulomas e grande impacto na voz, que podem ser irreversíveis.

REFERÊNCIAS BIBLIOGRÁFICAS

1. Kirke DN, Sulica L. The natural history of vocal fold cysts. Laryngoscope. Epub 2019 Nov 12. PMID: 31714601. 2020;130(9):2202-7.
2. Catanoso L, Evarts M, Sataloff RT. Posterior vocal fold cysts. Ear Nose Throat J. Epub 2019 Mar 21. PMID: 30897953. 2019;98(10):629.
3. Woo P. Stroboscopy. San Diego: Plural Publishing Inc; 2010:268-73.
4. Pinho SMR, Picolli EMH, Tsuji DH. Tratamento fonoaudiológico das disfonias dirigida à fonocirurgia. In: Isshiki N, Tsuji DH, Sennes LU, editors. Tireoplastias. São Paulo: Fundação Otorrinolaringologia; 1999:166-7.
5. Nerurkar NK, Chitnis T, Gupta VK, et al. A 10-year study of the etiopathogenesis of cysts with a study of seromucinous glands in vocal folds. Laryngoscope. Epub 2019 Aug 1. PMID: 31369149. 2020;130(4):986-91.
6. Kim JH, Hwang HJ, Kim JH, et al. Secondary submucosal vocal cyst following pulsed dye laser application for sulcus vocalis. Acta Otolaryngol. Epub 2016 Nov 23. PMID: 27879157. 2017;137(5):563-6.
7. Sünter AV, Kırgezen T, Yiğit Ö, Çakır M. The association of sulcus vocalis and benign vocal cord lesions: intraoperative findings. Eur Arch Otorhinolaryngol. Epub 2019 Aug 31. PMID: 31473780. 2019;276(11):3165-71.
8. Rosen CA, Simpson CB. Operative Techniques in Laryngology. Springer-Verlag, Berlin, Heidelberg; [Internet]. 2008.
9. Hirano M. Morphological structure of the vocal cord as a vibrator and its variations. Folia Phoniatr (Basel). 1974;26(2):89-94.
10. Tsuji DH, Nita LM, Campagnolo AM. Fonocirurgia: princípios básicos, instrumentais e técnicas. In: Costa SS, coordenador. Associação Brasileira de Otorrinlaringologia e Cirurgia Cérvico-Facial; Programa de Atualização em Otorrinolaringologia (PRO-ORL) Ciclo 2 Módulo 3. Porto Alegre: Artmed/Panamericana Editora; 2006:81-124.
11. Lee M, Sulica L. Recurrence of benign phonotraumatic vocal fold lesions after microlaryngoscopy. Laryngoscope. Epub 2019 Nov 6. PMID: 31693179. 2020;130(8):1989-95.

CAPÍTULO 39

MICROCIRURGIA DE LARINGE PARA TRATAMENTO DE EDEMA DE REINKE

Bruno Teixeira de Moraes ▪ Adriana Hachiya ▪ Claudia Eckley

INTRODUÇÃO

O edema de Reinke, também conhecido como degeneração poli-poide das pregas vocais ou laringite hipertrófica crônica, é uma doença benigna que pode acometer uma ou ambas as pregas vocais, caracterizada por acúmulo de líquido gelatinoso no espaço subepitelial da camada superficial da lâmina própria das pregas vocais.[1,2] Sua prevalência na população geral é de cerca de 1%, porém chega a representar entre 10 e 16% dos casos de micro-cirurgia de laringe.[1] Apesar desta alteração das pregas vocais já ter sido descrita por Hajek em 1891, o nome ficou consagrado pelos trabalhos de Friedrich Berthold Reinke no final do século XIX.[1,3] Este autor observou que líquidos infundidos no espaço subepitelial das pregas vocais ficavam restritos a este espaço, que passou a ser conhecido como espaço de Reinke.[1-3] Da mesma forma, processos inflamatórios crônicos que levam a edema ficam restritos a este compartimento das pregas vocais.

A explicação para este achado veio posteriormente com os conhecimentos da histoarquitetura das pregas vocais.[4-6] O espaço de Reinke é formado por tecido conectivo frouxo disposto em camadas paralelas ao eixo longo das pregas vocais.[4,5] No edema de Reinke, as fibras de colágeno e elastina, que normalmente estão arranjadas em camadas finas não on-duladas de disposição paralela à membrana basal, tornam-se emaranhadas e fragmentadas.[5,6] Como estas fibras formam o arcabouço da lâmina própria, a perda desta histoarquite-tura, associada ao aumento de vascularização subepitelial, adelgaçamento do endotélio e aumento da permeabilidade vascular local, leva ao acúmulo de exsudato do plasma com o desenvolvimento de espaços (vacuolização) e enfraquecimen-to das junções intercelulares à microscopia óptica.[5-7]

O edema de Reinke pode acometer ambos os gêneros, mas parece prevalecer em mulheres, especialmente após a meno-pausa.[1] Esta observação sugere um papel dos hormônios na gênese da doença, mas os estudos até o momento são incon-clusivos, tanto em relação aos hormônios sexuais quanto aos hormônios tireoidianos.[8,9] É possível que a incidência seja a mesma em homens e mulheres, mas geralmente os homens não se incomodam, e muitas vezes até apreciam, quando tem um agravamento do *pitch* vocal. Já, nas mulheres, o agrava-mento vocal gerado pelo aumento de massa das pregas vocais no edema de Reinke irá chamar a atenção mais precoce, sendo um fator de viés para a procura médica.

Apesar de não haver trabalhos longitudinais que esta-beleçam relação direta de causa e efeito, a associação mais frequente observada em pacientes com edema de Reinke é a alta carga tabágica, seguida de padrão vocal abusivo e refluxo laringofaríngeo.[1,2,8,10] Apesar dos fatores de risco serem simi-lares, a incidência de malignidade em pacientes com edema de Reinke é baixa.[11]

A apresentação clínica dependerá do tamanho do edema. Na maioria dos casos, o principal sintoma, como descrito aci-ma, é a disfonia progressiva caracterizada por diminuição da frequência fundamental.[2-3] A voz será percebida como agra-vada, rouca e pouco soprosa.[10] Dependendo do volume/gra-vidade do edema os pacientes também poderão apresentar dispneia progressiva chegando a insuficiência respiratória em casos de degeneração polipoide.[12]

Para melhor estabelecer a gravidade da doença foram propostos vários sistemas de graduação, sendo um dos mais utilizados o de Tan *et al.* que estabelece quatro graus de seve-ridade: Grau 1 (leve) acomete cerca de 25% da fenda glótica; Grau 2 (leve-moderado) acomete até 50% da fenda glótica; Grau 3 (moderado) acomete até 75% da fenda glótica; e Grau 4 (acentuado ou degeneração polipoide) acomete mais de 75% da fenda glótica.[12]

O tratamento do edema de Reinke dependerá, portanto, do seu volume e das queixas do paciente.[1,13] Nos casos leves com pouca queixa vocal, a fonoterapia associada a cessação do tabagismo, tratamento do eventual refluxo laringofarín-geo e controle dos demais fatores de risco é o tratamento de escolha.[12] A cirurgia fica reservada para os casos de falha com o tratamento conservador ou aqueles casos em que o edema é volumoso (Graus 3 e 4) traduzindo um desarranjo histoar-quitetural do espaço de Reinke.[7,10,13]

O objetivo da cirurgia do edema de Reinke é diminuir o volume redundante da cobertura das pregas vocais e reesta-belecer a fenda glótica.[1,13]

É fundamental controlar os fatores de risco associados à gênese e manutenção do edema de Reinke para evitar sua recidiva.

REFERÊNCIAS ANATÔMICAS-CHAVE

Os limites anatômicos do espaço de Reinke são:

- Comissura anterior e Ligamento de Broyle "anterior";
- Aritenoide "posterior";
- Ligamento vocal "lateral";
- Lâmina própria superficial "medial";
- Face superior da prega vocal "cranial";
- Face inferior da prega vocal "caudal";
- Bordo livre da prega vocal.

CUIDADOS PRÉ-OPERATÓRIOS

Os cuidados pré-operatórios para a cirurgia do edema de Reinke são parecidos com os da maioria das cirurgias de laringe:

A) Evitar uso de anti-inflamatórios e anticoagulantes na quinzena precedendo a cirurgia;

B) Adequado controle medicamentoso e alimentar do refluxo laringofaríngeo;

C) Cessação do tabagismo (caso não tenha sido completa, orientar a não tentar parar imediatamente antes do procedimento, pois isto levará ao aumento das secreções pulmonares e tosse);

D) Evitar abuso vocal (esta orientação já deve estar bem estabelecida pelo trabalho fonoterápico pré-operatório, exceto nos casos de cirurgia de urgência por insuficiência respiratória);

E) Devido aos fatores de risco associados ao tabagismo crônico, os pacientes com edema de Reinke deverão fazer minuciosa avaliação pulmonar e do sistema digestório para afastar a existência de tumores silentes;

F) Orientar o paciente quanto aos eventuais riscos de lesão extralaríngea, de partes moles ou dos dentes devidos ao uso do laringoscópio rígido;

G) Orientar o paciente em relação à importância do repouso vocal e da fonoterapia após a cirurgia;

H) Orientar o paciente em relação às mudanças vocais esperadas no pós-operatório imediato, como soprosidade e aspereza, que serão mais evidentes quanto maior o volume do edema das pregas vocais, e que a voz deve melhorar ao longo de semanas com a fonoterapia, porém mantendo ainda um grau relativo de agravamento.

TÉCNICA CIRÚRGICA PASSO A PASSO

Edema de Superfície Regular

Anestesia

A anestesia geral com intubação endotraqueal associada ao uso de relaxante muscular é a técnica anestésica utilizada na maior parte dos procedimentos que envolvem laringoscopia de suspensão. A relação entre cirurgião e anestesista deve ser harmoniosa e precisamente coordenada, já que a via aérea é o espaço de atuação de ambos. O cuidado deve iniciar-se pela escolha do tubo endotraqueal, normalmente n° 5 ou 5,5, pois o tamanho reduzido do diâmetro facilita a exposição adequada do campo operatório, principalmente no edema de Reinke que pode ser de volume considerável. A introdução do tubo endotraqueal deve ser delicada para que não haja lacerações das pregas vocais ou da própria lesão dificultando a execução adequada da técnica cirúrgica.

Uma observação importante relacionada especificamente com a cirurgia de edema de Reinke é que, após a indução anestésica quando há perda da respiração espontânea, pode haver dificuldade para ventilação com máscara facial por obstrução da região glótica no caso de lesões volumosas com necessidade de rápida intubação. Apesar de a lesão ser obstrutiva, ela tem uma consistência maleável que permite a introdução do tubo sem maiores resistências, diferentemente de lesões fixas como neoplasias em que a progressão do tubo na via aérea torna-se difícil.

Nos raros casos de edema de Reinke muito volumosos em que pacientes se apresentam nos serviços de urgência com quadro clínico de obstrução da via aérea superior associada a desconforto respiratório e estridor inspiratório, a possibilidade de ventilação inadequada durante a indução anestésica é muito alta, o que pode resultar em rápida dessaturação e redução do tempo para tentativas de intubação. Nestes casos, a intubação com paciente acordado deve ser considerada por ser uma opção mais segura. O procedimento que pode ser realizado por meio de laringoscopia convencional, videolaringoscopia ou auxílio de broncoscópio com o paciente sob sedação consciente e anestesia tópica das vias aéreas (lidocaína a 10% em faringe e injeção de lidocaína a 2% na luz laríngea via membrana cricotireóidea).

Uma indução anestésica segura requer o conhecimento prévio da condição do paciente e a garantia de disponibilidade de técnicas alternativas para o resgate da via aérea em caso de dificuldade de ventilação. O manejo da via aérea deve ser cuidadosamente planejado e é de suma importância que, além do anestesista, o cirurgião também tenha experiência em via aérea difícil para auxiliar a intubação e, eventualmente, acessar cirurgicamente a via aérea por meio de cricotireoidostomia ou traqueostomia.

A extubação precisa ser realizada de forma controlada, evitando-se retirada brusca do tubo ou tosse no pós-operatório imediato, principalmente para não lacerar retalhos confeccionados nas pregas vocais, situação bastante frequente nesta cirurgia.

Posição do Paciente

Para uma laringoscopia de suspensão com boa exposição de pregas vocais, deve-se procurar o alinhamento entre os eixos oral, faríngeo e laríngeo no paciente em decúbito dorsal que pode ser realizado por meio de uma flexão cervical e hiperextensão cefálica, conhecida como posição olfativa. Colocação de coxim occipital facilita o alinhamento. Eventualmente é necessária compressão externa da laringe para exposição adequada de região glótica anterior que pode ser feita por auxiliar. É fundamental que se realize oclusão ocular para evitar lesões inadvertidas por instrumentais cirúrgicos que transitam muito próximos a esta região.

Posição do Cirurgião

O cirurgião opera sentado à frente da cabeceira do paciente, de forma que consiga posicionar o microscópio cirúrgico num eixo alinhado ao laringoscópio de suspensão para uma adequada iluminação. É importante a visão binocular durante o procedimento para oferecer melhor percepção de profundidade do campo operatório. Para maior firmeza e precisão, pode-se utilizar uma mesa de Mayo para apoio de cotovelos do cirurgião, posicionando-a à frente da cabeceira da mesa cirúrgica.

Laringoscopia de Suspensão

A laringoscopia de suspensão deve ser realizada de forma cautelosa para evitar trauma em dentes, faringe, laringe ou da própria lesão a ser removida. Para proteção dentária e gengival, é realizada a introdução do laringoscópio num sentido superior e caudal sem movimentos de alavanca com apoio nos dentes, além de se utilizar protetor bucal. A extremidade do laringoscópio deve situar-se de tal forma que proporcione um afastamento das pregas vestibulares e ao mesmo tempo não ocasione compressão das pregas vocais ou do edema de Reinke. Nesta etapa, a utilização de cânula de aspiração para laringe facilita a visualização das estruturas pela retirada de saliva da cavidade.

Incisão

A abordagem do edema de Reinke de superfície regular é realizada com instrumental para microcirurgia de laringe e a escolha da prega vocal a ser primeiramente tratada se dá pela que apresenta edema mais volumoso, pois facilita a continuidade do procedimento na prega contralateral que ficará com melhor exposição. Inicia-se pela incisão na face vestibular da prega vocal numa posição mais lateral que proporcione ao final da cirurgia a confecção de retalho para recobrir toda a extensão da prega vocal. Para incisão que se estende do processo vocal até a proximidade da comissura anterior podem ser utilizados estilete tipo faca ou microtesoura, em geral esta última facilita a incisão nos casos de edema mais fluido sem tensão suficiente para confeccionar corte com estilete tipo faca (Fig. 39-1).

Elevação de Retalho

Com auxílio de estilete elevador, realiza-se o descolamento entre o epitélio e o material gelatinoso inflamatório do edema de Reinke em toda extensão da prega vocal acometida, inclusive na face subglótica da mesma. Nesta etapa, é importante que sejam feitos movimentos delicados e utilização da ponta do estilete posicionado para porção lateral da prega vocal com objetivo de se evitar perfuração do retalho (Fig. 39-2).

Remoção de Material Gelatinoso Inflamatório

A própria compressão da prega vocal com algodão umedecido fixado à pinça de laringe de apreensão já elimina parte do edema mais fluido. O edema também pode ser aspirado por meio de cânula de aspiração de laringe com menor diâmetro (1,5 ou 2 mm) com a devida proteção de não se manipular

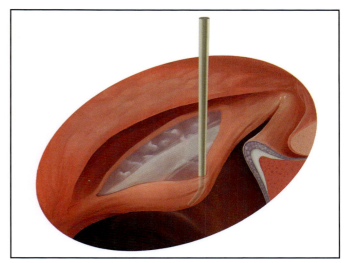

Fig. 39-2. Elevação de retalho da mucosa.

o retalho com este instrumento para evitar laceração dele. É comum encontrarmos regiões com edema de Reinke de conteúdo mais denso que além da matriz gelatinosa apresenta, também, um conteúdo fibroso de mais difícil exérese. Nesta situação, uma opção é remover o edema mais resistente com pinça tipo saca-bocado ou Saito (Fig. 39-3).

Em geral, não há necessidade de remoção de todo edema ou mesmo exposição do ligamento vocal, pois tal atitude pode trazer perda excessiva da matriz extracelular e fibras colágenas e elásticas naturais da camada superficial da lâmina própria, interferindo de forma negativa nas características vibratórias da prega vocal após o período de cicatrização. É preferível deixar um edema residual do que fazer uma remoção excessiva deste conteúdo da camada superficial da lâmina própria.

Redução de Mucosa Redundante

Após a remoção de parte substancial do edema, é comum a observação de uma mucosa redundante. Deve-se aparar esta mucosa, de forma que se consiga diminuir a área cruenta com

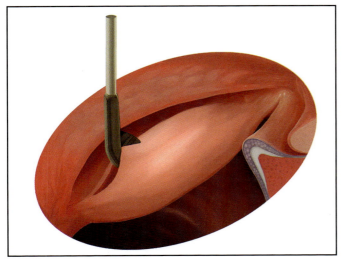

Fig. 39-1. Incisão na face vestibular da prega vocal.

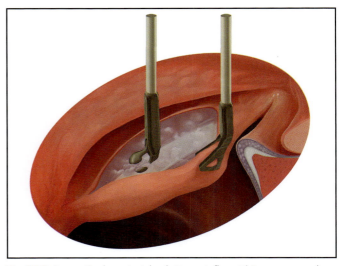

Fig. 39-3. Remoção de material gelatinoso inflamatório no espaço de Reinke.

a cobertura máxima possível da superfície da prega vocal. Esta seção é preferencialmente realizada com cortes longos para evitar que o contorno da mucosa fique denteado e com utilização de pinça de apreensão tipo triangular fenestrada (Bouchayer) e microtesoura angulada para cima (Fig. 39-4).

Edema de Superfície Irregular/Lobulado

Passos Iniciais
São semelhantes aos descritos na técnica para edema de superfície regular (4 primeiros passos).

Ressecção Excisional da Lesão
O edema de Reinke de superfície irregular ou lobulado apresenta-se com volume e densidade consideráveis, além de uma mucosa bastante irregular e aderida ao conteúdo gelatinoso/fibroso do edema. Tais características dificultam uma elevação adequada do retalho que por sua vez inviabiliza a técnica descrita anteriormente.

Nestes casos, a melhor opção é a retirada excisional da lesão que inclui a mucosa e todo conteúdo edematoso numa mesma ressecção e sem confecção de retalho para recobrir área cruenta. Este procedimento é feito com utilização de pinça de apreensão tipo triangular fenestrada (Bouchayer) e microtesoura angulada pra cima, e o início da linha de seção coincide com o ponto de inserção da lesão polipoide na prega vocal. Esta ressecção se assemelha à técnica de exérese de pólipos vocais. A depender da extensão da área de inserção da lesão em direção à face subglótica da prega vocal, pode-se ter áreas cruentas mais amplas, e, desta forma, considera-se sempre que possível preservar a mucosa da face vestibular da prega vocal para um processo de cicatrização mais adequado (Fig. 39-5).

ÁREA DE RISCO
As principais áreas de risco que devem ser abordadas com cautela para evitar complicações e sequelas permanentes do procedimento são:

- Comissura anterior: deve ter a sua mucosa preservada para evitar sinéquia. A incisão na porção anterior da prega vocal

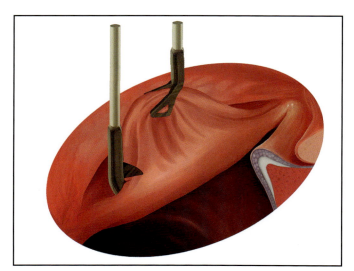

Fig. 39-4. Redução de mucosa redundante da prega vocal.

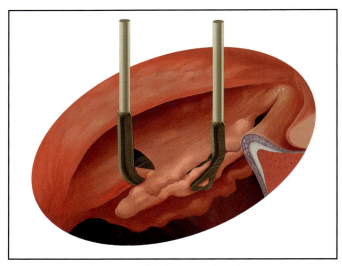

Fig. 39-5. Ressecção excisional da lesão envolvendo mucosa e conteúdo gelatinoso.

deve ser lateral para que a mucosa do bordo livre seja preservada e recubra a área cruenta nessa localização;
- Ligamento vocal: deve ser evitada sua exposição ou manipulação excessiva. A retirada excessiva do material gelatinoso e edematoso impede a regeneração do espaço de Reinke, levando à rigidez da mucosa e interferência na estrutura funcional e estrutural da prega vocal que resulta em alteração das características vibratórias;[14]
- Retirada em excesso da mucosa redundante levando a falhas de alinhamento e impedindo o fechamento completo da glote durante à fonação (Fig. 39-6).

CUIDADOS PÓS-OPERATÓRIOS
Apesar dos pacientes relatarem uma melhora significativa após a cirurgia, a voz do paciente mantém algum grau de disfonia e a normalização da voz, apesar do procedimento cirúrgico, é rara.[15] Em estudo realizado por Jang,[16] a média da frequência no homem passou de 119 Hz (pré-operatório) para 136 Hz (3 meses pós-operatório) e na mulher de 151 Hz (pré-operatório) para 188 Hz (3 meses pós-operatório). Zeitels,[17] por sua vez, demonstrou na sua amostra que a frequência fundamental na mulher passou de 120 Hz para 150 Hz, ainda bem grave comparada com a média da frequência fundamental da faixa feminina que é em torno de 220 Hz.[18]

No pós-operatório imediato, o paciente é orientado a manter repouso vocal absoluto por 5-7 dias além de manter medicação antirrefluxo por 30 dias em dose dobrada com retirada gradual do inibidor de bomba de prótons.[19,20] Medidas comportamentais antirrefluxo, como evitar alimentos condimentados, cafeína, fracionamento das refeições, devem ser orientadas ao paciente.

Após o término do repouso vocal, sugere-se que o paciente inicie a terapia fonoaudiológica com o objetivo de suavizar a voz e diminuir a pressão subglótica que usualmente está aumentada no pré-operatório.[21]

Para que o resultado cirúrgico se mantenha a longo prazo é necessário que o paciente permaneça sem fumar, mantenha as orientações de higiene vocal e controle o refluxo laringofaríngeo.

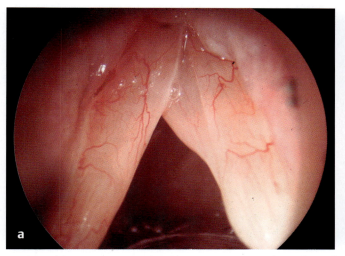 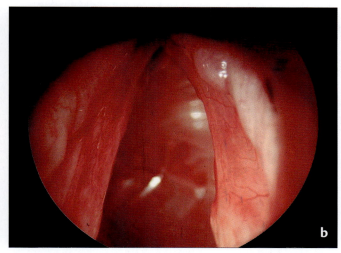

Fig. 39-6. (**a**) Visão intraoperatória de um paciente com edema de Reinke. (**b**) Após retirada excessiva da mucosa com arqueamento do bordo livre. (Fonte: Dr. Domingos Hiroshi Tsuji.)

COMPLICAÇÕES

As complicações do tratamento cirúrgico do edema de Reinke podem ser divididas naquelas inerentes ao procedimento de microcirurgia de laringe listadas no Capítulo 32 e nas específicas da abordagem ao edema de Reinke.

Entre as complicações específicas listamos:

- Sinéquia da comissura anterior;
- Retirada excessiva do material gelatinoso do espaço de Reinke que leva à exposição e/ou manipulação do ligamento vocal e aumenta o risco de fibrose cicatricial. A retirada excessiva do espaço de Reinke e a fibrose cicatricial alteram a integridade estrutural e funcional da estrutura trilaminar da prega vocal e interferem na sua característica vibratória;[1]
- Retirada em excesso da mucosa redundante com falhas de alinhamento da prega vocal resultando em incompetência glótica (Fig. 39-6);
- Infecção pós-operatória. Nos casos de manipulação excessiva e com retirada excessiva da mucosa redundante, pode não ser possível recobrir a área cruenta da prega vocal com potencial risco de infecção do sítio cirúrgico e maior risco de fibrose pós-operatória;
- Em casos de edema de Reinke severo/acentuado, pode haver dificuldade na retirada do edema e da mucosa redundante da região posterior, junto ao tubo endotraqueal. Nesses casos, o paciente permanece com lesão residual que interfere na sua qualidade vocal.

REFERÊNCIAS BIBLIOGRÁFICAS

1. Tavaluc R, Tan-Geller M. Reinke's edema. Otolaryngol Clin North Am. 2019;52(4):627-35.
2. Pickhard A, Reiter R. Benign vocal fold lesions. Laryngorhinootologie. 2013;92(5):304-12.
3. Reinke F. Investigation into the human vocal fold. Fortschr Med 1895;12:469-78.
4. Hirano M. Morphological structure of the vocal cord as a vibrator and its variations. Folia Phoniatr (Basel). 1974;26(2):89-94.
5. Sato K, Hirano M, Nakashima T. Electron microscopic and immunohistochemical investigation of Reinke's edema. Ann Otol Rhinol Laryngol. 1999;108(11):1068-72.
6. Tillmann B, Rudert H, Schünke M, et al. Morphological studies on the pathogenesis of Reinke's edema. Eur Arch Otorhinolaryngol. 1995;252(8):469-74. 18.
7. Sakae FA, Imamura R, Sennes LU, et al. Disarrangement of collagen fibers in Reinke's edema. Laryngoscope. 2008;118(8):1500-3.
8. Tsikoudas A, Kochillas X, Vernham G. Reinke's oedema, hormones and hormone replacement therapy. J Laryngol Otol. 2006 Oct;120(10):849-52.
9. Cohen E, Kolbus A, van Trotsenburg M, et al. Immunohistochemical examinations of sex hormone receptors in benign vocal fold lesions. Folia Phoniatr Logop. 2009;61(5):259-62.
10. Garrett CG, Coleman JR, Reinisch L. Comparative histology and vibration of the vocal folds: implications for experimental studies in microlaryngeal surgery. The Laryngoscope. 2000;110(5-1):814-24.
11. Lim S, Sau P, Cooper L, et al. The incidence of remalignant and malignant disease in Reinke's edema. Otolaryngol Head Neck Surg. 2014;150(3):434-6.
12. Tan M, Bryson PC, Pitts C, et al. Clinical grading of Reinke's edema. The Laryngoscope. 2017;127(10):2310-13.
13. Khodeir MS, Hassan SM, El Shoubary AM, Saad MNA. Surgical and nonsurgical lines of treatment of Reinke's edema: A systematic literature review. J Voice. 2021;35(3):502.e1-502.e11.
14. Rosen CA, Simpson CB. Operative techniques in Laryngology. Berlin, Germany: Springer; 2008.
15. Martins RHG, Tavares ELM, Pessin ABB. Are vocal alterations caused by smoking in Reinke's edema in women entirely reversible after microsurgery and smoking cessation? J Voice. 2017;31(3):380.e11-14.
16. Jang JY, Kim DY, Lee GY, et al. Voice outcomes after laryngeal microsurgery with adjunctive steroid injection for Reinke`s edema. Clin Exp Otorhinolaryngol. 2021;14(3):362-4.
17. Zeitels SM, Bunting GW, Hillman RE, et al. Reinke's edema: phonatory mechanisms and management strategies. Ann Otol Rhinol Laryngol. 1997;106(7):533-43.
18. Behlau M, Madazio G, Feijó D, Pontes P. Avaliação da voz. In: Behlau M, org. O livro do especialista vol I. 2001:83-176.
19. Everaert JC, Romak JJ, Sataloff RT. Reinke edema. Ear Nose Throat J. 2018;97(3):E49-E50.
20. Lentner MC, Cólon NL, Hu A. A severe case of Reinke`s edema. Ear Nose Throat J. 2017;96(7):E46-E47.
21. Lumpkin SM, Bennett S, Bishop SG. Postsurgical follow-up study of patients with severe polypoid degeneration. Laryngoscope. 1990;100:399-402.

MICROCIRURGIA DE LARINGE PARA TRATAMENTO DO GRANULOMA VOCAL

Evaldo Dacheux de Macedo Filho ▪ Caroline Fernandes Rímoli

INTRODUÇÃO

Os granulomas laríngeos são lesões benignas que representam um processo inflamatório reativo e de reparação da mucosa local, secundários a lesão, ulceração e exposição do pericôndrio da aritenoide. Localizam-se preferencialmente nas regiões posteriores da laringe, principalmente no limite da porção membranosa das pregas vocais com a parede posterior da laringe, que representa importante espaço luminal da via aérea, e podem ser altamente recidivantes.[1-3]

Existe uma predominância dos granulomas no gênero masculino, pois as mulheres têm a porção respiratória equivalente à fonatória (1:1) e, nos homens, esta relação é menor (2:1). Observa-se maior ocorrência dessas lesões entre a quarta e a quinta década de vida.[1-3]

O diagnóstico dessa lesão é feito pela clínica associada ao exame videolaringoscópico. Os sintomas mais frequentes são rouquidão, tosse crônica e sensação de corpo estranho na garganta. Quando ocorre obstrução da via aérea, o paciente também pode apresentar dispneia e estridor. A apresentação clínica e intensidade dos sintomas variam de acordo com o tamanho e a localização da lesão.

Ao exame, a lesão apresenta-se arredondada, de superfície lisa, tamanho variado, com coloração esbranquiçada, rósea ou vinhosa, séssil ou pediculada, no terço posterior das pregas vocais, no processo vocal ou na região aritenoídea, podendo ser uni ou bilateral. Os granulomas podem, ainda, ser encontrados em menor frequência em outros sítios, como na comissura anterior, ventrículos, subglote e traqueia proximal. Quando há relação com refluxo faringolaríngeo, também pode-se notar hipertrofia e edema da mucosa da glote posterior associados.

A Figura 40-1 demonstra a imagem de videolaringoscopia de uma paciente com grande granuloma de apófise vocal esquerda, acometendo também grande parte da comissura posterior. Nesse caso, a lesão se apresenta levemente rósea, de superfície lisa. Por meio dessa imagem, pode-se imaginar que a lesão cause grande prejuízo a coaptação glótica, com consequente dano à capacidade e qualidade fonatórias, bem como sensação de corpo estranho local.

ETIOLOGIA

A etiologia dos granulomas laríngeos é multifatorial; abuso vocal, refluxo gastroesofágico e intubação endotraqueal são as causas mais comumente envolvidas.[1,3] Durante a pandemia do novo coronavírus, observamos na prática clínica um grande aumento desse tipo de lesão. A tosse crônica é outra possível causa do granuloma laríngeo. Também já foram observados granulomas após tireoplastias e outras cirurgias laríngeas. Existem casos de aparecimento espontâneo, em geral em pessoas com perfis psicológicos específicos, que vão desde quadros tensionais e até mesmo de depressão, que geram grande tensão na laringe. Quando a etiologia não pode ser determinada, os granulomas são denominados idiopáticos ou espontâneos. Deve-se sempre descartar a possibilidade de lesões malignas.

FISIOPATOLOGIA

Evolutivamente, a lesão inicia-se com uma ulceração nos processos vocais ou adjacentes a eles, aparecendo o que se conhece por úlcera de contato.[4] Acredita-se que a úlcera de contato e a formação do granuloma sejam estágios diferentes de uma mesma doença. Usualmente, esta sequência pode se apresentar apenas como úlcera de contato, ou então evoluir para o granuloma ulcerado e finalmente ao granuloma propriamente dito.

O abuso vocal produz atrito e impacto entre os processos vocais durante a fonação, provocando essa ulceração da mucosa laríngea e da cobertura da cartilagem adjacente, o que se acentua com a emissão vocal com tensão e em alta intensidade.

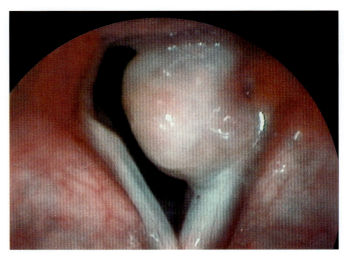

Fig. 40-1. Imagem de videolaringoscopia que demonstra grande granuloma séssil em apófise vocal e comissura posterior à esquerda.

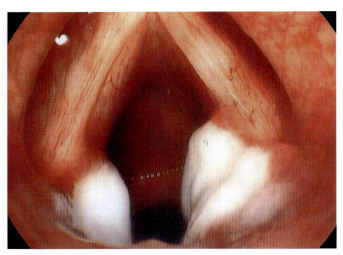

Fig. 40-2. Imagem de videolaringoscopia que demonstra ulcerações intensas na região posterior da glote bilateralmente, pós-intubação endotraqueal.

O refluxo gastroesofágico gera granuloma não somente pela ação direta do material ácido banhando a região posterior da laringe, mas também devido aos sintomas, como pigarro e tosse, decorrentes deste material refluído, no qual também se inclui pepsina, bile e enzimas pancreáticas. Esses agentes nocivos às mucosas causam inflamação, edema, ulceração e granuloma.[5] Nesses pacientes, a história clínica confirma os episódios de refluxo, na maioria dos casos.

A evolução das lesões por trauma de intubação normalmente segue uma sequência fisiopatológica que se inicia com o trauma local do tubo, nos processos vocais das pregas vocais ou outra área adjacente, determinando uma isquemia da mucosa, que evolui posteriormente a uma necrose local, contaminação bacteriana e reação tecidual, com o aparecimento de tecido de granulação hiperplásico, com suas várias etapas de maturação. A Figura 40-2 demonstra ulcerações intensas na região posterior da glote bilateralmente, justamente onde o tubo endotraqueal se posiciona. Nesses casos relacionados com a intubação endotraqueal, o diâmetro dos tubos, o tempo de intubação e o manejo da via aérea serão fatores que influenciarão no aparecimento dos granulomas.

Histologicamente, os aspectos encontrados podem se diferenciar, dependendo da fase de seu diagnóstico. Nas fases iniciais, podemos encontrar alterações inflamatórias, como edema subepitelial, dilatação e ruptura vascular, aumento de linfócitos e sinais associados de infecção que se estendem ao pericôndrio.[5] Na sequência, seguem-se os achados de microulcerações, hiperplasia epitelial escamosa, espessamento acantótico e, por fim, hiperceratose. Essas alterações são características de granuloma de reparação não específico.[6]

TRATAMENTO

Clínico

O tratamento antirrefluxo é a principal estratégia de tratamento para granulomas de processo vocal, com a cirurgia reservada apenas para falhas do tratamento, obstrução de vias aéreas ou dúvida diagnóstica, quando a biópsia da lesão se faz necessária.[7] As lesões iniciais são mais facilmente controladas com tratamentos conservadores não cirúrgicos.[3]

A etiologia do granuloma também influencia na abordagem terapêutica. Os granulomas resultantes do abuso vocal e fonotraumatismo são frequentes em profissionais da voz e o tratamento é voltado à reeducação vocal, com fonoterapia. A aplicação de toxina botulínica também pode ser associada, com grande benefício.[8] Após essa aplicação, os pacientes devem ser orientados que pode haver disfonia, principalmente relacionada com a soprosidade, na primeira semana que se sucede, com remissão espontânea em alguns dias.

A Figura 40-3 mostra quatro imagens que, da esquerda para a direita, demonstram a evolução de um paciente com granuloma de etiologia espontânea. A lesão apresenta-se séssil, multilobulada em processo vocal esquerdo (Fig. 40-3a). Poucas semanas após a primeira cirurgia, o paciente evoluiu com granulomas bilaterais (Fig. 40-3b); após uma terceira abordagem, apresentou nova recidiva (Fig. 40-3c) e só apresentou remissão das lesões após a quarta cirurgia, a qual foi seguida por aplicação de toxina botulínica nas pregas vocais (Fig. 40-3d).

Para os granulomas de intubação, apesar de serem descritos diversos tratamentos na literatura, não há evidências de alta qualidade que provem a superioridade de qualquer um deles – orientação vocal, medicamentos antirrefluxo, remoção cirúrgica da lesão, toxina botulínica, sulfato de zinco, mitomicina C, corticoides intralesionais ou inalatórios e radioterapia em baixas doses.[3] Observamos, porém, bons resultados com cirurgia nesses casos.

Cirúrgico

A remoção cirúrgica pode ser feita à frio, com ablação com *laser* de dióxido de carbono, *pulsed dye laser* ou *laser* de potássio-titanil-fosfato (KTP).[9] No nosso serviço, utiliza-se a técnica de microcirurgia de laringe tradicional à frio. O tubo é posicionado acima do laringoscópio de suspensão. Por meio de visualização microscópica, a lesão é removida com o auxílio de uma pinça saca-bocado, ou com Bouchayer e tesoura, dependendo de sua implantação, se séssil ou pediculada, respectivamente. Os remanescentes de mucosa, caso existam, podem ser removidos com a pinça Saito. Após a exérese da lesão e hemostasia com algodão embebido em adrenalina, é feita a aplicação de dexametasona intralesional e, ainda, são aplicadas de seis a oito unidades de toxina botulínica no músculo vocal ipsilateral. Os pacientes são recomendados a manter o tratamento antirrefluxo após a cirurgia, assim como suas orientações dietéticas, além de repouso vocal por 72 horas.[10]

A Figura 40-4 demonstra, em quatro passos, a realização desta microcirurgia de laringe com técnica a frio. A Figura 40-4a mostra a difícil exposição do granuloma em processo vocal à esquerda, já com o tubo posicionado acima do laringoscópio; Figura 40-4b mostra a vasoconstrição local com algodão embebido em solução de adrenalina; a Figura 40-4c mostra a pinça saca-bocado apreendendo a lesão toda, que posteriormente será submetida a um giro da pinça em sentido horário, nesse caso por se tratar de lesão séssil na região posterior à esquerda (uma ou várias manobras podem ser necessárias até a remoção completa da lesão); a Figura 40-4d mostra a aplicação de dexametasona no leito cirúrgico, após hemostasia com

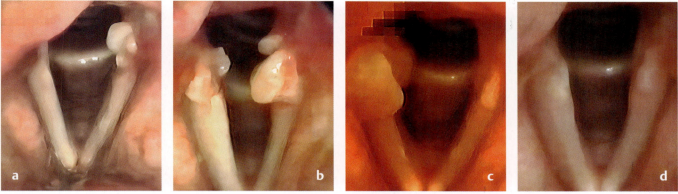

Fig. 40-3. (a-d) Imagens sequenciais de videolaringoscopia que mostram a evolução de um paciente com granuloma.

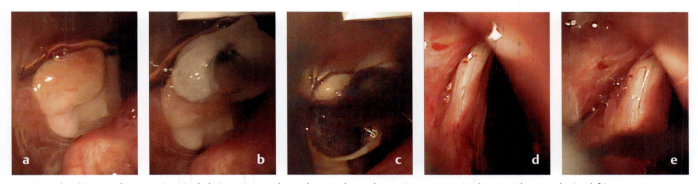

Fig. 40-4. (a-e) Passos da microcirurgia de laringe para exérese de granuloma de comissura posterior à esquerda com técnica à frio.

novo algodão embebido em adrenalina e reposicionamento do laringoscópio; por fim, a Figura 40-4e demonstra a aplicação de toxina botulínica no músculo tireoaritenóideo ipsilateral.

REFERÊNCIAS BIBLIOGRÁFICAS

1. de Lima Pontes PAL, de Biase NG, Gadelha MC. Clinical evolution of laryngeal granulomas: treatment and prognosis. Laryngoscope. 1999;102(2-1):289-94.
2. Martins RHG, Dias NH, Santos DC, et al. Aspectos clínicos, histológicos e de microscopia eletrônica dos granulomas de intubação das pregas vocais. Braz J Otorhinolaryngol. 2009;75(1):116-22.
3. Rimoli CF, Martins RHG, Catâneo DC, et al. Treatment of post-intubation laryngeal granulomas: systematic review and proportional meta-analysis. Braz J Otorhinolaryngol. 2018;84(6):781-9.
4. Barrena BG, Miller TM, Nelson BL. Laryngeal contact ulcer. Head Neck Pathol. 2020;14(4):1032-5.
5. Lechien JR, Akst LM, Saussez S, et al. Involvement of laryngopharyngeal reflux in select nonfunctional laryngeal diseases: A systematic review. Otolaryngol Head Neck Surg. 2021;164(1):37-48.
6. Shoffel-Havakuk H, Halperin D, Yosef L, et al. Lesions of the posterior glottis: clinical and pathologic considerations and treatment outcome. J Voice. 2014;28(2):263.e1-263.e8.
7. Karkos PD, George M, Van Der Veen J, et al. Vocal process granulomas. Annals of Otology, Rhinology & Laryngology. 2014;123(5):314-20.
8. Yılmaz T, Kayahan B, Gunaydın RÖ, et al. Botulinum toxin A for treatment of contact granuloma. J Voice. 2016;30(6):741-3.
9. Dominguez LM, Brown RJ, Simpson CB. Treatment outcomes of in-office KTP ablation of vocal fold granulomas. Annals of Otology, Rhinology & Laryngology. 2017;126(12):829-34.
10. Rimoli CF, Macedo Filho ED. Microcirurgia do granuloma vocal. Microcirurgia de laringe: técnica cirúrgica em realidade aumentada. Rio de Janeiro: Thieme Revinter; 2020:41-47.

MICROCIRURGIA DE LARINGE PARA TRATAMENTO DE PAPILOMA VOCAL

CAPÍTULO 41

Regina Helena Garcia Martins ▪ Ali Mahmoud

INTRODUÇÃO

A papilomatose laríngea é uma doença respiratória recorrente causada pelo papilomavírus tipo 6 ou 11. Pode se apresentar de duas formas:

Infantojuvenil, quando acomete crianças até 12 anos de idade, ou forma adulta.

Na papilomatose laríngea identificam-se lesões exofíticas verrucosas implantadas, preferencialmente, na glote, porém podem acometer toda a laringe (Fig. 41-1 e Vídeo 41-1). Nas crianças, o número de recidivas costuma ser maior que em adultos. Quanto menor a criança, mais agressiva é sua forma de apresentação. O modo de transmissão ainda não é totalmente conhecido, porém as teorias mais aceitas são a orogenital em adultos e a vertical mãe-filho em crianças durante o parto.[1,2]

TRATAMENTO

O tratamento visa a remover as lesões verrucosas para desobstruir a via aérea e melhorar a *performance* vocal, sendo eminentemente cirúrgico. Mesmo em casos com grande quantidade de lesões laríngeas, a traqueotomia deve ser evitada, pois torna-se um sítio vulnerável às recidivas. No tratamento da papilomatose laríngea deve-se considerar também que nem sempre conseguimos remover, em um único procedimento, todas as lesões, especialmente aquelas posicionadas na comissura anterior, onde procedimentos intempestivos podem resultar em sinéquias iatrogênicas graves.[3,4] Na maioria dos casos, as recidivas são inevitáveis, mesmo com a aparente ausência de lesões no pós-operatório, devida à possibilidade do HPV habitar áreas sem lesões identificáveis macroscopicamente.

A microcirurgia para papilomatose laríngea pode ser tratada com instrumentos a frio, *laser* ou microdebridador.

CUIDADOS PRÉ-OPERATÓRIOS

Os cuidados pré-operatórios em papilomatose laríngea não diferem daqueles padronizados para as microcirurgias de laringe de rotina. Em adultos, solicitamos introdução de inibidor de bomba de prótons, mantendo-o por 30 dias no pós-operatório, a fim de evitar episódios de refluxo ácido e, consequentemente, prejuízo à restauração do epitélio.

TÉCNICA CIRÚRGICA

Anestesia

A manipulação das pregas vocais, tanto em adultos quanto em crianças, requer anestesia geral e relaxante muscular, por se tratar de zona bastante reflexógena. A cânula de intubação deverá ser a de menor diâmetro possível, em geral, em adultos, são utilizadas cânulas de calibres 5,5 a 6 mm. O balonete deve ser mantido insuflado durante todo o procedimento.

Posição do Paciente

Decúbito dorsal, com coxim posicionado entre as escápulas e cabeça em hiperextensão (Fig. 41-2). Em crianças menores, não colocamos coxim, pois a exposição da laringe é bem fácil. Utilizamos protetor de dente de silicone na arcada dentária superior (Fig. 41-3).

Instrumental

Utilizamos microscópio cirúrgico, laringoscópio de suspensão rígido tubular de comissura anterior, apoiado em uma bandeja metálica sobre o tórax, pinças longas de microcirurgia de laringe (dos tipos Bouchayer, Saito ou saca-bocado) de diversas angulações, porta-algodão embebido em adrenalina pura 1:1.000 e microaspirador. Sempre deixamos na sala uma lente reta de laringe de 30° para revisão final, especialmente para as regiões da comissura anterior e subglótica. A comissura anterior é o sítio comprometido com maior frequência, então deve-se escolher pinças de maior angulação possível.

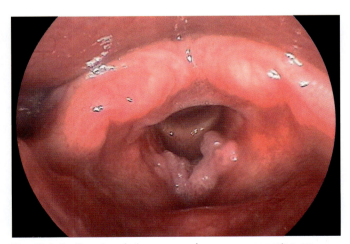

Fig. 41-1. Papilomatose laríngea em ambas as pregas vocais e em comissura glótica anterior. Exame de videolaringoscopia com lente rígida 70°.

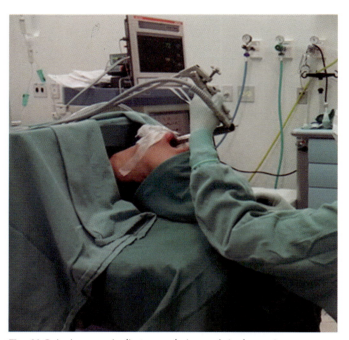

Fig. 41-2. Laringoscopia direta com laringoscópio de comissura anterior.

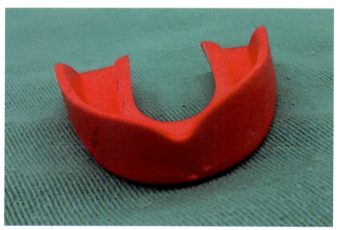

Fig. 41-3. Protetor de dente de silicone.

Técnica Cirúrgica a Frio

A remoção das lesões deve ser cautelosa e restringir-se à cobertura superficial epitelial. Remoções em planos mais profundos certamente resultam em cicatrizes. Com pinças delicadas dos tipos Bouchayer, Saito ou saca-bocado, os brotos verrucosos vão sendo removidos deixando uma área cruenta. A comissura anterior deve ser exposta pelo auxiliar com a manobra de Sellick, que corresponde à compressão cervical ao nível da cartilagem cricóidea. Após cada remoção, deve-se fazer a hemostasia da área com algodão embebido em adrenalina pura, utilizando-se porta-algodão ou "bolinhas" de algodão introduzidas com auxílio de pinças de saca-bocado.

Casos de Exposição Difícil da Comissura Anterior

Há casos em que mesmo com o auxílio do laringoscópio de comissura anterior, essa região é de difícil exposição e em muitos deles o acesso é até mesmo impossível. Nestas situações podemos completar a cirurgia utilizando lentes rígidas de laringe de 30°. Com auxílio destas conseguimos visualizar melhor a comissura anterior, utilizando pinças delicadas bem anguladas durante a manobra de Sellick. Em alguns casos, mesmo assim é impossível o acesso à comissura anterior. Em último caso, podemos utilizar os broncoscópios flexíveis com canal de biópsia e de aspiração. Estes deverão ser introduzidos no interior do laringoscópio. Por serem flexíveis, os broncoscópios conseguem as inclinações mais acentuadas e o acesso às áreas mais difíceis de exposição. Pinças de biópsias deverão ser introduzidas no interior do broncoscópio para a remoção das lesões remanescentes da comissura anterior e subglótica. Esta técnica tem como desvantagem o tamanho pequeno das pinças, tornando o procedimento laborioso, porém viável. O uso do broncoscópio é reservado aos casos muito difíceis, sendo a última opção.

A cirurgia pode também ser realizada com *laser* de diversos tipos. Ilustramos aqui a cirurgia da papilomatose com *laser* de CO_2 (Vídeo 41-2).

Todo o material removido deve ser enviado para análise histopatológica e para identificação do subtipo do HPV.

Terapias Adjuvantes Utilizadas Durante a Cirurgia

As terapias adjuvantes devem ser reservadas aos casos de difícil controle, com recidivas maiores que três a quatro ao ano. No intraoperatório algumas terapias adjuvantes podem ser utilizadas, como o cidofovir e o bevacizumab. O cidofovir é um análogo do nucleotídeo da citosina. Tem o poder de bloquear a replicação do DNA viral por inibir a enzima DNA polimerase viral. Tem sido preconizado como aplicações intralesionais no intraoperatório. Para muitos autores a diminuição das recidivas pode chegar a 89% com estabilidade da doença em 24 meses. As doses recomendadas são baixas (3 mg/kg).[5-8] O bevacizumab é um anticorpo monoclonal recombinante humanizado que bloqueia a angiogênese por inibir o fator de crescimento endotelial (VEGF-A).[8] Sua utilização intralesional (12,25 mg em intervalos de quatro a seis semanas) é recomendada com o *laser* de KTP.[8-10]

CUIDADOS PÓS-OPERATÓRIOS

Os cuidados pós-operatórios da microcirurgia de papilomatose laríngea não diferem das indicações para lesões laríngeas benignas. É recomendado repouso vocal absoluto por 3 a 4 dias a fim de evitar sinéquias em comissura anterior. Nesse período o paciente deve permanecer em silêncio e também não realizar exercícios físicos pesados que possam exigir o fechamento da glote. A alimentação deve ser branda, pouco volumosa e em temperatura ambiente, evitando-se extremos de temperatura, alimentos muito condimentados e bebidas gasosas. Cafés, chás e bebidas alcoólicas devem ser também

MICROCIRURGIA DE LARINGE PARA TRATAMENTO DE PAPILOMA VOCAL

evitados, bem como tabagismo. Deve-se evitar tossir e pigarrear. Orienta-se ingerir bastante líquidos e dar preferência à ingestão de frutas. Depois desse período recomenda-se repouso vocal relativo, quando é permitido falar baixo, porém apenas o essencial. Não é permitido gritar, cantar ou praticar esportes pesados nos próximos 15 dias. Deve-se evitar o cochicho. O paciente deverá manter a prescrição do inibidor de bomba de prótons durante um mês. Com essas recomendações as chances de recidivas diminuem bastante. Não indicamos inibidores de bomba no pré ou pós-operatório de microcirurgia de laringe em crianças.

Os retornos devem ser periódicos, 15 dias, um, três e seis meses, ou quando houver piora das qualidades vocais.

REFERÊNCIAS BIBLIOGRÁFICAS

1. Wiatrak BJ. Overview of recurrent respiratory papillomatosis. Curr Opin Otolaryngol Head Neck Surg. 2003;11(6):433-41.
2. Gruber M, Mills N, Blair D, et al. Safety of paediatric day-stay laryngeal surgery for recurrent respiratory papillomatosis. International Journal of Pediatric Otorhinolaryngology. 2016;82:116-19.
3. Venkatesan NN, Pine HS, Underbrink MP. Recurrent respiratory papillomatosis. Otolaryngologic Clinics of North America. 2012;45(3):671-94.
4. Carifi M, Napolitano D, Morandi M, Dall'Olio D. Recurrent respiratory papillomatosis: current and future perspectives. Ther Clin Risk Manag. 2015;11:731-38.
5. Ivancic R, Iqbal H, de Silva B, et al. Current and future management of recurrent respiratory papillomatosis. Laryngoscope Investig Otolaryngol. 2018 14;3(1):22-34.
6. Fusconi M, Grasso M, Greco A, et al. Recurrent respiratory papillomatosis by HPV: review of the literature and update on the use of cidofovir. Acta Otorhinolaryngol Ital. 2014;34(6):375-381.
7. Wierzbicka M, Jackowska J, Bartochowska A, et al. Effectiveness of cidofovir intralesional treatment in recurrent respiratory papillomatosis. Eur Arch Otorhinolaryngol. 2011;268(9):1305-11.
8. Benedict JJ, Derkay CS. Recurrent respiratory papillomatosis: A 2020 perspective. Laryngoscope Investig Otolaryngol. 2021;6(2):340-5.
9. Sidell DR, Nassar M, Cotton RT, et al. High-dose sublesional bevacizumab (avastin) for pediatric recurrent respiratory papillomatosis. Ann Otol Rhinol Laryngol. 2014;123(3):214-21.
10. Zeitels SM, Barbu AM, Landau-Zemer T, et al. Local injection of bevacizumab (Avastin) and angiolytic KTP laser treatment of recurrent respiratory papillomatosis of the vocal folds: a prospective study. Ann Otol Rhinol Laryngol. 2011;120(10):627-34.

TÉCNICAS CIRÚRGICAS PARA A PAPILOMATOSE RESPIRATÓRIA RECORRENTE

Gabriel Kuhl ▪ Marcos André de Sarvat ▪ Rafael Burihan Cahali ▪ Raphael de Santana Spirandelli

INTRODUÇÃO

A papilomatose laríngea, ou papilomatose respiratória recorrente (PRR), é considerada a principal causa de neoplasia benigna da laringe.[1] É uma doença causada pelo papilomavírus humano (HPV), principalmente dos subtipos 6 e 11 e é caracterizada por papilomas exofíticos recorrentes da mucosa epitelial do trato respiratório. É classificada em PRR juvenil (Fig. 42-1), quando a doença é diagnosticada antes dos 12 anos de idade, ou adulta, quando a doença é diagnosticada após os 12 anos de idade (Figs. 42-2 e 42-3).[2]

Atualmente, não existe cura para a PRR, e nem um tratamento único que tenha sido mostrado consistentemente eficiente na erradicação da doença. O tratamento cirúrgico com remoção dos papilomas e preservação das estruturas normais é o mais utilizado para a entidade.[3]

Pode necessitar de múltiplas abordagens, por várias décadas, com recidivas que podem ocorrer em menos de duas semanas, e, com crianças normalmente apresentando recidivas mais agressivas (Fig. 42-4), a abordagem microcirúrgica da PRR continua sendo um grande desafio para o

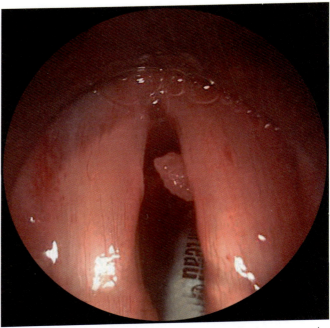

Fig. 42-2. Broto papilomatoso isolado em terço médio de prega vocal direita.

otorrinolaringologista. Visando a manutenção de uma via aérea patente, melhora da qualidade da voz e prevenção de complicações, o tratamento cirúrgico, por meio de microcirurgia, pode ser realizado a frio, *laser* ou microdebridador. Contudo, não previne quanto às recidivas, dando abertura para as terapias adjuvantes.[4]

ABORDAGEM CIRÚRGICA

A abordagem cirúrgica é realizada sob anestesia geral, devendo a técnica anestésica e da intubação garantir a segurança do paciente, mas também permitir uma boa visualização das estruturas acometidas pela doença. Como primeiro passo, toda a via aérea deve ser avaliada para estadiamento da doença, uma vez que pode ser acometida em sua totalidade. Há que se considerar a possibilidade de concomitância da presença de lesões em boca, fossas nasais, faringe, traqueia e brônquios. A avaliação da via aérea deve iniciar na base da língua e se estender até os brônquios. Esta avaliação é facilitada com o uso de telescópios.[5]

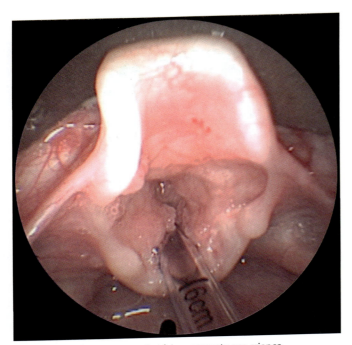

Fig. 42-1. Papilomatose respiratória recorrente em criança.

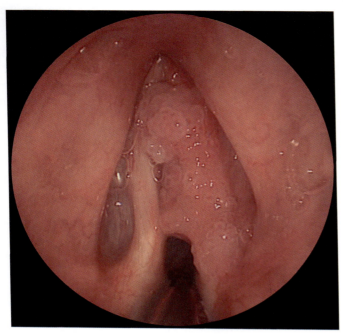

Fig. 42-3. Papilomatose difusa em prega vocal direita.

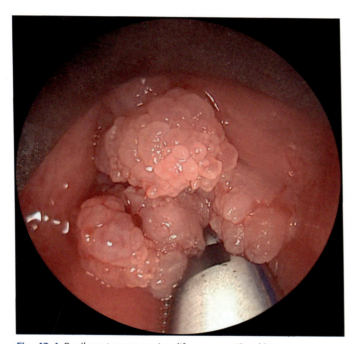

Fig. 42-4. Papilomatose agressiva difusa em região glótica e supraglótica.

Uma vez avaliada toda a via aérea, é colocado o laringoscópio de suspensão (p. ex., de Holinger) e, com auxílio do microscópio ou métodos de amplificação e monitorização equivalentes, o procedimento é iniciado. Caso a técnica escolhida para o procedimento envolva o uso de *laser*, o tubo traqueal deverá ser especial, resistente aos raios, ou o manguito (balão) do tubo endotraqueal deve ser protegido com cotonoides cirúrgicos úmidos, com objetivo de evitar sua ruptura[6] ou explosão, que representaria incêndio da via aérea, de gravíssimas consequências. Mesmo em pacientes que já tenham o diagnóstico confirmado, a biópsia deve ser realizada para afastar a possibilidade de malignização da lesão, ou seja, todo o material ressecado deve sempre ser enviado para estudo anatomopatológico.[7] A presença de atipias ou comportamento biológico agressivo das lesões devem alertar o cirurgião para sua transformação maligna.[5]

Atualmente, a erradicação total da doença não é considerada um objetivo, uma vez que se acredita que o HPV se mantém dormente nas células do epitélio laríngeo, mesmo que não reste o papiloma ativo visível. Da mesma forma, a extensão da doença nas reentrâncias da laringe, como nos ventrículos, torna difícil sua erradicação e controle, e por esta razão recomenda-se o emprego de óticas para checar tais limites durante o ato cirúrgico, além da visão em linha reta fornecida pelos microscópios.

A excisão com margem, mais extensa ou em locais que não contribuam para objetivos relacionados com a obstrução de via aérea ou melhora da voz, não demonstrou redução nas taxas de recidivas.[8] Pelo contrário, a ressecção muito agressiva parece ser contraprodutiva, uma vez que a lesão à superfície mucosa foi associada ao aumento da expressão do HPV em células infectadas próximas.[9]

A ressecção agressiva também é contraindicada em contextos de doença envolvendo as comissuras anterior ou posterior; estes locais frequentemente demandam uma remoção subtotal dos papilomas, com intuito de prevenir sinéquias e cicatrização das comissuras.[1] Nesses casos, a abordagem em um único tempo de lesões nestas localizações pode causar iatrogenia, em que, além de papilomatose, o paciente passe a ter aderências de difícil solução. Portanto, fracionar os procedimentos, operando um lado de cada vez, pode favorecer a prevenção de tais consequências indesejadas.

INSTRUMENTOS

Diferentes instrumentos podem ser utilizados na exérese cirúrgica das lesões. Atualmente, as escolhas são pinças frias, o uso de *lasers* ou microdebridadores.[11]

A mais antiga das técnicas cirúrgicas envolve a microcirurgia com o uso dos instrumentos frios, como pinças, saca-bocados e tesouras, com hemostasia com embebição de adrenalina a 1:1.000 e bisturi elétrico em pontos específicos. Neste sentido, o advento do *laser* iniciou uma nova modalidade cirúrgica, que se mostrava com melhor controle de sangramento, melhor precisão e maior intervalo entre as recidivas, levando à redução de procedimentos necessários para cada paciente. Esta crença levou o *laser* a ser defendido como primeira linha de escolha no tratamento da PRR.[12] Porém, mais recentemente, o uso do *laser* de CO_2 vem sendo questionado pela demonstração de maior risco potencial de queimaduras na via aérea, maior predisposição a estenoses e cicatrizes laríngeas graves, lesões distais e maior custo.[13]

O *laser* de CO_2 é o *laser* mais comumente utilizado para o tratamento da PRR envolvendo a laringe, faringe, traqueia, cavidade nasal e oral. Este *laser* possui um comprimento de onda de emissão de 10.600 nm e converte luz em energia térmica. Ao entregar energia que é absorvida pela água intracelular, as células são efetivamente evaporadas. Com isto, ao ser utilizado juntamente do microscópio cirúrgico, o *laser* vaporiza as lesões com precisão e cauteriza os tecidos superficiais, minimizando sangramentos (Vídeo 42-1).[1,14]

CAPÍTULO 42 ■ TÉCNICAS CIRÚRGICAS PARA A PAPILOMATOSE RESPIRATÓRIA RECORRENTE

Porém, os *lasers* apresentam riscos específicos à equipe cirúrgica e ao paciente. A fumaça gerada pelo procedimento contém não só vapor de água e material dos tecidos destruídos, mas também DNA viral ativo, uma fonte potencial de infecção.[15] Além disso, considerando o ambiente rico em oxigênio fornecido pelos gases anestésicos e o calor gerado pelo *laser*, a ignição do tubo endotraqueal pode ocorrer, levando a explosões e fogo na via aérea, o que torna obrigatório a proteção do manguito com cotonoides cirúrgicos úmidos, com objetivo de evitar sua ruptura. O *laser* de CO_2 também pode resultar em lesões térmicas tardias na via aérea.[12]

Mais recente, o *KTP-laser* (*potassium titanyl phosphate*) apresenta-se como uma nova opção, mantendo a excelente capacidade hemostática dos *lasers*, porém aparenta ter menos efeitos térmicos na lâmina própria das pregas vocais quando comparado ao *laser* de CO_2.

Instrumentos frios possuem a vantagem de ser mais disponíveis e baratos, apesar da desvantagem de causarem maior sangramento na via aérea. O *laser* de CO_2 e o *KTP-laser* são utilizados com frequência e demonstram excelente capacidade hemostática; porém, acrescentam custos e demora ao procedimento e apresentam risco de lesões térmicas na via aérea.[5] Em tentativas de definir o melhor tipo de tratamento entre *laser* de CO_2 e operação com pinça fria, não foi achada diferença estatisticamente relevante.[16]

O microdebridador reduz o tempo cirúrgico, uma vez que permite a simultânea retirada rápida das lesões por debridamento e a aspiração contínua de sangue no local afetado. Seu uso tem ganhado popularidade também por não apresentar os possíveis riscos associados ao uso de *lasers*.[2] Apesar de ser um instrumento mais caro do que as pinças convencionais e ainda pouco disponível,[5] o microdebridador vem substituindo o *laser* como primeira escolha na terapia cirúrgica, com ênfase em seu menor tempo cirúrgico, menor custo quando comparado ao *laser* e menor risco de complicações, uma vez que está isento da possibilidade de geração de lesões térmicas tardias, além de fornecer mais tranquilidade à equipe cirúrgica, não gerando riscos de ignição do tubo endotraqueal durante o procedimento ou de vaporização de partículas virais.[17]

Especialmente em casos de uma doença mais disseminada e multifocal, o uso do microdebridador é indicado, em modo oscilante e com velocidade de 800 a 1.500 rotações por minuto.[7]

INJEÇÕES

Hidrodissecção

Descrita para várias enfermidades da laringe, como, por exemplo, leucoplasias, a injeção de solução salina[18,19] com adrenalina, em variadas diluições, desde 1:10.000 até 1:100.000 permite uma identificação do grau de infiltração e uma ressecção a frio mais exangue, que pode ser útil na papilomatose.

Cidofovir

Desde 2002 vem sendo aplicado intralesional após a ressecção, num 2º procedimento cirúrgico, conforme o relatório anatomopatológico da peça obtida na primeira intervenção. É fornecido em 375 mg/5 mL e aplica-se diluído em soro fisiológico em proporção e volume variados, de modo proporcional à extensão das lesões. Pode ser aplicado ambulatorialmente

por via transcervical, transoral ou por canal de trabalho de endoscópio flexível (nasofaringolaringoscópio). São relatados bons resultados, em especial de redução de volume e rapidez de recidivas, e consequente aumento do intervalo entre procedimentos cirúrgicos.[20-22]

Bevacizumabe

De modo similar, desde 2009 vem sendo aplicado intralesional após a ressecção, num 2º procedimento cirúrgico, conforme o relatório anatomopatológico da peça obtida na primeira intervenção. É fornecido em 100 mg/4 mL e aplica-se diluído em soro fisiológico em proporção e volume variados, de modo proporcional à extensão das lesões (Vídeo 42-2). Também pode ser aplicado ambulatorialmente por via transcervical, transoral ou por canal de trabalho de endoscópio flexível (nasofaringolaringoscópio). São relatados bons resultados, em especial de redução de volume e rapidez de recidivas, e consequente aumento do intervalo entre procedimentos cirúrgicos. Estudo[23] concluiu por apontar pouca eficácia, e carecemos de protocolos que estabeleçam de forma mais conclusiva a indicação e efeitos das terapias adjuvantes.

TRAQUEOSTOMIAS

O papel da traqueostomia no manejo cirúrgico da PRR continua controverso, com a maioria dos autores concordando que o procedimento deve ser evitado quando não for absolutamente necessário.[1] Já foi notado que pacientes que necessitam de uma traqueostomia são diagnosticados com menor idade e com sua doença mais disseminada, frequentemente já atingindo a via aérea distal antes do procedimento.[24]

Uma vez que estudos recentes mostram que a própria traqueostomia fornece um local adicional para rápida colonização e disseminação distal da PRR, a sua realização é reservada para pacientes com doença agressiva e com potencial de oclusão da via aérea.[10] A presença de doença subglótica no momento da traqueostomia e duração prolongada da canulação são fatores que aparentam aumentar o risco de disseminação traqueal da doença.[25] Portanto, se a traqueostomia for inevitável, é recomendado que a decanulação seja realizada assim que a doença estiver em um estado controlado e a via aérea estiver com sua patência estabelecida.[10]

PROCEDIMENTOS AMBULATORIAIS

O advento de procedimentos ambulatoriais com paciente acordado para a PRR oferece uma alternativa à abordagem tradicional em centro cirúrgico com anestesia geral. De maneira geral, procedimentos com *Pulsed Dye Laser* (PDL) ambulatoriais são descritos como bem tolerados por pacientes adultos que recebem anestesia tópica adequada.[26]

O procedimento deve ser realizado com o paciente sentado virado para o cirurgião. A cavidade nasal é anestesiada com *spray* 1:1 de oximetazolina 0,05% e lidocaína 4%. Algodões embebidos na mesma solução são, então, colocados na cavidade nasal. É utilizada uma fibra ótica flexível, (fibronasofaringolaringoscópio) com canal de trabalho, conectada em uma fonte de luz. A fibra é inserida, após ser lubrificada com lidocaína 2% em gel, pelo nariz e avança até a visualização suficiente da laringe. É realizada anestesia local na região a ser abordada com *spray* de lidocaína 4% pelo canal de trabalho do endoscópio.[27]

Após a anestesia tópica adequada, o paciente e a equipe devem colocar óculos de proteção específicos ao uso do *laser*, e o PDL é passado pelo canal de trabalho com uma fibra ótica por um assistente, até que sua ponta seja visualizada no monitor, podendo então ser aplicado nas lesões.[27]

TÉCNICAS ANESTÉSICAS

De acordo com a *expertise* da equipe de anestesia e recursos do centro onde o procedimento estiver sendo realizado, técnicas mais avançadas podem ser utilizadas durante o ato cirúrgico para a papilomatose respiratória recorrente.

Pode ser realizado o procedimento em ventilação espontânea, em que são utilizados os agentes intravenosos em conjunto a oxigênio e gases anestésicos que são levados através de uma porta lateral no laringoscópio ou através de um tubo endotraqueal ou trombeta nasal colocada na faringe, gerando manutenção da anestesia pelos esforços respiratórios do próprio paciente.[1] A grande vantagem desta técnica é a exposição completa e desobstruída do campo cirúrgico, porém requer um anestesista experiente e que a domine, prevenindo laringospasmos, despertares ou outros movimentos.[28]

Também pode ser realizado o procedimento com reintubação para apneia intermitente para atingir um campo cirúrgico desobstruído. O paciente é anestesiado, entubado, suspenso e examinado com o microscópio visualizando a laringe. Neste momento, o tubo é retirado, enquanto o *laser* ou microdebridador é utilizado. O tubo é, então, recolocado sob visualização direta ao se notar queda da oxigenação e/ou aumento do nível de dióxido de carbono. Apesar de simples, possui a desvantagem de potencialmente espalhar o vírus pela colocação repetida do tubo.[1]

Na utilização de técnicas operatórias com *laser*, podem ser utilizados tubos endotraqueais cobertos ou protegidos contra *laser*, evitando a acidental ignição do tubo e sua explosão, que gera fogo na via aérea. Não requer nenhuma mudança significativa na conduta da equipe de anestesia, apesar de aumentar o custo do procedimento. Mesmo com os tubos protegidos, os manguitos devem ser protegidos com cotonoides cirúrgicos úmidos.

REFERÊNCIAS BIBLIOGRÁFICAS

1. Derkay CS, Faust RA. Recurrent respiratory papillomatosis. In: Flint PW, Haughey BH, Lund VJ, et al. Cummings Otolaryngology Head and Neck Surgery. Philadelphia: Mosby Elsevier; 2010:2884-95.
2. Ivancic R, Iqbal H, deSilva B, et al. Current and future management of recurrent respiratory papillomatosis. Laryngoscope Investig Otolaryngol. 2018;3(1):22-34.
3. Derkay CS, Wiatrak B. Recurrent respiratory papillomatosis: a review. Laryngoscope. 2008;118(7):1236-47.
4. Avelino MA, Zaiden TC, et al. Surgical treatment and adjuvant therapies of recurrent respiratory papillomatosis. Brazilian Journal of Otorhinolaryngology, São Paulo. 2013;79(5).
5. Schweiger C, et al. Papilomatose respiratória recorrente. In: Pignatari SSN (Org.), Anselmo-Lima WT (Org.). Tratado de otorrinolaringologia. 3a ed. Rio de Janeiro: Elsevier; 2018.
6. D'Ávila JS, Pinto JA. Laser em otorrinolaringologia e cirurgia de cabeça e pescoço. 1a ed. Aracaju/SE: Gráfica da Universidade Federal de Sergipe (CEAV); 2006.
7. Monnier P. Pediatric airway surgery. 1a ed. Berlin, Heidelberg: Springer Berlin Heidelberg; 2011.
8. Siegel B, Smith LP. Management of complex glottic stenosis in children with recurrent respiratory papillomatosis. Int J Pediatr Otorhinolaryngol. 2013;77(10):1729-33.
9. Chow LT, Broker TR, Steinberg BM. The natural history of human papillomavirus infections of the mucosal epithelia. APMIS. 2010;118(6-7):422-49.
10. Tasca RA, Clarke RW. Recurrent respiratory papillomatosis. Arch Dis Child. 2006;91(8):689-91.
11. Hermann JS, Pontes P, Weckx LL, et al. Laryngeal sequelae of recurrent respiratory papillomatosis surgery in children. Rev Assoc Med Bras. 2012;58(2):204-8.
12. Dedo HH, Yu KC. CO(2) laser treatment in 244 patients with respiratory papillomas. Laryngoscope. 2001;111(9):1639-44.
13. El-Bitar MA, Zalzal GH. Powered instrumentation in the treatment of recurrent respiratory papillomatosis: an alternative to the carbon dioxide laser. Arch Otolaryngol Head Neck Surg. 2002;128(4):425-8.
14. Castilho CG, et al. Papilomas y papilomatosis laríngea. Tratamiento con laser CO2- Nuestra experiencia en 15 años. Revista Acta Otorrinolaringologica, Espanha. 2010;61(6):422-7.
15. Hallmo P, Naess O. Laryngeal papillomatosis with human papillomavirus DNA contracted by a laser surgeon. Eur Arch Otorhinolaryngol. 1991;248:425.
16. Ximenes Filho, João Aragão, et al. Papilomatose laríngea recorrente: experiência de 10 anos. Revista Brasileira de Otorrinolaringologia [online]. 2003;69(5):599-604.
17. Patel N, Rowe M, Tunkel D. Treatment of recurrent respiratory papillomatosis in children with the microdebrider. Ann Otol Rhinol Laryngol. 2003;112(1):7-10.
18. Nerurkar N, Narkar N, et al. Vocal outcomes following subepithelial infiltration technique in microflap surgery: a review of 30 cases. Review J Laryngol Otol. 2007;121(8):768-71.
19. Lazio MS, Vallin A, et al. Phonosurgical Resection using submucosal infusion technique for early glottic lesions: Diagnostic and therapeutic procedure? Ann Otol Rhinol Laryngol. 2019;128(4):277-85.
20. Drejet S, Halum S, et al. A systematic review: Outcomes in adult recurrent respiratory papillomatosis treated with intralesional cidofovir or bevacizumab. Otolaryngol Head Neck Surg. 2017;156(3):435-41.
21. Jackowska J, Piersiala K, et al. Outcomes of bevacizumab and cidofovir treatment in HPV-associated recurrent respiratory papillomatosis – review of the literature. Otolaryngol Pol. 2018;72(4):1-8.
22. Ballestas SA, Shelly S, Soriano RM, Klein A. Trends in recurrent respiratory papillomatosis treatment. Acta Otorrinolaringol Esp. 2021;72(2):109-20.
23. Ablanedo-Terrazas Y, Estrada-Camacho O, et al. Efficacy of cidofovir versus bevacizumab in recurrent respiratory papillomatosis: A randomized, double-blind, placebo-controlled pilot study. Acta Otorrinolaringol Esp. 2021;(21):S0001-6519.
24. Shapiro AM, Rimell FL, Shoemaker D, et al. Tracheotomy in children with juvenile-onset recurrent respiratory papillomatosis: the Children's Hospital of Pittsburgh experience. Ann Otol Rhinol Laryngol. 1996;105:1.
25. Cole RR, Myer CM 3rd, Cotton RT. Tracheotomy in children with recurrent respiratory papillomatosis. Head Neck. 1989;11(3):226-30.
26. Young VN, Smith LJ, Sulica L, et al. Patient tolerance of awake, in-office laryngeal procedures: a multi-institutional perspective. Laryngoscope. 2012;122(2):315-21.
27. Rees CJ, Halum SL, Wijewickrama RC, et al. Patient tolerance of in-office pulsed dye laser treatments to the upper aerodigestive tract. Otolaryngol Head Neck Surg. 2006;134(6):1023-7.
28. Orliaguet GA, Gall O, Savoldelli GL, et al. Case scenario: perianesthetic management of laryngospasm in children. Anesthesiology. 2012;116(2):458-71.

MICROCIRURGIA DE LARINGE PARA TRATAMENTO DE LEUCOPLASIAS

CAPÍTULO 43

Roberto Campos Meirelles • Rui Imamura • Allex Itar Ogawa

INTRODUÇÃO

"Leucoplasia" (Fig. 43-1) é um termo clínico utilizado para definir lesões (manchas ou placas) esbranquiçadas que não podem ser classificadas de outra forma. Devem ser diferenciadas de infecções fúngicas ou necrose do epitélio, coberta de fibrina. Histologicamente, pode corresponder desde uma simples lesão hiperplástica até um carcinoma invasivo.[1-3]

As leucoplasias laríngeas têm, provavelmente, etiologia multifatorial, com o tabagismo sendo um agente de importância primária. Outros fatores incluem trauma/abuso vocal, etilismo, refluxo gastroesofágico e deficiências nutricionais e vitamínicas.

No processo de carcinogênese, a progressão desde epitélio normal para displasia e para câncer invasivo precoce pode levar anos. Muitas lesões pré-malignas podem estabilizar ou mesmo regredir de acordo com influências nocivas endógenas ou exógenas. O que leva as aberrações hiperplásticas benignas do epitélio a malignizar é ainda desconhecido.

As lesões leucoplásicas podem ser solitárias ou múltiplas, uni ou bilaterais, e geralmente ocorrem nos 2/3 anteriores da porção membranosa das pregas vocais.

O aspecto clínico da superfície da lesão, quer endoscópico, quer microlaringoscópico, não tem valor prognóstico, já que não demonstra correlação com o achado histológico dela. Um determinado aspecto de superfície pode representar desde um epitélio normal até um carcinoma *in situ*. Da mesma forma, existe grande variabilidade do grau de atipia em diferentes áreas de uma mesma lesão, com mesmo aspecto à microlaringoscopia. Este fato tem grande repercussão em relação à conduta, pois enfatiza que a biópsia excisional da lesão e o estudo histopatológico nas três dimensões são necessários para se obter um diagnóstico preciso.

Como observação à parte, alguns estudos têm mostrado que as eritroplasias e eritroqueratoses laríngeas, à semelhança das lesões orais, frequentemente representam atipia acentuada ou carcinoma *in situ*.

A abordagem moderna das leucoplasias visa, além de tratar a lesão, a garantir a melhor qualidade vocal possível para o paciente. O procedimento consiste em decorticar a mucosa onde se encontra a lesão, por meio de uma microdissecção controlada. Com intuito de minimizar o déficit funcional, a intervenção cirúrgica deve levar em conta a organização estrutural da prega vocal, restringindo a ressecção às camadas superficiais, tanto quanto possível.

A biópsia incisional deve ser reservada a casos muito específicos, e as suas limitações, na amostragem tecidual e na qualidade da peça, devem ser consideradas.

INDICAÇÃO CIRÚRGICA E CONTRAINDICAÇÕES

Teoricamente, "qualquer leucoplasia teria indicação cirúrgica para definição diagnóstica". Contudo, em cantores e outros profissionais da voz, a cirurgia pode impor certas limitações à emissão vocal, sobretudo em situações extremas de *pitch* e intensidade vocal. Nesses casos, a indicação cirúrgica deve ser criteriosamente avaliada e o estudo da lesão pela laringoestroboscopia pode auxiliar na decisão terapêutica. Se a estroboscopia confirma a presença de uma onda mucosa com amplitude preservada na região acometida, consideramos que a lesão é ainda superficial e procedemos com um tratamento clínico, na tentativa de se evitar a cirurgia. Este tratamento visa a eliminar fatores etiológicos potenciais e diminuir o processo inflamatório porventura associado à lesão. Consiste em:[4-6]

A) Eliminação de hábitos que constituam fatores irritativos (tabagismo, etilismo, abuso vocal);
B) Tratamento para refluxo gastroesofágico (na presença ou não de sintomas);
C) Vitamina A 50.000 U, duas vezes ao dia;
D) Corticoide inalatório (diproprionato de beclometasona) em doses de 750-1.000 mcg/d.

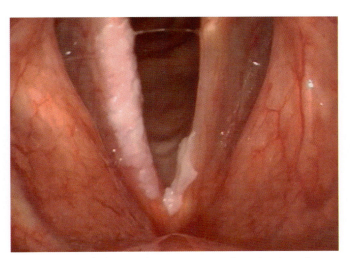

Fig. 43-1. Leucoplasia em ambas as pregas vocais, mais extensa à direita.

Apesar de eficaz em casos selecionados, este tratamento não deve ultrapassar 30 dias e, caso não haja regressão da lesão neste período, deve-se intervir cirurgicamente.

Mantém-se a indicação de cirurgia frente a:

- Falha do tratamento clínico;
- Lesões com redução de ondas mucosas ao exame laringoestroboscópico;
- Lesões progressivas ou com mudança do aspecto morfológico;
- Persistência do tabagismo e/ou etilismo.

MATERIAL CIRÚRGICO

Os materiais cirúrgicos, listados a seguir, dão ao cirurgião a possibilidade de lidar com todas as eventualidades na abordagem de uma leucoplasia laríngea. O próximo tópico ("procedimento cirúrgico") acaba por não descrever o uso de todos os materiais por esse motivo.

Instrumental para Microcirurgia de Laringe

- Laringoscópio de suspensão de tipos variados, de acordo com a preferência individual e a anatomia do paciente;
- Micropinça globosa tipo concha, micropinça tipo Bouchayer e micropinça tipo jacaré. Todas com angulações variadas (reta, para cima e para os lados direito e esquerdo);
- Micropinça Saito para direita e esquerda;
- Pontas de aspirador grossas para boca e hipofaringe e finas e delicadas para a endolaringe, preferencialmente as com pontas arredondadas, menos traumáticas para a mucosa laríngea;
- Ponta de cautério/aspirador;
- Microinstrumental com cabo universal, constando de afastador, descolador, estilete reto e angulado a 90°, palpador, bisturi ou foice;
- Telescópio rígido de 30° (para a eventualidade de exposição difícil da comissura anterior), de 70° (para lesões extensivas ao ventrículo) e de 120° (para visão de lesões com extensão para face inferior da prega vocal ou subglote).

PROCEDIMENTO CIRÚRGICO[7]

A) Intubação com tubo nº 5,0 a 6,0, de acordo com o porte do paciente, após discussão com a equipe anestésica;

B) Expor a laringe com laringoscópio de suspensão, com técnica habitual. Em caso do uso de *laser* de CO_2, adotar medidas de proteção adequadas;

C) Infiltrar espaço de Reinke na região da lesão com solução salina distende a camada superficial da lâmina própria e promove uma hidrodissecção a este nível, afastando o epitélio do ligamento e músculo vocal (Fig. 43-2). Este método facilita a dissecção microcirúrgica da lesão, com melhor visualização de seus limites e com menor trauma ao ligamento vocal. A associação de vasoconstritor (adrenalina 1/10.000) à solução auxilia no controle do sangramento, permitindo uma dissecção mais precisa. Quando o *laser* de CO_2 é utilizado para a ressecção da lesão, a solução injetada funciona como um colchão antitérmico, diminuindo a lesão térmica, tanto do espécimen a ser ressecado quanto da prega vocal remanescente;

D) Incisão da mucosa (Fig. 43-3): pode ser feita com bisturi ou *laser* de CO_2. Quando feita com bisturi, preferencialmente do tipo foice, consideramos mais prático e fácil iniciar lateralmente à lesão no sentido posterior para anterior, mantendo a ponta do bisturi tracionada na direção

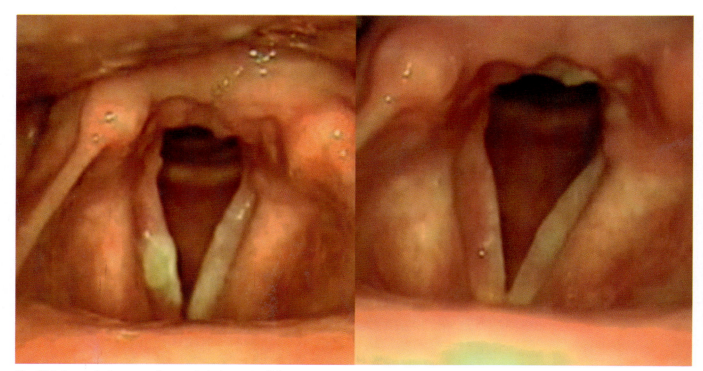

Fig. 43-2. Leucoplasia com melhora após tratamento clínico

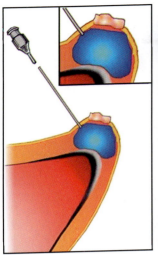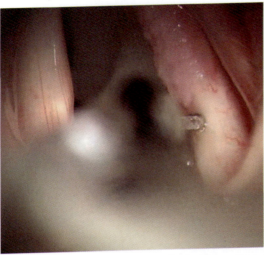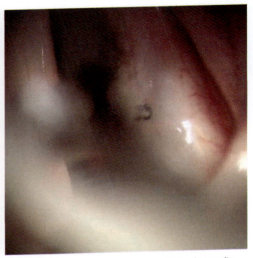

Fig. 43-3. Efeito da hidrodissecção, quando a lesão leucoplásica é superficial e não se adere ao ligamento vocal. Observa-se que a hidrodissecção promove a distensão do espaço de Reinke e que a lesão se eleva, afastando-se do ligamento.

do cirurgião (proximal), para garantir uma incisão superficial, apenas do epitélio. Caso não haja dúvida quanto à natureza benigna da lesão, é desnecessário garantir uma margem de segurança com mucosa sadia como fazemos nas ressecções de carcinomas (margem mínima de 2 mm), desde que a incisão remova toda a lesão mucosa;

E) Segue-se com a decorticação da lesão, procurando manter-se no nível mais superficial possível, dentro do espaço de Reinke. Técnicas "frias" (com utilização de pinças apropriadas) ou "quentes" (com uso do *laser* de CO_2) podem ser empregadas, de acordo com a preferência e experiência do cirurgião. Descrevemos a técnica fria, que geralmente utilizamos. Traciona-se o retalho mucoso contendo a lesão com pinça jacaré ou Bouchayer (Fig. 43-4), para o lado da prega vocal operada, medialmente, e, com um descolador curvo, para o lado contralateral, promove-se o descolamento da lesão dos planos profundos (Fig. 43-5). A dissecção evolui da região lateral, tanto anterior como posterior, para medial e depois caudal, na face inferior da prega vocal. Casos de reoperações tornam este processo difícil pelas aderências que se formam, exigindo a utilização de tesouras e mesmo bisturi para realizar esta etapa. O plano de dissecção deve ser o mais superficial possível, sem perfurar a mucosa, o que é mais fácil de ocorrer na dissecção da face inferior da prega vocal, quando a ponta do descolador ou outro instrumental começa a pressionar perpendicularmente a mucosa tracionada. Deve-se ter o cuidado com a tração feita pela pinça jacaré ou Bouchayer para não esmagar demasiadamente o tecido contendo a lesão, para não prejudicar a interpretação do espécimen cirúrgico. A dissecção caudal deve-se estender até que toda a lesão se eleve dos planos profundos, o que deve ser conferido periodicamente com movimentação do retalho para expor a lesão na face inferior da prega vocal (Fig. 43-6);

F) Procede-se com a incisão dos limites posterior e anterior da lesão, com tesoura curva;

G) Finalmente, a lesão é removida (Fig. 43-7) pela secção da mucosa da face inferior da prega vocal com tesoura reta, preferencialmente angulada para cima.

Após a ressecção, a peça cirúrgica, devidamente orientada, deve ser submetida a minucioso estudo histológico para se definir o diagnóstico e, com isso, determinar a necessidade de um tratamento complementar e o seguimento do paciente.

LASER DE CO_2

O *laser* de CO_2 possuiu propriedades de coagulação e de hemostasia, o que o torna interessante nas microcirurgias de laringe. O preparo do paciente e da área operada deve ser feito de forma minuciosa para evitar complicações do uso do *laser*. Apesar de alguns autores advogarem o uso do *laser* apenas para as lesões malignas (ressecções maiores e mais profundas), usando a técnica "a frio" para as lesões pré-malignas, a decisão da utilização ou não do *laser* deve levar em consideração fatores como a experiência do cirurgião, o local anatômico e as características da lesão. Apesar de incomuns, lesões sangrantes mesmo após hidrodissecção com solução contendo adrenalina podem ser favorecidas pelas propriedades hemostáticas do *laser*.[7]

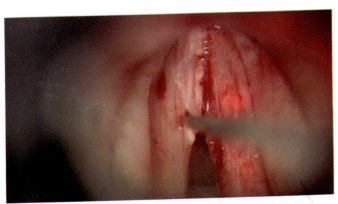

Fig. 43-4. Incisão mucosa com margem de segurança mínima, lateralmente à lesão leucoplásica, progredindo no sentido posteroanterior.

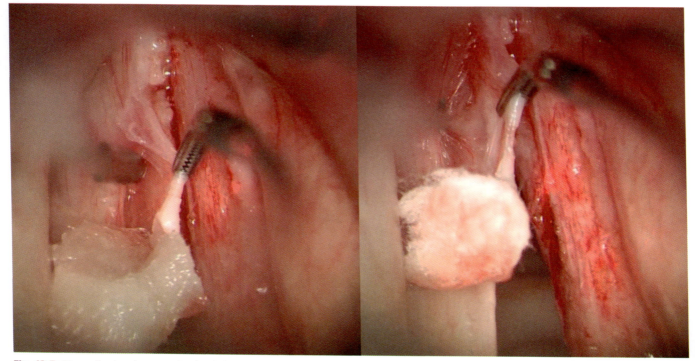

Fig. 43-5. Dissecção dos planos profundos da leucoplasia. Como nas leucoplasias, a lesão é epitelial e não invade o espaço de Reinke, o plano de dissecção deve ser o mais superficial possível, sem perfurar a mucosa. Tanto um descolador/palpador curvo como um bisturi podem ser usados para este fim.

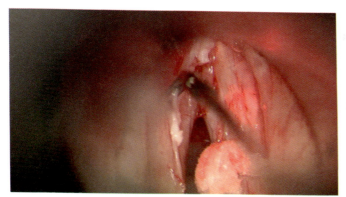

Fig. 43-6. Conforme a dissecção dos planos profundos prossegue caudalmente, o retalho deve ser mobilizado para expor sua face mucosa e definir se o descolamento já se estendeu o suficiente para permitir a ressecção completa da lesão.

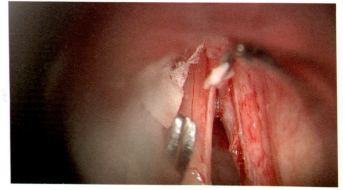

Fig. 43-7. Com uma tesoura, o limite inferior do retalho contendo a lesão é seccionado, permitindo a remoção da leucoplasia em monobloco.

Na cirurgia para a leucoplasia laríngea, o *laser* seria empregado:

A) Na incisão inicial (em substituição à foice);
B) Na delimitação dos limites anterior e posterior (em substituição às tesouras curvas);
C) Na secção do limite inferior (em substituição à tesoura reta angulada para cima). A princípio, o *laser* deveria ser evitado na dissecção do limite profundo da ressecção, já que a lesão térmica associada poderia comprometer a estrutura vibrátil de prega vocal. Contudo, tal dissecção pode ser considerada de acordo com a experiência do cirurgião e quando a ressecção por instrumentos frios for dificultada (p. ex., por sangramento excessivo em lesões mais vascularizadas) (Fig. 43-8).

CONGELAÇÃO INTRAOPERATÓRIA

A congelação intraoperatória pode confirmar o diagnóstico de lesão invasiva no ato operatório, o que possibilita ressecções menores e extensão da margem cirúrgica no mesmo ato.[8]

As ressecções menores, considerando uma biópsia incisional positiva para malignidade da área mais suspeita, favorece situações de preservação vocal. O paciente nessa situação deverá ser encaminhado para tratamento complementar radioterápico.

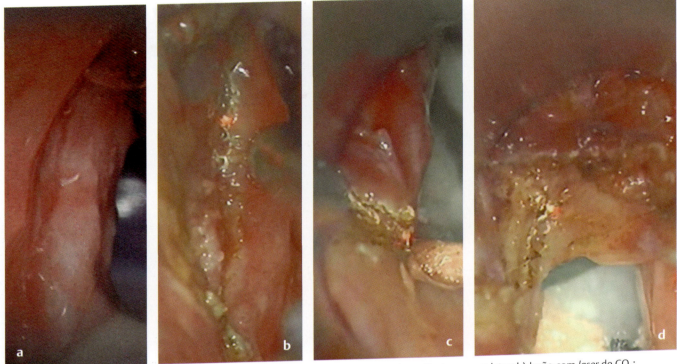

Fig. 43-8. Ressecção de leucoplasia com uso de *laser* de CO_2. (**a**) Lesão leucoplásica; (**b**) secção da mucosa lateral à lesão com *laser* de CO_2; (**c**) secção do limite posterior da lesão; (**d**) descolamento do plano profundo com *laser* de CO_2, procurando manter-se o mais superficial possível, sem lesar a mucosa.

Importante ressaltar que a cordectomia tipo I (decorticação) apresenta resultados vocais semelhantes à radioterapia.[2,3] A ausência de malignidade na biópsia incisional exigirá mais biópsias ou a decorticação da lesão, que já seria o plano inicial no tratamento das leucoplasias laríngeas.

A possibilidade de extensão das margens cirúrgicas no mesmo ato confere melhor resultado e menor chance de novos tratamentos cirúrgicos ou complementares.

A congelação intraoperatória apresenta sensibilidade de 69,5 a 89,8% e especificidade de 88 a 98,9%. Melhores resultados dependem das dimensões do material encaminhado para análise, o que nem sempre é possível, principalmente nos casos de leucoplasias pequenas e finas.

Talvez os maiores impasses em nosso meio sejam:

A) A dificuldade de dispor desse exame em muitos hospitais;
B) As negativas dos planos e seguros de saúde para cobrirem os custos do procedimento;
C) A dificuldade ou impossibilidade do paciente em arcar com os custos;
D) Um patologista com experiência e prática no exame de congelação.

COMPLICAÇÕES

São complicações da laringoscopia de suspensão: lesões dentárias, lacerações de mucosa oro ou hipofaríngea ou até da prega vocal (ocasionadas durante o processo de intubação difícil), neuropraxia dos nervos lingual e hipoglosso e edema de língua, com eventual risco de obstrução respiratória. As lesões ocorrem sobretudo em casos de difícil exposição, na necessidade de compressão da cricoide e no tempo prolongado do procedimento. Sempre que possível, deve-se afrouxar o laringoscópio de suspensão a cada 30 minutos de cirurgia ou enquanto se aguarda pelos resultados da congelação.[7]

São complicações presentes nos pacientes submetidos a decorticação: recorrência precoce da leucoplasia (sobretudo se o paciente mantém tabagismo no pós-operatório) e sinéquias glóticas anteriores quando for realizada cirurgia no terço anterior em ambas as pregas vocais.

CUIDADOS PÓS-OPERATÓRIOS

Sugere-se que o paciente realize repouso vocal absoluto por 7 dias no pós-operatório. Prescrição de inibidores de bomba de prótons em dose dobrada, antitussígenos nos pacientes sintomáticos e, raramente, analgésicos. Seguimento após a cicatrização com fonoterapia.[7]

SEGUIMENTO

No seguimento dos pacientes submetidos a decorticação, o carcinoma espinocelular (CEC) pode-se desenvolver em 3,7% dos pacientes sem displasia na biópsia inicial, em 10,1% dos pacientes com displasia leve a moderada e em 18,1% dos pacientes com displasia severa. O risco global de progressão para malignidade para pacientes com displasia prévia é de 14,1%.[9]

Se os pacientes ainda não tiverem abandonado o vício do tabagismo, são fortemente estimulados a fazê-lo. Outros fatores etiológicos (como o refluxo gastroesofágico), quando presentes, são abordados de acordo.

Pacientes submetidos à biópsia excisional cujo exame histológico evidencia apenas hiperplasia simples podem ser considerados curados. Ainda assim, eles são seguidos em intervalos de 3 meses por um período de cerca de 1 ano e, após, com intervalos maiores. O paciente é orientado a procurar o serviço em caso de deterioração da qualidade vocal. Em cada retorno, o paciente é submetido a uma avaliação laringoestroboscópica.

Casos de displasia, sobretudo se acentuada, exigem um seguimento mais cuidadoso, com intervalos mensais durante os seis primeiros meses, espaçando-se os retornos posteriormente de acordo com a evolução. Também nessa situação, o paciente é orientado a procurar o serviço imediatamente em caso de deterioração da qualidade vocal. Porém, desde que a exérese tenha sido adequada em extensão e profundidade, não há necessidade de reintervenção. Novas ressecções são realizadas sempre que, durante o seguimento, uma lesão recorrente ou nova aparece. Casos em que a biópsia excisional evidencia carcinoma *in situ* são abordados da mesma forma, desde que a ressecção cirúrgica tenha sido adequada.

RADIOTERAPIA

Não há provas concretas de que a radioterapia seja eficaz em reverter graus variados de atipia ou prevenir o aparecimento de novas lesões hiperplásticas. Além do risco de precipitar uma degeneração maligna, o uso da radioterapia nestes casos é criticável devido à desnecessária lesão de tecidos adjacentes sãos e por se estar desperdiçando uma modalidade terapêutica preciosa para o manuseio de tumores metacrônicos do trato aerodigestivo. O tratamento radioterápico deve ser considerado somente para casos que a histologia comprove a presença de câncer intraepitelial.[10]

Mesmo nesta última eventualidade, pode ser mais benéfico uma cirurgia revisional (*second-look*) em 30 a 60 dias, obrigatoriamente com exame de congelação disponível. Reserva-se assim a radioterapia para caso evolua de forma mais agressiva. Estas decisões são muito individualizadas e resolvidas entre o cirurgião, o paciente e família.

REFERÊNCIAS BIBLIOGRÁFICAS

1. Isenberg JS, Crozier DL, Dailey SH. Institutional and comprehensive review of laryngeal leukoplakia. Ann Otol Rhinol Laryngol. 2008;117:74-9.
2. Bayan S, Faquin WC, Zeitels SM. Glottic carcinoma in young patients. Ann Otol Rhinol Laryngol. 2019;128(3):25S-32S.
3. Zeitels SM. Glottic cancer: a metamorphosing disease. Ann Otol Rhinol Laryngol. 2016;125(6):452-6.
4. Parsel SM, Wu EL, Riley CA, McCoul ED. Gastroesophageal and laryngopharyngeal reflux associated with laryngeal malignancy: a systematic review and meta-analysis. Clin Gastroenterol Hepatol. 2019;17(7):1253-64.
5. Karatayli-Ozgursoy S, Pacheco-Lopez P, Hillel AT, et al. Laryngeal dysplasia, demographics, and treatment: a single-institution, 20-year review. JAMA Otolaryngol Head Neck Surg. 2015;141(4):313-18.
6. Park JC, Altman KW, Prasad VMN, et al. Laryngeal leukoplakia: State of the art review. Otolaryngol Head Neck Surg. 2021;164(6):1153-9.
7. Vocal Fold Leukoplakia and Hyperkeratosis. In: Operative Techniques in Laryngology. Springer, Berlin, Heidelberg; [Internet]. 2008.
8. Jin YJ, Jeong WJ, Paik JH, et al. Role of frozen biopsy in glottic premalignant lesions. Pathol Oncol Res 2017;23:519-23.
9. Weller MD, Nankivell PC, McConkey C, et al. The risk an interval to malignancy of patients with laryngeal dysplasia; a systematic review of case series and meta-analysis. Clin Otolaryngol. 2010;35(5):364-72.
10. Kambic, V. Epithelial hyperplastic lesions – A challenging topic in laryngology. Acta Otolaryngol Suppl (Stockh.). 1997;527:7-11.

INJEÇÕES DE SUBSTÂNCIAS NA LARINGE

CAPÍTULO 44

Geraldo Druck Sant'anna ▪ Paulo Perazzo ▪ Bruno de Rezende Pinna

INTRODUÇÃO

Bastante conhecidas, a proteção das vias aéreas inferiores e a produção vocal são funções da laringe. Esta última é de grande relevância, pois nos possibilita a comunicação verbal, um importante aspecto da vida em sociedade. A produção vocal, quando afetada, seja por fatores orgânicos, funcionais ou psíquicos, determina sérios prejuízos na qualidade de vida do indivíduo. Desde os primórdios do século XX, quando Brunnings *et al.*, em 1911, injetaram parafina líquida na prega vocal, em casos com paralisia unilateral da prega vocal, estudamos as substâncias injetáveis em pregas vocais e suas indicações. Nesse capítulo, discutiremos as vias de aplicação de substâncias na laringe, bem como elucidar alguns aspectos técnicos de algumas substâncias injetáveis nas pregas vocais e a experiência dos autores.

FORMAS DE APLICAÇÃO E VIAS

A primeira forma de realizar injeções laríngeas é por meio de laringoscopia direta de suspensão utilizando-se o microscópio ou os endoscópios rígidos. Dessa forma, temos um paciente paralisado pela anestesia geral, tornando o procedimento extremamente controlado. Entretanto, por essa mesma razão, perde-se o controle auditivo da voz e o ponto de melhor recrutamento muscular. Dessa forma, houve o desenvolvimento de técnicas que permitiram esses controles.

Técnicas

Laringoscopia Direta de Suspensão

Paciente é anestesiado, com relaxamento muscular completo (curarização). Pode-se utilizar intubação orotraqueal ou *jet-ventilation*. Recentemente, em vários centros, utiliza-se a técnica de THRIVE (*Transnasal Humidified Rapid Insufflation Ventilatory Exchange*).

Por meio do laringoscópio de suspensão procede-se a injeção com agulha longa específica ou utiliza-se um *butterfly* ou *scalp*.

Injeção Laríngea Percutânea sob Guia de Eletromiografia Laríngea

Utiliza-se esta técnica para injeção de toxina botulínica. A principal indicação é para disfonia espasmódica, podendo-se utilizar nos vários músculos intrínsecos da laringe (principalmente m. tireoaritenóideos e cricoaritenóideos posteriores). Utilizando-se eletrodos em agulha, pode-se ter uma ótima acurácia do ponto de maior recrutamento de um determinado músculo.

Injeções sob Controle de Endoscópio Flexível

A melhora dos sistemas de vídeo e dos endoscópios flexíveis, associados a possibilidade da anestesia tópica da mucosa laríngea fez com que houvesse um grande avanço nas injeções percutâneas da laringe. Dessa forma, pode-se utilizar essas técnicas por várias vias, quais sejam:

A) *Via endoscópio flexível com canal de instrumentação*: procede-se a anestesia tópica da laringe com instilação de lidocaína 2% através do canal de instrumentação do endoscópio. Utilizando-se agulha especial para o endoscópio, consegue-se fazer injeção tanto submucosa (no espaço de Reinke) e no músculo;

B) *Via membrana cricotireóidea (Fig. 44-1)*: procede-se a anestesia tópica com lidocaína 2% por meio do chamado gargarejo laríngeo – durante fonação de vogal e instila-se, com sonda de Abramson (aspirador de seio maxilar), cerca de 3 mL. Costumamos fazer botão anestésico no local de punção, por sobre a membrana cricotireóidea. A injeção pode ser submucosa ou transluminal;

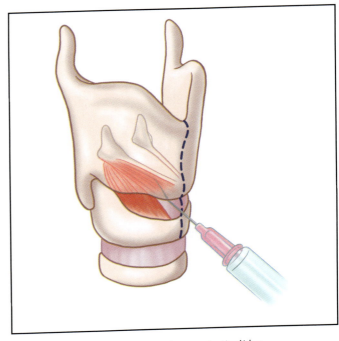

Fig. 44-1. Injeção laríngea via membrana cricotireóidea.

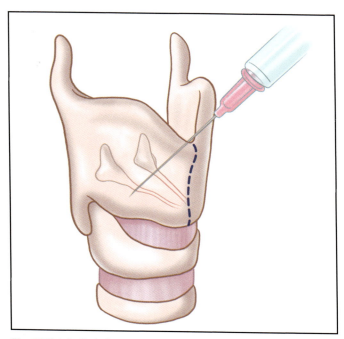

Fig. 44-2. Injeção laríngea via membrana tiro-hióidea.

C) *Via membrana tiro-hióidea (Fig. 44-2)*: é realizada a anestesia tópica como descrita anteriormente. A agulha penetra a laringe sobre a incisura da cartilagem tireoide. Visualiza-se pelo endoscópio flexível a agulha aparecer na região do pecíolo da cartilagem epiglote.

Todas as vias trazem vantagens e desvantagens. Diversos autores têm sua via de preferência com base em experiência e bons resultados. Sempre é importante passar pela curva de aprendizado sob orientação.

INJEÇÕES DE CIDOFOVIR

O controle das recidivas da papilomatose recorrente respiratória (PRR) exige manipulação excessiva da laringe, o que pode resultar em sérios danos estruturais das pregas vocais e estruturas adjacentes como sinéquias e estenoses. Com o objetivo de reduzir ou eliminar a necessidade de futuras cirurgias, são propostos diversos tratamentos além da simples remoção cirúrgica, entre eles temos os antivirais. O principal deles mais usado na laringe é o cidofovir, {(S) -1- [3-hidroxi-2- (fosfonometoxi) propil] citosina desidratado, HPMPC} é um desoxinucleosídeo trifosfato análogo da citosina e pode ser considerado um pró-fármaco, uma vez que possui compostos inativos que requerem ativação metabólica por enzima celular e um potente inibidor da replicação de vírus como herpes simples, varicela-zóster, Epstein-Barr, adenovírus, citomegalovírus e papilomavírus. O cidofovir é um agente antiviral, registrado para o tratamento intravenoso da retinite por citomegalovírus (CMV) em pacientes com o vírus da imunodeficiência humana (HIV), e é aprovado pela Food and Drug Administration dos EUA. Desde 1998, a droga também tem sido um dos pilares no tratamento da PRR. Dentre os efeitos colaterais relatados, o mais comum e significante é a nefrotoxicidade; outros efeitos adversos citados são neutropenia, fraqueza, náusea e diarreia, lembrando que todos estes efeitos colaterais foram relatados com o uso intravenoso. Além disso, a FDA considera a droga possivelmente carcinogênica em humanos devida a sua propensão em causar adenocarcinoma de mama em ratos.[1]

O cidofovir é utilizado como tratamento adjuvante na PRR em adultos e crianças desde 1998, sob diferentes vias de administração e doses, apresentando resultados controversos. Doses variando entre 2,5 e 30 mg de cidofovir são relatadas na literatura, aplicadas sob a forma de injeção intralesional ou no local de onde os papilomas foram ressecados. Alguns trabalhos demonstram resultados favoráveis, ou seja, remissão ou diminuição na severidade da doença na maioria dos pacientes tratados com cidofovir.[2]

Existem diversos protocolos de aplicação intralesional de cidofovir. Da mesma maneira, não existe um consenso sobre a melhor maneira e qual oferece resultado mais promissor. Trataremos aqui a técnica utilizada pelos autores bem como nossas experiências.

Nós utilizamos para a aplicação da droga a laringoscopia direta com laringoscopia de suspensão sob anestesia geral, ou a via transcervical, com anestesia tópica em consultório, quando assim o paciente nos permite.

Na literatura, a concentração varia de 2,5 a 37,5 mg/mL. A literatura também mostra um protocolo de aplicação que varia de 3 a 4 aplicações com intervalo de cerca de 4 semanas. A droga é injetada no espaço subepitelial e é considerada uma dose segura até 3 mg/kg, por aplicação.[3]

Propomos uma aplicação na concentração de 7,5 mg/mL. O volume aplicado varia de acordo com o tamanho da lesão da laringe, assim o volume vai depender da extensão da lesão da idade do paciente e gênero. Entretanto, dificilmente esse volume excede 3 mL. Entretanto, preferimos a aplicação somente no local das lesões, antes da sua remoção (Fig. 44-3). As aplicações obedecem a uma cronologia com intervalos de 3 a 4 semanas. Não existe um número certo para o total de aplicações a serem realizadas. Em geral, as aplicações são realizadas até a remissão das lesões. O protocolo de aplicações não muda de acordo com o paciente. Ou seja, tanto para adultos como para crianças, o protocolo é o mesmo.

Em 2011,[4] Gilead (produtor do cidofovir), relatou uma série de possíveis efeitos colaterais com o uso *off label* do cidofovir, incluindo neutropenia e nefrotoxicidade. Um estudo multicêntrico de 2013 realizado com 635 pacientes de 11 países diferentes não mostrou diferença estatística entre os grupos que foram submetidos a aplicação de cidofovir e os que não foram, quando analisados dados sobre malignização, neutropenia e nefrotoxicidade.[5] Sempre que possível, tentamos realizar controle de função renal e tipagem viral.

Complicações e Cuidados Pós-Operatórios

Os cuidados pós-operatórios são os mesmos de uma microcirurgia de laringe. Repouso vocal, analgesia e antibioticoterapia se necessário.

Até o presente momento, os autores desse capítulo nunca observaram complicações referentes à injeção de cidofovir.

INJEÇÕES LARÍNGEAS PARA O TRATAMENTO DE INSUFICIÊNCIA GLÓTICA

A insuficiência glótica (IG) resultante do contato incompleto das pregas vocais pode ser provocada por diversas alterações,

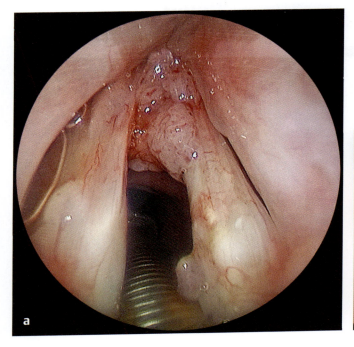

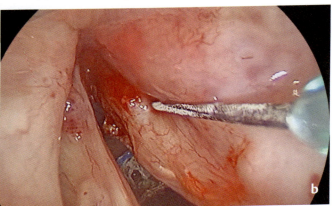

Fig. 44-3. (**a**) Lesão papilomatosa em terço anterior de prega vocal esquerda. (**b**) Aplicação de cidofovir após remoção de lesão com uso de *scalp* por meio de laringoscopia direta.

incluindo paresia, fibrose e sulcos. Existem várias formas de correção de insuficiência glótica que variam desde técnicas de medialização até injeção de substâncias para aumento volumétrico das pregas vocais. Muitos fatores devem ser observados, quando escolhemos um biomaterial para ser implantado na PV. Entre estes, citamos: a facilidade de implantação, o tipo de resposta imunológica, a migração do material implantado para regiões não desejadas. Existem diversos materiais que podem ser usados no tratamento da insuficiência glótica. Os principais usados em nosso meio são ácido hialurônico, gordura e fáscia.

Ácido Hialurônico (AH)

O AH é um componente da matriz extracelular e foi usado para tratamento da IG pela primeira vez por Hartegard em 2002.[6] As propriedades viscoelásticas das pregas vocais após a injeção de AH são semelhantes às de prega vocais saudáveis. Isso associado aos baixos índices de complicação tornam o AH um material comum para o tratamento de IG. Entretanto, existem diferentes marcas e apresentações de AH com pesos moleculares divergentes, com propriedades fisiológicas, mecânicas e reológicas distintas.

Viscoelasticidade e Coesão do AH

Viscoelasticidade é a propriedade do AH de ser submetido à determinada pressão e se recompor a forma original sem sofrer deformação. Para qualquer AH ser efetivo em pregas vocais, ele deve ser viscoelástico. Deve-se deformar de maneira suficiente para ser injetado sob pressão em uma seringa e, uma vez na prega vocal, deve ser elástico o suficiente para suportar as compressões externas exercidas. Um preenchedor muito viscoso e sem elasticidade não retornaria à sua forma original, após compressão externa. Por exemplo, um dos motivos de aplicação de soro fisiológico não ser eficaz é a baixa viscosidade e baixa elasticidade. Assim, o material não se molda ao local injetado. Por outro lado, um material muito viscoso, exige uma força externa para injeção muito grande, o que torna sua injeção muito difícil, imprevisível para o cirurgião, e eventualmente causa mais danos e reação inflamatória na região injetada.[7]

As diferenças nos tipos de AH variam de acordo com concentração, diluição e volume de água. Assim apresentam propriedades viscoelásticas diferentes (Quadro 44-1).

Apesar desses produtos apresentarem características distintas, não existem estudos em prega vocal humana que determine ou estabeleça qual a melhor característica de AH a ser injetada e que forneça melhor prognóstico para a melhor qualidade vocal. Um fator que se deve levar em consideração desses preenchedores é a resistência à deformação, uma vez que a prega vocal é constantemente sujeita a traumas. Assim, um AH maleável e com baixa resistência a deformação deve ser escolhido para tratamento de IG. Em modelo animal usado em pele de ratos, os produtos Juvederm Voluma® (Allergan, Inc.) e Juvederm Volbella® (Allergan, Inc.) mostraram essas propriedades. Por outro lado, produtos que apresentam alta resistência à deformidade, como Radiesse®, seriam indicados

Quadro 44-1. Propriedades viscoelásticas das diferentes apresentações de ácido hialurônico[7]

Ácido Hialurônico	Viscosidade (PA)	Elasticidade
Juvederm Ultra XC	207	0,39
Juvederm Ultra Plus XC	263	0,30
Juvéderm Voluma	398	0,10
Juvéderm Volift	340	0,14
Juvéderm Volbella	271	0,14
Restylane	864	0,21

para uso em tecidos mais profundos. Outros tipos de AH (Juvederm Ultra Plus XC®), pelo maior poder de retenção de líquido, podem apresentar um ótimo efeito nas primeiras semanas e com o passar do tempo seu efeito torna-se menos evidente. Do mesmo modo, os produtos *Voluma* e *Volbella* apresentaram menos retenção de água. Ou seja, o volume preenchido permaneceu o mesmo ao longo de semanas. De acordo com o mesmo estudo, a reação inflamatória causada pelos diferentes tipos de AH foi mínima e sem diferença estatística entre eles. Entretanto, o Restylane® (Medics Aesthetics Inc) demonstrou menor integração aos tecidos. Vale ressaltar que grande parte dos estudos histológicos de comparação dos AHs são feitos em modelo animal,[8] e nenhum foi feito em prega vocal humana. No ano de 2018, foram realizadas cerca de 3 milhões de aplicações de AH nos EUA com finalidade estética. Por outro lado, entre 2010 e 2018 foram encontrados 14 estudos com pacientes submetidos à aplicação de AH para tratamento de IL. O número de pacientes nesses estudos varia de 5 a 64.

Técnicas de Aplicação de AH

Em uma revisão sistemática feita por Wang em 2020,[9] observou-se que o principal produto utilizado foi o Restylane® em 80% dos casos. Em 80% das aplicações foi usado o volume de 1 mL independentemente da posição assumida pela prega vocal e em agulhas que variam o calibre de 21 a 27 *gauges*. Em nossa experiência, observamos que o volume aplicado de 1 mL geralmente é suficiente para a correção. Em posições mais medianas deve-se levar em conta o risco de se causar uma hipercorreção com injeção de grandes volumes.

Existem diversas maneiras de se aplicar o AH. A mais comum observada na revisão sistemática de Wang foi por via transcervical via membrana cricotireóidea guiado por naso-fibrolaringoscopia. A desvantagem dessa técnica é a necessidade de anestesia laríngea, o que pode causar bastante secreção e estase salivar e dificultar a passagem da agulha. Além dessas técnicas, a aplicação também pode ser realizada por meio de laringoscopia de suspensão, em que se faz a injeção por meio de *scalp* sob visibilização direta. O *scalp* é levado diretamente com auxílio de pinça jacaré. Também pode ser usada uma agulha de injeção laríngea, porém não gostamos deste método devido à perda do material na seringa. Outra desvantagem desse método é o uso de anestesia geral, além da utilização no centro cirúrgico, aumentando seu custo. Opta-se pela aplicação em um ponto da prega vocal que está imóvel. A aplicação é feita em um ponto único mais lateral. (Vídeo 44-1)

Os autores desse capítulo têm maior experiência com o uso de Volift® e Juvederm Ultra Plus XC®.

Complicações

Apesar do AH ser bastante seguro, os autores Hamdan e Dominguez reportaram taxas de complicação de 3,8%. Os efeitos adversos mais comuns foram edema e inflamação. As explicações para esses eventos adversos são compressão vascular, reação inflamatória e infecção. Em nossa experiência, até o presente momento não observamos efeitos colaterais importantes após aplicação de AH.

Injeção de fáscia

Brunings introduziu as técnicas de injeção em 1911 para paralisia unilateral de prega vocal. O próprio autor desenhou uma seringa para a realização do procedimento. O material usado foi a parafina, que seria brevemente abandonada devido a reações de corpo estranho chamadas de parafinoma

Rihkanen[10] propôs a injeção de fáscia lata picada para correção da insuficiência glótica. Tendo em vista os bons resultados iniciais, Rihkanen *et al.*[11] estudaram 23 pacientes com diagnóstico de paralisia unilateral de prega vocal de etiologia e duração variáveis. A fáscia foi removida sob anestesia local e cortada em pequenos pedaços usando bisturi. A injeção foi feita sob microlaringoscopia direta, utilizando seringa de pressão (Karl Storz injection cannula 27200S, diâmetro interno 0,8 mm) em três ou quatro pontos, sendo o primeiro lateral ao processo vocal da aritenoide e dois ou três adicionais lateralmente ao músculo tireoaritenóideo, até o terço anterior da prega vocal. Foi utilizada pequena quantidade de gordura adicional para facilitar o transporte pela seringa. A análise perceptiva e acústica da voz assim como o tempo máximo de fonação mostraram melhora estatisticamente significativa após seis meses do tratamento proposto.

Injeção de gordura

A gordura pode ser usada na correção da insuficiência glótica, obtida após aspiração seguida de injeção com o uso de seringas. O ideal para o preparo da gordura é a centrifugação ou decantação. Isso torna a gordura mais fluida, o que torna a injeção mais fácil. Entretanto, tanto as cânulas para aspiração de gordura como os materiais para decantação não são facilmente encontrados e nem tampouco fazem parte do dia a dia do otorrinolaringologista. O espaço paraglótico, lateralmente ao músculo vocal, e a margem vibratória da prega vocal são os locais de potencial abordagem pelo cirurgião. Sataloff *et al.*,[12] estudaram quatro pacientes com cicatriz de prega vocal secundária à manipulação cirúrgica prévia e que foram submetidos a implante de gordura. Foram os pioneiros a descrever a criação de uma bolsa no espaço de Reinke seguida do preenchimento de gordura injetada com seringa de Brunning e agulha grossa para evitar trauma e destruição do bloco. Apesar do caráter subjetivo de análise da estroboscopia, os autores observaram melhora nos padrões vibratórios.

O uso do tecido gorduroso como enxerto em laringologia ainda é motivo de imprevisibilidade, devido à possibilidade de absorção e consequente perda do volume desejado. De acordo com a literatura, as taxas de absorção são variáveis sugerindo que a sobrevivência da gordura não depende de um, mas de vários fatores. Entre eles estão o local de coleta e, principalmente, o manuseio do tecido gorduroso a ser utilizado como enxerto.

Na experiência dos autores, a utilização da gordura tem-se mostrado útil principalmente por ser um material autólogo e sem custo para o paciente. Como citado anteriormente sua absorção é imprevisível, porém quando o material que se integra com os tecidos da prega vocal é suficiente para corrigir a IG, seu resultado fonatório é excelente devido às suas características viscoelásticas serem semelhantes à camada superficial da prega vocal.

INJEÇÃO DE HIDROXIAPATITA CÁLCICA

A hidroxiapatita cálcica (HACa) é uma substância com densidade maior, cujo primeiro relato de uso na laringe foi feito por Rosen em 2004.[13] A expectativa era de uma durabilidade e estabilidade

CAPÍTULO 44 ▪ INJEÇÕES DE SUBSTÂNCIAS NA LARINGE

maior do que o material injetado quando comparado à gordura e ácido hialurônico. Neste trabalho, a descrição do material, utilizado em outras especialidades médicas, demonstrava estudos de biocompatibilidade nos quais a HACa não apresentava respostas antigênicas ou inflamatórias. Além disso, poderia se esperar um material estável por até 5 anos. Em um estudo recente,[14] 73% dos pacientes submetidos a injeção de gordura ou HACa estavam satisfeitos após 5 anos do tratamento, sem diferença entre os grupos. Em pacientes com presbilaringe, também foram identificados resultados satisfatórios por pelo menos 1 ano.[15]

Em relação a complicações, a maior série de nosso conhecimento é a de Lee *et al.*[16] Nesta série de 955 procedimentos, as complicações foram divididas em intraprocedimento, agudas e tardias. A complicação mais comum intraprocedimento foi a injeção superficial do HACa. Em relação a agudas e tardias, ocorreu dispneia em 3 e 2 pacientes, respectivamente. Todos foram tratados conservadoramente. O índice de complicações foi 0,8%, 0,3% e 0,2% (intraprocedimento, agudas e tardias). Há relatos isolados de casos com complicações graves (abscesso cervical, embolia pulmonar, granuloma, anafilaxia).

REFERÊNCIAS BIBLIOGRÁFICAS

1. Snoeck R, Wellens W, et al. Treatment of severe recurrent laryngeal papillomatosis by local injections of (S)-1-(3-hydroxy-2-phosphonylmethoxy-propyl) cytosine (cidofovir). In: Programs and Abstracts of the Ninth International Conference on Antiviral Research. Fukushima, Japan; 1996:19-24.
2. Bielamowicz S, Villagomez V, et al. Intralesional Cidofovir Therapy for Laryngeal Papilloma in an adult Cohort. Laryngoscope. 2002;112:696-9.
3. Dikkers FG. Treatment of recurrent respiratory papillomatosis with microsurgery in combination with intralesional cidofovir – a prospective study. Eur Arch Otorhinolaryngol. 2006;263:440-3.
4. Gillen D. Direct healthcare professional communication regarding serious adverse reactions following off-label use of Vistide; [Internet]. 2011.
5. Tjon Pian Gi REA, Ilmarinen T, van den Heuvel ER, et al. Safety of intralesional cidofovir in patients with recurrent respiratory papillomatosis: an international retrospective study on 635 RRP patients. Eur Arch Otorhinolaryngol; [Internet]. 2013;270:1679-87.
6. Hertegård S, Hallén L, Laurent C, et al. Cross-linked hyaluronan used as augmentation substance for treatment of glottal insufficiency: Safety aspects and vocal fold function. Laryngoscope. 2002;112:2211-19.
7. Pierre S, Liew S, Bernardin A. Basics of dermal filler rheology. Dermatol Surg. 2015;41(1):S120-6.
8. Perazzo PL, Duprat A, Lacellotti C. Histological behavior of the vocal fold after hyaluronic acid injection. Journal of Voice. 2009; 23(1): 95-8.
9. Wang CC, Wu SH, Tu YK, et al. Hyaluronic Acid injection laryngoplasty for unilateral vocal fold paralysis-A systematic review and meta-analysis. Cells. 2020;9(11):2417.
10. Rihkanen H. Vocal fold augmentation by injection of autologous fascia. Laryngoscope. 1999;108:51-4.
11. Rihkanen H, Soderlund-Lehikoinen S, Reijonen P. Voice acoustics after autologous fascia injection for vocal fold paralysis. Laryngoscope. 1999;109:1854-7.
12. Sataloff RT, Spiegel JR, Hawkshaw M, et al. Autologous Fat implantation for vocal fold scar: A Preliminary Report. J Voice. 1997;11:238-46.
13. Rosen CA, Thekdi AA. Vocal fold augmentation with injectable calcium hydroxylapatite: short-term results. J Voice. 2004;18:387-91.
14. Zeleník K, Formánek M, Walderová R, et al. Five-year results of vocal fold augmentation using autologous fat or calcium hydroxylapatite. Eur Arch Otorhinolaryngol. 2021;278(4):1139-44.
15. Kwon TK, An SY, Ahn JC, et al. Calcium hydroxylapatite injection laryngoplasty for the treatment of presbylaryngis: long-term results. Laryngoscope. 2010;120(2):326-9.

CAPÍTULO 45

TRATAMENTO ENDOSCÓPICO DA PARALISIA BILATERAL DE PREGAS VOCAIS

Noemi Grigoletto De Biase ▪ Patricia Paula Santoro ▪ Eliézia Helena de Lima Alvarenga

INTRODUÇÃO

O termo paralisia das pregas vocais (PPV) refere-se às causas neurogênicas de redução ou ausência de movimento de uma ou ambas pregas vocais, por diminuição ou ausência da função do nervo vago ou de seu ramo distal, o nervo laríngeo recorrente (NLR),[1-8] seja por lesões no córtex motor (improvável, pela representação bilateral do núcleo ambíguo) ou em qualquer ponto desde o núcleo no bulbo ou ao longo do trajeto do nervo vago do forame jugular à bainha carotídea, mediastino e sulco traqueoesofágico, ou ao redor da artéria subclávia à direita ou do arco aórtico à esquerda. O movimento das pregas vocais pode ser parcialmente limitado, descrito como hipomobilidade, ou completamente fixo ou imóvel.[8]

Rosenthal, Benninger e Deeb em 2007[8] mostraram que a imobilidade das pregas vocais (IPV) pode ser secundária a fixação mecânica ou por causas neurológicas. A diferenciação entre imobilidade por fixação e paralisia laríngea é importante do ponto de vista etiológico, escolha de tratamento e prognóstico. A fixação mecânica pode ser por deslocamento da aritenoide, edema ou inflamação glótica na região da articulação cricaritenóidea, ou ainda por invasão tumoral. Entre as causas de IPV está a lesão iatrogênica durante as cirurgias (55,6%),[8] de pescoço e torás,[1,6] seguida pelas neoplasias laríngeas e extralaríngeas (9,7%), as intubações (9,7%), as idiopáticas (8,6%) e outras condições neurogênicas, como esclerose lateral amiotrófica e traumatismo cranioencefálico, *miasthenia gravis* e síndrome de Kennedy.[6,8]

Abordagens cervicais (tireoide, paratireoide, timo, esôfago, paragangliomas do corpo carotídeo, endarterectomia carotídea) são responsáveis por 26% a 59% de todos os casos das PPVs bilaterais (PPVB).[1] As tireoidectomias e/ou paratireoidectomias totalizam 89% dos casos das PPVBs,[8] cirurgias cardíacas 5% e de carótida 5%. Dentre as tireoidectomias, 1% apresenta IPV bilateral (IPVB), lesão do NLR permanente mesmo com a sua identificação intraoperatória de rotina,[2] sendo mais frequente em casos neoplásicos, bócio retroesternal e múltiplas cirurgias da tireoide (20-30%).[1]

INCIDÊNCIA

A incidência da PPVB compreende cerca de um terço de todos os casos das paralisias vocais.[8]

O perfil clínico do paciente afetado por IBPV é bastante variável: no início, alguns se queixam de dificuldade respiratória, respiração ofegante, com pouco ou nenhum comprometimento vocal. Progressivamente, o desempenho vocal pode

até melhorar, enquanto os sintomas respiratórios pioram. Outros apresentam insuficiência respiratória grave ou estridor, principalmente pelo posicionamento paramediano das pregas vocais pela PPVB em adução, com estreitamento glótico e dispneia inspiratória, assim colocando em risco a vida e requerendo intervenção cirúrgica para prevenir asfixia aguda ou consequências pulmonares da obstrução crônica das vias aéreas, com morbimortalidade elevada e significativa piora na qualidade de vida dos pacientes.[1,9]

A manifestação da PPVB aguda causada por lesão iatrogênica do nervo após a tireoidectomia ou outra cirurgia pode resultar em sintomas no pós-operatório imediato, na própria sala de recuperação pós-anestésica, exigindo intervenção urgente das vias aéreas. Diferente das outras causas, os sintomas também podem surgir e evoluir progressivamente, ao longo de várias semanas, na dependência da reinervação aberrante ou sincinesia laríngea, visto que o número de fibras musculares adutoras é aproximadamente 4 vezes maior que o de abdutoras; espera-se que a reinervação por qualquer tipo de motoneurônio privilegie a musculatura adutora, e as pregas vocais assumam principalmente a posição paramediana, como observado na maioria dos casos.[6]

DIAGNÓSTICO

O diagnóstico de IPVB é feito por meio do telescópio rígido angular de 70° e/ou endoscópio flexível, fonte de luz comum, ou às vezes associados a fonte de luz estroboscópica. Avaliação laringológica e neurológica completa deve ser realizada. O diagnóstico diferencial da imobilidade laríngea é feito por meio da eletromiografia da laringe ou pela palpação durante a microcirurgia. A identificação da causa etiológica da imobilidade geralmente não vai alterar o tratamento a ser instituído. No entanto, o prognóstico nos casos de fixação costuma ser pior do que nas paralisias, podendo exigir mais de um procedimento cirúrgico.[8]

TRATAMENTO

O manejo da insuficiência respiratória aguda geralmente inicia-se pela corticoterapia endovenosa e intubação orotraqueal, que são apenas medidas temporárias.

A função respiratória nas PPVB pode estar severamente comprometida, e a traqueostomia (TQT) até o início do século XX era o único tratamento disponível e, atualmente o seu emprego é reservado como procedimento inicial em emergência respiratória, principalmente quando há expectativa de

343

recuperação neural.[2] Alguns pacientes já procuram otorrinolaringologista traqueostomizados, outros apresentam queixas respiratórias moderadas, e a decisão pela realização de traqueostomia no mesmo tempo cirúrgico cabe ao cirurgião. Com o uso de potência baixa do *laser* e realização apenas de cordotomia posterior, a traqueostomia em geral não é necessária. Entre os cuidados intraoperatórios está a corticoterapia endovenosa e, no pós-operatório, a avaliação da segurança da liberação de dieta por via oral, bem como as medidas comportamentais e medicações antirrefluxo gastroesofágico, minimizando o processo inflamatório.

Vários procedimentos cirúrgicos foram desenvolvidos e aplicados ao longo do século XX para abordar a restrição das vias aéreas, restaurar a sua patência e ventilação, visando à decanulação,[2-5] inicialmente como cirurgia cervical aberta e atualmente por via transoral endolaríngea, em seguida com a microcirurgia de laringe associada ao uso dos endoscópios, como também mais recentemente o desenvolvimento dos *lasers* cirúrgicos.[1,4,7,9]

A opção cirúrgica ideal deveria garantir uma melhor qualidade de vida ao aliviar a obstrução das vias aéreas, seguindo estes princípios cirúrgicos: aumentar a fenda glótica e melhorar o fluxo de ar através da laringe, e a busca por melhor resultado terapêutico considerando o equilíbrio das funções laríngeas, como respiração, proteção de via aérea e fonação no pós-operatório.[1,4-6]

Várias opções de tratamento são bem estabelecidas para abordar a IPVB com resultado previsível, mas cada caso deverá ser individualizado e, a depender da experiência do cirurgião, a escolha se dará como a seguir:

A) Ressecção de estruturas anatômicas,[4-7] como a cordotomia posterior e/ou aritenoidectomias uni ou bilaterais (Figs. 45-1 a 45-6);
B) Rotação e deslocamento das estruturas existentes, com remoção mínima de tecido;
C) Deslocamento de estruturas existentes, sem ressecção de tecido; lateralização por suturas das pregas vocais, como a laterofixação de prega vocal externa transoral com suturas.[5]
D) Restauração ou substituição da inervação motora da musculatura laríngea, como a reinervação seletiva da laringe bilateral e procedimentos de transferência muscular, bem como enxerto neural que pode ser uma alternativa promissora em breve;[4]
E) Injeções de toxina botulínica (Botox®) nos adutores das pregas vocais.[6,9]
F) Outras terapias: neuromodulação, estimulação laríngea, terapia genética e terapia com células-tronco são promissoras por preservar a laringe sem comprometer a fonação, visando a restaurar alguns movimentos fisiológicos das pregas vocais afetadas.[6]

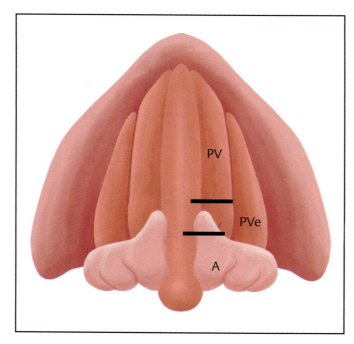

Fig. 45-1. Ilustração mostrando cordotomia posterior: (**a**) sem ressecção do processo vocal. (**b**) com ressecção do processo vocal. PV, prega vocal; PVe, prega vestibular; A, cartilagem aritenóidea.

CAPÍTULO 45 ▪ TRATAMENTO ENDOSCÓPICO DA PARALISIA BILATERAL DE PREGAS VOCAIS

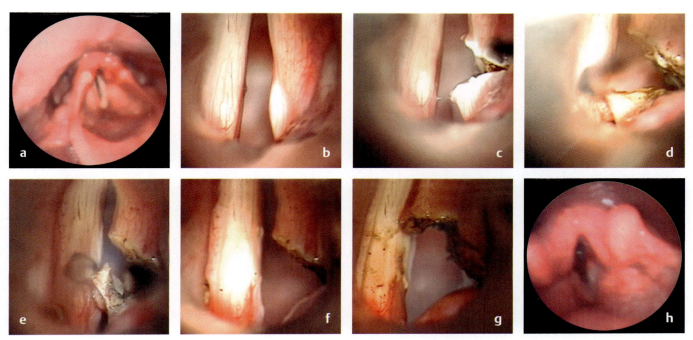

Fig. 45-2. Microcirurgia endoscópica com bisturi elétrico em paralisia bilateral de pregas vocais. Cordotomia posterior à direita com ressecção do processo vocal da aritenoide. (**a**) Laringoscopia pré-operatória. (**b**) Exposição da região posterior com laringoscópio. (**c,d**) Secção transversal (cordotomia posterior) da PVD. (**e,f**) Ressecção do processo vocal da aritenoide. (**g**) Ampliação da cordotomia, aspecto final. (**h**) laringoscopia pós-operatória após 4 meses seguida pela decanulação.

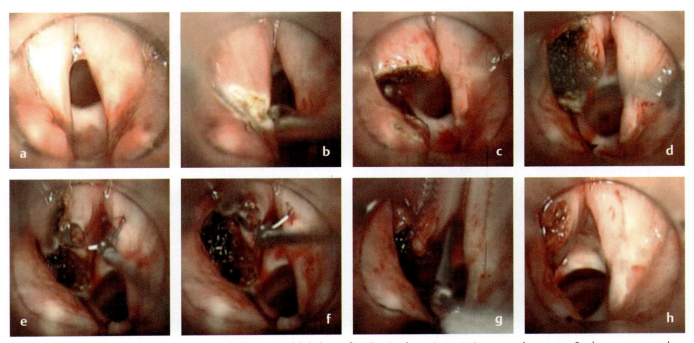

Fig. 45-3. Microcirurgia endoscópica com *laser* diodo em imobilidade por fixação. Cordotomia posterior esquerda e ressecção de processo vocal da aritenoide. (**a**) Aspecto inicial. (**b,c**) Secção transversal (cordotomia posterior). (**d**) Ressecção do processo vocal da aritenoide. (**e-g**) Sutura do retalho musculomucoso. (**h**) Aspecto final.

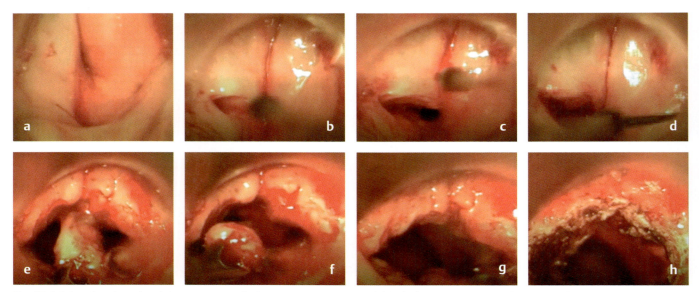

Fig. 45-4. Microcirurgia endoscópica com material a frio em paciente com imobilidade de pregas vocais por fixação. Cordotomia posterior bilateral.(**a**) Aspecto inicial. (**b**,**c**) Secção transversal à esquerda do terço posterior da PVE do bordo livre ao cone elástico. (**d**) Secção transversal à direita do terço posterior da PVD do bordo livre ao cone elástico. (**e**,**f**) Ressecção do terço posterior das PVs, incluindo os processos vocais das aritenoides. (**g**) Aspecto final após a ressecção. (**h**) Aspecto final após cauterização elétrica.

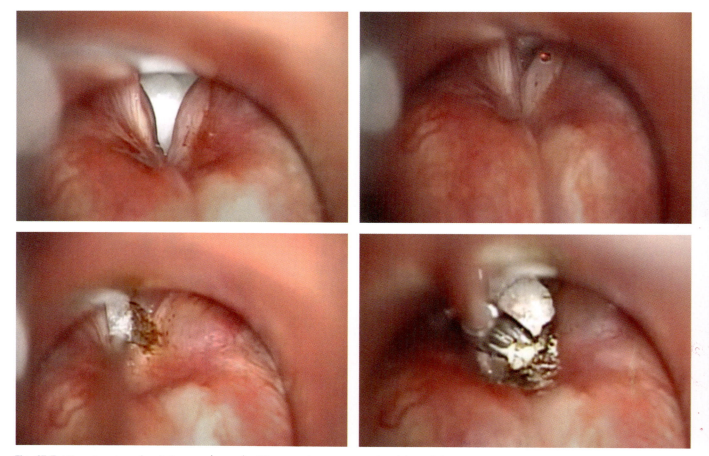

Fig. 45-5. Microcirurgia endoscópica com *laser* de CO_2 em paciente com paralisia bilateral de pregas vocais.

CAPÍTULO 45 ▪ TRATAMENTO ENDOSCÓPICO DA PARALISIA BILATERAL DE PREGAS VOCAIS 347

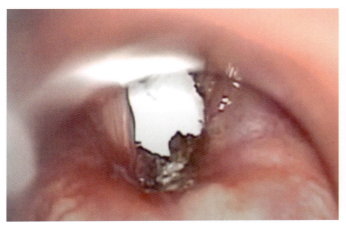
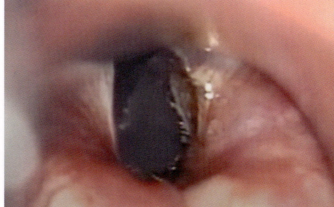

Fig. 45-5. (Cont.)

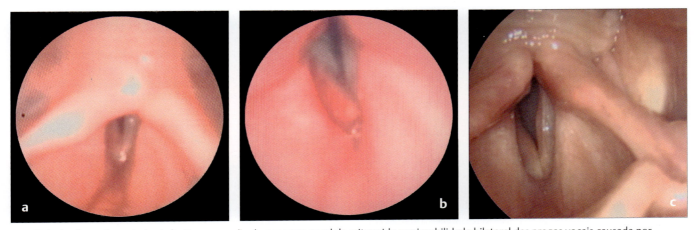

Fig. 45-6. Cordotomia posterior à direita e remoção do processo vocal da aritenoide por imobilidade bilateral das pregas vocais causada por fixação. (**a**) Laringoscopia pré-operatória. (**b**) Granuloma em laringoscopia após 15 dias da cirurgia.

Nem sempre um único procedimento é suficiente para permitir a decanulação. Nova intervenção do mesmo lado ou no lado contralateral poderá ser necessária num outro momento.

O paciente submetido ao tratamento cirúrgico da PPVB deverá ser orientado quanto ao prejuízo vocal e da deglutição.

As técnicas baseadas em ressecção de tecido apresentam o padrão mais utilizado priorizando a função respiratória em detrimento à fisiologia fonatória. Preferencialmente opta-se pelas minimamente invasivas, que são realizadas endoscopicamente sob magnificação microscópica.[9] Vamos nos ater às técnicas da aritenoidectomia e cordotomia posterior, que poderão ser feitas isoladas ou associadas, a frio (Fig. 45-4), e/ ou com bisturi eletrocautério (Fig. 45-2), que ainda é nossa realidade na maioria do país, ou preferencialmente com *laser* de diodo (Fig. 45-3) ou de CO_2 (Fig. 45-5). Sempre utilizamos microscópio cirúrgico com lente de magnificação de 400 mm e comumente associamos o uso do endoscópio e do *laser*, preferencialmente o de CO_2. Utilizamos o laringoscópio de suspensão com exposição das pregas vocais, interessando a laringe posterior, expondo satisfatoriamente o terço posterior das pregas vocais e a região do processo vocal das cartilagens aritenóideas. Enfatizamos o uso de uma sonda de IOT número 5,5, e, no caso do uso do *laser*, a sonda apropriada e todos os cuidados para evitar as complicações do *laser*.

Alguns centros disponibilizam o uso do Vitom 3D (Karl Storz) que oferece imagem em alta resolução tridimensional para visibilização da laringe, integrado a iluminação por fibra óptica.

A técnica ideal para tratamento da PBPV é a microcirurgia transoral a *laser* (Fig. 45-5), mais frequentemente usada e preferida às técnicas externas por sua adaptabilidade às necessidades do paciente, menores taxas de complicações, ausência de cicatriz e menor tempo cirúrgico e de internação, considerando a cordotomia e/ou a aritenoidectomia isoladas ou associadas.

Devemos esclarecer o paciente da possibilidade de uma segunda intervenção caso não se obtenha uma glote suficientemente ampliada para resolver o desconforto respiratório.

Filauro *et al.*,[4] num estudo retrospectivo com 33 pacientes com PPVB, identificaram a necessidade de reintervenção no primeiro ano em 15% dos casos após a primeira cirurgia, mantendo-se estável no seguimento por 5 anos.

CORDOTOMIA POSTERIOR

Dennis e Kashima[3] introduziram a técnica da cordotomia posterior transversal endoscópica com *laser* de CO_2 em 1989. Abordagem cirúrgica endoscópica transoral, irreversível, visa ao alargamento da fenda glótica, da região posterior, respiratória, por ressecção do terço posterior da prega vocal, ligamento vocal e músculo vocal até o cone elástico, liberando a tensão com melhora na ventilação na maioria dos pacientes com PPVB, com decanulação em mais de 60% dos casos.[3]

A cordotomia posterior a *laser* de CO_2 transoral (Fig. 45-5) é uma das técnicas cirúrgicas mais populares devido às baixas taxas de complicações, ausência de cicatriz externa, e curto tempo cirúrgico e de hospitalização.[4] Tratamento combinado: cordotomia posterior (prega vocal e vestibular) associada a aritenoidectomia.

A CP poderá ser feita com bisturi elétrico/diatermia (Fig. 45-2). Uma revisão sistemática[1] comparando os achados com o uso do *laser* mostrou que houve melhora significativa do quadro respiratório no seguimento de 1 ano com as duas técnicas, sem diferenças quanto aos parâmetros vocais e de deglutição, mas todos os pacientes submetidos a CP por diatermia requereram internação na unidade de terapia intensiva por 2 a 3 dias, e 2/10 pacientes precisaram de cirurgia de revisão dentro do primeiro mês.

A cordotomia posterior a *laser* de CO_2 combinada com aritenoidectomia parcial medial é um método seguro e personalizável, tratamento minimamente invasivo que pode garantir um bom equilíbrio entre qualidade de voz e aceitável desobstrução das vias aéreas sem a necessidade de traqueostomia para os pacientes com PPVB.[4]

TUTORIAL DA TÉCNICA CIRÚRGICA DA CORDOTOMIA POSTERIOR E MICROCIRURGIA TRANSORAL

Realizada sob anestesia geral. Se formos usar o *laser*, o TOT deverá ser apropriado e, geralmente, utilizamos o tubo o mais fino possível, mas suficiente para garantir boa ventilação (5-6,0 mm). Deve-se ter cuidado quanto à concentração de O_2 ser o mais diluída possível, evitar óxido nitroso, inflar o balonete com azul de metileno diluído em solução fisiológica e cobrir os olhos do paciente com algodão umedecido em solução fisiológica.

Pacientes sem traqueostomia são intubados com tubo orotraqueal (TOT) de 5,0-6,0 mm de diâmetro interno (tubos endotraqueais orais a *laser* Shiley™, Medtronic Xomed, Jacksonville, FL, EUA).

Pacientes traqueostomizados são intubados através do traqueostoma.

Cotonoides úmidos com solução fisiológica são colocados sob a glote, protegendo o *cuff* e estruturas subglóticas de lesões térmicas.

O *laser* de CO_2 (comprimento de onda de 10,6 micrômetros de energia infravermelha, monocromático com feixes organizados) é acoplado ao microscópio cirúrgico, com um micromanipulador digital (Acuspot/Acoblade, a energia calórica varia de 2 a 10 W na modalidade *ultrapulse* e contínua).

O *laser* de diodo (comprimento de onda de 810 nm, 980 nm ou 1.470 nm, 3 a 5 W) é utilizado através de fibras de contato (Fig. 45-3).

Com auxílio do laringoscópio de suspensão a glote é exposta (Figs. 45-2 a 45-4).

Modificações da técnica de Dennis e Kashima[3] são individualizadas de acordo com a experiência do cirurgião e amplamente adaptadas às necessidades de cada paciente (Figs. 45-1 a 45-5).

Inicia-se pelo lado de menor mobilidade, e, se necessário, faz-se uma incisão no terço posterior da prega vestibular, melhorando a exposição da prega vocal e do assoalho do ventrículo. Em seguida faz-se a incisão transversa da mucosa do terço posterior da prega vocal, do bordo livre, mucosa, ligamento vocal e músculo tireoaritenóideo até o pericôndrio interno da lâmina da cartilagem tireóidea, lateralmente, incluindo ou não o processo vocal. Esse poderá ser removido posteriormente. Caudalmente, a secção é ampliada para cima para a margem superior da cartilagem cricoide, seguida da eletrofulguração com bisturi elétrico (Fig. 45-2g) ou fotocoagulação a *laser* da

CAPÍTULO 45 ▪ TRATAMENTO ENDOSCÓPICO DA PARALISIA BILATERAL DE PREGAS VOCAIS

parte posterior do músculo tireoaritenoide, a fim de impedir a retração esperada do processo cicatricial (Figs. 45-2g, 45-3c-e, 45-5).[4] Por vezes pode-se optar pela cordotomia posterior bilateral (Fig. 45-4), ou associar a aritenoidectomia ampliada garantindo uma fenda glótica maior.

Conforme relatado anteriormente, este tipo de procedimento cirúrgico em geral não requer traqueostomia profilática, minimizando assim morbidade pós-operatória e tempo de hospitalização e melhorando os resultados vocais.

A cordotomia posterior com a aritenoidectomia parcial unilateral é a cirurgia de eleição e em geral permite a abertura posterior na área respiratória, tornando possível, na dependência da fenda glótica resultante, a decanulação do paciente (Figs. 45-1 a 45-3 e 45-5). O lado de menor movimentação deve ser o escolhido, exceto se houver diferença quanto à exposição e melhor acesso cirúrgico. A fonação é em parte comprometida e o paciente tem de estar ciente desta consequência. O procedimento unilateral compromete menos a qualidade vocal e apresenta menor risco de disfagia. No entanto, o prejuízo à qualidade vocal e à deglutição é difícil de ser previsto antes das cirurgias.

No pós-operatório espera-se o processo inflamatório reparador, com a formação de granuloma e retração cicatricial, requerendo em alguns casos a realização de cordotomias bilaterais ou revisão cirúrgica em cerca de 30% dos pacientes devido à diminuição da abertura glótica.[3] O granuloma costuma regredir espontaneamente, mas raros casos de granulomas volumosos podem necessitar reabordagem (Fig. 45-6).

A deterioração da qualidade da voz é uma complicação esperada no pós-operatório, tornando-se rouca e soprosa. Apesar da ampliação posterior da glote, os casos de disfagia não parecem piorar; talvez ao decanular estes pacientes obtenha-se a restauração das funções da deglutição prejudicadas pela traqueostomia, inclusive com uma melhor coordenação entre deglutição e respiração.

As intervenções de revisão são frequentemente necessárias devido à granulação ou mais frequentemente à formação de tecido cicatricial, que retrai a prega vocal para a posição mediana.

Algumas vezes, na revisão associa-se a aritenoidectomia, seja parcial ou total.

ARITENOIDECTOMIA

Microcirurgia de laringe transoral, endolaríngea, com exposição através da laringoscopia de suspensão, sob anestesia geral.

Introduzida no final da década de 1940, várias modificações foram feitas como o avanço na aplicação de *lasers* na cirurgia; em 1983, Ossoff *et al.*[7] descreveram pela primeira vez o procedimento de aritenoidectomia total utilizando o *laser* de CO_2 por via endoscópica.

No Brasil, adaptamos a técnica, realizada com microscópio cirúrgico e/ou endoscópico, com bisturi elétrico, coblator de plasma endoscópico, ou *laser* (diodo ou CO_2), parcial ou total, ajustada à necessidade de cada caso e à experiência do cirurgião.

A aritenoidectomia (remoção da cartilagem aritenoide) é um procedimento cirúrgico permanente e irreversível;[7,10] pode ser parcial – ressecção parcial da mucosa sobre a área da aritenoide estendida até a prega ariepiglótica com preservação de partes da aritenoide, preservando o processo muscular e a parte posterolateral do corpo da aritenoide, mantendo íntegra a parede posterior da faringolaringe para evitar aspiração durante a deglutição,[4] ou total – retirada da cartilagem aritenóidea, visando a ampliar a fenda glótica.

Relatos recentes indicam que as aritenoidectomias parciais e totais apresentam resultados semelhantes em relação à melhora da respiração, fonação e deglutição, e qualidade de vida.[1,10] Disfagia e aspiração são complicações temidas, mas raras após a aritenoidectomia.[1]

Aritenoidectomia parcial assistida por *laser* de CO_2 modificada com retalho de mucosa de base posteromedial, suturada lateralmente a fim de tensionar a prega vocal, levando a um melhor padrão vocal e cicatrização, e menos granulomas nos casos primários, e aritenoidectomia total foram as opções nos casos revisionais.[10]

O granuloma é a complicação mais frequente e em geral é pequeno e regride sem intervenção (Fig. 45-6); exceção quando o granuloma é grande e prejudica a respiração,[5] requerendo cirurgia revisional. É importante o seguimento no primeiro ano a fim de avaliar a retração cicatricial que também pode levar à redução da fenda glótica.

CONSIDERAÇÕES FINAIS

Pacientes com paralisia das pregas vocais bilateral (PPVB) apresentam dispneia, que pode ser potencialmente fatal, e a traqueostomia inicial é o procedimento elegível na urgência. A diferenciação entre paralisia e imobilidade de pregas vocais (IPVB) não é essencial para a definição terapêutica, mas o prognóstico costuma ser pior nos casos de fixação.[8] O objetivo principal é garantir a via respiratória com ventilação adequada nos casos de IPVB, e a cirurgia é o tratamento de eleição.[1,6,8]

O tratamento da PPVB evoluiu de procedimentos externos irreversíveis para cirurgia a *laser* endolaríngea com maior enfoque na preservação anatômica e funcional.[10]

As opções cirúrgicas comuns para o manejo incluem traqueostomia, aritenoidectomia e cordotomia.

Dentre os vários tratamentos propostos para o manejo de longo prazo da PPVB, o mais utilizado é a realização de microcirurgia endoscópica, por via transoral com cordotomia posterior e/ou aritenoidectomia (total ou parcial),[5] utilizando ou não *laser* de CO_2. A cordotomia endoscópica a *laser* é a intervenção terapêutica preferida por ser menos agressiva, e pode ser proposta como alternativa à traqueostomia, mesmo no momento do diagnóstico.

Uma revisão sistemática[1] comparando os procedimentos cirúrgicos utilizados na PPVB mostrou que o tratamento cirúrgico é capaz de melhorar a função respiratória e, consequentemente, a qualidade de vida dos pacientes; não encontrou diferenças entre os resultados respiratórios (necessidade de traqueostomia) e funcionais (taxa de aspiração e mudanças nos parâmetros vocais), mas valores completamente normais de fonação e dos parâmetros respiratórios não foram alcançados. A decisão sobre qual cirurgia realizar ainda deverá ser feita de forma individualizada com base no julgamento da experiência do cirurgião.

REFERÊNCIAS BIBLIOGRÁFICAS

1. de Almeida RBS, Costa CC, Lamounier E, et al. Surgical treatment applied to bilateral vocal fold paralysis in adults:

Systematic review. J Voice. Epub ahead of print. PMID: 33468368. 2021;(20):S0892-1997,30444-6.

2. Chiang FY, Wang LF, Huang YF, et al. Recurrent laryngeal nerve palsy after thyroidectomy with routine identification of the recurrent laryngeal nerve. Surgery. 2005;137(3):342-7.

3. Dennis DP, Haskins Kashima G. Carbon dioxide laser posterior cordectomy for treatment of bilateral vocal cord paralysis. Ann Otol Rhinol Laryngol. 1989;98:930-4.

4. Filauro M, Vallin A, Marcenaro E, et al. Quality of life after transoral CO2 laser posterior cordotomy with or without partial arytenoidectomy for bilateral adductor vocal cord paralysis. Eur Arch Otorhinolaryngol. Epub 2021 Jul 18. PMID: 34274996; PMCID: PMC8486712. 2021;278(11):4391-401.

5. Hahiya A, Nita LM, Chrispim FS, et al. Cordotomia posterior e aritenoidectomia parcial para tratamento da paralisia vocal bilateral em adução. Arq Int Otorrinolaringol. 2007;11(3):311-16.

6. Li Y, Garrett G, Zealear D. Current treatment options for bilateral vocal fold paralysis: A state-of-the-art review. Clin Exp Otorhinolaryngol. Epub 2017 Jul 4. PMID: 28669149; PMCID: PMC5545703. 2017;10(3):203-12.

7. Ossoff RH, Sisson GA, Duncavage JA, et al. Endoscopy laser arytenoidectomy for the treatment of bilateral vocal cord paralysis. Laryngoscope. 1984;94(10):1293-7.

8. Rosenthal LH, Benninger MS, Deeb RH. Vocal fold immobility: a longitudinal analysis of etiology over 20 years. Laryngoscope. 2007;117(10):1864-70.

9. Sapundzhiev N, Lichtenberger G, Eckel HE, et al. Surgery of adult bilateral vocal fold paralysis in adduction: history and trends. Eur Arch Otorhinolaryngol. Epub 2008 Apr 17. PMID: 18418622. 2008;265(12):1501-14.

10. Yılmaz T, Altuntaş OM, Süslü N, et al. Total and partial laser arytenoidectomy for bilateral vocal fold paralysis. BioMed Research International. 2016:3601612-7.

TRATAMENTO ENDOSCÓPICO DE CISTOS SACULARES, CISTOS LARÍNGEOS E LARINGOCELES

CAPÍTULO 46

Daniel Vasconcelos d'Avila • Luiz Ubirajara Sennes • Osíris de Oliveira Camponês do Brasil

INTRODUÇÃO

O cisto sacular, o cisto laríngeo e a laringocele são doenças raras da laringe, com diferentes etiologias, comumente, assintomáticas ou oligossintomáticas, mas que podem causar obstrução respiratória, se não tratadas adequadamente.[1-3] Confira lesões potencialmente obstrutivas nas Figuras 46-1 a 46-4. O tratamento endoscópico geralmente está restrito a laringocele interna, cisto sacular anterior, cisto sacular lateral de menor extensão e cistos ductais, em geral.

CONSIDERAÇÕES ANATOMOFISIOLÓGICAS

O ventrículo laríngeo (de Morgagni) é uma cavidade situada entre a prega vestibular superiormente e a prega vocal inferiormente. O ventrículo possui um divertículo, também chamado de sáculo da laringe, que se origina na sua porção anterior. Insere-se entre as pregas vestibulares (medialmente) e o músculo ariepiglótico e a cartilagem tireóidea (lateralmente). Esta região anatômica contém numerosas glândulas que secretam muco e atua como depósito, expelindo secreções sobre as pregas vocais. A mucosa que reveste o ventrículo e o sáculo é constituída por epitélio do tipo respiratório, epitélio pseudoestratificado cilíndrico ciliado.[4]

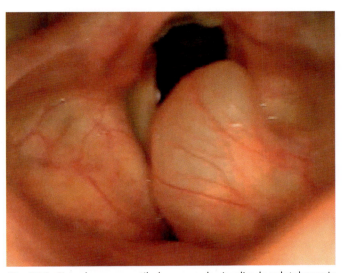

Fig. 46-2. Cisto de prega vestibular esquerda visualizado sob telescopia rígida peroral.

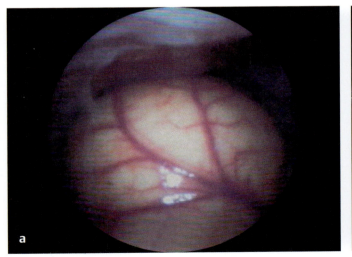
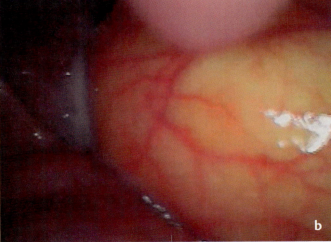

Fig. 46-1. Cisto gigante de face lingual de epiglote visualizado (**a**) sob nasofibroscopia flexível e (**b**) sob telescopia rígida peroral.

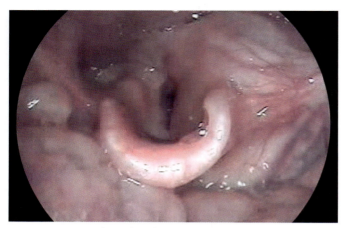

Fig. 46-3. Laringocele em hemilaringe à esquerda em criança de 12 anos visualizada sob telescopia rígida peroral.

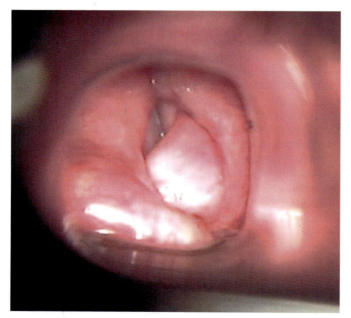

Fig. 46-4. Laringocele interna à direita, em paciente traqueostomiazada, visualizada sob microlaringoscopia de suspensão.

O cisto sacular é uma dilatação gerada pelo acúmulo de secreção no sáculo laríngeo, e pode ser classificado como congênito ou adquirido. Há dois tipos anatômicos de cistos saculares: anterior e lateral. Os anteriores tendem a ser menores e projetam-se para o lúmen da laringe na região ventricular anterior. Os laterais são geralmente de maior tamanho e apresentam-se como um abaulamento na prega vestibular e/ou na prega ariepiglótica. Em casos excepcionais, o cisto pode-se estender para o pescoço através da membrana tireo-hióidea, embora essa projeção cervical seja mais típica na laringocele.[2]

A laringocele representa uma dilatação ou uma herniação anormal do sáculo, que se comunica com o lúmen da laringe e dilata-se com ar. Qualquer fator que aumente a pressão intralaríngea pode contribuir na formação da laringocele, como: tosse crônica, esforço físico, tocar instrumento de sopro ou qualquer manobra de sopro recorrente. A laringocele pode expandir-se lateralmente através da membrana tireo-hióidea, junto ao ramo interno do nervo laríngeo superior, gerando um abaulamento cervical, que aumenta de tamanho à manobra de Valsalva, recebendo o nome de laringocele externa.[3] De outra forma, ela pode expandir-se medialmente resultando em abaulamento com diminuição do espaço supraglótico, sendo chamada laringocele interna, objeto de estudo deste capítulo. Quando a laringocele apresenta componente externo ou misto, a via cirúrgica de escolha é, predominantemente, a aberta por cervicotomia.[5]

Ou seja, tanto o cisto sacular quanto a laringocele representam uma dilatação do sáculo laríngeo. Porém são distintos pelo fato de que o interior do cisto sacular não contém ar e não se comunica com o lúmen laríngeo, como ocorre na laringocele.[6] Quando ocorre acúmulo de secreção mucopurulenta no sáculo, este se dilata, gerando a denominada laringopiocele.

Os cistos laríngeos geralmente são cistos ductais, formados pela distensão dos ductos glandulares obstruídos. Eles podem ocorrer em qualquer local de revestimento mucoso da laringe, sendo os locais mais comuns: epiglote (face lingual e face laríngea), valécula e prega vestibular.[1]

AVALIAÇÃO COMPLEMENTAR E DIAGNÓSTICOS DIFERENCIAIS

A tomografia computadorizada de pescoço é importante para distinguir se a cavidade está preenchida por ar e/ou por secreção e, inclusive, auxiliará para avaliar se a lesão apresenta algum componente externo.

À videolaringoscopia, se o saco não estiver distendido por ar, a laringe pode parecer normal, mas realizar a manobra de Valsalva pode ajudar a identificar melhor essas lesões.[7]

O uso da ressonância magnética não é rotineiro. No entanto, pode fornecer informações importantes nos casos em que há suspeita de associação entre laringocele e carcinoma de células escamosas invasivo de laringe.[8]

O Quadro 46-1 exemplifica os principais diagnósticos diferenciais.

INDICAÇÕES E CONTRAINDICAÇÕES

As indicações principais se encontram no Quadro 46-2.

Em pacientes assintomáticos que não são tabagistas e em pacientes que não apresentam condições clínicas para realizar cirurgia, pode ser considerada uma observação seriada

Quadro 46-1. Diagnósticos diferenciais de cistos saculares, cistos laríngeos e laringoceles

- Hemangioma
- Prolapso ventricular/hipertrofia de prega vestibular
- Tireoide ectópica (simulando um cisto de valécula)
- Neoplasias laríngeas (lipoma, carcinomas de células escamosas, tumores neuroendócrinos, schwannoma etc)

Quadro 46-2. Principais indicações para tratamento endoscópico de cistos saculares, cistos laríngeos e laringoceles

- Rouquidão
- Risco de obstrução de via aérea
- Suspeita de malignidade

com exame de videolaringoscopia e/ou tomografia computadorizada. Todavia, esta conduta deve ser bem esclarecida ao paciente, pois, mesmo sendo lesões menores, se infectadas, elas podem crescer de tamanho e gerar um quadro obstrutivo.

Em pacientes pediátricos e quando a lesão tem extensão lateral maior para o pescoço, é preferível a abordagem externa por cervicotomia. Em casos selecionados, quando a extensão lateral ocupa a região do recesso piriforme, pode-se optar pelo tratamento endoscópico com marsupialização da mesma nessa região.

EQUIPAMENTOS CIRÚRGICOS

O material cirúrgico e o preparo da sala são idênticos à microcirurgia de laringe, já descritos em outro capítulo deste livro (ver Capítulo 32). Vale ressaltar que se formos utilizar o *laser*, isso vai necessitar de materiais e cuidados específicos (ver Capítulo 34). O *laser* de CO_2 é mais amplamente estudado para uso nestes casos. Porém, atualmente, o acesso a este recurso ainda é muito restrito no Brasil. Desta forma, como alternativa, podemos utilizar o *laser* de diodo ou, até mesmo, o microcautério de laringe, com ponta delicada (Fig. 46-5).

Para conter sangramentos mais volumosos, o uso do aspirador cautério de laringe costuma ser também bastante eficiente.

Como os cistos saculares, os cistos laríngeos e as laringoceles geralmente apresentam um maior volume, e, quanto maior o campo de visão do cirurgião, melhor será a sua precisão cirúrgica. Desta forma, é recomendado o uso de laringoscópios com diâmetros mais largos, como o de Lindholm ou o expansível, que permite abertura do laringoscópio no sentido anteroposterior, facilitando a exposição de lesões de valécula e supraglote em geral.

ANESTESIA

O tratamento endoscópico destas lesões deve ser realizado sempre sob anestesia geral, com controle sobre a via aérea.

Dependendo do volume e condições da lesão, a intubação endolaríngea pode ser muito difícil. Em conjunto com o anestesista, deve-se analisar as imagens da videolaringoscopia prévia, e, sob qualquer suspeita de dificuldade de intubação, deve-se realizar nova laringoscopia sob anestesia tópica, antes de induzir a anestesia. Nos casos em que encobre a maior parte do vestíbulo laríngeo, mas sua parede está sob pouca tensão e sem processo inflamatório, é possível afastar o cisto e introduzir a sonda sob visão direta, embora seja preferível o auxílio de endoscopia (broncoscopia) nesse procedimento. São de especial risco as laringoceles internas ou mistas infectadas, nas quais sua parede é fina e friável, e a manipulação

pode levar a sua ruptura com aspiração de seu conteúdo. Em casos selecionados, utilizando-se uma agulha de grosso calibre conectada ao aspirador, pode-se realizar a punção e aspiração do conteúdo da laringocele sob laringoscopia com anestesia tópica, com intubação após redução do cisto. Entretanto, esse é um procedimento de risco e deve ser considerado somente com indivíduos experientes. Mas, como regra geral, deve-se optar por traqueostomia sob anestesia local sempre que existir qualquer dúvida quanto a possibilidade de intubação endolaríngea.

Nos casos em que o *laser* será utilizado, deve-se lembrar do risco de combustão dos gases anestésicos pelo efeito do *laser*, com graves queimaduras das vias aéreas. Nessas situações, o anestesista deve ser alertado para utilizar cânulas de intubação especialmente revestidas com material resistente ao *laser*, e de preferência com dois balões (proximal e distal). Quando não se dispuser dessas cânulas, a cânula convencional poderá ser revestida com papel aluminio. Entretanto, o principal cuidado deve ser do cirurgião, que deverá proteger a sonda e todas as estruturas adjacentes com algodão umidecido em soro fisiológico e manipular de modo adequado o *laser*.

TÉCNICA CIRÚRGICA ENDOSCÓPICA

Uma vez inserido o laringoscópio de suspensão, deve-se expor adequadamente a supraglote, utilizando-se de laringoscópios os mais calibrosos possíveis ou preferencialmente laringoscópios expansíveis.

Uma vez identificada, a lesão pode ser dissecada da mucosa ou do pericôndrio, de maneira completa. Nos casos mais volumosos, o ideal é a marsupialização da lesão para a via aérea, com remoção da prega ventricular, que forma a parede superior e medial da lesão. Essa técnica reduz o risco de uma ressecção incompleta e recidiva. Embora o leito cirúrgico fique parcialmente cruento, sua região central fica recoberta pelo epitélio que recobria a face interna da lesão e aderida à face interna da cartilagem tireoide.

Em casos selecionados, quando a extensão lateral ocupa a região do recesso piriforme, pode-se optar pelo tratamento endoscópico com ressecção da parede posterior da lesão, marsupializando a mesma para o próprio recesso piriforme.[9,10]

Na Figura 46-6, seguem os passos cirúrgicos com um exemplo de ressecção de cisto de prega vestibular à esquerda, com *laser* de diodo.

Na Figura 46-7, seguem os passos cirúrgicos com um exemplo de ressecção de cisto de face lingual de epiglote à esquerda, com microcautério de laringe com ponta delicada.

Na Figura 46-8, seguem os passos cirúrgicos com um exemplo de ressecção de laringocele à esquerda, com *laser* de CO_2.

CUIDADOS PÓS-OPERATÓRIOS E COMPLICAÇÕES

Os cuidados pós-operatórios são basicamente os mesmos de qualquer outra microcirurgia de laringe. Para aqueles casos mais extensos, é preferível que sejam observados por mais tempo após o procedimento (pernoite em ambiente hospitalar). Atentar para o uso de IBP, visando a reduzir a formação de granulomas pós-operatórios. Em geral, recomenda-se que a dieta seja pastosa, fria ou gelada na primeira semana. Deve-se

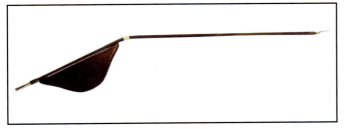

Fig. 46-5. Microcautério de laringe com ponta delicada.

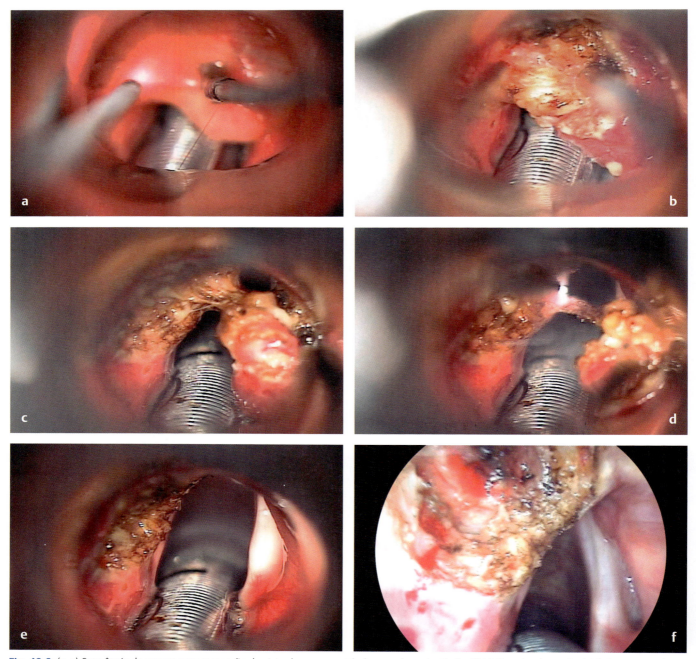

Fig. 46-6. (a-e) Sequência de passos para ressecção de cisto de prega vestibular com *laser* de diodo. (f) Visão sob telescopia rígida intraoperatória.

CAPÍTULO 46 ▪ TRATAMENTO ENDOSCÓPICO DE CISTOS SACULARES, CISTOS LARÍNGEOS E LARINGOCELES 355

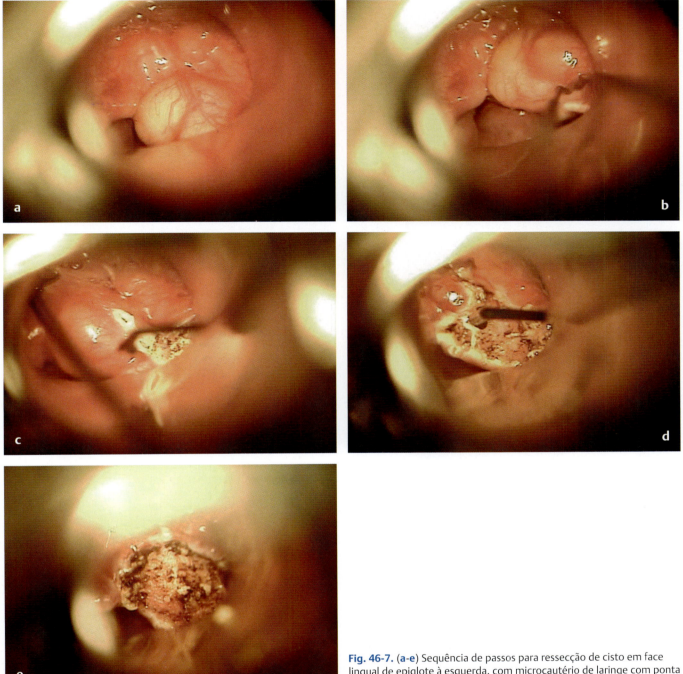

Fig. 46-7. (a-e) Sequência de passos para ressecção de cisto em face lingual de epiglote à esquerda, com microcautério de laringe com ponta delicada.

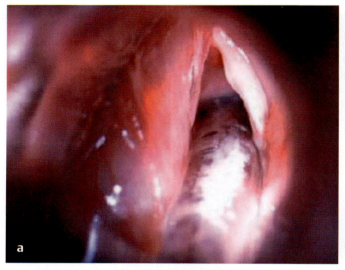
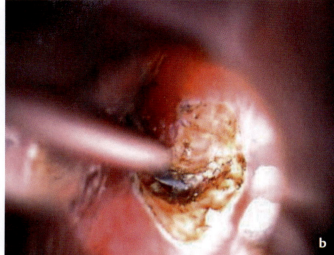
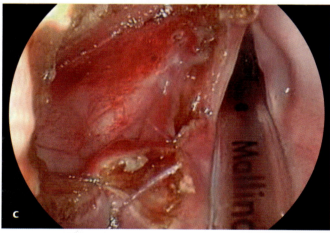

Fig. 46-8. Sequência de passos para ressecção de laringocele à squerda (**a**), com laser de CO2 com anteparo (**b**), mostrando que é possível, ao final da exérese, realizar sutura com fio 4,0 de ácido poliglicólico (absorvível) para unir mesmo que parcialmente a borda lateral com a borda medial da ferida operatória, reduzindo dessa forma a área cruenta (**c**).

Quadro 46-3. Principais complicações especificamente relacionadas com o tratamento endoscópico de cistos saculares, cistos laríngeos e laringoceles

- Recorrência da lesão
- Disfagia/aspiração
- Edema/hemorragia laríngea (com comprometimento de via aérea)

evitar esforços físicos vigorosos e evitar realizar manobra de Valsalva por duas semanas, ao menos.

As complicações mais comuns estão relacionadas com a própria laringoscopia de suspensão, já descritas em capítulo específico deste livro. No Quadro 46-3, dispomos das principais complicações relacionadas com o tratamento de cistos saculares, cistos laríngeos e laringoceles.

REFERÊNCIAS BIBLIOGRÁFICAS

1. Cahali RB, Zimbres SA, Tsuji DH, et al. Cistos supraglóticos de laringe: aspectos etiológicos, clínicos e terapêuticos. Revista Brasileira de Otorrinolaringologia. 2002;68:663-6.
2. Rosen CA, Simpson CB. Operative techniques in laryngology. Springer Science & Business Media. 2008.
3. Felix JADP, Felix F, Mello LFPD. Laringocele: uma causa de obstrução de vias aéreas superiores. Revista Brasileira de Otorrinolaringologia. 2008;74(1):143-6.
4. D'Avila JS, D'Avila DV, Setton ARF, Gois CRT. Anatomia, histologia e embriologia da laringe. Tratado de Otorrinolaringologia da Associação Brasileira de Otorrinolaringologia e Cirurgia Cervico-Facial. 3a. ed. 2017.
5. Juneja R, Arora N, Meher R, et al. Laryngocele: a rare case report and review of literature. Indian Journal of Otolaryngology and Head & Neck Surgery. 2019;71(1), 147-51.
6. Thomé R, Thomé DC. Laringocele e cisto sacular primário: tratamento cirúrgico por via externa: ressecção através da membrana tíreo-hióidea. Rev Bras Otorrinolaringol. 1995;427-36.
7. Patel SA, Merati AL. 8 benign tumors of the larynx. Clinical Laryngology. 2014.
8. Pinho MDC, Viana PC, Omokawa M, et al. Laringocele: aspecto ultrassonográfico-relato de caso. Radiologia Brasileira. 2007;40:279-82.
9. Devesa PM, Ghufoor K, Lloyd S, Howard D. Endoscopic CO2 laser management of laryngocele. Laryngoscope. 2002;112(8-1):1426-30.
10. Szwarc BJ, Kashima HK. Endoscopic management of a combined laryngocele. Ann Otol Rhinol Laryngol. 1997;106(7-1):556-9.

TRATAMENTO ENDOSCÓPICO DO CÂNCER INICIAL DE LARINGE – CORDECTOMIAS ENDOSCÓPICAS

CAPÍTULO 47

Agrício Nubiato Crespo ▪ Leonardo Haddad ▪ Graziela de Oliveira Semenzati
Yuri Costa Farago Fernandes

INTRODUÇÃO

O Papel das Cordectomias Endoscópicas no Tratamento do Câncer Inicial da Laringe

O tratamento dos carcinomas laríngeos iniciais (Tis – T2) pode ser feito com cirurgia endoscópica ou radioterapia. Os resultados oncológicos são similares entre as duas modalidades.[1-3] A cirurgia parece oferecer melhor sobrevida e menor risco de laringectomia total.[4] Nos carcinomas glóticos iniciais tratados com *laser* de CO_2, a sobrevida doença-específica é de 97,6% em 10 anos e 96,3% em 20 anos.[2,3] A qualidade vocal parece ser melhor com a radioterapia, especialmente nos primeiros meses após tratamento. Os resultados vocais da cirurgia dependem da extensão e do local da ressecção. Devido aos impactos teciduais duradouros da radiação e da adaptação que ocorre nos meses subsequentes à cirurgia, os resultados vocais comparativos a longo prazo permanecem em discussão.

O resgate de recidivas com nova cirurgia endoscópica é estratégia bem estabelecida. Pacientes tratados com duas ou mais cirurgias endoscópicas com *laser* de CO_2 apresentam sobrevida doença-específica igual àqueles tratados com apenas um procedimento, ainda que haja piora da taxa de preservação de órgão no primeiro grupo.[2,3]

Optamos por cirurgia endoscópica quando há possibilidade de boa exposição glótica na laringoscopia direta e essa modalidade for a preferência do paciente. Recorrências ou novos tumores podem ainda ser tratados com nova cirurgia endoscópica. Reserva-se a radioterapia e as cirurgias abertas para eventuais falhas e os casos com exposição laríngea insuficiente. É necessário avaliar as condições clínicas gerais do paciente e discutir os resultados vocais possíveis obtidos por ambos os métodos. A experiência do cirurgião e a disponibilidade de materiais são fatores determinantes. A opção por cirurgia encurta o tempo de tratamento e pode oferecer benefícios econômicos aos serviços de saúde.

Ainda que o presente capítulo tenha como foco o tratamento dos carcinomas glóticos, algumas considerações serão tecidas sobre os tumores supraglóticos. As lesões primárias da subglote não são habitualmente tratadas com cirurgia endoscópica transoral.

Anatomia Relevante

Vascularização Arterial

O sangramento é uma das complicações mais temidas em cordectomias endoscópicas. Para a realização segura desses procedimentos é necessário que o cirurgião conheça a vascularização topográfica endolaríngea pela visão endoscópica.

Os instrumentos para hemostasia serão discutidos no tópico Instrumentais de hemostasia abaixo.

Nos tumores supraglóticos, a artéria laríngea superior e um de seus ramos, a art. epiglótica, podem causar sangramento volumoso. Em tumores maiores, realizamos a ligadura profilática desses vasos no nível da prega faringoepiglótica. Para lesões glóticas, encontramos duas áreas de anastomoses vasculares de alto fluxo: uma lateral ao processo vocal e outra próxima à comissura anterior. Ao avançarmos em direção ao espaço paraglótico, vasos calibrosos podem ser encontrados. Na subglote, a principal artéria de relevância é a paracomissural, ramo da artéria laríngea inferior, que adentra a laringe no nível da membrana cricotireóidea, a alguns milímetros da linha média.[5]

Barreiras e Áreas de Fragilidade à Propagação Tumoral

Na laringe, algumas estruturas atuam como barreira e outras facilitam a disseminação tumoral. O crescimento tumoral é limitado por ligamentos, membranas de tecido conectivo e cartilagens. Tecidos moles e músculos oferecem pouca resistência à expansão das lesões malignas.

Dentre as barreiras, citamos: a membrana basal, que delimita o carcinoma *in situ*; o ligamento vocal; o cone elástico; a membrana quadrangular; o tecido conectivo do ventrículo laríngeo; os ligamentos hioepiglótico e glossoepiglótico; e as cartilagens propriamente ditas. Dentro do espaço paraglótico, as membranas periventriculares central e periférica atuam como limitadores da expansão tumoral. O epitélio laríngeo pode atuar como barreira, com alguns tumores exibindo crescimento subepitelial antes de infiltrar o epitélio.

Dentre as áreas que oferecem pouca resistência ao crescimento tumoral temos: a lâmina própria; a gordura e tecido conjuntivo frouxo do espaço paraglótico e pré-epiglótico; os forames neurovasculares; e os músculos intrínsecos da laringe. As veias também são suscetíveis à invasão tumoral, já que não possuem as fibras elásticas encontradas nas artérias.

O espaço paraglótico posterior tem comunicação com a articulação cricoaritenoide, o que pode ser uma via de disseminação neoplásica para esta região. Na sua porção anterior, a comunicação com o espaço pré-epiglótico é uma barreira fraca para o crescimento tumoral. Superiormente, a membrana quadrangular oferece separação entre os espaços glótico e supraglótico.

O papel da comissura anterior ainda é controverso. Ela parece funcionar como barreira, impedindo a disseminação contralateral do tumor em um primeiro momento. Após vencida a barreira inicial, tornar-se-ia um ponto de fragilidade permitindo com que o tumor invada a cartilagem tireóidea e o espaço pré-epiglótico. A área de fragilidade está relacionada com a inserção do ligamento de Broyle e das fibras do músculo vocal, onde há interrupção do pericôndrio interno da cartilagem tireoide.

A Classificação das Cordectomias

As cordectomias endoscópicas foram classificadas em tipos de I a V pela Sociedade Europeia de laringologia no ano de 2000. Em 2007, a adição do tipo VI foi proposta.[6] No presente capítulo discutiremos as técnicas de cordectomia básicas (do tipo I a IV) (Quadro 47-1).

Margens Cirúrgicas

O objetivo primário das cordectomias endoscópicas em tumores laríngeos iniciais é a erradicação da doença, o que se alcança com obtenção de margens negativas.[7] Em geral, considera-se margem negativa aquelas com > 1 mm entre o tumor e o limite da peça ressecada. A retração tecidual por desidratação e a vaporização de tecidos com o uso de *laser* ou cautério dificultam a avaliação das margens pelo patologista. Isso resulta com alguma frequência em margens exíguas (< 1 mm) ou mesmo falso-positivas. A avaliação crítica pelo cirurgião quanto à adequação de margens no intraoperatório é fundamental. A impressão da equipe cirúrgica sobre o *status* das margens deve ser registrada em prontuário.

Nas cirurgias com *laser* de CO_2, a presença de margens exíguas superficiais não compromete a sobrevida doença-específica. Margens exíguas profundas aumentam a recorrência tumoral e a necessidade de novos tratamentos. A presença de uma única margem superficial positiva não impacta sobrevida doença-específica, mas aumenta recorrência. Essa condição pode ser tratada com nova ressecção endoscópica, radioterapia ou seguimento rigoroso, desde que haja convicção de que se trata de uma margem falso-positiva por retração e/ou vaporização da borda da peça. A presença de múltiplas margens superficiais positivas ou de margem profunda positiva é fator prognóstico negativo em relação à sobrevida doença-especí-

fica e à preservação de órgãos e suscitam nova abordagem terapêutica imediata.[8]

Para a obtenção correta do *status* das margens cirúrgicas é essencial o entendimento da peça pelo patologista. As técnicas para marcação de margens serão discutidas no tópico Mapeamento das margens cirúrgicas abaixo.

Avaliação Pré-Operatória

A avaliação pré-operatória em pacientes com câncer glótico inicial consiste em anamnese, exame físico e endoscopia laríngea ambulatorial, com o objetivo de avaliar o estadiamento tumoral e a elegibilidade para tratamento cirúrgico.

Há métodos que visam predizer a dificuldade na exposição laríngea, como o *Laryngoscore*.[9] Ainda assim, mesmo em pacientes com predição muito difícil, a boa exposição laríngea ainda é possível em até 20% dos pacientes. Portanto, essa é uma decisão sempre difícil e se apoia na experiência do cirurgião.

A elegibilidade para a cirurgia endoscópica não deve se limitar ao "T" do sistema TNM. Mesmo tumores com características desfavoráveis podem ser ressecados por via endoscópica se a exposição laríngea for de excelente qualidade. Por outro lado, a presença de invasão franca da cartilagem tireóidea, seja na comissura anterior ou em suas lâminas ou grandes acometimentos subglóticos/supraglóticos podem contraindicar a cirurgia endoscópica ou impor a necessidade de acessos combinados. Atenção especial deve ser dada à extensão posterior da lesão pelo espaço paraglótico e consequente invasão da articulação cricoaritenóidea, situação em que há dificuldade no controle local do tumor.

Os exames de imagem (tomografia computadorizada e ressonância magnética) podem ser úteis no estadiamento local e linfonodal, principalmente nos tumores mais avançados. Os exames devem ser realizados com cortes finos e com contraste. Nos tumores glóticos, é importante a avaliação da comissura anterior, do espaço paraglótico e da articulação cricoaritenóidea. A avaliação de metástases à distância pode ser feita através de exames de imagem do tórax, já que o principal sítio de disseminação é o pulmão.

A presença de carcinomas epidermoides sincrônicos na via aereodigestiva é bem documentada, portanto, a realização de broncoscopia/traqueoscopia intraoperatória e endoscopia digestiva alta é recomendável.

INSTRUMENTAL CIRÚRGICO

Instrumentais Ópticos

As opções para magnificação de imagem em microcirurgia de laringe são variadas. Em nosso serviço, sempre iniciamos os procedimentos com inspeção por meio de óticas longas de 0° e 45° (com 5 mm de diâmetro). A boa qualidade de imagem, a possibilidade de aproximação e visibilização além da borda do laringoscópio permitem avaliação das margens tumorais e da extensão para outras áreas da laringe. Após inspeção e palpação, mudamos o sistema óptico para o microscópio, que permite acoplar o *laser* de CO_2 e dá ao cirurgião visão binocular e permite o uso das duas mãos.

Sistemas do tipo exoscópio ou óticas acopladas ao laringoscópio (Kantor-Berci) podem ser utilizados a depender da disponibilidade e preferência do cirurgião. Esses sistemas oferecem boa qualidade de imagem e permitem o uso das duas mãos. Porém, não oferecem visão binocular e não são passíveis

Quadro 47-1. Classificação de cordectomias endoscópicas da European Laryngeal Society

Tipo I	Ressecção subepitelial, passando pela camada superficial da lâmina própria
Tipo II	Ressecção do epitélio, lâmina própria e ligamento vocal (subligamentar)
Tipo III	Resseção do epitélio, lâmina própria, ligamento vocal e parte do musculo vocal (transmuscular)
Tipo IV	Cordectomia total, ressecando a lâmina própria, ligamento vocal e o musculo vocal (chegando ou incluindo o pericôndrio interno da cartilagem tireoide)
Tipo Va	Cordectomia estendida, incluindo a prega vocal contralateral
Tipo Vb	Cordectomia estendida, incluindo a aritenoide
Tipo Vc	Cordectomia estendida, incluindo a subglote
Tipo Vd	Cordectomia estendida, incluindo o ventrículo e/ou as pregas vestibulares
Tipo VI	Ressecção da comissura anterior, incluindo terço anterior de ambas pregas vocais e incluindo ou não a subglote

de acoplar com o *laser* de CO_2 *free beam*. Acreditamos que esses sistemas possam ser bons substitutos ao microscópio, mas a inspeção inicial deve continuar sendo feita com óticas rígidas.

Instrumentais de Corte

As ferramentas de corte são os instrumentos frios, os eletrocautérios de laringe e os *lasers* (CO_2 e diodo).

Para cordectomias do tipo I e II, a utilização de instrumentos frios ou *laser* de CO_2 é adequada. Os instrumentos frios não causam injúria térmica e permitem precisão no procedimento. Não se recomenda o uso de *laser* de diodo e eletrocautérios monopolares, já que a área de lesão térmica pode comprometer o resultado vocal.

Para cordectomias do tipo III ou mais extensas, o *laser* de CO_2 e o eletrocautério monopolar podem ser utilizados. Permitem encurtar o tempo cirúrgico devido a eficiência no corte e oferecem campo operatório mais exangue pela hemostasia de pequenos vasos. O eletrocautério monopolar de laringe causa grande lesão térmica, por isso, deve ser usado com parcimônia e domínio técnico pelo cirurgião. Esse instrumento tem boa capacidade de corte e hemostasia. O *laser* de CO_2 tem grande precisão e área de lesão térmica limitada. Sua capacidade hemostática é ruim. Por ser um *laser* de uso à distância (*free beam*), só pode ser usado em linha reta, dificultando alcançar certas regiões. O *laser* de diodo (*fiber guided*) e o eletrocautério podem ser instrumentos adjuvantes.

Nos tumores supraglóticos, além do *laser* de CO_2, o eletrocautério monopolar e o *laser* de diodo podem ser usados. Esses instrumentos produzem área de lesão térmica significantemente maior que o *laser* de CO_2. O *laser* de diodo é um instrumento de contato (*fiber guided*), o que auxilia o alcance de regiões angulares, quando combinado com o uso de óticas rígidas. As altas temperaturas atingidas e a possibilidade de lesões em áreas indesejadas impõem cuidado adicional no uso desse equipamento.

Pinças e Materiais Auxiliares

O instrumental básico para ressecções endoscópicas é composto por palpadores, descoladores, bisturis de laringe, tesouras retas e curvas, pinças de biópsia (saca-bocado) e pinças de apreensão (jacarés retos e curvos e pinças triangulares de Bouchayer). O uso de aspiradores é essencial, de preferência atraumáticos e em dois calibres distintos. Os bisturis de laringe e as tesouras podem ser substituídos por *laser* de CO_2, mas devem estar disponíveis. Os materiais para laringoscopia de suspensão, magnificação de imagem, corte e hemostasia estão discutidos aqui e nos tópicos Instrumentais ópticos, Instrumentais de hemostasia anteriormente e Organização da sala cirúrgica e laringoscopia de suspensão a seguir.

Os principais materiais auxiliares são: algodão estéril para hemostasia; dissecção e remoção de secreções; protetor dentário; cotonoides; compressas; cuba com soro fisiológico; cuba com adrenalina; vaselina para lubrificação do laringoscópio, antiembaçante para ótica e escalpes de punção venosa para injeção de substâncias (Fig. 47-1). Tinta nanquim em cores variadas e ácido acético para fixação da tinta também são importantes para marcação de margens.

Instrumentais de Hemostasia

Para cordectomias do tipo I, a hemostasia compressiva com pequenas bolas de algodão secas ou embebidas em adrenalina 1:1.000 é suficiente na maioria dos casos. Nas cordectomias

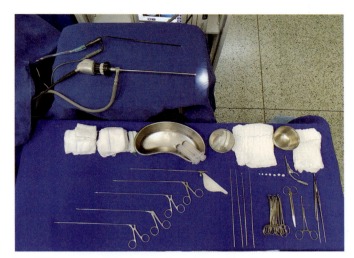

Fig. 47-1. Mesa cirúrgica com instrumentais utilizados nas cordectomias endoscópicas. Acima mesa de Mayo com campo estéril é utilizada para apoiar óticas, aspiradores e materiais hemostáticos.

do tipo II ou maiores, não é recomendável iniciar o procedimento sem instrumental específico de hemostasia. O instrumental de hemostasia deverá ser montado e testado antes do início da cirurgia.

O eletrocautério monopolar de laringe pode ser usado no modo coagulação. Em sangramentos maiores, o fluxo sanguíneo reduz a eficiência desse instrumento. O aspirador-cautério permite controlar essa situação, e é o instrumento mais utilizado. O eletrocautério bipolar de laringe também apresenta elevada capacidade de controlar sangramentos mais volumosos com precisão. Esse instrumento é útil na coagulação de vasos de forma profilática, já que isso pode ser feito sem adentrar a luz vascular. Em sangramentos maiores ou na ligadura profilática, clipes de hemostasia podem ser necessários e são efetivos em vasos calibrosos (Fig. 47-2).

Ainda que seja uma situação rara, em casos de hemorragias de difícil controle, podemos realizar a ligadura da art. tireoidiana superior ou da art. laríngea superior extralaríngea, por acesso externo, via cervicotomia.

TÉCNICAS CIRÚRGICAS

Organização da Sala Cirúrgica e Laringoscopia de Suspensão

A organização da sala cirúrgica é essencial para a microcirurgia de laringe. Em cordectomias endoscópicas, há a presença do equipamento de microscópio, torre de vídeo, mesas de instrumentais, aspiradores, eletrocautério, *laser* de CO_2 e dos materiais da anestesiologia. Nesse ambiente, a profusão de cabos e equipamentos pode dificultar o acesso ao paciente em caso de emergência. É importante que a organização espacial da sala seja planejada e padronizada. De preferência, com esquema impresso afixado em lugar visível para que antigos e novos membros da equipe sigam a padronização.

As cirurgias endoscópicas podem se tornar longas em tumores maiores. Mesmo em procedimentos mais curtos é importante que o cirurgião preserve sua habilidade motora e condição muscular. O cirurgião com os pés bem apoiados no solo, em assento com apoio para região dorsal e com pontos

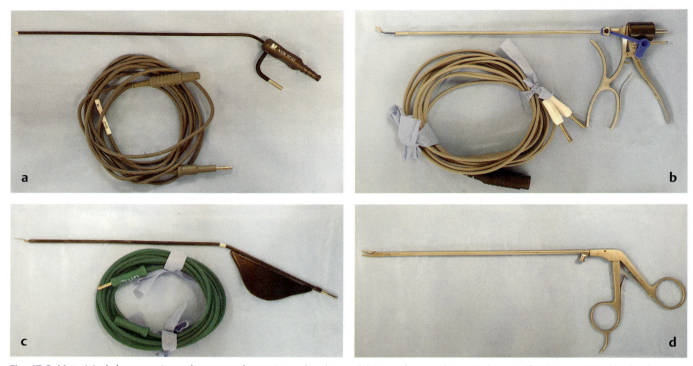

Fig. 47-2. Materiais de hemostasia usados nas cordectomias endoscópicas. (**a**) Aspirador-cautério antiaderente. (**b**) Eletrocautério bipolar de laringe. (**c**) Eletrocautério monopolar de laringe. (**d**) Pinça para aplicação de clipes vasculares em microcirurgia de laringe.

de apoio dos membros superiores: cotovelos e antebraço ou punho. Esta estabilidade pode ser alcançada com cadeiras específicas, mesa Mayo, e uso de coxim fixado à cabeça do paciente. O apoio do instrumental na borda da laringoscopia confere extraordinária firmeza e estabilidade aos movimentos, eliminando tremores (Fig. 47-3).

A correta exposição da laringe é fundamental para a ressecção segura de neoplasias. O objetivo das ressecções endoscópicas para câncer laríngeo inicial é alcançar a obtenção de margens livres. Em pacientes com exposição laríngea considerada ruim, a taxa de margens positivas mais que dobra.[2,3] O cirurgião deve utilizar todos os recursos para obter a melhor

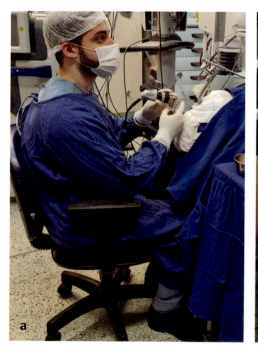
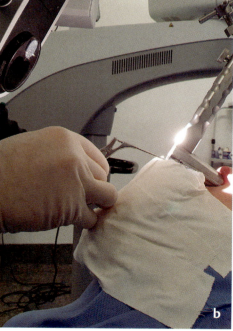

Fig. 47-3. (**a**) O posicionamento ergonômico do cirurgião na microcirurgia de laringe. Notar os pés apoiados no solo, a cadeira com suporte dorsal e os três pontos de apoio dos membros superiores: cotovelos; antebraço/punho; e pinças apoiadas na borda do laringoscópio. A face do paciente está protegida com compressas molhadas para evitar lesões com o *laser* de CO_2. (**b**) Mãos do cirurgião apoiadas em coxim fixado à frente do paciente, notar as pinças apoiadas na borda inferior do laringoscópio.

exposição possível. Em aproximadamente 1% dos pacientes, a exposição laríngea é considerada incompatível com a ressecção endoscópica. Nesses casos, deve-se obter a biópsia, caso não haja diagnóstico histológico prévio, e encerrar o procedimento. Essa possibilidade deve ser discutida previamente com o paciente. A ressecção sabidamente incompleta do tumor submete o paciente a duplo tratamento, com radioterapia ou nova cirurgia, o que agrega morbidade.

Inicia-se o procedimento pela intubação orotraqueal cuidadosa com tubos específicos para microcirurgia de laringe (nº 5 ou 6). Esses são mais longos, com parede mais fina e apresentam balonetes com alto volume e baixa pressão. No uso de *lasers*, tubos próprios com paredes revestidas e balonete duplo são indicados. Na indisponibilidade de tubos específicos para *laser*, é necessário proteger o tubo e o balonete com cotonoides molhados. A face e todas as regiões de pele expostas do paciente devem ser cobertas com compressas molhadas, de forma a proteger contra lesões em casos de disparos acidentais (Fig. 47-3).

A proteção da arcada dentária superior pode ser feita com protetores específicos ou uso de gaze. O paciente deverá estar em posição horizontal com a cabeça em extensão leve no início do procedimento. A colocação de coxins no dorso e na cabeça do paciente podem auxiliar em alguns casos selecionados. A utilização isolada de coxins sob os ombros ou o rebaixamento da cabeceira da mesa prejudicam a correta exposição.

O laringoscópio de suspensão escolhido deve ser o de maior diâmetro possível. Em casos de exposição incompleta, o laringoscópio deverá ser reposicionado durante a cirurgia. Essa manobra deve ser realizada sempre que for necessário otimizar a exposição de alguma região laríngea. Em casos selecionados, o uso de laringoscópios menores ou com formatos diversos pode auxiliar o cirurgião. É recomendável que haja ao menos três tamanhos de laringoscópio disponíveis. Além disso, no caso do uso de *lasers* ou cautério monopolar, é recomendável que os laringoscópios tenham um canal de aspiração da fumaça proveniente da interação dos materiais com o tecido.

Em casos selecionados, a rotação lateral da cabeça e o apoio do laringoscópio nos pré-molares, favorece amplamente a exposição.

A presença de um auxiliar com experiência em microcirurgia de laringe é de grande valia para realizar a compressão externa da laringe, o que torna imperativo que o auxiliar visualize também o que o cirurgião está operando, reforçando a importância de um carona para o microscópio ou algum sistema de vídeo. A compressão da laringe é mais efetiva quando realizada com as pontas dos dedos em locais específicos do pescoço. A compressão cervical indiscriminada empurra os tecidos supraglóticos contra o laringoscópio e obstrui a visão do cirurgião.

Cordectomia Tipo I

As cordectomias do tipo I são indicadas para pacientes com leucoplasia e/ou eritroplasia e suspeita de carcinoma *in situ*. (Fig. 47-4 e Vídeo 47-1).[10] Nas lesões iniciais, em que há dúvida entre displasia de alto grau (carcinoma *in situ*) ou carcinoma invasor, o cirurgião pode realizar a cordectomia do tipo I e solicitar biópsia de congelação intraoperatória. Caso

não haja invasão da membrana basal, dá-se por encerrada a cirurgia. Se houver carcinoma invasivo, as margens deverão ser ampliadas.

A hidrodissecção do espaço de Reinke pode oferecer indícios de invasão do ligamento vocal. Nesses casos, a lesão permanece aderida enquanto a mucosa ao redor se eleva. Contudo, isso só ocorre nas invasões francas do ligamento vocal e não é possível excluir invasões menores com essa manobra.

A cordectomia do tipo I favorece recuperação rápida e bons resultados vocais no longo prazo. A excisão da mucosa e da lâmina própria deverão ser limitadas ao local da lesão, desde que respeitadas as margens pretendidas. A ocorrência de sinéquias é frequente quando a mucosa é desnudada na comissura anterior. No caso de lesões benignas é adequado o tratamento em dois tempos (cordectomia inicialmente no pior lado e, após cicatrização, cordectomia contralateral).

Cuidado especial deve ser tomado ao manipular o retalho de mucosa, já que o mesmo é muito fino e pode ser facilmente avulsionado pela mão não dominante do cirurgião.

Os passos da cordectomia tipo I são:

A) Laringoscopia direta conforme descrito no tópico Organização da sala cirúrgica e laringoscopia de suspensão anterior;
B) Inspeção e palpação de pregas vocais com auxílio de óticas de 0° e 45°;
C) Proteção do tubo e do balonete com cotonoide molhado, se uso de *laser*;
D) Hidrodissecção do espaço de Reinke com ajuda de escalpe venoso nº 25;
E) Incisão longitudinal na face vestibular da prega vocal com bisturi de laringe ou *laser* de CO_2;
F) Elevação do retalho mucoso, preservando o ligamento vocal;
G) Após observar as margens da lesão e completar o descolamento, realizar o último corte, com auxílio de tesoura ou *laser* de CO_2;
H) Hemostasia compressiva com pequenas bolas de algodão seco ou embebido em adrenalina 1:1.000 – evitar o uso de eletrocautérios;
I) Mapear a peça cirúrgica para exame histopatológico;
J) Inspeção final com óticas de 0° e 45°.

Cordectomia Tipo II

A cordectomia tipo II (subligamentar) é adequada para leucoeritroplasias de aspecto agressivo ou redicivantes e em carcinomas *in situ* e microinvasivos (Fig. 47-4).[10] O ligamento vocal é uma barreira moderada ao crescimento de tumores laríngeos iniciais. O ligamento vocal é aderido ao músculo tireoaritenóideo e não descola tão facilmente como a lâmina própria.

O maior volume de tecidos removidos na cordectomia tipo II resulta em tempo de cicatrização mais longo. O resultado vocal é habitualmente satisfatório no longo prazo, pois a mucosa se regenera sobre o músculo e há o retorno de onda mucosa em graus variáveis.

A hemostasia instrumental pode ser necessária, já que alguns vasos musculares podem causar sangramento que não responde a adrenalina tópica.

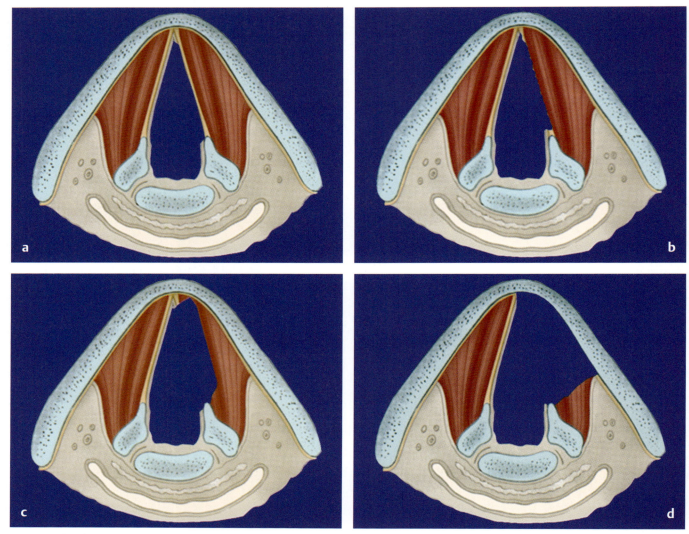

Fig. 47-4. Classificação das cordectomias endoscópicas. (**a**) Cordectomia tipo I. (**b**) Cordectomia tipo II. (**c**) Cordectomia tipo III. (**d**) Cordectomia tipo IV.

Os passos cirúrgicos da cordectomia tipo II são:

A) Passos cirúrgicos de 1-3 conforme descrito na técnica de cordectomia tipo I;
B) Incisão longitudinal na face vestibular da prega vocal, com bisturi de laringe ou *laser* de CO_2, até identificar o músculo tireoaritenóideo;
C) Delimitação e elevação da região tumoral, incluindo o ligamento vocal;
D) Hemostasia do músculo vocal com eletrocautérios (monopolar, bipolar ou aspirador-cautério);
E) Mapear a peça cirúrgica para exame histopatológico;
F) Inspeção final com óticas de 0° e 45°.

Cordectomia Tipo III

As cordectomias do tipo III ou transmusculares são utilizadas em carcinomas invasivos (Fig. 47-4). A determinação da extensão da invasão profunda nem sempre é fácil. A biópsia de congelação é útil para dar segurança na obtenção de margens negativas. Nos tumores mais volumosos, a secção transversal da lesão (ressecção *multi-bloc*) favorece a identificação das margens. O cirurgião deverá manter sempre em mente a configuração tridimensional da lesão, especialmente se o tumor for seccionado. A inspeção com óticas durante o procedimento é prática fortemente recomendável para a correta orientação espacial.

Sangramentos maiores podem ocorrer na profundidade do músculo vocal, principalmente na região lateral ao processo vocal e próximo à comissura anterior. A disponibilidade de eletrocautérios é essencial.

A qualidade vocal após a cordectomia tipo III é variável. Depende da localização da lesão e da quantidade de tecidos ressecados. A perda de volume tecidual da prega vocal pode determinar insuficiência glótica por fechamento glótico incompleto. A fibrose e a retração tecidual podem ser importantes. A ressecção de tecidos na comissura anterior resulta em pior qualidade vocal. A fonoterapia pós-operatória é de grande valia. A reabilitação com procedimentos invasivos, como injeções e tireoplastia, pode ser necessária.

Os passos cirúrgicos da cordectomia tipo III são:

A) Passos cirúrgicos de 1-3 conforme descrito na técnica de cordectomia tipo I;
B) As pregas vestibulares podem ser ressecadas, sem prejuízo funcional tardio, para obter melhor exposição do tumor;
C) A ressecção em múltiplos fragmentos, facilita a remoção completa do tumor e favorece maior controle de margens;
D) Hemostasia do músculo vocal com cautérios (monopolar, bipolar ou aspirador-cautério);
E) Mapear a peça cirúrgica para exame histopatológico;
F) Inspeção final com óticas de 0° e 45°.

Cordectomia Tipo IV

As cordectomias do tipo IV são utilizadas quando há necessidade de estender a ressecção para incluir a lâmina própria, ligamento vocal e o músculo vocal (chegando ou incluindo o pericôndrio interno da cartilagem tireoide) (Fig. 47-4 e Vídeo 47-2).

Sangramentos profusos podem ocorrer e, além dos instrumentos habituais, a disponibilidade de eletrocautério, bipolar e clipadora de laringe é recomendável.

A perda volumétrica ainda maior de tecidos resulta em voz soprosa no pós-operatório imediato. A fonoterapia é importante e pode propiciar boa qualidade vocal a longo prazo. A fibrose pode ocorrer e prejudica a qualidade vocal. Por vezes o defeito anatômico precisa ser corrigido. Os métodos de reconstituição do fechamento glótico não devem interferir no seguimento oncológico.

Os passos cirúrgicos da cordectomia tipo IV são semelhantes ao da cordectomia tipo III, acrescidos de ressecção completa do músculo vocal, até atingir a face interna da cartilagem tireoide. O pericôndrio interno poderá ou não ser ressecado.

Mapeamento das Margens Cirúrgicas

O controle das margens cirúrgicas é essencial para a erradicação da doença. As peças cirúrgicas oriundas das cordectomias endoscópicas, assim como os fragmentos extraídos para margens adicionais, são pequenos. Se não estiverem claramente identificados, o exame histopatológico não poderá fornecer informações confiáveis.

A marcação de margens nas peças cirúrgicas ressecadas é feita com tinta nanquim de cores diversas. A tinta é aplicada na superfície de interesse e fixada com ácido acético. As margens cirúrgicas também podem ser avaliadas no paciente, quando factível, mediante a exérese de fragmentos adicionais nas regiões de interesse.

Neste método, a peça cirúrgica é fixada sobre cartão e orientada por desenho esquemático das pregas vocais, que possibilita a correta localização topográfica pelo patologista: anterior; posterior; lateral; medial; superior e inferior (Fig. 47-5).

COMPLICAÇÕES E CUIDADOS PÓS-OPERATÓRIOS

Complicações Intraoperatórias

As cordectomias endoscópicas apresentam complicações únicas e que exigem prevenção específica.

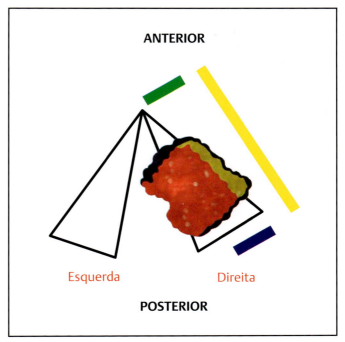

Fig. 47-5. Peça cirúrgica de cordectomia endoscópica. A peça encontra-se afixada em cartão com esquema representando a glote. A margem anterior da peça está corada com tinta verde. A margem lateral está corada em amarelo. A margem posterior está corada em azul. A margem profunda, não visível na imagem, está em contato com o cartão e também foi marcada.

A complicação menor é a avulsão de dentes, laceração de lábios e língua durante a laringoscopia direta. O cuidado com a inserção do laringoscópio previne essas complicações. Em cirurgias mais longas, a isquemia compressiva da língua causa alterações sensoriais, que podem ser reduzidas afrouxando o sistema de suspensão para irrigação sanguínea da língua. O uso de protetores dentários é indicado, mas protegem contra lesões menores, não prevenindo a fratura de dentes.

Em pacientes idosos ou com alterações ortopédicas, deve-se ter cuidado com a hiperextensão cervical durante a laringoscopia direta.

As complicações maiores podem oferecer risco à vida do paciente e exigem precaução constante de toda equipe. Antes da indução anestésica é importante que o cirurgião compartilhe a imagem da laringe e oriente a equipe anestésica em relação a intubação orotraqueal. Pacientes com tumores grandes podem apresentar obstrução respiratória na indução anestésica e, se a intubação não for possível, o cirurgião deve estar preparado para acessar a via aérea externamente.

A laringe é um órgão ricamente inervado, e a estimulação causada pela introdução do laringoscópio pode causar bradicardia, assistolia e parada cardiorrespiratória. O uso de adrenalina tópica como agente hemostático pode desencadear hipertensão arterial sistêmica, arritmias e eventos isquêmicos, especialmente em idosos.

Dentre as complicações cirúrgicas mais temidas está a hemorragia de difícil controle, essa situação pode ocorrer principalmente nas cordectomias maiores e nos tumores supraglóticos. As estratégias para mitigar esse risco foram discutidas nos tópicos Vascularização arterial e Instrumentais de hemostasia acima.

O uso de *lasers* e de cautérios elétricos impõe riscos adicionais, que devem ser controlados. A alta temperatura atingida no local-alvo desses instrumentos pode gerar combustão do oxigênio na via aérea. Essa complicação pode ser catastrófica. Os tubos orotraqueais atuais são feitos de material plástico e estão sujeitos a pegar fogo caso submetidos a altas temperaturas. Essas graves complicações podem ser prevenidas com o treinamento extensivo do cirurgião no uso desses equipamentos. A fração de oxigênio no ar ofertado ao paciente deve ser mantida abaixo de 30%. O uso de tubos específicos para cirurgia de *laser* ou o uso de proteção no tubo e balonete ajudam a evitar acidentes. O uso de cotonoides molhados na região subglótica é recomendável nas cirurgias com *laser*. No caso de combustão da via aérea, a oferta de oxigênio deve ser imediatamente interrompida e o tubo orotraqueal deverá ser rapidamente removido.

No momento da extubação, alguns pacientes podem apresentar laringoespasmo que, em geral, respondem bem a medidas clínicas. Em casos mais intensos e persistentes pode ser necessária nova intubação ou traqueostomia.

Complicações Pós-Operatórias

Os sangramentos podem ocorrer no pós-operatório. O paciente deverá ser prontamente atendido. As estratégias para controle de sangramentos já foram discutidas em outras seções.

Dentre as complicações tardias, as alterações vocais e de deglutição são as mais relatadas. A disfagia, assim como a disfonia, pode ser transitória ou definitiva e tem correlação com a extensão da ressecção endoscópica, necessidade de reconstruções e/ou retalhos e com fatores cicatriciais inerentes ao paciente. A aspiração laringotraqueal é mais comum nas ressecções supraglóticas associadas.

Nas ressecções endoscópicas tipo II a IV a fibrose tecidual com possibilidade de redução de mobilidade de prega vocal ou amplas perdas teciduais podem resultar em alterações vocais severas. Nas cordectomias tipo Va, a sinéquia de comissura anterior e formação de granulomas, principalmente quando ocorre exposição da cartilagem deve ser acompanhada e tratada, para evitar resultados vocais desagradáveis.

Cuidados Pós-Operatórios

Habitualmente, os pacientes submetidos a ressecção transoral de cânceres laríngeos recebem alta hospitalar em até 24 horas. Recomenda-se repouso vocal absoluto por 5 dias. A alimentação é pastosa e fria no primeiro dia e posteriormente conforme a aceitação do paciente, sem utilização de sonda nasoenteral de rotina. Em pacientes idosos, com ressecções extensas ou tumores supraglóticos, o risco de aspiração é mais elevado. Nessas condições, em casos selecionados, optamos por alimentação via sonda nasoenteral. Essa decisão pode ser tomada na sala cirúrgica ou após realização de videoendoscopia da deglutição precocemente. O primeiro retorno ambulatorial acontece entre o 5º e o 10º dia de pós-operatório.

A dor pós-operatória não é comum e os analgésicos sob demanda. Utilizamos antibióticos nos casos de exposição de pericôndrio e/ou cartilagem ou de comorbidades sistêmicas com controle ruim, como diabetes *melitus*.

O seguimento é feito de maneira individualizada, de acordo com características do tumor e do paciente. Em linhas gerais, a endoscopia laríngea ambulatorial é mensal no 1º semestre, bimestral no 2º semestre e trimestral a partir disso até o 5º ano. Os exames radiológicos são solicitados no seguimento de T2 glóticos e tumores supraglóticos nos 1º e 2º anos de seguimento. Contudo, a laringoscopia indireta parece ter maior sensibilidade para detectar recidivas locais iniciais.

REFERÊNCIAS BIBLIOGRÁFICAS

1. Ambrosch P, Gonzalez-Donate M, Fazel A, et al. Transoral laser microsurgery for supraglotic cancer. Front Oncol 2018;9(8):158.
2. Piazza C, Paderno A, Del Bon F, et al. Long-term oncologic outcomes of 1188 tis-T2 glottic cancers treated by transoral laser microsurgery. Otorrinolaringol Head Neck Surg. 2021;5:0194599820983727.
3. Piazza C, Paderno A, Grazioli P, et al. Laryngeal exposure and margin status in glottic cancer treated by transoral laser microsurgery. The Laryngoscope. 2018;128(5):1146-51.
4. Ding Y, Wang B. Efficacy of laser surgery *versus* radiotherapy for treatment of glottic carcinoma: a systematic review and meta-analysis. Lasers Medical Sci. 2019;34(5):847-54.
5. Perotti P, Ferrari M, Montalto N, et al. Anatomical cadaver study of endolaryngeal vascularization: focus on the glottis, supraglottis, and subglottis from the transoral microsurgical point of view. Front Oncol. 2018;8:138.
6. Remacle M, Van Haverbeke C, Eckel H, et al. Proposal for revision of the European Laryngological Society classification of endoscopic cordectomies. Eur Archo Oto-Rhinolaryngol. 2007;264(5):499-504.
7. Fiz I, Koelmel JC, Sittel C. Nature and role of surgical margins in transoral laser microsurgery for early and intermediate glottic cancer. Current Opinion Otolaryngol Head Neck Surg 2018;26(2):78-83.
8. Fiz I, Mazzola F, Fiz F, et al. Impact of close and positive margins in transoral laser microsurgery for Tis–T2 glottic cancer. Front Oncol. 2017;16(7):245.
9. Incandela F, Paderno A, Missale F, et al. Glottic exposure for transoral laser microsurgery: proposal of a mini-version of the Laryngoscore. Laryngoscope. 2019;129(7):1617-22.
10. Mora F, Carta F, Missale F, et al. Laryngeal Mid-Cord Erythroleukoplakias: How to Modulate the Transoral CO_2 Laser Excisional Biopsy. *Cancers*. 2020;12(8):2165.

Parte IV   Otorrinolaringologia Pediátrica

ADENOIDECTOMIA

Ricardo Neves Godinho • Vinicius Ribas Fonseca • Maria Beatriz Rotta Pereira

INTRODUÇÃO

A adenoidectomia está entre as cirurgias mais realizadas na atualidade. Quando propriamente indicada, promove inquestionável melhora na qualidade de vida das crianças com quadros obstrutivos, principalmente na síndrome do respirador oral e em casos de síndrome da apneia obstrutiva do sono. Otite média com efusão crônica, otite média aguda e sinusites recorrentes também podem se beneficiar da adenoidectomia.

ANATOMIA APLICADA DA ADENOIDE E DA NASOFARINGE

O anel linfático de Waldeyer é um sistema formado pela aglomeração do tecido linfoide existente na faringe e na base da língua. Ele é composto pelas tonsilas faríngea (adenoide), palatina (amígdala) e lingual e representa um órgão imunologicamente competente que produz imunoglobulinas IgA, IgG, IgM, IgE e IgD (Fig. 48-1).[1-2]

A adenoide se aloja na parede posterossuperior da nasofaringe, entre o tórus das tubas auditivas, no nível do esfenoide e do osso occipital. A fáscia faringobasilar continua na profundidade da tonsila faríngea e se fixa ao músculo constritor superior da faringe. Diferentemente da tonsila palatina, essa estrutura não possui cápsula e tem um maior número de pregas e fendas do que de criptas (Figs. 48-1 e 48-2).[1-4]

O suprimento arterial da adenoide é feito pela artéria faríngea ascendente, com contribuição de ramos da artéria palatina ascendente, ramo tonsilar da artéria facial, ramo faríngeo da artéria maxilar interna e ramos da artéria do canal pterigoide.

A região extracraniana da artéria carótida interna (ACI), geralmente ascende perpendicularmente até a base do crânio, separada pela veia jugular interna. Variações do curso da ACI não são raras: 5% da população em geral possuem aberrações distintas, possivelmente por um desenvolvimento congênito aberrante mais do que uma mudança no padrão da parede vascular. Enquanto a distância normal entre a parede posterior da parede da orofaringe e ACI é em torno de 2,5 cm nos adultos, variações nesta porção podem reduzir esta distância para 1 mm.

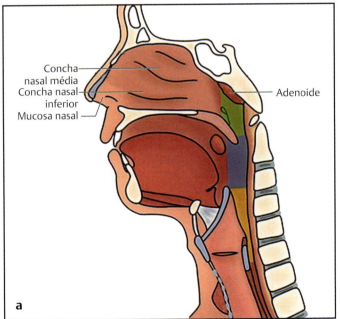

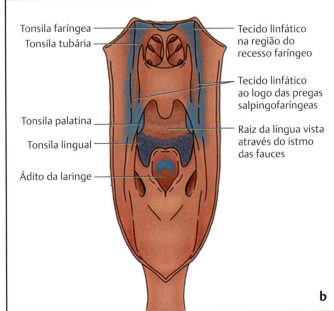

Fig. 48-1. (**a**) Anatomia do nariz, da faringe, da boca e da laringe. (**b**) Anel de Waldeyer. (Fonte: Arquivo pessoal dos autores.)

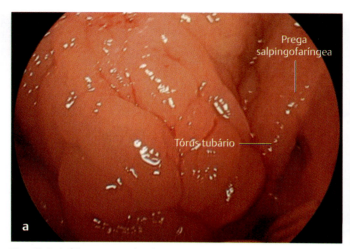 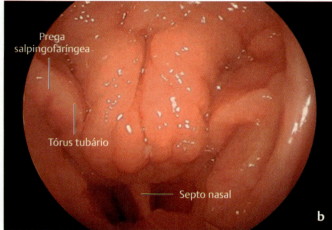

Fig. 48-2. (a,b) Anatomia da adenoide – lóbulos e fendas – visão cirúrgica. (Fonte: Arquivo pessoal dos autores.)

Nas crianças esta distância depende do peso e da idade do paciente. Achados nos pacientes com síndrome velocardiofacial podem demonstrar uma superficialização e medialização deste vaso. A apresentação desta variação anatômica costuma ser intraoperatória, o que salienta a necessidade de inspeção cuidadosa da área cirúrgica antes do início da adenoidectomia.[4-5]

A drenagem venosa ocorre para plexo faríngeo externo, para as veias paratonsilares e eventualmente para as veias facial e jugular interna. A drenagem linfática ocorre para os linfonodos retrofaríngeos e faringomaxilares.[4-5]

AVALIAÇÃO DIAGNÓSTICA

O diagnóstico da síndrome do respirador oral (SRO) está baseado em história clínica positiva para obstrução nasal crônica, respiração oral de suplência associada a sintomas e sinais de alterações fonoarticulatórias, assim como deformidades dentofaciais e posturais. As desordens respiratórias do sono (DRS) variam desde o ronco simples até a síndrome da apneia obstrutiva do sono (SAOS). Problemas comportamentais e do aprendizado, alterações endocrinológicas e nutricionais devem ser avaliadas como possíveis manifestações clínicas da SRO. Em casos mais graves, podem-se observar alterações cardiopulmonares (*cor pulmonale*). A anamnese cuidadosa e o exame físico e endoscópico podem revelar as causas da SRO. A hiperplasia das conchas nasais devido a rinite alérgica e hiperplasia adenoideana apresentam-se como as principais causas de obstrução crônica do nariz na infância.[1,6-8]

Propedêutica Complementar

Videonasofaringofibroscopia

No diagnóstico da hiperplasia adenoideana, a endoscopia flexível da nasofaringe é considerada o padrão-ouro. Esse exame avalia com precisão a função velofaríngea, o volume das conchas nasais e da adenoide, bem como o grau do desvio septal e outras alterações. A criança poderá ser submetida à nasofibroscopia, com progressão do endoscópio até a hipofaringe, avaliando, assim, as características e o volume do tecido adenoideano em relação às coanas e à nasofaringe. Com a endoscopia, pode-se fazer uma avaliação dinâmica da via aérea e o resultado desse exame é mais bem relacionado com a gravidade dos sintomas do que o do estudo radiológico do *cavum*. A realização da endoscopia pré-operatória significa mais segurança para a criança e para o médico assistente.

Quando se usa a videonasofaringofibroscopia para avaliação, a hiperplasia da adenoide pode ser classificada em quatro graus, relacionados com a existência ou não de contato entre a adenoide e as estruturas vizinhas (Fig. 48-3).

A Classificação da hipertrofia adenoideana segundo Wormald e Prescott utilizando a videonasofaringofibroscopia, mais simples, pode ser utilizada apenas com a observação endoscópica da abertura coanal a partir da fossa nasal (Quadro 48-1).[9]

A realização da nasofibroscopia, com provas de função fonatória, pode esclarecer a presença de fenda submucosa, ou falta de vedamento velofaríngeo, sobretudo naquelas crianças com fissura labiopalatina, em casos de úvula bífida ou de hipernasalidade. Protocolos criteriosos definem situações de insuficiência ou incompetência velofaríngea e as imagens endoscópicas dos diferentes padrões de fechamento são fundamentais para a programação cirúrgica em casos de remoção parcial do tecido adenoideano, associadas ou não as faringopalatoplastias, preservando o tecido linfoide que favoreça a adequada função do esfíncter velofaríngeo.

A propedêutica complementar também pode incluir a sonoendoscopia para a avaliação do mecanismo de obstrução e para o adequado planejamento terapêutico de crianças sindrômicas, com paralisia cerebral, com deformidades craniofaciais (associadas à estenose do *cavum*), obesas e que mantêm apneia residual após adenotonsilectomia.

Estudo Radiológico do Cavum

O método de diagnóstico para avaliação do tamanho da adenoide a partir da radiologia convencional consiste na radiografia do *cavum*. Leva-se em consideração a projeção das partes moles, moldando a coluna aérea. A avaliação radiográfica do tecido adenoideano, entretanto, não tem sensibilidade adequada para a análise criteriosa do grau de obstrução e não descarta tecidos com características diferentes da adenoide na região da nasofaringe.

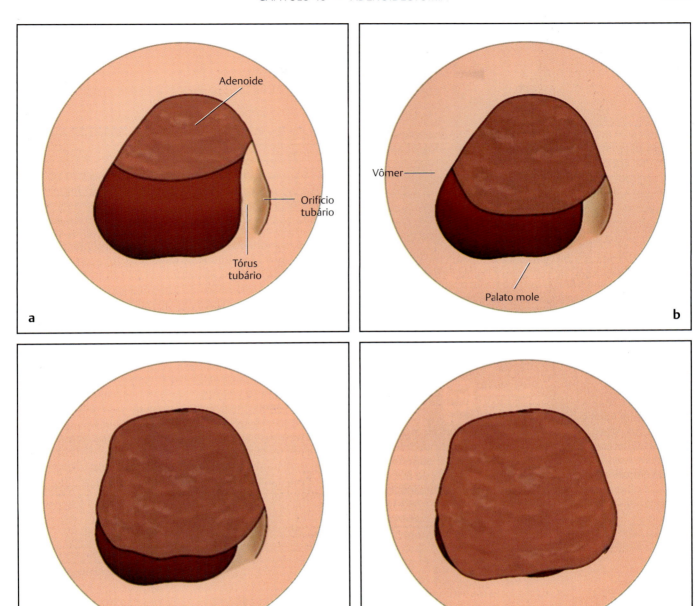

Fig. 48-3. Classificação da hipertrofia adenoideana sugerida por Sanjay et al. (**a**) Grau I, nenhum contato (situação fisiológica normal). (**b**) Grau II contato com o tórus tubário. (**c**) Grau III contato com o tórus tubário e o vômer. (**d**) Grau IV contato com o palato mole.[4]

Quadro 48-1. Escala de três graus de obstrução da via aérea superior (utilizando a videonasofaringofibroscopia)[11]

Obstrução	Tecido Adenoideano
Grau 1	< 1/3 da coana obstruída
Grau 2	1/3 a 2/3 da coana obstruída
Grau 3	> 2/3 da coana obstruída

O posicionamento inadequado da cabeça durante o exame, assim como a contração do palato durante o choro, pode causar um viés de interpretação do exame, simulando quadros obstrutivos mais graves da coluna aérea. A radiografia de *cavum* pode, entretanto, ser utilizada para triagem (Fig. 48-4).

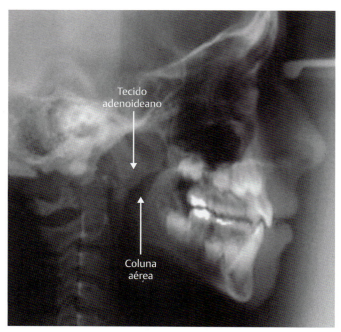

Fig. 48-4. Radiografia do *cavum* evidenciando a projeção de tecido de partes moles com redução importante da coluna aérea. (Fonte: Arquivo pessoal dos autores.)

Polissonografia e Qualidade de Vida

A Academia Americana de Pediatria recomenda a polissonografia (PSG) noturna em laboratório como exame padrão-ouro para o diagnóstico da síndrome da apneia obstrutiva do sono (SAOS) em crianças com manifestações clínicas de distúrbio respiratório do sono (DRS). Entretanto, as dificuldades associadas ao custo e à realização em crianças fazem deste um método de avaliação pouco utilizado na prática pediátrica.[10] A polissonografia tem indicação absoluta nas seguintes situações clínicas de SAOS:

- Idade menor de 2 anos;
- Obesidade;
- Síndrome de Down;
- Malformação craniofacial;
- Distúrbios neuromusculares;
- Anemia falciforme;
- Mucopolissacaridose.

O questionário mais utilizado para DRS no Brasil é o OSA-18 (*Quality of Life Survey – Evalution of Sleep-Disordered Breathing*), um instrumento de medida da qualidade de vida para crianças com DRS. Consiste em 18 itens agrupados em cinco domínios, e que são pontuados em uma escala ordinal de sete pontos. Os escores totais do OSA-18 são categorizados em três grupos conforme o impacto na qualidade de vida das crianças: pequeno (< 60), moderado (entre 60 e 80) e grande (> 80).[11]

ADENOIDECTOMIA

As opções de tratamento devem ser individualizadas e aquelas crianças com comprometimento da saúde e da qualidade de vida que não apresentam significativa melhora com modificação dos hábitos, com os tratamentos clínicos ou de outros profissionais da área da saúde podem se beneficiar da cirurgia da adenoide (Quadro 48-2).[10,11]

Segundo o DataSUS, em 2019 foram realizadas 37.539 cirurgias de adenoide, sendo 30.665, incluindo a amigdalectomia, pelo Sistema Único de Saúde do Brasil (SUS). A população do Brasil no ano de 2019 era de 210 milhões de habitantes, sendo que 21,10% de jovens até 14 anos.

Enquete realizada pela *I*nteramerican Association of Pediatric Otorhinolaryngology (IAPO) em setembro de 2020 envolveu otorrinolaringologistas com interesse especial em otorrinolaringologia pediátrica. Foram selecionados dois grupos dentro do aplicativo de mensagens *Whatsapp*, um que congrega otorrinolaringologistas brasileiros e outro de otorrinos de língua espanhola, além da lista de e-mail de associados da IAPO. Foram obtidas respostas de 653 otorrinolaringologistas do Brasil e 353 da América Latina (Quadro 48-3).

Quadro 48-2. Indicações da adenoidectomia

Indicações absolutas da adenoidectomia
Apneia obstrutiva do sono
Indicações relativas da adenoidectomia
Síndrome do respirador oral
Problemas osteodentários associados a respiração oral
Enurese noturna
Otite média aguda recorrente, otite média com efusão crônica
Rinossinusite recorrente, rinossinusite crônica

Quadro 48-3. Técnicas de adenoidectomia realizadas por otorrinolaringologistas brasileiros e de língua espanhola

Técnica de adenoidectomia	Brasileiros (653)	Latinos (353)
Curetagem tradicional com controle digital (exclusivamente)	(299) – 45,79%	(102) – 28,90%
Curetagem tradicional sob visão indireta com espelho (exclusivamente)	(25) – 3,83%	(27) – 7,65%
Curetagem tradicional sob visão endoscópica (exclusivamente)	(15) – 2,30%	(31) – 8,78%
Uso da alta frequência (*coblation*) sob controle endoscópico (exclusivamente)	(14) – 2,14%	(15) – 4,25%
Uso de microdebridador sob controle endoscópico (exclusivamente)	(18) – 2,76%	(6) – 1,70%
Outras técnicas OU mais de uma técnica	(282) – 43,18%	(172) – 48,72%

Fonte: Interamerican Association of Pediatric Otorhinolaryngology (IAPO).

Técnicas Cirúrgicas

Adenoidectomia por Curetagem

A técnica de adenoidectomia "a frio" é a mais tradicional e consiste na curetagem da vegetação adenoideana utilizando cureta de Beckman ou de Shambaugh ou adenótomo de La Force. Os pacientes são operados sob anestesia geral e intubação orotraqueal, colocados em decúbito dorsal, com leve extensão da cabeça e usa-se o abridor de boca. Explora-se em primeiro lugar, por palpação, o palato duro à procura de indícios de fenda submucosa. Em seguida, avalia-se a nasofaringe, quer seja digitalmente, com o espelho de Garcia ou endoscópio acompanhado da retração do palato. Deve ser observada a pulsação da parede posterior da oro ou da nasofaringe na tentativa de identificar a superficialização ou a trajetória aberrante da porção extracraniana da carótida interna.

A adenoide é removida, mantendo-se a cureta na linha média de modo a proteger os tórus tubários, realizando-se movimentos suaves, mas eficazes, desde o bordo posterior do septo até o limite inferior da adenoide (Fig. 48-5). A hemostasia é feita habitualmente com tamponamento de gaze durante alguns minutos ou, se necessário, utilizando um cautério aspirador angulado ou pinça bipolar com pontas anguladas e não muito finas, sob observação direta ou com uso do espelho de Garcia ou endoscópio, após retração do palato móvel, realizada por instrumento ou por sonda colocada pelo nariz.

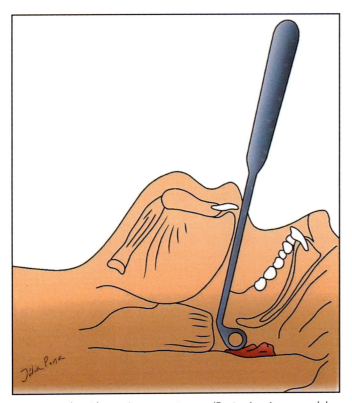

Fig. 48-5. Adenoidectomia por curetagem. (Fonte: Arquivo pessoal dos autores.)

Técnicas Videoendoscópicas de Adenoidectomia

Novas técnicas operatórias para adenoidectomia, com o auxílio de endoscópios, estão sendo executadas com mais frequência entre os otorrinolaringologistas. O uso de novos equipamentos (Coblator® e microdebridador) favoreceu o desenvolvimento dessas técnicas. O endoscópio rígido, preferencialmente de 450 ou 700 posicionado através da boca ou endoscópio de 00 ou 300 ou 450 através da cavidade nasal, permite a remoção mais criteriosa da adenoide.

O uso de endoscópios rígidos (introduzidos por fossa nasal ou orofaringe) com controle visual direto da adenoidectomia permite adequada visualização e, simultaneamente, remoção completa ou parcial da adenoide, reduzindo a probabilidade de lesar a tuba auditiva e a musculatura faríngea ou agravar a insuficiência velofaríngea prévia. A ablação acompanhada de hemostasia pode ser controlada de forma mais eficaz por visualização mais adequada de todo o campo cirúrgico e pela facilidade de localização do ponto hemorrágico. Evita-se lesão de estruturas vasculares aberrantes e consegue-se a documentação de todo o procedimento cirúrgico.

Apesar de suas vantagens, a técnica por via endoscópica requer a utilização de *set* de endoscopia, mais tempo na preparação do sítio cirúrgico e mais tempo operatório durante a curva de aprendizagem. Isso é interpretado por alguns otorrinolaringologistas como as principais desvantagens dessa técnica.

Adenoidectomia Videoendoscópica

Utilização do Coblator®

A radiofrequência com corrente elétrica bipolar produz um campo de plasma com partículas altamente ionizadas que rompem as conexões de tecido, promovendo a ablação do tecido linfoide e, simultaneamente, a sua hemostasia. Caracteriza-se pela remoção guiada por visão endoscópica, com remoção mais completa do tecido adenoideano peritubário e intranasal, com significativa redução do sangramento intraoperatório e menos dor pós-operatória. Pode ser utilizada para a realização das adenoidectomias parcial ou superior, sobretudo em crianças com disfunção velofaríngea ou com anatomia peculiar do *cavum* (Fig. 48-6).

O abridor de boca tipo Davis oferece maior amplitude de movimentos para a ponteira do Coblator® e o uso de lâminas com sulco central, associada ao tubo orotraqueal aramado, acompanhado da retração do palato mole oferecem adequado campo cirúrgico.

A utilização da ponteira de radiofrequência, com aspecto semelhante aos cautérios aspiradores (com pequenas variações de acordo com os fabricantes), deve ser feita em movimentos de "pinceladas" na superfície do tecido linfoide com o intuito de não obstruir a ponteira conectada ao aspirador e irrigador de solução salina resfriada para a formação do plasma. A ablação do tecido costuma ocorrer com discreto sangramento, mas a função coagulação pode ser utilizada em caso de sangramentos mais volumosos. Importante observar a menor profundidade do tecido adenoideno mais caudal, evitando-se a ablação de tecidos relacionados com o esfíncter faríngeo superior.

Considerando a importância da remoção do biofilme e para reduzir as chances de novo crescimento adenoideano, a ablação do tecido linfoide pode ser realizada de maneira mais

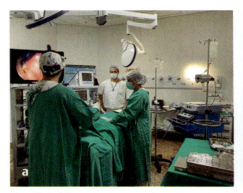
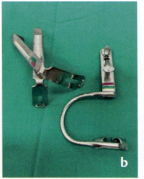
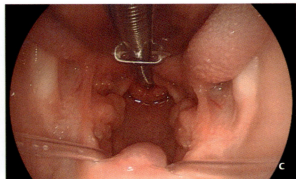

Fig. 48-6. (**a**) Posicionamento dos equipamentos e da equipe médica, com o cirurgião posicionado na cabeceira do paciente. (**b**) Abridor de boca tipo Davis e lâminas com sulco central. (**c**) Campo cirúrgico com retração do palato mole. (Fonte: Arquivo pessoal dos autores.)

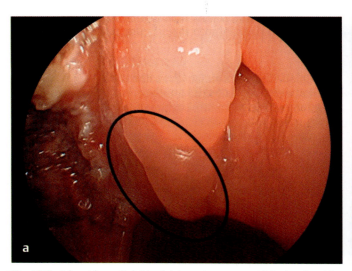
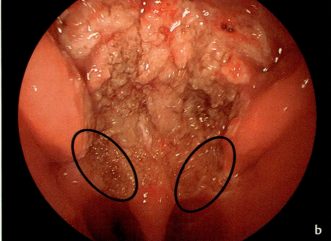

Fig. 48-7. Adenoide peritubária. (**a**) Aspecto peroperatório da adenoide peritubária. (**b**) Aspecto da nasofaringe, com remoção completa da adenoide peritubária, após adenoidectomia por via endoscópica com o auxílio do *Coblator®*. (Fonte: Arquivo pessoal dos autores.)

completa em regiões menos acessíveis à curetagem tradicional, tais como o recesso faríngeo, ao redor do tórus tubário e a adenoide intranasal (Fig. 48-7)

Uso de Microdebridador

A adenoidectomia por videoendoscopia e com o microdebridor (*shaver*) utiliza visualização indireta com uso de endoscópio do tecido adenoideano e debridação acompanhada de aspiração com uso de ponteira de *shaver*. A visualização com endoscópio e o acesso do *shaver* pode ser transnasal ou transoral. Indica-se o uso de óticas de 0° ou 30°, para visualização por acesso nasal e de 45° ou 70° para visualização por acesso oral. Em situações especiais, pode ser usado o espelho de Garcia.

Paciente sob anestesia geral, intubação orotraqueal, em decúbito dorsal, leve dorso flexão do pescoço. Utiliza-se vasoconstritor nasal infantil para diminuição do volume das conchas nasais. O cirurgião pode estar de pé ao lado do paciente, o auxiliar em posição contralateral ao lado do equipamento de videoendoscopia. É passada uma sonda de aspiração número 6 ou 8 na cavidade contralateral que será utilizada para o acesso ao endoscópio para que se possa elevar o palato. É introduzido pela cavidade nasal um endoscópio de 30° graus voltado para baixo, visualizando a adenoide e as estruturas anatômicas: arco da coana, septo posterior, parede posterior da faringe, recesso faríngeo e tórus tubário (Fig. 48-8a). É colocada a ponteira de microdebridador (infantil, angulada em 45°) por via transoral e visualizada a sua ponta pelo endoscópio (Fig. 48-8b). É recomendada uma utilização de rotação de 3.000 rpm para o uso do microdebridador e aspiração contínua. A debridação do tecido adenoideano deve iniciar do centro para lateral e de trás para frente, em movimentos gentis e rápidos, sempre com a visualização das estruturas fixas ao redor para não haver lesão das adjacências. A continuidade das paredes posterior e inferior da faringe serve como limite e fronteira para o término da dissecção (Fig. 48-8c). Após a ressecção do tecido adenoideano central, inicia-se a remoção do tecido linfoide peritubário e os movimentos devem ser mais delicados e superficiais nesta região para evitar a lesão da vascular e da cartilagem do tórus tubário. A cirurgia continua através da introdução do endoscópio na cavidade contralateral.

A hemostasia pode ser compressiva com uso de tampão convencional ou auxiliado por diatermia com uso de cautério monopolar ou bipolar em baixa intensidade.

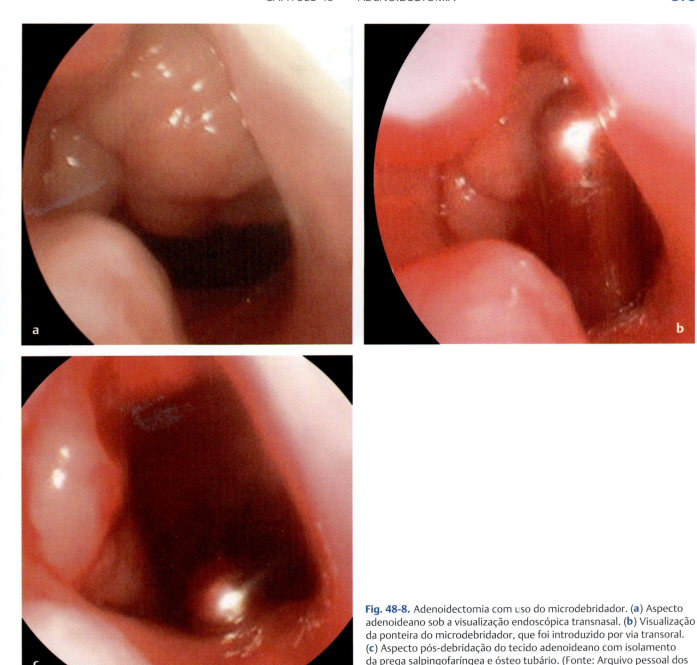

Fig. 48-8. Adenoidectomia com uso do microdebridador. (a) Aspecto adenoideano sob a visualização endoscópica transnasal. (b) Visualização da ponteira do microdebridador, que foi introduzido por via transoral. (c) Aspecto pós-debridação do tecido adenoideano com isolamento da prega salpingofaríngea e ósteo tubário. (Fonte: Arquivo pessoal dos autores.)

COMPLICAÇÕES

A hemorragia per ou pós-operatória, lesão do tórus tubário com repercussões otológicas, insuficiência velofaríngea e estenose da nasofaringe são complicações para as quais o cirurgião deve estar atento e preparado para evitar ou tratar.

A hemorragia pós-operatória primária ou precoce pode acontecer nas primeiras 24 horas após o procedimento cirúrgico. Sua incidência é de 0,5% a 1%. Essa forma de hemorragia é, quase sempre, causada por restos adenoideanos ou por lesão da mucosa faríngea. O tratamento deve ser realizado no bloco cirúrgico, sob anestesia geral e intubação orotraqueal. É importante identificar a causa e o local do sangramento, preferencialmente com endoscópio ou espelho de Garcia, acompanhado de retração do palato mole. A hemostasia poderá ser realizada com aspirador cautério ou pinça hemostática. Existem produtos hemostáticos, tais como Spongostan®, Surgicel® ou Flooseal® que podem ser usados para ajudar no controle da hemorragia. Caso o sangramento persista, deverá ser feito tamponamento anteroposterior, devendo-se suspeitar de coagulopatia até então não diagnosticada, como, por exemplo, doença de Von Willebrand.

A hemorragia secundária ou tardia, acontece após 24 horas do procedimento, não é comum e deverá ser sempre suspeitada quando ocorrerem epistaxe ou vômitos sanguinolentos. Da mesma forma que a hemorragia primária, a hemorragia secundária deve ser conduzida com muita cautela, com observação atenta do paciente, por vezes internação para se quantificar o volume do sangramento, acompanhar o estado geral do paciente (hidratação, oximetria e atenção) e se necessário reintervenção cirúrgica. É mais frequente o sangramento secundário estar relacionado com coagulopatias e problemas hematológicos.

A estenose da nasofaringe também é rara e se caracteriza por um estreitamento ou obliteração significativa da passagem normal entre a oro e a nasofaringe. Está diretamente relacionada com agressividade da lesão da mucosa e uso inadvertido da cauterização, levando à cicatrização circunferencial. Os pacientes apresentam dificuldade para respirar pelo nariz, voz hiponasal e disfagia. Anosmia, rinorreia crônica e apneia obstrutiva do sono também podem ocorrer se a estenose for grave.

Insuficiência velofaríngea é uma complicação conhecida, mas pouco frequente da adenoidectomia que acontece 1 vez a cada 1.200 procedimentos. Caracteriza-se por fala hipernasal, emissão de ar pelo nariz e até regurgitação nasal de líquidos em casos mais graves. Geralmente acontece devido a uma fenda palatina submucosa pré-existente não diagnosticada. O palato, que já não exercia adequadamente sua função, deixa de ter a capacidade de atingir o fechamento nasofaríngeo após a remoção do tecido adenoideano. A incompetência velofaríngea é, frequentemente, transitória e resolve-se em poucas semanas após a cirurgia em crianças sem fenda submucosa. A rinolalia aberta deverá ter inicialmente tratamento conservador e, se necessário, com fonoterapia, lembrando que é mais frequente em crianças com fenda submucosa ou fissura de palato. Se persistir ao fim de alguns meses interferindo na inteligibilidade da fala e na alimentação, deverá ser considerada a hipótese de recorrer-se à faringopalatoplastia. Existem técnicas que alongam o palato mole ou aproximam a parede posterior da faringe ao palato, promovendo o seu fechamento durante a fonação e a alimentação.[12-14]

Disfunção da articulação temporomandibular poderá ocorrer de forma transitória, em virtude de posicionamento incorreto do paciente ou da utilização inadequada de suporte para sustentação do abridor de boca durante a adenoidectomia.[12-14]

Novo crescimento da adenoide com recorrência dos sintomas, em decorrência da remoção incompleta ou da reorganização do tecido linfoide, pode raramente ocorrer com o emprego das técnicas mais tradicionais, como a curetagem sem visualização da nasofaringe. Estima-se em 0,5% a 11% a incidência de nova adenoidectomia devido a sintomas nasais ou otológicos que retornaram após uma adenoidectomia inicial. A idade menor ou igual a 3 anos foi o fator principal de recidiva e necessidade de uma segunda adenoidectomia.[13,14]

A síndrome de Grisel, subluxação da articulação atlantoaxial não traumática, é relatada em procedimentos otorrinolaringológicos principalmente em pacientes com síndrome de Down e nos procedimentos de adenotonsilectomia, em que se procede a dorsoflexão da cabeça. A subluxação pode levar a compressão espinhal e espasmo muscular. Ocorre mais frequentemente em pacientes com síndrome de Down devido a instabilidade da articulação atlantoaxial e do relaxamento dos ligamentos cervicais. Nestes pacientes não se deve realizar mobilidade cervical exacerbada, evitando a posição de Rosen.[13,14]

Outras complicações podem derivar do procedimento cirúrgico-anestésico, como trauma labial, dentário, laríngeo e da parede faríngea, assim como laringoespasmo, aspiração, arritmia cardíaca e edema pulmonar. Complicações pós-operatórias transitórias também incluem náusea, vômitos, dor, desidratação e otalgia reflexa. O uso de dexametasona (0,3 a 0,5 mg/kg) no intraoperatório e analgésicos no pós-operatório podem diminuir essas intercorrências.[13,14]

AGRADECIMENTO ESPECIAL

Os autores agradecem a Dra Ana Cristina Militão Abrantes pelas contribuições científicas dedicadas ao capítulo.

REFERÊNCIAS BIBLIOGRÁFICAS

1. Godinho RN, Fortini MS, Pereira MBR. Fundamentos da Otorrinolaringologia Pediátrica. In: Neto SC, Mello Júnior JF, Martins RHG, Costa SS. Tratado de Otorrinolaringologia e Cirurgia Cervicofacial. 2. ed. São Paulo: Editora Roca Ltda. 2011;1:146-177.
2. Bergler W, Adam S, Gross HJ, et al. Age-dependent altered proportions in subpopulations of tonsillar lymphocyte. Clin Exp Immunol. 1999;116:9-18.
3. Standring S. Pharynx. Gray's Anatomy. 40th ed. Amsterdam: Elsevier Press. 2021:702-716.
4. Sanjay R, Parikh MD, Coronel M, et al. Validation of a new grading system for endoscopic examination of adenoid hypertrophy. New York Otolaryngology – Head and Neck Surgery. Nova Iorque. 2006;135:684-687.
5. Paulsen F, Tillmann B, Christofides C, et al. Curving and looping of the internal carotid artery in relation to the pharynx: frequency, embryology and clinical implications, J. Anat. 2000;197:373-381.
6. Godinho RN, Sih TM. Obstrução nasal relacionada a adenoides – Anel linfático de Waldeyer. In: Piltcher OB. Rotinas em Otorrinolaringologia. Artmed Editora. 2014:212-220.
7. Godinho RN, Abreu MM, Oliveira TM. Obstrução nasal e respiração bucal: prevenção das consequências. In: Sociedade Brasileira de Pediatria; Leone, C; Cabral, SA et al. Programa de Atualização em Terapêutica Pediátrica: Ciclo 3. Artmed Panamericana. Porto Alegre. 2016:87-112.
8. Monteiro L, Coutinho M, Amorim M, Sih T. Abordagem da obstrução nasal da criança, Editora:Circulomedico. 2021.
9. Wormald PJ, Prescott CA. Adenoids: comparison of radiological assessment methods with clinical endoscopic findings. J Laringol Otol. 1992;106:342-324.
10. Mitchell RB, Archer SM, Ishman SL, et al. Clinical practice guideline: tonsillectomy in children (Update) – Executive Summary. American Academy of Otolaryngology– Head and Neck Surgery. 2019;160(2):187-205.
11. Goldstein NA, Fatima M, Campbell TF, Rosenfeld RM. Child behavior and quality of life before and after tonsillectomy and adenoidectomy. Arch Otolaryngol Head Neck Surg. 2002;128:770-775.
12. Godinho RN, Cunha LKO, Sih TM. Crianças com diferenças faciais -Problemas do nariz, das amígdalas e adenoides: interface otorrinolaringológica. In: Jesus MSV, Di Ninno CQMS. Fissura Labiopalatina – Fundamentos para a Prática Fonoaudiológica. 1. ed. São Paulo: Roca. 2009:148-164.
13. Al-Driweesh T, Altheyab F, Alenezi M, et al. Grisel's syndrome post otolaryngology procedures: A systematic review. Int J Pediatr Otorhinolaryngol. 2020;137:110225.
14. Abras ACMA, Godinho RN, Pena JWH, Menezes VAF. Doenças crônicas da amígdala e adenoide: o respirador oral In: Garcia DPC, Coelho DL, Furtado TA. Clínica cirúrgica para graduação Parte 3 – especialidades – Otorrinolaringologia 1. ed. Belo Horizonte: Editora Universitária ciências médicas de MG. 2022:929-957.

TONSILECTOMIA PALATINA

CAPÍTULO 49

Renata Cantisani Di Francesco • Lauro João Lobo Alcântara • Elisabeth Araújo Pereira

HISTÓRIO

A exérese das tonsilas (nome derivado de "tonsa", o qual significa remo em latim) é praticado desde a antiguidade. A remoção cirúrgica das tonsilas palatinas é descrita há 3.000 anos pelo povo hindu. No primeiro século d.C., Cornelius Celsus, em Roma, descreveu a remoção romba de amígdalas inflamadas com o uso de um dedo.[1] Cornelius também descreveu que após a excisão ser realizada, as fossas deveriam ser lavadas com vinagre e pintadas com medicamento para reduzir o sangramento local.

Em 625 d.C., Paulo de Aegina descreveu um procedimento de tonsilectomia precoce.[2] Relatórios da época demonstram os avanços em ferramentas cirúrgicas. Os precursores de instrumentos especiais para amigdalectomia eram dispositivos como fios que circundavam a úvula com corte por estrangulamento. Posteriormente iniciou-se uso de instrumento do tipo guilhotina para uvulotomia. Este dispositivo foi posteriormente modificado por Physick, que em 1828 criou o tonsilótomo utilizado com sucesso em tonsilectomias nos Estados Unidos (Fig. 49-1).[3,4]

Novos instrumentos foram criados baseados no modelo do tonsilótomo de Physick. Greenfield Sluder, otorrinolaringologista de Saint Louis, publicou um trabalho em 1912, no qual afirmava ter alcançado 99,6% de sucesso em suas cirurgias através do uso da guilhotina.[3,4]

Esta técnica visava a realização da cirurgia com muita rapidez, principalmente em crianças, por conta da precariedade das técnicas anestésicas.

Devido à dificuldade de visualização adequada do campo cirúrgico, a tonsilectomia, que inicialmente era realizada por cirurgiões gerais, passou a ser domínio dos otorrinolaringologistas, que tinham acesso às técnicas de iluminação superiores.

Ao final do século XIX outros aparelhos começaram a surgir. A guilhotina de Shulder foi uma ferramenta introduzida para agilizar o procedimento. Uma abordagem mais simples era a enucleação das amígdalas com a guilhotina reversa.[1,5] Já no início do século XX o uso de fórceps e escalpos ganhou notoriedade pois se constatou que o uso destes equipamentos resultava em menos sangramentos (Fig. 49-2).[3,4]

Em nosso país, a primeira tonsilectomia foi realizada na década de 1920 por Schmidt Sarmento (cirurgião da Santa Casa de São Paulo).[6]

Nos dias atuais, devido a melhor conhecimento da fisiologia e da fisiopatologia das tonsilas, houve uma adequação sobre a indicação da cirurgia. Além disso, novas técnicas de dissecção praticamente substituíram a técnica de Sluder e possibilitam um procedimento mais seguro e com menos complicações peri e pós-operatórias.

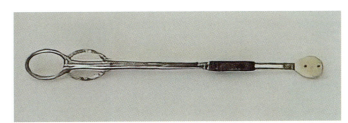

Fig. 49-1. Guilhotina de Physick.

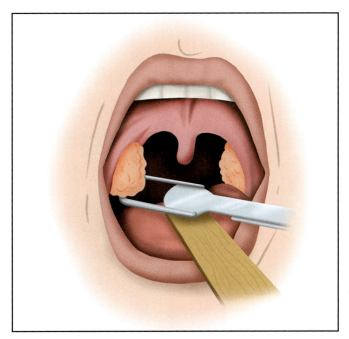

Fig. 49-2. Guilhotina de Sluder.

375

INDICAÇÕES DE TONSILECTOMIA PALATINA

Quando realizada dentro de indicações adequadas, a tonsilectomia apresenta melhora na qualidade de vida, tendo um resultado no comportamento infantil de forma inquestionável. Por outro lado, em indicações menos exigentes, deve-se considerar o risco do procedimento cirúrgico. Por isso, as indicações são bem definidas e classificadas em indicações absolutas e relativas.[7]

São designadas indicações absolutas as situações que coloquem o paciente em risco de vida ou com significativa morbidade. Já as relativas são aquelas que interferem na qualidade de vida ou com morbidade moderada.

A síndrome da apneia e hipopneia do sono é a indicação absoluta de tonsilectomia palatina. As indicações absolutas constituem disfunções crônicas, que não responderam bem à terapêutica clínica precedendo a abordagem cirúrgica.

A síndrome da apneia e hipopneia obstrutiva do sono ocorre em aproximadamente 2% da população pediátrica[1] e, geralmente tem relação com hiperplasias tonsilares (Figs. 49-3 e 49-4). Este aumento no tamanho das tonsilas acarreta alteração do processo fisiológico, desencadeando desconforto respiratório do sono,[8] resultando em irritabilidade, má qualidade no sono, atraso do desenvolvimento escolar e manifestações sistêmicas,

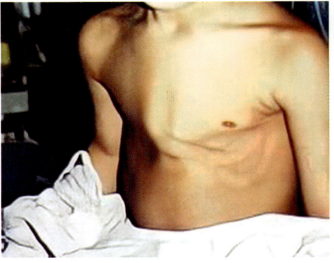

Fig. 49-5. *Pectus carinatum*.

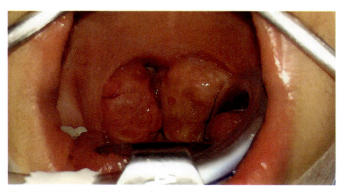

Fig. 49-3. A hipertrofia de tonsilas palatinas.

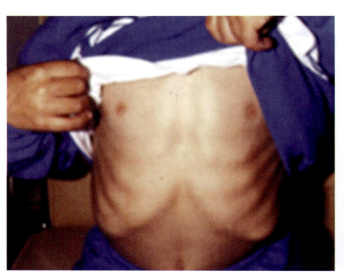

Fig. 49-6. *Pectus escavatum*.

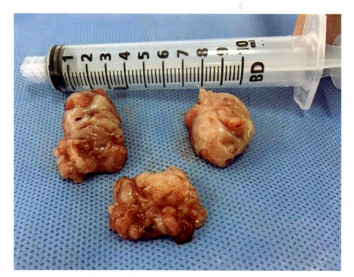

Fig. 49-4. Amígdalas e adenoide após cirurgia.

como *pectus carinatum* (Fig. 49-5), *pectus escavatum* (Fig. 49-6) e a uma hipoventilação alveolar produzindo hipoxemia e hipercapnia. Essa vasoconstrição pulmonar pode ainda desencadear comprometimento cardiocirculatório que, em casos extremos, resultará na hipertensão da artéria pulmonar, insuficiência cardíaca direita e, então, manifestar *cor pulmonale* (Figs. 49-7 e 49-8).[9] Nestes casos, a tonsilectomia esta indicada.

Dentre as indicações relativas, há controvérsias, mas quando adequadamente indicadas, apresentam impacto na melhora da condição clínica pela redução das infecções e suas complicações, citadas a seguir.[8]

Tonsilite de Repetição

Critério de Paradise[10]

- Sete ou mais episódios em 1 ano de amigdalites ou;
- Conco ou mais episódios por ano, em 2 anos consecutivos; ou
- Três ou mais episódios por ano, em 3 anos consecutivos.

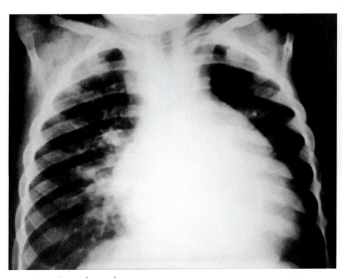

Fig. 49-7. *Cor pulmonale.*

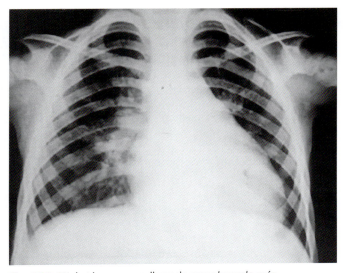

Fig. 49-8. RX de tórax com melhora da *cor pulmonale* após adenoamigdalectomia.

A quantidade de infecções que o paciente apresenta, a depender da gravidade, não invalida a necessidade da abordagem cirúrgica antes dessa indicação descrita por Paradise:

- Amigdalites associadas a doenças sistêmicas;
- Abscesso peritonsilar;
- Tonsilite crônica caseosa;
- Doença imunomediada pelo *Streptococcus pyogenes*;
- Má oclusão dental (Fig. 49-9).

TÉCNICAS DE TONSILECTOMIA

As técnicas de tonsilectomia podem ser divididas entre técnicas frias ou quentes dependendo do tipo de instrumental utilizado e intra ou extracapsulares dependendo da remoção completa ou parcial das tonsilas. Na técnica a frio, a dissecção da amígdala é realizada com instrumental de metal; já nas técnicas quentes, utilizam-se equipamentos elétricos visando controle de sangramento transoperatório.

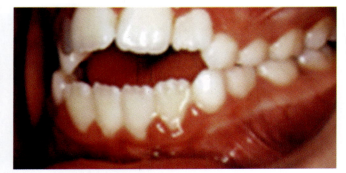

Fig. 49-9. Má oclusão dentária.

A anestesia e o posicionamento do paciente são similares independentemente da técnica a ser realizada. O paciente deve estar em posição supina com intubação traqueal. Idealmente a cabeça deve estar hiperestendida, na posição de Rose. Dessa forma, utiliza-se de coxim sob os ombros do paciente ou abaixa-se a cabeceira da mesa (Fig. 49-10). É importante lembrar que esta posição deve ser evitada em pacientes com síndrome de Down devido à possibilidade de luxação atlanto-occipital. Para manter a boca aberta, usam-se abridores de boca tais como os modelos Crowe-Davis, McIvor, or Dingman.[11]

Técnicas Extracapsulares

Técnica de Dissecção a Frio

Esta é a técnica mais comumente utilizada. A dissecção da amígdala se dá através do uso de instrumentos de metal tais como bisturi, tesouras e pinças de dissecção.

Realiza-se a:

A) Apreensão da amígdala, com incisão sobre o pilar amigdaliano anterior;
B) Dissecção da amígdala, de forma extracapsular, no limite da musculatura;
C) Retirada da amígdala. A hemostasia é feita com compressão de gaze. Pode-se utilizar uma alça fria para retirada do polo inferior.[11]

As técnicas frias podem ser mais vantajosas pois apresentam menor dor pós-operatória e menor sangramento, pois não há lesão térmica nos tecidos adjacentes.

Sutura dos Pilares Amigdalianos

Suturar os pilares amigdalianos pode ser benéfico para reduzir o sangramento e evitar as reintervenções por sangramento grave.

Técnica Diatérmica

A energia dispensada por estes instrumentos provoca homostasia durante a dissecção das amígdalas e reduz o sangramento intraperatório. Entretanto, não há um consenso que diminua o sangramento pós-operatório tardio.[12]

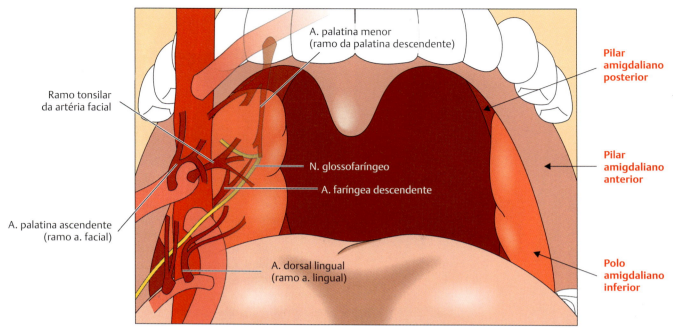

Fig. 49-10. Reparos anatômicos e vascularização da tonsila palatina.

A técnica diatérmica utiliza a corrente elétrica para coagular os vasos sanguíneos e parar o sangramento ou cortar o tecido. Há principalmente dois tipos: a bipolar e a monopolar.

Na técnica bipolar ou diatérmica a corrente elétrica passa pelo tecido contido entre as pás da pinça. A energia é concentrada em uma pequena área e portanto o tecido esquenta rapidamente, resultando na coagulação.

A técnica monopolar é semelhante; entretanto, a corrente passa do instrumento para o tecido e se dispersa de forma segura para um eletrodo colocado na perna do paciente.

O eletrocautério é utilizado para remover a amígdala e também para hemostasia, simultaneamente. É utilizada para incisar a mucosa, dissecar a loja e separá-la da parede faríngea.

O sangramento é reduzido no transoperatório e o tempo cirúrgico é mais rápido em 40% a 50%; entretanto, é descrita mais dor pós-operatória do que na técnica a frio.[13]

Técnica Intracapsular

A vantagem da tonsilectomia intracapsular sobre a convencional é deixar a cápsula e um pequeno resíduo do tecido das tonsilas para proteger a musculatura faríngea, sem a exposição do músculo. No pós-operatório, a inflamação parece ser menor e, portanto, o processo pode ser menos doloroso.

As técnicas disponíveis, laser CO_2, coblation, bipolar, bisturi harmônico, microdebridador, são todas aparentemente efetivas. Além da menor dor, há ainda menos desidratação e sangramento pós-operatórios. Os pacientes retornam mais rapidamente às suas atividades e o processo de cicatrização é acelerado. Há necessidade de menor uso de analgésicos e poucas complicações.

A tonsilotomia intracapsualar ou tonsilectomia parcial foi introduzia em 1910, mas não foi aceita amplamente. Em 2003, Koltai a renovou a técnica utilizando-se do microdebridador.[14]

Apesar da baixa morbidade, o resto amigdaliano pode crescer novamente, e pode levar a recidivas tanto das amigdalites de repetição como dos distúrbios respiratórios do sono. Alguns autores mostram recidiva entre 0,5% e 6,1%; entretanto, poucos pacientes necessitam de reoperação. Já outros autores, como Soaper et al. mostram recidiva maior; 3% a 16,6% (sete vezes mais que as técnicas extracapsulares) após 19 meses de pós-operatório.[14]

A tonsilectomia apresenta uma recuperação mais rápida, menor dor e menor risco de hemorragia; entretanto, apresenta potencial chance de recidiva.

Em diretrizes publicadas em 2019 pela Academia Americana de Otorrinolaringololgia, não havia recomendações sobre tonsilectomia intracapsular.[12]

Técnica de Ablação por Plasma/Coblation

As técnicas de ablação por plasma, vêm sendo cada vez mais utilizadas e têm a vantagem de manter o campo cirúrgico sem sangramento, tornando o procedimento mais rápido.[15]

A ablação por plasma baseia-se na utilização de uma energia de alta frequência para produzir um campo de plasma passando através de um meio de condução, geralmente uma solução salina. Assim, os íons com carga energética resultantes apresentam energia para destruir as ligações moleculares do tecido orgânico em baixa temperatura (40 a 70 °C). Diz-se que comparados com as técnicas de alta temperatura (100 °C) a ablação por plasma evita a lesão tecidual dos tecidos adjacentes e assim reduz a dor pós-operatoria, acelerando a cicatrização e reduzindo o risco de hemorragia pós-operatórias.

Liu et al., em 2020, declaram mostram que a ablação com plasma leva a um menor sangramento intraoperatório e pós-operatório, e não é superior a técnicas quentes quanto ao retorno a dieta normal e chance de reabordagem por sangramento.[15]

CAPÍTULO 49 ▪ TONSILECTOMIA PALATINA

Bisturi Harmônico

A técnica de bisturi harmônico utiliza a energia ultrassônica na ponta da lâmina. As vibrações da lâmina permitem cortar e coagular simultaneamente e têm como vantagem a baixa temperatura (50 a 100 °C) quando comparada com o eletrocautério (400 a 6.000 °C). Nesta técnica não há transmissão de energia elétrica para o tecido e portanto menor dano tecidual e recuperação/cicatrização mais rápida.

Esta técnica é descrita como resultando em menor dor pós-operatória nos dias 1, 4 e 7 quando comparada com outras técnicas quentes.[16]

A técnica de escolha deve estar baseada na preferência pessoal do cirurgião. As taxas de possíveis complicações são semelhantes e têm mais relação com a experiência do cirurgião.

CONTRAINDICAÇÕES

Doenças hematológicas como leucemia, púrpura, anemia aplástica e hemofilia são contraindicações quase absolutas e o procedimento só é indicado em raros casos muito selecionados.

A fenda palatina se constitui em uma contraindicação relativa e a tonsilectomia deve ser considerada e planejada após extensa e detalhada avaliação da insuficiência velopalatina e eventual necessidade de abordagem cirúrgica desta posteriormente. O diagnóstico desta condição é estabelecido pela tríade úvula bífida, sulco na linha média ao longo do palato mole e entalhe na margem posterior do palato duro. Em pacientes com fenda palatina submucosa submetidos a tonsilectomia há uma maior probabilidade para o desenvolvimento de uma insuficiência velopalatina.

As condições neurológicas ou neuromusculares que tenham repercussão nas funções do palato devem ser também consideradas como contraindicações relativas. Estas patologias devem ser suspeitadas em crianças que apresentam escape de ar ao pronunciar palavras e que manifestem fonemas explosivos como **p** e **b** ou sibilantes como **s**, **z** ou **ch**.[17]

O procedimento deve ser evitado nos pacientes com hemoglobina inferior a 10% ou hematócrito menor que 30%; uma melhor avaliação clínica deve ser considerada nestes casos.

A presença de infecção aguda das tonsilas ou das vias aéreas superiores pode aumentar o sangramento intraoperatório e levar à infecção das vias respiratórias baixas. Recomenda-se aguardar um período de 2 a 3 semanas para a realização da cirurgia, com exceção dos casos em que se identifica um abscesso periamigdaliano.[17]

COMPLICAÇÕES

As complicações pós-operatórias podem ser classificadas como precoces (< 24 horas) ou tardias (> 24 horas); as mais comuns são dor local, náuseas, vômitos, febre, inabilidade para ingerir alimentos sólidos ou líquidos e otalgia.

As complicações gerais e locais são mais comuns em crianças com doenças craniofaciais, síndrome de Down, paralisia cerebral, doenças neuromusculares, doenças cardíacas graves, diáteses hemorrágicas e em crianças < 3 anos de idade.

Dor

Dor moderada e às vezes severa é a queixa mais comum, pode ter caráter flutuante e em cerca de 50% dos casos é referida otalgia associada. A dor, quando intensa, pode levar à diminuição da ingestão oral ou em alguns casos à desidratação, disfagia e mesmo perda de peso.[18]

A prescrição de analgésicos como o paracetamol associado a anti-inflamatórios como o Ibuprofeno é a conduta mais comum. Raramente há necessidade do uso de opioides ou outros analgésicos mais potentes em crianças.

Algumas mortes foram relatadas nos EUA relacionadas com o uso de codeína e em pacientes com metabolização ultrarrápida do opioide. Qualquer medicamento que contenha codeína não deve ser prescrito após amigdalectomia em crianças menores de 12 anos.

O manejo não farmacológico da dor após amigdalectomia inclui relaxamento, distração, imaginação, aplicação de frio ou calor, toque, massagem, comer, beber, goma de mascar e suporte emocional. Um ambiente confortável e com mínimo ruído, leitura e brinquedos podem ajudar.

Febre

Pode ocorrer nas primeiras 24-48 horas e não costuma ser de grande intensidade. Quando a febre é persistente e significativa, o uso de antibióticos pode ser considerado.

Edema da Úvula

É relativamente comum no pós-operatório e está relacionado com trauma local com lesão dos linfáticos regionais e/ou da drenagem venosa. Esta complicação é mais comum quando há maior trauma durante o procedimento e alguns pacientes relatam desconforto na deglutição. Nos casos em que se observa grande edema da úvula, com desconforto referido pelo paciente, há indicação do uso de corticoides

Halitose

Pode ocorrer em cerca de 2/3 dos casos e perdurar por 5 dias em média e não deve ser confundida com infecção.

Náuseas e Vômitos

Ocorrem com relativa frequência mesmo com o advento de técnicas mais modernas de anestesia. Várias publicações recomendam a administração de dexametasona no intraoperatório com a intenção de diminuir as queixas de náuseas e/ou vômitos. Outros estudos recomendam rotineiramente uma dose única de ondansetrona para cirurgias ambulatoriais, mas esta conduta não é consenso na literatura.[18]

Insuficiência Velofaríngea

Pode ocorrer após amigdalectomia e adenoidectomia. Os sintomas podem incluir fala hipernasal e regurgitação alimentar pela passagem nasal durante a alimentação. Geralmente melhora espontaneamente em alguns dias a semanas em crianças sem fenda palatina submucosa.

Sangramento

É sem dúvida a complicação mais temida. A taxa de sangramento precoce (dentro de 24 horas após a cirurgia) varia de 0,2% a 2,2% e a taxa de sangramento tardio (> 24 horas após a cirurgia), de 0,1% a 3%. Adultos e crianças que apresentam múltiplas amigdalites têm maior risco de sangramento.

Após um primeiro episódio de sangramento, o risco de novo sangramento é aproximadamente de 10% e geralmente ocorre nas próximas 24 horas. Em adultos o tabagismo está mais relacionado com sangramento pós-operatório.[19]

Mortalidade

A mortalidade do procedimento é muito baixa e varia muito entre as séries clínicas e registros nacionais. Nos EUA a mortalidade é de 1:18.000 e na análise conjunta entre Inglaterra e Irlanda do Norte é de 1:33.921. Cerca de um terço das mortes são atribuídas a sangramento, enquanto o restante está relacionado com aspiração, complicações cardíacas e pulmonares, desequilíbrio hidroeletrolítico, complicações anestésicas ou negligência médica.[20]

CUIDADOS NO PRÉ, TRANS E PÓS-OPERATÓRIO

Cuidados Pré-Operatórios

A avaliação pré-operatória deve incluir anamnese detalhada incluindo alergias, internações e cirurgias anteriores, uso de medicamentos, história familiar de doenças hematológicas e de reações adversas à anestesia, além de uma explicação detalhada dos procedimentos que serão realizados para o paciente e familiares. Os exames laboratoriais são dispensáveis quando os pacientes não relatam antecedentes graves ou apresentam comorbidades. Os exames mais comumente solicitados são hemograma, contagem de plaquetas e testes de coagulação. Em relação aos testes de coagulação, a sua solicitação rotineira deve ser contestada. A Sociedade Americana de Otorrinolaringologia considera que os testes de coagulação deverão ser reservados a doentes com antecedentes pessoais e familiares de distúrbios hemorrágicos, hepatopatias e em doentes com indicação de anticoagulação oral.

Antes de realizar a tonsilectomia, o otorrinolaringologista deve encaminhar crianças com distúrbio respiratório obstrutivo do sono para polissonografia se tiverem < 2 anos de idade ou se apresentarem alguma das seguintes condições: obesidade, síndrome de Down, anormalidades craniofaciais, distúrbios neuromusculares, doença falciforme ou mucopolissacaridose.

Até 2 horas antes do procedimento cirúrgico agendado poderá ser oferecido ao paciente volume correspondente a 3-5 mL/kg, no máximo de 200 mL de líquidos claros. Na indisponibilidade do peso exato da criança, prescrever volume de acordo com a idade: menor de 5 anos – 50 mL ; entre 6-12 anos – 140 mL e maior que 12 anos – 200 mL de líquidos claros. A prescrição de líquidos claros deverá seguir a preferência da criança, sendo liberadas as seguintes opções: água ou chá com ou sem maltodextrina 12%, suco de laranja diluído em 1:1 em água.[21]

A tonsilectomia é mais comumente realizada em regime ambulatorial. A internação hospitalar pode ser recomendada em pacientes com < 3 anos de idade ou que apresentem apneia obstrutiva do sono grave (AOS; índice de apneia-hipopneia [IAH] ≥ 10 eventos obstrutivos/hora, nadir de saturação de oxigênio < 80% ou ambas). Estas recomendações são baseadas em estudos observacionais com cálculo de benefício sobre dano.

O grupo de atualização do *Clinical Practice Guideline: Tonsillectomy in Children*, fez uma forte recomendação contra administrar ou prescrever antibióticos perioperatórios para crianças submetidas a tonsilectomia. Os pacientes excluídos da recomendação são aqueles que necessitaram de antibióticos profiláticos pré-operatórios devido a doença orovalvular cardíaca, implantes, cateteres de longa permanência ou outras razões que reconhecidamente possam implicar em sepse pós-operatória. O uso rotineiro de antibióticos após amigdalectomia em face do aumento da resistência bacteriana, risco de reações alérgicas ou outros efeitos colaterais deve ser pesado contra a possível redução da febre pós-operatória, que é o único resultado para o qual um benefício significativo foi observado.[12]

Cuidados Transoperatórios

Por várias décadas, as evidências acumuladas recomendam a administração de uma única dose intraoperatória de dexametasona em crianças submetidas a tonsilectomia com a intenção de reduzir náuseas e vómitos pós-operatórios (NVPO). A dexametasona é eficaz em doses baixas, ou seja, 2-4 mg i.v. . A dose em crianças é pelo menos 0,15 mg/kg e em adultos de 8 mg ou mais. Não houve evidência de aumento do risco de sangramento com a dexametasona ou outros efeitos colaterais dos glicocorticoides.

Cuidados Pós-Operatórios

O período de recuperação após cirurgia em crianças é longo (cerca de 14 dias) e ocorre principalmente no ambiente doméstico. Esta fase do pós-operatório pode ter influência nas atividades da vida diária, sintomas físicos e em aspectos emocionais. A dor persistente no pós-operatório pode trazer outros problemas como atraso na recuperação clínica e comportamental. A maior vulnerabilidade emocional na população pediátrica torna o controle da dor essencial.

Os pacientes adultos podem apresentar dor pós-tonsilectomia de intensidade moderada a severa. Embora pacientes com amigdalites recorrentes submetidos a cirurgia, apresentam menor intensidade da dor quando comparados com os pacientes sem histórico de tonsilite recorrente.

Um fator que contribui para o controle inadequado da dor no pós-operatório relaciona-se com a inadequação da conformidade do cuidador com a administração de analgésicos. Os familiares devem ser instruídos a obedecer as recomendações relacionadas com a analgesia, já que em boa parte das vezes a administração de analgésicos é insuficiente, acarretando sofrimento e retardo na recuperação. Um exemplo de analgesia em crianças é paracetamol 15 mg/kg/dose e ibuprofeno 5 mg/kg/dose, ambos em três tomadas diárias intercaladas.[22]

O esquema de opções de analgesia em adultos está mostrado no Quadro 49-1 .

A primeira medicação a ser administrada deve ser paracetamol. Nos casos em que não há alívio da dor, após 30 minutos, podem-se utilizar a dipirona como analgesia de resgate e anti-inflamatórios não esteroides (AINEs). Não é recomendada a administração de mais de um tipo de AINEs no mesmo esquema analgésico. Em pacientes em que a dor não cedeu com os analgésicos rotineiros podemos associar um opioide fraco e, nas dores intensas em adultos, um opioide forte.

Quadro 49-1. Analgesia pós-operatória em adultos pós-tonsilectomia

Medicamento	Dose
Analgésicos convencionais	
Paracetamol	500 a 1.000 mg, VO, 6/6 h
Dipirona	1a 4 cp, VO, 6/6 h ou 1 amp, IV, 6/6 h
Anti-inflamatório não esteroide (AINE)	
Cetoprofeno	100 mg, VO ou IV, 8/8 h
Ibuprofeno	200 a 600 mg, VO, 8/8 h
Cetorolaco	10 mg, VO ou SL, 8/8 h
Trometamina	50 mg, VO, 8/8 h
Diclofenaco sódico	250 a 500 mg, VO, 8/8 h
Naproxeno	20 a 40 mg VO ou IV, 1 x/dia
Tenoxicam	20 a 40 mg, VO ou IV, 6/6 h
Opioides fracos	
Codeína	30 a 60 mg, VO ou IV, 6/6 h
Tramadol	50 a 100 mg (1-1,5 mg/kg), VO ou IV, 6/6 h
Opioide forte	
Morfina	3 a 6 mg, IV ou SC, até 3/3 h
Metadona	5 a 10 mg, VO, SC ou IV, 8/8 h
Nalbufina	10 mg, IV, a cada 3-6 h
Oxicodona	10 a 40 mg, VO, 12/12 h

Adaptado: www. iepmoinhos.com.br

O repouso relativo deve ser recomendado no pós-operatório imediato. No caso dos adultos, a transição para suas rotinas diárias deve ocorrer após cerca de 7 a 10 dias. As crianças geralmente começam a brincar após cerca de 3-4 dias e tendem a regular sua atividade dependendo de como se sentem. A atividade física extenuante é desencorajada. As crianças podem voltar à escola sempre que estiverem confortáveis; 1 semana é a média, mas 10 dias não é incomum

A hidratação adequada torna a recuperação menos dolorosa; água, suco de maçã, suco de uva e isotônicos são recomendados livremente. Alimentos leves, como sorvete, iogurte, pudim e gelatina, também devem ser incentivados. Outros alimentos macios e fáceis de mastigar também são recomendados. Alimentos quentes ou picantes, ou alimentos duros e crocantes podem causar desconforto e sugere-se que sejam evitados. Bebidas carbonatadas (refrigerantes) e bebidas ácidas (suco de laranja etc.) também podem causar dor.[23] É importante salientar, porém, que a grande maioria dos estudos mostra que não é necessária restrição de alimentos no pós-operatório de amigdalectomia e a dieta a ser prescrita para o paciente é "conforme tolerância".

REFERÊNCIAS BIBLIOGRÁFICAS

1. Curtin JM. The history of tonsil and adenoid surgery. Otolaryngol Clin North Am. 1987;20:415-419.
2. Paul of Aegina. The Seven Books of Paulus Aegineta. Translated from the Greek by Francis Adams. London: Sydenham Society. 1844-1847.
3. Young J.R, Bennett J. History of Tonsillectomy. ENT News. 2004;13:34-35.
4. Feldmann H. 200 year history of tonsillectomy. Images from the history of otorhinolaryngology, highlighted by instruments from the collection of the German Medical History Museum in Ingolstadt. Laryngorhinootologie. 1997;76(12):751-60.
5. Physick PS. Description of a forceps, employed to facilitate the extirpation of the tonsil. Am J Med Sci. 1828;2:116-117.
6. Lasmar A, Seligman J. História (e histórias) da Otologia no Brasil. Revinter. 2004.
7. Darrow DH, Siemens C. Indications for tonsillectomy and adenoidectomy. Laryngoscope. 2002;112(8-2-100):6-10.
8. Alcantara LJL, Mira JGSM, Mocellin M, et al. Manifestacoes cardiovasculares da hipertrofia adenoamigdaliana. Relato de caso. Brazilian Journal of Otorhinolaryngology. 2000;66:77-81.
9. Ramos FA, Ferreira RDP, Ferreira RDP, et al. Estudo comparativo entre duas técnicas de tonsilectomia: bisturi harmônico (Ultracision) e dissecção tradicional com bisturi de lâmina fria. Rev Bras Otorrinolaringol. 2004;70;(3):316-22.
10. Paradise JL. Etiology and management of pharyngitis and pharyngotonsillitis in children: a current review. Ann Otol Rhinol Laryngol Suppl. 1992;155:51-7.
11. Messner AH. Tonsillectomy. Operative Techniques in Otolaryngology. 2005;16:224-228.
12. Mitchell RB, Archer SM, Ishman SL, et al. Clinical Practice Guideline: Tonsillectomy in Children (Update). Otolaryngol Head Neck Surg. 2019;160(1):S1-S42.
13. Pinder DK, Wilson H, Hilton MP. Dissection versus diathermy for tonsillectomy CochraneCochrane Database of Systematic Reviews. 2011;3:(3).
14. Soaper AL, Richardson ZL, Chen JL, Gerber ME. Pediatric tonsillectomy: A short-term and long-term comparison of intracapsular versus extracapsular techniques. Int J Pediatr Otorhinolaryngol. 2020;133:109970.
15. Liu G, Xiao C, Zhou X, Liu F. Plasma Ablation vs Other Hot Techniques for Tonsillectomy: A Meta-analysis. Otolaryngol Head Neck Surg. 2020;163(5):860-869.
16. Wong DJY, Paddle P. Harmonic scalpel versus other techniques for tonsillectomy: a systematic review and meta-analysis Aust J Otolaryngol. 2019;2:3(1-12).
17. Aldamluji N, Burgess A, Pogatzki-Zahn E, et al. Guidelines for pain management after tonsillectomy Anaesthesia. 2021;76:947-961.
18. Alm F, Lundeberg S, Ericsson E. Postoperative pain, pain management, and recovery at home after pediatric tonsil surgery. Eur Arch Otorhinolaryngol. 2021;278(2):451-461.
19. Yoshiaki I. Risk factors of post-tonsillectomy hemorrhage in adults 2021 Investigative Otolaryngology. 2020;14;5(6):1056-1062.
20. Isaacson G. Tonsillectomy healing. Ann Oto Rhino Laryngol. 2012;121(10):645-49.
21. Practice Guidelines for Preoperative Fasting and the Use of Pharmacologic Agents to Reduce the Risk of Pulmonary Aspiration: Application to Healthy Patients Undergoing Elective Procedures: An Updated Report by the American Society of Anesthesiologists Task Force on Preoperative Fasting and the Use of Pharmacologic Agents to Reduce the Risk of Pulmonary Aspiration. Anesthesiology. 2017;126:376-393.
22. Hui D, Søvik S. Postoperative pain course after paediatric tonsillectomy: A prospective observational study comparing one behavioural and one numerical pain assessment tool. International Journal of Pediatric Otorhinolaryngology. 2020;138:110395.
23. Zagólski O, Gajda M, Strek P, et al. Adult tonsillectomy: postoperative pain dependson indications. Braz J Otorhinolaryngol. 2016;82:589-595.

ATRESIA DE COANAS

CAPÍTULO 50

Shirley Shizue Nagata Pignatari ▪ Fabiana Cardoso Pereira Valera ▪ Antonio Carlos Cedin

INTRODUÇÃO

A atresia de coanas (AC) é uma malformação definida pela impermeabilidade da parede posterior do nariz, impedindo a comunicação das fossas nasais com a nasofaringe. Ela tem incidência estimada de 1/5.000 a 7.000 nascimentos,[1] e pode ocorrer com manifestação bilateral (em torno de 30% dos casos) ou unilateral (em torno de 70% dos casos).[2] Casos com comprometimento unilateral podem ter diagnósticos mais tardios, principalmente em pacientes pouco sintomáticos. Mas nos casos bilaterais, a atresia coanal é uma emergência clínica e uma urgência cirúrgica,[3-5] porque os neonatos são respiradores nasais obrigatórios.

A técnica cirúrgica para correção dessa malformação variou ao longo do tempo, desde a primeira descrição, no século XIX com o uso de trocater para perfuração da placa atrésica, passando pelo acesso transpalatal, no começo do século XX, até o mais recente acesso transnasal. Com o advento do uso dos endoscópios, o acesso transnasal tem sido o preferencialmente utilizado para o manejo da AC mundialmente.[2] Na atualidade, o acesso transpalatal é utilizado apenas em casos seletivos, sendo indicado somente para os casos revisionais e em situações de dificuldades de acesso transnasal como nas malformações craniofaciais com estreitamentos nasais importantes.

MANEJO PRÉ-OPERATÓRIO

A suspeita clínica de AC se dá pelo pediatra, pelo desconforto respiratório ao nascimento, pela secreção nasal retida em fossas nasais, ou pela dificuldade de progressão de sonda de aspiração.

Uma vez solicitada a avaliação otorrinolaringológica, deve-se proceder a endoscopia nasal, de preferência com fibroscópio flexível, de ambas as cavidades nasais após aspiração da secreção retida. Em casos específicos, em que a visualização com a endoscopia está prejudicada pela fossa nasal estreita, o uso de vasoconstritor tópico pode ser útil. A endoscopia nasal é essencial não apenas para confirmação diagnóstica, mas também para observação de outras malformações nasais associadas e para a programação cirúrgica.

Uma vez realizada a endoscopia nasal, a tomografia computadorizada sem contraste complementa a avaliação diagnóstica, fornecendo informações relevantes em relação ao tipo de atresia (mista ou membranosa) e a espessura do septo posterior e do processo medial do pterigoide, auxiliando o planejamento cirúrgico. Além disso, é interessante incluir a extensão da avaliação tomográfica para a orelha média e interna, visto que a presença de eventual malformação concomitante é frequente no caso de suspeita de síndrome CHARGE, associação sindrômica mais prevalente na AC.

A investigação de outras possíveis malformações associadas, em especial as cardiovasculares e renais, é sempre importante, por terem repercussão direta no risco do procedimento cirúrgico.

MOMENTO CIRÚRGICO

O tratamento cirúrgico da AC não caracteriza uma emergência médica. Na presença de malformações associadas, especialmente as cardíacas ou urogenitais, habitualmente as correções das mesmas são realizadas antes do procedimento cirúrgico nasal, para estabilização clínica do neonato.

Nos casos unilaterais, na maioria das vezes é possível aguardar a criança atingir uma idade mais adequada e segura para o procedimento. O IPOG (Grupo Internacional de Otorrinolaringologia Pediátrica) recomenda que, caso a criança não tenha desconforto respiratório, o procedimento seja realizado após o 6º mês de vida, ou, idealmente, até após o 1º ano de vida.[2]

Nos casos bilaterais, a decisão do melhor momento para a correção cirúrgica deve ser compartilhada com os intensivistas e neonatologistas para acessar os riscos anestésicos. A conduta clínica imediata do otorrinolaringologista deve visar promover o fluxo respiratório, que pode ser obtido com uma cânula de Guedel ou por uma "chupeta intraoral" (McGovern *nipple*). Estes dispositivos, no entanto, não permitem a desospitalização e a alimentação por via oral com segurança, portanto, devem ser medidas temporárias.

Existe uma alta concordância entre os autores de que a correção da atresia bilateral deve ser realizada o mais cedo possível,[3,6,7] principalmente nas crianças que mantiverem desconforto respiratório ou dificuldade de ganho de peso após as medidas clínicas imediatas.

TRATAMENTO CIRÚRGICO

Ao longo dos anos, várias técnicas de abordagens cirúrgicas têm sido descritas, mas ainda não há consenso na literatura quanto à técnica ideal para o manejo dessa malformação.

Na literatura, a taxa de reestenose varia de 9% a 36%, com média de quatro a seis reoperações por paciente. As taxas mais altas de reestenose parecem estar relacionadas com a bilateralidade da imperfuração coanal.[8,9] Apesar dos estudos

383

iniciais indicarem maior chance de reestenose em crianças submetidas ao procedimento cirúrgico em idade precoce,[8,9] uma metanálise recente não encontrou diferença nesse parâmetro entre crianças submetidas à cirurgia numa idade "precoce" (menos de 7 dias de vida em mediana) *versus* idade "tardia" (idade mediana de 78 dias no procedimento cirúrgico).[10]

Entre as várias abordagens cirúrgicas utilizadas para o tratamento da AC, incluem-se as técnicas transpalatal, a transseptal, e a endoscópica transnasal. Atualmente, a maioria dos procedimentos para correção de atresia de coana é feita por via transnasal, usando endoscópios que permitem uma visualização adequada da placa atrésica, além da ressecção da porção posterior do septo, da placa atrésica em si e do pterigóideo medial com o mínimo trauma às estruturas adjacentes. Essa abordagem não afeta o crescimento maxilar, evita má oclusão e alterações estéticas da face, além de promover rápida recuperação pós-operatória, reintrodução imediata da alimentação via oral e menor tempo de hospitalização.[1]

Estudos de revisão mostram uma tendência ao uso de retalhos mucosos confeccionados de zonas doadoras da cavidade nasal, incluindo septo nasal posterior, assoalho da cavidade do nariz e parede lateral e, ainda, da mucosa nasofaríngea. "Tais retalhos têm o intuito de cobrir a área cruenta na "neocoana", minimizando, assim a chance de reestenose.[3,11] O emprego de frezas para ressecções ósseas, assim como cautério elétrico e de radiofrequência para hemostasia deve ser cauteloso, porque o aquecimento tecidual pode levar ao risco de necrose das mucosas, osteítes e sinéquias, com consequente maior risco de reestenose.

Os autores descreverão a seguir, passo a passo, algumas opções de técnicas de reparo da AC.

Perioperatório

O procedimento é realizado com anestesia geral e intubação orotraqueal, com anestésicos que proporcionem controle adequado da frequência cardíaca e baixa pressão arterial, como a combinação de propofol com remifentanil. A utilização de instrumental delicado, pontas de aspiradores atraumáticos, pinça Microkerrison, inclusive pinças utilizadas em cirurgia otológica como microtesoura, descoladores e instrumentos de incisão, facilita e encurta o tempo de cirurgia. O endoscópio utilizado é o de 0 grau, 18 cm e 4 mm, mesmo em RN. Brocas diamantadas delicadas, com proteção podem ser necessárias em crianças maiores, com placas pterigoides mais espessas, porém são pouco utilizadas em bebês muito pequenos.

O posicionamento da equipe é o mesmo utilizado para cirurgias videoendoscópicas nasais. Quando a criança é muito pequena, o cirurgião ficará mais confortável operando sentado ao lado da mesa cirúrgica.

Inicia-se o procedimento com uso de cotonoides embebidos em descongestionantes ou solução de adrenalina 1:2.000. Para criar mais espaço para abordar a parte posterior da cavidade nasal, a concha inferior deve ser luxada suavemente, fraturando-a contra a parede lateral do nariz. Infiltração submucosa pode ser realizada com o uso de solução salina (crianças pequenas) ou de adrenalina, 1:200.000 (em crianças maiores e em adultos) na mucosa septal posterior e na mucosa do assoalho posterior da cavidade nasal com agulhas finas para facilitar o descolamento e confecção dos retalhos (Fig. 50-1a).[6]

Técnicas

Cross-Over Flap Technique[6,12,13]

Passos Cirúrgicos – (Vídeo 50-1)

Se bilateral, escolha o lado com mais espaço, com maior campo cirúrgico. Se unilateral, comece fazendo uma incisão em forma de L (atresia do lado esquerdo) ou em forma de J (atresia do lado direito) na parte posterior do septo nasal, vertical na mucosa do septo e oblíqua em direção ao final da concha inferior no assoalho da cavidade nasal.

Antes de descolar a mucosa em direção à placa atrésica e remover o septo osteocartilaginoso, pode ser útil fazer uma incisão na mucosa, criando o formato dos retalhos. As incisões podem ser realizadas com um bisturi horizontal delicado (semelhante ao bisturi horizontal otológico). Faça as incisões na mucosa, desenhando os retalhos.

Exemplo: Confecção de Retalhos para Atresia Unilateral do Lado Esquerdo

1. Após a infiltração adequada, faça uma incisão vertical transfixante no septo nasal, cerca de 1 cm à frente da placa atrésica. No lado atrésico, esta incisão começará na altura da borda inferior da concha média, continuando verticalmente no septo descendo até a mucosa do assoalho nasal, em forma de L na mucosa do assoalho em direção ao final da concha inferior (Fig. 50-1b);

2. No outro lado, a parte superior desta incisão vertical girará posteriormente em direção à borda superior da coana seguindo a altura da borda livre da concha média, alcançando o final do septo, abrindo a mucosa verticalmente e criando uma comunicação com a nasofaringe (Fig. 50-1c). Os retalhos de mucosa agora podem ser deslocados bilateralmente e preservados (Fig. 50-2). O retalho mucopericondreal do lado da atresia será descolado até a parte superior da cavidade nasal e o retalho oposto será preservado. A mucosa faríngea que cobre a placa atrésica pode ser removida juntamente com a parte óssea da placa;

3. O septo nasal posterior (osseocartilaginoso) é agora removido junto com a placa atrésica. Diferentes instrumentos podem ser necessários para esta etapa. A placa atrésica pode ser removida com uma pinça tipo microKerrison, broca de diamante ou mesmo microdebridador. O septo nasal posterior pode ser removido com microKerrison, uma pinça de *backbiting* e *downbiting* ou uma pinça de corte transversal forte. O limite superior de remoção do septo é a margem inferior (livre) da concha média. Nesse ponto, você pode perceber que os retalhos de mucosa são redundantes e alguns precisarão ser ajustados com uma tesoura delicada;

4. Ressecção da lâmina pterigoide medial, lateralmente à neocoana. Use um bisturi horizontal ou descolador (lâmina de 45 ou 90 graus) para deslocar e separar cuidadosamente a faringe da mucosa nasal da borda lateral da nova coana, expondo a borda óssea (extensão da lâmina pterigoide medial). O osso pode então ser removido com um microKerrison, broca ou com uma cureta;

CAPÍTULO 50 ■ ATRESIA DE COANAS

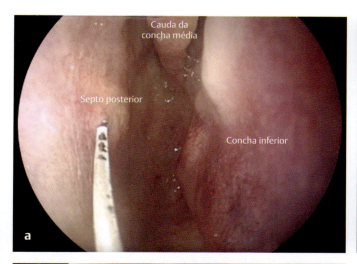
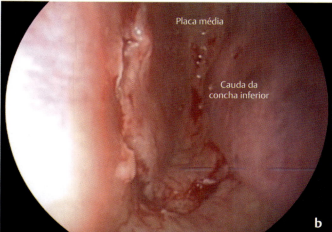
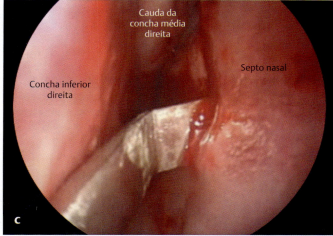

Fig. 50-1. (**a**) O septo nasal posterior é infiltrado com solução salina bilateralmente. (**b**) Incisão vertical transfixante no septo nasal cerca de 1 cm anterior à placa atrésica (lado esquerdo), e no assoalho em direção à cauda da concha inferior. (**c**) Reforço da incisão transfixante, do lado contralateral (direito) vertical, e delineamento da área do retalho.

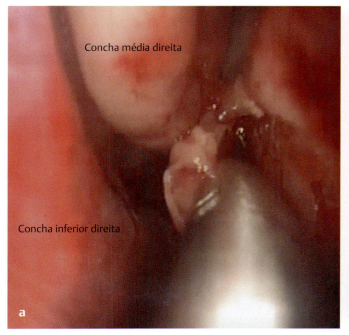
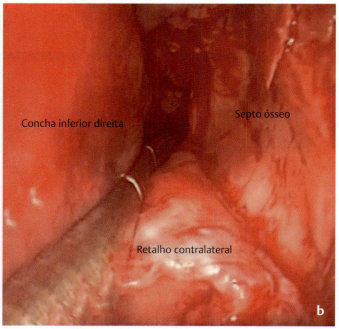

Fig. 50-2. (**a**) Descolamento do retalho contralateral, no caso, lado direito (não atrésico) até a visualização da rinofaringe. (**b**) Exposição do septo ósseo posterior a ser removido numa etapa a seguir, reservando-se o retalho descolado no assoalho da cavidade direita do nariz.

5. Posicionamento dos retalhos. Os retalhos são posicionados cobrindo toda a área desnudada exposta da neocoana (superior e inferior) usando descolador tipo Cottle ou Freer (Fig. 50-3);
6. Para manter os retalhos em posição, cola de fibrina ou tampão macio ancorado (com guia de sutura preso na parte externa do nariz com curativo) pode ser mantido por 1-2 dias.

Cirurgia com Retalho de Mucosa Faríngea da Atresia ou Stentless Pharyngeal Flap Technique[4,5]

Passos Cirúrgicos – (Vídeos 50-2 e 50-3)

1. A cirurgia se inicia com uma incisão septal na intersecção de seu terço posterior. Será homolateral à atresia quando esta for unilateral e na fossa nasal mais ampla quando bilateral pela maior facilidade de acesso para remoção do septo posterior. Os passos cirúrgicos são os descritos a seguir para as atresias unilaterais e bilaterais;
2. Segue-se a incisão septal e remoção da mucosa do septo ósseo posterior e da mucosa da face nasal da placa atrésica;
3. Remoção do vômer e da placa atrésica, preservando a mucosa faríngea da placa atrésica e a contralateral ao septo;
4. Confecção de retalhos da mucosa faríngea da placa atrésica com incisões em forma de H;
5. Aplicação de cola de fibrina sobre os retalhos;
6. Rebatimento dos retalhos sobre as áreas cruentas das ressecções ósseas;
7. No caso de atresia bilateral, faz-se a remoção do septo posterior incluindo o vômer e suas mucosas bilateralmente, seguida da ressecção da placa atrésica bilateralmente;
8. Seguem-se os passos 4 e 5 bilateralmente.

CUIDADOS PÓS-OPERATÓRIOS

Deve-se iniciar a lavagem nasal com solução salina e aspiração nasal cautelosa, com o cuidado para evitar a mobilização dos retalhos, imediatamente após a cirurgia ou a retirada do tampão, caso tenha sido necessário. O uso de antibiótico e corticosteroide deve ser usado entre 5-7 dias para minimizar a ocorrência de infecções e edema da mucosa.

Nos casos bilaterais, a alta hospitalar ocorre quando o RN adquire conforto respiratório e alimentação oral sem sonda. No pós-operatório as crianças requerem cuidados domiciliares constantes, e as famílias deverão ser instruídas e treinadas em como limpar e fazer a sucção das narinas.

Avaliações semanais com endoscopia nasal são realizadas no primeiro mês.

A colocação de *stents* no pós-operatório é controversa. Enquanto alguns acreditam que os *stents* melhoram a patência e o resultado final da neocoana, outros acreditam que o *stent* atua favorecendo o acúmulo de secreções, infecções e a formação de tecido de granulação e, com isso, aumentarem a chance de sinéquias e reestenose. Além disto, dependendo do tipo de *stent,* podem causar uma pressão isquêmica e necrótica nas estruturas vizinhas como no palato, e até mesmo desconforto respiratório obstrutivo.[2,5,11,12,14]

Apesar de controversa, a mitomicina C pode ser usada em casos recidivados, para diminuir a chance de reestenose.[2,15,16]

COMPLICAÇÕES

A principal complicação cirúrgica é a estenose coanal pós-operatória. As taxas de reestenose variam na literatura de 9% a 36%, sendo maiores em faixas etárias mais jovens e em casos bilaterais.[8,9]

O principal parâmetro para avaliar o sucesso pós-cirúrgico é pelo restabelecimento do conforto respiratório, além das atividades habituais como sono e alimentação. Dentre as técnicas descritas, vários artigos relatam que o acesso

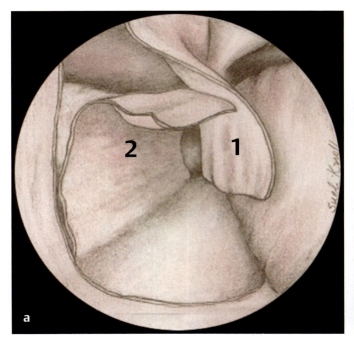

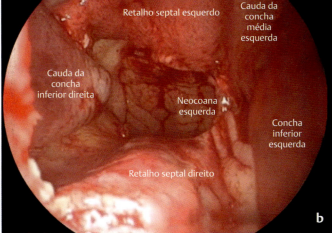

Fig. 50-3. (a) Ilustração mostrando os retalhos após descolamento e remoção do septo posterior. 1. *Flap* mucopericondreal do lado atrésico (esquerdo) e 2. *Flap* mucopericondreal do lado direito. **(b)** Retalhos posicionados cruzando a linha média. (Cedidas pelos professores: *Shirley Shizue Nagata Pignatari* e *Antonio Carlos Cedin*.)

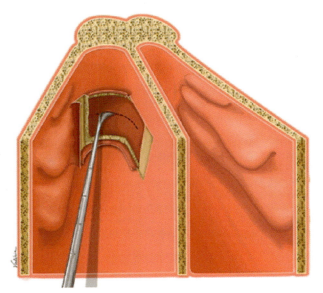
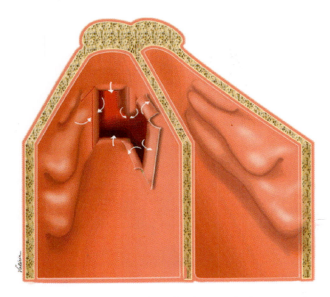

Fig. 50-4. Representação da incisão na mucosa septal contralateral e na mucosa da face faríngea da atresia unilateral após remoção da mucosa da face nasal da atresia e do septo. Representação da rotação e fixação com cola de fibrina dos retalhos da mucosa sobre as áreas cruentas na atresia unilateral. (Cedidas pelos professores: *Shirley Shizue Nagata Pignatari* e *Antonio Carlos Cedin*.)

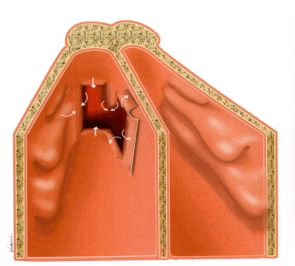
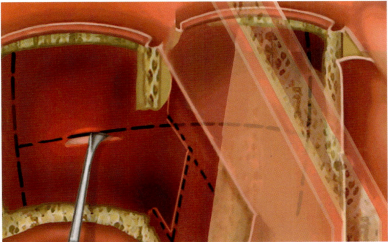

Fig. 50-5. Representação das incisões na mucosa da parede faríngea da atresia bilateral e rotação e fixação com cola de fibrina dos retalhos da mucosa. (Cedidas pelos professores: *Shirley Shizue Nagata Pignatari* e *Antonio Carlos Cedin*).

transnasal endoscópico com retalhos do septo nasal ou da mucosa faríngea protegem áreas cruentas, favorece rápida reparação cicatricial e estão associadas a menores índices de reestenose.[3,9,11] Outra vantagem dessa técnica é que ela dispensa o uso de moldes, com consequente menor granulação do tecido local[11] e de menor número de reoperações.

Além disso, a cirurgia transnasal tem a vantagem de menor tempo cirúrgico e menor chance de complicações que o acesso transpalatino. Outras complicações do procedimento transnasal, como o sangramento pós-operatório, são raras, e minimizadas com o uso de cola biológica de fibrina, que além do efeito sobre a fixação do retalho, previne sangramentos pós-operatórios.

REFERÊNCIAS BIBLIOGRÁFICAS

1. Rajan R, Tunkel DE. Choanal Atresia and Other Neonatal Nasal Anomalies. Clin Perinatol. 2018;45(4):751-767.
2. Moreddu E, Rizzi M, Adil E, et al. International Pediatric Otolaryngology Group (IPOG) consensus recommendations: Diagnosis, pre-operative, operative and post-operative pediatric choanal atresia care. Int J Pediatr Otorhinolaryngol. 2019;123:151-155.
3. Cedin AC, Atallah AN, Andriolo RB, et al. Surgery for congenital choanal atresia. Cochrane Database Syst Rev. 2012;(2):CD008993.
4. Cedin AC, Fujita R, Cruz OL. Endoscopic transeptal surgery for choanal atresia with a stentless folded-over-flap technique. Otolaryngol Head Neck Surg. 2006;135(5):693-8.

5. Cedin AC, Peixoto Rocha Jr. JF, Deppermann MB, et al. Transnasal endoscopic surgery of choanal atresia without the use of stents. Laryngoscope. 2002;112(4):750-2.

6. Balsalobre L, Pignatari S, Stamm A. Atresia de Coana. In: Rinologia 360o: Aspectos Clínicos e Cirúrgicos/Balsalobre L, Tepedino MS eds. Rio de Janeiro. Thieme Revinter. 2021:517-521.

7. Rudert H. Kombiniert transseptale-transnasale Chirurgie einseitiger Choanalatresien ohne Verwendung von Platzhaltern [Combined transseptal-transnasal surgery of unilateral choanal atresia without using stents]. Laryngorhinootologie. 1999;78(12):697-702.

8. Teissier N, Kaguelidou F, Couloigner V, et al. Predictive factors for success after transnasal endoscopic treatment of choanal atresia. Arch Otolaryngol Head Neck Surg. 2008;134(1):57-61.

9. Moreddu E, Rossi ME, Nicollas R, Triglia JM. Prognostic Factors and Management of Patients with Choanal Atresia. J Pediatr. 2019;204:234-239.e1.

10. Murray S, Luo L, Quimby A, et al. Immediate *versus* delayed surgery in congenital choanal atresia: A systematic review. Int J Pediatr Otorhinolaryngol. 2019;119:47-53.

11. Gundle L, Ojha S, Hendry J, Rosen H. Stenting *versus* stentless repair for bilateral choanal atresia: A systematic review of the literature. Int J Pediatr Otorhinolaryngol. 2021;151:110926.

12. Stamm AC, Pignatari SS. Nasal septal cross-over flap technique: a choanal atresia microendoscopic surgical repair. Am J Rhinol. 2001;15(2):143-8.

13. Stamm AC, Pignatari SSN, Balsalobre L. Endoscopic Repair of Choanal Atresia. In: (ed) Palmer NJ, Chiu AG. Atlas of Endoscopic Sinus and Skull Base Surgery. 2nd edition. Elsevier. 2019:33-38.

14. Dedo HH. Transnasal mucosal flap rotation technique for repair of posterior choanal atresia. Otolaryngol Head Neck Surg. 2001;124(6):674-82.

15. Al-Ammar AY. Effect of use of mitomycin C on the outcome of Choanal atresia repair. Saudi Med J. 2007;28(10):1537-40.

16. Luu K, Tellez PA, Chadha NK. The effectiveness of mitomycin C in Otolaryngology procedures: A systematic review. Clin Otolaryngol. Epub ahead of print. PMID: 34310062. 2021.

SINUS E APÊNDICES AURICULARES

Renata Loss Drummond ▪ Maurício Schreiner Miura

INTRODUÇÃO

A formação da orelha inicia na quarta semana de vida, quando são observados os seis arcos branquiais pareados compostos por ectoderme, mesoderma e endoderma; cada arco é separado por uma membrana de fechamento de duas camadas; internamente, revestida por endoderma, estas são as bolsas faríngeas, e externamente, com ectoderma, as fendas ou sulcos. A primeira bolsa faríngea dá origem ao ouvido médio, antro da mastoide e tuba auditiva e a membrana de fechamento torna-se a membrana timpânica. Apenas a primeira fenda branquial persiste como conduto auditivo externo, as demais são reabsorvidas.

No processo que é mais bem observado na sexta semana de vida, a orelha externa se origina de seis saliências auriculares (saliências de His), de origem meso e ectodérmica, que se desenvolvem ao redor das fendas faríngeas, entre os dois primeiros arcos faríngeos. As saliências se fundem ao redor das fendas, formando o pavilhão auricular, que começa a adquirir a sua forma final ao redor da oitava semana; o *tragus* e a cruz anterior da hélice se desenvolvem a partir do primeiro arco, e o restante do pavilhão é formado a partir do segundo arco. Com 9 semanas, as orelhas ainda apresentam implantação baixa, por volta da vigésima, com o crescimento mandibular, o pavilhão migra laterossuperiormente, para atingir a configuração e a localização do recém-nascido (Fig. 51-1).

Os *sinus auriculares* (SA), também chamados de *coloboma auris*, são depressões cutâneas geralmente localizados nas áreas triangular anterior ao pavilhão auricular. A base embriológica dos SA é, ainda, incerta, existem três teorias predominantes para a sua formação:

- Fusão incompleta das saliências do 1º arco;
- Isolamento de dobras ectodérmicas durante a formação auricular;
- Fechamento errático da porção dorsal da primeira fenda branquial.

Os apêndices auriculares são comuns e resultam de saliências auriculares acessórias; são considerados, por alguns autores, como variações dos SA; geralmente aparecem em posição anterior à orelha, sendo mais comumente unilaterias.

É importante lembrar que existem outras lesões cervicais que podem ser confundidas com os SA, entre elas, destacamos as lesões por malformações de arcos branquiais, que são ainda mais raras. Classicamente, as lesões de primeiro arco encontram-se em uma linha virtual que une o *tragus* ao hioi-

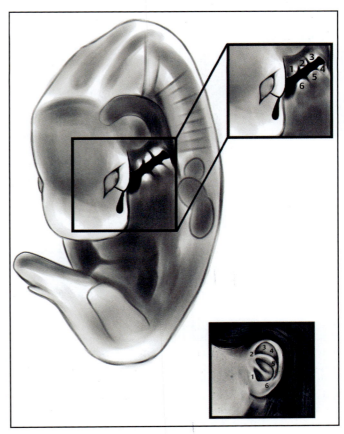

Fig. 51-1. Saliências auriculares e estruturas que serão originadas no pavilhão auricular.

de; a extremidade superior do trato geralmente se apresenta inferior ou anterior ao canal auditivo externo, terminando na junção osteocartilaginosa; o curso do trajeto é imprevisível e pode ser medial ou lateral ao nervo facial. As fístulas de segundo arco apresentam abertura externa no terço médio ou inferior da borda anterior de o músculo esternocleidomastóideo; transitam profundamente no platisma, ao longo da bainha carotídea, entre as carótidas interna e externa, cruzando o hipoglosso e o glossofaríngeo, terminando, internamente, na fossa tonsilar. Estes pacientes apresentam secreção mucoide no orifício externo, que pode infectar e formar abscessos, necessitando de procedimento cirúrgico para a remoção da

PARTE IV ▪ OTORRINOLARINGOLOGIA PEDIÁTRICA

lesão em sua totalidade. O trajeto dos SA é geralmente limitado superior e lateralmente pela parótida e ramos cutâneos do nervo facial e, na profundidade, pela fáscia temporal, o que os diferencia das fístulas branquiais, já que as últimas estão intimamente ligadas a essas estruturas.

SINUS AURICULARES

Os SA foram descritos pela primeira vez em 1864 por Heusinger, em paciente portador de síndrome oto-braquio-renal; na mesma década, Virchow postulou que a origem dos SA seria por alteração da fusão dos arcos faríngeos. São uma das malformações congênitas mais comuns, vistas em 0,3% a 0,9% da população; quando os estudos são conduzidos em populações oriental e afrodescendente, a prevalência pode chegar próximo a 10%.

Herança e Necessidade de Triagens Específicas

Os SA ocorrem, geralmente, de maneira esporádica, em sua maioria são unilaterais, ambos os lados podendo ser afetados, com discreto predomínio do lado direito. Presume-se que os casos unilaterais sejam espontâneos não hereditários. Os casos bilaterais, estimados em 25%-50%, são relacionados com a herança autossômica dominante, com variação de penetração de 50% a 85%; alterações nos cromossomos 4, 8 e 22 já foram associados aos SA, sendo atualmente mapeado um possível *locus* relacionado fortemente à alteração (8q11.1-q13.3). Em relação ao sexo, na maioria dos estudos, as mulheres são mais acometidas, ainda que alguns autores sugiram que ambos os sexos são igualmente afetados.[1]

A presença de anomalias associadas aos SA é menor do que 20%, sendo mais comuns as alterações auditivas e renais. Podem estar relacionados com síndromes, dentre elas destacam-se: síndrome oto-branquio-renal, síndrome branqui-oto-costal, trissomia do cromossomo 22; considera-se importante o exame minucioso do paciente, a fim de excluir síndrome associada. É importante lembrar que anomalias do ouvido interno que acompanham alterações renais podem ser explicadas por defeito na fase final da vida embrionária e resultariam em perda auditiva neurossensorial; já a associação de anomalias renais e do ouvido externo pode ser explicada pela expressão gênica no estágio inicial do período embrionário, assim, diferentes tipos de perda auditiva podem estar presentes.[2] Quanto à necessidade de realização rotineira de exames de triagem renais e audiológicos diferenciados para estes pacientes, não há consenso estabelecido na literatura, inclusive com posturas divergentes defendidas por diferentes autores.

Quando consideramos a presença de malformações renais associadas aos SA, a literatura orienta não realizar ultrassonografia em todos os pacientes, pois, assim como as perdas auditivas, as alterações renais estão mais presentes em pacientes sindrômicos do que naqueles que possuem SA isolado. Ainda que estudos prospectivos sejam necessários, atualmente, a imagem em crianças com SA está indicada apenas quando: acompanhado de outras malformações ou características dismórficas, história familiar de surdez, presença de malformações renais e/ou auriculares maiores ou diabetes gestacional.[2] Considerando-se que *sinus* se originam de anomalias do primeiro e do segundo arco branquial, é possível que pacientes com anomalias pré-auriculares possam ter al-

terações de outras porções derivados das mesmas estruturas embriológicas, como a tuba auditiva. Assim, diversos autores tentam relacionar a presença de SA com perdas condutivas; no entanto, nenhum estudo recente conseguiu demonstrar claramente esta associação. Acredita-se que pacientes com SA podem estar mais propensas à colocação de tubos de ventilação, mas ainda são necessários estudos prospectivos maiores para dados mais objetivos. Considera-se que devam, obrigatoriamente, realizar avaliação auditiva (além das otoemissões ao nascimento), crianças com história familiar de perda auditiva, com malformação renal e com fáscies sindrômica; nas demais, não há consenso, ainda que alguns autores sugiram que todos os pacientes devem ser submetidos à audiometria tonal (ou potencial auditivo evocado de tronco encefálico).

Apresentação Clínica

Os SA aparecem como uma pequena fosseta, geralmente na margem anterior da orelha, podem ser vistas na concha, hélice e, mais raramente, no lóbulo, no *tragus* e posteriormente à orelha. Os seios, em geral, são silentes, mas 25% infectam, apresentando secreção, dor, edema, cefaleia e febre. A drenagem apresentada em alguns momentos pode ser por *debris* celulares ou por infecção, onde os patógenos mais comuns são *Staphylococcus* spp., *Proteus* spp., *Streptococcus* spp. e *Peptococcus* spp.

Complicações – Celulite/Abscesso

Infecção é a complicação mais comumente observada. Na fase aguda (celulite), a terapia antimicrobiana é o manejo adequado, lembrando-se que o microrganismo mais comum é o *Staphylococcus aureus*. Quando observado abscesso, a área deve ser drenada; alguns autores sugerem realizar a drenagem com dilatador lacrimal no trajeto já existente, para evitar a criação de nova área de fibrose. Uma vez infectado, dificilmente o SA torna-se assintomático; nas infecções recorrentes, o tratamento adequado é a excisão cirúrgica completa do trajeto, preferencialmente quando este não se encontra infectado. Estudos recentes[3,4] demonstram que pacientes tratados com incisão e drenagem na fase aguda apresentam maior recorrência pós-operatória (18,5%) do que aqueles tratados com antibiótico ou punção por agulha fina (3,3%). Han *et al.*[5] demonstraram que a excisão do SA infectado tem resultados semelhantes às remoções após tratamento com antimicrobiando (contrariando achados de diversos autores), sugerindo que não há necessidade de postergar o tratamento cirúrgico em pacientes que não respondem adequadamente ao tratamento clínico inicialmente. Alguns autores sugerem que a excisão de SA deva ocorrer logo após o diagnóstico, mesmo sem a presença de infecção; visto que infecções recorrentes tornam a excisão e a reconstrução mais complexos.

Abscessos Crônicos

Alguns SA infectados causam abscessos pré-auriculares crônicos. Acredita-se que isso ocorra devido à ruptura da parede anterior do cisto pré-auricular com derramamento de *debris* escamosos infectados na gordura subcutânea com subsequente inflamação crônica intensa e reação de corpo estranho, associadas à necrose de gordura e a eventual afinamento e erosão da pele sobrejacente (Fig. 51-2). Em 2001, Shu e Lin descreveram nova técnica para tratar abscessos pré-auriculares:

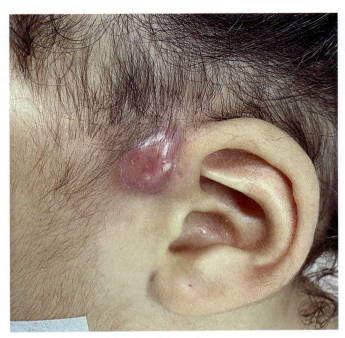

Fig. 51-2. *Sinus* com infecção crônica e abscesso.

realizam ressecção do seio subjacente, em seguida, curetam a cavidade do abscesso, preservando a pele sobrejacente, mostrando resultados cosméticos superiores a grandes retalhos realizados por outros autores. Os estudos com tal técnica ainda apresentam números pequenos de pacientes, mas demonstram bom resultado cirúrgico.[5]

Excisão Cirúrgica

O cuidado para excisão cirúrgica completa do trajeto é fundamental para o sucesso cirúrgico, uma vez que até 50% das recorrências são relacionadas com remoção incompleta. É importante salientar que a lesão é extremamente ramificada no subcutâneo, com trajetos estreitos e tortuosos. A maioria das recorrências são observadas no primeiro mês após o procedimento, podendo ocorrer até 90 dias após; deve-se suspeitar de recidiva quando há secreção proveniente do local manipulado. Processos inflamatórios e abscessos prévios causam cicatrizes e fibrose, tornando difícil a identificação exata do SA e de suas ramificações para uma excisão completa, especialmente sobre a cartilagem da hélice e o *tragus*. Alguns autores sugerem que, em pacientes com diversos SA, sejam removidos todos os trajetos no mesmo procedimento. Os SA geralmente estão afastados do nervo facial e da parótida, mas estes podem ser acometidos quando infecções muito importantes ocorrem no seu trajeto. O uso de lupas ou microscópio pode auxiliar na melhor avaliação do trajeto. A intervenção pode ser realizada sob anestesia local ou geral; em crianças, preconiza-se a anestesia geral. Alguns trabalhos relacionam a anestesia geral com menores taxas de recidiva.[6] A maioria dos autores sugere o uso de antibióticos após o procedimento cirúrgico.

Para auxiliar a ressecção completa e prevenir a recorrência, várias técnicas auxiliares foram sugeridas: sinogramas pré-operatórios, injeção de azul de metileno intraoperatório e o uso de sonda lacrimal, mas apresentam benefício variável. A fistulografia, mesmo em mãos experientes, oferece poucas informações sobre a profundidade do trajeto. O trauma causado pela sonda lacrimal pode ocasionar cicatrizes mais profundas ou falsos trajetos, dificultando a posterior excisão. A difusão do azul de metileno nos tecidos pode dificultar a identificação correta das ramificações. Em raros casos, quando há grande comprometimento tecidual, pode ser necessária a confecção de retalhos pediculados, para fechamento cutâneo adequado. É importante salientar que a existência de diversas técnicas cirúrgicas demonstra que nenhuma delas é a ideal, ainda que, nos últimos anos, o número de recidivas e o resultado estético estejam muito próximos do satisfatório.

Exérese Simples do SA

A técnica clássica de remoção é também conhecida como sinusectomia e consiste na excisão do trajeto do SA. Após infiltração com anestésico com vasoconstritor, realiza-se uma elipse cutânea ao redor do pertuito do *sinus* e inicia-se a dissecção do trajeto (Figs. 51-3 e 51-4). Sugere-se a identificação adequada do trajeto antes de sua dissecção, para facilitar e ressecção e diminuir danos aos tecidos adjacentes. O uso de sonda lacrimal auxilia na identificação do trato principal do SA, mas não das pequenas ramificações, podendo criar falsos trajetos. O azul de metileno pode facilitar o delineamento das ramificações, mas seu extravasamento poderá manchar o tecido circundante, prejudicando a dissecção.

O trajeto geralmente está aderido ao pericôndrio; quando isso ocorre, é importante removê-lo, juntamente com pequena porção de cartilagem, para diminuir a chance de recidiva. Antes do fechamento, é importante examinar exaustivamente a possível presença de trajeto residual. A colocação de dreno é uma escolha do cirurgião e geralmente varia conforme o ato cirúrgico.

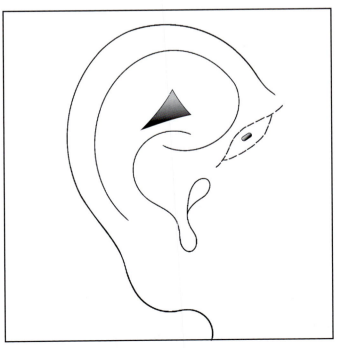

Fig. 51-3. Incisão elíptica na sinusectomia simples.

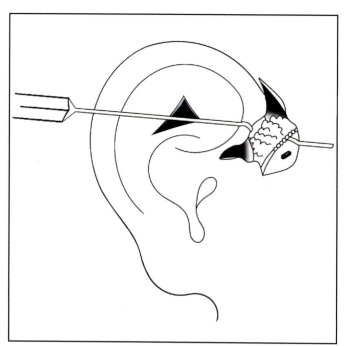

Fig. 51-4. Excisão em bloco do *sinus* pré-auricular (com remoção da porção cartilaginosa acometida).

Técnica Inside-Out

A técnica utilizada por Jensma, na década de 1970, porém nunca publicada, foi descrita por Baatenburg de Jong em 2005. É uma modificação da excisão clássica, chamada por de Jong de *inside-out*, pois apresenta, como vantagem, a possibilidade de avaliar o trajeto interna e externamente, uma vez que o mesmo é aberto no transoperatório. O método envolve o uso obrigatório de lupas ou microscópio. Após a infiltração de xilocaína 2% com epinefrina a 1:1.000.000, realiza-se incisão elíptica ao redor do orifício do SA e suturas de reparo nos bordos da elipse, para facilitar o manejo do trajeto fistuloso, que é dissecado externamente (como no procedimento clássico) e internamente, com a abertura das ramificações até que seja observado o seu final em fundo-cego, permitindo a remoção completa. Usualmente, realiza-se a remoção da porção do pericôndrio associada à lesão. O fechamento dos tecidos é realizado sem a colocação de drenos. Na publicação de 2005, não foi observada recidiva em nenhum dos 23 pacientes.

Abordagem Supra-Auricular

Em 1990, Prasad descreveu uma nova abordagem, baseada na teoria de que uma fístula está, quase sempre, incluída no subcutâneo, entre a fáscia temporal e o pericôndrio da cartilagem da hélice. A abordagem supra-auricular é uma técnica mais radical, mas possui a vantagem de permitir a ressecção dos tecidos moles, incluindo o trajeto sinusal, usando os limites topográficos da lesão, sem realmente seguir o próprio trato do SA, diminuindo a possibilidade de recidiva e mantendo o bom resultado estético. Sugere-se que seja a técnica com menor recidiva entre todos os procedimentos. O autor da técnica, Prasad, reportou recorrência de 5%, mas estudos recentes mostram recorrência de 3,7%.[7]

O procedimento envolve a extensão supra-auricular da incisão elíptica cutânea ao redor do orifício do seio (Fig. 51-5), aprofundando-se até a visão da fáscia temporal; todo tecido superficial à fáscia temporal é removido com o *sinus*, com a excisão do tecido inflamatório subjacente. Assim, a fáscia temporal é o limite medial da dissecção e a cartilagem da hélice e o canal auditivo externo são os limites laterais. Durante o procedimento, deve-se atentar para as lesões da artéria temporal superficial. A porção cartilaginosa na base do *sinus* também deve ser removida. O fechamento é realizado por planos, com curativo compressivo; o uso de drenos não é imperativo, mas muitos autores o fazem.

Abordagem Supra-Auricular Minimamente Invasiva

Autores coreanos desenvolveram e publicaram, em 2012, a técnica minimamente invasiva para a abordagem supra-auricular. A incisão elíptica ao redor do orifício do seio é estendida para a área supra-auricular por 5 a 7 mm (menor extensão do que a técnica descrita por Prasad); os autores utilizam a instilação de azul de metileno no orifício; a dissecção é continuada ao longo do trato sinusal, medialmente à fáscia temporal e posteriormente ao pericôndrio da cartilagem helicoidal. O trajeto do SA e os tecidos subcutâneos circundantes e a cartilagem acometida devem ser excisados com técnica fria. Depois de removido, o trato sinusal é aberto em seu eixo longitudinal, para certificar-se da presença de uma bolsa cega completa. O leito da ferida é irrigado abundantemente com solução salina quente, e a hemostasia realizada com cautério bipolar. No mesmo trabalho, o grupo mostra que, por apresentar menor espaço morto, tal técnica não necessita de colocação de dreno, podendo ser realizado apenas curativo compressivo por poucos dias.[8]

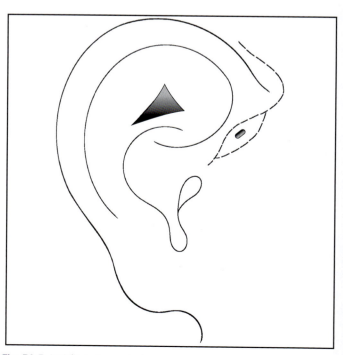

Fig. 51-5. Incisão supra-auricular.

Técnica da Incisão em 8

Em estudo de 2013, Huang propôs o conceito de selecionar o método cirúrgico com base na gravidade da doença, afirmando que a sinusectomia simples é adequada para SA com mínimos sinais de inflamação. A técnica da incisão em formato de 8 deve ser utilizada para lesões com maior gravidade (mais extensas, recidivadas, politratatadas, com alterações cutâneas moderadas ou abscessos), com baixo índice recidiva e bom resultado estético, uma vez que diminui a tensão de sutura e preserva mais pele. O método compreende a realização de duas incisões em cunha; uma inclui a abertura do seio e a outra inclui a abertura de abscesso e a pele necrótica circunjacente. Realiza-se dissecção em bloco, sendo a fáscia temporal o limite medial da dissecção (semelhante à técnica de abordagem supra-auricular). Após o fechamento por planos e colocação de dreno de Penrose, os autores realizam curativo compressivo.

Comparação Entre as Técnicas

Recente revisão sistemática comparou as técnicas cirúrgicas mais utilizadas: abordagem clássica e abordagem supra-auricular. As demais variações técnicas não foram analisadas, pois poucos estudos foram publicados, impedindo a realização de adequada revisão. A recidiva pós-cirúrgica é de 5,5% na sinusectomia simples; os autores concluíram que o uso de lentes ou de microscópio está relacionado com menor recidiva, no entanto, o uso de azul de metileno não diminui as taxas. A recidiva na abordagem supra-auricular é menor, de apenas 2,2%. Em cirurgias de revisão, a sinusectomia apresenta 42% de recidiva, enquanto a técnica supra-auricular apresenta 0%.[7] Os drenos, ainda que diminuam as taxas de recidiva, estão relacionados com outras complicações, sendo desencorajado o seu uso (Quadro 51-1).

APÊNDICES PRÉ-AURICULARES

Os apêndices pré-auriculares (AP) são considerados malformações do pavilhão auricular, geralmente possuem pedículos estreitos e são constituídos por pele. Em alguns casos, pode haver cartilagem na composição. Podem estar presentes em qualquer ponto entre o *tragus* e o ângulo da boca, uni ou bilateralmente. Embriologicamente, são resultado da persistência de saliências auriculares supranumerárias, geralmente encontradas na linha de junção entre o primeiro e o segundo arcos branquiais. Os AP podem ser isolados ou estar associados a outras malformações auriculares, como a microtia, ou a síndromes, como por exemplo, CHARGE, Treacher Collins, Goldenhar e síndrome velocardiofacial. Quanto a triagens neonatais específicas, não se encontra consenso na literatura; a maioria dos autores acredita que a presença isolada de AP não está relacionada com perdas auditivas; no entanto, a presença de malformações associadas deve guiar o seguimento renal e audiológico. Estudo populacional recente demonstrou prevalência de 0,13% da população,[9] menor do que o descrito classicamente na literatura, de 0,4% a 1,5%.

Em geral, os AP são removidos por questões estéticas e, por se tratarem de lesões superficiais, não necessitam de dissecções profundas. A técnica mais utilizada é a excisão com sutura do pedículo em bloco cirúrgico sob anestesia; tal abordagem apresenta bom resultado estético e taxa de recidiva mínima; quando presente na lesão, a cartilagem deve ser removida. Recentemente, alguns autores publicaram técnica menos invasiva, realizando a ligadura com *clip* metálico na base da lesão; esta técnica é realizada com anestesia tópica, no entanto, alguns requisitos são fundamentais para o sucesso: lesões cutâneas sem cartilagem em seu interior, pacientes pequenos (em geral menores de 3 meses), lesões pediculadas com pedículo pequeno (menor do que o *clip* metálico utilizado). A técnica consiste em infiltrar a pele e fazer a clipagem da base da lesão, a necrose isquêmica acontece entre 7 a 10 dias, com a perda do coto. Os autores demonstram ótimos resultados estéticos e não são descritas complicações.[10]

AGRADECIMENTOS

Agradecemos à Dra Nicole Knorr Brenner, Cirurgiã Pediátrica do Hospital da Criança Santo Antônio, que cedeu a foto de sua paciente e à desenhista Layza Nunes Correa pelas figuras deste capítulo.

REFERÊNCIAS BIBLIOGRÁFICAS

1. Yu CV, Khera KD, Pauwels J, Chadha NK. Prevalence and ethnic variation of pre-auricular sinuses in children. Int J Pediatr Otorhinolaryngol. 2016;80:43-8.
2. Firat Y, Sireci S, Yakinci C, et al. Isolated preauricular pits and tags: is it necessary to investigate renal abnormalities and hearing impairment? Eur Arch Otorhinolaryngol. 2008;265(9):1057-60.
3. Rataiczak H, Lavin J, Levy M, et al. Association of Recurrence of Infected Congenital Preauricular Cysts Following Incision and Drainage vs Fine-Needle Aspiration or Antibiotic Treatment: A Retrospective Review of Treatment Options. JAMA Otolaryngol Head Neck Surg. 2017;143(2):131-134.
4. Isacson G. Comprehensive management of infected preauricular sinuses/cysts. Int J Pediatr Otorhinolaryngol. 2019;127:109682.
5. Han JS, Park JM, Han JJ, et al. Surgical results of infected preauricular sinus: No need for delay. Int J Pediatr Otorhinolaryngol. 2020;135:110129.

Quadro 51-1. Técnicas para diminuir recorrência dos *sinus*[5]

Pré-operatório	Transoperatório
1. Dissecção minuciosa 2. Cirurgião experiente 3. Anestesia geral	1. Identificar o trato e as ramificações • Utilizar azul de metileno • Utilizar sondagem do canal • Utilizar lupas ou microscópio 2. Identificar a fáscia temporal • Abordagem supra-auricular estendida • Remover completamente os tecidos superficiais à fáscia 3. Remover a porção cartilaginosa aderida ao trato 4. Evitar a ruptura do trato 5. Diminuir o espaço morto durante o fechamento

6. Yeo SW, Jun BC, Park SN, et al. The preauricular sinus: factors contributing to recurrence after surgery. Am J Otolaryngol. 2006;27(6):396-400.
7. Bruijnzeel H, van den Aardweg MT, Grolman W, et al. A systematic review on the surgical outcome of preauricular sinus excision techniques. Laryngoscope. 2016;126(7):1535-44.
8. Bae SC, Yun SH, Park KH, et al. Preauricular sinus: advantage of the drainless minimal supra-auricular approach Am J Otolaryngol. 2012;33(4):427-31.
9. Jenny HE, Massenburg BB, Weissler EH, Taub PJ. The Association of Accessory Auricular Tissue With Solid Organ Abnormalities and Its Effect on Auditory and Vestibular Function. Ann Plast Surg. 2017;78(4):428-430.
10. Schonauer F, Guastafierro A, Grasso E, et al. Ligaclip for Preauricular Skin Tags in the Newborn. Eur J Pediatr Surg. 2021;31(3):273-275.

FRENULECTOMIA/FRENULOTOMIA OU CIRURGIA DO FRÊNULO LINGUAL

Alexandre Caixeta Guimarães ▪ Nayara Soares de Oliveira Lacerda

INTRODUÇÃO

A anquiloglossia, freio lingual curto, acontece quando uma parte de tecido que deveria ter sofrido apoptose durante o desenvolvimento embrionário persiste no ventre da língua, restringindo os seus movimentos. A anquiloglossia pode ser total, situação mais rara, onde a língua está totalmente fusionada com o pavimento da boca, ou parcial, com um freio lingual curto e/ou espesso que pode causar restrição na mobilidade da língua (Fig. 52-1).[1]

Como consequência disso, na população neonatal, pode ocorrer impacto na amamentação e ganho de peso, enquanto em crianças mais velhas e adultos, podem ocorrer alterações na fala, dentição anormal, higiene oral deficiente e incapacidade de tocar adequadamente instrumentos de sopro.[2]

A causa exata da anquiloglossia não é conhecida, mas acredita-se que exista uma influência genética, pois esta condição tende a se repetir em algumas famílias.[1] A prevalência é de cerca de 4% a 11% entre os recém-nascidos.

Para tratamento dos casos sintomáticos dessa condição, utiliza-se a frenulotomia ou frenulectomia.

INDICAÇÕES/DIAGNÓSTICO

A frenulotomia, incisão no freio, é a técnica mais indicada em bebês, uma vez que é um procedimento simples, rápido e fácil de realizar. Já a frenulectomia, remoção completa do freio, é um procedimento mais invasivo e indicado quando há necessidade de liberação maior da língua, recidivas e geralmente é realizada em pacientes mais velhos.

As principais indicações cirúrgicas são: freio lingual encurtado associado à restrição da movimentação lingual e dificuldade de amamentação em bebês, ou à dificuldade para articulação da fala em crianças maiores ou adultos, movimento restrito, problemas de lactação e nutrição.[3]

A dor na amamentação e a má pega no seio materno podem ser causadas por anquiloglossia, mas esses sintomas podem também ter outras etiologias. Dessa forma, antes da frenulotomia ser realizada em bebês com dificuldade de amamentar, é apropriado avaliar na criança outros potenciais problemas de amamentação, como obstrução nasal, laringomalacia, refluxo laringofaríngeo e anormalidades craniofaciais.

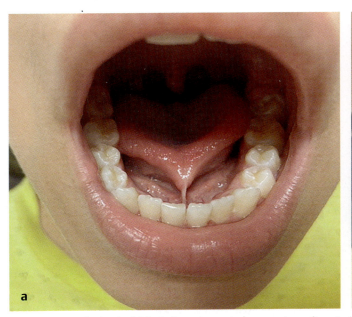
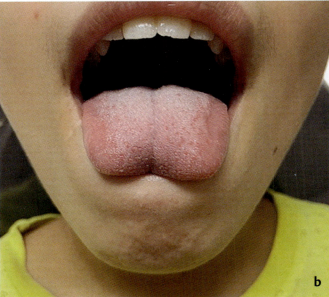

Fig. 52-1. Anquiloglossia. (**a**) Freio lingual encurtado e com inserção anterior na língua. (**b**) Língua em formato de coração durante a protrusão causada pelo frênulo lingual curto.

A falha ao diagnosticar e tratar esses outros distúrbios, pode causar aumento da morbidade do paciente e piores resultados após a cirurgia.[4] Recomenda-se, portanto, a avaliação anatômica e funcional completa dos pacientes com anquiloglossia antes da indicação cirúrgica.

CONTRAINDICAÇÕES

São contraindicações relativas à frenulotomia em bebês: retrognatia, micrognatia, distúrbio neuromuscular, hipotonia e coagulopatia. Em pacientes com essas alterações, há descrições de agravamento de glossoptose com a frenulotomia, o que poderia levar à piora da obstrução de vias aéreas e disfagia.[4]

CUIDADOS PRÉ-OPERATÓRIOS

É importante conhecer o histórico pessoal e familiar para coagulopatias. Rotineiramente não é necessário a solicitação de exames pré-operatórios.

A frenulotomia e a frenulectomia podem ser realizadas em consultório médico ou em centro cirúrgico.

Para a maior parte dos casos, a realização do procedimento pode ser feita no consultório, diminuindo os custos do procedimento, risco de contaminação hospitalar, e evitando o uso de anestésicos. Para casos de recidiva, casos de maior complexidade que irão necessitar de dissecção maior ou de sutura, o ambiente hospitalar pode ser mais apropriado. No caso de pacientes pouco colaborativos, o procedimento pode ser realizado de forma mais controlada sob anestesia.

Como em todo procedimento cirúrgico, devemos orientar os pacientes sobre riscos, expectativas e sempre que possível entregar o termo de consentimento livre e esclarecido para que o paciente ou responsáveis possam assinar.

INSTRUMENTOS CIRÚRGICOS

De acordo com a técnica escolhida, os seguintes instrumentos poderão ser utilizados: *laser*, cautério monopolar ou bipolar, tentacânula, tesoura, pinça de preensão e porta agulha (Fig. 52-2).

TÉCNICA CIRÚRGICA PASSO A PASSO

Frenulotomia (Vídeo 52-1)

A) *Anestesia*: normalmente realizada sem anestesia local, mas pode ser utilizada uma pequena quantidade de anestésico tópico. Atentar para o risco de incoordenação e aspiração em lactentes após o procedimento;
B) *Posicionamento*: bebê deve ser contido e colocado em decúbito dorsal ou sentado no colo do acompanhante, enquanto um assistente apoia a cabeça e o pescoço;
C) *Exposição*: o cirurgião eleva a língua com a tentacânula ou com o auxílio de uma gaze para expor o frênulo lingual; este deverá ser clampeado por um instrumento rombo como uma pinça Kelly, com o objetivo de reduzir o sangramento;
D) *Incisão*: pode ser feita com *laser*, cautério monopolar ou tesoura, com início na porção livre do freio até chegar próximo à base da língua, cortando o tecido branco semelhante à fáscia ao longo da linha paralela à língua;
E) *Hemostasia*: compressão direta com gaze.

Frenulectomia

A frenulectomia consiste na excisão cirúrgica do freio lingual que pode ser realizada por excisão total, Z-plastia ou V-plastia:

A) *Anestesia local*: com xilocaína 2% com vasoconstritor deve ser aplicada para analgesia e redução de sangramento. Para bebês pode ser necessário anestesia geral;
B) *Exposição*: A língua deve ser tracionada com uma tentacânula ou gaze para exposição do frênulo lingual e identificação da carúncula sublingual (onde se abrem os ductos das glândulas submandibulares), que deve ser preservada (Fig. 52-3);

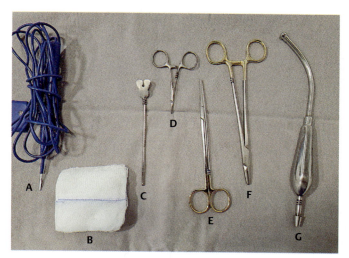

Fig. 52-2. Instrumentos cirúrgicos. *A*. Cautério monopolar, *B*. gaze, *C*. tentacânula, *D*. tesoura Iris, *E*. tesoura Metzembaum, *F*. porta agulha, *G*. aspirador Yankauer.

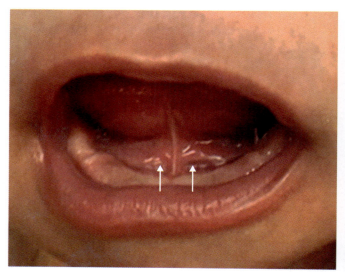

Fig. 52-3. Criança com freio lingual encurtado, as setas identificam as carúnculas sublinguais que devem ser preservadas no procedimento cirúrgico.

C) *Incisão*:
- Excisão total: utilizando uma pinça de preensão são feitas duas incisões, no limite do frênulo junto ao assoalho da boca e próxima a língua, deixando uma ferida em forma de diamante. É possível deixar a ferida cirúrgica cicatrizar por segunda intenção ou realizar a dissecação das bordas da ferida e, a seguir, aproximação da mucosa com sutura com fio absorvível (*vicryl* ou PDS 4.0);
- Zetaplastia: é realizada uma incisão vertical ao longo do freio lingual e duas horizontais, a 90° da vertical, com cuidado para não lesar os ductos submandibulares, resultando em dois retalhos triangulares. Os bordos destes retalhos são suturados com a finalidade de aumentar o comprimento do freio (Fig. 52-4).
- V-plastia: é feita com uma incisão em V ao longo do freio, sutura do vértice do retalho triangular próximo do ponto médio dos braços incisais com alongamento desse eixo (Fig. 52-5).

D) As suturas: com um a três pontos para aproximar a mucosa podem ser realizadas com *catgut* 3.0/4.0 ou com *vicryl* 3.0/4.0 para orientar a cicatrização;

E) Hemostasia: compressão direta com gaze ou bipolar.

CUIDADOS PÓS-OPERATÓRIOS

Frenulotomia
Estimular a amamentação imediatamente após o procedimento; isso ajuda a acalmar o bebê e mantém afastado o tecido do frênulo.

Frenulectomia
Dieta conforme aceitação e fonoterapia para mobilidade de língua nas primeiras 4 a 6 semanas de pós-operatório, a fim de prevenir a recorrência da anquiloglossia.

Em ambos os procedimentos sugere-se analgesia com analgésicos comuns como paracetamol e/ou dipirona na observação de desconforto

COMPLICAÇÕES
A frenotomia é considerada um procedimento seguro em quase todos os casos. As potenciais complicações estão mais relacionadas com frenulectomia. São complicações possíveis:[5,6]
- *Hemorragia*: o sangramento excessivo pode ocorrer em casos de coagulopatias ou por lesão da artéria sublingual ou veias linguais profundas. Para tentar evitar este tipo de complicação, devemos questionar se existe histórico familiar

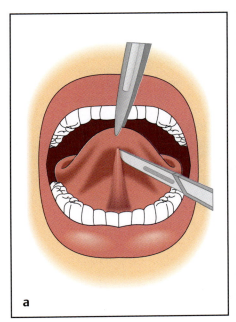
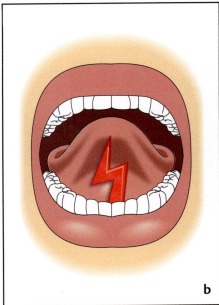
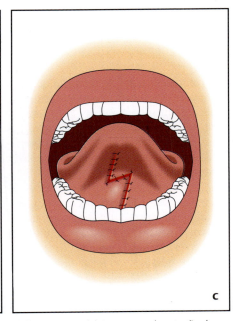

Fig. 52-4. Frenuloplastia em Zetaplastia: (**a**) Incisão retilínea ao longo do freio. (**b**) Confecção dos retalhos em "Z". (**c**) Aspecto após rotação dos retalhos e sutura.

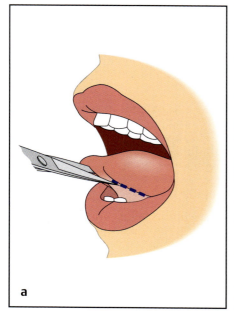 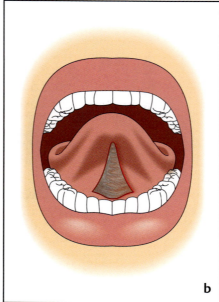 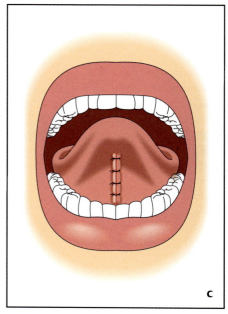

Fig. 52-5. Frenuloplastia em V-plastia. (**a**) Incisão em "V". (**b**) Aspecto após ressecção em "V". (**c**) Aspecto após sutura.

de coagulopatias ou hemorragias após procedimentos cirúrgicos ou traumas, e evitar dissecção profunda além do necessário;

- *Formação de cisto de retenção ou rânula*: pode ocorrer se houver sutura do ducto de Wharton ou por lesão do mesmo durante infiltração local com anestésico;
- *Formação de hematoma sublingual*: pode ocorrer em casos de coagulopatia ou sangramento excessivo; compressão local e uma hemostasia adequada ajudam a evitar esta complicação;
- *Infecção local*: uso de materiais estéreis e limpeza local ajudam a evitar esta complicação. Não é necessário prescrever antibióticos profiláticos de rotina;
- *Recorrência da anquiloglossia*: pode ocorrer por incisão incompleta e insuficiente do freio lingual, ou por formação de tecido fibroso no local da incisão;
- *Distúrbios articulatórios da fala*: pode ocorrer por formação de tecido fibroso restringindo a mobilidade adequada da língua ou por pouca movimentação no pós-operatório. Pode ser evitada por incisão adequada do freio lingual e por cuidados pós-operatórios com estimulação da movimentação da língua precocemente;
- *Formigamento ou parestesia da língua ou de regiões próximas*: mais comum em reoperações. Pode ocorrer por lesão direta do nervo lingual, por hematoma comprimindo o nervo, por lesão da agulha durante a aplicação de anestésico tópico ou por neurotoxicidade causada por algum anestésico.

REFERÊNCIAS BIBLIOGRÁFICAS

1. Walsh J, Tunkel D. Diagnosis and Treatment of Ankyloglossia in Newborns and Infants: A Review. JAMA Otolaryngol Head Neck Surg. 2017;143(10):1032-1039.
2. Krol DM, Keels MA. Oral conditions. Pediatrics in Review. 2007;28(1):15-22.
3. Klockars T, Pitkäranta A. Pediatric tongue-tie division: indications, techniques and patient satisfaction. Int J Pediatr Otorhinolaryngol. 2009;73(10):1399-401.
4. Messner AH, Walsh J, Rosenfeld RM, et al. Clinical Consensus Statement: Ankyloglossia in Children. Otolaryngol Head Neck Surg. 2020;162(5):597-611.
5. Varadan M, Chopra A, Sanghavi AD, et al. Etiology and clinical recommendations to manage the complications following lingual frenectomy: A critical review. J Stomatol Oral Maxillofac Surg. 2019;120(6):549-553.
6. Brookes A, Bowley DM. Tongue tie: the evidence for frenotomy. Early Hum Dev. 2014;90(11):765-8.

EXÉRESE DE RÂNULA

CAPÍTULO 53

Reginaldo Raimundo Fujita ▪ Rodrigo de Oliveira Veras ▪ Luana Gouveia Tonini

INTRODUÇÃO

Rânula é um cisto e/ou pseudocisto originado da retenção de muco extravasado a partir, na maioria dos casos, da glândula sublingual.[1] Ela pode ser congênita ou adquirida, primária ou recorrente.[2] Geralmente se localiza no assoalho da cavidade oral (Fig. 53-1),[3] mais precisamente no espaço sublingual, mas pode apresentar extensão para outros espaços cervicais profundos (rânula mergulhante).[4]

O diagnóstico pode ser feito apenas com as características clínicas, porém exames de imagem como tomografia e/ou ressonância magnética podem ser utilizados na dúvida diagnóstica e na avaliação da extensão da lesão,[5] para o planejamento cirúrgico.

TIPOS DE TRATAMENTO

Foram descritas diversas modalidades terapêuticas, como: escleroterapia, crioterapia, aspiração, marsupialização, exérese completa ou parcial da rânula, exérese da glândula sublingual associada à exérese da rânula, entre outras.[6,7]

A escassez de ensaios clínicos randomizados na literatura para esta alteração dificulta a definição da sua melhor abordagem terapêutica.[5]

TÉCNICA CIRÚRGICA PASSO A PASSO

Descreveremos as técnicas de marsupialização e exérese completa das rânulas, as quais são tradicionalmente as mais utilizadas.

Em ambos os procedimentos cirúrgicos, é importante tomar cuidado com as estruturas anatômicas que se relacionam com o espaço sublingual e podem ser lesadas, como: o ducto de Wharton, vasos, nervo lingual e nervo hipoglosso (Fig. 53-2).

Anestesia

O procedimento pode ser realizado tanto com anestesia local, como com anestesia geral, a depender da experiência da equipe, da idade e da colaboração do paciente, bem como da extensão da lesão e do planejamento terapêutico.

A anestesia local pode ser realizada com bloqueio com lidocaína 2%, preferencialmente com vasoconstritor.

Quando optado pela anestesia geral, nos casos de lesão unilateral, o tubo orotraqueal deve ser colocado contralateral à rânula; nos casos de lesão bilateral, o tubo pode ser centralizado para cima, lateralizado com alteração do lado da intubação no intraoperatório ou, alternativamente, pode-se realizar a intubação nasotraqueal.

Posição do Paciente

O posicionamento do paciente geralmente utilizado é o de cefaloaclive para reduzir sangramentos intraoperatórios e com hiperextensão cervical, com colocação de coxim interscapular, para melhor exposição da cavidade oral.

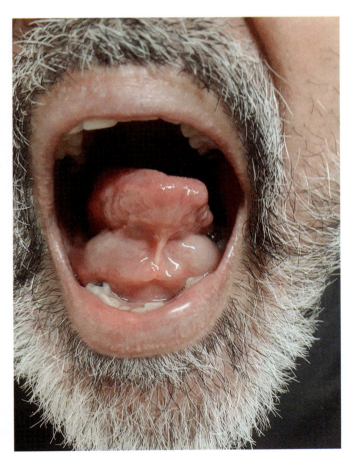

Fig. 53-1. Oroscopia evidenciando rânula bilateral.

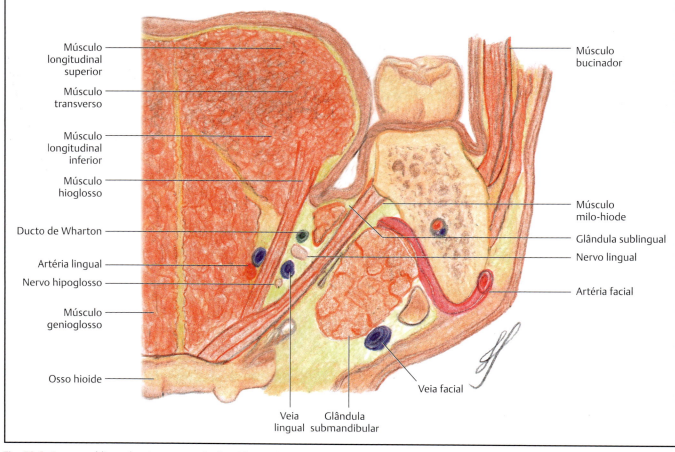

Fig. 53-2. Espaço sublingual: estruturas e relações. (Ilustração por Luana Tonini.)

Posição do Cirurgião

Quanto à disposição da equipe cirúrgica, o cirurgião principal se posicionará à direita do paciente, o cirurgião auxiliar à esquerda do paciente e a instrumentadora à esquerda do cirurgião auxiliar (Fig. 53-3). Se o cirurgião for sinistro, opta-se pela inversão dos lados dos cirurgiões e da instrumentadora.

Material

Ambos os procedimentos podem ser realizados com a utilização de caixas de pequenas cirurgias, que contenham pinças Kelly, Adson e Babcock, bisturi, tesoura Metzembaum, afastadores. Materiais como aspiradores, abridor de boca de Molt Golgran ou afastador de Jennings – amigdalectomia de Sluder – (Fig. 53-4) também são bastante úteis.

Assepsia

A assepsia da cavidade oral é opcional e pode ser realizada com solução de clorexidina.

Exposição

A exposição da cavidade oral, em pacientes intubados, é realizada idealmente com abridor de boca de Molt Golgran, porém pode ser feita também com afastadores Farabeuf e Langenbeck.

Marsupialização

Incisão

Na técnica de marsupialização, a rânula é incisada em todo o seu comprimento com bisturi de lâmina fria, rompendo a sua cápsula na profundidade.

Divulsão

Pode-se realizar divulsão com pinça Kelly para melhor exposição do conteúdo e acesso à eventuais lojas e/ou septações.

Remoção do Conteúdo

O conteúdo mucoide é aspirado do interior da mucocele.

Marsupialização dos Bordos

As bordas da incisão são então evertidas e fixadas lateralmente à mucosa do assoalho bucal saudável adjacente, com fio cirúrgico absorvível (*catgut* e vicryl são os mais frequentemente utilizados), de modo a deixar a rânula com sua face interna exposta (Fig. 53-5).

Hemostasia e Revisão

Hemostasia pode ser feita com gel hemostático de cloreto férrico, cauterização elétrica ou química, ligaduras, pontos hemostáticos, entre outras formas.

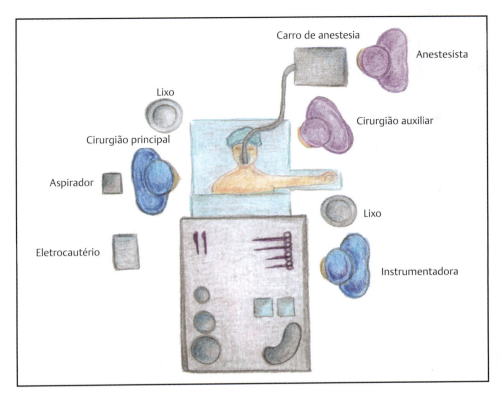

Fig. 53-3. Posicionamento da equipe cirúrgica. (Ilustração por Luana Tonini.)

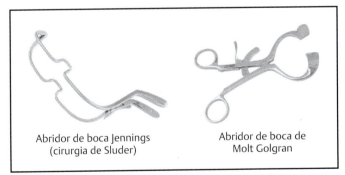

Fig. 53-4. Abridores de boca de Molt Golgran e Jennings (cirurgia de Sluder). (Imagens disponíveis em https://www.produtosmedicos.com.br/abridor-de-boca-jennings e https://www.dentalcremer.com.br/abridor-de-boca-molt-infantil-golgran-506952.html, acessado em 15/10/2021 as 22:30.)

Exérese Completa da Rânula

Incisão

Na exérese completa da rânula, a lesão é também incisada superficialmente em toda sua extensão, porém tomando-se o cuidado de não romper a cápsula da mucocele. O uso de lupa cirúrgica é aconselhado.

Divulsão

A rânula é divulsionada com uma pinça Kelly delicada, separando-a do seu plano com a mucosa do assoalho bucal e, cuidadosamente, do restante do espaço sublingual. Deve-se tomar especial cuidado para não lesar estruturas adjacentes, como nervos e vasos, o uso de pinça anatômica sem dentes é útil.

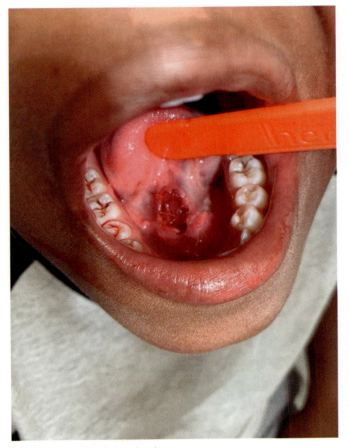

Fig. 53-5. Rânula marsupializada.

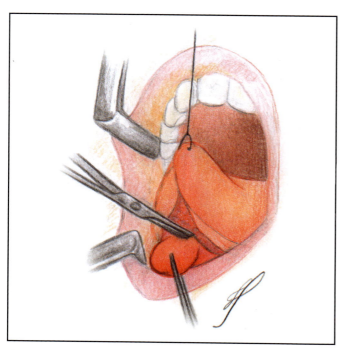

Fig. 53-6. Rânula divulsionada. (Ilustração por Luana Tonini.)

Remoção e Inspeção
Com sua completa divulsão, a rânula pode então ser removida (Fig. 53-6). O seu leito cirúrgico é explorado, tanto pela inspeção, quanto pela palpação, a fim de checar se a lesão foi completamente removida.

Hemostasia e Revisão
São realizadas a hemostasia e sua revisão, semelhante à técnica de marsupialização.

Sutura
Por fim, os bordos da incisão mucosa podem ser marsupializados com fio absorvível.

COMPLICAÇÕES PÓS-OPERATÓRIAS
A abordagem cirúrgica da rânula pode ter como complicações: dor neuropática, hematoma, recorrência, secção do ducto de Wharton, lesões dos nervos lingual e/ou hipoglosso,[6] além de infecção local.

CUIDADOS PÓS-OPERATÓRIOS
Durante o pós-operatório, recomenda-se dieta via oral líquida ou pastosa e fria, para uma deglutição mais confortável e maior vasoconstrição local, evitando também alimentos muito temperados ou cítricos por provocarem desconforto, principalmente na primeira semana. Recomenda-se evitar esforço físico vigoroso na primeira semana. Em geral, apenas medicações sintomáticas como analgésicos comuns são suficientes no pós-operatório.

CONSIDERAÇÕES FINAIS
O tratamento para a rânula é eminentemente cirúrgico. As técnicas tradicionalmente mais utilizadas são as descritas neste trabalho, porém é importante pensar em outras formas de abordagem nos quadros recorrentes e/ou refratários à abordagem inicial.

É importante também destacar que, quando a rânula é mergulhante, a abordagem cervical pode ser necessária, com ou sem exérese da glândula sublingual e/ou submandibular.

REFERÊNCIAS BIBLIOGRÁFICAS
1. Haberal I, Göçmen H, Samim E. Surgical management of pediatric ranula. International journal of pediatric otorhinolaryngology. 2004;68(2):161-163.
2. Lesperance MM. When do ranulas require a cervical approach?. The Laryngoscope. 2013;123(8):1826-1827.
3. Mortellaro C, Dall'Oca S, Lucchina A G, et al. Sublingual ranula: a closer look to its surgical management. The Journal of craniofacial surgery. 2008;19(1):286-290.
4. Morton RP. Surgical Management of Ranula Revisited. World journal of surgery. 2018;42(9):3062-3063.
5. Packiri S, Gurunathan D, Selvarasu K. Management of Paediatric Oral Ranula: A Systematic Review. Journal of clinical and diagnostic research: JCDR. 2017;11(9):ZE06–ZE09.
6. Silva D, Neves GV, Moura RQ, et al. Modified Micromarsupialization as Treatment of Ranula in a Pediatric Patient. The Journal of craniofacial surgery. 2020;31(3):e230-e232.
7. Nguyen MT, Orloff LA. Successful ablation of plunging ranula by ultrasound-guided percutaneous ethanol injection. The Laryngoscope. 2017;127(10):2239–2241.

INJEÇÃO DE TOXINA BOTULÍNICA EM GLÂNDULAS SALIVARES

Carolina Sponchiado Miura ▪ Natália Silva Cavalcanti

INTRODUÇÃO

O escape involuntário de saliva pela boca, é considerada normal em crianças de 2 anos,[1] chegando até 4 anos de idade a depender da literatura.[2] Geralmente, melhora a partir dos 18 meses de idade, à medida que a função sensorial e a maturidade motor-oral se desenvolvem.[3] A partir dos 5 anos de idade é esperado que a criança tenha adquirido o controle neuromuscular da motricidade oral para que não haja o escape anterior da saliva.

REFERÊNCIAS ANATÔMICAS

Glândula Submandibular

A glândula submandibular é responsável por aproximadamente 70% da saliva não estimulada.[4] Ela divide-se em porção oral e cervical.

A glândula submandibular localiza-se envolvendo o bordo livre posterior do músculo milo-hióideo que divide as duas porções da glândula. A glândula encontra-se predominantemente no triângulo submandibular do pescoço (área 1B). O ducto de Wharton abre-se próximo a linha média na região anterior do pavimento da cavidade oral. (Fig. 54-1)

Glândula Parótida

A glândula parótida localiza-se acima do ramo ascendente da mandíbula e do músculo masseter, anterior e inferior ao pavilhão auricular. A glândula encontra-se entre a arcada zigomática superiormente e abaixo do ângulo mandibular inferiormente.

O canal parotídeo surge da glândula anteriormente, atravessa o músculo masseter, transfixa o músculo bucinador e

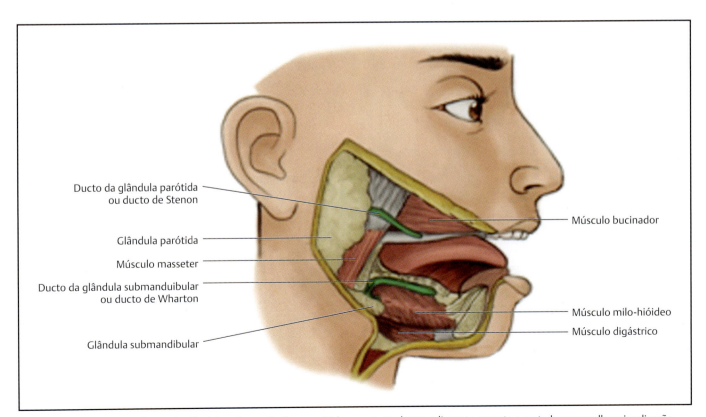

Fig. 54-1. Localização anatômica da glândula submandibular e parótida com musculatura adjacente exposta e cortada para melhor visualização.

PARTE IV • OTORRINOLARINGOLOGIA PEDIÁTRICA

termina na cavidade bucal em frente ao 2° molar superior, formando o ducto de Stenon.

Na glândula parótida, a secreção ocorre principalmente durante a mastigação.[4] As glândulas submandibulares e parótidas são responsáveis por cerca de 95% do total de secreção salivar. Os outros 5% são produzidos pelas glândulas linguais e menores.[5]

A toxina botulínica liga-se permanentemente a uma proteína de canal responsável pelo transporte de acetilcolina na célula pré-sináptica do neurônio. Por esse mecanismo, a infiltração das glândulas salivares controladas pelos nervos parassimpáticos resulta na diminuição da secreção de saliva. Embora irreversível, o bloqueio é temporário, à medida que novos nervos se desenvolvem para criar novas conexões neurais.[6]

HISTÓRIA E EVOLUÇÃO

A toxina botulínica foi utilizada na redução da saliva pela primeira vez em 1923, por Dickson e Shevry, tendo sido realizada em gatos. A primeira clínica que usou toxina botulínica para o tratamento de sialorreia foi em pacientes adultos com esclerose lateral amiotrófica (ELA) em 1997.[7]

A partir de 2001, foi relatado o uso em crianças.[8] Em 2002, resultados melhores foram referidos na aplicação conjunta das glândulas parótidas e submandibulares.[9]

INDICAÇÕES CLÍNICAS/SINTOMATOLOGIA

Podemos dividir a sialorreia em dois tipos: anterior e posterior. Geralmente os pacientes têm atraso no desenvolvimento neuropsicomotor e/o cognitivo, paralisia cerebral, distúrbios epilépticos, paralisia facial, problemas de oclusão dentária, controle motor oral ruim[1] e, frequentemente uma associação destes.

A sialorreia anterior é caracterizada pela saída involuntária de saliva pela boca, podendo acarretar prejuízos sociais, causando constrangimento para a criança e familiares, mudanças frequentes de roupas e babador pela família, dermatites da região perioral, do mento e do pescoço levando a consequências sociais e estéticas.[2]

A sialorreia posterior ocorre quando o maior acúmulo de saliva ocorre na faringe por um distúrbio sensitivo e/ou motor e a saliva é aspirada, o que leva a broncoaspirações. A aspiração pulmonar crônica resulta em pneumonias recorrentes, uso de antibióticos, consultas médicas, intervenções e hospitalizações. A gravidade e as complicações dependem da quantidade e da qualidade do material aspirado, dos mecanismos de defesa do paciente e do estado pulmonar.[2] O controle da baba tem uma variedade de benefícios potenciais para as crianças e suas famílias em questão de internações, infecções de repetição, autoestima, menos limpeza de equipamentos pessoais, menos lavagem de roupas, entre outras.[10]

Pode ser aplicado em boa parte desses pacientes que apresentam sialorreia como uma opção terapêutica, sendo contraindicado principalmente em pacientes que apresentam alergia a qualquer composição da toxina botulínica, doenças imunológicas e coagulopatias.

CUIDADOS PRÉ-OPERATÓRIOS

O cirurgião precisa saber o histórico de tratamento medicamentoso do paciente para controle da sialorreia, e informar o responsável sobre como o procedimento é realizado, os riscos, benefícios e efeitos adversos do mesmo (Quadro 54-1).

Quadro 54-1. Principais cuidados pré-operatórios

- Saber se o paciente já fez ou faz algum tratamento medicamentoso para controle da sialorreia
- Informar o paciente ou responsável sobre os riscos e efeitos adversos do procedimento, que são principalmente: hematoma ou sangramento local, dor e eritema (0% a 18,7%); podendo ter também disfagia leve, saliva viscosa e boca seca[4,14,15]
- Explicar a porcentagem de efetividade dos resultados esperado com a técnica adequada – que varia de 76%[6] a 95%[4]
- Orientar quanto o tempo de duração do procedimento e a necessidade de reaplicação
- Suspender medicamentos anticoagulantes

TÉCNICA CIRÚRGICA

Diluição da Toxina Botulínica

Existem diversas marcas de toxina botulínica disponíveis no Brasil. As mais citadas nos artigos são: Botox® (Allergan) e Dysport® (Ipsen). De acordo com a literatura, 1 U de Botox® equivale a 2,5-3 U de Dysport®.[12]

A diluição deve ser realizada com soro fisiológico 0,9%, de acordo com as orientações do fabricante.

O ideal é que a solução tenha um volume pequeno, entre 1 e 2 mL. Quanto menor o volume, menor a chance de extravasamento para as estruturas vizinhas durante a aplicação.

Também é importante calcular a concentração final da solução e o volume a ser injetado em cada glândula.

Utilizando como exemplo um frasco de 100 U de Botox®, se diluído em 1 mL de soro fisiológico a 0,9%, teremos uma concentração de 10 U/0,1 mL.

Dose

Por ser utilizada para reduzir a produção de saliva de forma *off-label*, a dose de toxina botulínica varia entre os trabalhos.

Adultos

Em geral, recomenda-se a dose total de 100 unidades de Botox®, ou equivalente, dividida em 20 a 30 U por glândula.

Crianças

Tanto o Botox® como a Dysport® são indicados em bula, para outras finalidades, a partir dos 2 anos de idade. Porém, alguns artigos relatam o uso em crianças menores.[13,14]

Não há protocolo específico validado para a dose ideal de toxina botulínica em crianças. O cálculo da dose em geral é feito de duas formas:[15]

- Por faixa de peso:
  - < 15 kg – 15 U de Botox® (ou equivalente) por glândula;
  - 15 a 25 kg – 20 U de Botox® (ou equivalente) por glândula;
  - > 25 kg – 25 U de Botox® (ou equivalente) por glândula.
- Por peso:
  - < 25 kg – 4 U de Botox® (ou equivalente) por kg de peso (dose total), dividida nas quatro glândulas;
  - 25 kg ou mais – 25 U de Botox® (ou equivalente) por glândula.

Considerando que as submandibulares são responsáveis por até 70% da produção da saliva não estimulada[4] em pacientes privados da alimentação via oral pode ser interessante aplicar uma proporção maior da dose total nas submandibulares. O sugerido é 60% da dose total nas submandibulares e 40% da dose total nas parótidas, baseado em estudos incluindo adultos. Não há protocolo específico sobre isso em crianças e alguns centros de referência utilizam a distribuição de 60% nas parótidas e 40% nas submandibulares.

Local de Aplicação

Primeiramente, é necessário realizar a marcação dos pontos de aplicação. Idealmente, a aplicação de toxina botulínica nas glândulas salivares deve ser guiada por ultrassom para evitar que ocorra a injeção fora da glândula ou o extravasamento para as estruturas vizinhas (Fig. 54-2). O uso do ultrassom é recomendado principalmente para as glândulas submandibulares e nos casos de crianças pequenas ou indivíduos com alterações craniofaciais.

Caso não haja disponibilidade do ultrassom ou de um profissional habilitado para esse fim, é possível realizar a aplicação baseada em parâmetros anatômicos (Fig. 54-3).

Para a injeção nas glândulas parótidas, encontre o ponto médio da linha que conecta o trágus e o ângulo da mandíbula, aproximadamente na altura do lóbulo da orelha. Realize a aplicação cerca de 1,5 cm anterior a esse ponto.

Um segundo ponto de injeção na parótida é o ângulo entre a borda inferior do processo zigomático e a borda anterior do ramo curto da mandíbula.[16]

Para a injeção na glândula submandibular, encontre o ponto intermediário entre o ângulo da mandíbula e o mento. Realize a aplicação na altura desse ponto, cerca de 1,5 cm inferior à borda inferior da mandíbula. A palpação bimanual com

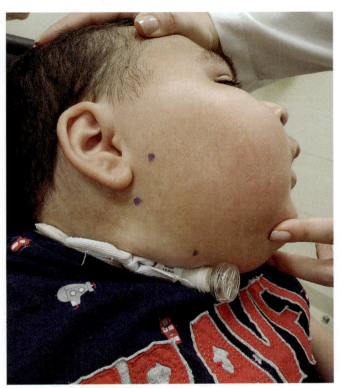

Fig. 54-3. Imagem demonstrando marcação dos pontos de aplicação de toxina botulínica nas glândulas salivares baseada em parâmetros anatômicos.

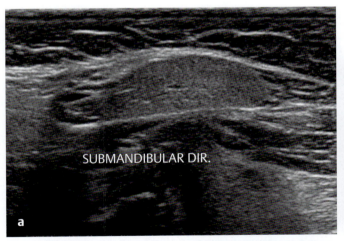

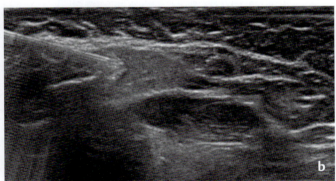

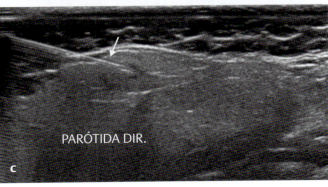

Fig. 54-2. (**a**) Imagem da glândula submandibular direita no ultrassom. (**b**) Agulha posicionada no centro da glândula submandibular direita para a injeção da toxina botulínica. (**c**) Agulha posicionada na glândula parótida direita.

um dedo no assoalho da boca e outro na abaixo do ângulo inferior da mandíbula pode auxiliar na localização da glândula.

Com a pele marcada, é necessário realizar a assepsia do local.

Utilizar seringa de 1 mL ou de insulina. A agulha roxa (0,55 × 20 mm) é adequada para a maioria dos casos.

Anestesia

O tipo de anestesia depende do perfil do paciente e da experiência da equipe. Em adultos ou crianças maiores, o procedimento pode ser facilmente tolerado utilizando-se apenas pomadas anestésicas contendo lidocaína e prilocaína ou botões anestésicos com lidocaína. Já em crianças pequenas pode ser necessário realizar o procedimento sob sedação ou sob anestesia geral.

Posição do Paciente

O paciente deve estar em posição horizontal com a cabeça virada para o lado contralateral ao da aplicação. Em pacientes com excesso de tecido na região cervical, pode ser necessário um coxim subescapular para obter uma leve hiperextensão cervical.

Posição do Cirurgião

A posição do cirurgião depende de como será realizada a aplicação. No caso da aplicação guiada por ultrassonografia, se o mesmo indivíduo for guiar e injetar a toxina botulínica, o ideal é que ele se posicione lateralmente ao paciente (Fig. 54-4). Isso vale também para a aplicação baseada em parâmetros anatômicos.

Caso haja um auxiliar, este deve se posicionar contralateral ao cirurgião.

Aplicação

Uma vez posicionada a agulha no ponto de aplicação, é necessário aspirar (puxando o êmbolo da seringa) para se certificar de que ela não está dentro de um vaso sanguíneo. Se não houver o refluxo de sangue para a seringa, proceder com a injeção, que deve ser realizada lentamente.

A presença de um auxiliar é de grande valor para aspirar e injetar a substância, controlando a dose infiltrada em cada glândula, enquanto o cirurgião segura a seringa com a agulha na posição (Fig. 54-5).

CUIDADOS PÓS-OPERATÓRIOS

Após a aplicação o paciente deve ser observado por 2 horas. Antes de liberar o paciente para casa, reforçar os possíveis efeitos adversos e sinais de alerta e orientar a família sobre como proceder caso eles ocorram.

O efeito se inicia entre 3 e 5 dias após a aplicação, com pico de ação e estabilização por volta do 15º dia. O tempo de duração do efeito é de 4 a 6 meses.

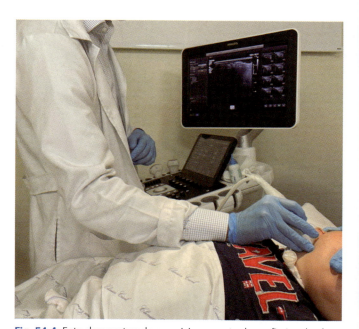

Fig. 54-4. Foto demonstrando o posicionamento do profissional e do paciente para a aplicação de toxina botulínica nas glândulas salivares guiada por ultrassom.

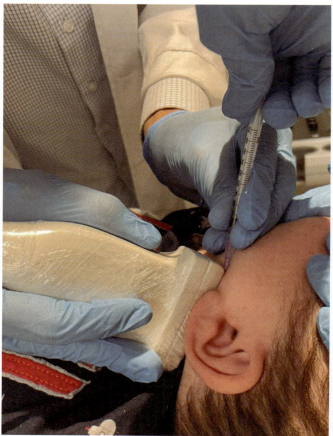

Fig. 54-5. Foto demonstrando o cirurgião segurando com uma mão o transdutor do ultrassom e com a outra a seringa com a agulha posicionada dentro da glândula salivar enquanto o auxiliar injeta a toxina botulínica.

COMPLICAÇÕES

A grande maioria dos pacientes não apresenta nenhum efeito adverso da aplicação, porém eles podem ocorrer e são divididos em:[17;18]

- Relacionadas com o local da aplicação:
  - Dor;
  - Incômodo causado pelo edema da glândula;
  - Formação de hematoma;
  - Sangramento da pele ou intraoral;
  - Infecção.
- Relacionadas com a toxina botulínica:
  - Sensação de boca seca com dificuldade de ingerir alimentos sólidos;
  - Aumento da viscosidade a alteração da composição da saliva podendo ter consequências na saúde dos dentes;
  - Dificuldade para mastigar e disfagia devido ao extravasamento da toxina para a musculatura adjacente.

Há ainda pacientes que após algumas aplicações desenvolvem anticorpos contra a toxina tornando-se resistentes à ação da mesma;[14] nestes casos, não haverá o efeito desejado.

REAPLICAÇÕES

O tempo entre as aplicações deve ser baseado em critérios clínicos e varia entre os pacientes. De modo geral não se recomenda a reaplicação em período menor que 12 semanas.[17]

REFERÊNCIAS BIBLIOGRÁFICAS

1. Tahmassebi J, Curzon M. Prevalence of drooling in children with cerebral palsy attending special schools. Dev Med Child Neurol. 2007;45(9):613-7.
2. Fugan J. Atlas livre de Otorrinolaringologia e Cirurgia de Cabeça e Pescoço. 2020:1-12
3. Brei TJ. Management of drooling. Semin Pediatr Neurol. 2003;10:265-70.
4. Cardona I, Saint-Martin C, Daniel SJ. Effect of recurrent onabotulinum toxin a injection into the salivary glands: An ultrasound measurement: OBTXA Injection Into the Salivary Glands. The Laryngoscope. 2015;125(10):E328-32.
5. Restivo D, Panebianco M, Casabona A, et al. Botulinum Toxin A for Sialorrhoea Associated with Neurological Disorders: Evaluation of the Relationship between Effect of Treatment and the Number of Glands Treated. Toxins. 2018;10(2):55.
6. Alvarenga A, Campos M, Dias M, et al. BOTOX-A injection of salivary glands for drooling. J Pediatr Surg. 2017;52(8):1283-6.
7. Bushara KO. Sialorrhea in amyotrophic lateral sclerosis: a hypothesis of a new treatment – botulinum toxin A injections of the parotid glands. Medical Hypothesis. 1997;48:337-9.
8. Jongerius PH, Rotteveel JJ, Van Den Hoogen FJA, et al. Botulinum toxin A: a new option for treatment of drool- ing in children with cerebral palsy. Presentation of a case series. 2001;160:509-12.
9. Suskind DL, Tilton A. Clinical Study of Botulinum-A Toxin in the Treatment of Sialorrhea in Children With Cerebral Palsy: The Laryngoscope. 2002;112(1):73-81.
10. Montgomery J, McCusker S, Lang K, et al. Managing children with sialorrhoea (drooling): Experience from the first 301 children in our saliva control clinic. Int J Pediatr Otorhinolaryngol. 2016;85:33-9.
11. Padda IS, Tadi P. Botulinum Toxin. 2021. In: StatPearls. Treasure Island (FL): StatPearls Publishing. 2022.
12. Scaglione F. Conversion Ratio between Botox®, Dysport®, and Xeomin® in Clinical Practice. Toxins (Basel). 2016;4;8(3):65.
13. Breheret R, Bizon A, Jeufroy C, Laccourreye L. Ultrasound-guided botulinum toxin injections for treatment of drooling. Eur Ann Otorhinolaryngol Head Neck Dis. 2011;128(5):224-9.
14. Alrefai AH, Aburahma SK, Khader YS. Treatment of sialorrhea in children with cerebral palsy: a double-blind placebo controlled trial. Clin Neurol Neurosurg. 2009;111(1):79-82.
15. Lungren MP, Halula S, Coyne S, et al. Ultrasound-guided botulinum toxin type a salivary gland injection in children for refractory sialorrhea: 10-year experience at a large tertiary children's hospital. Pediatr neurol. 2016;54:70-5.
16. Manrique D. Application of botulinum toxin to reduce the saliva in patients with amyotrophic lateral sclerosis. Braz j otorhinolaryngol. 2005;71(5):566-9.
17. Reddihough D, Erasmus CE, Johnson H, et al. Botulinum toxin assessment, intervention and aftercare for paediatric and adult drooling: international consensus statement. Eur j neurol. 2010;17(2):109-21.
18. Rodwell K, Edwards P, Ware RS, et al. Salivary gland botulinum toxin injections for drooling in children with cerebral palsy and neurodevelopmental disability: a systematic review. Dev med child neurol. 2012;54(11):977-87.

SUPRAGLOTOPLASTIA

CAPÍTULO 55

Rebecca Maunsell ▪ Débora Bressan Pazinatto

INTRODUÇÃO

A supraglotoplastia consiste em uma microcirurgia endoscópica que corrige o tecido redundante a nível supraglótico para alívio da obstrução anatômica causada pelo seu colapso na inspiração. É a modalidade cirúrgica realizada em casos de laringomalácia (LM) grave.

A laringomalácia é a anomalia laríngea congênita mais comum. Até 22% dos casos são graves e se manifestam clinicamente na presença de apneia, cianose, dificuldade de alimentação com dificuldade de ganho de peso, *pectus excavatum*, hipertensão pulmonar, *cor pulmonale*, asfixia.[1] As indicações cirúrgicas restringem-se aos casos moderados a graves, conforme pode ser visto no algoritmo mostrado na Figura 55-1.[2]

A LM pode ser classificada de acordo com o padrão do colapso da supraglote. A classificação mais utilizada internacionalmente descreve três tipos:

1. Prolapso interno das aritenoides com tecido redundante;
2. Pregas ariepiglóticas curtas com exagero do ômega da epiglote;
3. Prolapso posterior da epiglote sobre a supraglote.[3]

Os primeiros dois tipos costumam ocorrer mais frequentemente e de forma associada. No tipo 1 e 2 preconiza-se a ressecção de tecido redundante posterior e das pregas ariepiglóticas eventualmente com ressecção da porção lateral da epiglote que chamamos de supraglotoplastia. O tipo 3, mais raro, é tratado com a fixação da epiglote na base da língua que chamamos de epiglotopexia. Neste capítulo abordaremos apenas a supraglotoplastia.

REFERÊNCIAS ANATÔMICAS-CHAVE

A supraglote compreende a região entre a epiglote e as pregas vestibulares e pode ser avaliada de forma dinâmica através da nasofibrolaringoscopia flexível. Na LM há colapso dinâmico do tecido supraglótico hipotônico na inspiração e algumas alterações anatômicas supraglóticas que podem incluir: prolapso das cartilagens cuneiformes e corniculadas, redundância da mucosa supra-aritenóidea, encurtamento das pregas ariepiglóticas e epiglote em forma de **ômega** e retroposicionada.[1] O colapso dos tecidos supraglóticos pode dificultar a visualização e a avaliação das pregas vocais, sua mobilidade e o lúmen glótico na nasofibrolaringoscopia flexível. São reparos anatômicos importantes: ligamentos faringoepiglóticos,

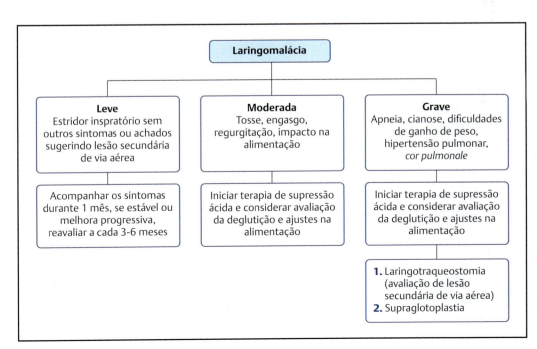

Fig. 55-1. Algoritmo de tratamento do lactente com diagnóstico de laringomalácia. (Adaptada do International Pediatric ORL Group (IPOG) laryngomalacia consensus recommendations.)[2]

pregas ariepiglóticas, região interaritenóidea, bandas vestibulares e pregas vocais.

A nasofibrolaringoscopia flexível diagnóstica é realizada com a criança acordada. Anestésicos tópicos são contraindicados por alterarem a sensibilidade faríngea e laríngea e serem de risco para ocorrência de engasgos e outros sintomas disfágicos em lactentes e particularmente em bebês com LM.

A Figura 55-2 mostra as características da laringe sem e com as alterações anatômicas da laringomalácia.

CUIDADOS PRÉ-OPERATÓRIOS

O diagnóstico da LM é determinado pela presença de estridor associado à confirmação na nasofibrolaringoscopia do colapso das estruturas supraglóticas. Ou seja, independente de história clínica característica, o diagnóstico deve ser confirmado por exame endoscópico em todos os casos. O diagnóstico diferencial deve ser feito com outras malformações como paralisia de pregas vocais e estenose subglótica congênita, cistos ductais e saculares e *cleft* laríngeo.

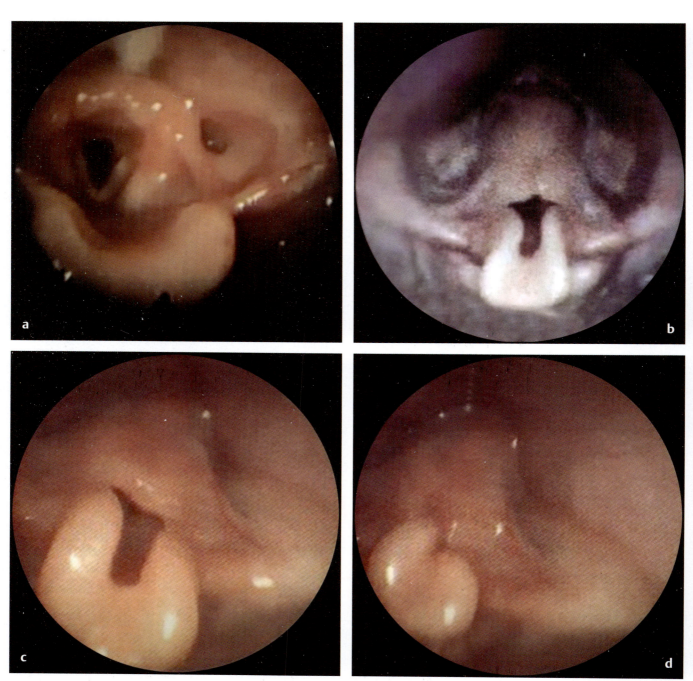

Fig. 55-2. Imagens de nasofibrolaringoscopia flexível. (**a**) Supraglote normal de lactente sem LM. (**b**) Alterações supraglóticas da LM na nasofibrolaringoscopia flexível: redundância de mucosa supra-aritenóidea, encurtamento de pregas ariepiglóticas, epiglote em ômega. (**c**) Aspecto supraglótico de lactente com sintomas de LM durante expiração. (**d**) Mesmo paciente durante a inspiração evidenciando colapso lateral e posterior das estruturas supraglóticas na inspiração.

Mais de 80% dos casos apresentam sintomas relacionados com distúrbios de deglutição desde tosse e engasgos sem consequências até cianose[1] e broncoaspiração. Na suspeita de broncoaspiração (sibilância recorrente, engasgos com cianose) sugere-se a avaliação funcional da deglutição antes da supraglotoplastia, principalmente naquelas crianças com desordens neurológicas e/ou hipotonia sem diagnóstico neurológico estabelecido. A avaliação funcional da deglutição em conjunto com o fonoaudiólogo pode auxiliar na precisão do diagnóstico e eventual necessidade de via alternativa de alimentação antes da cirurgia. Em alguns casos, pequenos ajustes de volume e consistência podem ser suficientes para otimizar o ganho ponderal.[2] Vale ressaltar que, em crianças sem suspeita de desordens neurológicas, a supraglotoplastia irá impactar de forma positiva nos distúrbios alimentares e, portanto, esse não deve ser critério para postergar o procedimento.

Comorbidades como cardiopatia, neuropatia, doença pulmonar obstrutiva crônica e malformação craniofacial podem impactar negativamente no resultado cirúrgico da supraglotoplastia.[2] A supraglotoplastia deve ser considerada cuidadosamente na presença de desordens neurológicas visto que a aspiração pode ser agravada pela cirurgia. A presença destas comorbidades não contraindica a cirurgia, no entanto, é extremamente importante orientar os familiares quanto à persistência de sintomas e eventual falha cirúrgica na existência de comorbidades. Além disso, deve-se orientar a família de que a exclusão de outras malformações da via aérea acontecerá no intraoperatório quando toda a via aérea será examinada. De 7,5% a 64% das vezes podem ocorrer outras malformações sincrônicas da via aérea, essa grande variação relatada na literatura é provavelmente explicada pelos diferentes métodos e *expertise* no reconhecimento destas lesões.[4-6]

TÉCNICA CIRÚRGICA PASSO A PASSO

Preparo da Sala

Antes de iniciar o procedimento, todo o material da sala deve ser checado: laringoscópios para intubação (em tamanhos adequados para a idade e com boa iluminação), microscópio ajustado para o cirurgião ou óptica montada e com equilíbrio de branco ajustado, equipamento de vídeo, material de aspiração montado e ligado, tubos traqueais de tamanho adequado para a idade com e sem balonete e fio-guia pediátrico prevendo eventual dificuldade para intubação. A sala é preparada de forma que o anestesista e o cirurgião tenham fácil acesso ao paciente: carrinho de anestesia e anestesista de um lado e torre de vídeo ou microscópio do outro, cirurgião e auxiliar posicionados lado a lado na cabeceira do paciente (Fig. 55-3a).

Os instrumentais cirúrgicos podem ser apreciados na Figura 55-3B: micropinças de laringe incluindo tesouras anguladas e retas, pinças de apreensão jacaré e triangular fenestrada e aspirador atraumático, laringoscópio pediátrico ou neonatal Benjamin-Lindholm e suporte para suspensão. É bastante prático o uso de mesa de apoio para laringoscópio de suspensão transparente que permite a visualização do tórax da criança a todo momento.

O procedimento pode ser realizado com microscópio ou com ópticas rígidas (sinuscópio de 4 mm de 0º ou 30º). No caso do uso de ópticas é necessário o auxílio de outro cirurgião e o trabalho a "quatro mãos". Microdebridador ou *laser* de CO_2 podem ser usados como alternativa ao instrumental frio. O uso do *laser* de CO_2 exige treinamento e preparo do cirurgião e da equipe quanto aos procedimentos de segurança: toda a pele exposta do rosto e pescoço do paciente deve ser protegida com gaze ou compressas úmidas e os olhos devidamente fechados. Toda equipe na sala cirúrgica precisa estar protegida com óculos de segurança. É necessário reduzir a FiO_2 abaixo de 30% ou a mínima concentração para manter o paciente com boa saturação e evitar risco de combustão. Não há benefício comprovado de uma técnica em relação a outra;

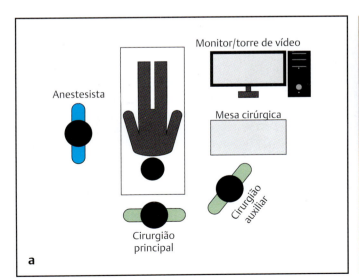
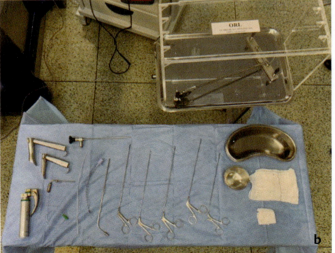

Fig. 55-3. (**a**) Disposição da sala de cirurgia. (**b**) Mesa de instrumentais com laringoscópios para intubação anestesista e de suspensão, micropinças de laringe, tubos orotraqueais, fio-guia pediátrico, sonda para ofertar oxigênio, cúpula com adrenalina diluída e algodão hidrófilo (ou cotonoide). Observa-se também a mesa de acrílico para suporte do laringoscópio de suspensão.

o mais importante é que o cirurgião esteja treinado para o uso do material e realização do procedimento para que este seja realizado de forma segura e efetiva para o paciente.

Anestesia

A cirurgia é realizada sob anestesia geral, de preferência com ventilação espontânea. A experiência do anestesista com casos de via aérea e a boa comunicação e cooperação com o cirurgião é importante durante todo o procedimento. Oxigênio suplementar e anestésico inalatório podem ser oferecidos através de uma sonda nasofaríngea ou com uma sonda acoplada ao pórtico lateral do laringoscópio de suspensão. Na necessidade de assistência ventilatória em casos de obstrução significativa da via aérea logo no início da indução anestésica inalatória ou durante o procedimento, podem ser utilizadas máscaras faciais ou intubação de forma intermitente.

É possível que haja dificuldade de intubação visto que a redundância da mucosa supraglótica pode atrapalhar a visualização das pregas vocais na laringoscopia. Assim, é recomendado iniciar o procedimento com a laringoscopia com óptica rígida para exploração da laringe e traqueia e, após avaliação da via aérea distal, o próprio cirurgião realiza a intubação com tubo traqueal adequado sob visualização direta.

O anestesista deve manter o plano anestésico de forma que haja abolição dos reflexos de tosse e deglutição, controle de secreção e tolerância da laringoscopia, ainda mantendo ventilação espontânea. Normalmente inicia-se o procedimento com indução anestésica inalatória com sevoflurano ofertado em máscara facial e *bolus* de propofol ou propofol infundido em bomba de infusão através de acesso venoso periférico, até obtenção do plano anestésico adequado. Outras drogas como fentanil, remifentanil, dexmetedomedina podem ser utilizadas para a anestesia endovenosa. Neste momento, oferta-se oxigênio suplementar através de sonda nasofaríngea (ou através do pórtico lateral do laringoscópio de suspensão). Deve-se estar atento para eventual dificuldade de manutenção de plano anestésico apenas com anestésico inalatório visto que há obstrução parcial da via aérea pela própria patologia.

Na dificuldade de obtenção de plano anestésico adequado sob ventilação espontânea, o procedimento também pode ser realizado com o paciente em apneia e ventilação intermitente: a criança é mantida com anestesia endovenosa e inalatória intubada e o tubo traqueal é removido de forma intermitente durante o procedimento para adequada visualização do campo cirúrgico. Comparado com a ventilação espontânea, esta técnica permite um menor tempo de trabalho pois o paciente não estará sendo ventilado nos momentos em que o tubo traqueal for removido, cabendo ao cirurgião agilizar o procedimento enquanto o tubo está fora do paciente, evitando dessaturações.

A supragloplastia é um procedimento muito dinâmico e o cirurgião precisa estar sempre atento ao padrão respiratório da criança: movimentos torácicos, saturação, frequência cardíaca. A administração intraoperatória de dexametasona pode auxiliar no controle da inflamação e edema pós-operatório, mas não é essencial, sendo o mais importante o uso da técnica adequada para evitar edema adicional à laringe. O uso de anestésico tópico no intraoperatório pode causar sintomas disfágicos se a criança for alimentada precocemente após o procedimento.

Laringoscopia

Com o paciente em decúbito dorsal e em plano anestésico adequado, inicia-se o procedimento com a videoendoscopia da via aérea e visualização da subglote e traqueia para descartar a presença de outras malformações nestas topografias (estenose subglótica congênita, compressões extrínsecas da traqueia e estenose traqueal congênita). Sugere-se nesse primeiro momento o exame com laringoscópio de intubação em uma mão e ótica rígida na outra para visualização da via aérea com boa qualidade de imagem e ao mesmo tempo já possibilitando avaliar uma eventual dificuldade de expor a laringe e intubar.

Em seguida, com hiperextensão cervical cuidadosa, posiciona-se o laringoscópio de suspensão. O laringoscópio de suspensão pediátrico ou neonatal Benjamin-Lindholm permite uma excelente visualização do campo de trabalho e é o mais utilizado para este procedimento (Fig. 55-4). Neste momento, se houver necessidade, pode-se apoiar a região escapular com um pequeno coxim, sugere-se não posicionar um coxim antes do exame da via aérea. Usando um sinuscópio (0 grau, 4 mm de diâmetro, 175 mm de comprimento) ou microscópio cirúrgico, a laringe é visualizada e seus reparos anatômicos identificados: ligamentos faringoepiglóticos, pregas ariepiglóticas, região interaritenóidea, bandas vestibulares e pregas vocais (Fig. 55-5).

Exploração da Laringe

A laringe é explorada com o auxílio de um estilete de laringe apalpador. Palpa-se a região interaritenóidea para descartar a presença de fenda laríngea e a articulação cricoaritenóidea para avaliação da mobilidade de pregas vocais no caso de crianças que já tenham sofrido algum procedimento prévio e/ou intubação.

Ressecção

A prega ariepiglótica é pinçada em sua porção média e traciona-se o tecido medialmente para apresentação da inserção da prega junto à epiglote. Com uma microtesoura reta ou curva para o lado contralateral secciona-se a prega ariepiglótica até o nível da banda ventricular inferiormente e posteriormente para incluir a cartilagem cuneiforme na ressecção (Fig. 55-5).

Os mesmos passos são repetidos no lado contralateral. É extremamente importante preservar a mucosa íntegra na região medial das aritenoides e região interaritenóidea, a fim de prevenir a cicatriz interaritenoide e estenose supraglótica. Cotonoides com adrenalina (diluição 1:10.000) são suficientes para hemostasia e são se houver sangramento. O uso do aspirador deve ser evitado pois a mucosa desta região é extremamente frouxa e pode edemaciar com facilidade.

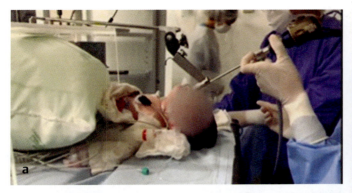
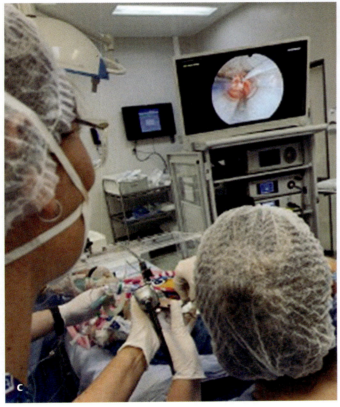
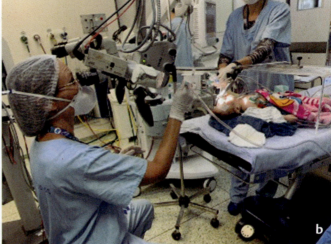
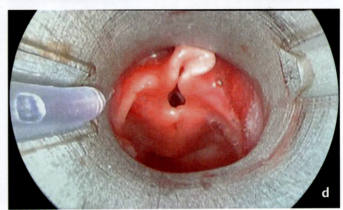

Fig. 55-4. (**a**) Posicionamento do paciente e exposição com laringoscópio de suspensão. Atenção para a mesa de apoio transparente. (**b**) Exposição com laringoscópio de suspensão e uso de microscópio. (**c**) Exposição com laringoscópio de suspensão e uso de ótica rígida (cirurgia a "quatro mãos" com cirurgião principal e auxiliar). (**d**) Imagem endoscópica no início da cirurgia. Presença da sonda acoplada ao pórtico lateral do laringoscópio de suspensão para ofertar oxigênio.

Revisão Final

Após a revisão da hemostasia e limpeza de secreções cavidades oral e nasal remove-se o laringoscópio. Se o paciente foi intubado procede-se à extubação em sala de cirurgia ou, no caso de necessidade de suporte respiratório ou eventual instabilidade do paciente para o transporte para a UTI, é possível realizar a extubação em leito de UTI após a recuperação anestésica.

Acessar Vídeo 55-1, com todos os passos cirúrgicos.[7]

CUIDADOS PÓS-OPERATÓRIOS

Recomenda-se observação em leito de UTI pediátrica para todas as crianças menores de 12 meses e aquelas com comorbidades. Durante o período de internação, o paciente deve ser monitorizado com no mínimo oximetria, principalmente durante o sono.

A alimentação por via oral pode ser retomada no pós-operatório se a criança se alimentava exclusivamente por via oral antes do procedimento. No caso de crianças em alimentação por sonda antes do procedimento recomenda-se a reintrodução alimentar gradual assistida por uma fonoaudióloga experiente em distúrbios de deglutição no pós-operatório.

Efeito adversos possíveis são:

- *Dor*: pode ocorrer de maneira leve no pós-operatório, geralmente de fácil controle com analgésicos comuns como dipirona e/ou ibuprofeno;
- *Redução da sensibilidade da língua*: aftas e lesões em cavidade oral podem ocorrer devido ao contato com o laringoscópio. Melhora espontânea em poucos dias;
- *Disfagia/sialorreia*: geralmente têm melhora espontânea em poucas horas/dias e pode estar relacionada com disfagia prévia, causada pela laringomalacia em si, ou então à manipulação do próprio procedimento.

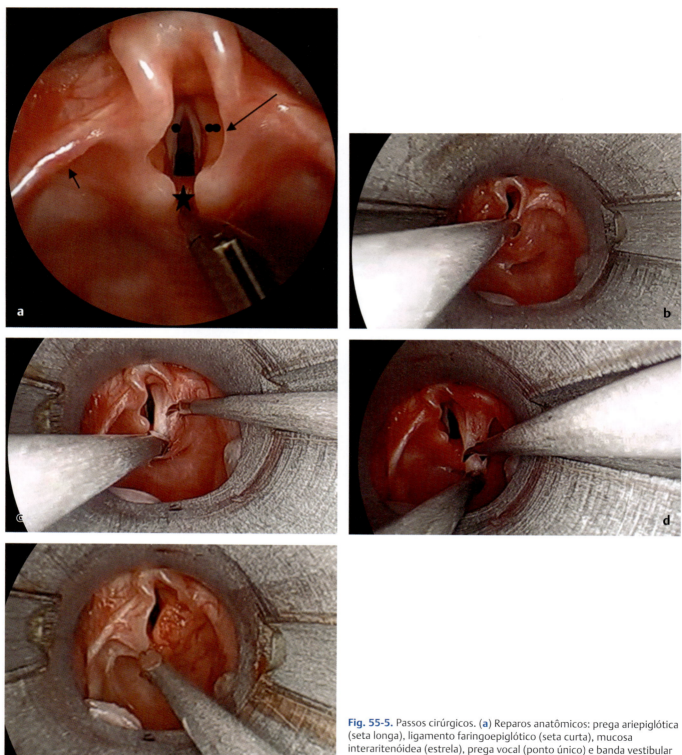

Fig. 55-5. Passos cirúrgicos. (**a**) Reparos anatômicos: prega ariepiglótica (seta longa), ligamento faringoepiglótico (seta curta), mucosa interaritenóidea (estrela), prega vocal (ponto único) e banda vestibular (ponto duplo). Cirurgião realiza a palpação da região interaritenóidea. (**b**) Apreensão e medialização da prega ariepiglótica. (**c**) Secção da prega ariepiglótica. (**d**) Ressecção da mucosa supraglótica redundante e cartilagem cuneiforme. (**e**) Ressecção em lado contralateral.

Recomenda-se manter a supressão ácida no pós-operatório com inibidor de bomba de prótons. Deve-se repetir a nasofibrolaringoscopia flexível em 10-14 dias para avaliar o aspecto cicatricial da supraglote e verificar a boa mobilidade das pregas vocais que pode ter sido difícil de avaliar na nasofibrolaringoscopia pré-operatória.

Não é incomum a persistência de algum grau de estridor no pós-operatório, particularmente durante as primeiras semanas. A manutenção do uso de inibidor de bomba de prótons no pós-operatório segue o mesmo raciocínio do pré-operatório, ou seja, não é necessário na ausência de engasgos significativos e ganho ponderal satisfatório.

COMPLICAÇÕES

Estudos retrospectivos que avaliam o tratamento da supraglotoplastia relatam reversão dos sintomas e sucesso em 70% a 100% dos casos (Fig. 55-6). A taxa de complicações é inferior a 8%.[1]

Os riscos e complicações da cirurgia são:

- *Sinéquia posterior entre aritenoides e estenose supraglótica*: complicação pouco frequente, porém de maior gravidade relacionada com a má técnica cirúrgica. São causadas por ressecções extensas de mucosa, principalmente se as áreas ressecadas estão em contato direto com outras áreas também desnudas de mucosa;
- *Necessidade de reoperação*: Pode ser necessário revisão da cirurgia em casos de ausência de melhora ou recorrência dos sintomas respiratórios. Risco maior em pacientes com doença cardíaca, neurológica, pulmonar e dismorfismo craniofacial.

No caso de falha e/ou persistência de sintomas significativos após supraglotoplastia sugere-se otimizar investigação multidisciplinar:

- Avaliação aerodigestiva, pHmetria para descartar refluxo persistente, biópsias esofágicas para descartar esofagite eosinofílica;
- Avaliação pulmonar para otimizar a função respiratória e avaliar doença pulmonar crônica, se presente;
- Polissonografia e sonoendoscopia em pacientes com dessaturações de oxigênio ou sinais de apneia;
- Avaliação neurológica de crianças hipotônicas, com atraso de desenvolvimento neuropsicomotor, sintomas disfágicos desde o nascimento e/ou histórico de hipoxemia perinatal.

Em pacientes com múltiplas comorbidades ou lesões sincrônicas das vias aéreas pode haver necessidade de outros procedimentos como traqueostomia para desobstrução da via aérea.

MENSAGENS FINAIS

- Os achados da nasofibrolaringoscopia flexível são essenciais para o diagnóstico, auxiliam no planejamento do procedimento cirúrgico e excluem outras malformações da via aérea superior;
- A ventilação espontânea é preferida durante o procedimento e, para isso, uma boa comunicação entre o anestesista e o cirurgião é essencial;
- A avaliação endoscópica completa da via aérea é essencial para excluir a presença de anomalias congênitas concomitantes;
- Deve-se evitar a ressecção excessiva do tecido supraglótico, preservar a mucosa interaritenóidea e manipular a região supraglótica delicadeza e cuidado. Estes são os princípios chave para evitar complicações;
- Reconhecer malformações sincrônicas da via aérea e revisar a mobilidade das pregas vocais no pós-operatório é essencial para raciocínio diagnóstico no caso de persistência de sintomas obstrutivos.

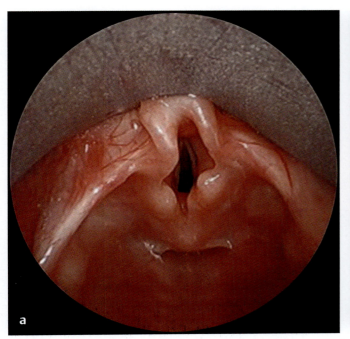
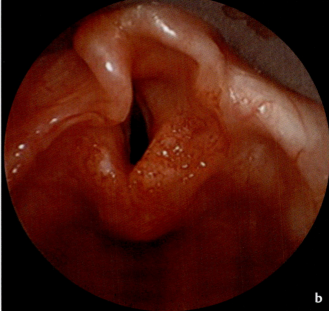

Fig. 55-6. (**a**) Aspecto inicial, antes da supraglotoplastia. (**b**) Aspecto final da supraglotoplastia. Presença de mucosa íntegra na região interaritenóidea.

REFERÊNCIAS BIBLIOGRÁFICAS

1. Thompson DM. Abnormal sensorimotor integrative function of the larynx in congenital laryngomalacia: a new theory of etiology. Laryngoscope. 2007;117(6-2-114):1-33.
2. Carter J, Rahbar R, Brigger M, et al. International Pediatric ORL Group (IPOG) laryngomalacia consensus recommendations. Int J Pediatr Otorhinolaryngol. 2016;86:256-61.
3. Olney DR, Greinwald JH, Smith RJ, Bauman NM. Laryngomalacia and its treatment. Laryngoscope. 1999;109:1770-1775.
4. Thompson DM. Laryngomalacia: factors that influence disease severity and outcomes of management. Curr Opin Otolaryngol Head Neck Surg 2010;18:564-570.
5. Dickson JM, Richter GT, Meinzen-Derr J, et al. Secondary airway lesions in infants with laryngomalacia. Ann Otol Rhinol Laryngol. 2009;118:37-43.
6. Schroeder JW, Bhandarkar ND, Holinger LD. Synchronous airway lesions and outcomes in infants with severe laryngomalacia requiring supraglottoplasty. Arch Otolaryngol Head Neck Surg. 2009;135:647-651.
7. Lima Peixoto Costa F, Bressan Pazinatto D, Maunsell R. Supraglottoplasty (with video). Eur Ann Otorhinolaryngol Head Neck Dis. 2021;138(1):23-24.

CAPÍTULO 56

EXÉRESE DE CISTO DE VALÉCULA

Juliana Alves de Sousa Caixêta ▪ Melissa Ameloti Gomes Avelino

INTRODUÇÃO

Os cistos laríngeos têm uma incidência de 1,87 a 3,49 por cada 100.000 nascidos vivos e são divididos em cistos saculares e ductais.[1] Os cistos saculares ocorrem por dilatação do arcabouço laríngeo (Vídeo 56-1) e os cistos ductais resultam da obstrução de glândulas submucosas, sendo preenchidos por um conteúdo espesso e esbranquiçado.[1,2] Há, na literatura, outras propostas de classificação dos cistos, baseadas em sua localização e tipo histológico.[3]

Os cistos de valécula são considerados cistos ductais e são uma causa rara de estridor. Sua prevalência é desconhecida, mas estima-se que 10% dos cistos laríngeos sejam cistos de valécula.[4]

Embora alguns pacientes possam ser assintomáticos, o quadro clínico frequentemente inclui a presença de estridor, desconforto respiratório, engasgos, dificuldade para mamar, choro rouco, disfagia e ganho ponderal inadequado.[1,3] Algumas crianças podem apresentar apneia e cianose. O sintoma respiratório em crianças maiores pode ser apenas ronco, que piora na posição supina. Embora possam ocorrer em qualquer idade, em grande parte dos casos, os sintomas aparecem já na primeira semana de vida e a maioria das crianças é diagnosticada antes dos três meses após o nascimento.[3-5] Crianças pequenas com lesões obstrutivas muitas vezes requerem intubação ou uso de pressão positiva para manutenção da via aérea mesmo antes da cirurgia. Os cistos podem estar relacionados com outras anormalidades da via aérea, como a laringomalacia (12% a 45% dos pacientes) e o refluxo gastroesofágico (70%).[1-3,6]

Dentre os exames que podem ser utilizados para o diagnóstico estão a videonasofibroscopia (Vídeo 56-2) flexível, a endoscopia de via área sob anestesia, a ultrassonografia, a tomografia computadorizada (TC) e a ressonância nuclear magnética (RNM).[6] A videonasofibroscopia flexível tem a vantagem de ser realizada sem anestesia, porém nem sempre o cisto é facilmente visualizado, principalmente em casos em que não é muito superficial e quando a presença de laringomalacia (LM) confunde o examinador. Os exames de imagem permitem determinar melhor o tamanho e a localização da lesão e a RNM é o exame mais acurado para o diagnóstico diferencial com outras lesões. A principal desvantagem é a necessidade de sedação em boa parte dos pacientes, o que pode piorar o quadro de obstrução da via aérea, levando a uma situação de urgência. Assim, deve-se sempre pensar na endoscopia flexível antes de se optar por qualquer outro exa-

me de imagem. Os cistos têm atenuação semelhante ao liquor na TC e são isointensos ao liquor na RNM, sem impregnação pelo contraste.[6,7] Entre os principais diagnósticos diferenciais estão o cisto dermoide, a tireoide lingual, cisto tireoglosso e hemangioma. Nos casos típicos de cisto de valécula não é necessária a realização de um exame de imagem para abordagem cirúrgica, apenas nos casos de dúvida diagnóstica. Já o exame anatomopatológico é sempre recomendado.

REFERÊNCIAS ANATÔMICAS-CHAVE

- *Anterior e lateral*: Base da língua;
- *Posterior*: epiglote.

TÉCNICA CIRÚRGICA PASSO A PASSO

Material Necessário

- Equipamento de vídeo;
- Ótica de 4 mm e 0° (a mesma utilizada em procedimentos endoscópicos nasais);
- Mesa de Mayo (ou mesa de apoio);
- Laringoscópio de suspensão (para crianças, utilizar o Parsons ou o Benjamin-Lindholm). Existem outros *kits* de laringoscópios que podem ser utilizados em crianças, mas o Parsons é o que oferece melhor visão para a maioria das lesões de via aérea;
- Micropinças de laringe: pinça triângulo, bisturi, saca-bocado, aspirador, microtesoura (reta, para a direita e para a esquerda);
- Pode ser utilizado também o *laser* de CO_2, *coblation* ou microdebridador para marsupialização da lesão. Nesses casos, é importante remover parte do tecido da lesão com a pinça saca-bocado para avaliação anatomopatológica;[8]
- Cotonoides com fio-guia;
- Adrenalina.

Anestesia

O procedimento pode ser realizado sem intubação. Para isso, é necessário que a equipe seja experiente em cirurgia de via aérea pediátrica e que haja uma boa relação entre anestesiologista e otorrinolaringologista. Essa técnica proporciona melhor visão e campo de trabalho, mas os riscos incluem laringospasmo, aspiração de suco gástrico ou do conteúdo do cisto, hipóxia (que pode levar a hipoventilação e atelectasia) e movimentação durante o procedimento. As drogas comumente utilizadas são o sevoflurano, o propofol, o remifentanil e a dexmedetomidina. Relaxante muscular é contraindicado. O uso de uma cânula nasofaríngea com uma oferta de 25% de oxigênio permite um tempo melhor de trabalho para o cirurgião, evitando interrupções no procedimento para a ventilação do paciente.

Caso o paciente já esteja intubado, a anestesia geral pode ser conduzida de maneira habitual pelo anestesista.

Caso a intubação seja realizada por ocasião da cirurgia, a equipe deve estar preparada com laringoscópios de diferentes tamanhos, fio-guia, tubos endotraqueais de diferentes tamanhos e materiais (agulha para punção, aspirador de laringe etc.). O ideal é que esta intubação seja feita pelo próprio cirurgião que já tem experiência com via aérea e poderia realizar as manobras necessárias para esvaziar ou rechaçar a lesão, garantindo assim o sucesso da intubação. Utilizar preferencialmente anestésicos inalatórios (sevoflurano) ou endovenosos com meia-vida curta, sem o uso de relaxantes musculares. Uma boa opção é a realização de sequência rápida de intubação.

Posição do Paciente

O paciente deve ser posicionado com a cabeça próxima ao limite da cabeceira da maca. Pode ser necessário o uso de um pequeno coxim sob os ombros para a retificação da via aérea. O uso de uma rodilha evita que a cabeça se movimente durante o exame.

Disposição da Sala

O cirurgião deve-se posicionar na cabeceira do paciente, sentado em uma cadeira que possa ser elevada e abaixada com facilidade. A mesa cirúrgica deve ficar à direita do cirurgião, bem como o equipamento de vídeo. O anestesista e o carrinho de anestesista devem ficar à esquerda do paciente (Fig. 56-1).

Procedimento

- Caso seja possível realizar o procedimento sem intubação, deve-se iniciar pela avaliação endoscópica da via aérea até a carina. O objetivo é avaliar a presença de lesões secundárias;
- Caso o paciente já esteja intubado ou a intubação seja necessária para manter a via aérea do paciente, deve-se posicionar o laringoscópio de suspensão adequado para o paciente. O laringoscópio deve sempre ser apoiado numa mesa de Mayo ou numa mesa de apoio, evitando assim compressão da caixa torácica da criança;
- Caso a cirurgia seja feita com instrumentos frios, o cisto deve ser marsupializado com uma dissecção o mais completa possível da lesão. Em alguns casos, não é possível se certificar de que a borda profunda foi completamente removida, mas isso não parece comprometer o resultado. Caso seja feito uso de microdebridador, *laser* ou *coblation*, deve-se retirar material para exame anatomopatológico antes de iniciar a dissecção com esse instrumental, para evitar que material insuficiente seja enviado para análise;
- Deve-se preservar a face lingual da epiglote para evitar cicatrizes e sinequias;
- Envio de material para exame anatomopatológico.

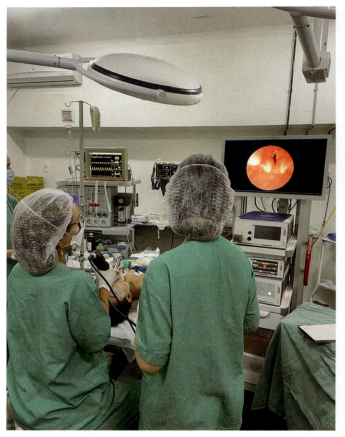

Fig. 56-1. Posicionamento dos profissionais em sala de cirurgia.

PÓS-OPERATÓRIO

O acompanhamento pós-operatório imediato do paciente deve levar em conta: a estrutura do hospital (presença de médico plantonista, possibilidade de monitorização), o comprometimento da via área previamente à cirurgia, a manipulação da via aérea no intraoperatório e a idade da criança.

O cirurgião deve considerar a realização do pós-operatório na Unidade de Terapia Intensiva (UTI) caso o hospital não disponha de médico plantonista nas alas de internação, em cirurgias realizadas em crianças abaixo de dois anos ou em casos de manipulação excessiva da via aérea, que pode levar a sangramento e edema. Pacientes intubados antes da cirurgia também devem retornar para a UTI para o pós-operatório.[4,7,9]

Não há um protocolo na literatura sobre o uso de medicação e alimentação no período pós-operatório. Nossa equipe utiliza analgésicos, se necessário (dipirona, paracetamol), inibidor de bomba de prótons, dexametasona e inalação com adrenalina nas primeiras 24 h. A alimentação por via oral pode ser restabelecida assim que o paciente apresentar condições clínicas favoráveis, e o mais rápido possível.

PONTOS IMPORTANTES/OBSERVAÇÕES

- Exame de imagem geralmente não é necessário para o diagnóstico. Quando se optar por estes exames, deve-se estar SEMPRE atento ao risco de obstrução da via aérea caso seja necessário realizar o exame mediante sedação;

- Aspiração do conteúdo cístico isoladamente tem alta taxa de recorrência – a marsupialização é o procedimento indicado. A aspiração pode ser uma alternativa em cistos grandes e obstrutivos, como medida descompressiva antes da marsupialização;
- Uso de medicação pré-anestésica deve ser evitado, principalmente nos cistos maiores;
- Esteja preparado para uma queda brusca da saturação durante a indução anestésica, especialmente em cistos volumosos em crianças pequenas (abaixo de dois anos de idade). A posição supina e o relaxamento muscular podem levar à dificuldade de oxigenação. Tenha todo material à mão **antes** de iniciar o procedimento de intubação, incluindo fio-guia e tubos de diferentes tamanhos. A sequência rápida de intubação é o método mais indicado para anestesiar esses pacientes;
- Ocorrência concomitante de laringomalacia deve ser observada no intraoperatório, embora sua correção no mesmo tempo cirúrgico não seja consenso na literatura. A obstrução causada pelo cisto pode levar ao colabamento da supraglote pelo efeito Bernoulli, e a remoção da lesão *per se* pode reverter esse quadro. A importância em realizar o diagnóstico decorre do fato que de a presença de LM parece aumentar o tempo de internação e o tempo necessário para a melhora dos sintomas após a cirurgia;[2,3,9]
- Procedimento pode ser feito em ventilação espontânea, principalmente se cirurgião e anestesista têm experiência na realização da técnica dessa forma.

REFERÊNCIAS BIBLIOGRÁFICAS

1. De Santo LW, Devine KD, Weiland LH. Cysts of the infant larynx – classification. Laryngoscope. 1970;80:145-6.
2. Mitchell DB, Irwin BC, Bailey CM, Evans JNC. Cysts of the infant larynx. J Laryngol Otol. 1987;101:833-7.
3. Ku ASW. Vallecular cyst: report of four cases – one with co-exiting laryngomalacia. J Laryngol Otol. 2000;114:224-6.
4. Forte V, Fuoco G, James A. A new classification system for congenital laryngeal cysts. Laryngoscope. 2004;114:1123-7.
5. Hsieh LC, Yang CC, Su CH, et al. The outcomes of infantile vallecular cyst post CO(2) laser treatment. Int J Pediatr Otorhinolaryngol. 2013;77(5):655-7.
6. Leibowitz JM, Smith LP, Cohen MA, et al. Diagnosis and treatment of pediatric vallecular cysts and pseudocysts. Int J Pediatr Otorhinolaryngol. 2011;75(7):899-904.
7. Cuillier FSS, Testud R, Fossati P. Antenatal diagnosis and management of a vallecular cyst. Ultrasound Obstet Gynecol. 2002;20(6):623-6.
8. Tsai YT, Lee LA, Fang TJ, Li HY. Treatment of vallecular cysts in infants with and without coexisting laryngomalacia using endoscopic laser marsupialization: fifteen-year experience at a single-center. Int J Pediatr Otorhinolaryngol. 2013;77(3):424-8.
9. Li Y, Irace AL, Dombrowski ND, et al. Vallecular cyst in the pediatric population: Evaluation and management. Int J Pediatr Otorhinolaryngol. 2018;113:198-203.

TRATAMENTOS ENDOSCÓPICOS DE ESTENOSES E LESÕES AGUDAS DE LARINGE

CAPÍTULO 57

Fabiano Bleggi Gavazzoni ▪ Luana Gouveia Tonini ▪ Vitor Guo Chen

INTRODUÇÃO

As cirurgias endoscópicas de via aérea tornaram-se uma importante ferramenta no tratamento e prevenção de lesões mais graves no complexo laringotraqueal, pois permitem uma abordagem mais precoce, com tipos de intervenções menos agressivas e mais efetivas, podendo até evitar a realização de cirurgias consideradas mais agressivas, como a traqueostomia.[1-3]

Neste capítulo iremos abordar o tratamento endoscópico das estenoses subglóticas e lesões agudas da laringe, que têm como principal fator causal a manipulação e presença de dispositivos na via aérea, como o tubo endotraqueal (Fig. 57-1). Diferentemente dos pacientes adultos, não é o tempo de intubação que determinará o risco para o desenvolvimento de lesões na laringe e sim inúmeros fatores como o tamanho do tubo, dificuldade de acesso à via aérea e técnica de intubação, fatores individuais de cada paciente, presença de alterações laríngeas prévias e a qualidade da assistência dos profissionais das UTI neonatais e pediátricas As indicações para os tratamentos endoscópicos de estenoses e lesões agudas podem ser apreciadas no Quadro 57-1.[2,4-7]

REFERÊNCIAS ANTÔMICAS-CHAVE

Durante a laringotraqueoscopia ou exame da via aérea (EVA), as seguintes estruturas devem ser cuidadosamente avaliadas:

- *Supraglote*: epiglote, pregas ariepiglóticas, aritenoides e região interaritenoídea, pregas vestibulares;
- *Glote*: avaliar lesões de cobertura e mobilidade;
- *Subglote*: avaliar áreas de ulceração, isquemia e estenoses.

Atentar que a região da subglote é o principal sítio de formação das estenoses laringotraqueais pela característica anatômica do anel da cricoide que forma uma circunferência completa de cartilagem, diferentemente dos anéis traqueais que apresentam forma de C com ausência de cartilagem na região posterior. Para aferir o grau de estenose subglótica, utiliza-se a razão entre o tubo adequado para a intubação endotraqueal do paciente e o tubo que realmente passa na área estenosada. Classifica-se o grau de estenose[7] para definir o prognóstico e o melhor tipo de tratamento.

CUIDADOS PRÉ-OPERATÓRIOS

Deve-se avaliar o quadro clínico do paciente. Para facilitar o raciocínio podemos dividir os pacientes nos seguintes grupos (Quadro 57-2):

- Sintomáticos sem desconforto respiratório grave;[8]
- Sintomáticos com desconforto respiratório grave;[8]
- Intubado com ventilação mecânica.

Levando em consideração que os dois primeiros grupos são pacientes que não estão intubados, o grande diferencial é a presença de desconforto respiratório. No caso de pacientes em franco desconforto respiratório é de extrema importância garantir uma via aérea segura para o paciente (intubação orotraqueal/cricotireoidostomia/traqueostomia).

No paciente intubado é importante a coordenação do momento de indicação do procedimento cirúrgico em conjunto com a equipe médica da UTI pediátrica/neonatal. Idealmente a indicação do procedimento (endoscopia da via aérea) deve ocorrer quando o paciente se encontrar com parâmetros mínimos da ventilação assistida e em programação de extubação. No fluxograma do consenso brasileiro de crianças traqueostomizadas (Fig. 57-2),[3] exemplifica-se quando devemos indicar a avaliação em centro cirúrgico do paciente intubado.

Quadro 57-2. Escala de gravidade de Westley, adaptada[8]

Gravidade	Descrição
Leve	Tosse ladrante ocasional, sem estridor ao repouso, discreta ou nenhuma retração
Moderada	Tosse ladrante frequente, estridor ao repouso, retrações leves a moderadas **sem** agitação ou desconforto
Grave	Tosse ladrante frequente, estridor ao repouso, retrações importantes **com** agitação e/ou desconforto
Insuficiência respiratória iminente	Queda no nível de consciência, estridor ao repouso, retrações graves, cianose e/ou palidez

Quadro 57-1. Principais indicações para os tratamentos endoscópicos das estenoses laringotraqueais[2,4-6]

- Estenoses recentes (< 30 dias)
- Lesões circulares e finas
- Estenoses subglóticas até grau III (Cotton-Myer)[7]

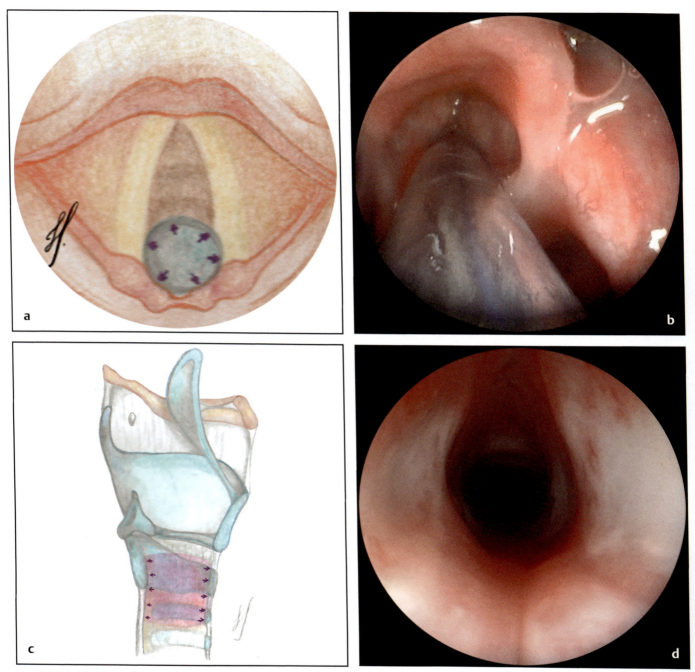

Fig. 57-1. (a,b) Tubo endotraqueal locado na porção mais posterior da glote, onde os pontos de contato com a mucosa levam à lesão da mucosa subjacente por isquemia. **(c)** Quando o tubo fica posicionado com o seu balonete (*cuff*) no nível da cricoide (anel cartilaginoso completo) levando a uma reação cicatricial da cartilagem. **(d)** Imagem de um exame da via aérea/laringotraqueoscopia na região da subglote. Pode-se evidenciar áreas mais esbranquiçadas com presença de tecido de fibrina, consequência da lesão do tubo endotraqueal. (Desenho da Dra. Luana, autora do capítulo.)

CAPÍTULO 57 ■ TRATAMENTOS ENDOSCÓPICOS DE ESTENOSES E LESÕES AGUDAS DE LARINGE

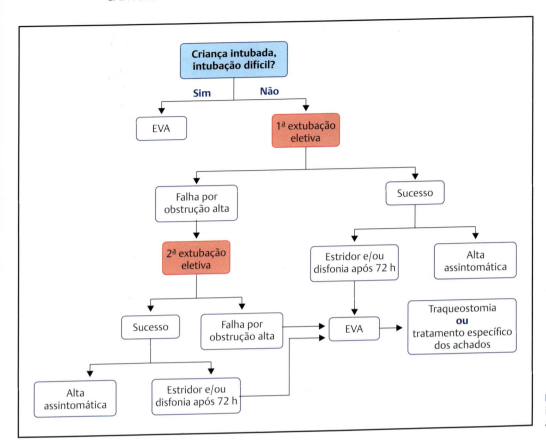

Fig. 57-2. Fluxograma de indicação da endoscopia de via aérea na criança intubada.[3]

TÉCNICA CIRÚRGICA PASSO A PASSO

Anestesia

A coordenação entre o cirurgião e o anestesista é essencial para o melhor tratamento das estenoses e lesões agudas de laringe. Pacientes com estas alterações têm condições específicas que exigem atendimento individualizado. Muitos ainda estarão intubados e os extubados podem apresentar desde lesões leves a graves e obstrutivas e outros podem estar traqueostomizados. Para cada caso, uma abordagem anestésica diferente pode ser necessária. As principais modalidades de anestesia para procedimentos endoscópicos são a anestesia com ventilação espontânea, apneia intermitente, sob intubação endotraqueal e por meio de *jet ventilation*.[2] Sempre que possível, o paciente deve estar sob ventilação espontânea e sem tubo traqueal, permitindo a manipulação direta da laringe.

Na anestesia com ventilação espontânea sem a presença de tubo endotraqueal, pode-se realizar dois tipos de anestesia:

1. *Anestesia inalatória*: com a administração de sevoflurano e oxigênio em altas doses (5-6 L/min) através de um cateter posicionado na orofaringe. A analgesia é realizada por meio da aplicação da xilocaína tópica *spray* (10%) ou instilada a 1% e sempre respeitando a dose de até 4 mg/kg. As desvantagens dessa técnica é o plano de analgesia e a contaminação da sala cirúrgica com os gases anestésicos;
2. *Total endovenosa*: utilizando propofol e remifentanil, medicamentos com rápido efeito e fácil titulação. Também é colocado um cateter em região de orofaringe com alta dose de oxigênio (5-6 L/min).

Posicionamento da Equipe Médica e Disposição dos Equipamentos em Sala

O cirurgião principal (otorrinolaringologista) deve sentar-se à cabeceira da mesa cirúrgica para ter acesso total à via aérea do paciente. O anestesista pode posicionar-se ao lado do paciente junto ao seu material para fácil e rápido acesso. Quanto ao uso de tela para o equipamento de vídeo, esta deve ser posicionada em um dos lados do paciente enquanto o auxiliar com a mesa posiciona-se no lado contralateral (Fig. 57-3).

Posicionamento do Paciente

Posicionado em decúbito dorsal horizontal, é importante garantir a melhor hiperextensão cervical possível, respeitando-se qualquer restrição do paciente sob o risco de luxação atlanto-occipital, por exemplo, em pacientes com artrogripose ou síndrome de Down. A colocação de um coxim em região subescapular torna a hiperextensão mais efetiva (Fig. 57-4).

Posicionamento do Laringoscópio e Materiais

Para a avaliação inicial da laringe, o uso do laringoscópio com a lâmina de Macintosh ou de Miller associado à óptica reta (de 4 mm ou 2,8 mm, 0° e 18cm) é preferível, visto que dá ao cirurgião maior mobilidade e melhor exposição inicial se comparado aos laringoscópios cirúrgicos. A desvantagem é a falta de fixação para a realização de procedimentos mais longos, em que o auxiliar deverá ajudar no posicionamento da lâmina (Vídeo 57-1).

recém-extubados e com sintomas nas unidades de terapia intensiva (UTI) pediátricas e neonatais. Sempre que houver a indicação (Fig. 57-2.) para a avaliação do paciente em centro cirúrgico, devemos levar em consideração as possíveis lesões agudas em via aérea que a criança possa apresentar. A classificação de lesões agudas da laringe (CALI)[4,5] é importante para direcionar o tipo de tratamento a ser implementado (Quadro 57-3).

Nos casos de laceração da mucosa sem a presença de fibrina ou tecidos de granulação, preconiza-se a aplicação de corticoesteroides injetáveis e aplicação tópica de creme de corticoesteroide (Vídeo 57-2). Quando há a presença de tecidos de granulação, deve-se realizar a remoção destes granulomas com pinças de laringe de apreensão (Vídeo 57-3).

Procede-se a reintubação do paciente com um tubo menor para permitir a que a laringe "descanse". Também é possível a aplicação do creme ao redor do tubo endotraqueal antes da reintubação.

Estenoses Laringotraqueais

A técnica inicia-se com o adequado posicionamento do laringoscópio, do anestesista (lâminas de Macintosh ou Miller, ou de suspensão) e o paciente em ventilação espontânea.

Para orientar as linhas de força da dilatação por balão, pode-se realizar incisões na área da estenose, podendo ser em três ou quatro pontos cardinais, com instrumento frio – lâmina de Blitzer (Fig. 57-5).[2]

Utiliza-se o balão de dilatação de laringe. No Brasil, a marca disponível regulamentada pela ANVISA é o Aeris® da TRACOE®, seu diâmetro varia de 5 a 18 mm e comprimentos de 30 e 40 mm.

Para calcular o tamanho do diâmetro do balão adequado, utiliza-se o diâmetro **EXTERNO** do tubo endotraqueal sem *cuff* adequado para a idade do paciente e adiciona-se 1 mm para a laringe e 2 mm para a traqueia.[6] Para o cálculo do tamanho (diâmetro **INTERNO**) do tubo endotraqueal sem *cuff* ideal utiliza-se a seguinte fórmula:

- *Até 1 ano*: 3,0 – 3,5 mm;
- *1 a 2 anos*: 3,5 – 4,0 mm;
- *Maior que 2 anos*: **idade** (anos)/4 + 4.

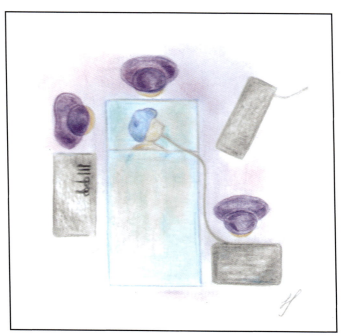

Fig. 57-3. Posicionamento do paciente, do cirurgião principal, do assistente e do anestesista. (Desenho da Dra. Luana, autora do capítulo.)

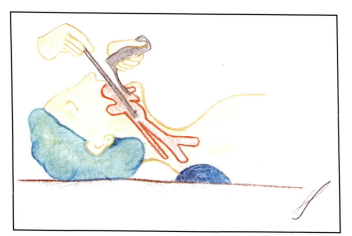

Fig. 57-4. Posicionamento do paciente na mesa e exposição da via aérea com laringoscópio de Macintosh. (Desenho da Dra. Luana, autora do capítulo.)

Ao utilizar o laringoscópio de suspensão dê preferência, se disponível, aos modelos com uma abertura lateral (Parsons®). Fixe a peça de apoio de tórax em uma mesa de Mayo para evitar compressão ao tórax do paciente.

Em ambos os tipos de laringoscópios, é importante realizar a proteção da mucosa da gengiva ou dentes do paciente, pois o tempo prolongado em que o material fica apoiado pode causar uma lesão na região.

Técnica Cirúrgica do Tratamento

Granulomas e Lesões Inflamatórias

O tratamento das lesões agudas segue intimamente ligado ao acompanhamento de pacientes intubados ou

Quadro. 57-3. Classificação das lesões agudas da laringe[4,5]

	Leve	Moderada	Grave
Supraglote	Edema Hiperemia		
Glote	Edema Hiperemia	Ulceração uni ou bilateral Tecido de granulação em aritenoides	Ulceração interaritenoídea Tecido de granulação interaritenoídeo Imobilidade
Subglote	Edema Hiperemia	Ulceração parcial (< 360°)	Ulceração completa (> 360°) Tecido de granulação

CAPÍTULO 57 ▪ TRATAMENTOS ENDOSCÓPICOS DE ESTENOSES E LESÕES AGUDAS DE LARINGE

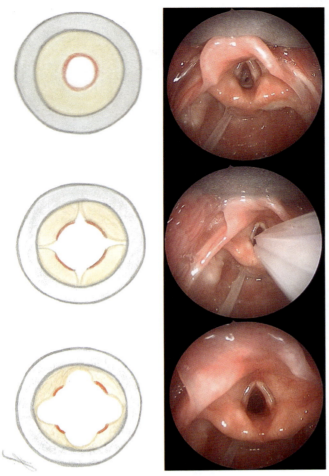

Fig. 57-5. Desenho esquemático exemplificando as incisões na estenose e o resultado da dilatação. Ao lado, a imagem de uma estenose subglótica grau III, sua dilatação e seu resultado final.

CUIDADOS PÓS-OPERATÓRIOS

A reavaliação do paciente deve ser realizada em média em 2 a 3 semanas após o procedimento inicial, levando-se em consideração as características e disponibilidade do centro cirúrgico/UTI de cada serviço.[4-6,9] Este prazo deve ser reduzido sempre que os sintomas do paciente piorarem.

COMPLICAÇÕES

As principais complicações das cirurgias endoscópicas de laringe podem ocorrer durante o próprio procedimento. Pela manipulação direta da via aérea do paciente, podemos nos deparar com o laringospasmo, que pode ser revertido com doses de propofol endovenoso. Uma complicação mais rara e grave são lesões de cartilagem devidas à falha na mensuração do tamanho do balão em relação à via aérea da criança, podendo levar até a ruptura de anéis da cricoide ou traqueia. Sangramentos de difícil controle também podem ocorrer, porém com menor frequência, assim como as complicações tardias.[10] No pós-operatório imediato, nas primeiras 24 horas, há o risco de edema reacional na via aérea, sendo importante a *expertise* da equipe de assistência das UTIs neonatais e pediátricas para proceder com a intubação endotraqueal quando necessário.

Lembrando que o valor nominal do tubo que estamos acostumados a usar diz respeito ao diâmetro INTERNO (ID = *inner diameter*). O diâmetro **EXTERNO** (OD = *outer diameter*) deve ser verificado na especificação do tubo, pois muitas vezes não é um número inteiro.

Por exemplo, uma criança de 4 anos de idade poderia ser intubada com um tubo 5 mm de diâmetro **INTERNO**. Para este paciente o diâmetro do balão ideal seria de 8 mm para a laringe e 9 mm para a traqueia. (Utiliza-se o diâmetro EXTERNO do tubo adequado para a idade, e acrescenta-se 1 mm para laringe e 2 mm para traqueia.)

Durante a dilatação é importante atentar-se à pressão máxima (ATM) especificada pelo fabricante do balão. Manter o balão dilatado por cerca de 2 minutos ou até que a taxa de oxigenação caia para menos que 90%.

Antes da segunda dilatação, pode-se utilizar triancinolona injetável (40 mg/kg) em mucosa de subglote e regiões adjacentes, numa quantidade de até 2 mL, para não causar obstrução da via aérea com volumes muito grandes.

Repete-se a dilatação por até três vezes, mas não há consenso nessa etapa, apenas recomendações de experts (Vídeo 57-4).

REFERÊNCIAS BIBLIOGRÁFICAS

1. Rutter MJ, Cohen AP, de Alarcon A. Endoscopic airway management in children. Curr Opin Otolaryngol Head Neck Surg. 2008;16(6):525-9.
2. Monnier P. Preoperative assessment, indications for for endoscopic airway procedures. In: Monnier P, editor. Pediatric airway surgery: Management of laryngotracheal stenosis in infants and children. Berlin, Heidelberg: Springer-Verlag; 2011.
3. Avelino MAG, Maunsell R, Valera FCP, et al. First clinical consensus and national recommendations on tracheostomized children of the Brazilian Academy of Pediatric Otorhinolaryngology (ABOPe) and Brazilian Society of Pediatrics (SBP). Braz J Otorhinolaryngol. 2017;83(5):498-506.
4. Schweiger C, Manica D. Acute laryngeal lesions following endotracheal intubation: Risk factors, classification and treatment. Semin Pediatr Surg. 2021;30(3):151052.
5. Schweiger C, Manica D, Kuhl G, et al. Post-intubation acute laryngeal injuries in infants and children: A new classification system. Int J Pediatr Otorhinolaryngol. 2016;86:177-82.
6. Maunsell R, Avelino MA. Balloon laryngoplasty for acquired subglottic stenosis in children: predictive factors for success. Braz J Otorhinolaryngol. 2014;80:409-15.
7. Myer CM III, O'Connor DM, Cotton RT. Proposed grading system for subglottic stenosis based on endotracheal tube sizes. Ann Otol Rhinol Laryngol. 1994;103:319-23.
8. Westley CR, Cotton EK, Brooks JG. Nebulized racemic epinephrine by IPPB for the treatment of croup: a double-blind study. Am J Dis Child. 1978;132(5):484-7.
9. Schweiger C, Smith MM, Kuhl G, et al. Balloon laryngoplasty in children with acute subglottic stenosis: experience of a tertiary-care hospital. Braz J Otorhinolaryngol. 2011;77(6):711-5.
10. Lang M, Brietzke SE. A systematic review and meta-analysis of endoscopic balloon dilation of pediatric subglottic stenosis. Otolaryngol Head Neck Surg. 2014;150(2):174-9.

TRAQUEOSTOMIA PEDIÁTRICA

CAPÍTULO 58

Cátia de Souza Saleh Netto ▪ Denise Manica ▪ Roberta Boeck Noer Pilla

INTRODUÇÃO

A traqueostomia (TQT) é realizada para transpor uma obstrução das vias aéreas superiores ou para acessar as vias aéreas inferiores quando há necessidade de ventilação de longo prazo e de cuidados pulmonares.[1]

Ao longo da história da traqueostomia pediátrica, as indicações principais que eram condições inflamatórias da via aérea superior mudaram para problemas relacionados com a intubação e a ventilação mecânica prolongadas. Além disso, houve aumento das traqueostomias em faixas etárias mais baixas, incluindo pacientes menores de 12 meses. As crianças submetidas à TQT são frequentemente prematuras ou com doenças neuromusculares.[2] Portanto, são pacientes clinicamente complexos e que requerem cuidados de uma equipe interdisciplinar e com seguimento a longo prazo.[3]

Embora a TQT salve vidas, há potencial para graves complicações principalmente na população pediátrica. Avanços na anestesia e na endoscopia de via aérea têm permitido melhora significativa na morbimortalidade relacionada com esse procedimento cirúrgico.

INDICAÇÕES

O aumento da sobrevida de recém-nascidos prematuros com necessidade de ventilação mecânica prolongada, alterações nas vias aéreas superiores congênitas ou adquiridas e o comprometimento neurológico e/ou pulmonar destes pacientes estão atualmente entre as maiores indicações da traqueostomia na criança.

O tempo absoluto de intubação orotraqueal (IOT) como indicação da traqueostomia na faixa etária pediátrica não é diretamente utilizado, diferentemente de adultos que têm orientação de traqueostomia após 14 dias de IOT.[3-5]

No Quadro 58-1, encontramos um resumo das indicações de TQT na infância.

TÉCNICA CIRÚRGICA

A TQT pode ser realizada de forma percutânea ou cirúrgica. A técnica percutânea raramente é utilizada na população pediátrica pelas limitações técnicas em vias aéreas tão pequenas.[3] A experiência descrita na literatura com a técnica percutânea é limitada. Assim, a preferência dos autores é pela técnica cirúrgica tradicional.

Quadro 58-1. Indicações de traqueostomia

Intubação orotraqueal (IOT) prolongada
Suporte ventilatório prolongado
Doença crônica (pulmonar, cardíaca, neurológica)
Obstrução de via aérea superior por malformações craniofaciais: sequência de Robin, síndrome de Treacher-Collins, síndrome de Beckwith-Wiedemann, síndrome de Nager, CHARGE
Estenose laringotraqueal congênita ou adquirida
Paralisia bilateral de prega vocal
Traqueomalácia grave
Tumor, trauma, queimadura de via aérea
Web laríngeo
Compressão extrínseca de via aérea

Local

A traqueostomia em crianças deve ser realizada em ambiente controlado, no centro cirúrgico, sob intubação endotraqueal, exceto em situações de extrema urgência. A monitorização mínima inclui pressão arterial, eletrocardiograma, oximetria e capnografia. Idealmente a via aérea sempre deve ser examinada por meio de endoscopia, previamente à traqueostomia.

Posição do Paciente

O paciente é posicionado em decúbito dorsal, em hiperextensão cervical por um coxim sob os ombros (Fig. 58-1). O queixo deve ser segurado por uma fita adesiva ou, então, por um terceiro membro da equipe. Tal manobra traz a via aérea para uma posição mais anterior e melhora a exposição cirúrgica. Importante lembrar que a hiperextensão cervical não deve ser realizada em pacientes com instabilidade atlantoaxial, como as portadoras de trissomia do 21 e acondroplasia.

Escolha da Cânula

É importante checar a cânula antes de iniciar o procedimento. A escolha deve respeitar o tamanho da via aérea e ser baseada na idade da criança e no tubo endotraqueal em uso. A escolha da cânula deve ser a menor que permita uma ventilação adequada (Quadro 58-2). Uma cânula muito larga pode levar a injúria nas paredes traqueais.

As cânulas traqueais apresentam materiais, formatos e tamanhos diversos.

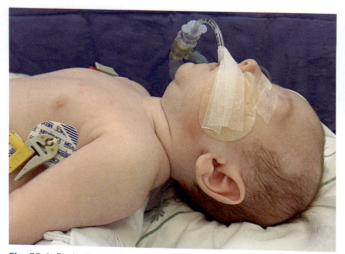

Fig. 58-1. Paciente posicionado em hiperextensão cervical.

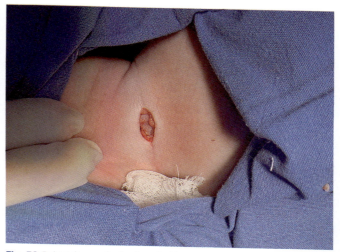

Fig. 58-2. Incisão cervical acima da fúrcula com remoção do excesso de tecido adiposo.

O tamanho está relacionado com a idade, podendo ter diferentes diâmetros (Quadro 58-2) e diferentes comprimentos (neonatal – mais curtas, ou pediátricas – mais longas). Em relação ao material, recomendam-se cânulas biocompatíveis, descartáveis, como as de PVC (cloreto de polivinil), as de PVC siliconadas e as de silicone, sendo proscrito o uso de cânulas metálicas para a faixa etária pediátrica. As marcas atualmente mais utilizadas incluem Shiley®, Tracoe®, Bivona® e Portex®. A vantagem do silicone está na redução de formação de placas de biofilmes em sua superfície, com menores possibilidades de infecção e da formação de tecido de granulação adjacente.[3] Se o balonete for usado, sua integridade deve ser checada antes. A indicação do balonete (*cuff*) da cânula traqueal está geralmente relacionada com a necessidade de otimizar a ventilação e reduzir o impacto da microaspiração, quando presente. O nível pressórico do balonete deve ficar menor que 15 mm Hg,[5] medido preferencialmente com manômetro.

Incisão na Pele e Dissecção

A incisão cervical horizontal é realizada a meia distância entre a fúrcula e o bordo inferior da cartilagem cricoide. Previamente à incisão, realiza-se infiltração com anestésico e vasoconstritor na área a ser incisada. O excesso de tecido adiposo é removido para melhorar a exposição e facilitar a maturação do estoma posteriormente (Fig. 58-2). Dissecção cuidadosa é realizada até identificação da musculatura infra-hióidea que é afastada lateralmente. É importante manter a dissecção na linha média e ir palpando a traqueia frequentemente para evitar dissecção lateral e injúria às estruturas adjacentes. O istmo da tireoide é, então, identificado e pode ser afastado ou, então, campleado, dividido e suturado ou cauterizado. Dissecção cuidadosa na linha média deve ser realizada da cricoide superiormente e dos anéis traqueais inferiormente.

Fios de Reparo

Fios de reparo traqueais podem ser posicionados e usados para tracionar a traqueia anteriormente (Fig. 58-3). Eles são mantidos durante a primeira semana e facilitam a recanulação em caso de extubação acidental quando o trajeto ainda não está bem cicatrizado.

Quadro 58-2. Escolha do tamanho da cânula de traqueostomia conforme a idade (Adaptado de Monnier)[4]

Idade	Tamanho da cânula
Prematuro	2,0/2,5
Recém-nascido a termo	3,0/3,5
6 a 12 meses	3,5/4,0
1 a 2 anos	4,0
2 a 3 anos	4,0/4,5
3 a 4 anos	5,0
4 a 5 anos	5,0/5,5

Idade + 16 / 4

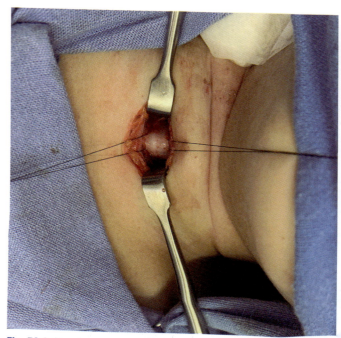

Fig. 58-3. Fios de reparo traqueais.

Incisão Traqueal

Em seguida, é realizada incisão traqueal. Há grande debate na literatura se a incisão deve ser vertical ou horizontal, com ou sem *flap*. Parece não haver diferença entre nos resultados e complicações entre os diferentes tipos de incisão.[6] No entanto, há consenso que deva envolver o menor número de anéis possível. A localização da incisão traqueal varia conforme a indicação da traqueostomia (Quadro 58-3). Uma traqueostomia alta e a cricotireoidostomia devem ser evitadas pelo risco de estenose subglótica secundária.[4] Se a traqueostomia está sendo realizada por ventilação prolongada ou higiene brônquica, a incisão deve realizada entre o terceiro e quarto anéis traqueais. Se a traqueostomia está sendo realizada por estenose, a incisão traqueal deve ser realizada mais alta ou mais baixa para evitar ressecção desnecessária de segmento saudável durante a cirurgia de reconstrução.

Maturação do Estoma

Os anéis são suturados à pele na chamada maturação do estoma que proporciona uma segurança adicional em caso de decanulação acidental. A realização da maturação é recomendada especialmente em crianças menores (Fig. 58-4).

Colocação da Cânula

Após maturação do estoma, o anestesista puxa o tubo endotraqueal até a margem superior do estoma, quando, então, a cânula é inserida. Nesse momento, é fundamental verificar a curva de capnografia e a expansão simétrica do tórax, com a retirada da hiperextensão cervical, já que a cânula pode fazer uma intubação seletiva. O endoscópio flexível pode ser passado através da cânula para conferir sua posição em relação a carina. A porção distal da cânula deve ficar a dois ou três anéis acima da carina.[4] O RX de tórax é solicitado no pós-operatório para excluir pneumotórax ou pneumomediastino e reavaliar a posição da cânula.

DISPOSITIVOS COMPLEMENTARES

Válvulas Fonatórias

A produção motora da fala e a comunicação verbal são afetadas pela presença de um tubo de traqueostomia na via aérea. Garantir a comunicação é um importante aspecto do cuidado de crianças com traqueostomia.

Quadro 58-3. Localização da incisão traqueal

Indicação	Localização da Incisão
Suporte ventilatório Higiene brônquica	Terceiro ou quarto anel traqueal
Estenose laringotraqueal	Primeiro anel ou sexto/sétimo anéis
Estenose traqueal	Na estenose
Estenose traqueal intratorácica	Sexto ou sétimo anel traqueal com cânula servindo de *stent*
Estenose no sítio da traqueostomia prévia	No local da traqueostomia prévia

(Adaptado de Monnier.)[4]

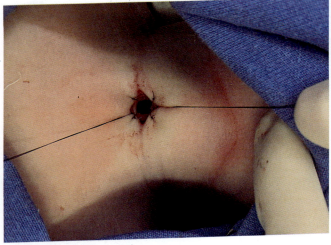

Fig. 58-4. Maturação do estoma.

A presença de um tubo de traqueostomia impede o fluxo normal de ar para cima através das pregas vocais interferindo na sua vibração e produção da voz. Válvulas fonatórias têm sido usadas com sucesso para a vocalização dos pacientes traqueostomizados. Válvulas fonatórias são conectadas externamente às cânulas de traqueostomia e direcionam o fluxo expiratório cranialmente através das cordas vocais e faringe.[7]

A pressão de ar subglótica (SGP), que cai com a inserção da traqueostomia, é importante na regulação da deglutição faríngea normal, facilitando a passagem do bolo alimentar para o esôfago e para longe da via aérea. SGP pode ser medida objetivamente na expiração final e é frequentemente referida como pressão transtraqueal (PTT). A válvula fonatória permite a inspiração pela cânula, mas bloqueia a expiração do fluxo de ar, forçando-o para a glote, restaurando assim a PTT e aumentando a resistência ao fluxo de ar expiratório.[8] Algumas crianças podem não tolerar o uso de válvulas fonatórias, devido à obstrução do fluxo de ar expiratório ao redor da traqueostomia e através da glote levando a uma alta pressão transtraqueal.[8]

Os critérios para a seleção de candidatos para uso de uma válvula fonatória são: tamanho do tubo de traqueostomia menor de dois terços do lúmen traqueal, estabilidade clínica, capacidade de manter o balonete da cânula de traqueostomia desinsuflado sem aspiração, permeabilidade das vias aéreas acima da traqueostomia e ausência de secreções espessas.[7] O uso das válvulas fonatórias está contraindicado no caso de estenose severa da via aérea, necessidade de uso de cânula com balonete insuflado, traqueomalácia grave, doença pulmonar restritiva, distúrbio neurológico grave ou paciente comatoso. Algumas situações podem dificultar, mas não impossibilitar, o uso da válvula fonatória e por isso cada caso deve ser avaliado individualmente.[5]

Além de melhorar a comunicação, a válvula fonatória apresenta outros benefícios incluindo redução do risco de aspiração e gerenciamento de secreções, melhora da deglutição, melhora do controle da tosse, reduz a necessidade de aspiração e facilita a respiração.[7,8]

430 PARTE IV ▪ OTORRINOLARINGOLOGIA PEDIÁTRICA

Filtros Hidroscópicos

Os filtros atuam aquecendo e umidificando a via aérea. Possuem membrana Hidroscópica com ação bacteriostática que reduz a proliferação microbiológica.

O uso de filtros hidroscópicos pode ser útil e sua indicação deve ser individualizada para cada caso em função da quantidade de secreção e da função pulmonar da criança.[5]

Cuidados

Alguns fatores são fundamentais para a segurança dos pacientes traqueostomizados. A manutenção dos itens básicos para os cuidados, como luvas, gazes, sondas, seringa, soro fisiológico, uma cânula extra de segurança e aspiradores portáteis, é fundamental.

Os cuidados extremos com a manipulação, para evitar a decanulação acidental, devem estar sempre presentes. Higiene e medidas de limpeza com a pele peritraqueal, com a cânula na troca de curativos e protetores cutâneos, assim como de fixadores cervicais, são fundamentais para a prevenção de infecções, formação de granulomas e lesões cutâneas.
As trocas da cânula de traqueostomia devem ser frequentes. A maioria dos fabricantes recomenda trocas a cada 28 dias. No entanto, a experiência clínica mostra que esse período pode ser estendido para cerca de 3 meses, dependendo de cada caso.[9]
A manutenção de uma via aérea com secreções fluidas para evitar a formação de rolhas (plugs) é muito importante. A realização de aspirações cautelosas com controle de profundidade na introdução da sonda de aspiração na traqueia, o cuidado na força de aspiração e no vácuo do aspirador devem ser controlados para evitar trauma e sangramento na parede traqueal.

Complicações

As complicações são divididas em intraoperatórias, pós-operatórias imediatas (primeira semana) e pós-operatórias tardias (Quadro 58-4).

Intraoperatórias

A chave para prevenir complicações intraoperatórias é a técnica cirúrgica meticulosa, com adequada hemostasia.

Pós-Operatórias Imediatas

Algumas das complicações pós-operatórias imediatas estão ligadas à técnica cirúrgica e outras aos cuidados de enfermagem. Uma equipe de enfermagem bem treinada nos cuidados à traqueostomia é fundamental. Aspiração frequente com instilação de soro fisiológico previamente à aspiração é muito importante para evitar oclusão.

Pós-Operatórias Tardias

A educação dos pais e cuidadores é fundamental na redução das complicações pós-operatórias tardias.

Decanulação

Assim que as condições subjacentes da criança permitirem, a decanulação é o objetivo final compartilhado pelo paciente, família e médico.

Quadro 58-4. Complicações da Traqueostomia Pediátrica

Intraoperatórias
Hemorragia
Lesão das estruturas adjacentes: cartilagem cricoide, esôfago, nervo recorrente, tronco braquiocefálico, pleura cervical
Falsa via
Laceração da parede traqueal posterior
Intubação seletiva
Pneumotórax, pneumomediastino
Fogo

Pós-operatórias imediatas
Enfisema subcutâneo, pneumotórax, pneumomediastino
Hemorragia
Decanulação acidental
Obstrução da cânula por coágulo ou secreção
Escape que não permite ventilação adequada
Infecção da ferida operatória

Pós-operatórias tardias
Decanulação acidental
Oclusão da cânula por plugs
Infecção local ou de via aérea baixa
Dano estrutural na cricoide ou traqueia: estenose subglótica, colapso supraostomal, estenose traqueal
Fístula traqueovascular
Fístula traqueoesofágica
Granuloma periostomal ou na traqueia distal
Deiscência do ostoma
Disfagia

(Adaptado de Pacheco et al.).[3]

O *International Pediatric Otolaryngology Group* (IPOG) publicou recentemente um artigo sobre recomendações para a decanulação de crianças traqueostomizadas, orientando as considerações que devem ser avaliadas ao tentar decanular um paciente. Os sete principais fatores são: achados da endoscopia das vias aéreas, necessidade de uso de oxigênio, controle da secreção, comorbidades, nível de consciência, frequência respiratória e achados do estudo do sono. Além desses, outros fatores a serem considerados incluem se o paciente será ou não submetido a procedimentos cirúrgicos futuros que exijam uma via aérea protegida nos próximos três a seis meses e o grau de exposição laríngea para intubação na laringoscopia direta.[10]

Para adequada avaliação endoscópica das vias aéreas, é recomendado sempre realizar o exame com endoscópio flexível e rígido. Com o paciente acordado, utiliza-se o endoscópio flexível para avaliação da mobilidade das pregas vocais. Sob anestesia, utilizam-se os endoscópios flexível e rígido para

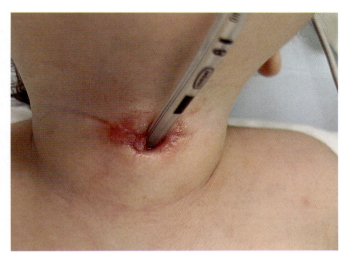

Fig. 58-5. Granuloma periestomal.

Após o exame de via aérea, os pacientes devem ser submetidos a uma tentativa de oclusão da cânula de traqueostomia. O número da cânula pode ser reduzido antes da oclusão. Contudo, dependendo da idade e do tamanho da criança, a redução do tamanho da cânula pode não ser possível, devendo ser avaliada caso a caso.[3]

Na prática clínica, os testes de oclusão da cânula são iniciados durante o dia, enquanto o paciente está sob supervisão. Se os resultados forem satisfatórios, a tentativa de oclusão é estendida durante a noite usando monitoramento de SpO_2 ou polissonografia noturna. A decanulação só é considerada quando a criança tolera a oclusão diurna e noturna da cânula de TQT, sem apresentar sinais de dificuldade respiratória. Essa avaliação é mais difícil em bebês, pois a cânula de traqueostomia pode ocupar quase totalmente a via aérea e a oclusão da mesma pode levar à disfunção respiratória, apesar do controle endoscópico dinâmico e estático satisfatório.[4]

O uso da polissonografia (PSG) é preconizado em alguns protocolos de decanulação pediátrica devido à sua capacidade de fornecer dados quantitativos sobre a fisiologia das vias aéreas superiores durante o sono. Entretanto, a PSG pediátrica consome muitos recursos e pode não estar prontamente disponível ou acessível em todos os lugares. Assim, o uso de PSG não tem sido uniformemente preconizado. É importante notar também que uma PSG tranquilizadora não garante que a decanulação será bem-sucedida, principalmente se os pacientes tiverem algum grau de sustentação traqueal realizado pela própria cânula de traqueostomia. Da mesma forma, uma PSG demonstrando obstrução não reflete necessariamente o estado de decanulação do paciente, pois a cânula de traqueostomia pode criar algum grau de obstrução das vias aéreas que não estará presente após a decanulação.[10]

De acordo com o Primeiro Consenso Clínico Brasileiro em Crianças Traqueostomizadas,[5] sugere-se o seguinte protocolo de decanulação:

- Para crianças acima de dois anos, recomenda-se:
  - Redução progressiva do calibre da cânula;
  - Oclusão da cânula durante o dia em casa e oclusão noturna em ambiente hospitalar;
  - Decanulação de pacientes com comorbidades a ser feita na unidade de terapia intensiva nas primeiras 24 horas;
  - Observação em ambiente hospitalar por no mínimo 48 horas pós-decanulação.
- Para crianças abaixo de dois anos, recomenda-se:
  - Não é necessário o período de oclusão da cânula prévio à decanulação;
  - Observação durante as primeiras 24 horas pós-decanulação sempre na UTI, independentemente de comorbidades;
  - Observação em ambiente hospitalar por no mínimo 72 horas pós-decanulação.

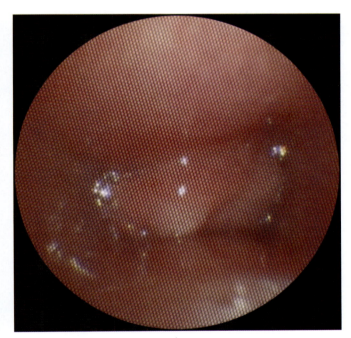

Fig. 58-6. Granuloma supraestomal.

avaliação dinâmica e estática das vias aéreas com a finalidade de avaliar a anatomia e um eventual colapso dinâmico devido à traqueomalácia localizada no sítio do estoma. Para adequada avaliação traqueal nesse momento, é fundamental a remoção da cânula de TQT. O local do estoma é inspecionado enquanto a criança está respirando espontaneamente com o estoma temporariamente ocluído pelo dedo do anestesista. Enquanto a cânula estiver posicionada, ela funciona como um *stent*, evitando o colapso lateral da parede traqueal no local do estoma. Um achado frequente na obstrução das vias aéreas é a presença de granuloma supraestomal, o qual deve ser ressecado antes de uma tentativa de oclusão da cânula de TQT. Quaisquer achados na endoscopia das vias aéreas que possam impedir a decanulação devem ser tratados.[4]

A falha na decanulação pode ser atribuída a vários fatores do paciente. Vários protocolos de decanulação de base institucional foram publicados, com taxas de falha de decanulação variando de 8 a 22,3%. De acordo com o IPOG, seis características primárias do paciente contribuem para a falha na decanulação, que incluem: obstrução das vias aéreas superiores, obstrução glótica e/ou subglótica, comorbidades pulmonares, hipotonia, dificuldade no manejo das secreções e nível de consciência. Essas características comórbidas existem ao longo de um espectro de gravidade e afetarão a probabilidade de decanulação bem-sucedida em um grau variável. A falha na decanulação pode ser minimizada por meio da seleção adequada do paciente e da avaliação pré-decanulação.[10]

Após a remoção da cânula, usa-se um curativo oclusivo no estoma até o fechamento total. Na persistência de fístula traqueocutânea após 3 meses da decanulação, pode-se optar pelo fechamento cirúrgico do estoma.

FÍSTULA TRAQUEOCUTÂNEA

O fechamento da fístula traqueocutânea é obtido por fechamento primário ou por segunda intenção, por meio da excisão direta do trajeto fistuloso. Embora o fechamento primário forneça resolução imediata da fístula, ele está associado a mais complicações. A cicatrização por segunda intenção reduz essas complicações; no entanto, é menos conveniente para o paciente pelo maior tempo de espera com o orifício aberto, e também por poder necessitar de cirurgia de revisão mais frequentemente.[11]

Para o fechamento primário, é realizada uma incisão em torno da fístula, na qual uma pequena elipse de pele ao redor do traqueostoma é removida. A fístula é, então, dissecada até a traqueia e excisada. Isso deixa uma abertura redonda na parede anterior da traqueia que deve ser bem fechada com pontos de *vycril* 4.0 no eixo craniocaudal, restaurando a parede traqueal anterior. Os músculos são suturados na linha média após a colocação de um pequeno dreno de *penrose* abaixo do fechamento da traqueostomia na parede anterior da traqueia, e a pele é finalmente fechada em duas camadas.[4]

O fechamento por segunda intenção ocorre por meio da excisão direta do trajeto fistuloso e colocação de um tubo de traqueostomia pequeno dentro da ferida operatória. Este funciona como uma válvula de escape caso o paciente apresente tosse no pós-operatório. O tubo deve ser removido quando a criança estiver totalmente acordada na sala de recuperação. Independentemente de qual o método de fechamento for re-

alizado, todas as crianças devem ser observadas durante a noite.

Quando o estoma é longo e oval, em que o fechamento horizontal simples com pontos colocados no eixo craniocaudal não é uma opção, uma possibilidade descrita seria o posicionamento de um enxerto anterior de cartilagem costal para fechamento da traqueostomia.[4]

REFERÊNCIAS BIBLIOGRÁFICAS

1. Al-Samri M, Mitchell I Fau, Drummond DS, et al. Tracheostomy in children: a population-based experience over 17 years. Pediatr Pulmonol. 2010;45(5):487-93.
2. Butnaru CS, Colreavy MP, Ayari S, et al. Tracheotomy in children: evolution in indications. Int J Pediatr Otorhinolaryngol. 2006;70(1):115-9.
3. Pacheco AE, Leopold E. Tracheostomy in children: Recommendations for a safer technique. Seminars in Pediatric Surgery. 2021;30:151054.
4. Monnier P, Bernath MA, Chollet-Rivier M, et al. Pediatric airway surgery: Management of laryngotracheal stenosis in infants and children. 2011.
5. Avelino MAG, Maunsell R, Valera FCP, et al. First clinical consensus and national recommendations on tracheostomized children of the Brazilian Academy of Pediatric Otorhinolaryngology (ABOPe) and Brazilian Society of Pediatrics (SBP). 2017.
6. MacRae DL, Rae RE, Heeneman H. Pediatric tracheotomy. The Journal of Otolaryngology. 1984;13:309-11.
7. Zabih W, Holler T, Syed F, Russell L, Allegro J, Amin R. The use of speaking valves in children with tracheostomy tubes. 2017.
8. Greene ZM, Davenport J, Fitzgerald S, et al. Tracheostomy speaking valve modification in children: A standardized approach leads to widespread use. 2019,
9. Care of the Child with a Chronic Tracheostomy. American Journal of Respiratory and Critical Care Medicine. 2000;161:297-308.
10. Kennedy A, Hart CK, de Alarcon A, et al. International Pediatric Otolaryngology Group (IPOG) management recommendations: Pediatric tracheostomy decannulation. 2021.
11. Osborn AJ, de Alarcón A, Hart CK, et al. Tracheocutaneous fistula closure in the pediatric population: should secondary closure be the standard of care? 2013.

ENDOSCOPIA DA VIA AÉREA PEDIÁTRICA

CAPÍTULO 59

Larissa Santos Perez Abreu • Saramira Cardoso Bohadana

INTRODUÇÃO

A adequada avaliação da via aérea pediátrica pode ser um desafio no dia a dia do otorrinolaringologista. Os pacientes que necessitam de endoscopia de via aérea (EVA) podem apresentar desde uma obstrução nasal, de mais fácil diagnóstico e resolução, sem comprometimento do estado geral e sem sinais de alarme, até um estridor bifásico com esforço e quedas de saturação.

As suspeitas diagnósticas que indicam a realização do exame de via aérea são, portanto, bastante variadas, sendo necessários tipos diferentes de exames, em diferentes cenários (consultórios × unidade de terapia intensiva pediátrica × bloco cirúrgico) para uma adequada avaliação e diagnóstico.

É importante que o especialista otorrinolaringologista realize a EVA com hipóteses diagnósticas já consolidadas, por meio de uma anamnese extensa e direcionada, bem como discussão com colegas de outras especialidades envolvidas no caso, quando em ambiente hospitalar. Isso contribui para a segurança do paciente durante o exame e para que o diagnóstico possa ser firmado com a endoscopia.

INDICAÇÕES

A avaliação da via aérea deve ser realizada em toda criança que apresenta ruído respiratório, sejam roncos nasais, estridor laríngeo, disfonia persistente ou nos casos de disfagia para exclusão de malformações laríngeas. Não existe idade mínima para realização da EVA, seja em ambiente de consultório ou hospitalar. A indicação do exame depende dos sintomas apresentados pelo paciente e da necessidade de exclusão ou confirmação de malformações da via aérea, bem como diagnóstico de patologias adquiridas.[1]

Após o advento dos endoscópios flexíveis para realização de exames em consultório, diagnósticos anteriormente não realizados, ou apenas presuntivos, agora podem ser confirmados, oferecendo ao paciente a oportunidade de um tratamento assertivo e orientações consistentes à família quanto à gravidade, sinais de alarme, quando procurar o pronto atendimento, qual evolução esperada, quando o tratamento deve ser modificado ou interrompido. Na ausência de uma confirmação diagnóstica das causas obstrutivas, confirmação essa que só pode ser realizada por meio da EVA, o paciente corre o risco de apresentar obstruções súbitas, graves e fatais.

A EVA pode ser realizada com a utilização de endoscópios rígidos ou flexíveis, com objetivo de avaliação acima da glote ou abaixo das pregas vocais (laringotraqueoscopia), sendo para este último exame necessária a anestesia geral. Ambos os exames podem ser realizados pelo otorrinolaringologista que esteja ciente das indicações de cada exame, de quais informações cada um pode trazer e da técnica necessária para realizá-los com segurança.

Uma vez que o paciente apresente sintomas de obstrução de via aérea proximal até o nível glótico, na ausência de esforço respiratório importante ou cianose, a fibronasolaringoscopia pode ser realizada no consultório médico. Nos pacientes internados em unidade de terapia intensiva pediátrica (UTIP) com suspeita de obstruções abaixo do nível glótico, pacientes com esforço respiratório grave, cianose e risco de dessaturação durante o exame, a EVA em bloco cirúrgico pode trazer maior segurança, além de ser imprescindível para avaliação abaixo das pregas vocais (subglote, traqueia, brônquios).[2]

A avaliação estática (óptica rígida) e a dinâmica (óptica flexível), realizada no paciente sob anestesia, trazem informações complementares para o diagnóstico e podem ser feitas com o paciente em diferentes posições, o que também contribui para um diagnóstico mais preciso.

Uma boa relação de confiança e troca de informações com o anestesista também é imprescindível para que o exame seja realizado adequadamente, em todos os seus estágios, com a segurança do paciente e tranquilidade da equipe assistente. O paciente deve permanecer em ventilação espontânea durante o exame, e otorrinolaringologistas e anestesistas dividem o espaço da via aérea realizando um trabalho em equipe.

Alguns casos podem necessitar de observação por tempo maior em sala de recuperação anestésica ou suporte ventilatório em UTIP. Estes setores devem estar bem equipados, com profissionais habilitados para conduta em caso de intercorrências e para conduzir possíveis complicações referentes ao procedimento.

Qualquer ruído respiratório em via aérea alta pode ser indicação de EVA, podendo tratar-se de uma obstrução nasal ou até a suspeita de malformação traqueal. Uma adequada anamnese, ampla e direcionada, é fundamental para a suspeita diagnóstica e, em seguida, para a elucidação por meio do exame endoscópico.

O otorrinolaringologista, frente a uma criança com roncos nasais, pode estar em face de uma obstrução nasal por rinite do lactente, hipertrofia de cornetos, hipertrofia de adenoide, cisto de ducto nasolacrimal, estenose de abertura piriforme,

433

atresia de coana, glioma, dentre outras malformações congênitas.

Seguindo a extensão da via aérea de forma craniocaudal, o ronco também pode ser sinal de obstrução em orofaringe ou ao nível de base de língua, sendo uma manifestação de patologias como síndrome da apneia/hipopneia obstrutiva do sono (SAHOS), sequência de Pierre-Robin, e alterações como hipertrofia de amígdalas, glossoptose e faringomalacia.

Causas menos comuns de roncos também devem ser suspeitadas a depender da anamnese e contexto clínico do paciente, como tumores benignos e malignos em cavidades nasais, rinofaringe, orofaringe e valécula.

Ao nível da laringe, a obstrução respiratória manifesta-se mais comumente por meio do estridor: ruído audível sem estetoscópio, que pode ser somente inspiratório, expiratório ou bifásico. O tempo respiratório no qual o estridor se apresenta já pode indicar ao especialista qual a provável localização da obstrução, se supraglótica, subglótica ou ao nível gótico. Em geral, a paralisia bilateral causa tipicamente um estridor inspiratório e as estenoses subglóticas (adquirida ou congênita) causam obstruções durante a inspiração e a expiração, resultando em um estridor bifásico. Já a laringomalacia, cistos em base de língua ou tumores em valécula resultam habitualmente em estridor inspiratório.

Porém, nenhum desses fatores da anamnese substitui a endoscopia de via aérea. Mesmo havendo a suspeita da provável causa do ruído respiratório, pela anamnese e hipótese diagnóstica, e estimando a provável localização da alteração, somente por meio da EVA se pode afirmar qual a patologia apresentada pelo paciente.

Malformações traqueais, brônquicas e avaliação do traqueostoma também são indicações de endoscopia de via aérea. Nos casos de avaliação pulmonar ou lavado broncoalveolar, faz-se interessante o trabalho em conjunto com equipe de pneumologia.[3]

Indicações de EVA encontram-se no quadro abaixo (Quadro 59-1).

Quadro 59-1. Patologias indicativas de EVA

- Obstrução nasal
- Apneia obstrutiva do sono
- Estridor
- Disfonia
- Disfagia
- Broncoaspiração salivar
- Malformação laríngea (laringomalacia, cleft laríngeo, estenose glótica e/ou subglótica)
- Patologias traqueais (traqueomalacia, estenose traqueal, fístula traqueoesofágica)
- Traqueostomia
- Patologias brônquicas (lesões ou tumores endobrônquicos)
- Patologias pulmonares (atelectasia, hemorragia, pós-operatório de transplante pulmonar)
- Corpo estranho em via aérea
- Hemorragia em via aérea
- Lavado broncoalveolar

PARTICULARIDADES TÉCNICAS DO EXAME ENDOSCÓPICO DA VIA AÉREA PEDIÁTRICA

A via aérea inicia-se no vestíbulo nasal e termina no parênquima pulmonar. Ela inclui a cavidade nasal, nasofaringe, cavidade oral, orofaringe, hipofaringe, laringe, traqueia e brônquios. Quando avaliamos o neonato, a criança com dificuldade respiratória, o paciente com roncos ou estridor é importante a sistematização do exame. A avaliação sistemática da via aérea pediátrica é extremamente importante para estabelecer o diagnóstico e conduta do paciente. Para essa avaliação, necessitamos de equipamentos específicos como videofaringolaringoscópios flexíveis, óticas rígidas, microinstrumentos de laringe para auxílio na adequada exposição das estruturas durante o exame em bloco cirúrgico. Quando disponível, o retrator Karl Storz Lindholm® faz-se útil para afastar a região posterior da laringe com o objetivo de diagnosticar *clefts* laríngeos posteriores e estenose glótica posterior, durante exames sob anestesia (Fig. 59-1).

A documentação da imagem é de extrema importância, pois permite uma análise posterior mais criteriosa, bem como o envio dos exames aos pais e responsáveis. Além disso, a documentação do exame pode ser utilizada (quando autorizado pelos pais) para discussão dos casos com colegas da mesma área de atuação, a fim de aumentar a precisão diagnóstica e terapêutica.

Nasofibrolaringoscopia (NFL) Flexível

Esse exame pode ser feito no consultório, com anestesia tópica nasal. Cuidado especial deve ser tomado no exame de bebês, pois o uso do anestésico pode causar incoordenação laríngea.

Indicado em todos os casos de ruído respiratório, mesmo sem desconforto respiratório evidente ou grave. Deve ser feito com o paciente acordado para avaliar com detalhes as fossas nasais, rinofaringe, faringolaringe e, principalmente, a mobilidade de pregas vocais.

A criança é posicionada no colo de um dos pais,[4] sendo possível a realização do exame com o bebê sentado ou deitado.

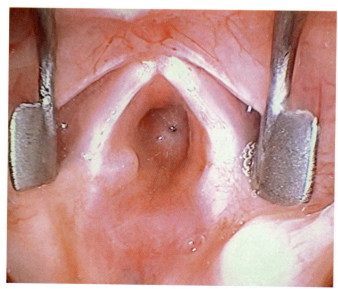

Fig. 59-1. Laringoscopia rígida expondo a região glótica posterior com o auxílio do retrator Karl Storz Lindholm®.

CAPÍTULO 59 ▪ ENDOSCOPIA DA VIA AÉREA PEDIÁTRICA

Em crianças maiores de 2 anos, para adequada mobilização, a posição sentada é mais confortável para o responsável e para o paciente. Deve-se realizar a passagem da ótica flexível por ambas as narinas, mesmo sendo a suspeita diagnóstica uma causa de obstrução laríngea, a fim de se confirmar a patência das fossas nasais bilateralmente, bem como para descartar quaisquer causas obstrutivas nasais.

A nasofibrolaringoscopia em consultório é familiar a todos os otorrinolaringologistas, uma vez que compreende formação realizada ainda durante a residência médica. Porém, é relevante ressaltar que a anatomia da laringe dos bebês e crianças menores é bastante diferente da anatomia do adulto. Por isso, o examinador deve estar familiarizado com essas diferenças anatômicas, uma vez que apresentações laríngeas normais nas crianças podem parecer alterações quando comparadas às mesmas estruturas na laringe adulta.

Um exemplo bastante comum é a descrição do formato em **U** da epiglote dos bebês, bem diferente do adulto, interpretado como sinal de laringomalacia. Trata-se de um exame dinâmico e deve ser interpretado como tal. A laringomalacia é uma condição que altera a movimentação das estruturas supraglóticas, sendo visualizada movimentação no sentido glótico, obstrutivo, principalmente da epiglote e mucosa de aritenoides. Apenas a visualização de uma epiglote em ômega não deve ser laudada como confirmação de laringomalacia.

A NFL está recomendada, portanto, em caso de obstrução nasal, roncos persistentes, estridor laríngeo, disfonia e disfagia. Porém, este exame possui suas limitações, dentre elas, a impossibilidade de uma adequada avaliação subglótica (em algumas crianças a mesma pode ser visualizada, porém sem grande precisão). Além disso, avaliações traqueais, procedimentos intervencionistas como aspiração de secreção traqueal, palpação de aritenoides, dilatação de estenose subglótica, somente podem ser realizados com o paciente mediante anestesia geral. Algumas dessas propedêuticas são fundamentais para a elucidação diagnóstica.

Quanto ao diâmetro do aparelho flexível para realização deste exame em bebês, a grande maioria dos casos é resolvida com nasofibroscópio convencional de 3,2 mm de diâmetro. Em ambiente hospitalar, para avaliação de bebês prematuros, pode ser necessária fibra de menor calibre, de 2,8 mm.

EVA sob Anestesia em Centro Cirúrgico

O exame sob anestesia pode representar riscos para a criança, portanto, faz-se necessária a aplicação de um termo de consentimento informado previamente ao exame, no qual devem constar as seguintes informações:[5]

Risco de aspiração do conteúdo gástrico (seguir orientações de jejum anestésico):

- Reação alérgica a medicamentos;
- Laringospasmo;
- Depressão respiratória com necessidade de intubação orotraqueal;
- Dificuldade para deglutir e disfonia após o procedimento;
- Trauma dentário;
- Sangramento de via aérea pela passagem dos endoscópicos;
- Broncospasmo;
- Pneumotórax, pneumomediastino, pneumoperitônio (como intercorrências raras).

De acordo com a suspeita diagnóstica ou patologia já sabidamente existente, as modalidades de EVA (flexível ou rígida) podem ter maior ou menor relevância para o diagnóstico e procedimento instituídos. Recomenda-se, sempre que possível, que, no caso de uma primeira avaliação de via aérea em bloco cirúrgico, ambas as modalidades sejam realizadas, para que o exame seja completo.

As endoscopias sugeridas são a nasofibroscopia, fibrobroncoscopia com ótica flexível com o paciente em ventilação espontânea ou a sonoendoscopia ou DISE *(Drug Induced Sleep Endoscopy)* e a laringotraqueoscopia com óptica rígida. O nasofibrolaringoscópio flexível pode ser substituído pelo broncoscópio flexível.

Sonoendoscopia ou DISE (Drug Induced Sleep Endoscopy)/Fibrobroncoscopia

Indicada em caso de SAOS e colapso de via aérea como faringomalacia, laringomalacia e glossoptose. Possibilita avaliação dinâmica da via aérea no paciente anestesiado, em situação semelhante ao sono natural, sendo importante a visualização de possíveis obstruções desde as fossas nasais até a laringe.

Para avaliação dinâmica da via aérea por sonoendoscopia é muito importante que o plano anestésico esteja adequado. O paciente deverá estar entre a fase acordada e a fase de sono profundo, mediante respiração espontânea, para que possa ser avaliada a dinâmica faringolaríngea, que resulta da pressão do fluxo aéreo inspiratório e do tônus muscular para manter essa via aérea aberta.

O paciente deve ser examinado inicialmente em posição neutra do pescoço, decúbito dorsal, e manobras de posicionamento do pescoço e da mandíbula podem ser realizadas a fim de se verificar se há mudança do padrão obstrutivo por meio das mesmas (Vídeo 59-1).

Manobras de mudança de posição para decúbito lateral direito ou esquerdo também podem ser feitas durante DISE. Em caso de avaliação de crianças traqueostomizadas que possuem via aérea patente superiormente à cânula, esta deve ser retirada durante o exame para permitir fluxo aéreo inspiratório superior, a fim de avaliar a dinâmica da passagem de ar por todas as estruturas da via aérea alta.

A maioria dos centros utiliza o sistema de graduação VOTE (vélum, orofaringe, base de língua e epiglote) para graduar os níveis de obstrução em adultos.[3,4] Porém este sistema apresenta falhas em crianças, pois não considera pontos anatômicos importantes nos pacientes pediátricos.

Segundo o consenso de DISE descrito em 2021, a interpretação do exame deve considerar local, grau e forma de obstrução. Os locais anatômicos considerados foram: cavidade nasal, nasofaringe, véu palatino, faringe (incluindo parede lateral e base da língua), supraglote e laringe.

A polissonografia pode ser realizada previamente a DISE para confirmar o diagnóstico de SAHOS e pode fornecer informações sobre a gravidade das apneias e permitir contextualização com as alterações encontradas na DISE. Nos casos de pacientes sem sinais ou sintomas de SAOS, cujo exame flexível está sendo realizado para diagnósticos como laringomalacia, não se faz necessária a polissonografia previamente ao exame.

Cateter nasal com suplementação de oxigênio durante o exame não é recomendado pelos autores.[6] Porém, em caso de pacientes que não toleram ventilação espontânea sem suporte ventilatório mínimo, realiza-se o posicionamento de sonda uretral (de calibre adequado para cada idade) em uma das fossas nasais, para manutenção de oxigênio durante o exame.

Algumas peculiaridades anestésicas são importantes, assim como a experiência do anestesista e uma boa coordenação entre o anestesista e o examinador para uma adequada avaliação da via aérea nos pacientes pediátricos.

As drogas mais utilizadas para esse procedimento são dexmedetomidina (precedex), sevoflurano, propofol, remifentanil.[7] O sevoflurano deve ser utilizado inicialmente para promover a indução anestésica e permitir o acesso venoso. Logo após, deverá ser descontinuado, pois pode causar colapso dos músculos da via aérea. Após essa fase, é administrada dexmedetomidina (precedex) em *bolus* inicialmente (1 mcg. kg^{-1}) e mantida em bomba de infusão na dose de (0,3 mcg. kg^{-1}.h).[7] Essa é a droga de escolha, na experiência de alguns autores,[5,6] pois não tem efeito sobre os músculos faríngeos, preservando o tônus da via aérea e a mobilidade das pregas vocais, induzindo a um sono fisiológico, sem produzir depressão respiratória.[8] A desvantagem é o lento metabolismo e distribuição desta droga, que demora para atingir o plano ideal para o exame, além de ter como possíveis efeitos colaterais bradicardia e hipotensão.

Outras drogas também podem ser utilizadas em associação com dexmedetomidina, como propofol.[4] Ainda não há consenso na literatura sobre o uso da cetamina, por produzir aumento do tônus muscular, o que pode simular obstrução e prejudicar o resultado do exame.[5]

Segundo o consenso descrito em 2021[6], tanto o propofol quanto a dexmedetomidina são boas drogas para DISE, com efeitos semelhantes na dinâmica da via aérea. A vantagem do propofol é o seu efeito e metabolismo rápidos. A desvantagem é a dose dependência do colapso da via aérea, sendo descrita em alguns estudos uma diminuição eletromiográfica na atividade do músculo genioglosso pelo propofol.[7] Uma opção possível para a realização do exame flexível de via aérea alta em serviços que não possuam as medicações anestésicas citadas nos protocolos anteriores, é a realização do exame com a anestesia semelhante àquela dos exames de broncoscopia realizados por colegas pneumologistas.

O anestesista realiza indução anestésica com sevoflurano inalatório, garante acesso venoso, mantém sevoflurano através de sonda uretral posicionada em rinofaringe com manutenção de suporte de oxigênio através desta mesma sonda. O paciente é posicionado em decúbito dorsal, posição natural, e, para avaliação flexível abaixo das pregas vocais, é instalada solução de lidocaína 1% sem vasoconstritor, diretamente em glote depois de adequada laringoscopia. Pode-se utilizar um jelco (depois de descartada a agulha) para anestesia tópica da glote, quando não se tem disponível o aparelho de broncoscopia com canal de trabalho.

Como mencionado anteriormente, vale destacar que o uso do sevoflurano inalatório durante todo o exame pode levar a um desabamento maior que o natural das estruturas da faringe e base de língua, sendo importante a contextualização do grau de relaxamento do paciente com o visualizado em cada topografia da via aérea.

A anestesia tópica da glote também pode prejudicar uma adequada definição de movimento de pregas vocais, sendo o melhor exame para diagnóstico de paralisia de pregas vocais à nasofibrolaringoscopia com o paciente acordado.

Anestesistas e cirurgiões devem ter boa comunicação antes do exame, com planejamento do mesmo e de todos os tempos anestésicos e endoscópicos, bem como troca de informações durante o exame. É de fundamental importância que a criança esteja em ventilação espontânea, e não em momentos de apneia intercalados com momentos de assistência respiratória.

No primeiro cenário anestésico, podemos avaliar de forma estática e dinâmica como as estruturas da via aérea se comportam durante a passagem do ar, simulando o que acontece durante a respiração do paciente fora do ambiente hospitalar (Vídeo 59-2).

Visando também à segurança do paciente, a discussão entre otorrinolaringologista e anestesista deve passar por aspectos técnicos como nível anestésico e drogas as serem utilizadas, de acordo com as peculiaridades da via aérea e comorbidades do paciente. Esta troca de informações baseada na *expertise* que cada um dos especialistas apresenta faz da EVA um exame seguro e assertivo.

Laringotraqueoscopia com Óptica Rígida

Essa avaliação é indispensável em caso de suspeita de estenose subglótica ou malformação traqueal, mas recomenda-se que também seja realizada em pacientes com outras suspeitas diagnósticas passíveis de elucidação por meio do exame flexível. Isto porque a ótica rígida permite visualização com mais precisão de possíveis alterações em anatomia, além de permitir a exposição da via aérea de maneira fixa para manobras como palpação de aritenoides e avaliação de espaço interaritenóideo. Estas manobras são essenciais para diagnóstico de estenose glótica posterior (diagnóstico diferencial importante com a paralisia de pregas vocais) e *cleft* laríngeo.

Posiciona-se o paciente em decúbito dorsal para a laringoscopia (usando laringoscópio do anestesista). Aplicação de anestesia tópica em glote é imprescindível para evitar laringospasmo durante a passagem de ótica pelo espaço glótico. Nesse momento, utiliza-se lidocaína 1% (10 mg/mL) sem vasoconstritor, na dose de até 4 mg/kg, sendo a dose tóxica acima de 5 mg/kg,[4] que pode ser feita por atomizador ou aplicação direta na glote com o uso de jelco.

A óptica rígida utilizada para a laringotraqueoscopia deve ser a ótica de zero grau, que permite uma visualização direta, sem angulações, da via aérea. Em geral a ótica de 4 mm de diâmetro permite o exame em crianças de todas as idades, uma vez que o espaço glótico e subglótico normal em recém-nascidos possui diâmetro superior a 4 mm (Fig. 59-2).

Nos casos de estenose congênita ou adquirida, pode ser necessário uso de ópticas de menor calibre para passagem da região subglótica e avaliação da traqueia.

O plano anestésico torna-se mais profundo com a associação de propofol e/ou remifentanil endovenoso. A respiração espontânea pode ser mantida nessa fase, resultado de um equilíbrio entre droga endovenosa e inalatória. Cateter nasofaríngeo com O_2 deve ser mantido, para evitar dessaturação durante o exame. A via aérea tem que estar totalmente livre para ser examinada (Quadro 59-2).

Mantendo-se o laringoscópio em posição, realiza-se a passagem da ótica rígida pela cavidade oral, visualizando-se

CAPÍTULO 59 ■ ENDOSCOPIA DA VIA AÉREA PEDIÁTRICA

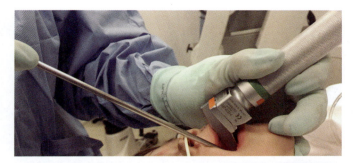

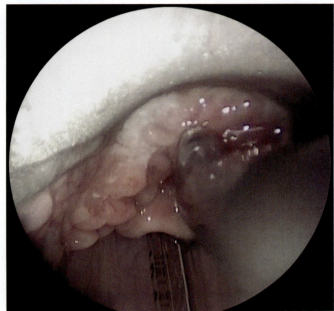

Fig. 59-2. Laringoscopia rígida com ótica zero grau 4 mm e laringoscópio com lâmina Müller ou Macintosh.

Quadro 59-2. Tópicos para EVA

1. Nasofibroscopia com a criança acordada para avaliar mobilidade de pregas vocais:
■ Criança sentada no colo dos pais ■ Xilocaína gel no fibroscópio flexível ■ Documentação da imagem
2. Nasofibrolaringoscopia flexível em sono induzido (DISE) ou sonoendoscopia para avaliar SAHOS (Centro Cirúrgico) – Fibrobroncoscopia:
■ Criança em decúbito dorsal ■ Posição neutra do pescoço ■ Indução com anestésico inalatório para manter ventilação espontânea por máscara facial ou na traqueostomia (se houver), ou cateter nasal ■ Acesso venoso periférico ■ Redução do anestésico inalatório ■ Retirada do cateter nasal de oxigênio (para observar dessaturação) ■ Dexmedetomidina (precedex) em *bolus* inicialmente (1 mcg.kg^{-1} em 20 minutos) e mantido em bomba de infusão na dose de (0,3-1 mcg.kg^{-1}.h) ■ Se insuficientemente sedado, administrar 0,1-0,5 mg/kg de cetamina ■ Resgate com propofol 0,5-1 mg/kg ■ Documentação da imagem
3. Laringotraqueoscopia rígida:
■ Aumento da sedação com propofol 0,5-1 mg/kg ■ Manter cateter nasal com fluxo de oxigênio ■ Laringoscopia com lâminas retas Müller ou curvas Macintosh ■ Instilação de lidocaína 1% na laringe (4 mg/kg) com jelco longo ou atomizador ■ Videoendoscopia com ótica rígida de zero grau 4 mm ou 2,7 mm ■ Documentação das imagens ■ Palpação das articulações cricoaritenóideas (se imobilidade das pregas vocais) ■ Utilização de retrator de laringe para avaliação da glote posterior (Fig. 59-1) ■ Calibração da via aérea se estenose laríngea com tubos orotraqueais ■ Avaliação da traqueia e brônquios principais ■ Documentação da imagem

a hipofaringe, supraglote, glote, subglote, traqueia, carina e brônquios principais. Caso o paciente possua cânula de traqueostomia, a mesma deve ser retirada (mediante visão direta interna pelo examinador) para permitir a passagem da ótica rígida pela região do traqueostoma (Vídeo 48-3).

A endoscopia de via aérea com ótica rígida permite também a realização de procedimentos cirúrgicos endoscópicos, imediatamente após o diagnóstico, como exérese de granuloma traqueal, dilatação de estenose subglótica e supraglotoplastia para correção de laringomalacia a frio.

Ao final do exame mediante anestesia, mantém-se o suporte ventilatório até que o paciente apresente padrão respiratório satisfatório para encaminhamento à sala de recuperação anestésica. Caso o paciente possua condições clínicas, a alta hospitalar pode ser realizada direto da sala de recuperação anestésica, não sendo necessária internação hospitalar para observação do paciente após o exame.

Como em muitos casos trata-se de paciente já hospitalizado, seja em ambiente de internação ou UTIP, o retorno à sua unidade de origem pode acontecer logo depois de findado o exame, com as orientações à equipe assistente sobre as drogas utilizadas e o prazo para liberação de dieta.

INTERCORRÊNCIAS DURANTE A REALIZAÇÃO DA EVA

Diante de um paciente com indicação de realização de endoscopia de via aérea em bloco cirúrgico, a equipe assistente deve estar preparada para intercorrências respiratórias ou decorrentes de comorbidades apresentadas por este paciente.

A fim de se evitar complicações graves durante o exame ou procedimentos que se façam necessários em sequência, é de grande importância antever possíveis complicações para que a equipe se antecipe a elas.

Equipamentos, materiais cirúrgicos e profissionais especializados devem estar presentes e disponíveis mesmo naqueles casos que são, a princípio, de baixa complexidade, uma vez que o paciente pode apresentar dificuldade ventilatória, intubação difícil, insuficiência respiratória durante o exame, dentre outras intercorrências.

Pacientes com insuficiência respiratória ou com risco aumentado por comorbidades pulmonares, hipertensão pulmonar e cardiopatias congênitas cianóticas devem ser submetidos à endoscopia com suporte ventilatório contínuo. A manutenção da ventilação por meio da máscara facial, com a passagem do aparelho flexível por orifício da máscara, permite adequado exame sem exposição do paciente a risco grave de dessaturação e instabilidade cardiopulmonar, pois estes pacientes têm baixa tolerância a hipóxia e hipercapnia (Fig. 59-3).

Pacientes que apresentam via aérea difícil, como crianças portadoras de sequência de Pierre-Robin, devem receber especial atenção quanto ao material disponível na sala cirúrgica. Os anestesistas devem ser informados previamente sobre a condição de intubação desses pacientes, para que ambos, cirurgião e anestesista, tenham disponíveis materiais específicos para intubação difícil, como broncoscópio flexível pediátrico para intubação guiada por videoendoscopia, diferentes lâminas de laringoscópio, tubos orotraqueais adaptáveis ao aparelho flexível disponível, bem como artifícios como *bougie* para intubação ou dispositivo duplo lúmen.

Durante a realização da endoscopia flexível em pacientes com via aérea difícil como a sequência de Pierre-Robin, neuropatia com glossoptose acentuada, dentre outras condições que alterem a visualização da região de valéculas e base de língua, a manobra de *jaw thrust* para abrir a via aérea permite melhorar ventilação do paciente e pode ser realizada pelo anestesista como manobra ventilatória e para melhor visualização, durante o exame, pelo cirurgião. Nas figuras a seguir, pode-se observar a melhora da visualização glótica após manobra de *jaw thrust* (Fig. 59-4).

No caso de EVA em pacientes com suspeita de estenose subglótica ou obstrução importante em outros níveis da traqueia, é imprescindível a disponibilidade em sala cirúrgica de tubos de diferentes calibres, para intubação em caso de obstrução aguda da via aérea. Especialmente nestes pacientes, os pais devem ser informados quanto à possibilidade de realização de intervenções cirúrgicas como traqueostomia de urgência, caso a intubação orotraqueal não seja possível. Uma boa estratégia de intubação por videoendoscopia rígida, para vencer obstru-

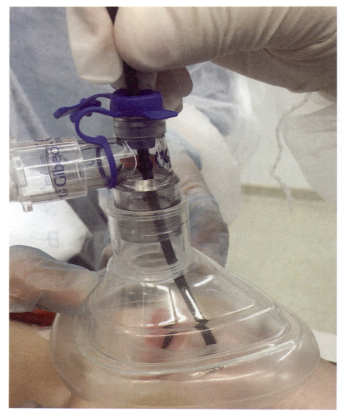

Fig. 59-3. Técnica de exame com fibroscópio flexível para situações que necessitam ventilação contínua com pressão positiva.

ções ao nível subglótico ou traqueal, é revestir uma ótica mais fina com o tubo ideal para o tamanho da laringe da criança e realizar a intubação mediante visão direta (Fig. 59-5).

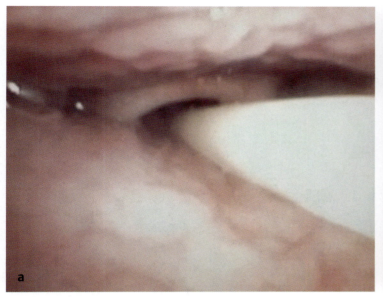
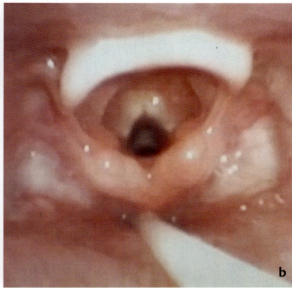

Fig. 59-4. Imagem da faringolaringe. (**a**) Sem *jaw thrust*. (**b**) Com *jaw thrust*.

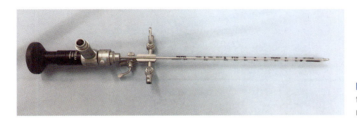

Fig. 59-5. Ótica rígida revestida com tubo orotraqueal para situações que necessitam intubação imediata.

CONSIDERAÇÕES FINAIS

Este capítulo visa a auxiliar colegas otorrinolaringologistas realizarem a EVA com segurança em seus pacientes. Conceitos fundamentais anteriormente à realização dos exames consistem em um adequado conhecimento da anatomia de via aérea e patologias que acometem os pacientes pediátricos, bem como uma avaliação clínica adequada e equipe preparada para assistência a essas crianças.

A avaliação da via aérea realizada dentro dos padrões descritos neste capítulo proporciona topodiagnóstico da obstrução da via aérea na criança, o que permite proposta terapêutica adequada.

Tecnicamente o exame pode ser realizado utilizando-se material básico já conhecido pelo otorrinolaringologista, como o nasofibrolaringoscópio flexível, ótica rígida de 0 grau e material de microcirurgia de laringe.

Além disso, a interface com as demais especialidades envolvidas na avaliação de pacientes complexos e, especialmente, a interação com a equipe de anestesia são essenciais para que a EVA seja realizada. A comunicação com o anestesista, previamente e durante o exame, é imprescindível para que haja consenso na utilização das drogas adequadas para cada fase da avaliação.

A documentação de imagem deve ser feita impreterivelmente para melhor análise após o exame. Para os casos de SAOS, esse exame deve ser precedido da polissonografia.

Por fim, vale ressaltar novamente que, para segurança do paciente e adequada elucidação diagnóstica do exame, é imprescindível que as peculiaridades da via aérea pediátrica sejam conhecidas.

REFERÊNCIAS BIBLIOGRÁFICAS

1. Manica D, Schweiger C, Sekine L, et al. The role of flexible fiberoptic laryngoscopy in Robin Sequence: A systematic review. Journal of Cranio-Maxillo-Facial Surgery. 2017;45:210-15.
2. Schweiger C, Cauduro P, Smith M, et al. Incidence of post-intubation subglottic stenosis in children: prospective study. The Journal of Laryngology & Otology. 2013;127:399-403.
3. Tsuji DH, Braga NA, Sennes LU, et al. Comportamento da criança durante videonasofaringolaringoscopia: análise de 105 pacientes. Revista Brasileira de Otorrinolaringologia. 2002;68(2):175-9.
4. Schramm D, Freitag N, Nicolai T, et al. Pediatric airway endoscopy: Recommendations of the Society for Pediatric Pneumology. Respiration. 2021:1-18.
5. Adler AC, Musso MF, Mehta DK, Chandrakantan A. Pediatric drug induced sleep endoscopy: A simple sedation recipe. Ann Otology Rhinology Laryngology. 2020;129(5):428-33.
6. Baldassari CM, Lam DJ, Ishman SL, et al. Expert consensus statement: Pediatric drug-induced sleep endoscopy. Otolaryngology Head Neck Surg. 2020;165(4):578-91.
7. Kandil A, Subramanyam R, Hossain MM, et al. Comparison of the combination of dexmedetomidine and ketamine to propofol or propofol/sevoflurane for drug-induced sleep endoscopy in children. Pediatr Anesth. 2016;26(7):742-51.
8. Wilcox LJ, Bergeron M, Reghunathan S, Ishman SL. An updated review of pediatric drug-induced sleep endoscopy. Laryngoscope Investigative Otolaryngology. 2017;2(6):423-31.

TONSILECTOMIA LINGUAL

CAPÍTULO 60

Cláudia Schweiger ▪ Elise Zimmermann Mathias ▪ Marcele Oliveira dos Santos

QUANDO CONSIDERAR?

A obstrução de via aérea em crianças ocasionando síndrome da apneia obstrutiva do sono (AOS) pode advir da obstrução anatômica e colapso funcional em diferentes locais da via aérea, como rinofaringe, orofaringe, hipofaringe, base de língua, tonsilas linguais. A causa mais comum é a hiperplasia de tonsilas palatinas e adenoides e a adenotonsilectomia é a cirurgia de primeira escolha. Em algumas situações, porém, somente a adenotonsilectomia não é resolutiva, e evidencia-se apneia obstrutiva residual.[1] Com o aperfeiçoamento dos equipamentos de avaliação diagnóstica e novas técnicas cirúrgicas, é possível melhorar essa condição. Em casos selecionados de hiperplasia de tonsila lingual (Fig. 60-1), a tonsilectomia lingual tem proporcionado melhora significativa da apneia do sono, proporcionando aumento volumétrico do espaço faríngeo e melhorando a obstrução. Idealmente, uma avaliação com polissonografia (PSG) pré e pós-operatória é recomendada, para quantificar objetivamente a gravidade da

apneia e, no pós-operatório, avaliar o benefício da cirurgia e verificar se foi resolutivo.[2]

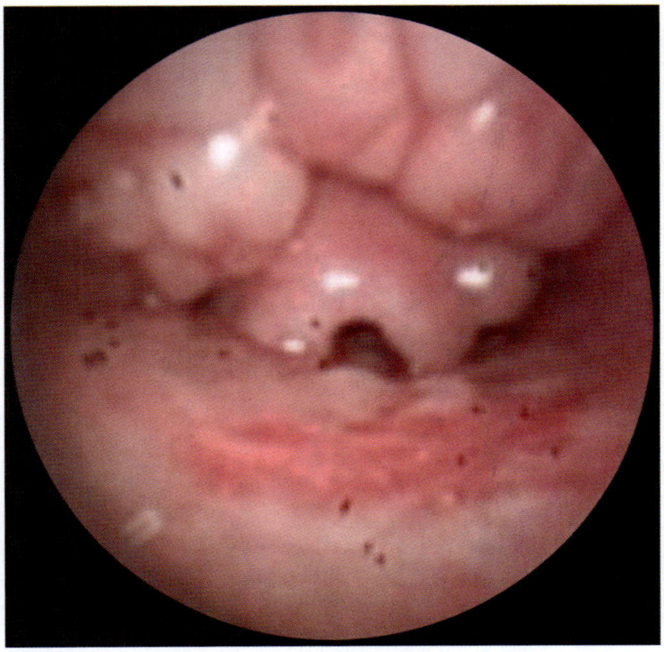

Algumas condições específicas como algumas síndromes com alteração da anatomia do terço médio facial, em pacientes com obesidade ou outras condições que possam comprometer o tônus muscular, impactam na dinâmica respiratória, contribuindo para obstrução da via aérea na região retrolingual.[1]

Em pacientes com síndrome de Down, é relativamente comum observar-se uma macroglossia associada a glossoptose, hipotonia muscular e hiperplasia de tonsila lingual, que costumam ocasionar SAOS, documentada pela PSG mesmo após adenotonsilectomia, com melhora importante dos parâmetros respiratórios após tonsilectomia lingual e glossectomia parcial, pela redução volumétrica da base da língua.[3]

SELEÇÃO DOS PACIENTES

Pacientes com SAOS residual após adenotonsilectomia, preferencialmente documentada com polissonografia, devem ser submetidos a uma endoscopia completa de via aérea para verificar pontos de estreitamento anatômico bem como pontos de colabamento dinâmico da via aérea e para definir a melhor estratégia terapêutica.

Nos pacientes com hiperplasia de tonsilas linguais, com colabamento de estruturas em nível da base lingual, a tonsilectomia lingual mostrou-se efetiva.[2,4]

Para a avaliação destes pacientes, preconiza-se, além do exame físico detalhado em consultório, uma avaliação dinâmica da via aérea, incluindo sonoendoscopia e/ou endoscopia de via aérea. A ressonância funcional para a documentação dos pontos de estreitamento também pode ser utilizada.[5]

Procedimentos que diminuem o volume lingual e aumentam o espaço retrolingual melhoram o fluxo aéreo nesta área. Tonsilectomia lingual tem sido indicada para melhorar a patência da via aérea no espaço retrolingual e tem melhorado os parâmetros da PSG após procedimento, principalmente em pacientes obesos e sindrômicos.[3]

CONSIDERAÇÕES ANATÔMICAS

A tonsila lingual faz parte do anel de Waldeyer e o aumento de volume desta estrutura pode impactar em diminuição de espaço respiratório e ocasionar sintomas obstrutivos. Esta entidade tem maior impacto na população pediátrica, devida à via aérea mais estreita e pelo aumento fisiológico do tecido linfoide nesta faixa etária.[2]

Fig. 60-1. Endoscopia de via aérea mostrando tonsila lingual hiperplásica, causando o retroposicionamento da epiglote que toca em parede posterior da faringe.

A tonsila ou amígdala lingual posiciona-se na base da língua e, associada às tonsilas faríngea e palatinas e bandas faríngeas laterais, compõe o anel de Waldeyer.

Localiza-se posteriormente às papilas circunvaladas e anterior à epiglote, estendendo-se de uma fossa tonsilar à outra, medialmente dividida pelo ligamento glossoepiglótico.

Estudos em cadáveres evidenciam que essa estrutura não possui cápsula, mas pode apresentar uma camada de tecido fibroso avascular que a delimita da mucosa lingual.[1]

A vascularização desta estrutura é dada pelo ramo dorsal da artéria lingual, que emerge da artéria carótida externa; a drenagem linfática é feita para os nódulos supra-hioideos, submandibulares e cervicais profundos. A inervação cabe ao IX e X pares cranianos, ramo do nervo laríngeo superior.[1]

A tonsila lingual é coberta por epitélio escamoso estratificado, com dobras crípticas semelhante à mucosa lingual, e o tecido linfoide subjacente é denso e contém inúmeros folículos linfoides. Pode estar circunscrito por tecido fibroso, fibroadiposo, com glândulas seromucinosas e fibras musculoesqueléticas.[1,2]

As tonsilas linguais localizam-se na entrada da via aerodigestiva e iniciam uma resposta imune em resposta a alérgenos inalados ou ingeridos, e a partir disso desencadeiam uma resposta imunológica.

A hiperplasia desta estrutura é uma alteração comumente encontrada nas crianças e tende a involuir com o passar dos anos, visto que se encontra hiperplasia folicular exuberante nas crianças e raramente em idosos.[2]

A prevalência da hiperplasia de tonsila lingual na população geral é de 2-3%, chega a 10% em imunossuprimidos, e até 28% em pacientes pós-transplantados.[2]

Dentre as causas que comumente promovem hiperplasia da tonsila lingual estão infecções crônicas, imunossupressão, processos atópicos crônicos, doença do refluxo gastroesofágico, hiperplasia linfoide compensatória observada em alguns casos após adenoamigdalectomia. Há também uma hiperplasia em pacientes com síndrome Down e outras malformações craniofaciais.[3,5]

Há provável correlação de hiperplasia de tonsila lingual com refluxo laringofaríngeo, e alguns autores sugerem que a exposição repetitiva às secreções ácidas do estômago seja o motivo pela hiperplasia. Não excluem, no entanto, a hipótese de que a hipertrofia da amígdala lingual, além de efeito, possa ser também uma causa de exacerbação de refluxo laringofaríngeo.[4]

Muitos autores afirmam que obesidade é fator de risco para hipertrofia de tonsila lingual. O aumento de volume do tecido adiposo em torno da faringe e pescoço resulta numa redução da área transversal da via aérea, contribuindo para a obstrução do fluxo na SAOS.[3-5]

PREPARO PRÉ-OPERATÓRIO

Preconiza-se exame endoscópico completo da via aérea com nasofibroscópio flexível para diagnóstico de hiperplasia de tonsila lingual. Alguns centros utilizam-se de fluoroscopia e outros de ressonância funcional para avaliar se a hipertrofia é de tonsila lingual ou de musculatura da base lingual. A ressonância funcional é reservada para casos graves de SAOS após adenotonsilectomia em pacientes que utilizam dispositivos de pressão positiva, por exemplo.[6]

TÉCNICA CIRÚRGICA PASSO A PASSO

Anestesia

O procedimento é realizado sob anestesia geral com intubação nasotraqueal. Administra-se uma dose profilática de dexametasona na indução anestésica.[7] Antibióticos não são indicados.

Posição do Paciente

O paciente deve estar em posição horizontal, em hiperextensão cervical. Procede-se à laringoscopia de suspensão com endoscopia para adequada exposição da base da língua e tonsila lingual ou, em alguns casos, conforme a preferência do cirurgião e a visualização adequada da tonsila lingual à colocação do abridor de boca estático (mesmo abridor usado na tonsilectomia palatina).[7] A visualização pode ser direta, pelo microscópio ou com óptica de 4 mm.[7]

Posição do Cirurgião

O cirurgião fica na cabeceira da maca com a torre de vídeo à direita (Fig. 60-2).[6]

Técnica Cirúrgica

As técnicas de tonsilectomia lingual incluem dissecção direta a frio, laser de CO_2, microdebridador, crioterapia, eletrocautério monopolar e ablação (Coblation – Fig. 60-3).[7,8] Variam de acordo com a experiência do cirurgião e a disponibilidade dos equipamentos em cada centro.

Os cirurgiões que preferem o microdebridador ressaltam a vantagem desta técnica fria de evitar lesões térmicas nas estruturas neurovasculares da base da língua e da parede lateral da faringe.[7] O Coblation permite dissecção mais rápida e com melhor hemostasia.[6]

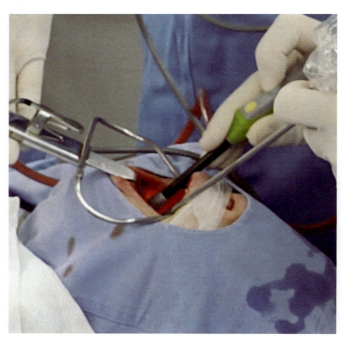

Fig. 60-2. Paciente sendo submetido à tonsilectomia lingual com Coblation. O cirurgião posiciona-se na cabeceira da mesa cirúrgica.

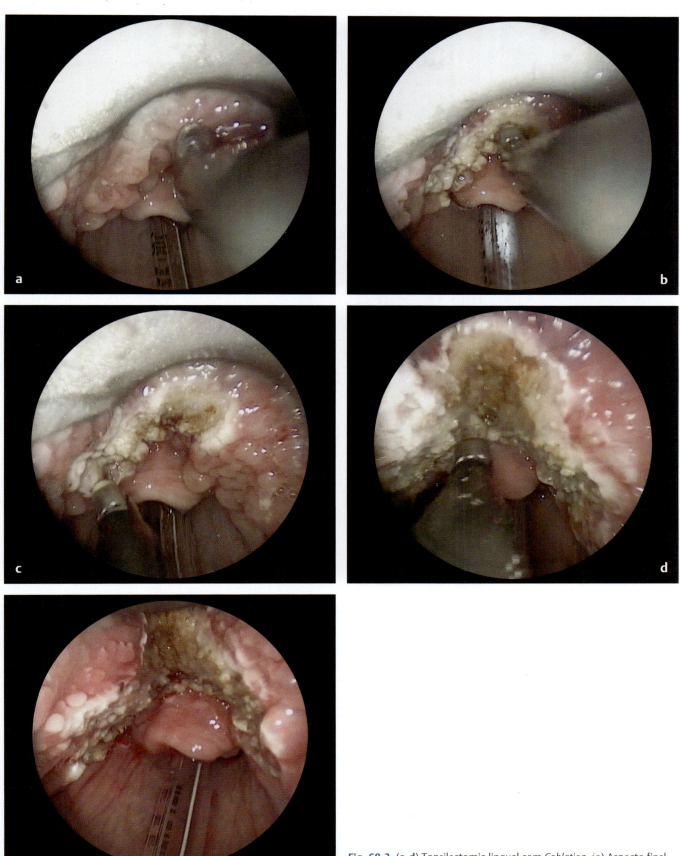

Fig. 60-3. (a-d) Tonsilectomia lingual com *Coblation*. **(e)** Aspecto final da cirurgia com *Coblation*.

Preconiza-se a dissecção intracapsular para evitar lesão às estruturas neurovasculares laterais, tendo como limite a dissecção do músculo da base da língua e da parede lateral da faringe.[7] Alguns centros preconizam uma sutura com fio de seda 2.0 na linha média da língua para auxiliar na retração permitindo uma melhor visualização.[6] As opções para hemostasia incluem cautério bipolar, diatermia por sucção ou clipe endoscópico de 5 mm para vasos maiores.[7] A epiglote deve ser mantida sempre à vista a fim de se evitar lesões inadvertidas a essa estrutura. A ressecção lateral deve ser cautelosa: em algumas crianças pode-se notar a pulsação da artéria carótida interna.[6]

CUIDADOS PÓS-OPERATÓRIOS

O pós-operatório inclui a manutenção da perviedade das vias aéreas (em muitos casos, mantemos o paciente intubado nas primeiras 24 horas, período em que o edema da via aérea é maior), adequada hidratação e analgesia.[7] Antibióticos no pós-operatório não são prescritos de rotina.[6,7] A alta hospitalar depende das demais comorbidades dos pacientes, mas geralmente ocorre no segundo ou terceiro dia de pós-operatório e a revisão ambulatorial, uma semana após.[7]

COMPLICAÇÕES

Entre as complicações mais comuns estão sangramento, disfagia, febre, náuseas e vômitos ou diarreia, dor aguda e obstrução das vias aéreas.[8,9]

REFERÊNCIAS BIBLIOGRÁFICAS

1. Ulualp S. Outcomes of tongue base reduction and lingual tonsillectomy for residual pediatric obstructive sleep apnea after adenotonsillectomy. Int Arch Otorhinolaryngol. 2019;23(04):e415-21.
2. Kang KT, Koltai PJ, Lee CH, et al. Lingual tonsillectomy for treatment of pediatric obstructive sleep apnea. JAMA Otolaryngol Head Neck Surg. 2017;143(6):561-8.
3. Prosser JD, Shot SR, Rodriguez O, et al. Polysomnographic Outcomes following lingual tonsillectomy for persistent obstructive sleep apnea in Down Syndrome. The Laryngoscope. 2016.
4. Kuo CY, Sanjay RP. Can lingual tonsillectomy improve persistent pediatric obstructive sleep apnea? The Laryngoscope. 2014;124:2211-12.
5. Rivero A, Durr M. Lingual tonsillectomy for pediatric persistent obstructive sleep apnea: A systematic review and meta-analysis. Otolaryngolol Head Neck Surg. 2019;157:940-7.
6. Maturo SC, Hartnick CJ. Pediatric lingual tonsillectomy. Adv Otorhinolaryngol. 2012;73:109-11.
7. Barakate M, Havas T. Lingual tonsillectomy: a review of 5 years experience and evolution of surgical technique. Otolaryngol Head Neck Surg. 2008;139(2):222-7.
8. DeMarcantonio MA, Senser E, Meinzen-Derr J, et al. The safety and efficacy of pediatric lingual tonsillectomy. Int J Pediatr Otorhinolaryngol. 2016;91:6-10.
9. Merna C, Lin HW, Bhattacharyya N. Clinical characteristics, complications, and reasons for readmission following lingual tonsillectomy. Otolaryngol Head Neck Surg. 2019;160(4):619-21

DRENAGEM DE ABSCESSO PERIAMIGDALIANO E RETROFARÍNGEO

CAPÍTULO 61

Leticia Raysa Schiavon Kinasz ▪ Marcele Fernandes de Oliveira

SEÇÃO I
DRENAGEM DE ABSCESSO PERIAMIGDALIANO

INTRODUÇÃO

O abscesso periamigdaliano é a complicação mais comum da amigdalite aguda e é uma das emergências mais frequentes na otorrinolaringologia, acometendo cerca de 167 por 100.000 pessoas.[1,2]

Pode ser definido como uma coleção de conteúdo purulento entre a cápsula fibrosa da tonsila e os músculos constritores da faringe.

Acomete mais adultos, ocorre geralmente de forma unilateral pela obstrução das glândulas de Webber no polo superior da amígdala durante uma amigdalite aguda.[1,2] Causado por bactérias aeróbias e anaeróbias.[2] Tabagismo, má higiene oral e sexo masculino são considerados fatores de risco para essa patologia.[3]

O diagnóstico é clínico, baseado nos sintomas (febre, odinofagia, disfagia, voz de "batata quente" e apatia) e sinais presentes na oroscopia (presença de trismo, sialorreia, eritema e exsudato em amígdala, desvio da úvula para o lado contralateral ao abscesso) (Fig. 61-1). Exames de imagens são necessários naqueles casos com suspeita de extensão cervical.[1,3]

O tratamento consiste na punção e drenagem do abscesso associado a antibioticoterapia sistêmica.[1,2]

REFERÊNCIAS ANATÔMICAS

As tonsilas palatinas se localizam nas paredes laterais da orofaringe, entre os pilares amigdalianos anterior (arco palatoglosso) e posterior (arco palatofaríngeo). A parede lateral da tonsila é adjacente ao músculo constritor faríngeo superior. A artéria carótida interna está 2,5 cm posterolateralmente à tonsila palatina.[4,5]

CUIDADOS PRÉ-OPERATÓRIOS

Garantir a estabilidade clínica do paciente antes de iniciar o procedimento.

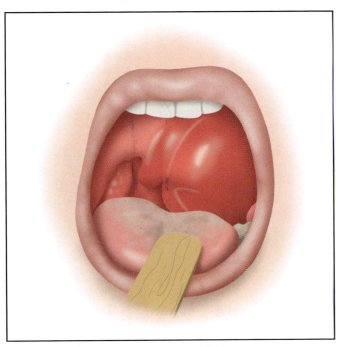

Fig. 61-1. Oroscopia no abscesso periamigdaliano.

TÉCNICA CIRÚRGICA PASSO A PASSO

Anestesia

Realização de anestesia local com injeção de lidocaína com adrenalina 1%; alguns profissionais optam por realizar a instilação de *spray* de lidocaína 10% antes de realizar a injeção de anestésico ou antes de realizar a punção. Podem ser realizadas medicações sedativas e anestesia geral, principalmente na população pediátrica.

Posição do Paciente

No caso de realização do procedimento com o paciente acordado, posicioná-lo sentado com a cabeça apoiada em um encosto. Caso seja realizado sob sedação ou anestesia geral, posicioná-lo em decúbito dorsal com a cabeceira levemente elevada.

Posição do Cirurgião

Se o paciente estiver em posição supina, o médico deverá se posicionar de frente para o paciente. No caso de decúbito dorsal, o médico deverá estar à direita do paciente.

Passos com Paciente Acordado

- Primeiramente, orientar o paciente a abrir a boca o máximo possível;[4,5]
- Abaixar ou segurar a língua de forma a auxiliar na exposição da área do abscesso;[4,5]
- Aplicar lidocaína *spray* 10% na área abaulada;[5]
- Injetar 2-3 mL da solução anestésica (lidocaína com adrenalina 1%) na área mais proeminente;
- Com uma seringa de 10 ou 20 mL e uma agulha nº 18 ou 20 aspirar a porção mais proeminente, usualmente no polo superior (não inserir mais do que 8 mm) (Fig. 61-2a). Caso não haja aspiração de pus, aspirar a porção mediana do polo e a porção inferior, não aspirar a tonsila em si. Enviar o material para cultura;[4,5]
- Realizar uma incisão de 0,5 cm com lâmina de bisturi nº 11 ou 15 no local em que foi realizada a punção e houve saída de pus (inserir de 0,5-1 cm de profundidade) – (Fig. 61-2b);[4]
- Com uma pinça Kelly explorar a incisão e remover os septos que possam existir dentro do abscesso– (Fig. 61-2c).[4,6]
- Lavagem local com solução salina 0,9%.[4]

Passos com o Paciente sob Anestesia Geral

- Posicionar o paciente em decúbito dorsal, com a cabeceira estendida;
- Colocar o abridor de boca de forma a expor a área do abscesso periamigdaliano;
- Injetar 2-3 mL da solução anestésica (lidocaína com adrenalina 1%) na área mais abaulada;[4,5]
- Realizar a punção com uma seringa de 10 ou 20 mL e uma agulha nº 18 ou 20, aspirar a porção mais proeminente, usualmente no polo superior (não inserir mais do que 8 mm). Caso não haja aspiração de pus, aspirar a porção mediana do polo e a porção inferior; não aspirar a tonsila em si. Enviar o material para cultura;[4,5]
- Realizar uma incisão de cerca de 0,5 cm com lâmina de bisturi nº 11 ou 15 no local em que foi realizada a punção e houve saída de pus (inserir de 0,5 a 1 cm de profundidade);
- Com uma pinça Kelly, explorar a incisão e remover os septos que possam existir dentro do abscesso;[4,6]
- Lavagem local com solução salina 0,9%;[4]
- Pode ser realizada amigdalectomia no mesmo tempo cirúrgico, apesar de não existir consenso sobre a realização do procedimento (alguns autores fazem amigdalectomia no mesmo momento e outros preferem deixar o processo inflamatório "esfriar" antes de proceder à amigdalectomia.

CUIDADOS PÓS-OPERATÓRIOS

Observar o paciente por 1 hora pelo risco de sangramento e dificuldade de ingesta de fluidos com necessidade de internação e reposição volêmica.[4]

Recomenda-se o uso de antibiótico sistêmico por 10 dias com cobertura para bactérias aeróbias e anaeróbias (penicilina e metronidazol) e analgesia. O uso do corticoide é controverso.[4,5,7,8]

Retornar a dieta normal do paciente de acordo com a tolerância do mesmo; na maioria dos casos ocorre antes do quarto dia.[6]

COMPLICAÇÕES

Com relação às complicações do abscesso temos a obstrução da via aérea, pneumonite aspirativa secundária a ruptura do abscesso, extensão da infecção para os espaços cervicais profundos e mediastino, hemorragia secundária a erosão ou necrose séptica da artéria carótida e sequela pós-estreptocócica (glomerulonefrite, febre reumática).[2,5]

Quando nos referimos às complicações do procedimento temos o risco de puncionar a artéria carótida interna, de hemorragia e de drenagem incompleta.[4]

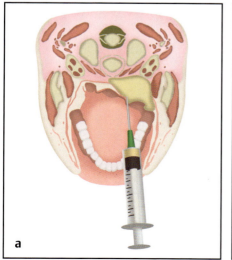
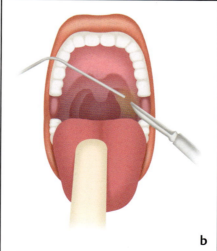
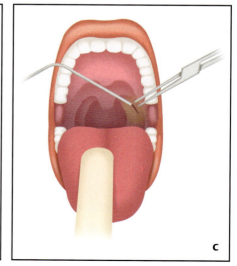

Fig. 61-2. (a-c) Punção do abscesso.

SEÇÃO II

DRENAGEM DE ABSCESSO RETROFARÍNGEO

INTRODUÇÃO

O abscesso retrofaríngeo é um processo infeccioso que acomete o espaço retrofaríngeo, situado na porção posterior da garganta. Apesar de a evolução dos antibióticos ter diminuído a incidência desses abscessos, quando não diagnosticados e não tratados de forma satisfatória, ainda acarretam uma alta taxa de morbimortalidade.[9]

SINAIS E SINTOMAS

O quadro clínico mais comum consiste de febre, odinofagia e mal-estar geral, precedido ou não de infecção viral de vias aéreas superiores, faringite e/ou amigdalite. No exame físico, pode-se notar abaulamento da parede posterior da faringe, mas muitas vezes não há sinais clínicos tão evidentes e somente a alta suspeição clínica torna o diagnóstico possível. Torcicolo e dificuldade de movimentar o pescoço, rigidez de nuca, bem como febre alta e toxemia, principalmente em crianças podem estar presentes. O diagnóstico pode ser mais complexo nas crianças do que nos adultos, pela maior dificuldade em realizar o exame físico na faixa pediátrica.

Apesar da presença desse tipo de abscesso geralmente se dar na linha média, a presença de abscesso unilateral se justifica pela presença de uma possível rafe que separa a linha média do espaço retrofaríngeo.

Alguns fatores associados devem ser pesquisados, como corpo estranho, trauma (iatrogenia em endoscopia ou intubação orotraqueal), imunossupressão (diabetes melito, HIV, tumores, fístulas e tuberculose) e uso de drogas intravenosas.[10,11]

DIAGNÓSTICO

O diagnóstico, após suspeita clínica, faz-se através de tomografia computadorizada (TC) da região, que é o exame de escolha. Porém, pode-se realizar ressonância magnética (RNM) de pescoço, principalmente pensando em crianças, população afetada por esse tipo de abscesso, com a vantagem de não ter radiação.

BACTERIOLOGIA

O microrganismo mais prevalente é o *Streptococcus pyogenes*, seguido pelo *Streptococcus intermedius*, *Stretoccocus constelattus*, *Staphylococcus aureus*, *Streptococcus pneumoniae* e *Neisseria* spp.[10]

ANATOMIA

O espaço retrofaríngeo é o espaço localizado entre a divisão visceral da camada média da fáscia cervical profunda (que se situa posteriormente à faringe e ao esôfago) e a fáscia alar da camada profunda da fáscia cervical profunda. Esse espaço tem seu limite cranial no nível da base do crânio e seu limite caudal no nível da 1ª ou 2ª vértebra torácica. O chamado *danger space* está localizado posteriormente ao espaço retrofaríngeo[10,12] e tem comunicação com o mediastino; uma infecção nesse espaço pode causar mediastinite, patologia muito grave com alto índice de mortalidade (Figs. 61-3 a 61-5).

DRENAGEM DO ABSCESSO

O tratamento inicial é sempre a abordagem clínica com antibioticoterapia de amplo espectro, se o estado clínico do paciente for estável.[12] Se a evolução não se torna favorável em 24-48 horas, devemos indicar a drenagem cirúrgica do espaço lesado.[12]

Se o abscesso está localizado apenas no espaço retrofaríngeo, sem evidência de disseminação para outros espaços, a abordagem cirúrgica pode ser transoral, com os devidos cuidados para evitar a aspiração do pus para as vias aéreas. Desta forma, o procedimento é feito sob anestesia geral e com intubação orotraqueal por meio de cânula endotraqueal dotada de *cuff*. Com o auxílio de um abridor de boca, a região com coleção purulenta é incisada, drenada e o espaço aberto é deixado para cicatrizar por segunda intenção. Se a coleção se estender para a hipofaringe, o uso de um laringoscópio de suspensão pode ser necessário. Lavagem abundante com soro fisiológico é imprescindível e a abertura de eventuais septos do abscesso pode ser necessária. Rápida e efetiva abordagem terapêutica se faz necessária nesses doentes.[12]

COMPLICAÇÕES

A complicação mais grave do quadro em si é a progressão e o envolvimento do mediastino por meio do *danger space* e do espaço pré-vertebral, o que gera uma mediastinite descendente, provocando sepse e complicações por vezes fatais.

No transoperatório, a complicação mais comum é o sangramento na região da drenagem, que costuma ser autolimitado. Drenagem incompleta pode ser outra complicação, que será identificada no pós-operatório com a não melhora do paciente e a necessidade de reabordagem cirúrgica.

CUIDADOS PÓS-OPERATÓRIOS

Deve-se manter o paciente internado para observar a evolução, pelos riscos já citados de complicações, e também para a realização de antibioticoterapia endovenosa, de preferência cefalosporina de amplo espectro (ex.: ceftriaxone) ou clindamicina, bem como analgesia. Assim como no abscesso periamigdaliano, o uso de corticoide é controverso.

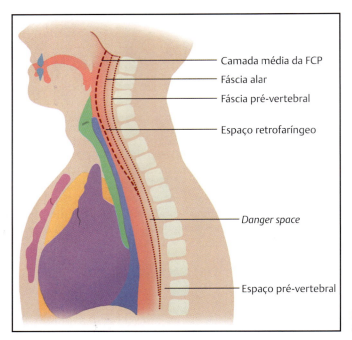

Fig. 61-3. Corte axial do pescoço.

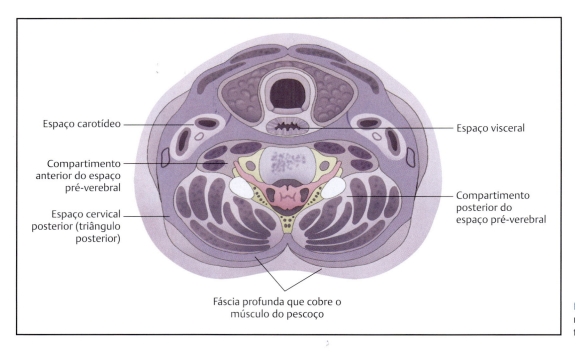

Fig. 61-4. Corte axial no nível da glândula tireoide.

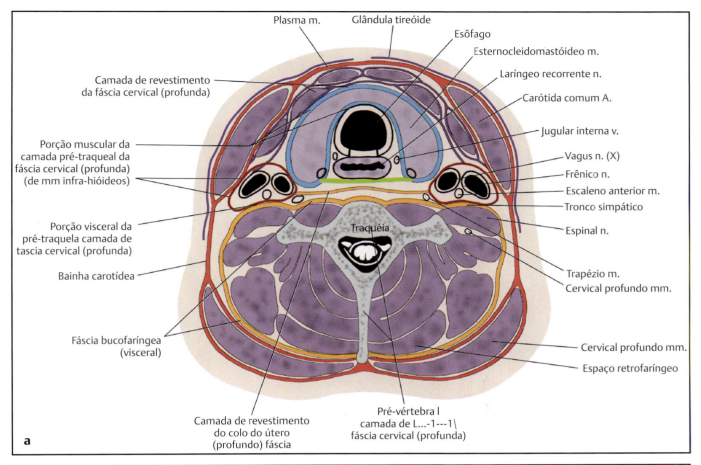

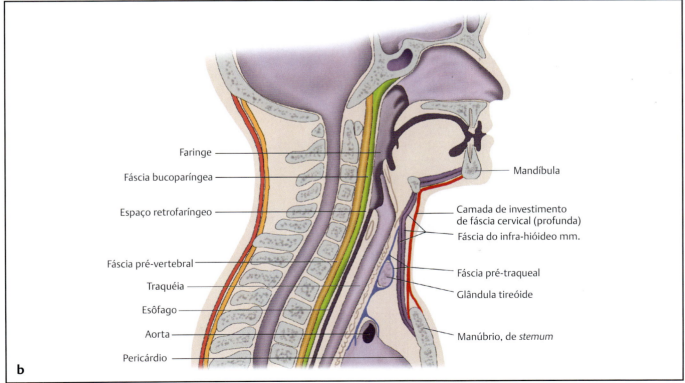

Fig. 61-5. Anatomia cervical.

REFERÊNCIAS BIBLIOGRÁFICAS

1. Tasli H, Ozen A, Akca ME, Karakoc O. Risk of internal carotid injury due to peritonsillar abscess drainage. Auris Nasus Larynx. 2020;47(6):1027-1032.
2. Klug TE, Greve T, Hentze M. Complications of peritonsillar abscess. Ann Clin Microbiol Antimicrob. 2020;19(1):32.
3. https://www.msdmanuals.com/professional/ear,-nose,-and-throat-disorders/oral-and-pharyngeal-disorders/peritonsillar-abscess-and-cellulitis
4. https://www.msdmanuals.com/en-pt/professional/ear,-nose,-and-throat-disorders/how-to-do-throat-procedures/how-to-drain-a-peritonsillar-abscess
5. Galioto NJ. Peritonsillar Abscess. Am Fam Physician. 2017;95(8):501-506.
6. Chang BA, Thamboo A, Burton MJ, et al. Needle aspiration versus incision and drainage for the treatment of peritonsillar abscess. Cochrane Database Syst Rev. 2016;12(12):CD006287.
7. Windfuhr JP, Toepfner N, Steffen G, et al. Clinical practice guideline: tonsillitis II. Surgical management. Eur Arch Otorhinolaryngol. 2016;273(4):989-1009.
8. Powell J, Wilson JA. An evidence-based review of peritonsillar abscess. Clin Otolaryngol. 2012;37(2):136-45.
9. Motahari SJ, et al. Treatment and Prognosis of Deep Neck Infections. Indian journal of otolaryngology and head and neck surgery: official publication of the Association of Otolaryngologists of India. 2015;67:134-137.
10. Scott BA, Stiernberg CM. Deep neck space infections. In Bailey BJ (ed): Head & Neck Surgery-Otolaryngology, 1st. ed. Philadelphia, J.B. Lippincott. 1993;738-53.
11. Hasegawa J, Hidaka H, Tateda M, et al. An analysis of clinical risk factors of deep neck infection. Auris Nasus Larynx. 2011;38:101-7.
12. Yang W, Hu L, Wang Z, et al. Deep neck infection: a review of 130 cases in Southern China. Medicine (Baltimore). 2015;94:e994.

RETIRADA DE CORPOS ESTRANHOS EM VIA AÉREA PEDIÁTRICA

CAPÍTULO 62

José Faibes Lubianca Neto ▪ Rita Carolina Pozzer Krumenauer ▪ Renata Loss Drummond

INTRODUÇÃO

As crianças estão constantemente explorando o seu corpo e o universo ao seu redor, principalmente antes dos 5 anos de idade. Por isso são mais suscetíveis a introduzir objetos em locais que podem ameaçar a sua vida, como boca e nariz. Os principais objetos encontrados na via aérea são relacionados com atividades usuais: alimentos (principalmente amendoins, nozes/castanhas, leguminosas e sementes), pequenos brinquedos de plástico, diminutas peças de casa (como as pertencentes a móveis – espumas de almofadas – e eletrodomésticos). Alguns objetos podem ser extremamente perigosos em curto período de tempo (como balões, objetos pontiagudos, pilhas e baterias), tornando importante o diagnóstico precoce.

Os acidentes com corpos estranhos (CEs) são responsáveis por aproximadamente 11% das visitas em emergências otorrinolaringológicas[1] e ocorrem principalmente em crianças entre 2 e 4 anos, sendo que 73% dos casos ocorrem antes dos 3 anos. A alta incidência antes dos 36 meses de vida está relacionada com a fase oral, a dentição incompleta e a imaturidade dos reflexos de proteção laríngeos. As ocorrências são mais prevalentes nos meninos, em uma proporção de 1,5-2:1.

Os CEs nasais e otológicos geralmente são retirados no atendimento em consultório ou na emergência; no entanto, os CEs aspirados podem apresentar complicações graves e são a principal causa acidental de óbito no primeiro ano de vida nos Estados Unidos e a principal causa de morbimortalidade evitável na infância.[2] Não existem dados brasileiros recentes sobre aspiração. Dados de países em desenvolvimento mostram maior atraso no diagnóstico e maiores taxas de complicação e óbito relacionadas a CEs aspirados, podendo estar relacionado com a dificuldade de acesso a serviço de saúde, mínima suspeição familiar e baixo tempo de supervisão da criança por adultos.

Múltiplos corpos estranhos são comuns, principalmente em crianças menores, devendo ser realizado exame físico otorrinolaringológico completo após remoção de objeto de algum orifício facial. Há aumento na incidência de corpos estranhos em pacientes com distúrbios neuropsíquicos, principalmente nos portadores de transtorno opositor desafiador, transtorno do espectro autista e transtorno de déficit de atenção e hiperatividade (TDAH). Nestes pacientes, observa-se maior dificuldade na anamnese e exame físico, acarretando atraso no diagnóstico, podendo ocasionar maior morbimortalidade. Nos pacientes com TDAH, observa-se necessidade de hospitalização em 20% dos casos e reincidência em 25%.[3]

Quanto à anamnese e ao exame físico, é importante salientar que mais de 90% dos pacientes estão sob a supervisão de um adulto durante o incidente, mas menos de 50% dos responsáveis apresentam história compatível para afirmar a causalidade e até 25% dos exames de imagem iniciais são normais. Sendo assim, o grau de suspeição do médico que presta o atendimento, seja no consultório ou na emergência, é fundamental para o correto diagnóstico. Aproximadamente 50% dos casos têm atraso no diagnóstico em mais de 24 horas, o que aumenta o risco de complicações. Estima-se que até 2% dos acidentes com CE de via aérea evoluam a óbito.

Em todas as remoções de corpo estranho, é imprescindível que os procedimentos sejam bem orientados à criança e aos familiares, uma vez que a colaboração do paciente e de seus pais é importante para o sucesso da retirada e a primeira tentativa é aquela com maior possibilidade de êxito. A posição ideal para a remoção é a mesma do exame otorrinolaringológico, com a criança sentada e contida no colo de um dos pais; em alguns pacientes, é necessário um segundo adulto para conter a cabeça. Algumas crianças menores podem ser contidas por lençol e examinadas na maca, sempre lembrando da possibilidade maior de aspiração nesta posição. Em pacientes pouco colaborativos, pais muito ansiosos, manipulação excessiva prévia ou crianças com alguma alteração neuropsíquica pode ser necessário que o procedimento de remoção nasal ou otológica seja realizado no bloco cirúrgico sob anestesia. Corpos estranhos em via aérea mais distal são sempre tratados em ambiente cirúrgico.

CORPO ESTRANHO NASAL

Os CEs nasais são responsáveis por 0,1% das visitas à emergência pediátrica e, em sua maioria, são removidos pelo médico emergencista. Em algumas situações, pode ser necessária à intervenção do otorrinolaringologista. Os grãos e leguminosas são os CEs mais comumente encontrados, podem absorver água e aumentar de tamanho, causando piora da dor e maior dificuldade de remoção. São as baterias e pilhas que causam maior morbidade e sua retirada é considerada uma emergência, podendo levar a dano tecidual, necrose, perfuração septal (que pode apresentar-se nas primeiras 7 horas) e deformidade nasal. Os ímãs também dever ser prontamente removidos, pois, quando associados a objetos de ferro na outra fossa nasal, podem causar destruição tecidual e perfuração septal. Rinólitos geralmente são achados ocasionalmente no exame e correspondem a CE de longa data na cavidade nasal.

Apresentam-se como material acinzentado com consistência pétrea.

A principal complicação dos corpos estranhos nasais é a aspiração, que é rara, e pode ocorrer também durante a tentativa de remoção. As complicações menores são sangramento, dor e infecção. Com baterias não identificadas nas primeiras horas, é comum a perfuração septal.

Anamnese e Exame Físico do Corpo Estranho Nasal

Geralmente, os pais ou a própria criança apresentam história compatível com a inserção de CE nasal; podem estar presentes dor, epistaxe, rinorreia e/ou obstrução unilateral. A clássica apresentação de rinorreia unilateral fétida e purulenta (presente em até 20% dos pacientes), não é observada nas primeiras horas, podendo demorar semanas para ocorrer. Alguns pacientes apresentam vestibulite unilateral, podendo auxiliar no diagnóstico.

O CE nasal pode estar impactado em qualquer área da fossa nasal, mas é encontrado, mais comumente, medial ou abaixo do corneto inferior ou anterior ao corneto médio, podendo ser visualizado com a simples elevação da ponta nasal. Orienta-se a mínima manipulação da criança durante o exame pelo risco de aspiração. Em casos mais raros, o corpo estranho apenas é observado na endoscopia nasal. Sempre se orienta a inspeção cuidadosa de ambas fossas nasais para identificar um eventual segundo corpo estranho.

Exames de imagem normalmente não são elucidativos, pois, em geral, tratam-se de objetos radiotransparentes.

Remoção de Corpo Estranho Nasal

A remoção dos objetos pode ser por: 1. pressão positiva, 2. extração mecânica ou 3. aspiração, com uso de ar comprimido. O uso de vasoconstritores tópicos (oximetazolina, nafazolina entre outros) auxilia na melhor visualização e também na remoção dos objetos, diminuindo sangramento na manipulação.

A pressão positiva pode ser feita de diferentes formas. Em crianças maiores, pode-se incentivá-las a "assoar" as narinas, com a obstrução manual da narina não afetada; tal manobra necessita da colaboração do paciente. Há a possibilidade da manobra de "beijo dos pais", onde o adulto assopra na boca da criança enquanto obstrui a narina sem CE. O mais utilizado em serviços de emergência são dispositivos mecânicos que aplicam pressão na fossa nasal não afetada, como ambu ou seringa com soro injetados com média-alta pressão. Teoricamente, existe o risco de barotrauma quando usada pressão positiva.

A extração mecânica inclui diversas técnicas. Alguns autores recomendam o uso de vasoconstritor e analgesia local (lidocaína 1%, até 0,3 mL/kg). O uso de instrumentais (cureta, gancho, pinça jacaré) pode auxiliar na remoção do objeto, principalmente quando este apresentar ranhuras ou pontos de preensão. Corpos estranhos lisos e arredondados podem apresentar maior desafio. Em raras vezes, pode ser utilizada sonda Foley ou cateter Fogarty: insere-se a sonda na narina comprometida, e após ultrapassar com o cuidado de não empurrar o corpo estranho, infla-se o balonete e traciona-se a sonda, a fim de trazer o corpo estranho para fora.

Em torno de 10% dos pacientes necessitam de remoção em bloco cirúrgico, sob anestesia geral. A retirada do CE pode causar as mesmas complicações da sua presença: dor, epistaxe, laceração septal, infecção e aspiração. Em casos de infecção ou lesões septais de maior duração, orienta-se o uso de antibióticos.

Corpo Estranho Otológico

O ouvido é responsável por mais de 60% dos casos de corpo estranho em otorrinolaringologia. Pérolas e contas são mais comuns, mas pode-se encontrar também sementes, grãos, esponjas, brinquedos e papel; baterias são, novamente, extremamente danosas; pequenos insetos também podem ser encontrados, principalmente em crianças maiores, causando grande desconforto e exigindo condutas específicas.

Anamnese e Exame Físico do Corpo Estranho Otológico

Corpos estranhos otológicos são, geralmente, achados ocasionais da otoscopia, pois muitas vezes são oligossintomáticos (perdas auditivas leves, prurido, discreta dor), principalmente quando são inanimados. Podem, no entanto, apresentar-se na emergência, quando associados a dor intensa, otorreia ou otorragia. Corpos estranhos animados geralmente são muito sintomáticos, e sua retirada é uma urgência. A impactação do CE geralmente ocorre no local de maior estreitamento do conduto auditivo externo (CAE), na junção osseocartilaginosa, no terço lateral do CAE; a manipulação na porção óssea (dois terços mediais) é potencialmente mais traumática e mais dolorosa. Geralmente são encontrados na orelha direita, devido à maioria destra da população; em crianças com alterações comportamentais, podem ser encontrados bilateralmente; sempre devem ser examinadas ambas as orelhas, mesmo que as queixas sejam unilaterais.

Remoção de Corpo Estranho Otológico

A intensa manipulação do CAE pode causar laceração e pronto edema da mucosa, trazendo maior dificuldade à remoção. O CAE é extremamente sensível à dor, podendo ser necessária analgesia tópica. É importante lembrar que materiais orgânicos aumentam de volume no decorrer das horas, impossibilitando a visualização e manipulação adequadas e, algumas vezes, necessitam de procedimento em centro cirúrgico.

Diversos instrumentos podem ser utilizados para a remoção do corpo estranho, como curetas, aspiradores e pinças-jacaré. A irrigação com soro fisiológico ou água tratada aquecidos costuma ser eficiente na maioria dos casos, no entanto, deve ser evitada na presença de baterias e na suspeita de perfuração timpânica ou infecção. Também podem ser utilizados, para a remoção, aspiradores com ponteiras otológicas. Muitas vezes, a combinação de diversos métodos permite o sucesso do procedimento.

Insetos devem estar estáticos para serem removidos; assim é indicado preencher o CAE com álcool, óleo mineral ou lidocaína, para que o animal seja morto e depois possa ser retirado. A presença de miíase necessita de avaliação otorrinolaringológica e uso prévio de ivermectina (Fig. 62-1).

Alguns casos podem ser mais desafiadores: baterias, objetos próximos ao tímpano, objetos pontiagudos ou com superfície lisa, CEs presentes no canal por mais de 24 horas ou após intensa manipulação e presença de otorreia ou otorragia.

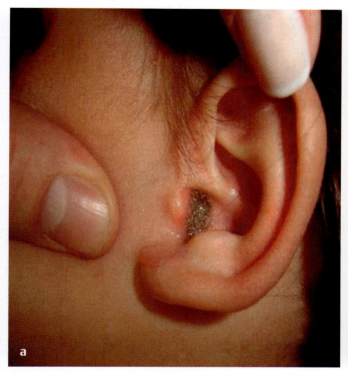 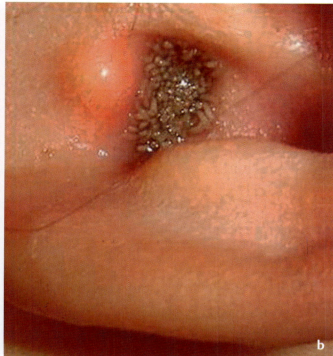

Fig. 62-1. (a,b) Corpo estranho otológico: miíase.

Tais casos também poderão ser tratados em centro cirúrgico sob anestesia.

As complicações relacionadas com a remoção são as mesmas que podem ser encontradas apenas pela presença do corpo estranho, sendo as mais comuns dores, otorreia, otorragia e perfuração timpânica; em raros casos, a perfuração timpânica e a disjunção traumática de cadeia de ossículos da orelha média podem gerar perda auditiva permanente após a retirada do CE. Quando sinais de otite externa, realiza-se o tratamento com gotas otológicas, orientando cuidado para não molhar as orelhas por 3 a 5 dias.

CORPO ESTRANHO DE VIA AÉREA

Consideraremos, nesta seção, corpos estranhos de faringe, hipofaringe, laringe, traqueia e brônquios.

Durante os anos 2000, a ingestão ou aspiração de corpo estranho foi responsável por mais de 17.000 visitas à emergência em crianças menores de 14 anos nos Estados Unidos, sendo a aspiração responsável por aproximadamente 4.800 mortes em 2013 (aproximadamente 1 morte por 100.000 crianças de 0 a 4 anos). A aspiração costumava ser letal em 24% dos pacientes antes do século XX, porém, com o aprimoramento das técnicas de diagnóstico e tratamento, a mortalidade diminuiu notavelmente. Nos dias atuais, raros pacientes são submetidos à traqueostomia.

Corpos estranhos de faringe são emergência pois podem causar obstrução completa da via aérea, quando são necessárias manobras de salvamento (como Heimlich, que pode ser realizada pelos responsáveis) ou laringoscopia direta para visualização e retirada do objeto ainda na sala de emergência. Alguns pacientes necessitam de avaliação no bloco cirúrgico. Ainda que manobras de salvamento sejam fundamentais, sempre deve ser lembrado o risco de aspiração e obstrução completa nestes pacientes. Estima-se que a mortalidade de corpo estranho glótico seja de 40% (Quadro 62-1).[4] Felizmente, as obstruções parciais são mais comuns, causadas geralmente por alimentos, brinquedos e moedas. Objetos orgânicos são mais comumente aspirados nas faixas etárias mais jovens, enquanto as crianças mais velhas têm maior probabilidade de inalar itens inorgânicos.[4,5] A aspiração de CE correspon-

Quadro 62-1. Sinais e sintomas de corpos estranhos em vias aéreas

Localização	Porcentagem	Sinais e sintomas
Supraglote		Tosse, dispneia, sialorreia, alteração vocal
Laringe	3%	Estridor, tosse, alteração vocal, disfunção respiratória importante
Traqueia intratorácica	13%	Sibilo expiratório, ronco inspiratório
Traqueia extratorácica		Sibilo inspiratório, ronco expiratório
Brônquios	Brônquio-fonte direito: 60% Brônquio-fonte esquerdo: 23%	Tosse, sibilo ou outro som localizado, dificuldade ventilatória

Adaptado de Lima, 2002.[4]

de a 7% dos óbitos pré-hospitalares em crianças menores de 3 anos e apresenta mortalidade hospitalar de 3,4%;[6] balões de brinquedo ou semelhantes (luvas ou preservativos) são os objetos mais comuns envolvidos na aspiração fatal. Antes dos 15 anos, em algumas crianças ainda não há diferença anatômica no ângulo formado por cada brônquio principal; ainda assim, a principal localização de CEs aspirados é no brônquio-fonte direito.[1] Até 60% dos CEs se alojam na árvore brônquica direita, ainda que alguns trabalhos mostrem que a impactação pode ser frequente à esquerda.

Embora a maioria dos corpos estranhos aspirados esteja localizada nos brônquios, corpos estranhos grandes e volumosos (como alguns alimentos) ou aqueles com bordas pontiagudas e irregulares podem se alojar na laringe, particularmente em bebês menores de 1 ano. O estreitamento traqueal e/ou o fraco esforço respiratório podem predispor ao CE traqueal. Quando comparados com os corpos estranhos brônquicos, os corpos estranhos laringotraqueais estão associados ao aumento da morbimortalidade.[7] As casuísticas demonstram que os CEs mais comumente aspirados são alimentos, principalmente sementes e oleaginosas (nozes/amendoim/castanha); no entanto brinquedos e, principalmente, balões também podem ser responsáveis por desfechos desfavoráveis.

Deve-se ainda salientar que CEs de via aérea podem trazer sequelas não letais temporárias ou permanentes, como tosse, pneumonia, enfisema, estenose brônquica, além de dano cerebral por anoxia. Os gastos em saúde com a aspiração de corpo estranho variam em diferentes países pelas diversas tecnologias empregadas, mas, mesmo em países em desenvolvimento, mantêm-se altos.

Anamnese e Exame Físico do Corpo Estranho de Via Aérea

A apresentação clínica de aspiração de corpo estranho pode variar desde um paciente assintomático, quando o objeto está situado em via aérea distal, até um paciente com falência respiratória, quando o corpo estranho obstrui a glote, a traqueia ou a carina.

A história de início abrupto de tosse, engasgo/asfixia ou estridor enquanto a criança brinca ou se alimenta está presente em alguns casos, mas nem sempre é suficientemente relevante para os pais reportarem ao médico. A tríade clássica de sibilos, assimetria na ausculta pulmonar, tosse/engasgo/asfixia está presente em 35%-57% dos casos, uma vez que a sintomatologia depende do sítio anatômico onde o objeto se encontra (Quadro 62-1). A fase de asfixia ocorre imediatamente após o episódio e dura de alguns segundos a vários minutos, o episódio agudo geralmente é autolimitado e pode ser seguido por um período sem sintomas, que não deve ser interpretado como resolução, pois pode atrasar o diagnóstico. A assimetria na ausculta pulmonar é considerada por muitos o sinal mais relevante no exame físico, ainda que apresente sensibilidade (variando de 53% a 80%) e especificidade (variando de 42% a 88%) baixas. Dessa maneira, um alto índice de suspeição do médico emergencista é fundamental no diagnóstico. Queixas pulmonares inespecíficas e/ou sintomatologia de via aérea prolongada sem resposta clínica devem suscitar a dúvida sobre corpo estranho retido na via aérea. Os CEs laríngeos correspondem a menos de 5% dos casos de aspiração e podem causar sintomas diversos, como rouquidão, afonia, estridor, sibilo, dispneia, cianose e hemoptise, podendo se apresentar agudamente, com obstrução com risco de vida iminente, ou cronicamente, com sintomas menos específicos (Fig. 62-2).

A ausculta pode revelar diminuição dos ruídos respiratórios, com sibilos e entrada de ar diminuída no lado obstruído. Tais sintomas podem ser erroneamente interpretados como asma, crupe ou broncopneumonia; na falta de resposta ao tratamento inicial, sugere-se broncoscopia. Ainda que seja o estudo não invasivo mais importante para a investigação de corpos estranhos, a radiografia de tórax mostra-se normal em 25% dos pacientes, podendo chegar a 80% de normalidade,[4] sendo que os achados são relacionados com o local de impactação do corpo estranho. Além disso, alguns autores sugerem que apenas 10% dos CE são radiopacos (Fig. 62-3).

Os achados mais comuns são enfisema, atelectasia (onde o mediastino se desloca ipsilateralmente ao CE) e consolidação. Na presença de radiografia normal e grande suspeita, podem-se utilizar a fluoroscopia ou a radiografia em expiração (ou em decúbito lateral esquerdo em crianças menores), que permitem a visualização de ar aprisionado pelo efeito de válvula da obstrução parcial da luz brônquica, podendo estar relacionado a deslocamento contralateral do mediastino. A tomografia computadorizada (TC) pode ser utilizada em alguns casos, geralmente quando diagnóstico é duvidoso e tardio.

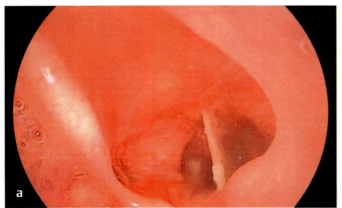 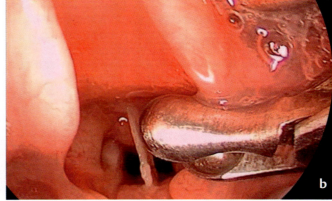

Fig. 62-2. (**a**) Corpo estranho laríngeo (material plástico) e (**b**) sua retirada com pinça saca-bocado.

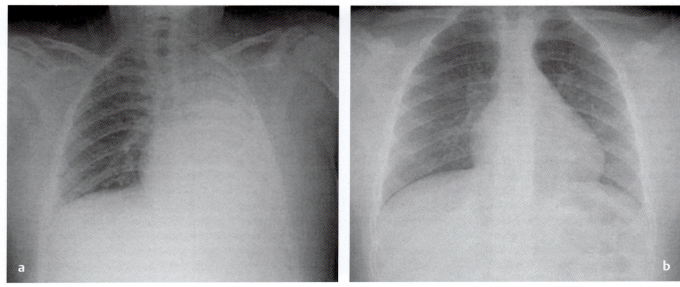

Fig. 62-3. (**a**) Radiografia com opacificação de hemitórax esquerdo por impactação de CE radiotransparente em brônquio-fonte esquerdo. (**b**) Radiografia, após remoção de CE.

Alguns autores advogam que o uso de TC pode aumentar a sensibilidade (100%) e a especificidade (81-100%) do diagnóstico, diminuindo o número de broncoscopias.[8,9] O atraso no diagnóstico aumenta a taxa de complicações e também está relacionado com procedimentos de retirada mais longos e maior tempo de internação.

Além da temida falência respiratória, outras complicações podem ser vistas em aspiração de CE e estão relacionadas com o local de impactação, o tipo de CE e o tempo de permanência do CE na via aérea: inflamação/infecção, defeito de perfusão, destruição cartilaginosa, fibrose, bronquiectasia e estenose brônquica.

Remoção do Corpo Estranho de Via Aérea

O primeiro relato da remoção com êxito de CE das vias aéreas por broncoscopia data de 1897, realizado por Gustav Killian, na Alemanha. A remoção de corpos estranhos de faringe pode ser realizada com manobras, como discutido posteriormente. No entanto, objetos retidos distalmente à hipofaringe exigem remoção por equipe experiente, sempre com cuidado de não impactar distalmente nem fragmentar o objeto, já que uma obstrução parcial pode rapidamente se tornar completa se não houver abordagem coordenada. A incidência de um segundo corpo estranho nas vias aéreas é de 5%, assim, após a remoção, orienta-se realização de endoscopia completa. A broncoscopia flexível é usada primariamente para diagnóstico. O aparelho flexível permite a visualização mais distal da árvore brônquica, e também pode ser utilizado em casos específicos. Estudos mais recentes definem um novo papel para a endoscopia flexível no tratamento, especialmente quando combinada a cestas para remoção de cálculo ureteral e fórceps. Em serviços experientes, o sucesso da remoção chega a 90%.[10]

A broncoscopia rígida é o procedimento padrão-ouro para a remoção de CE em via aérea em pacientes pediátricos, sendo diagnóstica e terapêutica. Idealmente, associa-se a técnica rígida terapêutica com a flexível diagnóstica, antes e depois da retirada. O broncoscópio é especialmente desenhado para permitir a administração de oxigênio e drogas anestésicas inaláveis pelo seu canal lateral. Adicionalmente, pode ser usado em associação com outros instrumentos, como cestas endoscópicas para um melhor resultado. O sucesso de tais procedimentos chega a 99%. Cirurgias invasivas como traqueostomia e toracotomia são opções para casos de insucesso. Em relação ao tipo de anestesia, há um consenso no uso de sevoflurano e halotano como agentes indutores e manutenção de ventilação espontânea durante o procedimento. Geralmente é conectado um tubo "T" de Ayre ao canal lateral do broncoscópio.

A hospitalização no pós-operatório depende da situação clínica. Geralmente a natureza do corpo estranho aspirado é preditora da recuperação e tempo de internação. Pacientes que são submetidos à extração endoscópica de amendoins/castanhas e materiais de origem animal permanecem por mais tempo no hospital.

Complicações relacionadas com broncoscopia são relatadas em menos de 1% dos casos, mas podem ser fatais. As potenciais complicações envolvem obstrução completa de via aérea, hipóxia, hipercapnia, bradicardia, hipotensão e parada cardíaca. Corpos estranhos pontiagudos podem causar lacerações e hemoptise. O diagnóstico e o manejo precoces das complicações são essenciais para prevenir consequências graves.[11]

PILHAS E BATERIAS

Cada vez mais utilizadas no dia a dia, as pilhas e baterias são muito atrativas para as crianças e extremamente perigosas quando entram em contato com a mucosa do organismo. Diversos mecanismos de lesão são conhecidos, sendo que a destruição tecidual pode começar nas primeiras horas e evoluir rapidamente, causando danos muitas vezes irreversíveis em menos de 24 horas (queimaduras com estenoses secundárias de difícil tratamento em esôfago, perfuração septal, entre outras). O manejo correto, que pode diminuir o risco de sequelas, baseia-se em diagnóstico e remoção precoces. Como, muitas vezes, a história e o exame físico são pouco elucidativos, é sempre importante descartar a possibilidade de qualquer corpo estranho ser uma bateria. Na radiografia inicial, as baterias podem ser semelhantes às moedas, mas é importante que a equipe de emergencistas e radiologistas esteja bem treinada para distingui-las pela presença do duplo anel nas pilhas e pelo "degrau" lateral que esses objetos normalmente possuem. Quando identificado como sendo uma bateria, o corpo estranho deve ser imediatamente retirado; é uma emergência.

PREVENÇÃO E EDUCAÇÃO

A principal estratégia para evitar a aspiração de corpos estranhos é a prevenção. Estima-se que mais de 75% dos acidentes possam ser evitados com a educação dos responsáveis; diversas estratégias mundiais vêm sendo desenvolvidas com o intuito de educação e prevenção de acidentes, como *Susy Safe Project* e CHOP (*Choking Prevention Project*). Os pais e cuidadores de crianças devem ser orientados sobre os riscos potenciais associados às atividades cotidianas das crianças, não apenas com brinquedos e objetos da casa, mas também durante as refeições. Além disso, é essencial o adequado conhecimento e treinamento de manobras de remoção de corpo estranho para os cuidadores. A alta incidência de aspiração de alimentos está relacionada com a ausência de molares entre 2 e 3 anos, quando as crianças são capazes de morder com os incisivos, mas falta a capacidade de triturar adequadamente o alimento; aos 3 a 4 anos, as crianças desenvolvem molares, mas ainda estão aprendendo a mastigar e deglutir com eficácia e ainda podem ser facilmente distraídas da tarefa de comer. Nessas faixas etárias, recomenda-se não ofertar nozes, amendoins, pipoca e sementes nem mesmo em pequenos pedaços.[8] A Academia Americana de Pediatria recomenda que crianças pequenas devem ser supervisionadas enquanto comem, devem se alimentar sentadas e nunca correr, andar, brincar ou deitar com comida na boca.[9]

Estudos revelam algumas diferenças entre achados em países desenvolvidos e em desenvolvimento, sendo que nos últimos, há tendência de atraso no diagnóstico.[3] O tipo de corpo estranho também pode variar em diferentes regiões, pelos hábitos sociais e alimentares de cada localidade; no Brasil, as sementes, leguminosas (feijões, ervilhas), pipoca e nozes são mais comumente aspiradas.

Algumas mudanças na indústria, incluindo melhorias nas embalagens e marcações de bateria, também contribuem para reduzir a morbidade em crianças; os brinquedos são regulamentados pelos órgãos fiscalizadores em diferentes países (no caso do Brasil, o INMETRO – Instituto Nacional de Metrologia, Qualidade e Tecnologia) para diferentes idades. Tal medida diminuiu o número de aspiração de partes de brinquedos nos países da Europa e da América do Norte. Algumas empresas já tornaram o plástico radiopaco, mas o material ainda é pouco utilizado nos brinquedos infantis. A indústria alimentícia, no entanto, não possui regulamentação na descrição de rótulos de produtos que podem potencialmente causar aspiração e morte de crianças.

MANOBRAS DE SALVAMENTO

Algumas manobras podem ser realizadas no momento do acidente, em casa, pelos cuidadores, para desobstrução da via aérea. Para isso, é importante que os adultos responsáveis estejam capacitados, seja pelo seu pediatra ou por cursos complementares, para a realização de manobras de salvamento. Mesmo que exista visualização completa do CE na cavidade oral, é contraindicada a remoção manual do mesmo, pois existe a possibilidade de aspiração.

No primeiro ano de vida, podemos realizar as manobras de:

1. *Tapa nas costas*: com a criança em decúbito ventral no antebraço do responsável, com a cabeça apontada para o chão, vigorosos "tapas" no tórax superior;
2. *Pressão torácica*: o adulto se posiciona atrás da criança, abraça a mesma e comprime o tórax com os braços.

Para crianças maiores, podemos utilizar a manobra de Heimlich: compressão abdominal, realizada de forma semelhante à torácica. Em casos de perda da consciência, intercalam-se cinco manobras ("tapa nas costas" ou Heimlich ou compressão torácica) com cinco manobras de massagem cardíaca. Em todas as faixas etárias, podemos utilizar a manobra de *jaw trhust*: deslocamento anterior da mandíbula, que promove a desobstrução das vias aéreas, deslocando também a língua. É importante que o adulto esteja seguro para a realização de tais manobras, uma vez que a manipulação da criança pode provocar aspiração do CE.

REFERÊNCIAS BIBLIOGRÁFICAS

1. Stoner MJ, Dulaurier M. Pediatric ENT emergencies. Emerg Med Clin North Am. 2013;31(3):795-808.
2. Na'aram S, Vainer I, Ami M, et al. Foreign Body Aspiration in Infants and Older Children: A Comparative Study. Ear Nose Throat J. 2020;99(1):47-51.
3. Mukherjee A, Haldar D, Dutta S, et al. Ear, nose and throat foreign bodies in children: A search for socio-demographic correlates. Int J Pediatr Otorhinolaryngol. 2011;75:510-512.
4. Lima JAB, Fischer GB. Foreign body aspiration in children. Ped Resp Rev. 2002;3:303-307.
5. Bittencourt PFS, Camargos PAM. Foreign body aspiration. J Pediatr (Rio J). 2002;78(1):9-18.
6. Andreoli SM, Kofmehl E, Sobol SE. Is inpatient admission necessary following removal of airway foreign bodies? Int J of Pediat Otorhinolaryngol. 2015;79:1436-1438.
7. Sink JR, Kitsko DJ, Georg MW, et al. Predictors of Foreign Body Aspiration in Children. Otolaryngol Head Neck Surg. 2016;155(3):501-7.
8. Chapin MM, Rochette LM, Annest JL, et al. Nonfatal Choking on Food Among Children 14 Years or Younger in the United States, 2001–2009. Pediatrics. 2013;132(2):275-81.
9. Practice Guideline. Policy Statement—Prevention of Choking Among Children. Pediatrics. 2010;125(3):601-7.
10. Salih A, Alfaki M, Alam-Elhuda D. Airway foreign bodies: A critical review for a common pediatric emergency. World J Emerg Med. 2016;7(1): 5-12.
11. Ozdemir S, Surmelioglu O, Tarkan O, et al. The Utility of Endoscope- Assisted Rigid Bronchoscopy in Pediatric Airway Foreign Body Removals. The Journal of Craniofacial Surgery Volume 00, Number 00, Month. 2019.

SITES RECOMENDADOS

Choking Prevention Project
Susy Safe Projet

Parte V Medicina do Sono

CIRURGIAS PALATAIS PARA O TRATAMENTO DOS DISTÚRBIOS RESPIRATÓRIOS OBSTRUTIVOS DO SONO

CAPÍTULO 63

Fabio Tadeu Moura Lorenzetti • Fernanda Louise Martinho Haddad • Sandra Doria Xavier

INTRODUÇÃO

As cirurgias do palato mole para o tratamento dos distúrbios respiratórios obstrutivos do sono descritas na literatura são a radiofrequência,[1-3] a escleroterapia,[4-11] a uvulopalatoplastia a *laser* (LAUP),[12-14] os implantes palatais[15-17] e a sutura barbada.[18-24]

A radiofrequência, a escleroterapia e os implantes palatais são consideradas técnicas minimamente invasivas, pois não incluem remoção tecidual, com baixas taxas de complicações e podem ser feitas ambulatorialmente sob anestesia local. O principal objetivo desses procedimentos é causar fibrose tecidual e redução volumétrica, decorrente de uma lesão térmica (radiofrequência), química (escleroterapia) ou reação de corpo estranho (implantes palatais) e consequentemente diminuir a vibração e o ronco. Deste modo, de forma geral, apresentam melhores resultados em pacientes com ronco e apneia obstrutiva do sono leve.

A LAUP é uma técnica que promove remoção de parte do palato mole, em sua região mediana e da úvula. Foi realizada no passado, porém, devido à alta taxa de complicações e as baixas taxas de sucesso, atualmente não é recomendada para o tratamento da apneia obstrutiva do sono (AOS), sendo seu uso restrito a casos selecionados de ronco primário.

A sutura barbada foi descrita mais recentemente, e inclui o uso de pontos contínuos, utilizando um fio farpado e absorvível no palato mole, podendo se estender à parede lateral da faringe, normalmente realizada em conjunto com diferentes técnicas de faringoplastia.

Deste modo, acreditamos que os diversos procedimentos palatais podem ser indicados principalmente para indivíduos adultos com ronco primário e para alguns casos de síndrome da resistência da via aérea superior (SRVAS) e AOS leve.[25,26] De maneira geral, os melhores candidatos são:

- Adultos com ronco primário (preferencialmente), SRVAS ou AOS leve;
- Ausência de dessaturação intensa da oxihemoglobina;
- Ausência de sonolência diurna importante;
- Ronco de origem predominantemente palatal;
- Ausência de obstrução anatômica importante em outros níveis da via aérea superior;
- Ausência de alterações esqueléticas relevantes;
- Indivíduos hígidos e não obesos;
- Sem doenças neuromusculares ou uso de drogas com ação neuromuscular;
- Ausência de reflexo nauseoso exacerbado;
- Presença de boa abertura bucal.

Além disso, devemos tomar cuidado maior na indicação destes procedimentos para pacientes com:

A) Problemas de cicatrização (por exemplo, diabéticos não controlados);
B) Indivíduos em uso de corticoides orais ou imunossupressores;
C) Palato mole muito delgado;
D) História de cirurgia pregressa para ronco/AOS;
E) Cantores e músicos (principalmente instrumentalistas de sopro).

RADIOFREQUÊNCIA DE PALATO MOLE

A radiofrequência foi introduzida para o tratamento dos distúrbios respiratórios obstrutivos do sono por Powell em 1997. Pode ser aplicada nos cornetos nasais, no palato mole e na base da língua.[27]

Através de uma fonte geradora de energia controlada e de baixa temperatura, uma ponteira é introduzida em três pontos do palato mole, causando termólise tecidual com posterior fibrose. Podem ser necessárias várias sessões. Em média, a literatura recomenda três sessões com intervalos mensais. É possível reaplicar posteriormente, caso haja recidiva do ronco. A taxa de sucesso na literatura varia entre 40% e 60%.[1-3]

Trata-se de uma técnica pouco dolorosa e as complicações são raras, como sangramentos, úlceras na mucosa e perfuração palatal. As principais desvantagens são o custo elevado e a recidiva dos sintomas a médio e longo prazos.

Atualmente o aparelho disponível com a tecnologia de radiofreqüência para palato mole no mercado brasileiro é o *Coblation®* e a ponteira utilizada para o palato mole é a *Reflex ultra 55* (Fig. 63-1).

Para o uso desta tecnologia e formação do plasma, é necessário inicialmente infiltrar a região do palato mole com 1 mL de soro fisiológico 0,9% em cada ponto da aplicação (linha média, 1 cm à direita e 1 cm à esquerda) (Fig. 63-2a). Logo após a infiltração, a ponteira deve ser inserida no palato mole, até o seu ponto de demarcação, respeitando o limite superior da úvula. O aparelho é então acionado por 12 segundos, e então a ponteira é retirada. O segundo e o terceiro pontos serão realizados a aproximadamente 1 cm da linha média para cada lado respectivamente, da mesma forma descrita para a aplicação na linha média (Fig. 63-2b).

459

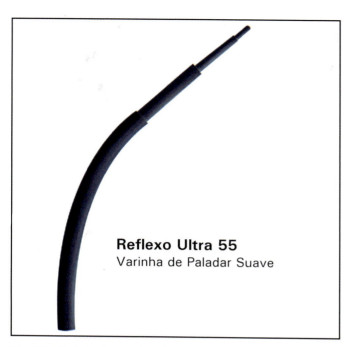

Fig. 63-1. Ponteira de radiofrequência para o palato mole.

ESCLEROTERAPIA PALATAL/INJEÇÃO RONCOPLÁSTICA (IR)

Embora Straus em 1943, tenha sido o primeiro a realizar escleroterapia para o tratamento do ronco,[28] Brietzke & Mair em 2001, 2003 e 2004,[5,29,30] publicaram os principais estudos envolvendo este procedimento, o qual denominaram *Injection Snoreplasty*. No Brasil, Lorenzetti *et al.* iniciaram os estudos com este tipo de terapia e propuseram em 2007 o termo "injeção roncoplástica" para a língua portuguesa.[7] O objetivo do procedimento é causar um enrijecimento nas áreas aplicadas, além de uma discreta retração tecidual, diminuindo a vibração palatal e, consequentemente, reduzindo a intensidade do ronco.

Trata-se de um procedimento indicado idealmente para pacientes com ronco primário. Desta forma, para indicação da injeção roncoplástica, é importante o exame físico otorrinolaringológico completo, a videonasofaringolaringoscopia e o estudo do sono do paciente (a polissonografia completa é o padrão-ouro).

A metodologia de aplicação é variável na literatura. Usualmente este tratamento é realizado ambulatorialmente no próprio consultório, sob anestesia tópica, sem necessidade de internação. Descreveremos abaixo o protocolo realizado por Lorenzetti *et al.* em sua tese de doutorado.

Referências Anatômicas (Fig. 63-3)

- *Limite anterior*: espinha nasal posterior (transição entre palato duro e palato mole);
- *Limite posterior*: base da úvula;
- *Limites laterais*: linhas projetadas superiormente na mesma direção dos pilares anteriores.

Metodologia

Com o paciente sentado confortavelmente na cadeira otorrinolaringológica, realiza-se anestesia tópica do palato mole com lidocaína 10% *spray*.

Em nosso protocolo, utilizamos como agente esclerosante o etanol 50% ou oleato de etanolamina 5%, porém em outros países existem estudos com tetradecil sulfato de sódio (STS), com polidocanol, entre outros. Independentemente de qual substância utilizada, repetimos as sessões sempre com o mesmo agente. Na prática, o mais fácil de adquirir é o oleato de etanolamina 5% (ethamolin). É importante salientar que este uso do agente esclerosante é *off label* sendo assim, os pacientes precisam ser informados dos riscos e devem assinar termo de consentimento informado.

A injeção da substância esclerosante é realizada com agulha fina (preferencialmente 24g) na camada submucosa do palato mole (Fig. 63-4). A primeira sessão é realizada com aplicações em três pontos do palato mole (um mediano e dois paramedianos), utilizando 0,5 mL de solução em cada ponto (Fig. 63-5). Os pacientes podem receber de uma até três sessões com intervalo mínimo de 4 semanas.

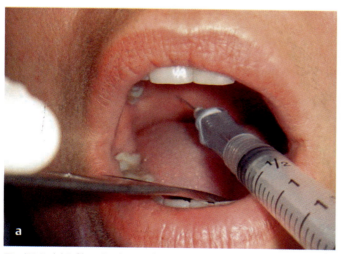
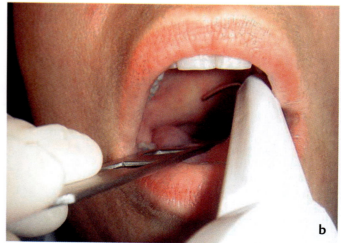

Fig. 63-2. (a) Infiltração de soro fisiológico 0,9% no palato mole. (b) Aplicação de radiofrequência na região mediana.

CAPÍTULO 63 ▪ CIRURGIAS PALATAIS PARA O TRATAMENTO DOS DISTÚRBIOS RESPIRATÓRIOS OBSTRUTIVOS DO... 461

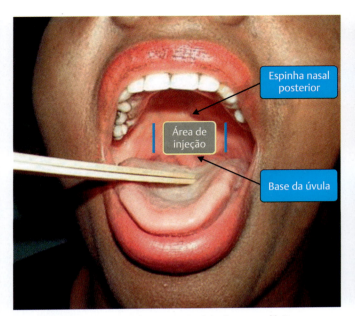

Fig. 63-3. Referências anatômicas para a injeção roncoplástica.

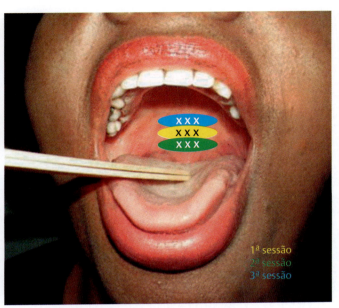

Fig. 63-5. Esquema das áreas aproximadas de aplicação a cada sessão.

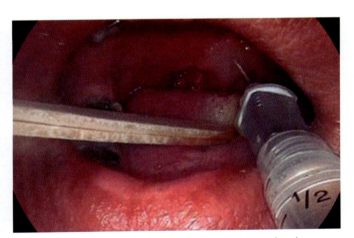

Fig. 63-4. Aplicação da substância esclerosante na camada submucosa.

A necessidade de outra sessão é avaliada de acordo com a melhora (ou não) dos roncos. Quando necessário, a segunda sessão geralmente é realizada com três pontos um pouco abaixo da primeira sessão (caudal) e a terceira sessão um pouco acima da primeira (cranial). Se não houver melhora dos roncos após três sessões, recomenda-se não continuar o tratamento.

A literatura científica mostra taxa de sucesso da escleroterapia variando de 62% a 92%[4-11], a depender do autor, da metodologia, do agente utilizado e do tempo de seguimento. O Quadro 63-1, ilustra os principais estudos com pacientes submetidos a esta terapia.[5,29-31]

A grande vantagem deste procedimento em relação aos outros similares é o custo reduzido, além da facilidade técnica. Complicações menores como dor leve, edema palatal e ulceração ocorrem frequentemente (Fig. 63-6). Fístula palatal e outras complicações mais graves são muito raras.

Quadro 63-1. Principais estudos envolvendo injeção roncoplástica em humanos

Autores	Ano	Droga (s)	Sucesso	Seguimento
Brietzke & Mair	2001	STS	92%	12 meses
Brietzke & Mair	2003	STS	75%	19 meses
Brietzke & Mair	2004	Etanol e STS	86%	9 meses
Iseri & Balcioglu	2005	Polidocanol	76.7%	12 meses
Al-Jassim & Lesser	2008	STS	62%**	3 meses
Lorenzetti et al.	2011	Etanol e etanolamina	86.4%	12 meses
Labra et al.	2012	STS	90.9%	6 meses
Olszewska et al.	2013	STS	***	6 meses

STS = Tetradecil sulfato de sódio
**Sucesso após única sessão
***Não foi possível obter a taxa de sucesso pelo método empregado.

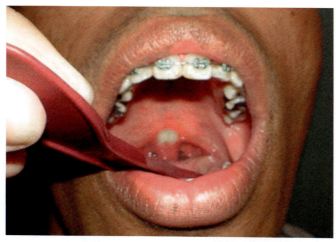

Fig. 63-6. Formação de ulceração grande na linha média alguns dias após a injeção.

UVULOPALATOPLASTIA A *LASER* (LAUP)

Descrita por Kamami em 1986, a uvulopalatoplastia assistida por *laser* (LAUP: *laser-assisted uvulopalatoplasty*) foi um procedimento amplamente realizado no final do século XX. Este procedimento pode ser realizado ambulatorialmente e sob anestesia local, idealmente em única sessão, mas alguns pacientes necessitam de múltiplas sessões. O tipo de *laser* mais utilizado é o de CO_2, embora outros tipos também possam ser empregados.[32]

O próprio Kamami modificou a sua técnica original mais de uma vez. Na sua técnica mais conhecida, muito utilizada na década de 1990, era realizada uma ressecção da úvula e a confecção de duas "trincheiras" paramedianas no palato mole, criando algo semelhante a uma nova úvula.

As taxas de sucesso são variáveis na literatura: Kamami em 1990, encontrou 77% de bons resultados em roncadores não apneicos, enquanto outros autores descreveram 56% a 96% de melhora do ronco a curto prazo, diminuindo para menos de 62% a médio e longo prazos.[33] Vários autores referem taxas de sucesso muito limitadas na melhora das apneias após LAUP.[12-13]

Na última década, as indicações de LAUP diminuíram bastante, principalmente em virtude do surgimento de outros procedimentos mais vantajosos para grande parte dos casos. Além do custo da LAUP ser relativamente alto, existe uma falta de controle cicatricial e podem ocorrer complicações como dor intensa, hemorragia, infecção, disgeusia, estenoses, insuficiência velofaríngea, sensação de corpo estranho ou garganta seca, entre outros.

Recentemente têm surgido alguns estudos com uso do *laser* Er:YAG no palato mole para tratamento do ronco. Os resultados preliminares têm sido favoráveis. Portanto, a depender dos resultados de novas pesquisas, o *laser* que já estava quase em desuso (para esta finalidade), talvez possa voltar a ser utilizado com maior frequência.[14]

IMPLANTES PALATAIS (IP)

As publicações sobre implantes palatais no tratamento do ronco/AOS surgiram em 2004 com Ho *et al.* e Nordgard *et al.* Depois destes, vários outros autores vêm estudando este tipo de procedimento, também denominado *Pillar Implants*.[34,35]

A técnica consiste na colocação de três implantes sintéticos (filamentos de poliéster) medindo 18 × 1,5 mm cada, por meio de um aplicador que é inserido na transição do palato duro para o palato mole. Os implantes devem ficar paralelos, um na linha média e dois laterais, alojados na camada muscular do palato mole. O objetivo é o enrijecimento da região, com estabilização do palato e diminuição da vibração palatal. Alguns autores preconizam a colocação de 4 ou 5 implantes em casos específicos.

Além da possibilidade de execução ambulatorial sob anestesia local, este procedimento apresenta a vantagem de ser reversível, pois os implantes podem ser removidos. O custo elevado é um fator limitante.

As taxas de sucesso na melhora do ronco variam de 36% a 88%.[17,18] Em relação aos resultados polissonográficos, a melhora dos eventos respiratórios é um pouco mais limitada.

Entretanto, Choi *et al.* publicaram em 2013 uma metanálise na qual observaram uma eficácia considerável dos IP tanto para o tratamento do ronco quanto para AOS leve a moderada.

Dentre as complicações possíveis, podemos citar a extrusão (total ou parcial) dos implantes, infecção, ulceração, dor leve e sangramento. De todas, a extrusão é a mais comum e pode ocorrer em até 25% dos casos.

Mais recentemente surgiu uma "segunda geração" de implantes, cujo procedimento foi chamado de *Elevoplasty*.[19] Estes novos implantes também são introduzidos no palato mole, um na linha média e dois laterais. São feitos de PDO (reabsorve em aproximadamente 6 meses) e possuem pequenas garras nas extremidades, o que proporciona também um leve efeito de *lift*. A literatura sobre estes novos implantes ainda é escassa e, além disso, não possui liberação para uso no Brasil até o momento.

SUTURA BARBADA (SB)

O fio barbado é um fio especial caracterizado pela presença de projeções direcionais (ou farpas) ao longo de todo o seu comprimento, o que confere resistência à tração no interior dos tecidos, sem a necessidade de nó.[20-26] Esse fio é reabsorvido em 180 dias, permitindo a fibrose dos tecidos e, com isso, a manutenção do resultado final desejado. Ele pode ser utilizado nas diversas técnicas de cirurgias faríngeas, como faringoplastia de expansão do esfíncter e faringoplastia de expansão funcional.

Existem na literatura diferentes técnicas cirúrgicas que utilizam suturas barbadas (SB). Este tipo de sutura foi introduzido pela primeira vez em 2013 por Mantovani *et al.*[24] (Barbed Roman Blinds), com o intuito de reduzir a colapsibilidade da via aérea superior, como forma de tratamento da apneia obstrutiva do sono. A maioria dos estudos foi realizada na Itália, sugerindo que o uso da SB na área da otorrinolaringologia é uma descoberta italiana.

A SB visa aumentar a rigidez das paredes anterior e lateral da faringe, tensionando e ancorando as estruturas musculares aos ossos circundantes (espinha nasal posterior; hâmulo pterigóideo) e ligamentos (rafe pterigomandibular), mantendo sua atividade contrátil. Os cirurgiões podem adaptar esta técnica de acordo com a anatomia do paciente e fraqueza muscular previamente observada durante a endoscopia do sono induzida por drogas (DISE).

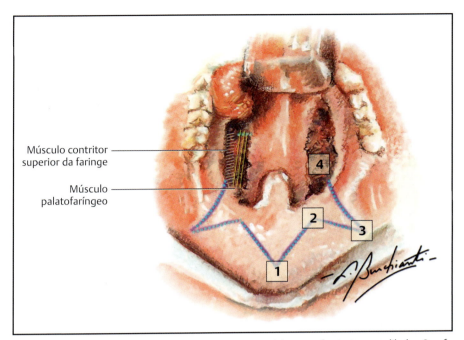

Fig. 63-7. 1. Espinha nasal posterior; 2. ponto entre a espinha e a rafe pterigomandibular; 3. rafe pterigomandibular; 4. músculo palatofaríngeo. (Imagem por Livia Burchianti.)

Moffa et al., em 2020,[20] fizeram uma revisão sistemática envolvendo estudos clínicos que abordavam diferentes técnicas de faringoplastia com uso do fio barbado no tratamento da AOS. Todos os estudos mostraram uma melhora no índice de apneia-hipopneia, índice de dessaturação de oxigênio e escala de sonolência de Epworth nas técnicas cirúrgicas realizadas porém, nem todos estudos basearam-se em taxas de sucesso cirúrgico definido como redução pós-operatória do IAH de 50% e IAH pós-operatório de 20 h. Além disso, não havia dados suficientes para definir qual dessas técnicas de faringoplastia utilizando SB era a mais eficaz em termos de eficácia, complicações e adesão dos pacientes.

Na literatura, não há estudos comparativos entre o uso do fio barbado nas faringoplastias com o CPAP, que é o padrão-ouro de tratamento para AOS. Em relação às faringoplastias com e sem fio barbado, Cammaroto et al.,[22] mostraram que tanto a faringoplastia barbada quanto a faringoplastia expansora resultaram em menor IAH pós-operatório e maiores taxas de sucesso cirúrgico em comparação com a uvulopalatofaringoplastia (UPPP).

Faltam resultados a longo prazo com relação a essa técnica cirúrgica. As complicações pós-operatórias experimentadas foram extrusão de fio, deiscência de faringoplastia, sangramento pós-operatório, disfagia, insuficiência velofaríngea, hemorragia do leito tonsilar.

Vicini et al. propôs em 2015[23] a técnica cirúrgica com fio barbado baseada na cirurgia proposta por Mantovani et al. em 2001[3,24]. Foi chamada de faringoplastia barbada reposicionadora, uma vez que ela desloca o pilar posterior (músculo palatofaríngeo) em uma posição mais lateral, anterior e superior, deslocando-o em direção à rafe pterigomandibular.

A técnica proposta com o fio barbado está esquematizada na Figura 63-7. Inicia-se ao marcar a espinha nasal posterior: um ponto entre a espinha e a rafe pterigomandibular; e a própria rafe, formando um W. A sutura com o fio barbado é iniciada na espinha nasal posterior, que segue para o ponto intermediário no palato mole e, a seguir, para a rafe pterigomandibular. A agulha é inserida na rafe na direção da loja tonsilar e deve envolver o músculo palatofaríngeo; A agulha deve sair entre o músculo e a mucosa e retornar à rafe, sem necessidade de nó. Com isso, há movimento de anteriorização, lateralização e superiorização do palato mole.

REFERÊNCIAS BIBLIOGRÁFICAS

1. Farrar J, Ryan J, Oliver E, Gillespie B. Radiofrequency ablation for the treatment of obstructive sleep apnea: a meta-analysis. Laryngoscope. 2008;118:1878-83.
2. Bäck LJ, Hytönen ML, Roine RP, Malmivaara AO. Radiofrequency ablation treatment of soft palate for patients with snoring: a systematic review of effectiveness and adverse effects. Laryngoscope. 2009;119(6):1241-50.
3. Baba RY, Mohan A, Metta VV, Mador MJ. Temperature controlled radiofrequency ablation at different sites for treatment of obstructive sleep apnea syndrome: a systematic review and meta-analysis. Sleep Breath. 2015;19(3):891-910.
4. Brietzke SE, Mair EA. Injection snoreplasty. In: Friedman M, editor. Sleep Apnea and Snoring. Surgical and Non-Surgical Therapy. Chicago: Saunders Elsevier. 2009:165-8.
5. Brietzke SE, Mair EA. Injection snoreplasty: how to treat snoring without all the pain and expense. Otolaryngol Head Neck Surg. 2001;124:503-10.
6. Lorenzetti FTM. Injeção roncoplástica: comparação entre etanol 50% e oleato de etanolamina 5% no tratamento do ronco. Tese de Doutorado. São Paulo. 2011.
7. Lorenzetti FTM, Formigoni GGS, Cahali, MB. Uma nova proposta de nomenclatura: Injeção Roncoplástica. Braz J Otorhinolaryngol. 2008;74:327.
8. Lorenzetti FTM, Cahali MB, Formigoni GGS. Injection Snoreplasty: Ethanolamine Oleate vs Ethanol. Otolaryngol Head Neck Surg. 2009;141(3)(1):121.

9. Olszewska E, et al. Usefulness of snoreplasty in the treatment of simple snoring and mild obstructive sleep apnea/hypopnea syndrome – Preliminary report. Otolaryngol Pol. 2014;68(4):184-8.

10. Iseri M, Balcioglu O. Radiofrequency versus injection snoreplasty in simple snoring. Otolaryngol Head Neck Surg. 2005;133:224-8.

11. Labra A, et al. Efficacy of submucosal sodium tetradecyl sulfate in the soft palate as a treatment of the mild obstructive sleep apnea syndrome: a pilot study. Sleep Disord. 2012;2012:597684.

12. Goldberg AN, Bhatki, AM. Laser-assisted uvulopalatoplasty: techniques and results. In: Friedman M, editor. Sleep Apnea and Snoring. Surgical and Non-Surgical Therapy. Chicago: Saunders Elsevier. 2009:148-53.

13. Pinto JA. Uvulopalatoplastia assistida por Laser (LAUP). In: Pinto JA, editor. Ronco e Apneia do Sono. 2nd ed. Rio de Janeiro: Revinter. 2010:189-92.

14. Neruntarat C, et al. Er:YAG Laser for snoring: a systemic review and meta-analysis. Lasers Med Sci. 2020;35(6):1231-8.

15. Maurer JT. Palatal implants for primary snoring: short- and long-term results of a new minimally invasive surgical technique. In: Friedman M, editor. Sleep Apnea and Snoring. Surgical and Non-Surgical Therapy. Chicago: Saunders Elsevier. 2009:169-75.

16. Choi JH, Kim SN, Cho JH. Efficacy of the Pillar implant in the treatment of snoring and mild-to-moderate obstructive sleep apnea: a meta-analysis. Laryngoscope. 2013;123(1):269-76.

17. Gillespie MB. Palatal foreshortening and stiffening in the treatment of primary snoring. Poster presented: The American Academy of Otolaryngology-Head and Neck Surgery Annual Meeting; Atlanta, GA. October. 2018:27-30.

18. Mantovani M, Minetti A, Torretta S, et al. The barbed Roman blinds technique: a step forward. Acta Otorhinolaryngol Ital. 2013;33(2):128.

19. Rinaldi V, Costantino A, Moffa A, Casale M. Ex-vivo surgical model for barbed snore surgery: a feasibility study. Eur Arch Otorhinolaryngol. 2019;276(12):3539-3542.

20. Moffa A, Rinaldi V, Mantovani M, et al. Different barbed pharyngoplasty techniques for retropalatal collapse in obstructive sleep apnea patients: a systematic review. Sleep Breath. 2020;24(3):1115-1127.

21. Montevecchi F, Meccariello G, Firinu E, et al. Prospective multicentre study on barbed reposition pharyngoplasty standing alone or as a part of multilevel surgery for sleep apnoea. Clin Otolaryngol. 2018;43(2):483-488.

22. Cammaroto G, Montevecchi F, D'Agostino G, et al. Palatal surgery in a transoral robotic setting (TORS): preliminary results of a retrospective comparison between uvulopalatopharyngoplasty (UPPP), expansion sphincter pharyngoplasty (ESP) and barbed repositioning pharyngoplasty (BRP). Acta Otorhinolaryngol Ital. 2017;37(5):406-409.

23. Vicini C, Hendawy E, Campanini A, et al. Barbed reposition pharyngoplasty (BRP) for OSAHS: a feasibility, safety, efficacy and teachability pilot study. We are on the giant's shoulders. Eur Arch Otorhinolaryngol. 2015;272(10):3065-70

24. Mantovani M, Minetti A, Torretta S, et al. The velo-uvulo-pharyngeal lift or "roman blinds" technique for treatment of snoring: a preliminary report. Acta Otorhinolaryngol Ital. 2012;32:48-53.

25. Lorenzetti FT, Duarte, BB. Diagnóstico e Tratamento do Ronco Primário. In: Lessa, MM et al. (Org.). PRO-ORL Programa de Atualização em Otorrinolaringologia. 4. ed.Porto Alegre: Artmed. 2013;4:41-81.

26. Cahali MB, Lorenzetti FTM, et al. Tratamento Cirúrgico para Ronco e Apneia – Capítulo 179. In: ABORL-CCF. (Org.). Tratado de Otorrinolaringologia e Cirurgia Cérvico-Facial. 3. ed. 2017:179-179.

27. Powell NB, Riley RW, Troell RJ. Radiofrequency volumetric reduction of the tongue: a porcine pilot study for the treatment of obstructive sleep apnea syndrome. Chest. 1997;111:1348-1355.

28. Strauss JF. A new approach to the treatment of snoring. Arch Otolaryngol. 1943;38:225-229.

29. Brietzke SE, Mair EA. Injection snoreplasty: estended follow-up and new objective data. Otolaryngol Head Neck Surg. 2003;128(5):605-15.

30. Brietzke SE, Mair EA. Injection snoreplasty: investigation of alternative sclerotherapy agents. Otolaryngol Head Neck Surg. 2004;130(1):47-57.

31. Al-Jassim AH, Lesser THJ. Journal of Laryngology & Otology. 2008;122(11):1190-1193.

32. Kamami YV. Pediatric otorrinolaryngol. 1986;11:135-146.

33. Kamami YV. Acta Otorhinolaryngol Belg. 1990;44(4):451-456.

34. Ho YS. Selection of optimum sorption isotherm. Carbon. 2004;42(10):2115-2116.

35. Nordgard SH et al. Acta Oto-Laringologia. 2004;124:970-975.

FARINGOPLASTIA LATERAL

CAPÍTULO 64

Bruno Bernardo Duarte ▪ Edilson Zancanella ▪ Michel Burihan Cahali

INTRODUÇÃO

Existem diversos tratamentos cirúrgicos e não cirúrgicos para o ronco e a apneia obstrutiva do sono (AOS). Devido às dificuldades de adesão ao tratamento com os aparelhos de pressão positiva (PAP), considerado a terapia padrão-ouro, outras alternativas para os pacientes portadores de distúrbios respiratórios obstrutivos do sono são mandatórias. Os tratamentos cirúrgicos para a AOS podem ser divididos, didaticamente, de acordo com a região anatômica foco da intervenção, bem como se interferem ou não na anatomia do indivíduo. Um exemplo de cirurgia classificada como não anatômica é aquela que age na função de um músculo dilatador da faringe, o genioglosso, potencializando a sua contração, denominada neuroestimulação do nervo hipoglosso. Em relação às cirurgias denominadas anatômicas, podemos citar os procedimentos palatais, cirurgias esqueléticas, traqueostomia, cirurgias da base da língua, cirurgias nasais e as cirurgias orofaríngeas. Inicialmente, as cirurgias orofaríngeas resumiam-se à uvulo-palatofaringoplastia (UPFP), descrita no início dos anos 1980 por Fujita et al.[1] Os resultados iniciais foram frustrantes, devido à falta de critérios para a seleção dos candidatos ao procedimento, bem como à técnica cirúrgica propriamente dita. Desde então, estudos para entender a anatomia da região orofaríngea, bem como para compreender a fisiopatologia da AOS, levaram a uma evolução de outras técnicas com foco nesta região anatômica. Os principais passos que mudaram o paradigma dessas cirurgias foram a alteração do foco da região medial para a região lateral da faringe, e o desenvolvimento de técnicas que trabalhem a confecção de retalhos através da musculatura profunda da parede lateral da faringe.[2,3] Neste capítulo, abordar-se-á a faringoplastia lateral, técnica cirúrgica descrita em 2003 por Cahali.[2]

CONCEITO DA TÉCNICA CIRÚRGICA

Os resultados, inicialmente pouco animadores, da uvulopalatofaringoplastia (UPFP) para o tratamento da apneia obstrutiva do sono (AOS) impulsionaram o estudo de outras técnicas cirúrgicas orofaríngeas. Atualmente, sabe-se que a UPFP possui resultados cirúrgicos interessantes para pacientes classificados como estádio I de Friedman.[4] No entanto, os pacientes portadores dessa anatomia cirúrgica excepcionalmente favorável correspondem a menos de 10% de todos os pacientes adultos portadores de AOS que procuram os serviços de saúde.[4] Sendo assim, a busca por procedimentos cirúrgicos que pudessem dar oportunidade de tratamento aos demais pacientes – e àqueles com falha nos tratamentos não cirúrgicos – ficou imperativa aos otorrinolaringologistas que trabalham na área da medicina do sono. Para que uma proposta cirúrgica tenha sucesso, é crucial o entendimento do processo fisiopatológico da doença. A etiopatogenia da AOS é multifatorial e ainda não completamente elucidada,[5] no entanto é sabido que a topografia dos colapsos ocorre na faringe, durante o sono. Ademais, estudos de imagem, durante a vigília e o sono, elucidaram o comportamento anômalo da parede lateral da faringe.[4-9]

A partir daí o desenvolvimento das técnicas cirúrgicas orofaríngeas para o tratamento da AOS começaram a sair da linha média em direção à parede lateral da faringe, e se direcionaram para o trabalho na musculatura profunda no lugar de intervir na mucosa da orofaringe.[2] A técnica cirúrgica que iniciou essa radical mudança no conceito das cirurgias orofaríngeas foi a faringoplastia lateral, publicada por Cahali em 2003.[2,3]

CONSIDERAÇÕES ANATÔMICAS

A parede lateral da orofaringe, após a remoção das tonsilas palatinas, é composta de diversos músculos que formam a camada muscular desta região. Pode-se dividir didaticamente em musculatura superficial, músculo palatoglosso que forma o pilar anterior da loja tonsilar e o músculo palatofaríngeo, o qual compõe o pilar posterior da loja tonsilar (Fig. 64-1); e musculatura profunda, composta pelos músculos constritores da faringe, além do salpingofaríngeo e estilofaríngeo. Maior atenção nos estudos de fisiopatologia foi direcionada aos músculos palatofaríngeo e constritor superior da faringe, já que a orientação das suas fibras é disposta de tal forma que tendem a reduzir o lúmen faríngeo, o que potencializa o colapso da faringe em um paciente portador de AOS. Por isso, a faringoplastia lateral tende a trabalhar fundamentalmente com estes dois músculos a fim de aumentar o espaço faríngeo laterolateralmente e anteroposteriormente.

DESENVOLVIMENTO E EVOLUÇÃO DA TÉCNICA CIRÚRGICA

A primeira versão da faringoplastia lateral (FL)[2] foi comparada com a UPFP em um estudo prospectivo, randomizado e controlado,[3] no qual a FL demonstrou um índice de sucesso 50% superior à UPFP no tratamento da AOS. A partir desta publicação, a mudança de paradigma de cirurgias da região mediana para a região lateral, e de cirurgias sobre a mucosa para aquelas sobre a musculatura, foi integrada nos estudos

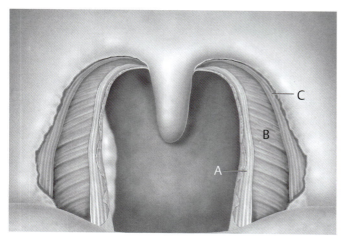

Fig. 64-1. Imagem ilustrativa da anatomia orofaríngea básica (visão de oroscopia convencional após a remoção das tonsilas palatinas). *A.* Músculo palatofaríngeo (pilar posterior da loja tonsilar), *B.* músculo constritor superior da faringe, *C.* músculo palatoglosso (pilar anterior da loja tonsilar).

em cirurgia para AOS e este conceito está presente em quase todas as novas faringoplastias descritas desde então.

A própria faringoplastia lateral desenvolvida por Cahali em 2003, vem apresentando grande evolução técnica, acompanhando os estudos de etiopatogenia e de anatomia faríngea,[10-12] sendo descritas como versões da técnica. Em todas elas, o retalho palatofaríngeo refere-se à porção do músculo palatofaríngeo a ser reposicionado. Cada uma das versões de faringoplastia lateral caracteriza-se pela miotomia ou não deste retalho, pela altura da miotomia, pela rotação ou não do retalho em sua transposição e pela separação ou não do retalho do músculo constritor superior da faringe (Vídeo 64-1). De forma bastante resumida, na versão 1 de FL ocorre a miotomia cranial do retalho com rotação deste em direção ao pterigoide, associada à miotomia com sutura do músculo constritor superior da faringe no pilar anterior da loja tonsilar.[2,3] Na versão 2, desenvolvida ainda em 2004, abandona-se a rotação cefálica do retalho e ele é reposicionado sem miotomia, mantendo-se a miotomia com sutura do constritor superior da faringe no pilar anterior.[13] Mesmo com a miotomia completa do constritor superior da faringe, verificou-se a normalização da deglutição, em média, após 21 dias de pós-operatório, com período máximo de recuperação da disfagia em 33 dias.[14] Uma importante mudança ocorreu em 2009, na versão 3, em que pela primeira vez se realizou a separação entre o retalho e o constritor superior da faringe, com miotomia caudal do retalho, preservando o revestimento mucoso sobre ele, além do reposicionamento do retalho sem rotação, associada à miotomia com sutura do constritor superior da faringe no pilar tonsilar anterior.[15] Nesta versão da FL já foi possível demonstrar o efeito desta cirurgia na redução da pressão arterial sistêmica durante o sono após 6 meses da intervenção.[16] A versão 4 da FL se apresentou de forma bastante semelhante à confecção e ao reposicionamento do retalho da versão 3, mas com suturas que pretendiam reposicionar o palato mole anteriormente, através de tensionamento de pontos próximos à úvula em direção ao pilar anterior, associada à miotomia simples do constritor superior da faringe, sem suturá-lo. Esta foi a única versão em que se produzia algum grau de tensionamento sobre o palato mole. Esta versão foi logo substituída pela versão 5, especialmente devido às deiscências verificadas na sutura proposta. A partir de 2012, criou-se a versão 5 da FL, em que se introduziu um importante passo nesta cirurgia, que foi a incisão vertical de alívio, a qual separava o retalho de sua continuação medial com a faringe, deixando-o conectado com a faringe somente inferiormente pelo revestimento mucoso. A miotomia do músculo constritor superior da faringe passou a ficar mais restrita à porção cranial, sem suturas. O palato mole não é mais tensionado anteriormente pelas suturas, pois a interposição do retalho entre o palato mole e a parede posterior da orofaringe é suficiente para anteriorizar o palato mole. Em um estudo realizado em 2015 por Chi *et al.* onde se compararam pacientes submetidos à FL e à UPFP, verificou-se que a FL obteve resultado clínico e polissonográfico superior em todos os grupos de apneicos.[17]

FARINGOPLASTIA LATERAL VERSÃO 6

Em 2015, surgiu a atual versão da FL, a sexta desde o início do desenvolvimento desse procedimento cirúrgico. A técnica tem como somatória à versão 5, o detalhe de o retalho ser totalmente desconectado de suas inserções naturais na faringe, com a miotomia caudal do retalho, incluindo músculo e mucosa juntos, considerada como a incisão horizontal de alívio. Todas as incisões de alívio tornam-se, assim, transfixantes. A miotomia do constritor é semelhante à versão 5.

Técnica

Paciente em decúbito dorsal horizontal sob intubação orotraqueal e posição de Rose. Indica-se tubo aramado, já que os outros tubos podem colapsar de forma indesejada durante o procedimento.

Cirurgião ficará na cabeceira da mesa cirúrgica, preferencialmente sentado, com a cabeça do paciente posicionada entre as suas pernas. O fotóforo é um equipamento indispensável neste procedimento.

Materiais Cirúrgicos Utilizados no Procedimento

- Abridor de boca de McIVor;
- Aspirador utilizado em cirurgias de amigdalectomia;
- Duas pinças Hartmann (preferencialmente longas);
- Cautério monopolar (ponta agulha);
- Cautério bipolar;
- Porta-agulhas (preferencialmente longo e com ponta robusta).

Descrição Cirúrgica

- Realizada tonsilectomia das palatinas com preservação do pilar posterior da loja tonsilar (músculo palatofaríngeo-MPF);
- Remoção de um triângulo miomucoso (músculo palatoglosso-MPG) com gordura da área supratonsilar com o objetivo de ampliar a exposição da parede lateral da faringe, quando necessário;
- Descolar e elevar o músculo constritor superior da faringe (MCSF) da fáscia bucofaríngea, na parede posterior, em sua porção cranial, e seccioná-lo (miotomia do MCSF) em cerca

de 1 cm tangenciando o MPF, na região correspondente à parte mais alta da loja tonsilar;
- A partir da borda inferior da miotomia do MCSF, em direção caudal, separar o MPF do MCSF, criando o retalho palatofaríngeo; cria-se, aqui, um plano de dissecção inexistente, já que estes dois músculos são imbricados; esta separação vai até a parte inferior da loja tonsilar;
- Reposicionar o retalho com três suturas em ponto Donatti, com fios absorvíveis Vicryl® ou Monocryl® 3-0, na parede lateral, deixando os pontos reparados sem completar os nós ainda; esta sutura deverá abranger o MPF (descolado do MCSF), passando profundamente pelo MCSF na parede lateral da faringe, até a região do MPG;
- Realizar a miotomia do MPF em sua porção caudal, abrangendo músculo e mucosa, com hemostasia das extremidades musculares;
- Fechar as suturas do retalho, atentando-se para não estrangular o tecido. Estas suturas são de aproximação dos tecidos, não de tensionamento das estruturas;
- Realizar incisão vertical de alívio medialmente ao retalho e às suturas, separando-o totalmente da faringe; esta incisão de alívio usualmente é realizada entre as paredes lateral e posterior da orofaringe, medialmente aos pontos de sutura, tomando-se o cuidado para não ser realizada demasiadamente medial na parede posterior da orofaringe;
- Todos os passos são repetidos no lado oposto e a úvula é totalmente preservada. É importante que as incisões de alívio nos lados direito e esquerdo não fiquem muito próximas, preservando uma larga ilha de mucosa central na parede posterior da orofaringe (Vídeo 64-2). Observe, sequência na Figura 64-2, o aspecto da transposição do retalho de MPF da parede posterior para a parede lateral.

Indicações e Contraindicações

A gravidade da AOS não interfere na indicação do procedimento, entretanto se deve buscar pacientes com boas condições clínicas para a cirurgia. São contraindicações ao procedimento pacientes previamente submetidos a cirurgias faríngeas, incluindo tonsilectomia, portadores de IMC acima de 35 kg/m², portadores de grandes deformidades craniofaciais verificadas ao exame clínico ou que apresentem incompetência velofaríngea. É fundamental esclarecer que o tamanho das tonsilas palatinas não interfere na decisão cirúrgica, mas é importante esclarecer que o paciente deve ser informado dos riscos e benefícios do procedimento, bem como estar ciente das outras modalidades de tratamento não cirúrgico, como os aparelhos de pressão positiva. Ainda não está estabelecido na literatura, mas pacientes com abertura de boca pequena tendem a dificultar a execução do procedimento, podendo se correlacionar com piores resultados cirúrgicos.

Resultados

Devido ao fato de a versão 6 da FL ser relativamente recente, poucos trabalhos publicaram os resultados clínicos e polissonográficos da última versão de FL até o atual momento. Em um deles, publicado em 2021 por Elzaiat *et al.*,[18] foram realizadas FL versão 6 em 40 pacientes, sendo 23 homens e 17 mulheres, todos submetidos à polissonografia e à sonoendoscopia antes e 6 meses após o procedimento. O sucesso cirúrgico pelo critério de Sher foi atingido em 70% dos pacientes submetidos ao procedimento, que incluiu pacientes com índice de massa corpórea até 39 kg/m². O NadirO$_2$ médio pré-operatório foi de 79%, enquanto no pós-operatório foi de 88%.

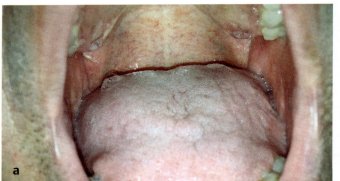

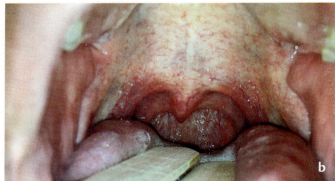

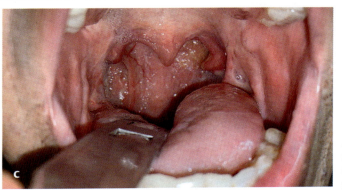

Fig. 64-2. Oroscopia pré-operatória: (**a**) em situação de repouso, (**b**) com a depressão da língua e (**c**) após 30 dias da faringoplastia lateral. Note a saliência do retalho palatofaríngeo no alto nas paredes laterais e o aspecto da área doadora do retalho, recém-epitelizada, na parede posterior do lado direito.

POSSÍVEIS COMPLICAÇÕES DE FARINGOPLASTIA LATERAL

As complicações em faringoplastia lateral são pouco frequentes, abaixo será relacionada uma relação com possíveis complicações e algumas medidas para minimizá-las ou preveni-las. Ressaltando que quanto mais experiente e treinado o cirurgião, a chance de ocorrerem diminui de forma significativa

Perioperatórias

- Sangramento intraoperatório:
  - Atenção à realização de sutura hemostática em região inferior e média de fossa tonsilar após amigdalectomia;
  - Prescrição de ácido tranexâmico intravenoso no intra-operatório pode auxiliar, respeitando as contraindicações desta medicação.

Pós-Operatórias Imediatas

Anestésicas

- Apneias obstrutivas ou mesmo centrais com dessaturação de oxiemoglobina em sala cirúrgica após extubação e em recuperação pós-anestésica (RPA);
- Atenção para recirculação de opioides, particularmente em pacientes obesos;
- Deixar a mesa anestésica com decúbito elevado após extubação em sala cirúrgica;
- Decúbito elevado com monitorização da saturação da oxiemoglobina em RPA;
- Discutir com equipe de anestesia para minimizar a prescrição de benzodiazepínicos no pré-anestésico, além de se evitar uso excessivo de opioides no intraoperatório e evitar o uso de morfina antes da extubação e segurança da via aérea;
- Discutir com equipe de anestesia a possibilidade de se realizar extubação com paciente bastante alerta e acordado.

Cirúrgicas

- Sangramentos orofaríngeos imediatos: usualmente requerem revisão cirúrgica;
- Refluxo oronasal de líquidos: pode ocorrer nos primeiros dias e são manejados com orientação sobre manobras de deglutição.

Pós-Operatórias Tardias

- Sangramentos podem ocorrer até 15 dias após a cirurgia:
  - Atenção às orientações pós-operatórias (repouso relativo), ao estado de hidratação do paciente e a infecções locais.
- Dor pós-operatória:
  - Com pico matinal entre o sexto e oitavo dia;
  - Agravada por desidratação;
  - Isquemia ou infecções locais. Atenção para prescrição de medicação de resgate para dor.
- Fibrose orofaríngea excessiva gerando disfagia:
  - Evitar tensão excessiva nas suturas, isquemia dos retalhos e infecção local;
  - Aplicação de triancinolona em músculos orofaríngeos no intraoperatório;
  - Estimular mobilização precoce da musculatura orofaríngea e exercícios miofaciais.

REFERÊNCIAS BIBLIOGRÁFICAS

1. Fujita S, Conway W, Zorick F, Roth T. Surgical correction of anatomic abnormalities in obstructive sleep apnea syndrome: Uvulopalatopharyngoplasty. Otolaryngol – Head Neck Surg. 1981;89(6):923-34.
2. Cahali MB. Lateral pharyngoplasty: a new treatment for obstructive sleep apnea hypopnea syndrome. Laryngoscope. 2003;113(11):1961-8.
3. Cahali MB, Formigoni GGS, Gebrim EMMS, Miziara ID. Lateral pharyngoplasty versus uvulopalatopharyngoplasty: A clinical, polysomnographic and computed tomography measurement comparison. Sleep. 2004.
4. Friedman M, Ibrahim H, Joseph NJ. Staging of Obstructive Sleep Apnea/Hypopnea Syndrome: A Guide to Appropriate Treatment. Laryngoscope. 2004.
5. Eckert DJ, Malhotra A. Pathophysiology of adult obstructive sleep apnea. Proc Am Thorac Soc. 2008;5(2):144-53.
6. Schwab RJ, Gupta KB, Gefter WB, et al. Upper Airway and Soft Tissue Anatomy in Normal Subjects and Patients with Sleep-Disordered Breathing. Am J Respir Crit Care Med. 1995;152(25):1673-89.
7. Huon LK, Liu SYC, Shih TTF, et al. Dynamic upper airway collapse observed from sleep MRI: BMI-matched severe and mild OSA patients. Eur Arch Oto-Rhino-Laryngology. 2016;273(11):4021-6.
8. Cahali MB. Revaluing the role of the tongue in obstructive sleep apnea. J Bras Pneumol. 2019;45(4):4-5.
9. Passos UL, Genta PR, Marcondes BF, et al. State-dependent changes in the upper airway assessed by multidetector ct in healthy individuals and during obstructive events in patients with sleep apnea. J Bras Pneumol. 2019;45(4):1-9.
10. Andrade da Silva Dantas D, Mauad T, Silva LFF, et al. The Extracellular Matrix of the Lateral Pharyngeal Wall in Obstructive Sleep Apnea. Sleep. 2012.
11. Tsumori N, Abe S, Agematsu H, et al. Morphologic characteristics of the superior pharyngeal constrictor muscle in relation to the function during swallowing. Dysphagia. 2007.
12. Ezzat AM, El-Shenawy H. Palatopharyngeus the missing palatal muscles: Anatomical and physiological review. Ann Maxillofac Surg. 2015.
13. Michael Friedman OJ. Sleep Apnea and Snoring: Surgical and Non-surgical Therapy. 2nd ed. Elsevier. 2020.
14. Mesti J, Cahali MB. Evolution of swallowing in lateral pharyngoplasty with stylopharyngeal muscle preservation. Braz J Otorhinolaryngol. 2012;78(6):51-5.
15. Cahali MB, Lorenzetti FTM, Kobayashi DY. CDP-N: Tratamento cirúrgico para ronco e apneia. In: Tratado de Otorrinolatingologia. 3a edição. Elsevier; 2018:952-68.
16. De Paula Soares CF, Cavichio L, Cahali MB. Lateral pharyngoplasty reduces nocturnal blood pressure in patients with obstructive sleep apnea. Laryngoscope. 2014;124(1):311-6.
17. Chi JCY, Chiang RPY, Chou TY, et al. The role of lateral pharyngoplasty in obstructive sleep apnea syndrome. Eur Arch Oto-Rhino-Laryngology. 2015;272(2):489-96.
18. Elzayat S, El-Sobki A, El-Deeb ME, Moussa HH. Managing obstructive sleep apnea patients with CPAP failure with a novel Lateral Pharyngoplasty as a stand-alone procedure. Am J Otolaryngol – Head Neck Med Surg [Internet]. 2020;41(4):102500.

FARINGOPLASTIA EXPANSORA (OU EXPANSIVA)

Danilo Anunciatto Sguillar • Rafael Rossell Malinsky

INTRODUÇÃO

As cirurgias da faringe foram descritas pela primeira vez em 1964 por Ikematsu[1] com o intuito de tratar pacientes com roncos e anos mais tarde foi modificada por Fujita[2] que descreveu pela primeira vez a técnica de uvulopalatofaringoplastia (UPFP) para o tratamento da apneia obstrutiva do sono (AOS).[2,3] Como os resultados da UPFP pouco auxiliaram na melhora significativa do índice de apneia e hipopneia (IAH), principalmente nos indivíduos com AOS de grau moderado à grave, houve necessidade de serem descritas outras técnicas cirúrgicas que alcançassem melhores resultados e menores efeitos colaterais. Em 2003[4] foi descrita a primeira cirurgia com algumas mudanças substanciais em relação à UPFP. Enquanto esta última era realizada com ressecção de tecido mucoso, com enfoque na linha média, a faringoplastia objetivava o reposicionamento de tecido muscular, com enfoque na parede lateral da faringe. A partir desta técnica denominada faringoplastia lateral, outras técnicas foram descritas e publicadas como a faringoplastia expansora (ou expansiva), faringoplastia expansora funcional, faringoplastia de realocação, faringoplastia barbada dentre outras.

OBJETIVO

O objetivo deste capítulo é descrever a técnica de faringoplastia expansora (ou expansiva) e apresentar os principais trabalhos científicos, até o momento, que envolvem esta técnica e suas variantes.

REFERÊNCIAS ANATÔMICAS-CHAVE (FIG. 65-1)

Rafe Pterigomandibular

A rafe pterigomandibular ou ligamento pterigomandibular é uma projeção ligamentar da fáscia bucofaríngea. Está ligada superiormente ao hâmulo pterigóideo e inferiormente à linha milo-hióidea da mandíbula (crista óssea na superfície interna da mandíbula). Em crianças, geralmente, ela é mais pronunciada.

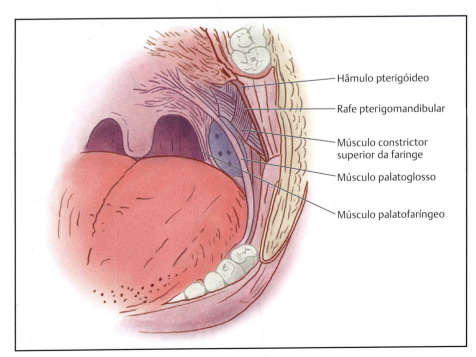

Fig. 65-1. O conhecimento e estudo destas estruturas anatômicas é de suma importância para realizar uma faringoplastia, pois temos a mucosa em nossa frente que cobre praticamente todas elas. A palpação digital dos palatos duro e mole pode auxiliar a conhecer melhor a anatomia da região.

Hâmulo Pterigoide

É uma projeção da placa pterigóidea medial do osso esfenoide. O hâmulo pterigoide é a origem superior da rafe pterigomandibular e do músculo elevador do véu palatino.

Músculo Palatofaríngeo

O músculo palatofaríngeo origina-se da margem posterior do palato duro e da aponeurose palatina e se estende pela parede lateral faríngea. Na orofaringe as fibras musculares se distribuem em forma de leque, com a maioria das fibras inserindo-se na margem posterior da cartilagem tireoide, enquanto algumas cruzam a linha média e se misturam ao músculo palatofaríngeo contralateral. Este músculo tem a função de elevar a faringe superoanteromedialmente durante a deglutição evitando, deste modo, o retorno do bolo alimentar para a região de nasofaringe.

Músculo Constritor Superior da Faringe

O músculo origina-se do hâmulo pterigoideo, rafe pterigomandibular, trígono retromolar da mandíbula e da lateral da língua, insere-se no tubérculo faríngeo e na rafe faríngea e tem a função de promover a constrição da parte superior da faringe.

Músculo Palatoglosso

O músculo palatoglosso origina-se da aponeurose palatina, insere-se lateralmente à língua e tem seu trajeto anterior à tonsila palatina (forma o pilar anterior amigdaliano). Tem importância na deglutição por elevar posteriormente a língua.

HISTÓRICO

Em 2007, Dr. Kenny Pang e Dr. Tucker Woodson descreveram pela primeira vez a faringoplastia expansora ou também conhecida como faringoplastia expansiva (FE). Esta técnica consiste na remoção das tonsilas palatinas e, em seguida, individualização e miotomia do músculo palatofaríngeo em sua porção caudal e rotacionar o coto cranial à rafe pterigomandibular sem incisar o pilar anterior. É realizada a incisão superolateral na região do pilar anterior no intuito de expor fibras do músculo palatoglosso. O coto cranial do músculo palatofaríngeo é elevado até a rafe pterigomandibular e suturado neste seguimento. É realizada a ressecção parcial da úvula e a aproximação das fibras remanescentes do músculo palatofaríngeo com o músculo palatoglosso na região das lojas amigdalianas.[5] Neste trabalho, os autores demonstraram que os pacientes submetidos à FE tinham média de IAH de 44,2 eventos por hora no pré-operatório, e no pós-operatório esta média foi para 12 eventos por hora (taxa de sucesso de 82,6%).

Descrita por dois italianos, Sorrenti e Piccin,[6] como variante da técnica descrita por Pang e Woodson, a faringoplastia expansora funcional consiste em remover as tonsilas palatinas, realizar a miotomia do músculo palatofaríngeo na sua porção caudal e rotacionar o coto cranial à rafe pterigomandibular ou no hâmulo pterigoide sem incisar o pilar anterior ("túnel" submucoso). Por fim, os planos musculares (músculo palatofaríngeo e palatoglosso) e os planos mucosos são suturados. Os autores descreveram uma série de casos publicada em 2013, envolvendo 85 participantes, que demonstraram média do IAH de 33,3, que foi reduzida para 11,7 (taxa de sucesso de 89,2%) (Figs. 65-2 a 65-6).

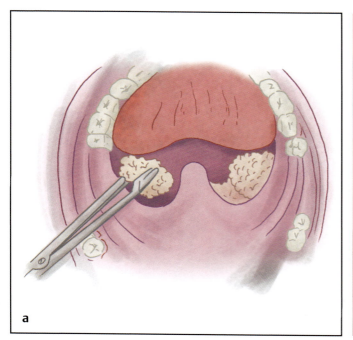
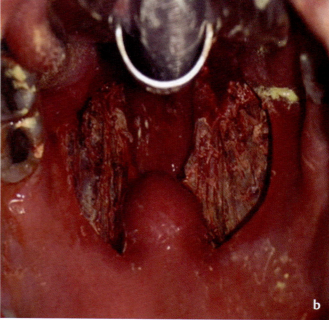

Fig. 65-2. Realização da amigdalectomia das palatinas é o primeiro passo para a realização de uma faringoplastia. Após sua remoção realizamos a hemostasia de ambas as lojas amigdalianas com identificação das estruturas anatômicas. (**a**) Representação esquemática de uma amigdalectomia esquerda. (**b**) Foto intraoperatória das lojas amigdalianas após a remoção das tonsilas palatinas.

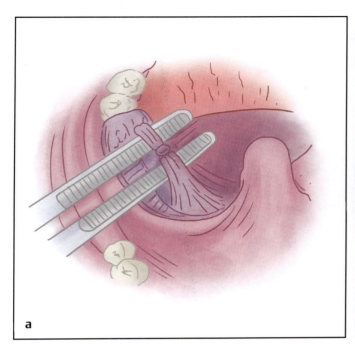 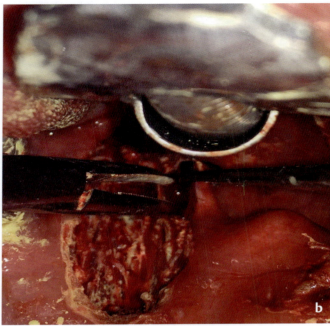

Fig. 65-3. Identificação e dissecção do músculo palatofaríngeo com separação da mucosa da orofaringe. Após a hemostasia da região realiza-se a secção do músculo palatofaríngeo. O cautério bipolar pode ser utilizado no local da secção muscular para auxiliar a hemostasia. (**a**) Representação esquemática da individualização do músculo palatofaríngeo. (**b**) Foto intraoperatória do descolamento do músculo palatofaríngeo da mucosa do pilar posterior (loja amigdaliana esquerda).

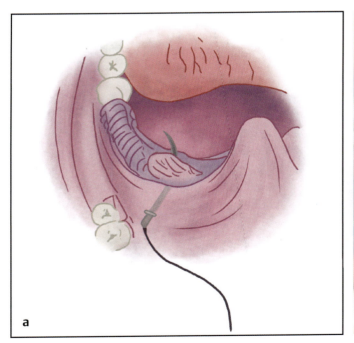 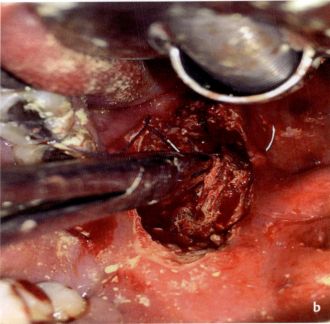

Fig. 65-4. Ancoragem do coto cranial do músculo palatofaríngeo com fio de Vicryl 3.0® ou Vycril 2.0®. (**a**) Inicia-se a sutura de anterior para posterior na região da rafe pterigomandibular ou no hâmulo pterigoide. (**b**) Foto intraoperatória (loja amigdaliana esquerda).

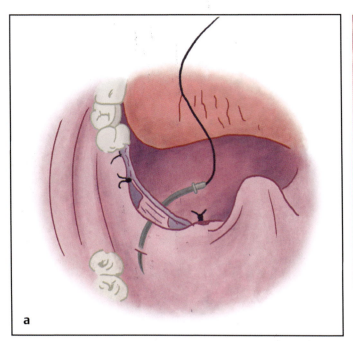
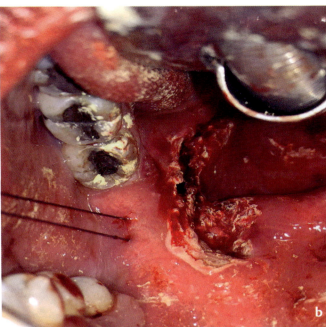

Fig. 65-5. (a,b) Rotação anterolateral-superior do coto cranial do músculo palatofaríngeo e fixação deste seguimento na rafe pterigomandibular ou no hâmulo pterigoide. Este passo cirúrgico é de suma importância pois é o ponto principal da cirurgia. Após o primeiro passo, a sutura retorna de posterior para anterior na mesma região que iniciamos o ponto, o músculo deverá estar bem ancorado na rafe pterigomandibular ou no hâmulo pterigoide.

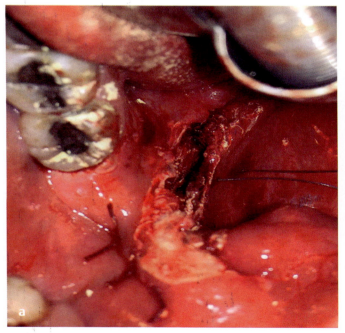
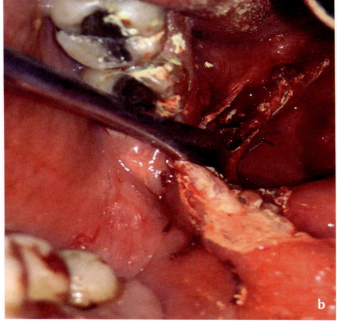

Fig. 65-6. O próximo passo é a aproximação dos músculos palatoglosso e as fibras remanescentes do músculo palatofaríngeo com suturas aproximando os bordos mucosos e musculares dos pilares amigdalianos anteriores e posteriores com fio Vicryl 3.0®. Na região mais caudal da faringe recomenda-se o ponto iniciando de posterior para anterior, diferente da região mais superior, isto permite uma lateralização melhor da faringe quando se fixa o ponto. Em algumas ocasiões após todo fechamento dos planos ainda removemos uma pequena porção da úvula. (a,b) Representação dos passos de sutura da loja amigdaliana por planos (musculares e mucosos).

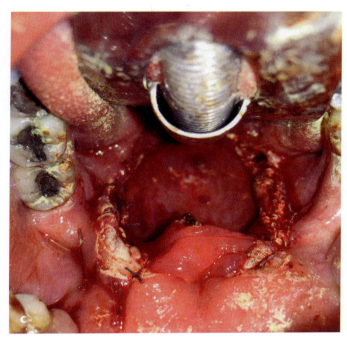
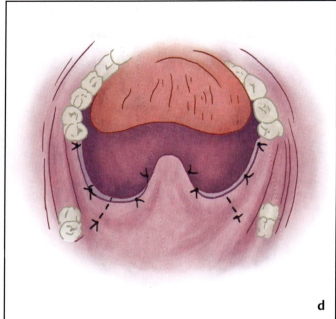

Fig. 65-6. *(Cont.)* (**c**) Intraoperatório. (**d**) Representação esquemática do aspecto final da cirurgia.

Nos últimos anos, uma técnica denominada faringoplastia barbada combinou uma técnica cirúrgica palatal, descrita por Mantovani em 2012[7] com preceitos da faringoplastia expansora descrita por Pang e Woodson,[5] Sorrenti e Piccin.[6] Esta técnica consiste na realização da amigdalectomia das palatinas, com ou sem miotomia do músculo palatofaríngeo e passagem de um fio farpado que parte da espinha nasal posterior, vai até ponto médio entre úvula e projeção de pilar anterior, é levado até a rafe pterigomandibular, e em seguida até loja amigdaliana. Após ancoragem do músculo palatofaríngeo, este fio é levado de volta à rafe pterigomandibular onde ele é cortado. Esta técnica promove deslocamento anterior e lateral das estruturas musculares faríngeas.

PASSO A PASSO DA FARINGOPLASTIA EXPANSORA FUNCIONAL (FIGS. 65-2 A 65-6)

A primeira etapa da realização da cirurgia é o posicionamento do paciente, o qual é colocado na posição de decúbito dorsal horizontal, deixando livre a área ao redor da cabeça do paciente pois é nela que, na maioria das vezes, o cirurgião posiciona-se para operar; os equipamentos como aspiradores e cautérios devem estar posicionados em posição oposta ao cirurgião para deixar a cabeceira livre. A escolha do melhor posicionamento da mesa cirúrgica, da mesa de instrumentos, cabos de cautério e tubo de aspiração fornece uma maior segurança ao paciente no transoperatório.

A anestesia de escolha é a geral para proporcionar maior segurança e tranquilidade e ao trabalho do médico cirurgião sendo nossa interação com o anestesista de suma importância no período transoperatório, devemos nos recordar que nossos pacientes possuem uma doença inflamatória crônica e comorbidades inerentes à doença, devemos assim estar atentos a qualquer alteração clínica no decorrer deste período. O tubo de intubação escolhido deve ser o de menor calibre possível, a ponto de não impactar na ventilação da via aérea inferior e nem atrapalhar a manipulação cirúrgica da faringe, na maioria dos casos a intubação é via oral. O tubo deve ficar fixado na linha média e posicionado para porção inferior. Em alguns casos, o cirurgião opta pela intubação nasal no intuito de facilitar o acesso da faringe.

Após a colocação do abridor de boca de Mc Ivor e adequado posicionamento, a cirurgia se inicia com a realização amigdalectomia das tonsilas palatinas bilateralmente (Fig. 65-2). A técnica empregada, para este primeiro procedimento, vai depender da experiência do cirurgião, podendo ser realizada tanto com bisturi frio ou com eletrocautério. Devemos ter extremo cuidado para preservação dos músculos palatoglosso e palatofaríngeo bem como da musculatura lateral da loja amigdaliana, sendo o músculo constritor superior da faringe na maioria das vezes. Nesta a etapa devemos ter cuidado em realizar uma boa hemostasia, sendo feita com cautério bipolar ou mesmo sutura do músculo com Vicryl® 3.0 ou mesmo Catgut® cromado.

Em seguida, inicia-se a dissecção e a separação do músculo palatofaríngeo da mucosa na orofaringe e na sequência, o separamos do constritor superior da faringe, pode-se utilizar uma pinça Mixter longa, uma tesoura Metzembaum ou mesmo uma pinça Kelly para a dissecção do músculo. Uma vez isolado e dissecado, o músculo palatofaríngeo é isolado com auxílio de uma pinça Mixter longa e seccionado com uma tesoura Metzembaum em sua porção mais caudal, pode-se utilizar o cautério bipolar para demarcar o local da incisão antes de realizar a secção muscular e diminuir o sangramento (Fig. 65-3). Também é possível utilizar o eletrocautério na função de coagulação para seccionar o músculo palatofaríngeo.

O passo adiante é a ancoragem do coto cranial do músculo palatofaríngeo com fio de Vicryl® 3.0 ou Vicryl® 2.0 com agulha cilíndrica na rafe mandibular pterigomandibular ou no hâmulo pterigoide. Este ponto inicia-se no sentido anterior para posterior na mucosa sobre a rafe pterigomandibular ou no hâmulo pterigoide, adentra a loja amigdaliana e "abraça" o coto cranial do músculo palatofaríngeo (Fig. 65-4). Retornamos a agulha, no sentido de posterior para anterior, e a sutura se encerra no mesmo local de entrada da agulha, assim levamos o coto cranial do músculo palatofaríngeo à uma posição mais anterior, lateral e superior, mudando a linha de força da inserção do músculo palatofaríngeo e expandindo a área da orofaringe (Fig. 65-5).

A técnica finaliza com a aproximação dos músculos palatoglosso e as fibras remanescentes do músculo palatofaríngeo com suturas aproximando os bordos mucosos e musculares dos pilares amigdalianos anteriores e posteriores com fio Vicryl® 3.0. Neste passo cirúrgico realizamos a sutura iniciando de posterior para anterior e retornamos, para que, ao fixarmos os pontos, a musculatura da orofaringe sofra uma lateralização, onde ganhamos espaço na orofaringe e alteramos as linhas de força (Fig. 65-6). Caso ainda existam locais não fechados ao longo da parede, podemos realizar sutura simples com Vicryl® 3.0 para o fechamento completo da loja amigdaliana.

Em alguns casos, realiza-se a remoção de uma pequena porção inferior da úvula, principalmente quando esta está muito alongada ou hipertrofiada.

INDICAÇÃO DAS FARINGOPLASTIAS

Friedman *et al.* propuseram um estadiamento clínico que agrupou a classificação de Mallampatti modificada, grau das tonsilas palatinas e o índice de massa corpórea (IMC) com o objetivo de padronizar os critérios de seleção do paciente candidato às cirurgias faríngeas. No entanto, estes autores não consideraram operar os pacientes com IMC acima de 40 kg/m². Já em 2014 foi proposto um novo estadiamento para a indicação cirúrgica, que demonstrou alta taxa de sucesso nos pacientes com tonsilas palatinas grau 3 ou 4 mesmo com IMC > 40 kg/m², além do que, o estadiamento II de Friedman foi desmembrado: as taxas de sucesso foram maiores nos pacientes com tonsilas palatinas grau 3 ou 4 mesmo com índice Mallampatti modificado classe 3 ou 4 (Quadro 65-1).[8] Os estudos demonstram que os melhores resultados das cirurgias faríngeas são obtidos em pacientes com tonsilas palatinas grau 3 ou 4, jovens, não obesos, sem alterações esqueléticas importantes como hipoplasia de maxila e retrognatia.

Em 2015 um trabalho demonstrou padrões de colapsabilidade faríngea baseada em dados de exame de imagem e sonoendoscopia.[9] O autor descreveu três tipos de colapsabi-

Quadro 65-1. Novo estadiamento para cirurgias faríngeas

Taxa de sucesso	Mallampati Modificado	Tonsilas Palatinas	IMC
Estádio I: 88,9%	1 ou 2	3 ou 4	< 40 kg/m²
Estádio II: 75%	3 ou 4	3 ou 4	< 40 kg/m²
Estádio III: 35,7%	1 ou 2	1 ou 2	< 40 kg/m²
Estádio IV: 38,5%	3 ou 4	1 ou 2	< 40 kg/m²
Estádio V: 100%	1, 2, 3 ou 4	3 ou 4	> 40 kg/m²
Estádio VI: Sem indicação cirúrgica	1, 2, 3 ou 4	1 ou 2	> 40 kg/m²

lidade faríngea com suas respectivas frequências de achado, sendo elas: oblíqua (52%), intermediária (23%) e vertical (25%). Os pontos de reparo anatômicos analisados foram palato duro, geno (inserção do tendão do músculo tensor palatino) e velofaringe. Foi considerado com colapsabilidade oblíqua o paciente com obstrução apenas na região de velofaringe, foi considerado com colapsabilidade intermediária, o paciente com obstrução em velofaringe e geno e, por fim, foi considerado com colapsabilidade vertical o paciente com obstrução nos três seguimentos: velofaringe, geno e palato duro. Segundo este autor, pacientes com conformação oblíqua e intermediária são candidatos às faringoplastias, por exemplo a FE.

SUCESSO CIRÚRGICO

Há diversos critérios de sucesso na literatura. A maioria das publicações admite que a redução de 50% do IAH basal e abaixo de 20 eventos por hora, pode ser considerada sucesso cirúrgico. Outras publicações pontuam que o IAH deve ficar abaixo de 10 eventos por hora, e algumas publicações acreditam que cura deve ser atribuída àqueles pacientes com IAH abaixo de cinco eventos por hora após um tratamento cirúrgico.[10]

Em 2016, Pang publicou uma metanálise e revisão sistemática que envolveu cinco trabalhos, um deles com descrição isolada da FE, três deles fizeram comparação da FE com a UPFP e um deles fez comparação da FE com a cirurgia de amigdalectomia das palatinas. Os resultados destes trabalhos demonstraram taxas elevadas de sucesso com a FE, entre 80% e 90%.[11] Em 2018, este mesmo autor publicou uma metanálise de 17 anos de seguimento que demonstrou melhora média do IAH de 33 eventos por hora para 12,4 eventos por hora nos pacientes que foram submetidos às cirurgias que envolveram a parede lateral da faringe, dentre elas as faringoplastias expansoras.[12]

Em 2019 um estudo multicêntrico avaliou 75 pacientes que foram submetidos à FE. A média do IAH pré e pós-operatório foi respectivamente 22,1 eventos por hora e 8,6 eventos por hora[13] além de melhora estatisticamente significante na escala de sonolência de Epworth. Em 2021 um trabalho com seguimento de até 4 anos das faringoplastias demonstrou melhora mais duradoura do IAH nos pacientes que foram submetidos às faringoplastias quando foram comparados com os pacientes que foram submetidos às UPFP's.[14]

Também em 2021, uma coorte prospectiva demonstrou através da sonoendoscopia, que a palatofaringoplastia em pacientes com apneia moderada e grave pode alterar o padrão de fechamento da velofaringe.[15] Dos 26 pacientes com fechamento circunferencial no pré-operatório, 20 desenvolveram um padrão anteroposterior de fechamento após 6 meses de cirurgia, sendo que os pacientes que apresentaram colapso parcial ou total da base da língua no pré-operatório tiveram piores resultados cirúrgicos em relação à melhora do IAH e da saturação de oxigênio.[15]

CUIDADOS PERIOPERATÓRIOS

Os pacientes com AOS devem ser criteriosamente avaliados no período perioperatório com o intuito de evitarmos complicações uma vez que possuem um risco elevado de complicações cardiopulmonares no pós-operatório principalmente.[16]

CAPÍTULO 65 ▪ FARINGOPLASTIA EXPANSORA (OU EXPANSIVA)

A interação entre o médico cirurgião e médico anestesista é de fundamental importância, o paciente apneico que irá realizar uma faringoplastia sempre será classificado como "via aérea difícil". Uma meta-análise quantitativa demonstrou que pacientes com diagnóstico de AOS tem um risco de 3 a 4 vezes maior para dificuldade na intubação traqueal e/ou ventilação por máscara.[17]

O anestesista deverá se preparar para intubação difícil e pode necessitar de um videolaringoscópio, que já deve estar na sala cirúrgica se possível. A extubação deve ser realizada com cautela com o objetivo de evitar complicações graves como o broncoespasmo e o edema *ex-vaccum* (edema pulmonar por pressão negativa).

Deve-se evitar o uso de medicamentos pré-anestésicos, como os benzodiazepínicos, além do cuidado na utilização de opioides no intraoperatório pelo risco de depressão respiratória, devido a maior sensibilização dos receptores.

Após a cirurgia estes pacientes devem realizar a recuperação anestésica com controle da saturação, controle dos sinais vitais, suplementação de oxigênio e analgesia adequada, se possível numa unidade de controle intensivos (UCI) ou em uma unidade de recuperação anestésica (URA) com acompanhamento médico constante.[16]

Deve-se levar em consideração que o edema faríngeo, por conta da manipulação cirúrgica, gera sensação de sufocamento, portanto a cabeceira deve se manter elevada ao redor de 30 graus nas primeiras horas pós-operatórias, idealmente deve-se ter estes cuidados por 24 h até sua alta hospitalar. No pós-operatório, o controle da dor deve ser feito com o uso de analgésicos, corticoides sistêmicos e, em alguns casos, pode ser necessário o uso de opioides. Devemos ter cuidado com o uso dos opioides, principalmente em grandes doses, pois eles podem, se combinados com outros depressores do sistema nervoso central e relaxantes musculares, piorar a instabilidade da via aérea superior e induzir apneias.[18]

Apesar de não utilizarmos de rotina em nossos pacientes, Abdelwahab M *et al.* em 2022, sugeriram que o uso de antibióticos após a realização de cirurgias da orofaringe para AOS está associado a menor sangramento pós-operatório, menos infecção no sítio cirúrgico, pneumonia, intubação, traqueostomia e readmissão hospitalar nos primeiros 30 dias de pós-operatório.[19]

Em 2017 um trabalho demonstrou que as principais complicações precoces das cirurgias faríngeas são sangramento, dor e desidratação, enquanto, em longo prazo, disfagia e disgeusia são as mais prevalentes.[20] O índice de complicações foi menor quando a cirurgia de orofaringe foi o único procedimento realizado em comparação com pacientes que foram submetidos a outras cirurgias no mesmo tempo, como a de base da língua, por exemplo.[21]

Em uma coorte retrospectiva, Pang *et al.* demonstraram que as novas técnicas de cirurgias faríngeas, como as FE, possuem menores taxas de complicações em longo prazo quando comparadas com as técnicas mais ablativas como as UPFP tradicionais.[21]

CONSIDERAÇÕES FINAIS

As cirurgias faríngeas evoluíram ao longo dos anos e o entendimento das funções musculares propiciou mudanças significativas: o foco deve ser maior na parede lateral da faringe e menor na linha média, além do que, os tecidos não devem ser ressecados e sim realocados. As faringoplastias expansoras empregam técnicas com este princípio e integram, atualmente, trabalhos de revisão sistemática, metanálises com um seguimento de médio a longo prazo demonstrando bons resultados na melhora do IAH e na sonolência diurna. Os melhores resultados cirúrgicos parecem envolver pacientes mais jovens, com menor IMC e tonsilas palatinas hipertróficas. Por fim, a escolha da técnica cirúrgica deve se basear nas taxas de sucesso publicadas, na experiência de cada cirurgião e na vontade expressa do paciente de ser submetido ao procedimento cirúrgico.

REFERÊNCIAS BIBLIOGRÁFICAS

1. Ikematsu T. Study of snoring, 4th report: therapy. J JpnOtolRhinolLaryngol. 1964;64:434-5.
2. Fujita S, Conway W, et al. Surgical correction of anatomic abnormalities in obstructive sleep apnea syndrome: uvulopalatopharyngoplasty. Otolaryngol Head Neck Surg. 1981;89:923-34.
3. Caples SM, Rowley JA, Prinsell JR, et al. Surgical modifications of the upper airway for obstructive sleep apnea in adults: a systematic review and meta-analysis. Sleep. 2010;33:1396-407.
4. Cahali MB, Formigoni GGS, Gebrim EMMS, et al. Lateral pharyngoplasty versus uvulopalatopharyngoplasty: a clinical, polysomnographic and computed tomography measurement comparison. Sleep. 2004;27:942-50.
5. Pang KP, Tucker Woodson B. Expansion sphincter pharyngoplasty: a new technique for the treatment of obstructive sleep apnea. Otolaryngol Head Neck Surg. 2007;137:110-114.
6. Sorrenti G, Piccin O. Functional expansion pharyngoplasty in the treatment of obstructive sleep apnea. Laryngoscope. 2013;123(11): 2905-8.
7. Mantovani M, et al. Barbed Roman blinds technique for the treatment of obstructive sleep apnea: how we do it? Eur Arch Otorhinolaryngol. 2016;273(2):517-23.
8. Vidigal TA, Haddad FLM, Cabral RFP, et al. New clinical staging for pharyngeal surgery in obstructive sleep apnea patients. Braz J Otorhinolaryngol. 2014;80:490-6.
9. Woodson BT. A method to describe the pharyngeal airway. Laryngoscope. 2015 May;125(5):1233-8.
10. Sher AE, Schechtma KB, Piccirillo JF. The efficacy of surgical modifications of the upper airway in adults whit obstructive sleep apnea syndrome. Sleep. 1996;19:156-177.
11. Pang KP, Pang EB, Win MT, et al. Expansion sphincter pharyngoplasty for the treatment of OSA: a systemic review and meta-analysis. Eur Arch Otorhinolaryngol. 2016;273(9):2329-33.
12. Pang KP, Plaza G, Baptista J PM, et al. Palate surgery for obstructive sleep apnea: a 17-year meta-analysis. Eur Arch Otorhinolaryngol. 2018;275(7):1697-1707.
13. Plaza G, Baptista P, O'Connor-Reina C, et al. Prospective multi-center study on expansion sphincter pharyngoplasty. Acta Oto-Laryngologica. 2019:1-4.
14. Martínez-Ruíz de Apodaca P, Carrasco-Llatas M, Matarredona-Quiles S, et al. Long-term stability of results following surgery for obstructive sleep apnea (OSA). Eur Arch Otorhinolaryngol. 2021.
15. Chiu F, Chang Y, Liao W-W, et al. Post-Operative Sleep Endoscopy with Target-Controlled Infusion After Palatopharyngoplasty for Obstructive Sleep Apnea:

Anatomical and Polysomnographic Outcomes. Nat Sci Sleep. 2021;13:1181-1193.

16. Crispiana Cozowicz C, Memtsoudis S. Perioperative Management of the Patient With Obstructive Sleep Apnea: A Narrative Review Anesthesia-Analgesia. 2021;132(5):1231-1243.

17. Nagappa M, Wong DT, Cozowicz C, et al. Is obstructive sleep apnea associated with difficult airway? Evidence from a systematic review and meta-analysis of prospective and retrospective co-hort studies. PLoS One. 2018;13:e0204904.

18. Altree T, Chung F, Chan M, Eckert D. Vulnerability to Postoperative Complications in Obstructive Sleep Apnea: Importance of Phenotypes. Anesthesia-Analgesia. 2021;132(2):1328-1337.

19. Abdelwahab M, Marques S, Previdelli I, Capasso R. Perioperative Antibiotic Use in Sleep Surgery: Clinical Relevance Otolaryngology–Head and Neck Surgery. 2022;166(5):993-1002.

20. Brietzke SE, Ishman SL, Cohen S, et al. National Database Analysis of Single-Level versus Multilevel Sleep Surgery Otolaryngol Head Neck Surg. 2017;156(5):955-961.

21. Pang KP, Vicini C, Montevecchi F, et al. Long-term Complications of Palate Surgery: A Multicenter Study of 217 Patients. Laryngoscope. 2020;130(9):2281-2284.

Parte VI   Cirurgia de Cabeça e Pescoço

CAPÍTULO 66

TRAQUEOSTOMIA: TÉCNICA CIRÚRGICA

José Eduardo de Sá Pedroso ▪ Gerson Schulz Maahs ▪ Konrado Massing Deutsch

HISTÓRICO

A traqueostomia (TQT) já é praticada há muito tempo. Temos ilustrações em papiros egípcios de 3.600 anos que mostram a realização desta cirurgia. A palavra traqueostomia tem origem grega e significa "abertura da traqueia", que mantem uma comunicação com o exterior. Os resultados desta cirurgia eram catastróficos, sendo de difícil realização. Em 1546, o médico italiano Antônio Musa Brasavolta realizou com sucesso essa cirurgia em um paciente com abscesso na garganta, e ele sobreviveu. Em 1799, George Washington, primeiro presidente dos Estados Unidos da América, foi acometido por uma obstrução respiratória alta, provavelmente causada por uma epiglotite aguda ou um abscesso laríngeo ou periamigdaliano. Apesar de ser acompanhado por três médicos, somente o mais jovem indicou a TQT, e os outros dois não se sentiram seguros, pois o paciente era muito importante. Naquela mesma noite Washington faleceu. Em 1826, Bretonneau publicou sua descrição da difteria, e relatou pela primeira vez o uso com êxito da TQT para aliviar a obstrução laríngea causada pela doença. Em 1909, Chevalier-Jackson sistematizou a técnica da TQT, indicando que deveria ser realizada abaixo do segundo anel traqueal, sendo até aquele momento realizada no primeiro anel, e algumas vezes na própria cricoide. Com esta nova técnica ele dizia que assim evitaria a estenose subglótica causada pela condrite da cricoide. Em 1932, foi sugerida a realização da TQT nos casos de poliomielite, sendo então preconizada em 1943 por Galloway, nas vítimas da epidemia desta doença na Europa[1]. Em 1965, com o início do uso da intubação e do suporte respiratório, e a criação de grandes quantidades de unidades de terapia intensiva (UTI) nos hospitais, também aumentaram as indicações de TQT. Mais recentemente, em 1985, Ciaglia *et al.* idealizaram a minitraqueostomia ou traqueostomia percutânea que é muito difundida em UTI.[1,2]

INTRODUÇÃO

A TQT é um dos procedimentos mais realizados nos pacientes sob ventilação mecânica prolongada ou após dificuldade para desmame. O número de TQTs realizadas entre os anos de 1993 e 2000 aumentou 200%.

A intubação orotraqueal (IOT) é a primeira opção para o acesso rápido à via aérea, com facilidade, baixo índice de complicações e rapidez. Algumas vezes podemos lançar mão do broncofibroscópio, que facilita muito este procedimento. Outros procedimentos que podem ser realizados nos casos emergenciais são a punção cricotireoidea, a máscara laríngea e a cricotireoidostomia. A grande maioria das TQTs são eletivas, com o objetivo de evitar as complicações da IOT prolongada.

As principais indicações de uma TQT de urgência são os traumas na região da face e cabeça e pescoço, os tumores na região de orofaringe e laringe, edema de vias aéreas causadas por infecções ou procedimentos cirúrgicos, laringotraqueomalacia, paralisia bilateral de pregas vocais e corpo estranho em via aérea (Quadro 66-1).

A TQT é um dos procedimentos médicos mais realizados. Pode ser realizada no centro cirúrgico ou em UTI, com baixo índice de complicação e inúmeras vantagens (Quadro 66-2).

Quadro 66-1. Principais causas da traqueostomia de urgência

1. Traumas na região da face e cabeça e pescoço
2. Tumores na região de orofaringe e laringe
3. Edema de vias aéreas causadas por infecções ou procedimentos cirúrgicos
4. Laringotraqueomalacia
5. Paralisia bilateral de pregas vocais
6. Corpo estranho em via aérea

Fonte: elaborado pelo autor

Quadro 66-2. Vantagens e desvantagens para a realização da traqueostomia

Vantagens
1. Facilita a remoção de secreções
2. Facilita a manipulação da árvore traqueobrônquica
3. Maior conforto para o paciente
4. Protege a via aérea
5. Impede a aspiração maciça das secreções
6. Pode ser usada para proteção de anastomoses laringotraqueais
7. Permite a transição entre os diferentes tipos de ventilação e o desmame
8. Permite a alimentação por via oral e fala
9. Menos sedação que a IOT
10. Diminui a incidência de pneumonias
11. Melhora a higiene oral
12. Reduz o trauma na cavidade oral ou nasal
13. Facilita o transporte dos pacientes com segurança
14. Diminuição do espaço morto,
15. Diminuição do esforço respiratório
16. Diminuição da resistência das vias aéreas
17. Aumento da complacência pulmonar
Desvantagens
1. Deficiência do mecanismo de tosse
2. Menor umidificação do ar inspirado
3. Acúmulo de secreções

Fonte: elaborado pelo autor.

Em 2019, com o início da pandemia de Covid, causada pelo vírus SARS-CoV-2, o número de pacientes que necessitou de UTI e de IOT aumentou muito, e as complicações também aumentaram. Como o vírus tinha uma alta disseminação pelo ar, as TQTs acabaram sendo proteladas por um tempo mais prolongado, podendo chegar até a quatro semanas para a sua realização. Alguns pacientes tiveram que ficar na posição de pronação, piorando o trauma na laringe e traqueia. Alguns artigos descrevem uma síndrome inflamatória pós-Covid, que também causaria mais danos na mucosa desta região.[3,4]

INDICAÇÕES

A TQT é um procedimento realizado com frequência em pacientes sob ventilação mecânica. Apesar disso, as técnicas operatórias ainda são controversas, assim como o momento para a sua realização. Quase sempre é indicada de forma eletiva, quando a previsão de ventilação mecânica é de sete a quatorze dias. A grande variação na indicação do momento ideal para o procedimento está relacionada com critérios diferentes de inclusão nos estudos, e na prática individual ou rotina dos serviços.

Antigamente, as complicações laríngeas eram mais frequentes, mas, com o advento dos tubos orotraqueais com balonetes com alto volume e baixa pressão, houve uma importante melhora na evolução destes pacientes.

Em um estudo com 74 pacientes com trauma, que foram submetidos a traqueostomia após 3-14 dias, os grupos (três dias e quatorze dias) apresentaram alterações laringotraqueais semelhantes, porém os pacientes apresentavam diagnósticos diferentes, o que limitou o resultado.[5]

Normalmente a TQT é indicada após 5 a 7 dias de intubação orotraqueal, e, em outras situações, se o paciente apresentar uma piora do estado hemodinâmico, falência respiratória ou sistêmica. A TQT deve ser realizada precocemente nos pacientes com história de trauma craniano, doença respiratória prévia, trauma raquimedular e trauma maxilofacial. Em casos de dificuldade para a IOT ou após outras tentativas de técnicas de ventilação, a TQT pode ser indicada, imediatamente, para manter a via aérea pérvia.

As principais complicações da IOT incluem o edema da laringe, estenose laringotraqueal, alteração da mobilidade das pregas vocais e lesões na região glótica, que são muito mais difíceis de corrigir, pois na região glótica temos as principais funções laríngeas. O período de três dias a três semanas é considerado o momento adequado para a realização da traqueostomia, mas existem algumas questões importantes a serem consideradas:

A) Qual o momento ideal e em que condições a TQT deve ser realizada?
B) A realização precoce reduz o tempo de permanência na UTI e a necessidade de ventilação mecânica?
C) A TQT diminui a incidência de pneumonia na ventilação mecânica?

Existem poucos estudos que definem o momento ideal para a realização da TQT, sendo a maioria opiniões de especialistas. Griffiths *et al.* realizaram uma revisão sistemática e metanálise de cinco ensaios randomizados, comparando a TQT precoce e a tardia em uma UTI, e observaram que não houve diferença na taxa de mortalidade e pneumonia hospitalar, mas o procedimento estava associado a uma diminuição de 8,5 dias de ventilação mecânica e menos de 15 dias de internação na UTI.[6] Já Dunhan *et al.* não observaram diferença na mortalidade, duração da ventilação mecânica, incidência de pneumonia e permanência na UTI.[7] Na literatura, a definição de TQT precoce variou de 1-10 dias, e a maioria dos trabalhos demonstrou que esta indicação precoce levou a uma diminuição do tempo de IOT e de internação na UTI.[6]

TÉCNICA CIRÚRGICA

A TQT deve ser realizada por cirurgiões com experiência ou sob orientação destes. O procedimento é relativamente simples, mas, se a técnica for incorreta, pode prejudicar muito os pacientes que já estão muito debilitados. Na TQT de urgência, as complicações são mais frequentes e somente deve ser indicada após todas as tentativas de IOT, com uso de broncoscópio ou qualquer aparelho que possibilite a observação da região glótica. Se o paciente já estiver com IOT, a TQT passa a ser eletiva, com maior tranquilidade para toda a equipe cirúrgica.

Se a TQT for eletiva, é importante que as condições do paciente sejam as mais estáveis possíveis, com o controle adequado de exames pré-operatórios, como o coagulograma, pois muitos dos pacientes internados em UTI fazem uso de drogas para terapia antitrombótica.

No início da cirurgia é importante que localizemos as cartilagens tireóidea, cricóidea e a traqueia, que normalmente estão na região mediana do pescoço (Fig. 66-1). No adulto, a traqueia tem cerca de 10-18 cm de comprimento e 1,5 a 2,5 cm de diâmetro, e é formada por anéis cartilaginosos incompletos em forma de ferradura, que correspondem a 2/3 da sua circunferência. A parte posterior é membranácea, assim como os espaços entre os anéis, e está em íntimo contato com o esôfago.

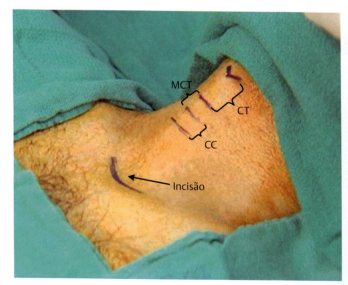

Fig. 66-1. Determinação das cartilagens tireóidea e cricóidea e da membrana cricotireóidea. CT, cartilagem tireoide; CC, cartilagem cricoide; MCT, membrana cricotireóidea. (Fonte: adaptada da imagem do arquivo do Dr. Leonardo Haddad.)

A posição do paciente na mesa cirúrgica ou na cama é fundamental. O pescoço deve ser estendido, com o uso de um coxim, e com isso conseguimos expor cerca de metade da traqueia acima da entrada do tórax (Fig. 66-2).

Em algumas situações, como em pacientes com fratura de vértebra cervical, artrose cervical, cirurgia cervical recente, pescoço curto, cifose, sequela de radioterapia, obesidade com cifose, tumores da região do pescoço ou mediastino superior, esta extensão do pescoço pode não ser possível (Fig. 66-3).

Durante a dissecção da região da traqueia, devemos nos manter na região mediana, sem acessar a região lateral, devida à possibilidade de lesão de vasos e de nervos, como o nervo laríngeo inferior, que dá a mobilidade das pregas vocais. Na TQT eletiva, normalmente o paciente está em IOT e necessita de sedação, e, dependendo da situação, podemos realizar infiltração com anestésico, com ou sem vasoconstrictor, de acordo com as condições clínicas do paciente.

A incisão pode ser transversa ou longitudinal. A transversa é realizada a cerca de 2 cm acima da fúrcula esternal, com extensão de 2-4 cm, com resultado estético melhor (Fig. 66-1). A incisão vertical é realizada iniciando logo abaixo da cartilagem cricoide, estendendo-se até 3 cm em direção caudal, com a vantagem de facilitar o movimento de subida e descida da região laringo-traqueal durante a respiração e a deglutição. A dissecção deve ser mantida entre as bordas anteromediais dos músculos esternocleidomastóideos como limites laterais, a cartilagem cricoide como limite superior e a fúrcula esternal como inferior. Estes limites evitam lesões em vasos e outras estruturas. A incisão na pele é influenciada por diferentes fatores, como a posição da cartilagem cricoide, obesidade e cirurgia prévia no pescoço. Se, por exemplo, o paciente realizou uma cirurgia torácica e houve incisão no esterno, devemos realizar a incisão o mais longe possível, para evitar contaminação mediastinal.

Depois da pele, temos o tecido celular subcutâneo, o platisma (músculo cuticular), os músculos esternoióideo e esternotiróideo. É realizada a dissecção na rafe mediana e afastamento destas estruturas, e, como é uma área com pouca irrigação, o sangramento é mínimo. Se, neste momento, nos depararmos com o istmo da tireoide, podemos tentar uma dissecção romba e afastar o istmo superiormente, e, se não for possível, devemos realizar a ligadura do istmo (Fig. 66-4). Neste momento temos a exposição da traqueia, podendo ser retirada a fáscia pré-traqueal. A incisão na traqueia deve ser realizada no segundo ou terceiro anel, e diversas incisões são descritas: abertura longitudinal (menos utilizada), transversal, em cruz, "T" invertido, em "Y", "U" invertido e a ressecção do anel traqueal. Em paciente com obstrução por câncer de laringe com possibilidade de evolução para laringectomia total, tendemos a fazer incisões mais altas, no intuito de "poupar a traqueia", uma vez que a traqueostomia deverá ser incluída em bloco numa futura ressecção oncológica.

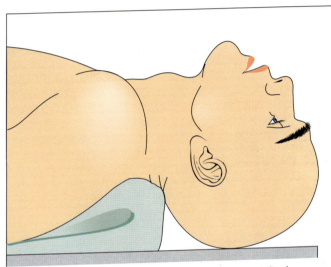

Fig. 66-2. Hiperextensão da região cervical para a exposição da traqueia.

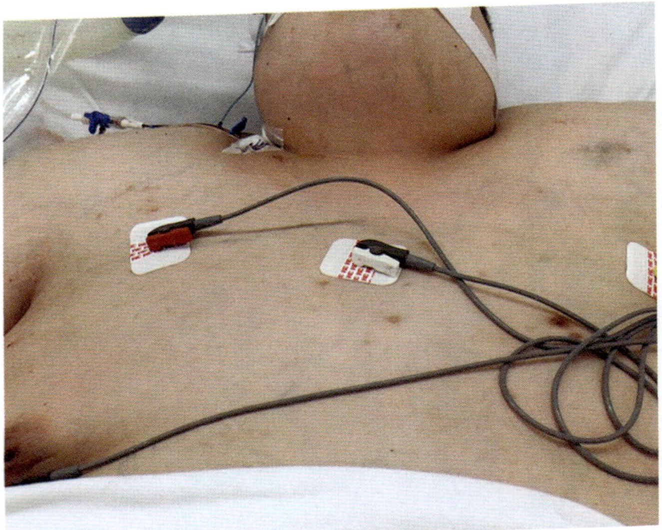

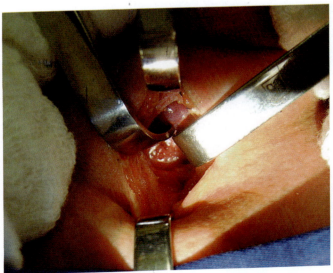

Fig. 66-3. Intubação orotraqueal de paciente com obesidade e pescoço curto. (Fonte: arquivo pessoal da autoria do capítulo.)

Fig. 66-4. Afastamento do istmo da tireoide. (Fonte: imagem do arquivo do Dr. Leonardo Haddad.)

Ao adentrar na traqueia devemos avisar o anestesista para retirar cânula de intubação, o suficiente para a inserção da cânula de TQT, pois caso não se consiga introduzir, a IOT pode ser realizada novamente (Fig. 66-5). Outro cuidado é evitar usar o bisturi elétrico após a abertura da traqueia, pois o oxigênio pode causar combustão no local. A introdução da cânula de TQT deve ser cuidadosa, e, na medida do possível, sob visão direta, e o balonete deve ser testado antes do procedimento. Logo depois da inserção da cânula, o balonete deve ser insuflado, podendo-se reiniciar a ventilação. Em crianças, pacientes obesos ou com pescoço curto, devemos deixar fios nas bordas da incisão na traqueia, dos dois lados, para, em caso de extubação acidental, podermos expor o traqueostoma e reintroduzirmos a cânula (Fig. 66-6). Estes fios devem ser deixados por cinco dias, quando o trajeto já estiver consolidado. A TQT pode ser fixada com pontos na pele, cadarços e fixadores com velcro próprios para estas cânulas (Fig. 66-7).

Na escolha do tamanho da cânula, devemos ter em mente que ela deve ocupar aproximadamente 75% do diâmetro da traqueia. Grosso modo, costumamos utilizar cânula de nº 7,0 para mulheres e nº 8,0 para homens, mas estes números podem variar bastante. Em pacientes sob ventilação mecânica, devemos escolher uma cânula de tamanho suficiente para não haver escape.

Algumas vezes, quando o paciente é muito obeso, temos que utilizar cânulas mais longas, pois o tecido adiposo pode ter uma camada muito espessa, e a cânula pode sair facilmente. Em alguns casos, pode ser necessário o uso do broncoscópio para observar se a cânula está bem locada. Nos pacientes mais idosos ou que realizaram radioterapia, ocorre a dificuldade em incisionar a traqueia devida a calcificação ou fibrose, e nestes casos podemos utilizar tesouras ou mesmo serras para realizar as incisões. As indicações da TQT percutânea são as mesmas da TQT aberta, mas existem algumas contraindicações relativas, que incluem a incapacidade de diferenciar as cartilagens, tireoide aumentada, obesidade, nova traqueostomia, anéis traqueais calcificados, ventilação com pressão positiva aumentada e discrasias sanguíneas. Sempre é bom lembrar que o profissional que realiza a TQT percutânea deve dominar a técnica por via aberta, pois algumas vezes há a necessidade de conversão.[8] Alguns trabalhos tentam comparar a TQT aberta com a percutânea, sendo a primeira realizada no centro cirúrgico, e a outra, no leito, geralmente na UTI. Terra *et al.* compararam os custos entre as duas técnicas e demonstraram que, quando a TQT aberta é realizada no leito ou no centro cirúrgico, o custo pode ser menor do que na TQT percutânea, dependendo do material utilizado.[9]

Ao final do procedimento, revisa-se uma última vez a hemostasia do leito cirúrgico; caso a ferida operatória esteja muito ampla, pode-se suturar a pele com Mononylon 3-0; retira-se o coxim para desfazer a hiperextensão cervical e fixa-se a cânula com cadarço. Para finalizar o curativo, coloca-se uma folha de gaze dobrada abaixo de cada alça da cânula de traqueostomia a fim de conter algum sangramento pequeno, além de proteger a pele do paciente. O *cuff* deve permanecer inflado ao final do procedimento, mesmo que o paciente não necessite de ventilação com pressão positiva, com o intuito de protegê-lo de aspiração pulmonar de sangue e secreções.

Traqueostomia de Urgência

Na traqueostomia de urgência, estaremos frente a um paciente com obstrução de via aérea grave a severa, apresentando esforço ventilatório evidente e, muitas vezes, dessaturação. Nessa cirurgia, o paciente é mantido em ventilação espontânea, porém mesmo assim é importante, sempre que possível, termos um médico anestesiologista presente em sala para um melhor suporte ao paciente. O cirurgião deve ser ágil, porém nunca afoito, para que seja efetivo em cada movimento no sentido de obter uma via aérea cirúrgica.

Posicionar o paciente adequadamente, proporcionando uma boa hiperextensão cervical é fundamental. Também é bastante útil ofertar oxigênio ao paciente da forma que for possível e monitorizar a oximetria dele. A anestesia local deve ser realizada com infiltração de lidocaína 2% com vasoconstritor.

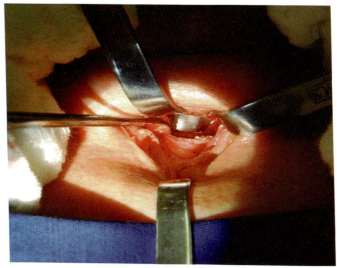

Fig. 66-5. Depois da incisão na traqueia, observamos a cânula de intubação. (Fonte: imagem do arquivo do Dr. Leonardo Haddad.)

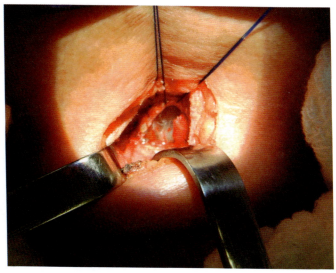

Fig. 66-6. Reparo traqueal com fios. (Fonte: imagem do arquivo do Dr. Leonardo Haddad.)

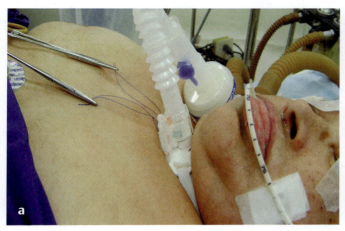
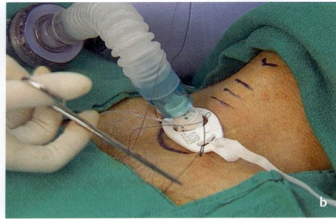

Fig. 66-7. (a,b) Fios expostos para o reparo traqueal. (Fonte: adaptada da imagem do arquivo do Dr. Leonardo Haddad.)

Classicamente, recomenda-se que o cirurgião agarre a laringe com uma mão, tracionando-a cranialmente, e com a outra mão realize uma incisão longitudinal ampla da borda inferior da cricoide até a incisura jugular, abrindo pele e subcutâneo. Imediatamente, o auxiliar seca o campo cirúrgico com gazes. Em seguida, o cirurgião, com uma das mãos, palpa a traqueia com o indicador, enquanto os outros dedos da mesma mão afastam os bordos da ferida operatória. Com a outra mão, desfere nova incisão com o bisturi, buscado abrir a rafe média do plano muscular e a traqueia no mesmo golpe. Então o orifício da traqueostomia pode ser dilatado com afastador ou dilatador Laborde e a cânula de traqueostomia é inserida e o balonete, insuflado. Após estabelecida a via aérea, efetua-se a hemostasia. Essa técnica bastante agressiva deve ser reservada para casos de instabilidade e franca dessaturação. Quando o paciente consegue ser mantido com algum grau de estabilidade com a oferta de O_2 por cateter nasal, por exemplo, convém dissecção mais cuidadosa, porém ágil, semelhante à primeira técnica descrita nesse capítulo. Essa técnica é predominante em nosso serviço.

Traqueostomia Percutânea

Esta técnica costuma ser realizada à beira do leito, principalmente em CTI. O paciente é posicionado em hiperextensão cervical, sedado e ventilado manualmente por tubo traqueal com extremidade logo abaixo da glote. Desse modo, o broncoscópio é inserido através do tubo, de modo que todos os passos sejam acompanhados por visualização endotraqueal.

Inicialmente a pele é infiltrada com solução de lidocaína com vasoconstritor. É realizada uma pequena incisão de 1 cm da pele sobre a traqueia (horizontal ou vertical). Em seguida, punciona-se através da incisão com seringa e agulha em direção à traqueia até que seja aspirado ar, o que indica que atingimos a via aérea. Então retiramos a seringa, mantendo a agulha em posição, e introduzimos o fio-guia. Na sequência, a agulha é removida e passamos dilatadores traqueais progressivos até que se obtenha espaço suficiente para inserir a cânula de traqueostomia. Só então o fio-guia é retirado e passamos o endoscópio através da cânula, confirmando o seu correto posicionamento.

COMPLICAÇÕES

Um dos principais danos que pode ocorrer na traqueia se dá pelo balonete da cânula de IOT e de TQT, pois, se a pressão ultrapassar 35 a 40 mm Hg, que é a pressão de perfusão da mucosa, pode ocorrer isquemia e necrose, com consequente estenose e fístulas. Portanto, devemos monitorar o balonete, e sua pressão deve se manter entre 20-25 mm Hg. Atualmente, a maioria dos balonetes tem um alto volume e baixa pressão, minimizando os traumas. A realização de TQT de emergência ou nova traqueostomia, sem IOT prévia, principalmente em crianças, pode levar a complicações transoperatórias. As complicações podem ser transoperatórias, imediatas e tardias.

Complicações Transoperatórias

As principais são sangramento, falso trajeto, lesão traqueal, lesão esofágica, lesão de nervo laríngeo recorrente, laceração da tireoide, parada cardiorrespiratória, pneumomediastino e pneumotórax. O sangramento normalmente não é grave, podendo ocorrer pelas veias jugulares anteriores, ou do istmo da tireoide. Normalmente, as coagulopatias são corrigidas no pré-operatório, e os pacientes com insuficiência hepática e renal devem ser monitorados neste quesito. A localização incorreta da TQT e a má exposição da tireoide no procedimento cirúrgico podem piorar a correção do sangramento. A introdução intempestiva da cânula de TQT pode causar lesão na parede posterior da traqueia e no esôfago, e a incisão com muita força na traqueia também pode causar as mesmas lesões. A perfuração do esôfago não é frequente e ocorre em menos de 1% dos casos.

A lesão do nervo recorrente ocorre quando se faz a dissecção na região lateral, sendo quase sempre definitiva, e normalmente é diagnosticada após a retirada da cânula.

O pneumotórax ocorre em 0,5-3% dos casos, quase sempre por trauma direto na pleura apical, sendo mais frequente em crianças e em pacientes enfisematosos. O pneumomediastino ocorre pela propagação do ar no mediastino, algumas vezes por falso trajeto.

Existem fatores para que ocorra a parada cardiorrespiratória, como arritmias, estímulo vagal, pneumotórax hipertensivo, persistência da obstrução da via respiratória e extubação acidental da IOT.

Complicações Imediatas

As complicações imediatas são aquelas que ocorrem nos primeiros sete dias após a cirurgia, e as principais são sangramento, saída acidental da cânula, rolha de secreção ocluindo a cânula, infecção do estoma, enfisema subcutâneo, broncoaspiração e alteração da deglutição.[10]

O sangramento pode ocorrer em pequena quantidade, por falha na hemostasia de pequenos vasos, e, quando é significativo, há necessidade de revisão no centro cirúrgico. Quando 48 horas após a cirurgia, temos que investigar distúrbios de coagulação.[9]

O enfisema subcutâneo pode ser causado por um fechamento muito hermético da incisão, pois, se a ventilação ocorrer com pressão muito alta, o ar pode dissecar o subcutâneo. Para evitar que isso aconteça, devemos colocar uma cânula de TQT proporcional ao tamanho da traqueia, e não fechar totalmente a incisão. Para descartar o pneumotórax, temos que realizar uma radiografia.

A cirurgia da TQT é contaminada, mas normalmente não ocorre a infecção da ferida cirúrgica. Se isto ocorrer, devemos deixar a ferida aberta, com o uso de limpeza local e antibióticos.[9]

A oclusão da cânula por secreção é evitada com a realização de limpezas, aspirações frequentes e umidificação.

Se a perda da cânula de TQT ocorrer nos primeiros dias após a cirurgia, sua reposição pode ser difícil, pois ainda não está estabelecido um trajeto. Se forçarmos muito, pode ocorrer falso trajeto, lesão na traqueia e sangramentos. Para reinserirmos a cânula devemos ter uma boa iluminação. Se tivermos pontos de reparo devemos utilizá-los para a exposição da traqueia, e retirada de pontos que podem atrapalhar a exposição, e, caso isto não seja possível, devemos levar o paciente para o centro cirúrgico.

A TQT faz com que a traqueia se fixe na pele, e com isso dificulta a subida e descida da laringe, sendo um mecanismo importante na deglutição, que fica prejudicada.

Complicações Tardias

Ocorrem após sete dias da cirurgia, e as principais são as estenoses traqueais, fístula traqueo-inominada, fístula traqueoesofágica e tecido de granulação. É importante manter a traqueia e brônquios úmidos, filtrar o ar e aquecê-lo, pois é comum traqueíte e bronquite nestes pacientes, e estes cuidados mantêm o movimento ciliar, evitam o ressecamento da mucosa e a formação de crostas.

Pode ocorrer estenose, mas sintomas, como estridor, tosse e dispneia, só ocorrem quando há uma redução de mais de 50% da luz traqueal. Geralmente a estenose ocorre na região da TQT ou na região do balonete, neste caso, quase sempre por isquemia pela pressão do balonete, que não deve ultrapassar 20-25 mm Hg. Pode ocorrer também pelo atrito da ponta da cânula com a traqueia.

A fístula traqueoinominada é rara, e ocorre em 0,6-0,7% das TQT, sendo muito temida. Normalmente ocorre em cerca de três semanas em 70% dos casos, mas há relatos de ocorrência nas primeiras 48 horas. A hemoptise e sangramento ao redor da TQT são os principais sinais clínicos, no início com pequenos episódios, com aumento no decorrer do tempo. O sucesso do tratamento é o diagnóstico precoce. É causada pela pressão do balonete na parede anterior da traqueia, provocando sua erosão, com infecção local. Yang *et al.* relataram mortalidade de 73% a 100% sem o tratamento adequado. Na tentativa de salvar o paciente, podemos insuflar o balonete na região do sangramento, com a introdução do dedo na TQT, e pressão na região anterior. Se conseguirmos conter o sangramento, devemos manter o dedo na posição até chegarmos no centro cirúrgico, onde deve ser realizada uma esternotomia para exposição dos vasos e hemostasia.[11]

A fístula traqueoesofágica ocorre em menos de 1% dos casos, e é causada pela pressão do balonete na parede posterior da traqueia sobre a sonda nasogástrica posicionada no esôfago.

A traqueomalacia pode ocorrer por necrose das cartilagens, e infecção do local, causando o desabamento do arcabouço traqueal. Pode ter tratamento paliativo colocando-se uma cânula mais longa, usando um *stent* e traqueoplastia com ressecção da área comprometida.

A fístula traqueocutânea que não fecha espontaneamente, ocorre devida a TQT prolongada e epitelização do trajeto fistuloso. O fechamento pode ser realizado com anestesia local com retalhos locais.

O tecido de granulação é uma complicação muito frequente, geralmente ocorre nas primeiras seis semanas após a retirada da cânula, como consequência das infecções e da condrite. Os granulomas podem ser formados na luz traqueal e causar obstrução.[8]

REFERÊNCIAS BIBLIOGRÁFICAS

1. Ciaglia P, Firsching R, Syniec C. Ciaglia P. Elective percutaneous dilatational tracheostomy: a new simple bedside procedure; preliminary report. Chest. 1985;87(6):715-9.
2. Meirelles RC, Neves-Pinto RM, Tomita S. História da traqueotomia RSORL. 2005;5(1):4-9.
3. Neevel AJ, Smith JD, Morrison RJ, et al. Postacute COVID-19 Laryngeal Injury and Dysfunction. American Academy Otorhinolaryngology Head and Neck Surgery. 2021;5(3):1-8.
4. Piazza C, Filauro M, Dikkers FG, et al. Long-term intubation, and high rate of tracheostomy in COVID-19 patients might determine an unprecedented increase of airway stenoses: a call to action from the European Laryngological Society. European Archives of Oto-Rhino-Laryngology. 2021;278:1-7.
5. Engels PT, Bagshaw SM, Meier M, Brindley PG. Tracheostomy: from insertion to decannulation. Can J Surg. 2009;52(5):427-433.
6. Griffiths J, Barber VS, Morgan L, et al. Systematic review and metaanalysis of studies of the timing of tracheostomy in adult patients undergoing artificial ventilation. BMJ. 2005;28(5):330-40.
7. Dunham CM, Ransom KJ. Assessment of early tracheostomy in trauma patients: a systematic review and meta-analysis. Am Surg. 2006;72(3):276-81.
8. Oliver ER, Gist AM. Gillespie B. Percutaneous versus surgical tracheotomy: An updated meta-analysis. Laryngoscope. 2007;117(9):1570-5.
9. Terra RM, Fernandez A, Bammann RH, et al. Open bedside tracheostomy: Routine procedure for patients under prolonged mechanical ventilation. Clinics. 2007;62(4):427-32.
10. Epstein SK. Late complications of tracheostomy. Respir Care. 2005;50(4):542-9.
11. Yang FY, Criado E, Schwartz JA, et al. Trachea-innominate artery fistula: retrospective comparison of treatment methods. South Med J. 1988;81(6):701-6.

CAPÍTULO 67

LARINGECTOMIAS PARCIAIS

Giulianno Molina de Melo ▪ Onivaldo Cervantes

INTRODUÇÃO

O câncer de laringe está progressivamente aumentando sua incidência, apesar de todas as medidas de prevenção adotadas mundialmente.

Dados recentes apontam para incidência anual de 2,76/ano para cada 100.000 habitantes, com prevalência de 14,33 casos/ano/100.000 habitantes e mortalidade de 1,66 pacientes/ano/1.000.000 habitantes. Houve aumento real da incidência e prevalência em 12% e 24% respectivamente durante as últimas três décadas, ao custo médio de 3,28 milhões de dólares por dia/ano.[1] O fato é que há uma explosão de casos principalmente em homens (5 vezes mais que as mulheres), aumentando com a idade (pico de 65anos, variando de 40 anos a 80 anos).

Dados do Globocan demonstram uma previsão de estimativas de novos casos de 2020 a 2040 com aumento de 73,1% para os países de moderado índice de desenvolvimento (IDH) e de 58,2% para os países de alto IDH, com total de 281.264 casos novos.[2]

O desafio sempre será selecionar adequadamente os pacientes para cada modalidade de tratamento: cirurgia total ou parcial, radioterapia e/ou quimioterapia, ou combinação, considerando todos os fatores que envolvem dados clínicos do paciente, da instituição local e recursos disponíveis.

O principal objetivo de todo especialista que se dispõe a tratar o câncer de laringe é ao mesmo tempo em que DEVE evitar a recidiva local e consequentemente o aumento de mortalidade também DEVE escolher a melhor alternativa para preservar a laringe, o máximo possível, com suas três funções básicas de respiração, fonação e deglutição, evitando a traqueostomia.

A necessidade do especialista na área (laringologia) sempre foi motivo de discussão, sendo reconhecido e considerado atualmente como um profissional entre seus pares com profundo conhecimento científico e técnica cirúrgica refinada no tema em questão. Esta necessidade se impõe no momento para o tratamento preservador de órgão da laringe com laringectomias parciais.

Parafraseando Cushing, que já demostrava, nos primórdios da Neurocirurgia, a necessidade do cirurgião geral ter formação neurológica clínica, tornando-se um neurocirurgião e não como o era praticado antes: o clínico localizava a lesão e indicava o local no crânio a ser aberto pelo cirurgião geral, ocorrendo muitos erros, em que a lesão as vezes não era encontrada.[3] O laringologista (otorrino ou cirurgião de

cabeça e pescoço de formação) deve estar apto a tratar estas neoplasias por serem sua área de atuação, antes que evoluam para a indicação de laringectomia total.

Diversas técnicas foram criadas para a cirurgia conservadora da laringe (CCL), com modalidades endoscópicas, a *laser* ou a frio, com cirurgias abertas e cirurgias combinadas ouvideoassistidas.

O presente capítulo tem a intenção de fornecer ao leitor uma visão geral, rápida e objetiva, com intuito de servir de guia, não esgotando o assunto, sobre as Laringectomias Parciais como cirurgias conservadoras da laringe no âmbito do câncer de laringe. O leitor deverá, com base no presente texto, aprofundar seus conhecimentos sobre o tema com as referências sugeridas, sendo estimulado a procurar mais detalhes na literatura médica corrente.

DEFINIÇÃO

Define-se como cirurgia conservadora da laringe (CCL) aquela cirurgia parcial em que, além de manter o primeiro objetivo de erradicar o câncer, deve ter como segundo objetivo adquirir o máximo de função, ou seja, deve manter a fonação sem traqueostomia e a deglutição (alimentação) sem uso de sondas enterais ou de gastrostomias, sendo assim também chamadas de Cirurgia de Preservação de Órgãos (CPO).[4]

QUANDO CONSIDERAR PACIENTE ELEGÍVEL PARA A CIRURGIA

Para a indicação das laringectomias parciais no câncer de laringe, devem ser considerados a localização e o estádio do tumor, sendo ponderado que o tumor deve ser retirado por uma das técnicas apresentadas, como CCL. Não menos importante é a avaliação da adequada função respiratória, sem o que o paciente não será capaz de tolerar pequenas aspirações que possam ocorrer advindas da técnica.

O raciocínio médico inicia-se na primeira consulta, atento aos detalhes da história, tempo de progressão dos sintomas e sequência dos sinais e sintomas apresentados; comorbidades; *status performance* dado pelas escalas de ECOG (Eastern Cooperative Oncology Group *Performance* Status)[5] ou de Karnofski *Performance Status*;[6] *status* nutricional e respiratório; estádio TNM; tipo histológico da neoplasia e dados mais precisos, como localização do tumor, tamanho, grau da mobilidade da prega vocal (PV), locais possíveis de disseminação e invasão que devem ser adquiridos por nasofibrolaringoscopia, telelaringoscopia ou mesmo laringoscopia de suspensão (sendo esta última para casos de dúvida), se possível com magnificação e com boa qualidade de imagem, gravadas para futuras consultas de detalhes e planejamento; exames de imagem adequadas, como tomografia computadorizada *dual energy*, com contraste e corte finos de 1 mm na laringe, e ressonância magnética da laringe.[7]

Não menos importante, o paciente deve, depois de ter seus dados coletados, examinados e explicados, assentir sobre a terapêutica proposta, concordando com o tratamento, ciente (ele e seus familiares) dos riscos, complicações e benefícios do tratamento.

O RACIONAL DA LARINGECTOMIA PARCIAL

O cirurgião deve estar familiarizado com os princípios que regem as CCLs, bem como das várias técnicas, para poder criar seu arsenal terapêutico com maior leque de opções.

O enfoque cirúrgico deve ser principalmente sobre o local da neoplasia e o tecido remanescente com a margem adequada (não incluindo a laringe inteira), prevendo a reconstrução, evolução e prognóstico, enquanto as técnicas clínicas não cirúrgicas (rádio e quimioterapia) focarão na laringe em sua totalidade, independentemente da localização do tumor.

Assim, devemos prestar atenção nos seguintes pontos principais:

- O cirurgião deve procurar prever com boa acurácia, em três dimensões, os limites do tumor. Desta maneira poderá escolher qual melhor técnica cirúrgica utilizar, ou, se por razões clínicas, deve decidir por radioquimioterapia. Neste quesito, a laringoscopia é essencial. A avaliação da mobilidade das pregas vocais é de suma importância quando pensamos em preservar a função (Fig. 67-1). Somente o estádio TNM não ajuda a predizer qual técnica utilizar, mas sim a comparar os resultados e tipos de tratamento entre os grandes centros.
- O cirurgião deve avaliar corretamente a unidade cricoaritenóidea (cartilagens aritenoides, cartilagem cricoide e músculo cricoaritenoide), uma vez que é primordial para o funcionamento sem aspiração da laringe. O conceito de que somente a prega vocal deve ser preservada é falho e,

se não for acrescentado um estudo também sobre a unidade cricoaritenóidea, a traqueostomia permanente após a cirurgia poderá ser uma rotina.
- O cirurgião deve estar apto a definir os conceitos de câncer da laringe e cirurgia para o câncer da laringe. Deve predizer o crescimento do tumor com base nos achados do exame físico e da laringoscopia, diferenciando as áreas de disseminação do tumor pelos vários recôncavos da anatomia laríngea, com barreiras físicas ou não, de maneira tridimensional, sobre as áreas inflamatórias pré-tumorais. O conhecimento destes detalhes fornece um número grande de técnicas que podem ser aplicadas para as cirurgias conservadoras da laringe.
- O cirurgião deve ter em mente que muitas vezes será necessário retirar tecido normal (contralateral, de unidades funcionantes não envolvidas pelo tumor) da laringe durante a cirurgia para preservação de órgãos, no sentido de facilitar e de ter o melhor resultado da reconstrução. Por exemplo, a remoção de cT3N0 selecionado, com laringectomia horizontal supracricoide e reconstrução com crico-hiodeoepiglotopexia (CHEP), em que a contralateral normal é sacrificada para a melhor alternativa de reconstrução.
- O cirurgião deve sempre ter em mente que o controle local oncológico deve ser conseguido sempre na cirurgia conservadora, sendo vital para a sobrevida global e para a qualidade de vida; porém, deve ser evitada a permanência da traqueostomia, que negativamente afeta a qualidade de vida destes pacientes.

TIPOS DE LARINGECTOMIAS PARCIAIS

Várias classificações existiram, conforme o que foi descrito da técnica na época do período mencionado.

Segundo Bertelli,[3] na década de 1980 existia a seguinte classificação:

- Cordectomia por microcirurgia;
- Cordectomia por laringofissura;
- Laringectomia frontal ou frontolateral;
- Hemilaringectomia;
- Laringectomia transversa supraglótica;
- Laringectomia subglótica transversa;
- Laringectomia subtotal.

Para Noronha e Dias,[8] as cirurgias conservadoras podem ser divididas em:

- Glótico: laringofissura com cordectomia/hemilaringectomia/laringectomia parcial frontoanterior/vertical;
- Supraglótico: laringectomia supraglótica;
- Laringectomias subtotais.

Fried *et al.*[7] dividem as laringectomias parciais em:

- *Glote:* microcirurgia a *laser* ou a frio/laringofissura e cordectomia/hemilaringectomia padrão/ressecção anterior/parcial estendida/subtotal/*near-total*;
- *Supraglote:* hemilaringofaringectomia supracricoide/laringectomia parcial supracricoide.

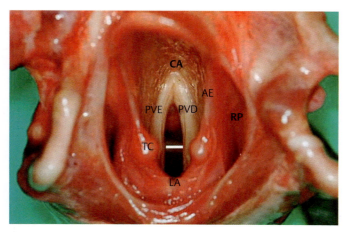

Fig. 67-1. Anatomia normal da laringe. CA, comissura anterior; AE, prega ariepiglótica; RP, recesso piriforme; PVD, prega vocal direita; PVE, prega vocal esquerda; IA, região interaritenoide; TC, cartilagem aritenoide.

Weinstein et al.,[4] mais recentemente, dividem as laringectomias em:
- *Endoscópicas:* cordectomias parciais a *laser* ou não/cordectomia a *laser*;
- *Abertas:* cordectomia/parcial vertical/parcial vertical estendida/laringoplastia epiglótica/parcial supracricoide com crico-hiodoepiglotopexia/parcial supracricoide com crico-hiodoepiglotopexia e ressecção de uma aritenoide/não candidato a laringectomia parcial (cirurgia conservadora).

PASSO A PASSO

O cirurgião que se proponha a realizar a CCL deve ter claro a localização e o estádio do tumor. Somente serão considerados passíveis de conservação da laringe aqueles tumores que tenham estádio inicial e que o paciente tenha potencial para isso.

O enfoque deste capítulo englobará as Laringectomias Parciais Abertas.

Uma vez corretamente apreciada a neoplasia, com localização e potenciais áreas de disseminação, avaliação da área da laringe remanescente, avaliação das comorbidades e *performance* clínica do paciente, e concordância deste sobre o procedimento, prosseguiremos com a técnica padrão inicial para todas as laringectomias parciais, que deve, porém, ser adaptada à preferência do cirurgião:

- Comum a todos os procedimentos:
  - Paciente deve ser posicionado em decúbito horizontal, mesa e equipe cirúrgica preparadas para realizar traqueostomia, caso necessário, entubação orotraqueal com tubo fino adequado para a ventilação do paciente, coxim sob os ombros;
  - Checar sempre se os materiais adequados estão na sala e prontos para uso;
  - Checar patologista para exame de congelação;
  - Checar um Plano B caso a abordagem proposta resulte em descoberta de câncer avançado local e tenha necessidade de mudar a cirurgia a partir de ponto que seja mais "duvidoso" no pré-operatório;
  - Hemostasia rigorosa sempre deve ser a tônica;
  - Checar sempre após formação de hematomas ou seromas caso não estejam drenados;
  - Manter a cabeça com mínimo de extensão no pós-operatório imediato e recente;
  - Iniciar alimentação somente após verificação segura de não aspiração e assistida pela equipe de fonoaudiologia sempre que possível;
  - Cuidados com a traqueostomia devem ser os mesmos já preconizados: umidificação, limpeza do intermediário, assepsia de sujidades.

Para as Laringectomias Verticais

Laringofissura com Cordectomia

- A incisão deve ser horizontal, em plano diferente ao da traqueostomia (fator de preferência), abertura da rafe mediana sem destacar os músculos do pericôndrio, exposição da linha média da cartilagem tireoide;
- A tireotomia deve ser feita com minisserra ou com lâmina fria, dependendo da calcificação da cartilagem, atingindo toda totalidade da cartilagem, deixando os tecidos profundos intactos, senão a comissura anterior será danificada;
- Coloca-se um clampe caudalmente para abrir as alas da cartilagem e prosseguir com o corte da comissura anterior com lâmina fria, até o pecíolo da epiglote;
- Prossegue-se para a ressecção da corda vocal verdadeira, deixando a falsa prega intacta. Se for necessária a retirada da falsa prega, deve ser escolhida outra técnica que não a laringofissura devida à limitada exposição para a ressecção completa. Congelação intraoperatória é necessária para certeza das margens. Retirada do sáculo para evitar formação de laringocele futura e ser confundida com recidiva do tumor;
- A reconstrução é feita com sutura da área do defeito na mucosa com fio absorvível 4-0, sutura do tendão da corda vocal remanescente da comissura anterior ao pericôndrio, fixação do pecíolo com fio 3-0 submucoso e exteriorizado após o fechamento da cartilagem e fixo ao pericôndrio, e sutura da cartilagem com fio 2-0 ou inabsorvível prolene 2-0.

Laringectomia Vertical

- A incisão deve ser horizontal, em plano diferente ao da traqueostomia (fator de preferência), abertura da rafe mediana com elevação dos músculos e do pericôndrio ipsilateral, com secção superior e inferior, feitas com elevador de Freer. Lado contralateral deve estar intacto;
- Incisões na cartilagem com abertura em "janela" para a abertura da laringe, ao nível da prega vocal, segundo Pleet et al.,[9] feitas após marcação para as perfurações acima e abaixo da cartilagem para o fechamento após;
- Abertura da laringe com exposição do tumor, e ressecção com margem adequada, incluindo a prega vocal e a faixa da cartilagem tireoide;
- Reconstrução: pode ser deixada para epitelização por segunda intenção, flape muscular ou sutura das cartilagens com sobreposição mucosa (suturada com fio 4-0).

Hemilaringectomia Vertical Frontolateral

- A incisão deve ser horizontal, em plano diferente ao da traqueostomia (fator de preferência) (Fig. 67-2), abertura da

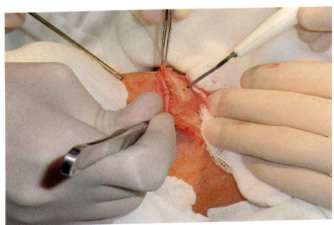

Fig. 67-2. Hemilaringectomia vertical frontolateral: incisão horizontal, em plano diferente ao da traqueostomia.

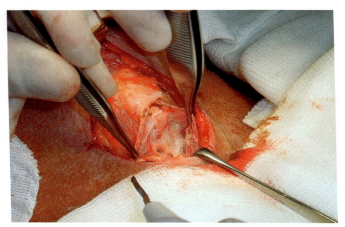

Fig. 67-3. Hemilaringectomia vertical frontolateral: abertura da rafe mediana com elevação dos músculos e do pericôndrio ipsilateral.

Para as Laringectomias Horizontais

- A incisão deve ser horizontal ou em "U", dependendo da necessidade de esvaziamento cervical, em plano diferente ao da traqueostomia (fator de preferência), geralmente iniciada cerca de 1,0 cm acima do osso hioide. Exposição da laringe, osso hioide e cricoide até o 2-3 anel traqueal. Secção dos músculos esterno-hióideo e esternotireóideo, dos músculos constritores da faringe e pericôndrio na borda posterior da ala da cartilagem tireóidea, sendo dissecados e liberados os seios piriformes. Desarticulação com cuidado da articulação cricotireóidea, pelo risco de lesão ao nervo laríngeo inferior. Secção do istmo da tireoide e dissecção da traqueia inferiormente para permitir sua elevação.
- Faz-se abertura da membrana cricotireóidea e é trocado o tubo orotraqueal para esta localização, dissecção do plano do osso hioide, liberado espaço pré-epiglótico, aberto seio piriforme, superiormente, através da valécula. Pinça-se a epiglote através da abertura para permitir a visualização da laringe internamente e do tumor.
- Do lado menos acometido, inicia-se a marcação e secção vertical da mucosa da prega ariepiglótica, anteriormente à aritenoide em direção inferior até a borda superior da cricoide, circundando até o lado tumoral para exposição da cartilagem tireoide que neste momento é fraturada para aumentar a exposição e visualização do lado contralateral na endolaringe. A partir da visualização direta do tumor dada pela exposição, faz-se o restante da incisão, com margens adequadas, com a ressecção da peça, permanecendo ao menos uma cartilagem aritenoide, a cartilagem cricoide e o osso hioide.

rafe mediana com elevação dos músculos e do pericôndrio ipsilateral (Fig. 67-3), com secção superior e inferior, feitas com elevador de Freer, preservando pericôndrio (Fig. 67-4). Lado contralateral deve estar intacto (Fig. 67-4). Utilizada para lesões que envolvam a comissura anterior.
- A incisão da cartilagem deve ser ao longo da lâmina da cartilagem do lado não envolvido, permitindo a ressecção da cartilagem, ângulo anterior, comissura e porção contralateral da corda vocal (Fig. 67-5).
- A reconstrução pode ser feita com retalho de Conley e outros *flaps* musculares (Fig. 67-6).

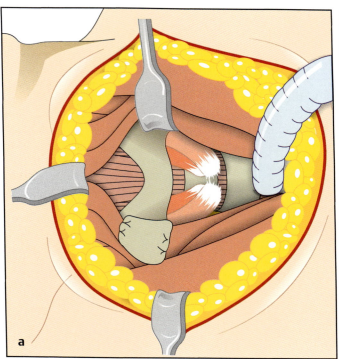
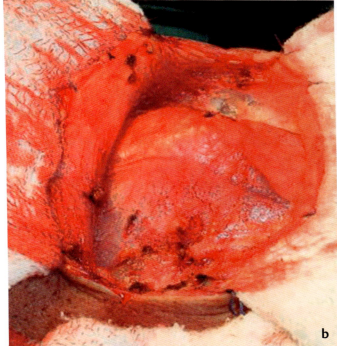

Fig. 67-4. Hemilaringectomia vertical frontolateral. (a,b) Descolamento feito com elevador de Freer, preservando pericôndrio.

CAPÍTULO 67 ■ LARINGECTOMIAS PARCIAIS

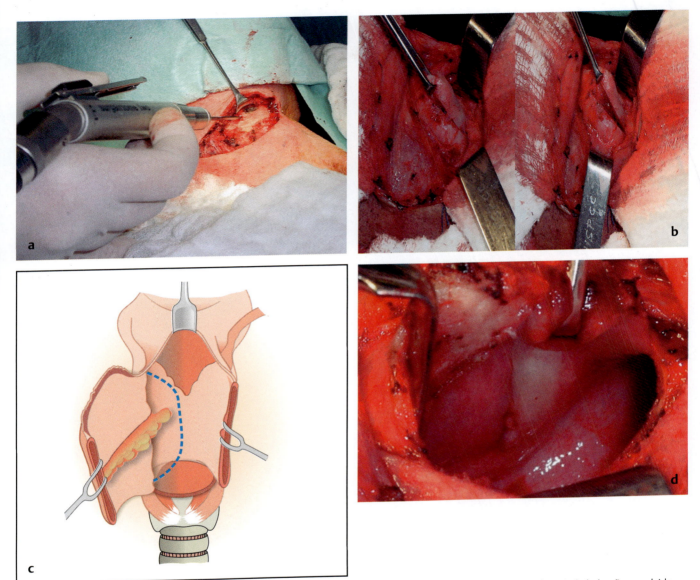

Fig. 67-5. Hemilaringectomia vertical frontolateral. (**a**) A incisão da cartilagem deve ser ao longo da lâmina da cartilagem do lado não envolvido. (**b-e**) Ressecção da cartilagem, ângulo anterior, comissura e porção contralateral da corda vocal.

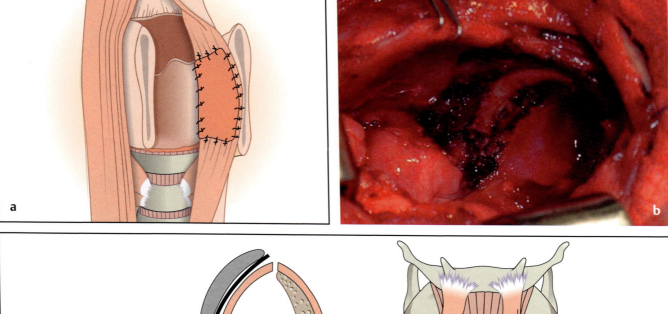

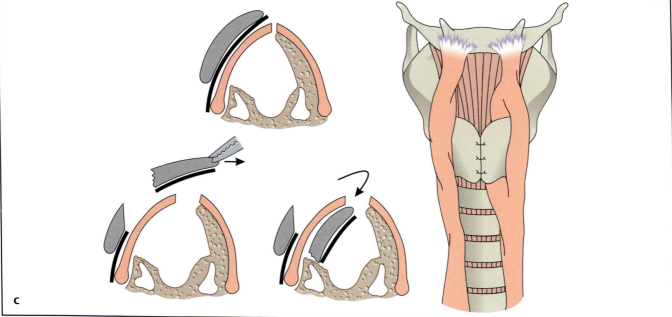

Fig. 67-6. Hemilaringectomia vertical frontolateral: (**a,b**) Reconstrução pode ser feita com outros flapes musculares. (**c**) Reconstrução pode ser feita com retalho de Conley.

- A reconstrução ocorre com sutura "perdida" para orientar a cicatrização em ambas as mucosas das aritenoides fixas na linha média, evitando a rotação das aritenoides. Depois se faz a compactação da cartilagem cricoide com o osso hioide e base da epiglote, com 3 a 4 suturas de Vicryl 0 ou 2-0, ou de Prolene, distribuídas uma na linha média e as outras equidistantes para fechar o defeito, feito facilmente após a liberação da traqueia previamente, com fechamento hermético e a traqueostomia colocada adequadamente. As suturas estão reconstruindo os músculos pré-tireoidianos com dreno de Penrose colocado para secreção local e exteriorizado pela incisão.

REFERÊNCIAS BIBLIOGRÁFICAS

1. Nocini R, Molteni G, Mattiuzzi C, Lippi G. Updates on larynx cancer epidemiology. Chin J Cancer Res. 2020;32(1):18-25.
2. IARC. Cancer tomorrow. WHO [Internet]. 2021.
3. Bertelli A. Câncer da laringe. Prudente A, editor. São Paulo – Brasil: Fundação Antonio Prudente; 1980.
4. Weinstein G, Laccourreye O, Brasnu D, Laccourreye H. Organ preservation surgery for laryngeal cancer: A new paradigm. In: Group SP, editor. Organ preservation surgery for laryngeal cancer. 1. Canada: Singular Publishing Group; 2000.
5. Oken MM, Creech RH, Tormey DC, et al. Toxicity and response criteria of the Eastern Cooperative Oncology Group. Am J Clin Oncol. 1982;5(6):649-55.
6. Mor V, Laliberte L, Morris JN, Wiemann M. The Karnofsky Performance Status Scale. An examination of its reliability and validity in a research setting. Cancer. 1984;53(9):2002-7.
7. Fried MP, Lauretano AM. Conservation surgery for glottic carcinoma. In: Mosby, editor. The larynx. 1. St Louis – Missouri- USA: Mosby; 1996.
8. Noronha MJR, Dias FL. Câncer da laringe. Rio de Janeiro – RJ: Livraria e Editora Revinter; 1997.
9. Pleet L, Ward PH, DeJager HJ, Berci G. Partial laryngectomy with imbrication reconstruction. Trans Sect Otolaryngol Am Acad Ophthalmol Otolaryngol. 1977;84(5):ORL882-9.

LARINGECTOMIA TOTAL

CAPÍTULO 68

Nédio Steffen ▪ José Antonio Pinto ▪ Luciane Mazzini Steffen ▪ Douglas Klug Reinhardt

INTRODUÇÃO

A laringectomia total é uma cirurgia invasiva que consiste na remoção de todo órgão laríngeo a partir de diagnósticos diversos. A indicação mais frequente se dá nas neoplasias malignas avançadas da laringe, como tratamento primário, podendo também ser realizada em casos de falhas terapêuticas (radioterapia e quimioterapia), traumas, condronecrose laríngea e outras doenças.

Este procedimento visa o controle da doença locorregional da laringe, hipofaringe e parte da traqueia cervical, bem como seus anexos (osso hioide, músculos, vasos). Quando necessário, poderão ser removidos no mesmo momento cirúrgico a tireoide e/ou os linfonodos cervicais, estes por meio do esvaziamento cervical uni ou bilateral.[1,2]

Os avanços técnicos da laringectomia total possibilitaram a mitigação de seus efeitos mais indesejáveis, tornando o procedimento mais atrativo do ponto de vista não apenas oncológico, mas também da qualidade de vida destes pacientes. Este capítulo tenciona oferecer uma visão objetiva e embasada em evidências desta cirurgia.

CONSIDERAÇÕES ANATÔMICAS E FUNCIONAIS

A laringe encontra-se na porção cervical anterior, sendo um canal que liga a faringe à traqueia cervical. Dentre suas funções, destacam-se a fonação, a respiração e a proteção da via aérea inferior, também contribuindo com a deglutição e com a realização da manobra de Valsalva. Deve-se compreender o impacto da remoção deste órgão de forma a propiciar a melhor reabilitação possível, seja fonatória, respiratória, nutricional ou mesmo psicossocial.

O arcabouço cartilagíneo e muscular da laringe encontra-se em íntimo contato com estruturas nobres, como os grandes vasos e nervos do pescoço, o esôfago, a tireoide e a traqueia. De forma a evitar danos a estas estruturas, bem como para garantir margens oncológicas seguras, destaca-se que o pleno conhecimento da anatomia desta região é fundamental ao cirurgião que se propõe a realizar a laringectomia total.

PREPARO DO PACIENTE

Decúbito dorsal com coxim na altura das escápulas para hiperextensão do pescoço e coxim de apoio occipital para estabilização da cabeça.

Passagem de sonda nasoenteral realizada de acordo com a preferência da equipe. Poderá ser realizada com o paciente acordado e solicitando que faça o movimento da deglutição de forma a guiar a sonda, ou, também, logo após a anestesia e intubação orotraqueal. Ainda pode ser passada no intraoperatório, após a remoção da peça cirúrgica.

Anestesia geral com intubação orotraqueal ou pela traqueostomia, quando existente. O tubo orotraqueal será posteriormente removido e reposicionado na traqueia, após a abertura desta no intraoperatório.

Em casos de dúvidas, ou sempre que necessário, é recomendável executar laringoscopia direta antes do ato cirúrgico principal para confirmar a extensão e a localização atualizadas do tumor. Também se pode aproveitar este momento para coleta e envio de material para biópsia por congelação e confirmação diagnóstica.[3]

Antissepsia com iodopovidona ou clorexidina alcoólica. Quando necessário, realiza-se tricotomia do campo cirúrgico.

Colocação de campos cirúrgicos estéreis com confecção de "touca estéril" englobando o tubo orotraqueal. Exposição do campo cirúrgico desde a linha mamilar até o lábio inferior do paciente. Fixação dos campos com fio de Seda 0.

A administração de antibiótico profilático endovenoso pode ser feita 1 h antes da cirurgia ou no momento da incisão.

Demarcação da incisão com azul de metileno ou caneta cirúrgica: incluindo incisão prévia de traqueostomia ou realizando nova incisão.[3] Nos casos em que haja traqueostomia prévia, a pele do traqueostoma deverá ser removida juntamente com a peça cirúrgica a fim de evitar contaminação com células neoplásicas na região peritraqueal. Dá-se preferência à incisão da laringectomia separada da incisão da traqueostomia devida a menor chance de deiscências, fístulas e enfisema subcutâneo.[2]

TÉCNICA CIRÚRGICA

Incisão da Pele e Retalhos

Incisão em colar (em forma de "U"): iniciando na linha média entre a fúrcula esternal e a cricoide, com extensão lateral até a borda anterior do músculo esternocleidomastóideo bilateralmente, 2 cm abaixo do ângulo da mandíbula. Se houver necessidade de esvaziamento cervical, ampliar a incisão até a ponta da mastoide do lado a ser esvaziado.[4,5]

Incisão com lâmina de bisturi nº 22 em pele, subcutâneo (fáscia cervical superficial) e músculo platisma. Confecção do retalho subplatismal: o assistente deve tracionar o retalho superior com ganchos ou afastadores de Senn Muller, enquanto a dissecção com bisturi ou cautério monopolar deve seguir em plano paralelo à pele, evitando assim lesão aos vasos e aos nervos mandibulares marginais (ramo do VII par). Em sua mão não dominante, o cirurgião utiliza o dedo com gaze ou pinça com dente para afastar o campo, gerando tensão no plano de dissecção.

Cauterização com cautério bipolar acompanha a dissecção, podendo ser necessárias ligaduras de vasos. Se possível, poupar as veias jugulares anteriores, que se localizam em plano imediatamente profundo ao retalho e participam de sua nutrição. Descolar o retalho superior tendo seu limite a exposição das glândulas submandibulares bilateralmente, e o retalho inferior, até a fúrcula esternal. Fixa-se então os retalhos miocutâneos junto à pele com fio inabsorvível 2-0. Atentar ao sofrimento isquêmico da pele devido à compressão pela sutura.[3]

Estender a dissecção lateralmente até a borda anterior dos músculos esternocleidomastóideos. Com o uso de tesoura Metzenbaum ou eletrocautério, a bainha carotídea é liberada da parede lateral da laringe desde o osso hioide até a traqueia.

Esvaziamento Cervical

Neste momento da cirurgia é realizado o esvaziamento cervical uni ou bilateral, radical ou modificado, conforme indicado.

Dissecção Tireóidea

Afasta-se lateralmente a musculatura infra-hióidea (esternotireóideo e esterno-hióideo) na linha média próximo à sua inserção distal. Tracionar a fáscia da linha média com uma pinça hemostática, afastando-a da glândula tireoide e minimizando o risco de lesão da glândula. Ligadura das veias tireóideas inferiores, com dissecção da tireoide na linha média. Descolar a glândula da traqueia e realizar istmectomia com uso de pinça seladora ou suturas com fio absorvível. Profundamente à glândula, repousando na membrana cricotireóidea, ligam-se as artérias cricotireóideas e ramos da tireóidea superior.[3,6]

Quando necessário, o lobo da tireoide ipsilateral à lesão laríngea pode ser removido junto com a peça, sendo assim necessária a ligadura da veia tireóidea média e do pedículo superior. Incisa-se então o nervo laríngeo recorrente ipsilateral e preserva-se o lobo da tireoide aderido à peça para remoção *en bloc*.[2]

Esqueletização e Mobilização Laríngea

Com um afastador de Langenbeck, traciona-se o mento do paciente cranialmente. Os músculos supra-hioideos são incisados com eletrocautério monopolar em sua inserção junto ao osso hioide, que então deve ser seguro com pinça de Allis. Inicia-se a desinserção dos músculos na linha média e estende-se ao corno lateral (maior) (Fig. 68-1). Atentar ao nervo hipoglosso e à artéria lingual, que passam em plano profundo e superior ao corno maior do osso hioide. A seguir, os músculos omo-hióideos e esterno-hióideos são também incisados e rebatidos inferiormente, realizando a esqueletização do osso hioide.[3,5]

A seguir, na cartilagem tireóidea, os músculos esternotireóideo e tireo-hióideo e constritor inferior da faringe são incisados e desinseridos, expondo o arcabouço laríngeo. Bilateralmente, a musculatura constritora inferior da faringe é incisada em toda sua extensão seguindo uma linha vertical em sua inserção na face posterior da cartilagem tireoide. Deve-se considerar a preservação de parte da musculatura cons-

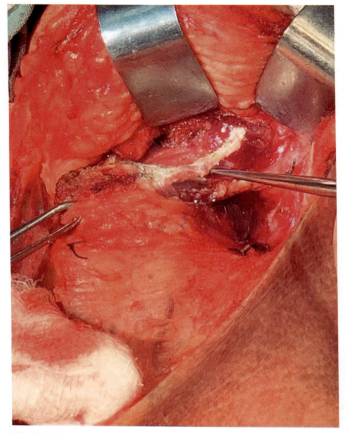

Fig. 68-1. Esqueletização do hioide com exposição do corno lateral esquerdo e auxílio de gancho.

tritora faríngea, de forma a servir de retalho para facilitar o fechamento do defeito.[5,6]

Com um descolador de Freer, acessa-se o plano subpericondral, sempre iniciando pelo lado contralateral ao tumor. Posiciona-se um gancho na lateral da cartilagem tireoide para rebatê-la e procede-se então ao descolamento do pericôndrio da face interna, liberando a inserção do seio piriforme (Fig. 68-2). Caso haja tumor próximo ao pericôndrio

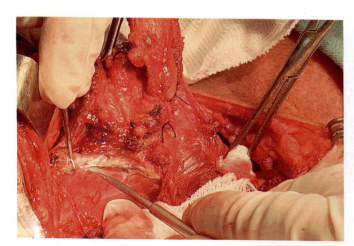

Fig. 68-2. Esqueletização da tireoide com descolamento de seu pericôndrio posterior e liberação do seio piriforme.

interno, é recomendável optar-se por realizar este descolamento sob visualização direta em um momento posterior. Deve-se atentar para não perfurar a faringe neste momento devido ao risco de fístula.[5]

Traqueostomia

Caso o paciente não tenha sido previamente traqueostomizado, neste momento realiza-se a traqueotomia com lâmina 11 entre o segundo e o quarto arco traqueal (ou mais inferiormente, no caso de extensão tumoral subglótica). A incisão é estendida pelo perímetro da traqueia, mantendo-se sua porção posterior intacta por enquanto. Este passo deve ser realizado em constante comunicação com o anestesista e com cuidado para preservar o balonete do tubo. Procede-se então, com relativa agilidade por parte da equipe e com cuidado para não haver contaminação do campo cirúrgico, à intubação com tubo estéril via traqueostomia definitiva.[3] O traqueostoma será confeccionado com pontos simples de *Mononylon* 3-0 entre a traqueia e a pele ao final do procedimento. Recomenda-se a fixação do tubo para evitar extubação.

Faringotomia e Liberação da Peça Cirúrgica

Técnica Aberta

Em se optando por uma laringectomia total por técnica aberta (tradicional), o próximo passo consiste em penetrar na luz faringolaríngea, o que é habitualmente realizado pela região da valécula. A faringotomia via valécula inicia com a palpação do espaço pré-epiglótico, assim determinando a altura da epiglote e o ponto de entrada na faringe.[3] O osso hioide é então tracionado com pinça de Allis e, com o cautério, é descolado de suas inserções na base da língua e assoalho da boca (Fig. 68-3).

A dissecção do hioide deve proceder sempre próxima ao osso, de forma a evitar adentrar a faringe precocemente. Expõe-se, assim, o espaço pré-epiglótico, atentando-se para a possibilidade de doença invadindo esta região. A faringotomia é então realizada em ponto na linha média imediatamente superior à cartilagem epiglote. Com uma pinça de Allis, traciona-se então a epiglote e incisa-se a mucosa faríngea contralateral ao tumor com tesoura de Metzenbaum.

A dissecção laríngea prossegue inferior e obliquamente em cada lado da epiglote, através das pregas faringoepigóticas e ariepiglóticas.[5] Neste ponto, a porção interna da laringe consegue ser visualizada, podendo-se avaliar a extensão macroscópica da doença. Mantendo margem de segurança de pelo menos 5-10 mm, as incisões podem ser ampliadas para os seios piriformes, bilateralmente.[2] Pode-se afastar a mucosa do seio piriforme e tensioná-la, de forma a facilitar a dissecção e a aumentar sua precisão. A preservação dos seios piriformes facilita o fechamento faríngeo e reduz o risco de fístulas e estenoses.

A seguir, sempre buscando a visualização direta do tumor, as dissecções prosseguem em direção ao espaço retrocricoide, onde a laringe está ligada ao esôfago. O uso de instrumentos frios nestas regiões permite melhor preservação da mucosa saudável para posterior fechamento. Com cuidado para evitar lacerações, a laringe deve ser retraída anteriormente e dissecada do esôfago (Figs. 68-4 e 68-5). As incisões em cada lado

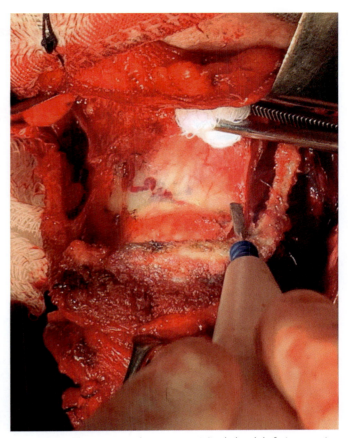

Fig. 68-3. Epiglote tracionada com exposição do local da faringotomia entre o osso hioide e a base da língua.

se encontram, na linha média, em ponto posteroinferior às articulações cricoaritenoides. Pode-se colocar o dedo na luz esofágica para elevar o órgão e guiar a separação deste da laringe e da traqueia.[3,5]

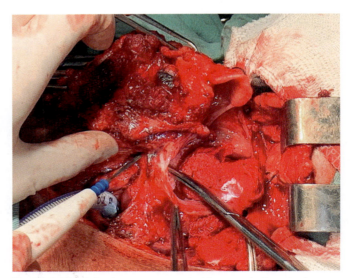

Fig. 68-4. Dissecção do espaço retrocricoide com rebatimento da peça cirúrgica.

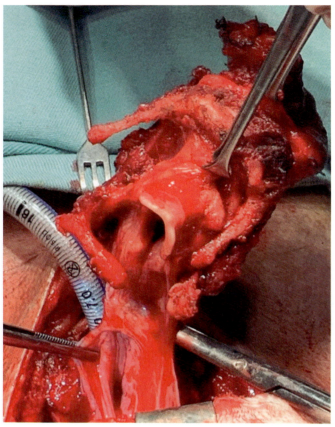

Fig. 68-5. Peça cirúrgica ligada à hipofaringe através do espaço retrocricoide, ponto final da dissecção.

Enfim, corta-se o pedículo posterior remanescente da traqueia, liberando a peça cirúrgica. Com a peça em mãos, inspecionam-se as margens do tumor, ampliando-as em caso de dúvida sobre seu comprometimento.

A faringotomia também pode ser realizada por via retrocricoide. Para tanto, após os passos iniciais da confecção do retalho miocutâneo e dissecção do osso, a laringe deve ser elevada com os anéis traqueais acima da traqueostomia. Então, em sentido caudocranial, separa-se a fina parede posterior da traqueia do esôfago. Contralateralmente ao tumor, a hipofaringe é incisada em ponto próximo à cartilagem cricoide. Assim, a dissecção pode prosseguir ao seio piriforme e demais regiões laríngeas com segurança.

Técnica Fechada

No caso da opção por técnica fechada, a dissecção laríngea e o fechamento faringoesofágico são realizados com Stapler. Além de apresentar custo mais elevado, nesta técnica a faringe não é acessada e o tumor não é visualizado diretamente, o que pode incorrer em comprometimento das margens cirúrgicas e recidiva. Assim, seu uso é preferível no caso de tumores endolaríngeos. Por outro lado, o uso de Stapler reduz o tempo de procedimento e de hospitalização. A ocorrência de fístula ou outras complicações é igual ou menor quando comparada com a técnica aberta.[2]

A cirurgia fechada é performada da mesma forma que a cirurgia aberta até o ponto onde se desnuda o osso hioide e pericôndrio interno da cartilagem tireoide com o seio piriforme. Então, para o adequado posicionamento do Stapler, resseca-se os cornos maiores do osso hioide. Com uso de pinça de Allis, a epiglote é tracionada em seu bordo livre para a luz laríngea e o Stapler inicia a dissecção pela valécula, mantendo-se sempre mais próximo do nível do arcabouço laríngeo. Assim, atentando-se às margens oncológicas, preserva-se maior quantidade de tecido faríngeo sadio. Outra pinça de Allis pode ser posicionada no coto proximal da traqueia para auxiliar sua separação do esôfago. Nesta técnica, a dissecção laringotraqueal e o fechamento faringoesofágico se dão simultaneamente devido ao mecanismo do Stapler.[7-9]

Fechamento do Defeito Faríngeo

Já sem tumor, resta ao cirurgião realizar o fechamento do defeito faríngeo e a confecção do neoesôfago. Este deve ser hermético à passagem de líquidos, mas não estreito demais para gerar disfagia. A reabilitação vocal também depende de uma adequada reconstrução faringoesofágica. O fechamento primário é sempre preferível, no entanto retalhos e enxertos podem ser necessários.

Em se tratando de laringectomias totais de resgate (após tratamento quimiorradioterápico), o fechamento primário como técnica isolada pode acarretar maior risco de fístula. Nestes casos, o reforço do fechamento primário com retalhos ou enxertos pode diminuir este risco em até um terço, devendo-se, no entanto, pesar riscos e benefícios de se agregar morbidade ao procedimento cirúrgico (Fig. 68-6).

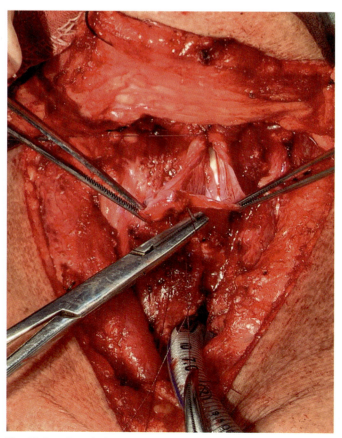

Fig. 68-6. Defeito faríngeo com exposição das bordas para fechamento. Pode-se identificar a sonda nasoentérica agindo como guia para o cirurgião.

Neste momento, pode ser realizada a colocação de válvula fonatória. O *shunt* traqueoesofágico é confeccionado introduzindo-se uma pinça hemostática longa pela luz do esôfago. Sua ponta é direcionada para a parede anterior do esôfago 1 cm abaixo da borda cranial do traqueostoma. Com uma lâmina 15, punciona-se contra a pinça hemostática e, com o auxílio de fios-guia, pode-se prender a válvula fonatória e inseri-la no local da punção.[2,3]

Para fechamento da faringe, retira-se o coxim dos ombros do paciente para fletir sua cabeça e desfazer a tensão. Na técnica aberta, o tipo de fechamento depende do formato do defeito e da experiência do cirurgião, podendo dar-se em linha reta, horizontal ou verticalmente, ou em "T" (preferível em defeitos maiores). Excesso de tecido na linha média após o fechamento pode implicar em pseudodivertículo, mais comum nos fechamentos lineares. A sutura da mucosa com Vicryl 4-0 deve buscar a inversão das bordas e evitar tensão excessiva. Suturas contínuas distribuem melhor a tensão nos pontos e parecem reduzir o risco de fístula.

A sutura de Connell modificada inicia com um ponto simples próxima ao vértice do defeito: a agulha deve entrar do sítio extramucoso (de fora) para o sítio mucoso (para dentro). A seguir, próximo ao ponto de entrada, a agulha volta do sítio mucoso (dentro) para o sítio extramucoso (fora). Amarra-se o ponto, que será reparado com pinça-mosquito e mantido tracionado com delicadeza pelo assistente.

A seguir, iniciam-se os pontos contínuos: em um dos lados do defeito, a agulha deve entrar (fora-dentro) e sair (dentro-fora) sem passar pela mucosa contralateral. O primeiro movimento será feito mais longe do defeito, e o segundo, mais perto (*far outside-in, near inside-out*). Somente então se passa para o lado contralateral, onde o próximo ponto será dado da mesma forma, e assim sucessivamente. Idealmente, os pontos de entrada e saída da agulha devem-se encontrar em plano oblíquo, nunca estando no mesmo plano horizontal ou vertical em qualquer dos lados do defeito.

Antes e após cada ponto, o assistente deve delicadamente tracionar o fio. Esta tração fará com que a mucosa já suturada vá se invertendo conforme a sutura é realizada. Caso a sutura seja em "T", utilizam-se dois fios de Vicryl, que serão amarrados no centro do defeito ao final das suturas (Fig. 68-7).[5,10]

A seguir, sutura-se a camada submucosa e reforça-se o fechamento com a sutura da camada muscular dos constritores da faringe mais externamente (fechamento em camada tripla). Deve-se atentar ao fechamento da região supraostomal, por ser local comum de fístula. Ao final, a valécula e a mucosa da base da língua também devem ser suturadas.

O fechamento tradicional em camada tripla pode acarretar espasmos dos constritores faríngeos em até 1/3 dos pacientes, dificultando a reabilitação fonatória. Como profilaxia, propõe-se a realização de uma miotomia cricofaríngea ou uma neurectomia do plexo faríngeo após a retirada da peça cirúrgica. A aplicação de ambas as técnicas simultaneamente parece ter um efeito superior ao uso isolado. É também recomendável evitar o fechamento circunferencial completo dos constritores faríngeos.[3,7]

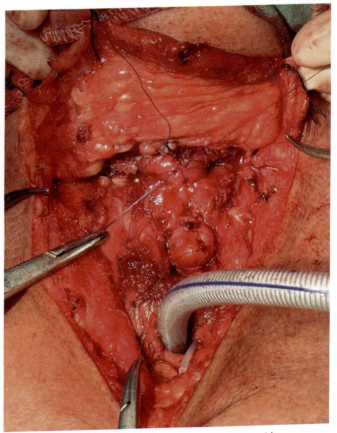

Fig. 68-7. Defeito faríngeo já suturado com pontos invertidos.

Cuidados Finais e Fechamento

Para revisão da hemostasia, solicita-se ao anestesista que normalize a tensão arterial do paciente. Um ou dois drenos são posicionados, evitando-se o contato com áreas de anastomose. O retalho miocutâneo do platisma é suturado com Vicryl 4-0, e a pele, com *Mononylon* 4-0 ou *Monocryl* 4-0, grampos ou cola cirúrgica. O traqueostoma é então fixado à pele com *Mononylon* 3-0 e pontos simples.

RISCOS E COMPLICAÇÕES

- *Sangramentos arteriais e necessidade de cirurgia revisional*: infecção da ferida operatória e infecções profundas;
- *Fístula faríngea*: disfagia.

SEGUIMENTO PÓS-OPERATÓRIO

- Uso de antibiótico, considerar corticoide;
- Manter dreno(s) até 2º-4º PO;
- Manter sondagem nasoentérica até 10º-14º PO;
- Troca de curativo e remoção dos pontos da sutura no 10º PO; remoção dos pontos do traqueostoma no 10º PO;
- Nebulização e aspiração do traqueostoma, remoção de crostas;
- Mobilização do paciente, considerar heparinização;
- Radioterapia, se necessária, após 3 semanas;
- Treinamento de voz esofágica/fonoterapia;
- Por vezes, uma cânula metálica poderá ser utilizada temporariamente nos casos de estenose do traqueostoma.

REFERÊNCIAS BIBLIOGRÁFICAS

1. Andaloro C, Widrich J. Total laryngectomy. In: StatPearls [Internet]. Treasure Island (FL): StatPearls Publishing; 2021.
2. Chotipanich A. Total laryngectomy: A review of surgical techniques. Cureus. 2021;13(9):e18181.
3. Mochloulis G, Seymour FK, Stephens J. ENT and head and neck procedures – An operative guide. Sem edição. Boca Raton: CRC Press; 2014.
4. Clark JH, Feng AL, Morton K, et al. Neck incision planning for total laryngectomy with pharyngectomy. Otolaryngol Head Neck Surg. 2016;154(4):650-6.
5. Theissing J, Rettinger G, Werner JA. ENT – Head and neck surgery: Essential procedures. Ed. ilustrada. Stuttgart: Thieme; 2010.
6. Trivedi N. Atlas of head and neck cancer surgery: The compartment surgery for resection in 3-D. 1st ed. Bangalor: Springer; 2015.
7. Ahsan F, Ah-See KW, Hussain A. Stapled closed technique for laryngectomy and pharyngeal repair. J Laryngol Otol. 2008;122(11):1245.
8. Dedivitis RA, Aires FT, Pfuetzenreiter Jr. EG, et al. Stapler suture of the pharynx after total laryngectomy. Acta Otorhinolaryngol Ital. 2014;34(2):94-8.
9. Öztürk K, Turhal G, Öztürk A, et al. The comparative analysis of suture versus linear Stapler pharyngeal closure in total laryngectomy: A prospective randomized study. Turk Arch Otorhinolaryngol. 2019;57(4):166-70.
10. Haksever M, Akduman D, Aslan S, et al. Modified continuous mucosal connell suture for the pharyngeal closure after total laryngectomy: Zipper suture. Clin Exp Otorhinolaryngol. 2015;8(3):281-8.

ESVAZIAMENTOS CERVICAIS

Carlos Takahiro Chone • Daniel Naves Araujo Teixeira
Vanessa Carvalho de Oliveira • Francisco de Souza Amorim Filho

INTRODUÇÃO

O câncer de cabeça e pescoço dissemina-se preferencialmente por via linfática para os linfonodos cervicais. A metástase linfática é considerada como importante fator prognóstico de sobrevida do paciente. A cirurgia de esvaziamento cervical remove tais metástases, sejam elas comprovadas ou potenciais.

ANATOMIA

As cadeias linfáticas cervicais são classificadas em níveis, de I a VI, de acordo com a padronização da American Academy of Otolaryngology – Head and Neck Surgery e da American Head and Neck Society. São eles (Fig. 69-1):

- Nível I (linfonodos submentuais e submandibulares):
  - *Nível IA*: linfonodos submentuais;
  - *Nível IB*: linfonodos submandibulares.
- Nível II (linfonodos jugulares superiores):
  - O nível II é subdividido em IIA e IIB pelo plano vertical do nervo espinal acessório. O conteúdo anterior a este plano é considerado IIA e posterior IIB.
- Nível III (linfonodos jugulares médios);
- Nível IV (linfonodos jugulares inferiores);
- Nível V (linfonodos do trígono posterior):
  - O nível V é subdividido por um plano transversal que passa pela borda inferior do arco anterior da cartilagem cricoide. O conteúdo acima dessa linha é nível VA e o conteúdo abaixo, nível VB.
- Nível VI (linfonodos do compartimento central).

CLASSIFICAÇÃO DOS ESVAZIAMENTOS CERVICAIS

As cirurgias de esvaziamento cervical são classificadas de acordo com as regiões linfáticas cervicais que são ressecadas. A American Academy of Otolaryngology – Head and Neck Surgery, juntamente com a American Head and Neck Society, padronizou a nomenclatura dos esvaziamentos cervicais em quatro tipos. São eles:

1. *Esvaziamento cervical radical:* refere-se à remoção dos linfonodos dos níveis cervicais de I a V juntamente com o músculo esternocleidomastóideo, veia jugular interna e nervo acessório;
2. *Esvaziamento cervical radical modificado:* remove linfonodos dos níveis cervicais de I a V, todavia conserva uma ou mais estruturas não linfáticas (esternocleidomastóideo, veia jugular interna, nervo acessório);
3. *Esvaziamento cervical seletivo:* linfadenectomia cervical em que há preservação de um ou mais dos grupos de linfonodos rotineiramente removidos no esvaziamento cervical radical. Os grupos de linfonodos removidos são fundamentados nos padrões de metástases, que são previsíveis em relação ao local primário do tumor. A nomenclatura é baseada nos níveis removidos: I a III, II a IV, VI, I a V, suboccipital e retroauricular;
4. *Esvaziamento cervical estendido:* refere-se à dissecção cervical radical associado à remoção adicional de grupos linfáticos (parótida, occipital, nível VI, retrofaríngeo, mediastinal) ou estruturas não linfáticas (pele, músculo, nervo, vasos sanguíneos) geralmente não abordadas na dissecção cervical radical. Deve-se nomear a estrutura removida.

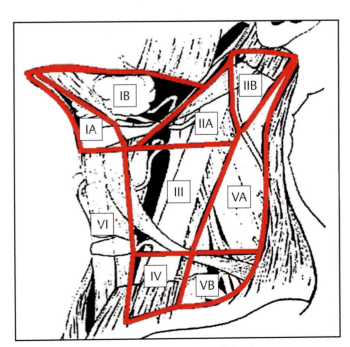

Fig. 69-1. Os seis subníveis cervicais e suas subdivisões.

TÉCNICA CIRÚRGICA

Preparo e Posicionamento do Paciente

Naqueles pacientes que apresentam barba em excesso, recomenda-se tricotomia (com tricotomizador elétrico ou tesoura) e degermação com antisséptico tópico (clorexidina 2%).

O paciente é posicionado em posição supina, com os membros superiores rentes ao corpo e a cabeça em extensão. Pode-se realizar essa manobra com o auxílio da cabeceira da mesa cirúrgica ou com o uso de coxim posicionado sob os ombros. Ainda em relação à cabeça, esta deve ser voltada para o lado contrário ao lado da incisão cirúrgica; uma rodilha pode ser útil para firmá-la nessa posição. Em seguida, o dorso é levemente elevado em relação à altura dos membros inferiores (Fig. 69-2).

Antissepsia e Posicionamento dos Campos Cirúrgicos

A antissepsia é realizada preferencialmente com o uso de clorexidina 2% aquosa. Superiormente, inclui a região pós-auricular, lóbulo da orelha e bordo inferior do corpo mandibular. Inferiormente, utilizam-se a clavícula e fúrcula esternal como limites. No caso de esvaziamento radical ou radical modificado, a antissepsia também inclui lateralmente os ombros do paciente. Os campos cirúrgicos são posicionados e fixados com fio de sutura de algodão 2-0 agulhado e pinças Backhaus.

Incisão

A incisão do esvaziamento cervical deve ser planejada de modo a permitir uma ampla exposição dos níveis cervicais a serem abordados. A literatura dispõe de várias opções de incisão para realização do procedimento (Fig. 69-3).

Nos próximos tópicos, descreveremos as principais etapas e particularidades da técnica cirúrgica dos seguintes esvaziamentos cervicais: radical, radical modificado e seletivo (I a III e II a IV).

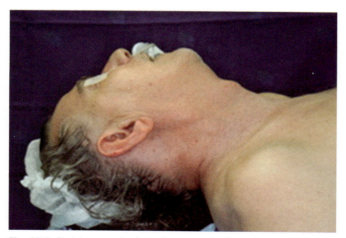

Fig. 69-2. Posicionamento do paciente em decúbito dorsal, em extensão cervical, com a face voltada para o lado contralateral à região cervical a ser esvaziada.

Esvaziamento Cervical Radical

Incisão

Rotineiramente, em nosso serviço, utilizamos incisão única transversa coincidente com prega cutânea natural. A incisão tem início na ponta da mastoide e estende-se inferiormente até o terço médio da região cervical e, eventualmente, pode-se associar uma incisão vertical para melhor exposição do nível V. Em tais situações, classicamente, o ponto de intersecção das duas incisões era realizado ao nível do bulbo carotídeo. No entanto, com o passar do tempo, observou-se que tal técnica prejudica a vascularização dos retalhos de pele, o que predispõe a ocorrência de deiscências, exposição dos grandes vasos e, por fim, o risco de ruptura, principalmente nos pacientes submetidos à radioterapia.

Sendo assim, em nossa prática, recomendamos a preferência por incisão única. Nas situações em que é necessário associar uma incisão vertical, o ponto de intersecção com a incisão transversa deve ficar sobre a projeção cutânea do músculo esternocleidomastóideo.

Devida à presença de importantes estruturas nervosas e vasculares nesta cirurgia, é preferível o uso de bisturi bipolar para hemostasia, em detrimento do bisturi monopolar.

Elevação do Retalho Subplatismal

Após incisar a pele, o subcutâneo e o músculo platisma com bisturi frio, realiza-se elevação do retalho subplatismal. Neste momento, o cirurgião auxiliar, com o uso de Senn Muller, suspende a pele, o tecido celular subcutâneo e o músculo platisma, à medida que o cirurgião disseca o retalho com bisturi elétrico em plano avascular. Superiormente, libera-se o retalho até o ângulo da mandíbula. Inferiormente, utilizam-se como limites a fúrcula esternal e a borda superior da clavícula. Posteriormente, a dissecção prossegue até expor a borda anterior do músculo trapézio. O músculo platisma é praticamente ausente posteriormente, o que faz com que o retalho seja fino nas proximidades do músculo trapézio. Após elevação dos retalhos, pode-se identificar a veia jugular externa e o nervo auricular magno, sobrejacentes ao músculo esternocleidomastóideo (Fig. 69-4).

Esvaziamento Cervical Nível I

O cirurgião auxiliar rebate o retalho subplatismal com o uso de afastador Farabeuf. Com o uso do bisturi monopolar e pinça com dente, o cirurgião realiza então a ressecção dos linfonodos presentes entre os dois ventres anteriores do músculo digástrico e o osso hioide (nível IA).

O próximo passo é a identificação do nervo marginal mandibular. Este nervo, após emergir da glândula parótida, apresenta um curso variável de até 3 cm abaixo da borda inferior da mandíbula. Tal nervo dirige-se anteriormente num plano extracapsular em relação à glândula submandibular e frequentemente cruza os vasos faciais nas proximidades da incisura mandibular.

Devido ao seu aspecto delicado, o nervo marginal mandibular pode ser de difícil identificação. A utilização de lupas de aumento ou mesmo monitorização neurofisiológica intraoperatória são ferramentas úteis na identificação deste nervo. Quando não se dispõe de tais recursos, uma forma segura de

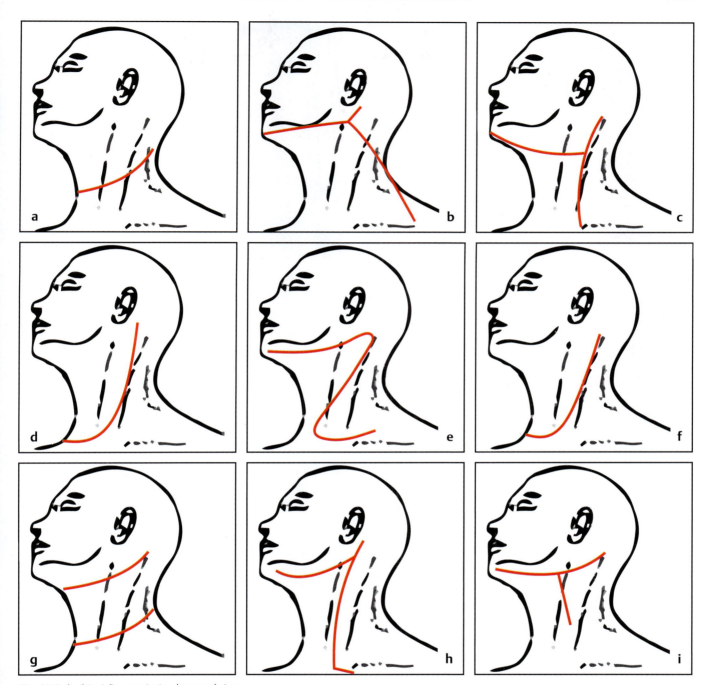

Fig. 69-3. (a-i) Incisões cervicais: alguns subtipos.

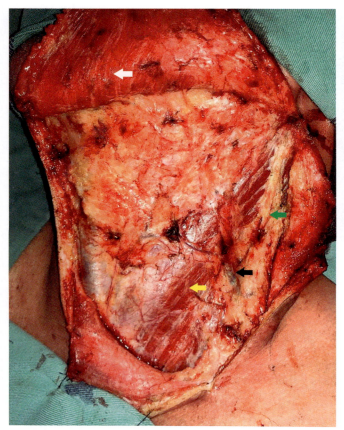

Fig. 69-4. Elevação do retalho esternocleidomastóideo. À esquerda, músculo platisma (seta branca); nervo auricular magno (seta verde); veia jugular externa (seta preta); músculo esternocleidomastóideo (seta amarela).

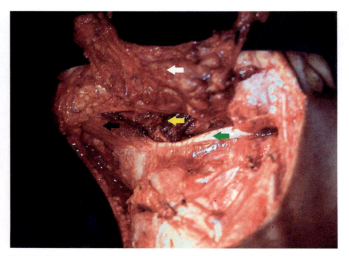

Fig. 69-5. Esvaziamento cervical nível I. Ventre anterior do músculo digástrico (seta preta); músculo milo-hióideo (seta amarela); ventre posterior do músculo digástrico (seta verde); produto de esvaziamento cervical nível I (seta branca).

preservação do nervo marginal mandibular é a realização da manobra de Hayes-Martin. Em tal manobra a veia facial é ligada, seccionada e seu coto proximal é rebatido, de modo a recobrir a região em que possivelmente está o nervo marginal mandibular, de forma a protegê-lo. Neste momento, a artéria facial também é clampeada, seccionada e ligada, o mais próximo possível da glândula.

Em seguida, a glândula submandibular é tracionada inferiormente e realiza-se incisão no tecido localizado entre o bordo inferior mandibular e a glândula, a fim de expor o músculo milo-hioide. Rebate-se anteriormente o ventre anterior do músculo digástrico e então se realiza a dissecção dos linfonodos localizados entre ele e o músculo milo-hioide.

A borda posterior do músculo milo-hioide é então rebatida anteriormente com um afastador rombo (Langenbeck, por exemplo) e a glândula submandibular é mantida tracionada inferiormente. A realização dessa manobra permite a visualização de três importantes estruturas: superiormente, o nervo lingual e o ducto submandibular; inferiormente, o nervo hipoglosso recoberto por uma fáscia, no assoalho da cavidade oral (Fig. 69-5).

O ducto submandibular e o gânglio submandibular (ramo do nervo lingual para a glândula submandibular) são então dissecados, clampeados e ligados.

Com a glândula submandibular ainda tracionada inferiormente pode-se identificar novamente a artéria facial, mas desta vez no ponto em que emerge nas proximidades do ventre posterior do músculo digástrico. Tal artéria é novamente clampeada, seccionada e ligada.

A glândula submandibular é então ressecada, em conjunto com os linfonodos do nível IB (Fig. 69-6).

Esvaziamento Cervical Níveis II, III, IV e V, Ressecção do Músculo Esternocleidomastóideo, Nervo Acessório e Veia Jugular Interna

O músculo esternocleidomastóideo é incisado com cautério monopolar imediatamente abaixo de sua inserção na ponta da mastoide. O conteúdo presente no nível VA é ressecado, tendo como limites da dissecção os músculos esplênio da cabeça, elevador da escápula e o músculo trapézio. Neste momento o nervo acessório é identificado adentrando o terço inferior do músculo trapézio.

Inferiormente, incisa-se o músculo esternocleidomastóideo com cautério monopolar, imediatamente acima de suas inserções esternal e clavicular. Da mesma forma, o músculo omo-hióideo é identificado e seccionado.

Logo após, a camada superficial da fáscia cervical profunda é incisada, imediatamente acima da clavícula e lateralmente a bainha carotídea, com cuidado para não lesionar o ducto linfático (à direita) ou o ducto torácico (à esquerda). Com o auxílio de uma gaze é feita uma dissecção manual, nos sentidos medial, lateral e superior. Tal manobra permitirá a identificação do nervo frênico, músculos escalenos e o plexo braquial, cobertos pela camada profunda da fáscia cervical profunda. Deve-se ter cuidado para não lesionar os vasos cervicais transversos durante tal manobra.

Realiza-se um túnel de tecido fibrogorduroso ao longo do assoalho do nível VB, acima da camada profunda da fáscia cervical profunda, até o ponto de entrada do nervo acessório no músculo trapézio. Realiza-se clampeamento deste túnel

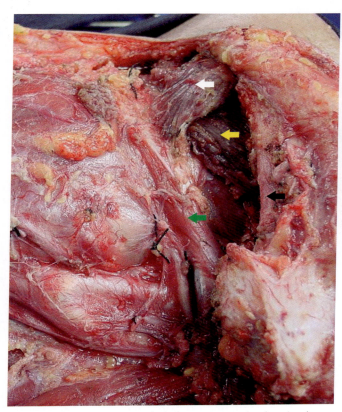

Fig. 69-6. Esvaziamento cervical nível I. Ventre anterior do músculo digástrico (seta branca); músculo milo-hióideo (seta amarela); ventre posterior do músculo digástrico (seta verde); borda inferior da mandíbula (seta preta).

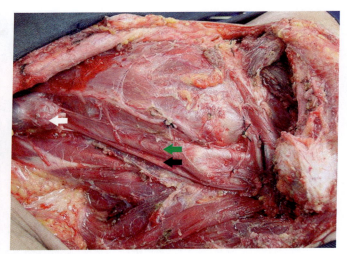

Fig. 69-7. Esvaziamento cervical radical à esquerda. Porção distal da veia jugular interna após ligadura (seta branca); artéria carótida comum (seta verde); nervo vago (seta preta). Notar que músculo esternocleidomastóideo, veia jugular interna e nervo acessório foram ressecados.

com duas pinças hemostáticas e em seguida sua secção e ligadura, imediatamente abaixo do nervo acessório.

O nervo acessório então é seccionado e todo o conteúdo do nível V (A e B) é dissecado em direção à bainha carotídea.

A veia jugular interna é identificada inferiormente e, com o auxílio de pinça de Debakey e tesoura de dissecção, realiza-se uma incisão na bainha carotídea, sendo expostos então a artéria carótida comum e o nervo vago. Imediatamente após, realiza-se a ligadura da veia jugular interna com o auxílio de pinças de ângulo reto. Devem ser feitos pontos de transfixação nos dois lados da veia antes de ser seccionada.

Prossegue-se a dissecção em sentido superior, ao longo dos níveis IV, III e II, dissecando as estruturas da artéria carótida. Superiormente, a veia jugular interna é identificada profundamente em relação ao músculo digástrico, sendo então novamente ligada, de forma semelhante à sua porção inferior.

Em seguida, o nervo hipoglosso pode ser identificado ao cruzar as artérias carótidas e em proximidades do corno maior do osso hioide.

Por fim, a peça é ressecada em conjunto com o coto superior do músculo omo-hioide, que é, dessa forma, dissecado do osso hioide (Fig. 69-7).

Esvaziamento Cervical Radical Modificado

As etapas iniciais (incisão, elevação do retalho subplatismal e esvaziamento do nível I) são semelhantes às descritas para o esvaziamento radical.

Esvaziamento Cervical Níveis II, III, IV, V com Preservação do Nervo Acessório, Músculo Esternocleidomastóideo e Veia Jugular Interna

A fáscia que recobre o músculo esternocleidomastóideo é dissecada e rebatida, de posterior para anterior, e o músculo esternocleidomastóideo é tracionado em direção ao cirurgião.

O nervo acessório (XI par craniano) geralmente pode ser identificado ao adentrar o músculo esternocleidomastóideo em sua face medial profunda, entre o terço superior e os dois terços inferiores. Outra forma de identificar o XI craniano é procurá-lo na borda posterior do músculo esternocleidomastóideo, cerca de 1 a 2 cm posterior ao ponto em que o nervo auricular magno cruza o músculo.

O cirurgião, após identificar o nervo acessório, deve dissecá-lo em direção ao ventre posterior do músculo digástrico, junto à veia jugular interna. Neste momento, o auxiliar rebate o músculo digástrico com o auxílio de um afastador rombo (Farabeuf ou Langenbeck, por exemplo) e os linfonodos jugulocarotídeos superiores são ressecados.

Uma vez que o nervo tenha sido completamente liberado, realiza-se a dissecção do restante do conteúdo do nível IIB, até nível dos músculos esplênio e elevador da escápula. Após isso, o nervo é tracionado levemente em sentido superior e o conteúdo do nível IIB é apreendido com uma pinça Allis e rebatido por debaixo do nervo (Fig. 69-8). O conteúdo dos níveis IIB e IIA é então dissecado dos músculos profundos do pescoço até a região superior.

Em seguida, realiza-se a dissecção dos linfonodos no nível III. Para isso, o cirurgião pode tracionar o músculo esternocleidomastóideo em sua direção, enquanto o auxiliar realiza contratração dos linfonodos. Tal manobra facilita a identificação do plano de dissecção adequado, que deve ser acima do plexo cervical.

Logo após, prossegue-se a dissecção dos linfonodos próximos ao nervo acessório no trígono cervical posterior (Fig. 69-9).

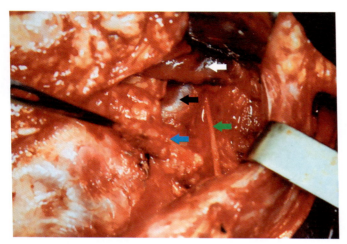

Fig. 69-8. Esvaziamento cervical nível II à esquerda. Músculo digástrico (seta branca); veia jugular interna (seta preta); nervo acessório (seta verde); linfonodos do nível II (seta azul).

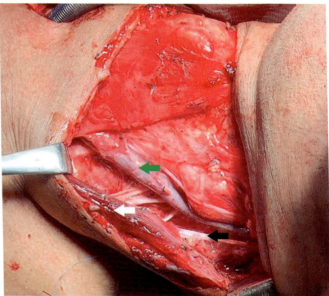

Fig. 69-10. Esvaziamento cervical radical modificado à esquerda. Preservação do nervo acessório (seta preta); veia jugular interna (seta verde); músculo esternocleidomastóideo (seta branca).

O músculo omo-hióideo é identificado e seccionado com bisturi monopolar. Em seguida, realiza-se uma manobra com uma gaze, sendo feitos, manualmente, movimentos no sentido medial, lateral e superior, a fim de delimitar o plano de dissecção dos linfonodos, acima da camada profunda da fáscia cervical profunda.

O músculo esternocleidomastóideo é rebatido no sentido posterior e a dissecção da peça prossegue em direção à bainha carotídea, em plano superficial ao plexo cervical. A veia jugular é identificada e também completamente dissecada da fáscia carotídea.

Por fim, a dissecção cirúrgica da peça prossegue em conjunto com o coto superior do músculo omo-hióideo, até sua dissecção do osso hioide (Fig. 69-10).

Esvaziamento Cervical Seletivo (I, II e III)

Incisão
A incisão tem início na ponta da mastoide, estende-se inferiormente ao longo da borda posterior do músculo esternocleidomastóideo e curva-se anteriormente dois dedos abaixo do ângulo da mandíbula, segue paralela à mandíbula até a linha média cervical e dirige-se à região submentual. O bisturi de lâmina fria é preferível em incisões cutâneas.

Elevação do Retalho Subplatismal
A elevação do retalho segue a mesma técnica descrita para o esvaziamento radical, com mudança apenas nos limites da elevação do retalho. Superiormente, libera-se o retalho desde a região submentual até o ângulo da mandíbula. Inferiormente,

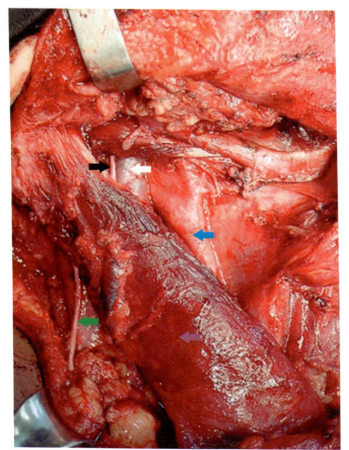

Fig. 69-9. Esvaziamento cervical radical modificado à direita. Preservação do nervo acessório no nível V (seta verde); veia jugular interna (seta branca); nervo acessório no nível II (seta preta); músculo esternocleidomastóideo (seta roxa); artéria carótida comum (seta azul).

CAPÍTULO 69 ■ ESVAZIAMENTOS CERVICAIS

utiliza-se como limites o plano horizontal que passa na borda inferior da cartilagem cricoide. Posteriormente, a dissecção prossegue até expor a borda posterior do músculo esternocleidomastóideo e, anteriormente, até a linha média cervical. Após a elevação dos retalhos pode-se identificar a veia jugular externa e nervo auricular magno, sobrejacentes ao músculo esternocleidomastóideo.

Esvaziamento Cervical Nível I

O esvaziamento do nível I é semelhante ao descrito para o esvaziamento radical. Pode-se manter o esvaziamento nível I pediculado, com intuito de retirar a peça em bloco com os demais níveis cervicais.

Esvaziamento Cervical Níveis II e III

A fáscia que recobre o músculo esternocleidomastóideo é dissecada e rebatida, de posterior para anterior, e o músculo esternocleidomastóideo é tracionado em direção ao cirurgião.

O nervo acessório (XI par craniano) geralmente pode ser identificado ao adentrar o músculo esternocleidomastóideo em sua face medial profunda, entre o terço superior e os dois terços inferiores.

O cirurgião, após identificar o nervo acessório, deve dissecá-lo em direção ao ventre posterior do músculo digástrico, junto à veia jugular interna. Neste momento, o auxiliar rebate o músculo digástrico com o auxílio de um afastador rombo (Farabeuf ou Langenbeck, por exemplo) e os linfonodos jugulocarotídeos superiores são ressecados.

Uma vez que o nervo tenha sido completamente liberado, realiza-se a dissecção do restante do conteúdo do nível IIB, até o nível dos músculos esplênio e elevador da escápula. Nesse passo da dissecção, a artéria occipital pode ser lesada, devendo ser simplesmente ligada ou cauterizada. Após, o nervo é tracionado levemente em sentido posterossuperior e o conteúdo do nível IIB é apreendido com uma pinça Allis e rebatido por debaixo do nervo. O conteúdo dos níveis IIB e IIA é então dissecado dos músculos profundos do pescoço até a parte superior. No nível IIA, deve-se cuidadosamente identificar o nervo hipoglosso (XII par craniano), evitando sua lesão inadvertida.

Logo após, realiza-se a dissecção dos linfonodos no nível III. Para isso, o cirurgião pode tracionar o músculo esternocleidomastóideo em sua direção, enquanto o auxiliar realiza contratração dos linfonodos. Tal manobra facilita a identificação do plano de dissecção adequado, que deve ser acima do plexo cervical.

O músculo omo-hióideo é identificado e pode ser seccionado, ou não, com bisturi monopolar. Delimita-se o limite inferior do esvaziamento, correspondendo a um plano que passa na borda inferior da cartilagem cricoide.

O músculo esternocleidomastóideo é rebatido no sentido posterior e a dissecção da peça prossegue em direção à bainha carotídea, em plano superficial ao plexo cervical. A veia jugular interna é identificada e também completamente dissecada, cuidadosamente, da fáscia carotídea.

Por fim, a dissecção cirúrgica da peça prossegue anterossuperiormente, destacada da borda lateral do esterno-hióideo até o osso hioide. Neste ponto, a dissecção encontra os demais níveis cervicais, finalizando o esvaziamento seletivo níveis I, II e III.

Esvaziamento Cervical Seletivo (II, III e IV)

Incisão

A incisão tem início na ponta da mastoide, estende-se inferiormente ao longo da borda posterior do músculo esternocleidomastóideo e curva-se anteriormente, no terço inferior da região cervical, até atingir a linha média.

Elevação do Retalho Subplatismal

A elevação do retalho segue a mesma técnica descrita para o esvaziamento radical, com mudança apenas nos limites da elevação do retalho. Superiormente, libera-se o retalho até o ângulo da mandíbula. Inferiormente, utilizam-se como limites a fúrcula esternal e a borda superior da clavícula. Posteriormente, a dissecção prossegue até expor toda a borda posterior do músculo esternocleidomastóideo e sua inserção clavicular, e, anteriormente, até a linha média cervical. Após elevação dos retalhos pode-se identificar a veia jugular externa e o nervo auricular magno, sobrejacentes ao músculo esternocleidomastóideo.

Esvaziamento Cervical Níveis II, III e IV

A fáscia que recobre o músculo esternocleidomastóideo é dissecada e rebatida, de posterior para anterior, e o músculo esternocleidomastóideo é tracionado em direção ao cirurgião.

O nervo acessório (XI par craniano) geralmente pode ser identificado ao adentrar o músculo esternocleidomastóideo em sua face medial profunda, entre o terço superior e os dois terços inferiores.

O cirurgião, após identificar o nervo acessório, deve prosseguir dissecando-o em direção ao ventre posterior do músculo digástrico, junto à veia jugular interna. Neste momento o auxiliar rebate o músculo digástrico com o auxílio de um afastador rombo (Farabeuf ou Langenbeck, por exemplo) e os linfonodos jugulocarotídeos superiores são ressecados.

Uma vez que o nervo tenha sido completamente liberado, realiza-se a dissecção do restante do conteúdo do nível IIB, até o nível dos músculos esplênio e elevador da escápula. Neste passo da dissecção, a artéria occipital pode ser lesada, devendo ser simplesmente ligada ou cauterizada.

Após, o nervo é tracionado levemente em sentido posterossuperior e o conteúdo do nível IIB é apreendido com uma pinça Allis e rebatido por debaixo do nervo. O conteúdo dos níveis IIB e IIA é então dissecado dos músculos profundos do pescoço em sentido superior. No nível IIA, deve-se cuidadosamente identificar o nervo hipoglosso (XII par craniano), evitando a sua lesão inadvertida.

Em seguida, realiza-se a dissecção dos linfonodos no nível III e IV. Para isso, o cirurgião pode tracionar o músculo esternocleidomastóideo em sua direção, enquanto o auxiliar realiza contratração dos linfonodos. Tal manobra facilita a identificação do plano de dissecção adequado, que deve ser acima do plexo cervical. O plano de dissecção profunda são os músculos do assoalho do pescoço entre os ramos do plexo cervical que precisam ser identificados e preservados.

O músculo omo-hióideo é identificado e pode ser seccionado, ou não, utilizando bisturi monopolar. Delimita-se o limite inferior do esvaziamento, que corresponde à clavícula. Chegando ao nível IV cervical, disseca-se posteriormente a fáscia que recobre a gordura acima da clavícula. Exposta a gordura, realiza-se manobra digital de posterior para anterior, expondo o plexo braquial e o nervo frênico, que se encontra sobre o músculo escaleno anterior. Nesta região, deve-se evitar uso de cautério, impedindo lesões inadvertidas dessas estruturas. Ainda no nível IV, identifica-se anteriormente a veia jugular interna. Tome cuidado para não dissecar imediatamente lateral à veia jugular interna nesta região, pois o ducto linfático direito (à direita) ou o ducto torácico (à esquerda) podem ser lesados, levando a uma fístula quilosa.

Após, o assistente mantém tração anterior firme na peça de dissecção cervical e o cirurgião inicia a dissecção anterógrada do esvaziamento, estabelecendo um plano de dissecção sobre os músculos profundos do pescoço, exceto sobre o plexo braquial onde a fáscia sobrejacente é mantida para proteger os nervos.

A dissecção prossegue até que todo o plexo cervical superficial tenha sido exposto. O nervo frênico já identificado, que desce obliquamente através do músculo escaleno anterior, é mantido intacto. A dissecção chega à bainha carotídea. Ela é incisada ao longo de todo o trajeto do nervo vago, sendo dissecada de toda a veia jugular interna e carótida. A alça cervical, que cursa profunda ou superficialmente à veia jugular interna, pode ser preservada. Inferiormente, dissecam-se os pedículos adjacentes à veia jugular interna, contendo ducto torácico ou linfático direito, tomando-se o cuidado de não os lesar.

Por fim, a dissecção cirúrgica da peça prossegue anteriormente, e é destacada da borda lateral da musculatura infra-hióidea até o osso hioide, finalizando o esvaziamento seletivo níveis II, III e IV.

Fechamento da Ferida

Após a retirada da peça cirúrgica, o leito cirúrgico é irrigado com solução salina, de preferência morna. Solicita-se ao anestesista que realize manobra de Valsalva, com intuito de identificar vasos não ligados. Uma hemostasia minuciosa é realizada, evitando hematomas e reabordagens. Um dreno de sucção é inserido e fixado à pele com fio inabsorvível de *nylon* (2.0 ou 3.0).

A ferida cirúrgica é então fechada, primeiramente no nível do platisma, com fio de poliglactina 910 (2.0 ou 3.0), com pontos simples separados. Após, sutura-se a pele, de preferência, com pontos separados.

Cuidados Pós-Operatórios

O dreno é mantido em sucção contínua até drenagem em 24 horas menor que 30 mL. Paciente deve ser monitorado devido ao risco de edema laríngeo e hematoma cervical.

BIBLIOGRAFIA

Appiani E, Delfino MC. Plastic incisions for facial and neck tumors. Ann Plast Surg. 1984;13(4):335-52.

Bleach N, Milford C, Hasselt A. Operative otorhinolaryngology. Blackwell Science. 1997.

Chone CT, Crespo NC. Massas e metástases cervicais. In: Pignatari SSN, Anselmo-Lima WT. Tratado de otorrinolaringologia – ABORL-CCF. 3ª ed. Rio de Janeiro: Elsevier; 2018:787-98.

Ferlito A, Robbins KT, Shah JP, et al. Proposal for a rational classification of neck dissections. Head Neck. 2011;33(3):445-50.

Flint PW, Haughey BH, Lund VJ, et al. Cummings otolaryngology head and neck surgery. 6th ed. Philadelphia: Saunders; 2015.

Robbins KT, Clayman G, Levine PA, et al. American Head and Neck Society. American Academy of Otolaryngology--Head and Neck Surgery. Neck dissection classification update: revisions proposed by the American Head and Neck Society and the American Academy of Otolaryngology-Head and Neck Surgery. Arch Otolaryngol Head Neck Surg. 2002;128(7):751-8.

Robbins KT, Shaha AR, Medina JE, et al. Committee for Neck Dissection Classification, American Head and Neck Society. Consensus statement on the classification and terminology of neck dissection. Arch Otolaryngol Head Neck Surg. 2008;134(5):536-8.

Werner JA. Cirurgia do pescoço. In: Theissing J, Rettinger G, Werner JA. Técnicas cirúrgicas em otorrinolaringologia e cirurgia de cabeça e pescoço. Rio de Janeiro: Revinter; 2013:264-93.

Wistermayer P, Anderson KG. Radical neck dissection. [Updated 2021 Oct 9]. In: StatPearls [Internet]. Treasure Island (FL): StatPearls Publishing; 2022.

CISTO DE DUCTO TIREOGLOSSO

José Higino Steck ▪ Samuel Serpa Steck

INTRODUÇÃO

O cisto do ducto tireoglosso (CDTG) é uma das causas mais comuns de massas cervicais na população geral e estima-se que sua prevalência seja de 7%.[1] A ocorrência desta patologia se dá principalmente em crianças na primeira década de vida e afeta igualmente ambos os sexos.[1,2] O paciente frequentemente apresenta queixa de uma massa cervical na linha média anterior, mas também pode permanecer assintomático, o que faz com que até 35% dos casos de CDTG apareçam apenas na idade adulta.[1-3]

O diagnóstico pode ser suspeitado ao exame clínico e confirmado por exames de imagem da região. De modo geral, o paciente apresenta um nódulo cervical móvel à deglutição na linha média anterior do pescoço, acima ou abaixo do osso hioide e superior à glândula tireoide. Na suspeita, o médico pode utilizar a ultrassonografia cervical ou até mesmo uma tomografia computadorizada, com a finalidade de localizar o cisto e avaliar a localização da glândula tireoide.[2] O tratamento do CDTG é cirúrgico e consiste basicamente na ressecção do cisto e do ducto remanescente pela técnica de Sistrunk, a qual será descrita posteriormente em detalhes.[4]

Neste capítulo, revisamos os tópicos básicos para identificação e manejo do cisto do ducto tireoglosso, assim como seu tratamento padrão e aspectos relacionados com o procedimento cirúrgico.

EMBRIOLOGIA

Na formação embriológica, a glândula tireoide alcança sua localização habitual no pescoço à medida que a língua se forma superiormente. Durante a migração, a porção central da tireoide permanece conectada ao forame cego através do ducto tireoglosso, o qual segue anteriormente ao osso hioide e geralmente atrofia na 10ª semana de gestação (Fig. 70-1). Uma obliteração incompleta do ducto pode dar origem ao CDTG.[1]

CUIDADOS PRÉ-OPERATÓRIOS

No pré-operatório é importante avaliar a presença de processo infeccioso ativo na região. Nestes casos, é recomendado iniciar tratamento com antibióticos ou, eventualmente, realizar a drenagem do abscesso com agulha fina e aguardar a resolução da infecção para posteriormente realizar a cirurgia.

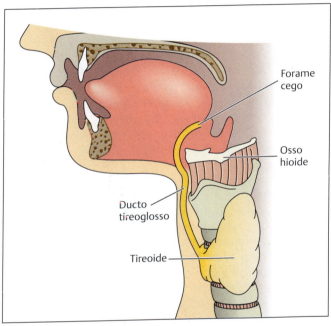

Fig. 70-1. Representação anatômica do ducto tireoglosso.

Desta maneira, evita-se complicações cirúrgicas e diminui o risco de recorrência.[1,5,6]

Ao realizar a ultrassonografia pré-operatória é importante avaliar a localização da glândula tireoide ou a presença de tecido tireoidiano no trajeto do ducto a ser ressecado, no intuito de evitar um hipotireoidismo pós-operatório.[2,4,6,7]

Os cuidados pré-operatórios são os mesmos de qualquer cirurgia cervical convencional e incluem:

- Avaliação minuciosa do exame de imagem (USG ou TC);
- Suspender medicações que alterem a coagulação sanguínea (AAS, anti-inflamatórios não hormonais, Ginkgo biloba, outros antiagregantes plaquetários e anticoagulantes);
- Enfatizar a necessidade de revisões e curativos pós-operatórios;
- Assinatura do consentimento informado específico para o caso em questão.

TÉCNICA CIRÚRGICA PASSO A PASSO

A cirurgia padrão e de escolha é a cirurgia descrita por Sistrunk em 1920 (Fig. 70-2).[8] Esta é realizada por meio da ressecção do cisto, da porção central do osso hioide e do tecido do ducto remanescente entre o forame cego e o hioide.[1,4,6]

A técnica cirúrgica é descrita em detalhes a seguir:

A) O paciente é colocado em decúbito dorsal com o pescoço em extensão total (com uso de coxim adequado) e é submetido à anestesia geral e intubação orotraqueal;
B) Uma incisão horizontal é realizada na linha média abaixo da massa cervical aproximadamente do comprimento do osso hioide;
C) Os retalhos de pele são elevados no plano da camada superficial da fáscia cervical profunda, superiormente até acima do nível do hioide e inferiormente abaixo do nível da massa;
D) A dissecção é realizada na margem inferior do cisto, dividindo os músculos pré-tireoidianos na linha média. Os músculos esterno-hióideo e tireo-hióideo são divididos horizontalmente logo abaixo de seus anexos ao hioide, em seguida eles são refletidos lateral e inferiormente (Fig. 70-3);
E) A musculatura supra e infra-hióidea é dissecada da parte mediana do osso hioide (medialmente ao tendão central do músculo digástrico) para facilitar a divisão do osso. Utiliza-se um instrumento de corte, em geral uma tesoura ou um costótomo, para seccionar o osso hioide em dois pontos com a finalidade de ressecar sua porção central junto com o espécime cirúrgico (Fig. 70-4);

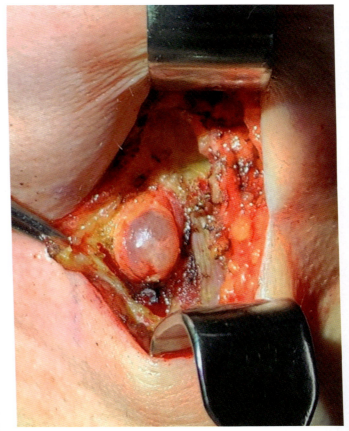

Fig. 70-3. CDTG observado no ato cirúrgico.

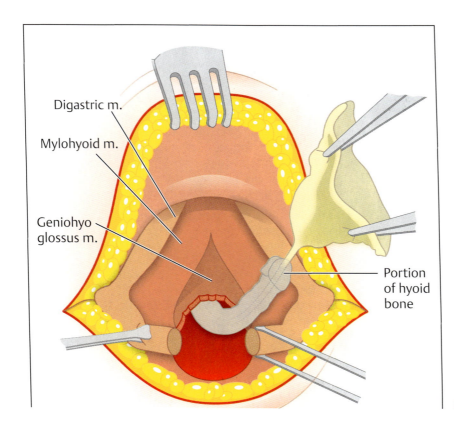

Fig. 70-2. Ressecção do CDTG.

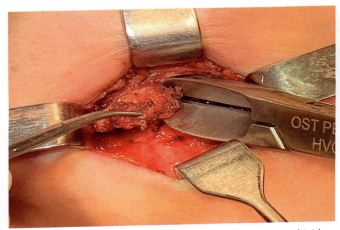

Fig. 70-4. Instrumento de corte utilizado para seccionar o osso hioide em sua porção central.

F) A dissecção é realizada abaixo e lateralmente ao cisto, deixando-o pediculado na parte superior. Se um trato segue inferiormente da massa ao lobo piramidal da tireoide, ele deve ser dividido depois de garantir que leva ao tecido tireoidiano normal;

G) Os tecidos moles que recobrem o músculo milo-hióideo são divididos horizontalmente entre os cornos menores. Com uma pinça, o corpo do hioide é mobilizado e retraído anteriormente e inferiormente. Assim como foi feito inferiormente ao hioide, os músculos milo-hióideo e gênio-hióideo são divididos horizontalmente;

H) Com o corpo do hioide retraído inferiormente como uma alça e agora completamente liberado de seus anexos circundantes, exceto o gênio-hióideo, a dissecção do cisto/trato é continuada superiormente, desenvolvendo um plano de dissecção ao redor dele até o forame ceco;

I) Sob visão direta, os músculos gênio-hióideos são divididos e a dissecção continua superiormente até o nível do forame cego (mucosa da base da língua), onde são seccionados. Nesse tempo cirúrgico, o auxiliar com uma luva sobressalente introduz o dedo indicador na boca do paciente para empurrar a base da língua na altura do forame cego inferiormente (Fig. 70-5);

J) Se houver dúvida quanto à extensão superior do trato, a entrada na cavidade oral pelo forame cego deve ser feita e, em seguida, reparada (Fig. 70-6);

K) Após a retirada do espécime cirúrgico, que compreende o cisto, a porção central do osso hioide e todo o trajeto do ducto, é realizada uma revisão rigorosa da hemostasia, após irrigação do leito cirúrgico. A incisão é fechada em camadas reaproximando os músculos milo-hióideo e infra-hióideo. Pode ser colocado um pequeno dreno de sucção no leito da ferida.

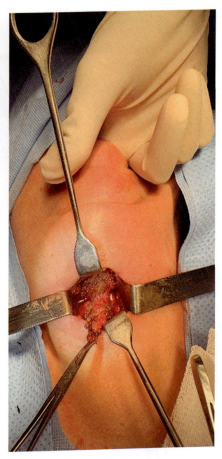

Fig. 70-5. Dedo do auxiliar empurrando a base da língua na altura do forame cego inferiormente.

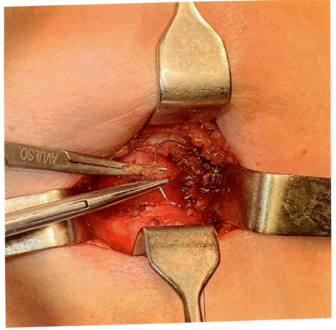

Fig. 70-6. Reparo na altura do forame cego.

PÓS-OPERATÓRIO

Após a cirurgia o paciente é mantido em observação por uma noite para avaliar a presença de hematoma local ou comprometimento de via aérea;[6] o dreno, quando colocado, é removido no dia seguinte ao procedimento.

O uso de antibioticoterapia além do uso padrão perioperatório (profilático) é reservado para casos de suspeita de infecção ativa. Analgesia é prescrita de rotina para o paciente nos primeiros dias pós-cirurgia.

As principais complicações encontradas após o procedimento são hematoma, seroma e infecção da ferida operatória. Uma revisão de 2015 não demonstrou complicações importantes em 1.171 casos avaliados; as complicações menores foram 72 (6,1%) no período pós-cirúrgico. A diferença entre as taxas de complicações em adultos e em crianças não foi estatisticamente significante.[1]

Um ponto a ser destacado no pós-operatório do CDTG é a alta taxa de recorrência desta patologia. Mesmo quando realizado por um cirurgião experiente, o procedimento possui uma taxa de recorrência em torno de 10%. Alguns fatores de risco a serem considerados incluem um processo infeccioso local no pré-operatório, a idade do paciente (maior recorrência em crianças), a ruptura do cisto durante a cirurgia, entre outros. Apesar disso e do surgimento de novas técnicas operatórias, até mesmo minimamente invasivas, a cirurgia de Sistrunk permanece ainda como o tratamento padrão ouro para estes casos na tentativa de evitar a recorrência.[1,9]

De uma forma geral, a presença de malignidade no cisto do ducto tireoglosso apresenta-se como um achado incomum, ocorrendo em cerca de 1% dos pacientes. Na maioria dos casos (aproximadamente 73%), o carcinoma do CDTG é encontrado incidentalmente no exame anatomopatológico da peça cirúrgica. No caso de algum exame de imagem apresentar um achado suspeito de malignidade, este diagnóstico pode ser realizado no pré-operatório por meio de uma aspiração por agulha fina (FNA). O diagnóstico mais comum é o de carcinoma papilífero (92,1%), seguido do carcinoma de células escamosas (4,3%). Após o diagnóstico de um carcinoma, o paciente geralmente é submetido a uma tireodectomia total.[10]

REFERÊNCIAS BIBLIOGRÁFICAS

1. Gioacchini FM, Alicandri-Ciufelli M, Kaleci S, et al. Clinical presentation and treatment outcomes of thyroglossal duct cysts: A systematic review. Int J Oral Maxillofac Surg. 2015;44(1):119-26.
2. Jones JW, Jones DT. Pediatric head and neck tumors. In: Pediatric head and neck tumors. 2014.
3. Flint PW. Cummings otolaryngology head and neck surgery. 7th ed. 2022.
4. Cohen JI, Clayman GL. Atlas of head & neck surgery. In: BMJ. 1964:362.
5. Simon LM, Magit AE. Impact of incision and drainage of infected thyroglossal duct cyst on recurrence after sistrunk procedure. Arch Otolaryngol – Head Neck Surg. 2012;138(1):20-4.
6. Gallagher TQ, Hartnick CJ. Thyroglossal duct cyst excision. Adv Otorhinolaryngol. 2012;73:66-9.
7. Chou J, Walters A, Hage R, et al. Thyroglossal duct cysts: Anatomy, embryology and treatment. Surg Radiol Anat. 2013;35(10):875-81.
8. Isaacson G. Sistrunk centennial: Evolution of a classic operation. Laryngoscope. 2020;130(2):E45-7.
9. Galluzzi F, Pignataro L, Maria R, et al. Risk of recurrence in children operated for thyroglossal duct cysts: A systematic review. J Pediatr Surg [Internet]. 2013;48(1):222-7.
10. Rayess HM, Monk I, Svider PF, et al. Thyroglossal duct cyst carcinoma: A systematic review of clinical features and outcomes. 2017.

CISTO BRANQUIAL

CAPÍTULO 71

Marcio Abrahao ▪ Leonardo Haddad ▪ Augusto Abrahao

INTRODUCÃO

Os cistos branquiais são tumores benignos na região cervical lateral, resultantes de defeitos no desenvolvimento embrionário, com manifestção nos primeiros anos de vida. Pode se manifestar mais tardiamente entre 20 a 40 anos de idade até mesmo na terceira idade.

Seu tratamento é exclusivamente cirúrgico, e esse será nosso maior enfoque durante o desenvolver do capítulo, mas, para compreendermos a técnica cirúrgica, temos antes que compreender sua formação embriológica, pois essa trará relações anatômicas de extrema importância para a execução de uma boa técnica cirúrgica.

EMBRIOLOGIA

Os arcos faríngeos são as estruturas que levam à formação de face, mandíbula, ouvidos e garganta, sendo que cada arco faríngeo é composto pelos três tecidos embrionários sendo um eixo de mesênquima, revestido externamente por ectoderma e revestido internamente por endoderma.

Ao todo, formam-se seis pares de arcos faríngeos na lateral da parede da faringe. Cada arco faríngeo consiste em um núcleo de células da crista neural e do mesoderma. O mesoderma irá contribuir para a formação de artéria e músculos, e as células da crista neural contribuem para a formação de osso/cartilagem e/ou tecido conjuntivo de cada arco. Logo, o cisto branquial originado do remanescente de cada arco possuirá relação anatômica mais próxima com as estruturas originadas por ele (Fig. 71-1).[1,2]

- *Fenda 1*: Dará origem ao meato acústico externo. Defeitos no desenvolvimento dessa fenda podem resultar em cistos e/ou fístulas pré-auriculares;
- *Fendas 2, 3, 4*: serão obliteradas com o crescimento do 2º arco branquial (remanescentes das fendas 2-4 podem aparecer na forma de cistos ou fístulas cervicais encontradas ao longo da borda anterior do músculo esternocleidomastóideo (Fig. 71-2).

Arcos Branquiais e Estruturas Derivadas Deles

1º Arco Branquial

- CN V (nervo trigêmeo);
- Artérias maxilares, artérias carótidas externas, músculos da mastigação, osso zigomático, parte do osso temporal, ossículos do ouvido médio, entre outros.

2º Arco Branquial

- CN VII (nervo facial);
- Artérias estapédias, estribo, processo estiloide, ligamento estilo-hioide, músculos da expressão facial, entre outros.

3º Arco Branquial

- CN IX (nervo glossofaríngeo);
- Artérias carótidas comuns, artérias carótidas internas, osso hioide, músculo estilofaríngeo, entre outros (Fig. 71-3).

4º e 6º Arcos Braquiais

Devido ao fato do quinto e do sexto arcos faríngeos serem rudimentares, os derivados destes são discutidos juntamente ao quarto par de arcos faríngeos. As peças de cartilagem destes arcos se fusionam formando as cartilagens da laringe, com exceção da epiglote.[3]

- 4º CN X (ramo laríngeo superior do nervo vago) e 6º (ramo laríngeo recorrente);
- Músculos cricotireóideo, elevador do palato, constritores da faringe, músculos intrínsecos da faringe, entre outros.

ANAMNESE E APRESENTAÇÃO CLÍNICA DO CISTO BRANQUIAL

A apresentação clínica usual do cisto branquial é o surgimento de uma massa cervical única lateral com crescimento progressivo associado ou não a um quadro infeccioso, logo com sinais flogísticos associados ao período de crescimento da massa e posterior regressão conforme o tratamento dos quadros infeccioso e inflamatório. Estes quadros tendem a recorrer com crescimento do volume cístico durante os quadros infecciosos.[2]

A massa cervical pode permanecer sob a forma de cisto ou até mesmo fistulizar levando a uma fístula interna ou externa. A área da fistulizacao irá variar conforme a origem do arco branquial que gerou o cisto conforme veremos a seguir.

Os cistos branquiais por serem alterações congênitas são diagnosticados nos primeiros anos de vida, mas podem se manifestar ao longo da vida, em contrapartida, as fístulas são, quase sempre, diagnosticadas ao nascimento ou na infância (Fig. 71-4).

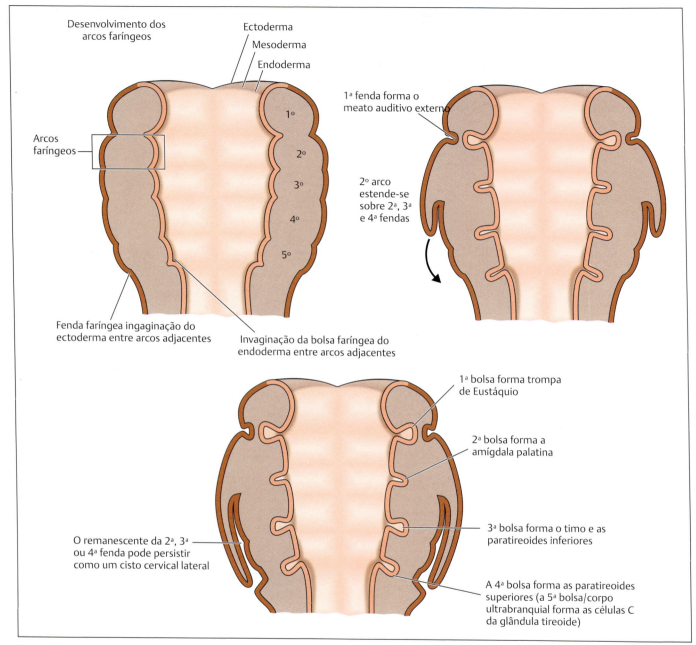

Fig. 71-1. Arcos branquiais.

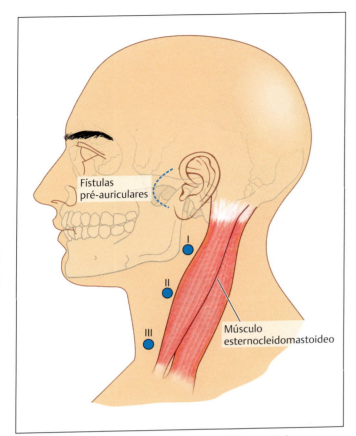

Fig. 71-2. Borda anterior do músculo esternocleidomastóideo.

TIPOS DE CISTO BRANQUIAL

Anomalias dos Arcos Branquiais

Como já mencionado na introdução, são tumores congênitos laterais, resultantes de defeitos de desenvolvimento embrionário que afetam os arcos branquiais. Representam remanescentes branquiais, que usualmente desaparecem durante o desenvolvimento das estruturas cervicais. Conforme o remanescente de cada arco, a tumoração apresentará uma localização distinta e por consequência uma diferente relação anatômica. Conforme descrito abaixo:

Anomalias do Primeiro Arco Branquial

Devem-se diferenciar os cistos do primeiro arco branquial, dos cistos ou *sinus* pré-auriculares. Estes últimos são sempre laterais ao trajeto do nervo facial e não têm relação com o conduto auditivo externo.[4]

Os cistos do primeiro arco branquial são classificados em dois tipos:

- Tipo I - anomalias de origem ectodérmica, duplicação membranosa do conduto auditivo externo, com formação de cisto ou fístula posterior à concha auditiva.
- Tipo II - anomalias compostas de ectoderma e mesoderma, com formação de cisto ou fístula na concha, no canal auditivo externo ou no pescoço.

Anomalias do Segundo Arco Branquial

São as anomalias branquiais mais comuns. Podem se apresentar como cistos ou fístulas, com abertura ao longo da borda anterior do músculo esternocleidomastóideo, no seu terço médio. Pode haver fístula completa, incompleta interna e incompleta externa. O trajeto segue a bainha carotídea, cruzando o nervo hipoglosso e chegando à tonsila faríngea. A fístula incompleta interna é a mais rara.[4,5]

Os cistos são classificados, segundo Proctor, em quatro tipos:[6]

1. Na borda anterior do esternocleidomastóideo;
2. Sobre a veia jugular interna e aderidos ao esternocleidomastóideo;
3. Estendem-se por entre as artérias carótidas interna e externa;
4. Têm contato com a parede faríngea.

Anomalias do Terceiro Arco Branquial

São raras e geralmente representadas por fístulas. O orifício externo pode se localizar na mesma posição das fístulas de segundo arco. O trajeto segue a bainha carotídea, posteriormente à carótida interna, sobre o nervo hipoglosso e segue o nervo laríngeo superior até o seio piriforme.[7]

Anomalias do Quarto Arco Branquial

Sendo essa a anomalia branquial mais incomum, são consideradas como uma possibilidade teórica. Na literatura é possível encontrarmos relatos de casos. Sendo o mais caudal, seu trajeto segue em direção ao tórax após passar sob a aorta, quando à esquerda, ou sob a artéria subclávia, quando à direita e tendo o orifício interno no esôfago cervical.[8]

O tratamento das anomalias branquiais é a excisão cirúrgica. Os cuidados e complicações são inerentes às relações anatômicas de cada um dos tipos. No caso dos cistos e fístulas do primeiro arco, a preocupação principal é com o nervo facial. Nas de segundo e terceiro arcos, com os nervos hipoglosso, acessório, vago e seus ramos, artérias carótidas e veia jugular. Nas fístulas, as incisões de pele devem ser escalonadas, evitando-se uma grande cicatriz longitudinal.[9]

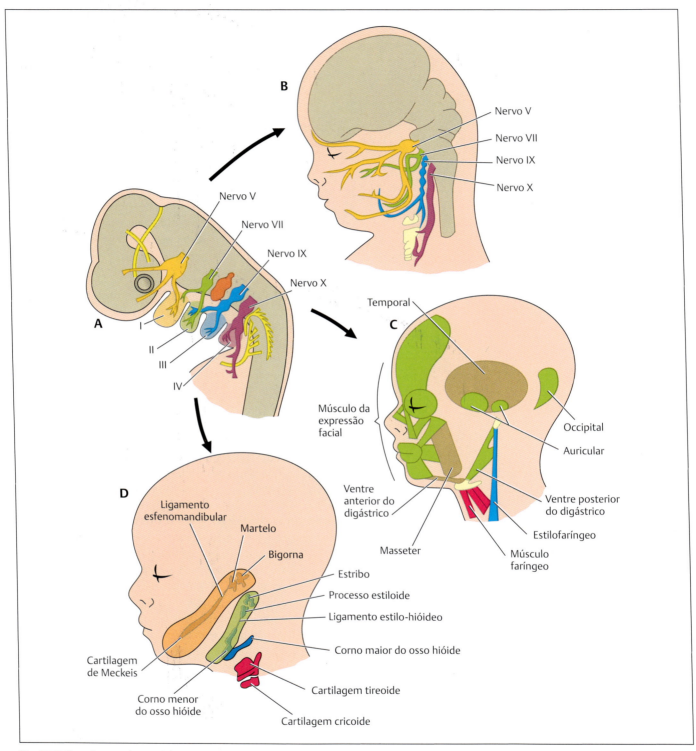

Fig. 71-3. Terceiro arco branquial.

CAPÍTULO 71 ■ CISTO BRANQUIAL

Tomografia Computadoriza (Fig. 71-6)

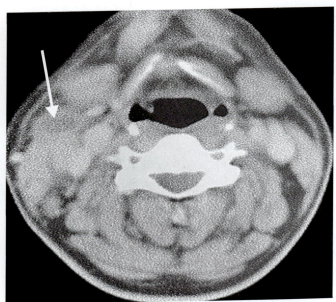

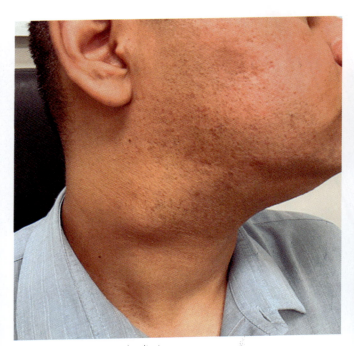

Fig. 71-4. Cisto branquial a direita.

Fig. 71-6. Exame de tomografia computadorizada de cisto branquial.

EXAMES SUBSIDIÁRIOS

Ultrassonografia
Formação cística em borda anterior do músculo esternocleidomastóideo em nível II/III cervical sem fluxo ao Doppler (Fig. 71-5).

Punção Aspirativa por Agulha Fina
Tem como característica na punção os cristais de colesterol.

TÉCNICA CIRÚRGICA
O conhecimento anatômico da região carotídea é de extrema importância para uma boa execução cirúrgica.

Algumas dicas importantes antes do ato cirúrgico é ter consigo um exame de imagem mostrando os limites do cisto e a classificação de Proctor do cisto branquial a ser removido, para que assim se possam planejar os passos cirúrgicos de forma segura. Os cistos branquiais têm íntimo contato com os grandes vasos e por consequência com o nervo vago, a monitorização do nervo vago no intraoperatório é recomendada tanto por auxiliar no procedimento quanto para fins legais de documentação do nervo no pré e no pós-retirada da lesão.

Outro aspecto importante no pré-operatório é não puncionar o cisto antes da cirurgia, ter o cisto turgido auxilia na sua dissecção. Se no intraoperatório, com o cisto já bem localizado, esse estiver muito volumoso recomendamos com uma agulha puncionar o cisto para que não rompa sua cápsula, mas esse ato não deve ser realizado anteriormente à cirurgia (Fig. 71-7).

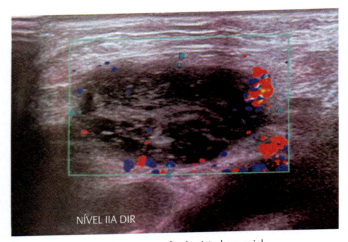

Fig. 71-5. Exame de ultrassonografia de cisto branquial.

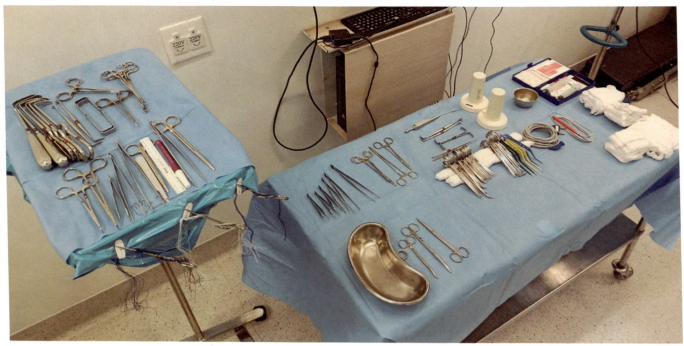

Fig. 71-7. Mesa cirúrgica montada para cirurgia de cisto branquial.

Passo a Passo

- *Passo 1*: Incisão cervical transversal na borda anterior do músculo esternocleidomastóideo (preferencialmente na topografia de uma prega cutânea cervical);
- *Passo 2*: Confecção de retalho subplatismal superior e inferior. Tendo cuidado para não lesar a jugular externa, caso essa esteja sobreposta ao cisto pode ser ligada com fio inabsorvível 3-0;
- *Passo 3*: Dissecção da borda anterior do músculo esternocleidomastóideo;
- *Passo 4*: Dissecção lateral do cisto – não romper sua cápsula! Se o cisto for muito volumoso aqui vale puncioná-lo com uma agulha calibre 40 x 20 para que assim evite o rompimento da cápsula;
- *Passo 5*: Identificação da artéria carótida comum e sua bifurcação, veia Jugular interna e nervo vago;
- *Passo 6*: Dissecção medial do cisto – o uso do monitor de nervo auxilia nesse momento da dissecção, mesmo não sendo um instrumento essencial;
- *Passo 7*: Dissecção da porção cranial do cisto. Na porção cranial de alguns cistos branquiais pode haver proximidade do ramo marginal do nervo facial. Nesse sítio a monitorização de nervo também auxilia na dissecção, mesmo não sendo fundamental. É importante o auxiliar não tracionar demasiadamente no sentido cranial pois pode levar à neuropraxia desse ramo do nervo facial (Fig. 71-8);
- *Passo 8*: Observar sempre se existe uma fístula que sai da porção cranial do cisto passando entre a carótida interna e externa e indo em direção à loja amigdalina homolateral. Esta fístula também deve ser incluída na peça cirúrgica. O uso da lupa cirúrgica por magnificar o campo cirúrgico e promover boa iluminação direta auxilia nessa etapa principalmente;
- *Passo 9*: Exérese do cisto branquial. Se disponível no serviço solicitar congelação, pois algumas lesões císticas que ao exame de imagem parecem ser cistos branquiais podem na verdade representar metástase cística, principalmente de carcinoma papilífero de tireoide e carcinoma espinocelular HPV positivo (Fig. 71-9);
- *Passo 10*: Revisão da hemostasia – orientar anestesista a voltar à pressão de entrada do paciente e realizar manobra de aumento do retorno venoso para verificar hemostasia;
- *Passo 11*: Em casos no qual contamos com a monitorização de nervos intraoperatória, comprovar manutenção de sinal do nervo vago e do ramo marginal do facial (Fig. 71-10);
- *Passo 12*: Colocação de hemostático, se disponível;

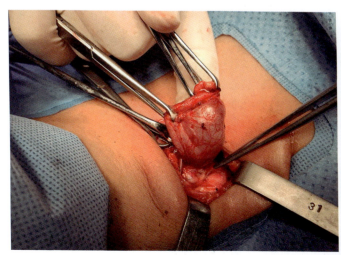

Fig. 71-8. Remoção cirúrgica de cisto branquial.

CAPÍTULO 71 ■ CISTO BRANQUIAL

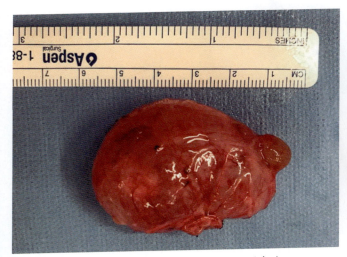

Fig. 71-9. Cisto branquial ao final do procedimento cirúrgico.

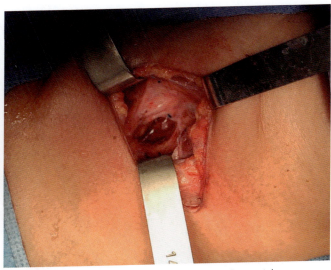

Fig. 71-10. Sítio cirúrgico após a exérese do cisto branquial.

- *Passo 13*: Fechamento por planos com *monocryl* ou *vicryl* 3-0 (incluir o fechamento do platisma);
- *Passo 14*: Fechamento da pele e fim da cirurgia. Nossa experiência mostra ótimo resultado estético com ponto intradérmico com *monocryl* 4-0;
- *Passo 15*: Curativo oclusivo. Nossa preferência, quando disponível, é por cola biológica ou *steri strip* seguidos de opsite.

A colocação de dreno a vácuo é reservada para cistos muito volumosos onde após a sua retirada a área passível de coleção fica extensa.

REFERÊNCIAS BIBLIOGRÁFICAS

1. Doenças congênitas da laringe. Seminários dos Residentes de ORL/HCFMUSP. 2017/2018.
2. Tratado de Otorrinolaringologia e Cirurgia Cérvicofacial da ABORL-CCF, Elsevier Brasil. 2017
3. Moore KL, Persaud TVN, Torchia MG. Embriologia Clínica. 9. ed. Rio de Janeiro: Elsevier. 2012.
4. Sadler TW. Langman embriologia médica. 13. ed. Rio de Janeiro: Guanabara Koogan. 2016.
5. Ahuja AT, King AD, Metreweli C. Second branchial cleft cysts: variability of sonographic appearances in adult cases. Am J Neuroradiol. 2000;21:315-9.
6. Proctor B. Lateral vestigial cysts and fistulas of the neck. Laryngoscope. 1955;65:355-9.
7. Lin JN, Wang KL. Persistent third branchial apparatus. J Pediatr Surg. 1991;26:663-5.
8. Yang C, Cohen J, Everts E, et al. Fourth branchial arch sinus: clinical presentation, diagnostic workup, and surgical treatment. Laryngoscope. 1999;109:442-6.
9. Revista da Associação Médica Brasileira [Internet]. 2007;53(4).

CAPÍTULO 72

PAROTIDECTOMIA SUPERFICIAL

Vanessa Carvalho de Oliveira ▪ Carlos Takahiro Chone

CONSIDERAÇÕES ANATÔMICAS

A glândula parótida localiza-se anteroinferiormente ao pavilhão auricular, junto ao ramo ascendente da mandíbula e sobre o músculo masseter.[1] A glândula apresenta relação direta com os músculos esternocleidomastóideo (ECM) e digástrico (ventre posterior).[1,2]

A parótida didaticamente pode ser dividida em dois lobos – um superficial ou lateral e outro profundo – por um plano sagital definido pelos ramos do nervo facial.[1,3] Embora haja variação anatômica, o tronco principal do nervo facial após emergir do forame estilomastóideo apresenta sua primeira bifurcação, denominada *pes anserinus* e, em seguida, atravessa o parênquima da glândula parótida.[1,3] Há também outros nervos que emergem do tronco principal para inervar o ventre posterior do músculo digástrico e do músculo estilo--hióideo,[1,3] de menor interesse para o assunto deste capítulo.

Na *pes anserinus*, o tronco do nervo facial divide-se em ramo temporofacial (superior) e ramo cervicofacial (inferior) que está localizada a aproximadamente 1 a 2 cm do forame estilomastóideo.[1,3] A divisão superior subdivide-se nos ramos temporal, zigomático e bucal e a divisão inferior em ramos mandibular marginal e cervical.[1] É importante destacar que a glândula parótida é unilobular e, sendo assim, o plano criado pelos ramos livres do nervo facial não é uma verdadeira separação anatômica da glândula em dois lóbulos distintos.[1,3] A parotidectomia superficial compreende a ressecção do lobo lateral da glândula, enquanto a parotidectomia total abrange a ressecção da parótida como um todo (lobos superficial e profundo).[1]

O conjunto de fáscias relacionadas com a parótida são o sistema músculo aponeurótico superficial da face (SMAS) e a camada superficial da fáscia cervical profunda (fáscia parotídea).[1,2] O nervo facial no andar superior da face localiza-se num plano superficial em relação à fáscia parotídea, enquanto no andar inferior da face encontra-se profundamente a este plano.[1,2]

TÉCNICA CIRÚRGICA

As cirurgias de parótida são realizadas com o paciente sob anestesia geral e recomenda-se evitar o uso de bloqueador neuromuscular para melhor observação da função do nervo facial ao longo da cirurgia.[2] O uso da monitorização contínua do nervo facial não é imprenscindível para esta cirurgia, mas pode ser especialmente útil em casos de revisão cirúrgica/reoperação ou tumores volumosos.[2,3] A sua utilização diminui o risco de paresias e paralisias temporárias, mas não interfere no risco de paresias e paralisias permanentes.[4,5]

O paciente deve ser posicionado em decúbito dorsal, com a face voltada para o lado contralateral ao tumor, em extensão cervical e com o dorso levemente elevado em relação aos membros inferiores (Fig. 72-1a,b).[1] Recomenda-se ocluir o conduto auditivo externo (CAE) com algodão ou gaze a fim de evitar a formação de crostas de sangue (Fig. 72-1c).[3]

Após assepsia e antissepsia, posiciona-se os campos cirúrgicos de modo a deixar exposto os terços médio e inferior da hemiface e marca-se o local da incisão na pele, com caneta dermográfica (Fig. 72-2).

Inicia-se o procedimento realizando uma incisão de Blair modificada – incisão comumente utilizada em procedimento de ritidoplastia.[1,2] Tal incisão tem início anterossuperiormente ao *tragus* e estende-se inferiormente ao redor do lóbulo da orelha e de forma curvilínea até a região pós-auricular.[1,2] Em seguida, a incisão continua em sentido anterior e inferior até uma prega natural da pele na região submandibular ou, alternativamente, pode ser estendida ao longo da linha do cabelo (Fig. 72-3).[1,2]

A utilização de incisão ao longo da linha do cabelo, permite que a incisão fique inaparente, sem perpepção da cicatriz. Ao mesmo tempo, permite boa exposição da área cirúrgica, mesmo quando há necessidade de esvaziamento cervical eletivo em pescoço clínica e radiologicamente sem metástases cervicais.[6] Em seguida, eleva-se um retalho cervicofacial no sentido anterior para a completa exposição da glândula, até no máximo 1-2 cm da comissura labial.[1-3] O retalho deve ser elevado num plano superficial à fáscia parotídea na região pré-auricular e num plano subplatismal na região cervical (Fig. 72-4).[1,2]

Neste momento o músculo esternocleidomastóideo (ECM) é identificado, bem como o nervo auricular magno (Fig. 72-5a).[1-3] Este nervo se apresenta a partir do ponto de Erb (ponto médio da borda posterior do músculo ECM) e segue superiormente cruzando o músculo em sua metade superior.[1-3] A veia jugular externa (VJE) frequentemente é identificada junto ao nervo auricular magno cruzando obliquamente o músculo ECM. Devido à proximidade do nervo auricular magno e VJE com o tecido parotídeo, frequentemente eles são seccionados nesta cirurgia.[1-3] A preservação do nervo auricular magno é sempre desejada, pois permite ao paciente melhor a sensibilidade do lóbulo da orelha no pós-operatório. A queixa de anestesia ou

517

518 PARTE VI ■ CIRUGIA DE CABEÇA E PESCOÇO

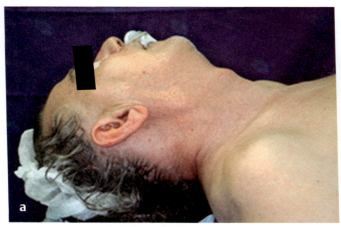
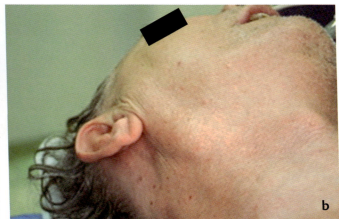
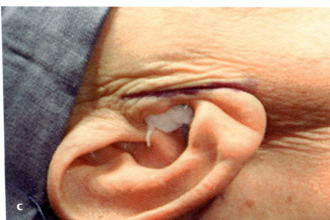

Fig. 72-1. (**a**) Posicionamento do paciente em decúbito dorsal, em extensão cervical, com a face voltada para o lado contralateral ao tumor. (**b**) Paciente com tumor em parótida direita, posição cirúrgica com a face voltada para o lado contralateral ao tumor. (**c**) Gaze ocluindo a porção externa do conduto auditivo externo direito.

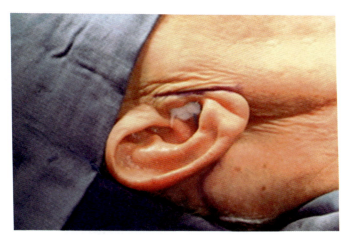

Fig. 72-2. Posicionamento dos campos e marcação da incisão da pele com caneta dermográfica.

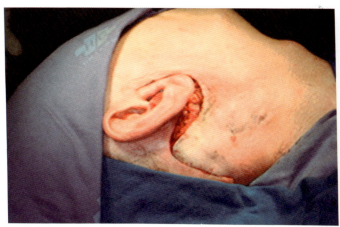

Fig. 72-3. Incisão de Blair modificada.

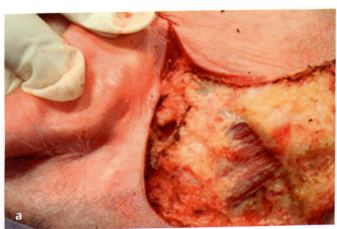 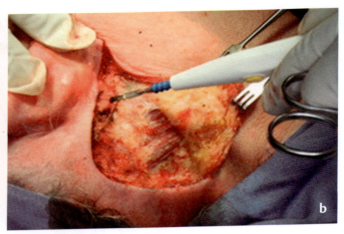

Fig. 72-4. (**a**) Retalho cervicofacial. (**b**) Retalho cervicofacial em parotidectomia superficial direita.

hipoestesia deste seguimento da orelha é muito frequente. Apesar de não ser mensurado seu impacto em termos de qualidade de vida, é importante minimizarmos qualquer queixa do paciente relativa ao ato cirúrgico.

Em seguida, libera-se a glândula do músculo ECM, da face anterior da cartilagem do CAE e do ventre posterior do músculo digástrico (Fig. 72-5b,d).[1-3]

A próxima etapa é a identificação do tronco principal do nervo facial. Tal estrutura pode ser identificada a partir dos seguintes parâmetros:

- *Forame estilomastóideo*: é por este forame que o nervo emerge do crânio, localiza-se medialmente em relação à sutura tímpano-mastóidea (junção do osso timpânico com a apófise mastoide), cerca de 6 a 8 mm de profundidade desta;[1,3]
- *Ventre posterior do músculo digástrico*: o nervo facial pode ser identificado junto à região superior deste músculo – imediatamente anterior à inserção do músculo na ponta da mastoide e posterolateralmente ao processo estiloide;[1,2]
- Pointer *tragal*: é a extremidade mais medial e proeminente da cartilagem do conduto auditivo externo[3]. O nervo facial encontra-se 1 cm inferior e profundamente em relação a este marco anatômico.[1,3]

Uma vez que tenha sido identificado, o tronco principal do nervo é dissecado anteriormente aos *pes anserinus*, de forma que o plano criado pelos ramos do nervo é utilizado para dissecção, com a dissecção do lobo superficial da glândula do nervo facial (Fig. 72-5d-h).[1,2,3]

A artéria auricular posterior, ou algum ramo da mesma, pode cruzar o tronco principal, sendo mais um motivo para dissecção cautelosa do mesmo.[3]

A dissecção dos ramos faciais pode ser realizada com uma pinça hemostática fina ou com tesoura de Metzembaum fina e com a extremidade romba. A dissecção é realizada criando-se um "túnel" entre o tecido glandular e o nervo, realizando-se em seguida a secção.[2] Deve-se ter cuidado em seccionar o tecido glandular apenas mediante visualização direta do nervo facial (não estender a secção para áreas em que o nervo ainda não foi exposto).[1,2] Deve-se ter cuidado também em evitar ração/pressão sobre os ramos nervosos.[2]

Profundamente aos ramos mais caudais do nervo facial, a veia retromandibular (facial posterior) pode ser identificada, mas geralmente só há necessidade de sua ligadura nos casos de ressecção do lobo profundo da glândula.[1]

Nos casos em que a identificação do tronco principal é dificultada pela presença do tumor, pode-se alternativamente identificar um ramo distal e dissecá-lo de uma forma retrógrada de volta para o tronco principal.[1,3] O nervo marginal mandibular é geralmente utilizado nessas situações.

O nervo marginal mandibular pode ser identificado no plano profundo à fáscia cervical profunda, próximo à borda inferior do corpo da mandíbula cruzando os vasos faciais.[1,3] O nervo bucal geralmente é identificado ao seguir um curso paralelo ao ducto da parótida.[1]

Todo esforço deve ser empregado a fim de se preservar o nervo facial, mesmo naqueles tumores que estejam próximos ao nervo. Em que pese isto, a presença de paresia/paralisia no pré-operatório já indica que tal preservação pode não ser possível.[1,2]

A hemostasia durante o procedimento pode ser realizada por meio da ligadura de vasos com fio de algodão não agulhado 3.0 ou com o auxílio de cautério bipolar[3], porém, deve-se atentar que a eletrocauterização só pode ser utilizada em planos distantes do nervo facial. Após a ressecção da glândula (Fig. 72-5h e 72-6) realiza-se inspeção dos ramos do nervo facial e, se disponível, confirma-se sua integridade com o uso de estimulador de nervo.[2]

Em seguida, solicita-se à equipe de anestesia que realize manobra de Valsalva a fim de identificar a presença de possíveis pontos de sangramento.

A fim de prevenir síndrome de Frey, pode-se confeccionar um retalho de músculo ECM e cobrir o leito cirúrgico com o mesmo (Fig. 72-7).

Após isso, realiza-se a aposição de dreno J-vac nº 15 e sua fixação com fio *mononylon* nº 3.0.[2] Sutura-se a camada profunda com fio *vicryl* 4.0 e a camada de pele pode ser suturada com pontos intradérmicos de fio de rápida absorção (Fig. 72-8a).[2] Ao final, realiza-se curativo com gaze e fita microporosa (Fig. 72-8b).[2]

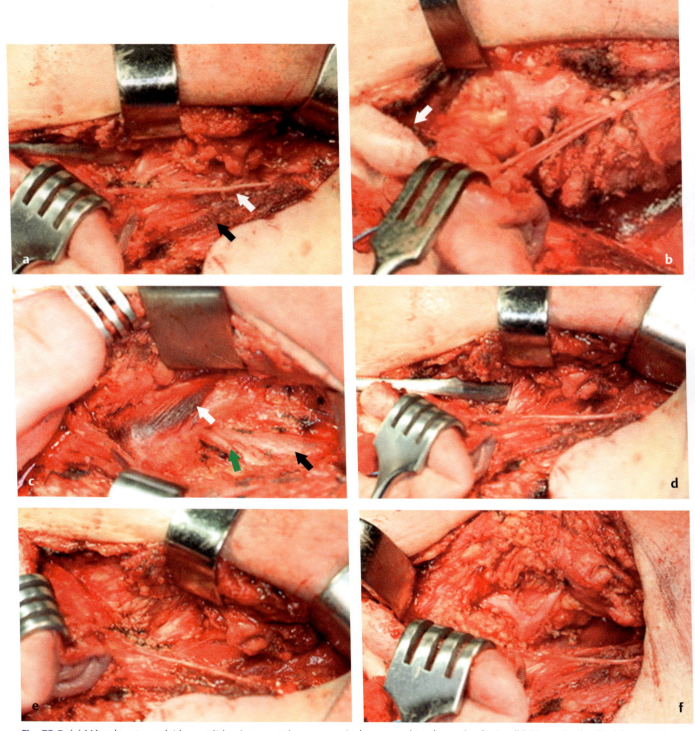

Fig. 72-5. (**a**) Músculo esternocleidomastóideo (seta preta) e nervo auricular magno (seta branca) a direita. (**b**) Dissecção da glândula parótida direita do CAE. Seta branca: face anterior do CAE. (**c**) Parotidectomia superficial a direita. Ventre posterior do músculo digástrico (ponta da seta branca). Veia Jugular interna: seta preta. Nervo acessório: seta verde. (**d**) Tronco do nervo facial direito. (**e**) Tronco do nervo facial direito. (**f**) *Pes anserinus* do nervo facial direito (centro da foto).

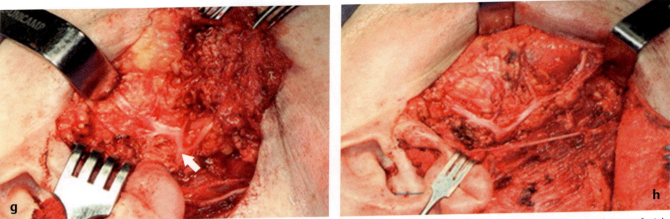

Fig. 72-5. *(Cont.)* (**g**) Parotidectomia superficial a direita. Ramo temporofacial (seta branca). (**h**) *Status* pós-parotidectomia superficial. Nervo facial direito (ramos temporofacial e cervicofacial) no centro da foto.

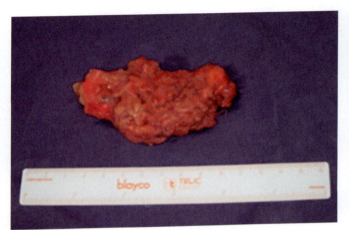

Fig. 72-6. Peça cirúrgica (produto de parotidectomia superficial a direita).

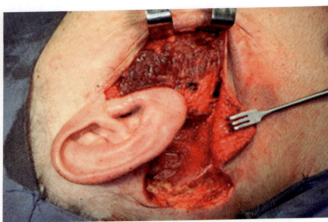

Fig. 72-7. Retalho de músculo ECM cobrindo o leito cirúrgico após parotidectomia superficial direita.

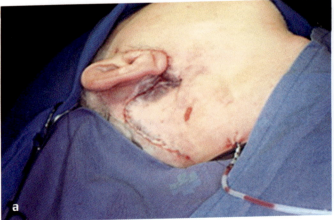
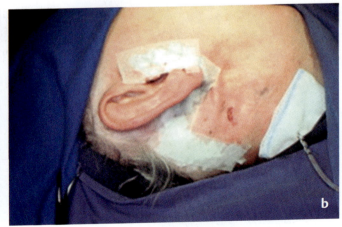

Fig. 72-8. (**a**) *Status* pós-parotidectomia superficial direita, sutura de pele e dreno J-vac locado. (**b**) Curativo da ferida operatória após parotidectomia superficial direita.

CUIDADOS PÓS-OPERATÓRIOS

Observa-se o paciente na sala de recuperação pós-anestésica, já sendo possível avaliar a função do nervo facial. Casos de paralisia grau II de House-Brachmann não são incomuns no pós-operatório imediato, sendo que a maioria dos casos se trata de algo transitório, como consequência da manipulação cirúrgica.

O dreno é mantido até apresentar débito menor que 30 mL em 24 horas, de modo que a maioria dos pacientes permanece com dreno nos primeiros 2 dias. Os pacientes no momento da alta são orientados a evitar esforço físico extenuante e exercícios que requerem levantamento de carga por 21 dias. O primeiro retorno se dá com 7 dias após o procedimento cirúrgico, sendo avaliada a ferida operatória (Fig. 72-9), e por volta do 30º dia o paciente retorna para o resultado do exame anatomopatológico.

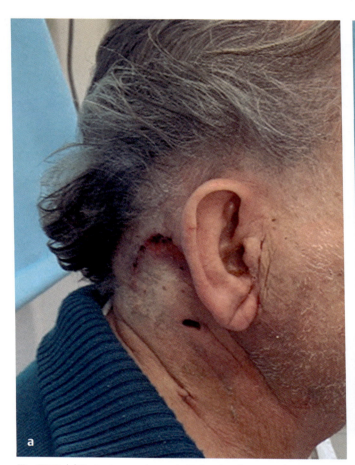
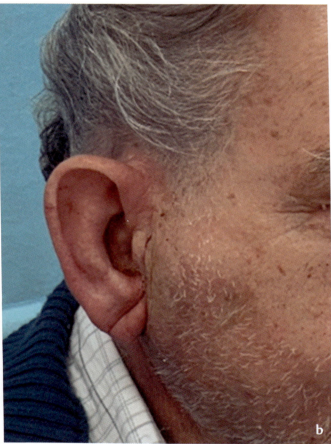

Fig. 72-9. (a) Paciente no retorno de 7 dias de pós-operatório. Bom resultado estético da ferida operatória. (b) Paciente no retorno de 7 dias de pós-operatório. Bom resultado estético da ferida operatória.

REFERÊNCIAS BIBLIOGRÁFICAS

1. Flint PW, Haughey BH, Lund VJ, et al. Cummings Otolaryngology Head and Neck Surgery. 6. ed. Philadelphia: Saunders. 2015.
2. Myers EN, editor. Operative Otolaryngology: Head and Neck Surgery: Expert Consult. 2.ed. Filadélfia: Saunders. 2008.
3. Lore JM, Medina J. An Atlas of *Head and Neck Surgery*. 4.ed. Saunders. 2004.
4. Sood AJ, Houlton JJ, Nguyen SA, Gillespie MB. Facial Nerve Monitoring during Parotidectomy: A Systematic Review and Meta-analysis. Otolaryngology–Head and Neck Surgery. 2015;152(4) 631-637.
5. Graciano AJ. Disfunção do nervo facial após parotidectomia superficial realizada com ou sem monitorização continua eletromiográfica intraoperatória: estudo prospectivo randomizado. Tese (doutorado) – Universidade Estadual de Campinas, Faculdade de Ciências Médicas, Campinas, SP; [Internete]. 2018(1:155.
6. Graciano AJ, Chone CT, Fischer CA. Comparação da incisão ritidectomia modificada versus cervicomastóideofacial para tumores benignos da glândula parótida. Braz J Otorhinolaryngol. 2013;79(2):168-72.

CIRURGIA DA GLÂNDULA SUBMANDIBULAR

Fernando Danelon Leonhardt • José Vicente Tagliarini

INTRODUÇÃO

As glândulas submandibulares (GSM), as glândulas parótidas e as glândulas sublinguais compreendem as glândulas salivares maiores. As glândulas submandibulares são menores em tamanho do que as glândulas parótidas, mas são responsáveis pela maior parte da produção basal do volume de saliva.[1] A saliva tem várias propriedades. Ela serve para lubrificação do trato aerodigestivo superior, contribuindo na deglutição, na fala e no sentido do paladar.[2] A função de tamponamento e o conteúdo mineral da saliva previnem a cárie dentária e facilitam a remineralização dentária.[2] O impacto da produção adequada de saliva na qualidade de vida não deve ser subestimado. Uma vasta gama de patologias pode afetar as glândulas salivares. De acordo com a importância, as doenças das glândulas salivares são motivos comuns de encaminhamento ao otorrinolaringologista ou cirurgião de cabeça e pescoço.[3] Destas, algumas doenças necessitarão de tratamento cirúrgico.

ANATOMIA CIRÚRGICA

A GSM está localizada dentro do triângulo submandibular do pescoço que é limitado pela borda inferior do corpo da mandíbula, bem como os ventres anterior e posterior do músculo digástrico. A parte mais profunda da GSM repousa sobre o músculo hioglosso. Os nervos lingual e hipoglosso também cursam ao longo da superfície do hioglosso mantendo contato com a glândula. O nervo lingual fornece inervação parassimpática à glândula submandibular por meio de um ramo originado do gânglio submandibular. Na porção anterior, a GSM apresenta um segmento profundo e outro superficial ao músculo milo-hióideo. Essas relações são ilustradas na Figura 73-1.

A camada superficial da fáscia cervical profunda reveste a GSM formando a cápsula fibrosa da glândula. O ramo marginal do nervo facial mantém íntima relação com a camada superficial da fáscia cervical profunda, sobre a superfície da glândula e inerva os depressores do lábio inferior. A veia facial localiza-se anterior ao ventre posterior do digástrico e à face superficial da glândula. A veia está sobre a camada superficial da fáscia cervical profunda e ao nervo mandibular marginal. A artéria facial também está intimamente associada à glândula submandibular. A artéria entra no triângulo submandibular posteriormente por trás do ventre posterior do digástrico. No local onde entra na glândula existe uma depressão em sua superfície, percorre este sulco e saindo desta perto da incisura antigonial da mandíbula. A artéria junta-se à veia facial em seu curso sobre o borda inferior da mandíbula. O músculo platisma, a gordura subcutânea e a pele de profundo a superficial recobrem a fáscia da glândula.[3]

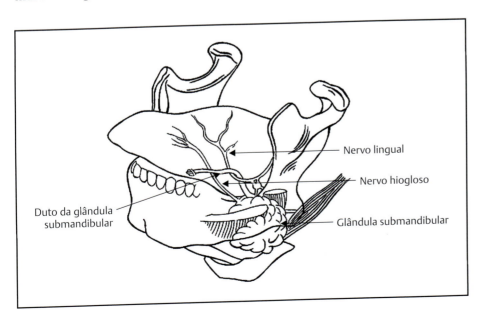

Fig. 73-1. Relações entre o nervo lingual, hioglosso e glândula submandibular.

INDICAÇÃO CIRÚRGICA

A realização de uma adequada avaliação clínica associada ao uso de exames de imagem como ultrassom e tomografia computadorizada é recomendável para uma boa avaliação do paciente. A identificação de sialolitíase por ultrassom e o uso da tomografia e biópsia aspirativa das neoplasias glandulares é recomendado para um adequado manejo dos caos. A maioria dos cálculos de duto da GSM podem ser removidos com sialoendoscopia ou por acesso transoral evitando a remoção da GSM quando possível.[4]

A excisão cirúrgica da GSM é indicada no tratamento de neoplasias e doenças benignas como litíase comprometendo toda a glândulas ou infecção crônica refratária ao tratamento clínico. Os tumores desta glândula manifestam-se como massa de crescimento progressivo e indolor. Dor, parestesia ou fraqueza muscular relacionada com a função dos nervos marginal mandibular ou do hipoglosso são altamente sugestivos de malignidade.[3]

A excisão completa do tumor sem violação da pseudocápsula e da GSM envolvida é a cirurgia mínima apropriada para qualquer neoplasia desta estrutura. Alguns autores recomendam esvaziamento do nível I cervical, incluindo a remoção da glândula para qualquer neoplasia maligna.[5] Todas as estruturas extraglandulares envolvidas pelo tumor devem ser removidas em bloco com a glândula. Se a malignidade estiver associada à metástase linfática cervical, a remoção de todos os níveis de linfonodos envolvidos será necessário. Desta forma é recomendável um esvaziamento supraomoióideo (níveis I a III).[6-8] A indicação de esvaziamento cervical eletivo (sem evidência do comprometimento de linfonodos) em neoplasia maligna da GSM é controverso, mas apropriado se houver suspeita de malignidade de alto grau.

TÉCNICA CIRÚRGICA

Posicionamento e Incisão

O procedimento é realizado sob anestesia geral. O paciente é posicionado em decúbito dorsal com uma pequena rotação de ombros para estender o pescoço. A cabeça está voltada para o lado oposto à lesão. Após a antissepsia da pele, colocam-se os campos cirúrgicos estéreis. Alguns cirurgiões optam por usar um sistema de monitoramento do nervo facial, com eletrodo de monitoramento no lábio inferior ipsilateral. Isso não é obrigatório, mas pode ser útil com a utilização de um estimulador de nervos. A incisão é planejada para evitar lesão do nervo mandibular marginal e para um resultado cosmético ideal. A incisão deve feita de 2 a 4 cm abaixo da borda inferior da mandíbula, no limite inferior esperado da glândula submandibular e se possível em uma prega cutânea horizontal de ocorrência natural. Normalmente, 3-4 cm de comprimento são geralmente adequados. A incisão é marcada e infiltrada com lidocaína a 1% com epinefrina. Incisam-se a pele, a gordura subcutânea e o platisma.[3]

Existem vários métodos para expor o GSM enquanto protege o nervo marginal mandibular que é ramo do nervo facial. Normalmente, um retalho subplatismal é elevado superiormente à borda inferior da mandíbula usando eletrocautério ou bisturi. É fundamental seguir o platisma de perto, pois o nervo marginal mandibular está diretamente subjacente ao músculo platisma. A abordagem mais direta é identificar o nervo mandibular marginal em seu curso através da camada superficial da fáscia cervical profunda sobre o SMG. Isso pode ser auxiliado pelo uso de um estimulador de nervos e utilização de lupa cirúrgica, pois o nervo pode ser bastante fino. O nervo é mobilizado superiormente sobre a mandíbula após dissecá-lo do tecido conjuntivo circundante. Uma manobra para identificar o nervo é tentar encontrá-lo no local onde cruza a veia facial próximo à borda inferior da mandíbula (Fig. 73-2).

Geralmente o nervo pode ser encontrado sobre a superfície da glândula, mas nunca abaixo dela. A desvantagem dessa segunda abordagem é o risco de danificar o nervo durante a dissecção ao longo dele. O nervo marginal mandibular está contido na camada superficial da fáscia cervical profunda e não será inferior a glândula submandibular. O nervo mandibular marginal é superficial à veia facial e tentar identificar o segmento mais inferior do nervo pode levar ao sacrifício parcial inadvertido do nervo (Fig. 73-2).[3]

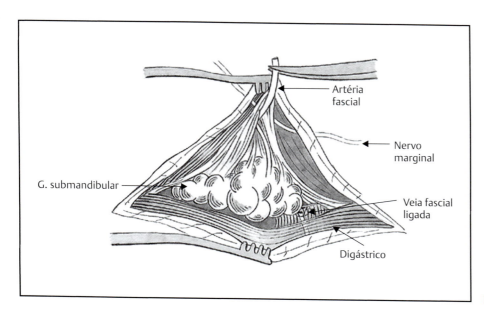

Fig. 73-2.

Mobilização da Glândula Submandibular e Identificação do Nervo Hipoglosso

Com a superfície superficial da glândula agora exposta e o nervo mandibular marginal protegido, a glândula é então liberada com dissecção romba da borda inferior da mandíbula, dividindo os anexos fasciais de ligação. A artéria facial distal é identificada nesse processo e é dividida ao sair de seu curso dentro da glândula para cruzar a mandíbula na incisura antegonial. As ligações fasciais restantes ao músculo digástrico também são identificadas com dissecção romba e divididas nitidamente. Manter esta dissecção diretamente sobre o músculo digástrico é a chave para prevenir a lesão inadvertida do nervo hipoglosso que se estende profundamente ao músculo digástrico (Fig. 73-3).[3]

A parte anterior da glândula é retraída posteriormente com uma pinça de Allis e separada com cautério do músculo milo-hióideo subjacente. Vários ramos do sistema arteriovenoso submentoniano são encontrados neste momento e devem ser controlados com ligadura ou cautério bipolar para adequada hemostasia. Quando a borda posterior do milohióideo é alcançada, nenhuma estrutura adicional é dividida ou cauterizada até que o nervo hipoglosso seja identificado. Para expor o hipoglosso, o aspecto profundo do milohióideo é mobilizado suavemente com um afastador de Farabeuf. O afastador é colocado sob o milo-hióideo para retraí-lo anteriormente, expondo o músculo hioglosso. A glândula é então retraída superiormente para fora da ferida para identificar o hipoglosso emergindo sob o ventre anterior do digástrico. É encontrado coberto por fáscia na superfície do músculo hioglosso, acompanhado por sua veia característica (veia ranina). Se estiver em dúvida quanto a identificação, a utilização de um estimulador de nervos resulta em uma contração da musculatura profunda subjacente da língua.[3]

Divisão do Duto Submandibular, Artéria Facial Proximal e Removendo a Glândula

Com o hipoglosso identificado e protegido, pode-se focar identificação e ligadura do gânglio submandibular com seda 2.0 inferior ao curso do nervo lingual e dividido em sua conexão com a glândula (Fig. 73-4).[3]

Em seguida, a glândula é puxada para trás e, lateralmente, o que irá expor o duto orientado anteriormente. O duto é geralmente envolto em um prolongamento posterior de tecido de glândula salivar da glândula sublingual. A dissecção romba ao longo do curso esperado do duto deve identificá-lo facilmente. O duto é amarrado para evitar a comunicação do pescoço com a cavidade oral e dividido na sequência (Fig. 73-5).[3]

A ligadura final é a da artéria facial proximal. Ela é identificada quando emerge profundamente anterior ao ventre posterior do digástrico, na face posterior do triângulo submandibular. A artéria é ligada com seda 2.0, dividida, liberando a peça cirúrgica do paciente (Fig. 73-6).[3]

Fechamento de Ferida

A ferida deve ser irrigada com solução salina normal em abundância. A hemostasia meticulosa é obtida com bisturi bipolar protegendo os nervos preservados. É recomendável a utilização de um pequeno dreno de sucção para evitar acúmulo de exsudato na ferida. O platisma é reaproximado com suturas absorvíveis. A pele é fechada com uma sutura contínua intradérmica de monofilamento absorvível (*monocryl*) ou *nylon*. Colocamos um curativo sobre o local da incisão. Antibióticos profilático pode ser utilizado no momento da indução da anestesia. É recomendável examinar o assoalho da mucosa bucal antes do término da anestesia em casos em que ocorreu dissecção difícil no assoalho da boca. Se uma lesão da mucosa for identificada, ela deve ser reparada com suturas absorvíveis.[3]

CUIDADOS PÓS-OPERATÓRIOS

O paciente pode retomar a dieta oral imediatamente. Advertimos os pacientes contra atividades física ou levantamento de peso por 5 dias para reduzir o risco de formação de hematoma. Os pacientes geralmente recebem alta após 1 dia da cirurgia, a menos que necessitem ficar para o manejo de um dreno de sucção. A dor geralmente é mínima. A presença

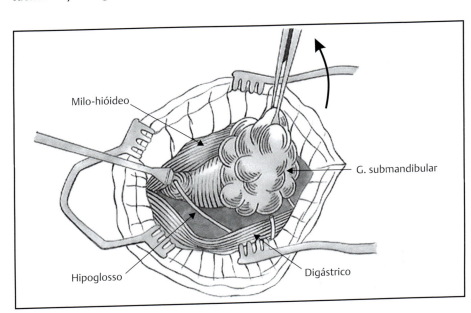

Fig. 73-3.

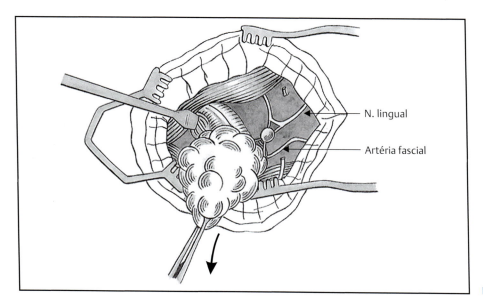

Fig. 73-4.

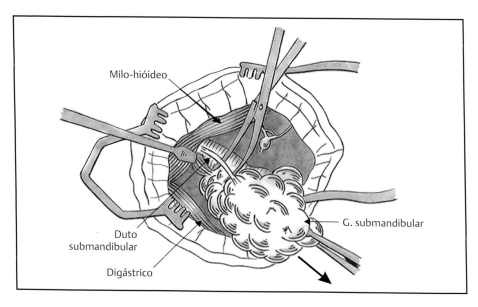

Fig. 73-5.

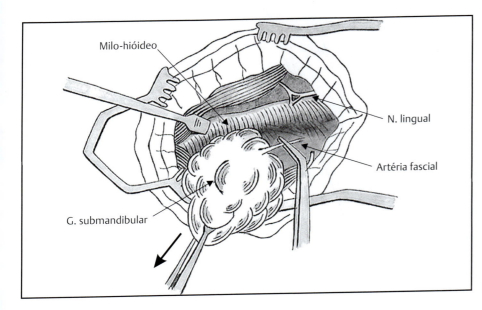

Fig. 73-6.

de dor significativa por mais de 48 horas pode representar uma complicação em desenvolvimento na ferida cirúrgica e constitui, portanto, indicação para exame clínico precoce na tentativa de solução do problema.[3]

COMPLICAÇÕES

As complicações da cirurgia da glândula submandibular estão relacionadas com a lesão dos nervos circundantes e o potencial de contaminação salivar da ferida. A incidência de 9% de lesão transitória do nervo marginal e de 1% de lesão permanente com fraqueza na mobilidade do músculo depressor do lábio inferior foi descrita em uma série de 258 casos de excisão da GSM. A paralisia transitória do nervo lingual em 2% dos pacientes e taxa de infecção de ferida foi de 2% e a taxa de fístula salivar de 1% também está relatada neste estudo.[8]

A discussão pré-operatória dessas complicações, embora pouco frequente, é fundamental para definir as expectativas do paciente e facilitar uma decisão baseada em consentimento informado.

CONCLUSÃO

A excisão da GSM é um procedimento bem sistematizado na literatura, sendo necessário para sua realização o conhecimento adequado da anatomia e das patologias cirúrgicas da glândula. Constitui um dos procedimentos básicos da cirurgia cervicofacial. A utilização de uma técnica cirúrgica adequada permite uma cirurgia limpa evitando possíveis complicações.

REFERÊNCIAS BIBLIOGRÁFICAS

1. Hernandez S, Busso C, Walvekar RR. Parotitis and sialendoscopy of the parotid gland. Otolaryngol Clin N Am. 2016;49:381-393.
2. Ravindhra GE. Physiology of the salivary glands. In: Cummings Otolaryngology, 6th ed. Saunders. 2:1202–1212.
3. Schrank TP, et al. Surgical excision of the submandibular gland. Oper Tech Otolayngol Head Neck Surg. 2018;29:162-167.
4. Kim JK, Shin SM, Lee H, et al: Factors affecting long-term outcome of transoral surgery for submandibular stones: A follow-up study of 125 patients. Clin Otolaryngol Off J Ent-UK Off J Neth Soc Oto-Rhino-Laryngol Cervico-Facial Surg. 2016;41:365-370.
5. Preuss SF, Klussmann JP, Wittekindt C, et al: Submandibular gland excision: 15 years of experience. J Oral Maxillofac Surg Off J Am Assoc Oral Maxillofac Surg. 2007;65:953-957.
6. Atula T, Panigrahi J, Tarkkanen J, et al: Preoperative evaluation and surgical planning of submandibular gland tumors. Head Neck 2017;39:1071-1077.
7. Gillespie MB, Iro H. Surgery for benign salivary neoplasms. Adv Otorhinolaryngol. 2016;78:53-62.
8. Silver NL, Chinn SB, Bradley PJ, et al: Surgery for malignant submandibular gland neoplasms. Adv Otorhinolaryngol. 2016;78:104-112.

PEQUENOS TUMORES DE PELE E LÁBIOS – RECONSTRUÇÃO

CAPÍTULO 74

Agnaldo José Graciano ▪ Carlos Augusto Fischer

SEÇÃO I

TUMORES DE PELE

INTRODUÇÃO

Carcinomas de pele não melanoma (CPNM), principalmente carcinoma Basocelular e carcinoma espinocelular, são as neoplasias malignas mais comuns no mundo todo, com aproximadamente 600.000 casos novos por ano.[1] No Brasil, ocorrem cerca de 176.000 casos de CPNM por ano, segundo projeções do Instituto Nacional de Câncer.[2] O principal fator de risco para desenvolvimento de carcinoma de pele é a exposição intensa e intermitente a raios ultravioleta B, particularmente para indivíduos com pele clara sensível à luz solar. Outros fatores de risco incluem radioterapia externa, exposição crônica a arsênio e imunossupressão prolongada.[3]

Aproximadamente 85% dos cânceres de pele ocorrem na região de cabeça e pescoço, necessitando de diagnóstico precoce e tratamento adequado.[4] Várias modalidades de tratamento podem ser consideradas para o tratamento de CPNM iniciais, como agentes medicamentosos de aplicação tópica ou intralesional, crioterapia, eletrodissecção, Radioterapia externa, cirurgia micrográfica de Mohs e excisão cirúrgica convencional. Para o propósito desta publicação abordaremos alguns conceitos e técnicas relacionadas com excisão cirúrgica convencional.

CARCINOMA BASOCELULAR

Carcinoma basocelular (CBC) é o tipo mais comum de CPNM (80%), desenvolvendo-se a partir das células basais da epiderme. Pode ser classificado em múltiplos subtipos conforme suas características patológicas e morfológicas, incluindo tipo nodular, mais comum em 80% dos pacientes, superficial (15%) e infiltrativo, antigo morfeaforme (10%).[5]

Algumas apresentações características do CBC no exame clínico são representadas na Figura 74-1, incluindo:

- Telangectasias;
- Lesão tipo crosta ulcerativa não cicatrizante ou exsudativa em áreas de exposição solar;
- Lesão tipo cicatricial em área sem trauma prévio.

CARCINOMA ESPINOCELULAR

Carcinoma de células escamosas, ou epinocelular (CEC) é a segunda neoplasia maligna cutânea mais comum, e sua incidência tem aumentado em todo o mundo, com um aumento de até 260% observado entre os anos de 1960 e 2000 em algumas regiões.[5]

A exposição a raios ultravioleta B (UVB) produz mutações no gene supressor *p53*, e subsequente proliferação anormal de queratinócitos. Outros fatores de risco incluem a presença de cicatrizes, exposição severa a componentes químicos como arsênio e inseticidas, radioterapia prévia, infecção por papilomavírus humano (HPV).

A imunossupressão crônica, seja por patologias como a síndrome da imunodeficiência adquirida (AIDS) ou uso de imunossupressores para pacientes transplantados, é um importante fator para o aumento das taxas de CEC nesta população, com risco de 65x maior de pacientes transplantados renais ou cardíacos desenvolverem CEC, comparado com a população geral.[7]

O risco de recorrência local e metástase linfonodal deve ser considerado para o tratamento adequado de pacientes com CEC da face e do pescoço. A área H da face (Fig. 74-2)[8] e algumas características de alto risco para recorrência local e metástase regional relacionadas com CEC de pele são apresentadas no Quadro 74-1.

Princípios gerais para tratamento de pequenos tumores de pele, menores que 2 cm de extensão.

CUIDADOS PRÉ-OPERATÓRIOS

A suspeita clínica de neoplasia de pele, baseada nos dados clínicos e de exame físico, podem corroborar a indicação de tratamento cirúrgico, particularmente para lesões muito pequenas, menores que 1 cm, para as quais uma biópsia incisional diagnóstica pode ser suplantada pela ressecção completa.

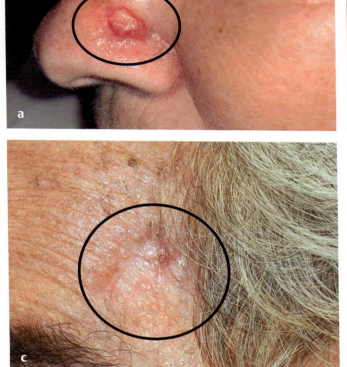
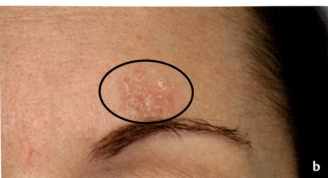

Fig. 74-1. CBC: (**a**) com lesão nodular com telangiectasia em região de asa nasal esquerda. Fonte – arquivo pessoal, (**b**) com lesão com crostas superficiais em região frontal esquerda e (**c**) invasivo aspecto de lesão cicatricial em região temporal esquerda.

CAPÍTULO 74 ■ PEQUENOS TUMORES DE PELE E LÁBIOS – RECONSTRUÇÃO

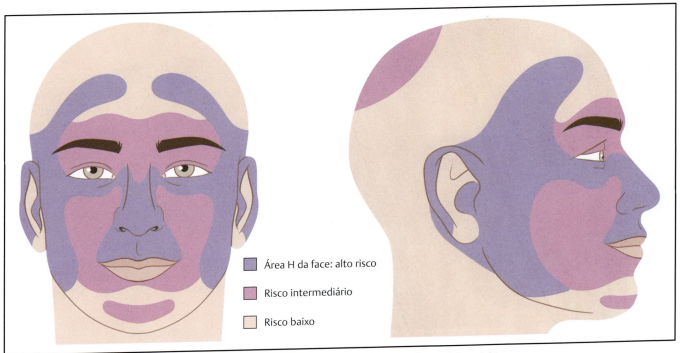

Fig. 74-2. Zona H facial (cinza escuro) e elação com risco aumentado de recorrência e metástase linfonodal.[8]

Quadro 74-1. Características de alto risco para recorrência e metástase regional para paciente com CEC cutâneos[8]

Fator	Taxa de recorrência; RR	Taxa de metástase; RR
Tamanho > 2 cm	15%; RR = 2	30-42%; RR = 3
Profundidade > 2-4 mm	17%; RR = 2	4-45%; RR = 5
Tumor recorrente	10-27%; RR = 3	16-45%; RR = 4
Histologia pouco diferenciada	28%; RR = 2	32-57%; RR = 3
Invasão perineural	47%; RR = 5	25-50%; RR = 5
Localização na orelha externa	18-53%; RR = 2	11%; RR = 3
Invasão linfovascular		40%; RR = 7
Subtipo desmoplastico	24%, RR 16	21-44%; RR = 3
Ressecção incompleta	50%	
Imunossupressão	13-40%	8-14%

RR = risco relativo.

Todavia, para lesões acima de 1 cm, ou em áreas de maior risco, pode ser realizada uma biópsia com *punch* de pequeno calibre, entre 2 e 3 mm para melhor planejamento cirúrgico.

Paciente deve ser orientado sobre a opção de anestesia local simples ou com sedação, e sobre os riscos relacionados com o procedimento, e assinar consentimento informado específico.

TÉCNICA CIRÚRGICA PASSO A PASSO

Posicionamento do Paciente

Para cirurgias de face e pescoço o paciente deve estar, em geral, na posição de decúbito horizontal com uma rodilha para conforto da cabeça e melhor projeção em relação à maca cirúrgica. Adaptações da posição podem ser necessárias para lesões cervicais posteriores.

Assepsia Local

Em geral, realizada com solução de clorexedina aquosa a 2%. Deve-se tomar cuidado para evitar penetração da solução nos olhos. Pode ser considerada a proteção ocular com uso de gel oftalmológico, se o procedimento for realizado muito próximo dos olhos.

Marcação das Margens de Ressecção

Após a colocação de campos estéreis, é recomendada a marcação das margens de ressecção do tumor com caneta estéril de marcação de pele. Em geral, margens mínimas de 4 mm estão relacionadas com até 98% e 92% de controle local para CBC e CEC cutâneos menores que 2 cm, respectivamente.[9-10] A incisão dever ser planejada para seguir preferencialmente as linhas de tensão da pele (Fig. 74-3).

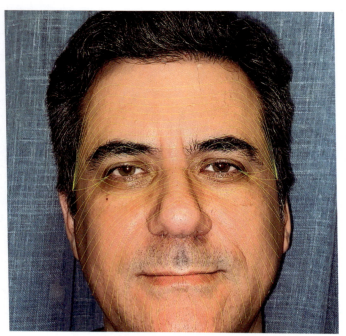

Fig. 74-3. Linhas de tensão da pele da face demarcadas com aplicativo OR-Stencil de acesso livre, desenvolvido pela Universidade da California, Irvine. © Ross Sayadi - Self Developed App. (Fonte – arquivo pessoal.)

Planejamento para Fechamento do Defeito Cirúrgico

O planejamento do fechamento do defeito cirúrgico deve ser realizado pré-operatório, mas durante a cirurgia. A área de ressecção de pequenos tumores, em áreas de pouca tensão podem ser suturadas com aproximação dos bordos. Todavia, alguns defeitos em áreas com pouca elasticidade ou próximas de olhos, nariz, lábios e orelhas, podem necessitar de retalhos de rotação ou de avanço para o fechamento adequado. Retalho de rotação e planejamento de fechamento primário ou de rotação são demonstrados na Figura 74-4. Exemplo de retalho de avanço demonstrado na Figura 74-5. E incisões e retalhos comumente utilizados em tumores de face (Fig. 74-6).[11]

Anestesia Local

Em geral realizada com lidocaína 2% com ou sem epinefrina. Observar a dose máxima de 4,5 mg/kg (300 a 350 mg) sem epinefrina, ou até 6 mg/kg (300 a 500 mg) com epinefrina. Aguardar início de ação entre 2 e 3 minutos. Tempo de ação entre 60 min e 6 horas.[12]

Incisão da Lesão

O uso de bisturi frio, em geral lâminas 15 evita a fulguração da pele, que pode ocorrer com uso de bisturi elétrico, e permite o controle tridimensional da ressecção com margens mínimas de 4 mm. Após a ressecção da lesão deve ser realizada hemostasia cuidadosa. O uso de cautério bipolar é recomendado, pois evita a dispersão da energia reduzindo o risco de sensação dolorosa local.

Identificação da Peça

Imediatamente após a retirada do tumor, é importante a demarcação e a orientação espacial da peça cirúrgica para posterior avaliação histológica das margens. Exemplo de demarcação é demonstrado na Figura 74-7.

Sutura da Incisão

A aproximação da derme pode ser realizada com fio absorvível como *catgut* 4.0 simples, ou *vicryl* 4.0, preferencialmente incolor. Para a epiderme, recomenda-se o uso de fio não absorvível, como *nylon* entre 4.0 a 6.0, conforme a tensão do local.

Curativo

O uso de curativo oclusivo com gaze nas primeiras 8 h evita a exposição de pequenos sangramentos locais, mas deve ser retirada após este período com orientação para limpeza local adequada.

CUIDADOS PÓS-OPERATÓRIOS

Após o procedimento, os pacientes devem receber orientações sobre o uso de medicamentos analgésicos ou anti-inflamatórios não hormonais para controle da dor local.

O uso de antibióticos não é recomendado de rotina considerando que estes procedimentos são considerados de baixo risco para infecção.

A retirada de pontos deve ser programada para ocorrer entre 5 e 7 dias após a cirurgia, conforme a tensão do local operado.

O relatório do exame histopatológico do tumor ressecado deve ser discutido com o paciente com ênfase na avaliação das margens cirúrgicas, subtipos agressivos e risco de recorrência locorregional.

A discussão multidisciplinar de casos complexos e com achados de risco para recidiva ou metástase linfonodal é recomendada para a tomada de decisões terapêuticas e de seguimento.

O acompanhamento clínico após o tratamento dependerá do tipo de câncer de pele de cada paciente e de fatores de risco para recidiva:

- Em geral, os pacientes com carcinoma basocelular podem ser reavaliados a cada 6 a 12 meses;
- Para pacientes com carcinoma espinocelular o seguimento deve ser mais próximo com a cada 3 a 6 meses nos primeiros anos após o tratamento, com objetivo de avaliar recidiva local ou linfonodal e novos tumores. Sendo importante realizar o exame das cadeias linfonodais do pescoço;
- O uso de exame de imagem para seguimento de pacientes com pequenos tumores de pele não é rotina nos casos considerados de baixo risco. Todavia, exame de imagem de tomografia pode ser indicado no seguimento de pacientes que apresentem critérios de alto risco para recidiva conforme descrito anteriormente.

CAPÍTULO 74 ■ PEQUENOS TUMORES DE PELE E LÁBIOS – RECONSTRUÇÃO

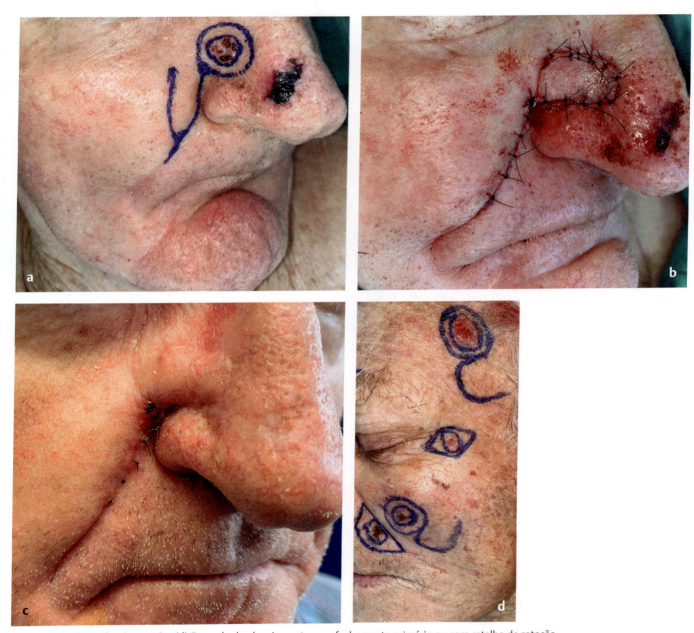

Fig. 74-4. (a-c) Retalho de rotação. (d) Exemplo de planejamento para fechamento primário ou com retalho de rotação.

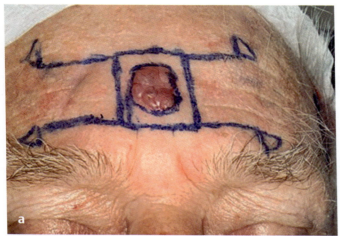
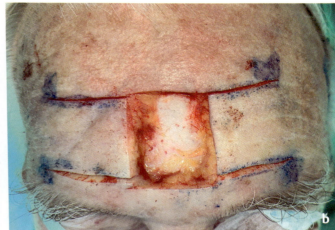
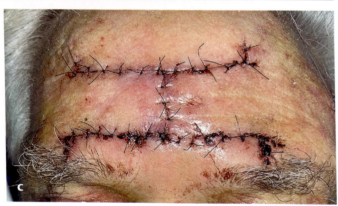

Fig. 74-5. Ressecção de carcinoma região frontal: (**a**) Marcação das margens e do retalho de avanço. (**b**) Dissecção do retalho. (**c**) Resultado inicial. (Fonte – Arquivo pessoal.)

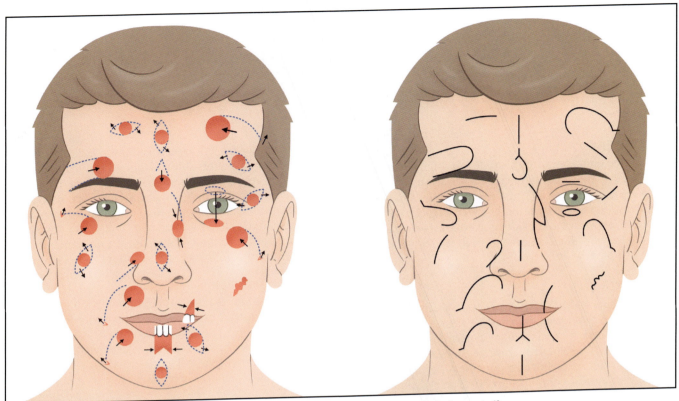

Fig. 74-6. Tipos de defeitos após ressecção de pequenos tumores de pele da face e opções de fechamento.[12]

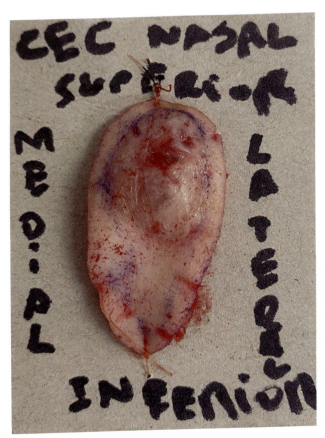

Fig. 74-7. Peça cirúrgica com identificação do local de retirada e margens. (Fonte – Arquivo pessoal.)

SEÇÃO II

PEQUENOS TUMORES DE LÁBIOS

INTRODUÇÃO

Os lábios são unidades anatômicas de importância funcional e estética evidentes: continência oral, mastigação, deglutição, fala e expressão facial constituem suas mais importantes funções. Ressecção de tumores e reconstrução dos lábios sempre devem levar em consideração estes aspectos para que o resultado seja o mais próximo possível da normalidade ou estado pré-patológico.[13]

ANATOMIA

Constituem-se os lábios em um conjunto anatômico de pele, mucosa e músculo e com uma parte externa de mucosa distinta denominada vermelhão que se estende desde a junção cutâneo mucosa até a parte mais posterior de contato entre os lábios. O vermelhão é composto por mucosa modificada, uma transição de epitélio ceratinizado entre a pele e a mucosa oral interna. As linhas de tensão são orientadas de forma radial ao redor da boca e devem ser levadas em consideração quando do planejamento de incisões e da reconstrução cirúrgica.[14]

A parte profunda dos lábios é formada principalmente pelo músculo orbicular da boca, fazendo uma decussação nas comissuras e formando um verdadeiro esfíncter oral. Na parte radial e profunda do músculo há inserções com os demais músculos da face responsáveis pela mímica facial. O lábio superior é dividido em três subunidades estéticas: o filtro central e duas subunidades laterais que se estendem da parte lateral do filtro até as pregas mesolabiais (sulco nasogeniano). Os ápices das colunas do filtro formam uma depressão na parte mediana do lábio superior, marcante. O lábio superior é composto apenas de uma subunidade e a prega mentoniana (arco convexo que forma a parte superior do queixo) é outra linha de importância estética que deve ser respeitada nas reconstruções (Fig. 74-8).[13]

As artérias labiais superiores e inferiores, ramos da artéria facial, são o principal suprimento vascular arterial, bilateralmente, com múltiplas anastomoses entre seus ramos menores. Contribuições arteriais menores ocorrem pelas artérias mentoniana, infraorbital, esfenopalatina e da etmoidal anterior. A drenagem venosa é feita para as veias faciais.

A inervação sensorial dos lábios é derivada de ramos do nervo trigêmeo (V) sendo os mais importantes os derivados do nervo infraorbitário (lábio superior) e nervo mentoniano, que emerge na face pelo forame mentoniano na mandíbula e é ramo terminal do nervo alveolar inferior.

A inervação motora é fornecida pelos ramos inferiores (bucal e marginal da mandíbula) do nervo facial, bilateralmente

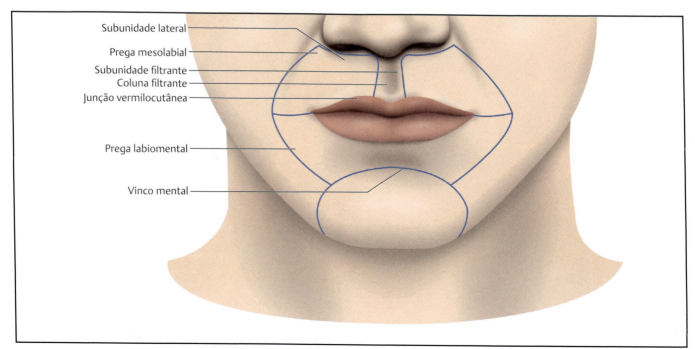

Fig. 74-8. Subunidades estéticas dos lábios.

A drenagem linfática primária do lábio inferior é via linfonodos submentonianos e subandibulares (nível cervical I), linfonodos dos vasos faciais no nível do corpo da mandíbula e linfonodos nível cervical II e secundariamente para níveis cervicais mais inferiores. O lábio superior drena primariamente para os linfonodos faciais, pré-auriculares, intraparotídeos, submandibulares e submentonianos e secundariamente, também, para cadeias cervicais mais inferiores.[15-23]

EPIDEMIOLOGIA

O câncer de lábio é a segunda neoplasia maligna mais frequente na cabeça e no pescoço, atrás apenas do câncer de pele não melanoma e engloba aproximadamente 30% de todos os cânceres de boca. A maioria dos tumores localiza-se no lábio inferior (85-90%), presume-se que pela maior exposição à radiação solar. A doença é mais frequente em homens (95%) a partir dos 50 anos.

Estimam-se 11.180 casos novos da doença em homens e 4.010 em mulheres para cada ano do triênio 2020-2022. As regiões Sudeste e Sul apresentam as maiores taxas de incidência e de mortalidade da doença. A taxa de mortalidade de câncer de lábio e cavidade oral no Brasil, em 2018 era de 2,9 / 1.000 habitantes.[20]

O principal fator etiológico para o desenvolvimento do câncer de lábio é a exposição solar (radiação ultravioleta); o risco é cumulativo e diretamente proporcional ao tempo de exposição e intensidade da radiação. Os homens brancos são muito mais suscetíveis e a doença é rara em indivíduos da raça negra. Outros fatores de risco menos importante é o tabagismo. Pacientes imunossuprimidos, especialmente transplantados, têm risco aumentado em 6-100 vezes para desenvolver câncer de lábio. A queilite actínica e a leucoplasia são lesões pré-neoplásicas, sendo que seus reais riscos para desenvolvimento de câncer de lábio são difíceis de serem estimadas.[16]

A maioria dos tumores que afetam os lábios são carcinomas, de forma marcante o mais frequente é o carcinoma escamoso ou espinocelular (> 95%), em seguida o mais frequente é o carcinoma basocelular, que quase sempre se origina da pele ao redor do vermelhão. A queilite actínica e a leucoplasia são lesões pré-neoplásicas, sendo que seus reais riscos para desenvolvimento de câncer de lábio são difíceis de serem estimadas; a queilite actínica muitas vezes é indistinguível clinicamente do carcinoma escamoso.

QUADRO CLÍNICO

Os carcinomas de lábio apresentam-se inicialmente como pequenas úlceras, e crostas, que não cicatrizam, normalmente indolores e que podem sangrar. Evoluem crescendo, causando deformidade local, vegetação da lesão e destruição dos tecidos locais (Fig. 74-9). A biópsia, normalmente incisional e realizada de forma ambulatorial, é de fundamental importância para diagnóstico definitivo e planejamento terapêutico. A presença de adenomegalia metastática cervical normalmente é mais tardia, mas pode apresentar-se em estádio mais precoce, devendo ser encarada como doença avançada. Metástases à distância são raras no diagnóstico inicial e o sítio mais frequente de acometimento são os pulmões.

ESTADIAMENTO

O principal sistema de estadiamento é baseado no sistema TNM da American Joint Commitee on Cancer (AJCC), sendo T para tamanho tumoral, N para *status* linfonodal regional e M para metástases a distância (Quadro 74-2).

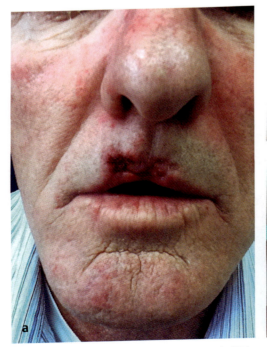
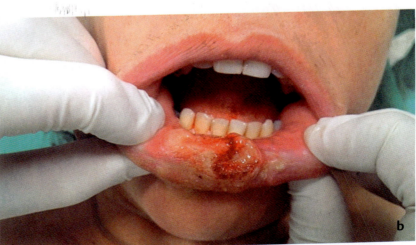

Fig. 74-9. Exemplos de carcinoma escamoso de lábio.

PARTE VI ■ CIRUGIA DE CABEÇA E PESCOÇO

Quadro 74-2. Estadiamento T (tumor) de câncer oral, AJCC, Oitava Edição[13]

Estágio	Tumor (máxima penetração)*	Metástase linfonodal regional†	Metástase a distância‡
I	T1	N0	M0
II	T2	N0	M0
III	T3 ou	N0	M0
	T1–3	N1	M0
IVA	T1–3	N2	M0
	T4a	N0–2	M0
IVB	T4b	Qualquer N	M0
	Qualquer T	N3	M0
IV C	Qualquer T	Qualquer N	M1

* Definição de tumor primário (T)

T1	Tumor ≤ 2 cm com PI (profundidade da invasão, não espessura do tumor) ≤ 5 mm
T2	Tumor ≤ 2 cm com PI > 5 mm OU tumor > 2 cm e ≤ 4 cm com PI ≤ 10 mm
T3	Tumor > 2 cm e ≤ 4 cm com PI > 10 mm OU tumor > 4 cm com PI ≤ 10 mm
T4a	Doença local moderadamente avançada Lábio: o tumor invade o osso cortical ou envolve o nervo alveolar inferior, assoalho da boca ou pele da face (p. ex., queixo ou nariz) Cavidade oral: tumor > 4 cm com PI > 10 mm OU tumor que invade apenas estruturas adjacentes (p. ex., ao longo do osso cortical da mandíbula ou maxila, ou que envolve o seio maxilar ou a pele da face). NOTA: a erosão superficial do osso/alvéolo dentário (isolado) por um tumor gengival primário não é suficiente para classificar um tumor como T4
T4b	Doença local muito avançada O tumor invade o espaço mastigatório, placas pterigoides ou a base do crânio e/ou envolve a artéria carótida interna

† Definição de linfonodo regional (N)

N1	Metástases em um único linfonodo ipsilateral, ≤ 3 cm e sem extensão extranodal
N2	Metástases em um único linfonodo ipsilateral > 3 cm, mas ≤ 6 cm e sem extensão extranodal; OU em múltiplos nódulos ipsilaterais ≤ 6 cm e sem extensão extranodal; OU em linfonodos bilaterais ou contralaterais ≤ 6 cm e sem extensão extranodal
N3	Metástase em um linfonodo > 6 cm e sem extensão extranodal; OU em quaisquer linfonodos e extensão extranodal

‡ Definição de metástase à distância (M)

M0	Nenhuma metástase a distância
M1	Metástase à distância

Estadiamento do Câncer de Lábio e Oral

A categoria T leva em conta tanto o tamanho do tumor no seu maior eixo como a profundidade da lesão (DOI – *Depth of Invasion*). Tumores iniciais ou precoces são considerados categorias T1 e T2, sem linfonodos metastáticos ou doença a distância. Outros dois fatores de mau prognóstico que podem ser avaliados pela histopatologia são o pior padrão de invasão (WPOI – *Worst Pattern of Invasion*) tipo 5 (tumores satélites com mais de 1 mm de distância do tumor principal) e a invasão perineural; ambos são preditivos de tumores agressivos, com índices mais elevados de recorrência locorregional e mortalidade. Exames de imagem são dispensáveis nos tumores de lábio iniciais.

Pacientes com linfonodos clinicamente positivos podem ser encaminhados para biópsia por agulha (PAAF) e devem ter seu tratamento associado a algum esvaziamento cervical. A maior parte dos estudos não recomenda o esvaziamento cervical eletivo nos estádios T1-T2 N0, porém pacientes com fatores de mau prognóstico associados podem ser selecionados para este tratamento.[22]

TRATAMENTO CIRÚRGICO (PEQUENOS TUMORES)

Para os tumores iniciais de lábio, o tratamento preconizado é normalmente cirúrgico, sendo a radioterapia uma boa opção naqueles pacientes sem condições clínicas de cirurgia ou que recusam tratamento cirúrgico, com índices de cura semelhantes.

Os objetivos da reconstrução cirúrgica devem ser a manutenção da competência oral, manter ao máximo a abertura oral e maximizar a estética, sempre levando em conta que sem nenhuma técnica pode ser aplicada a todos os pacientes, e deve-se moldar a reconstrução baseando-se no defeito cirúrgico, tamanho do tumor e anatomia do paciente.[21] Pacientes mais idosos têm maior elasticidade dos tecidos moles, possibilitando uma maior rotação, avanço e transposição de retalhos e com cicatrizes menos aparentes.

A técnica micrográfica excisional através de mapeamento de tecidos ou cirurgia de Mohs tem se popularizado recentemente e tem sido modificada para tratamento de lesões de lábios. Tem a vantagem teórica de um maior controle das margens cirúrgicas através da análise intraoperatória microscópica das mesmas.

As técnicas cirúrgicas abaixo descritas podem ser realizadas sob anestesia local, local com sedação ou geral, a depender da experiência do cirurgião, perfil do paciente, além de condições e ambiente de trabalho. Apesar de serem cirurgias de caráter ambulatorial, não são dispensados o delicado material cirúrgico, fonte luminosa adequada, conforto do paciente, além de ambiente e técnicas assépticas.

Vemelhectomia

Consiste na excisão de parte do vermelhão, incluindo os planos teciduais da mucosa até o músculo orbicular. A reconstrução é realizada usando o descolamento e avanço da mucosa oral adjacente e sutura.[18] As lesões idealmente candidatas a este procedimento são as pré-malignas (destacadamente a ceratose actínica) e o carcinoma *in situ*. Carcinoma invasor inicial superficial, com infiltração de até 3 mm pode ser tratado com vermelhectomia, em casos selecionados. As incisões normalmente são verticais/longitudinais devido à natureza mais superficial e espraiada destas lesões (Fig. 74-10). A mucosa a ser avançada deve ser amplamente descolada para que avance sem tensão. As margens de segurança para vermelhectomia podem variar de 2-5 mm.[16]

Excisão em Cunha

Ressecção cirúrgica do tumor de forma retangular, criando-se uma base triangular para melhor aproximação dos tecidos adjacentes (Fig. 74-11). A ressecção do lábio inclui toda a espessura do lábio, com margens de ressecção de 3-5 mm para lesões até 2 cm. A reconstrução é realizada em três planos: mucosa, músculo orbicular e pele, sempre atentando-se para o perfeito alinhamento da linha cutaneomucosa do vermelhão.[17] A mucosa e músculo podem ser aproximados com fios absorvíveis (*catgut* ou *vicryl* 4-0) e a pele com inabsorvível (*nylon* 4 ou 5-0).

Para as lesões de lábio superior, mais próximas da linha média, são necessárias algumas adaptações da técnica devido à presença do nariz e da subunidade do filtro. A ressecção é feita de forma retangular e a reconstrução envolve a retirada de um ou dois (bilateralmente) triângulos de tensão de pele ao lado das asas nasais, para que não haja deformidade estética importante.

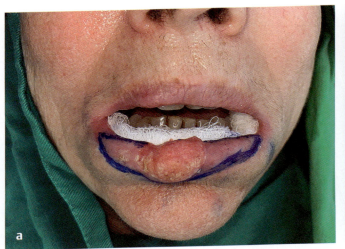
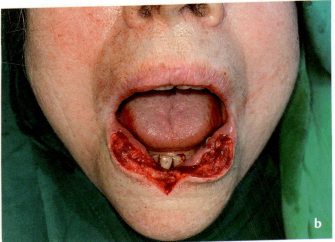
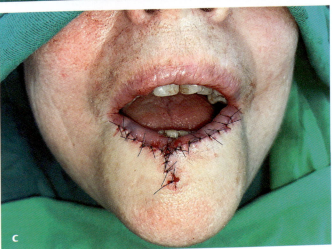

Fg. 74-10. (a-c) Vermelhectomia de lábio inferior.

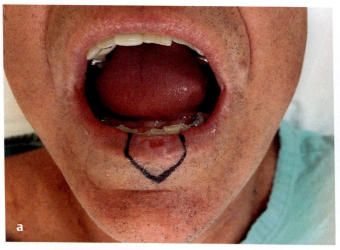
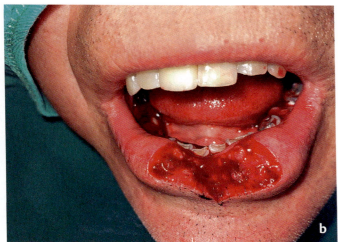
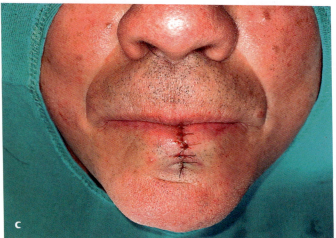

Fig. 74-11. Ressecção em cunha de carcinoma de lábio inferior (T1). (**a**) Marcação de margens. (**b**) Defeito cirúrgico. (**c**) Aspecto final após reconstrução em 3 planos.

Excisão em W

Técnica indicada para tumores um pouco maiores na parte inferior ou lateral. É semelhante à excisão em cunha, porém as margens de ressecção formam um W, sendo que as extremidades inferiores alcançam a prega mentoniana (Fig. 74-12). A reconstrução também é realizada em três planos. Atenção é dada à ponta triangular de pele formada pela ressecção para que não fique estrangulada durante a sutura da pele.

CAPÍTULO 74 ▪ PEQUENOS TUMORES DE PELE E LÁBIOS – RECONSTRUÇÃO

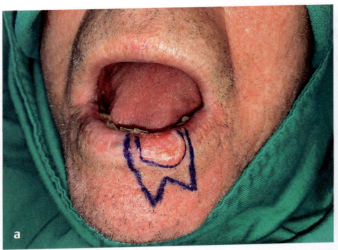
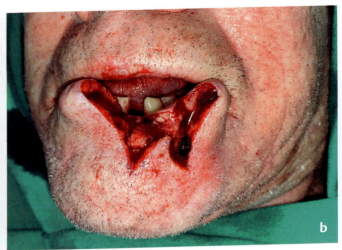
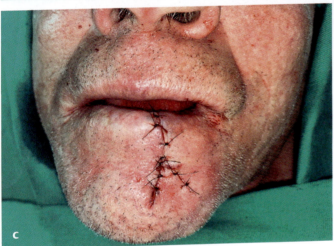

Fig. 74-12. (a-c) Câncer em lábio inferior, ressecção em W-Y.

REFERÊNCIAS BIBLIOGRÁFICAS

1. Perera E, Gnaneswaran N, Staines C, Win AK, Sinclair R. Incidence and prevalence of non-melanoma skin cancer in Australia: a systematic review. Australas J Dermatol. 2015;56:258-67.
2. Https://www.inca.gov.br/sites/ufu.sti.inca.local/files//media/document//estimativa-2020-incidencia-de-cancer-no-brasil.pdf
3. Kansara S, Bell D, Weber R. Surgical management of non melanoma skin cancer of the head and neck. Oral Oncol. 2020;100:104485.
4. Staples MP, Elwood M, Burton RC, et al. Non-melanoma skin cancer in Australia: the 2002 national survey and trends since 1985. Med J. 2006;184(1):6-10.
5. Scrivener Y, Grosshans E, Cribier B. Variations of basal cell carcinomas according to gender, age, location and histopathological subtype. Br J Dermatol. 2002;147(1):41-7.
6. Demers AA, Nugent Z, Mihalcioiu C, et al. Trends of nonmelanoma skin cancer from 1960 through 2000 in a Canadian population. J Am Acad Dermatol. 2005;53(2):320-8.
7. Jensen P, Hansen S, Møller B, et al. Skin cancer in kidney and heart transplant recipients and different long-term immunosuppressive therapy regimens. J Am Acad Dermatol. 1999;40(2-1):177-86.
8. Stein JM, Hrabovsky S, Schuller DE, Siegle RJ. Mohs micrographic surgery and the otolaryngologist. Am J Otolaryngol. 2004;25(6):385-93.
9. Wolf DJ, Zitelli JA. Surgical margins for basal cell carcinoma. Arch Dermatol. 1987;123(3):340-4.
10. Rowe DE, Carroll RJ, Day CL Jr. Prognostic factors for local recurrence, metastasis, and survival rates in squamous cell carcinoma of the skin, ear, and lip. Implications for treatment modality selection. J Am Acad Dermatol. 1992; 26(6):976-90.
11. Heppt W. Chirurgie von Hauttumoren des Gesichts [Skin tumors in facial plastic surgery]. HNO. 2009;57(4):324-35.
12. Cherobin ACFP, Tavares GT. Safety of local anesthetics. An Bras Dermatol. 2020; 95(1):82-90.
13. Vanison, Recent Advances in Lip Reconstruction, Curr Opin Otolaryngol Head Neck Surg 2019, 27:219–226
14. Coppit, Current concepts in lip reconstruction, Current Opinion in Otolaryngology & Head and Neck Surgery 2004, 12: 281-287
15. Lubek, Lip Reconstruction, Oral Maxillofacial Surg Clin N Am 25 (2013) 203–214
16. Kolokythas, Lip Cancer, Springer 2014, book, pages 1-50
17. Calhoun, Reconstruction of Small- and Medium-Sized Defects of the lower Lip, American Journal of Otolaryngology, Vol 13, No 1 (January-February), 1992: pages 16-22

18. Kaya, Long-term Results of Vermilionectomy in Malignant and Premalignant Lower Lip Lesions, JAMA Facial Plastic Surgery Reserach Letter, Dec 2017
19. Thomaides, Cutaneous Flaps in Head And Neck Reconstruction, book, Springer, 2014
20. Relatório sobre o cenário assistencial e epidemiológico do câncer de lábio e cavidade oral no Brasil, Ministério da Saúde, Instituto Nacional de Câncer, José Alencar Gomes da Silva, Julho de 2020
21. Nabili, Advanced Lip Reconstruction: Functional and Aesthetic Considerations, Facial Plast Surg 2008;24:92–104
22. Wermker K, et al., Prediction model for lymph node metastasis and recommendations for elective neck dissection in lip cancer, Journal of Cranio-Maxillo-Facial Surgery , 2015
23. Campbell, Surgical Management Of Lip Carcinoma, J Oral Maxillofac Surg 56, 955-961, 1998

ÍNDICE REMISSIVO

Entradas acompanhadas por um *f* ou *q* em itálico indicam figuras e quadros, respectivamente.

A

AAS (Aparelhos Auditivos Convencionais), 89

AASI (Aparelhos de Amplificação Sonora Individual), 79

Abertura
da janela redonda, 82*f*
visão endoscópica da, 82*f*
do acesso à hipófise, 237, 240
da dura, 240
da parede anterior, 237
do seio esfenoide, 237
selar, 240
do periósteo, 90*f*
incisão e, 90*f*
no acesso à hipófise, 246
do plano esfenoidal, 246
do tubérculo da sela, 246

Abordagem(ns) Endoscópica(s)
da orelha média, 33-40
anatomia, 34
epitímpano, 34, 35*f*, 36*f*
hipotímpano, 34, 36*f*
mesotímpano, 34, 35*f*
protímpano, 34, 35*f*
retrotímpano, 34, 35*f*
características do endoscópio, 33
na cirurgia otológica, 33
cirurgia, 34
colesteatoma, 38
cuidados pós-operatórios, 40
instrumentação, 34
resultados, 40
timpanoplastia, 34
endonasal, 173*f*
de fossa nasal, 173*f*
transnasais, 237*f*
a tumores selares, 237*f*
tipo de acesso nas, 237*f*

ABORL-CCF (Associação Brasileira de Otorrinolaringologia e Cirurgia Cérvico-Facial), 79

Abscesso
descompressão orbitária no, 220
orbitário, 220
subperiosteal, 220

sinus e, 390
crônicos, 390

Abscesso Periamigdaliano
drenagem de, 445-449
complicações, 446
cuidados, 445, 446
pós-operatórios, 446
pré-operatórios, 445
punção, 446*f*
referências anatômicas, 445
técnica cirúrgica, 445
anestesia, 445
passos com paciente, 446
acordado, 446
sob anestesia geral, 446
posição, 446
do cirurgião, 446
do paciente, 446
oroscopia no, 445*f*

Abscesso Retrofaríngeo
drenagem de, 445-449
anatomia, 447
cervical, 449*f*
bacteriologia, 447
complicações, 447
cuidados pós-operatórios, 447
diagnóstico, 447
sinais, 447
sintomas, 447

Absorção
do fármaco, 75
pela orelha interna, 75
nas injeções intratimpânicas, 75

AC (Atresia de Coanas), 383-387
complicações, 386
cuidados pós-operatórios, 386
manejo pré-operatório, 383
momento cirúrgico, 383
tratamento cirúrgico, 383
perioperatório, 384
técnicas, 384
com retalho de mucosa faríngea, 386
da atresia, 386
cross-over flap technique, 384
stentless pharyngeal flap technique, 386

Acesso(s)
à hipófise, 235-249
cirúrgicos, 236
binarinário, 236
transnasal, 237
transseptal, 236, 238*f*
indicações cirúrgicas, 235
técnica cirúrgica, 237
abertura, 240, 246
da dura, 240
do plano esfenoidal, 246
do tubérculo da sela, 246
selar, 240
abertura da parede anterior, 237
do seio esfenoide, 237
com acesso, 237, 246
ao quiasma, 246
com flap de resgate, 237
confecção do RNS, 237
identificação da anatomia do esfenoide, 240
e limites, 240
invasão do compartimento lateral, 246
do seio cavernoso, 246
posicionamento do paciente, 237
pós-operatório, 248
preservação funcional total, 237
reconstrução da base do crânio, 246
ressecção tumoral, 240
septoplastia, 237
variações anatômicas, 236*f*
nasossinusais, 236*f*
ao recesso do facial, 84*f*
pela timpanotomia posterior, 84*f*
ao seio esfenoidal, 183-190
áreas de risco, 189
complicações, 190
cuidados, 186, 189
pós-operatórios, 189
pré-operatórios, 186
indicações principais, 183*q*
referências anatômicas, 183
chave, 183
técnica cirúrgica, 186
transetmoidal, 188
transnasal, 186

ÍNDICE REMISSIVO

ao seio frontal, 191-206
 externos, 201-206
  complicações, 206
  cuidados pré-operatórios, 201
  exclusão do seio frontal, 205
  posicionamento, 201
  referências anatômicas-chave, 201
  tipos de acesso, 202
   cirurgia osteoplástica, 203
   fenestração, 202
   palpebrar superior, 203
   trefinação, 202
 intranasal, 191-200
  abordagem inicial, 192
  abordagens endonasais, 192*q*
   indicações das, 192*f*
  avaliação pré-operatória, 192
  complicações, 199
  considerações, 191, 198
   adicionais, 198
   anatômicas, 191
  desenho das técnicas, 193*f*
  Draf tipo IIA/IIB, 196
   drenagem estendida, 196
  falha cirúrgica, 199
  pós-operatório, 198
  resultados, 198
  técnica cirúrgica, 192
   MC Santos, 196, 198*f*
ao seio maxilar, 167-174
 antrostomia maxilar, 169
 endoscópico, 167-174
  de Denker, 174
  endonasais, 167*q*
  via meato médio, 167-174
 mega-antrostomia, 167-174
  maxilar, 169
  endoscópica, 169
 pós-lacrimal, 167-174
  maxilectomia medial, 172
   endoscópica, 172
 pré-lacrimal, 167-174
  maxilectomia medial, 170
   endoscópica, 170
 referências anatômicas, 167
  bula etmoidal, 167
  DCL, 167
  processo uncinado, 167
 uncinectomia endoscópica, 168
ACI (Artéria Carótida Interna), 367
ACI (Artéria da Concha Inferior), 111
Adenoide
 anatomia aplicada da, 367, 368*f*
 após cirurgia, 376*f*
 peritubária, 372*f*
Adenoidectomia, 367-374
 anatomia aplicada, 367
  anel de Waldeyer, 367*f*
  da adenoide, 367, 368*f*
  da boca, 367*f*
  da laringe, 367*f*
  da nasofaringe, 367
  do nariz, 367*f*
 avaliação diagnóstica, 368
  propedêutica complementar, 368
   estudo radiológico do *cavum*, 368, 370*f*

PSG, 370
 qualidade de vida, 370
 videonasofaringofibroscopia, 368
complicações, 373
indicação da, 370*q*
técnicas de, 370*q*, 371
 por curetagem, 371
 videoendoscópicas, 371
  uso de microdebridador, 372, 373*f*
  utilização do Coblator®, 371
Adenoma
 hipofisário, 235*f*
  diferentes formas de, 235*f*
  imagem de RM, 235*f*
Aferição
 da distância da platina, 43
  ao ramo longo da bigorna, 43
  na estapedotomia, 43
AH (Ácido Hialurônico)
 diferentes apresentações de, 339*q*
  propriedades das, 339*q*
  viscoelásticas, 339*q*
 injeções laríngeas de, 339
  no tratamento de IG, 339
  coesão, 339
  complicações, 340
  técnicas de aplicação, 340
  viscoelasticidade, 339
AIDS (Síndrome da Imunodeficiência Adquirida), 529
Alar Batten Graft
 desvantagens, 159
 indicações, 159
 passo a passo, 159
 vantagens, 159
Alar Rim
 enxertos, 158
  articulado, 159
  flutuantes, 158
Alar Rim Graft
 desvantagens, 158
 indicações, 158
 vantagens, 158
Alteração(ões)
 anatômicas, 262*q*
  no pré-operatório, 262*q*
  de otoplastia, 262*q*
 sensoriais, 130
  na septoplastia, 130
Amigdala(s)
 após cirurgia, 376*f*
Amigdalectomia
 das palatinas, 470*f*
  primeiro passo da FE, 470*f*
Analgesia
 pós-operatória, 381*q*
  em adultos, 381*q*
  pós-tonsilectomia, 381*q*
Anatomia
 aplicada, 367
  da adenoide, 367
  da nasofaringe, 367
 cirúrgica, 119, 523
  da GSM, 523
  na septoplastia, 119
 da concha nasal, 111
  inferior, 111

da via lacrimal, 229
do nariz, 161
do septo nasal, 120*f*
dos lábios, 536
na abordagem endoscópica, 34
 da orelha média, 34
na drenagem, 447
 de abscesso retrofaríngeo, 447
na ossiculoplastia, 25
na otoplastia, 261
na rinosseptoplastia, 139
no DCS, 132
nos esvaziamentos cervicais, 497
orbitária, 217
topográfica, 82
 para IC, 82
Anel
 de Waldeyer, 367*f*
  anatomia do, 367*f*
 timpânico, 106*f*
  carcinoma até o, 106*f*
   do osso temporal lateral, 106*f*
Anel Fibroso
 cicatricial, 20*f*
  da perfuração timpânica, 20*f*
  ressecção do, 20*f*
Anestesia
 em centro cirúrgico, 435
  EVA sob, 435
 na drenagem, 445
  de abscesso, 445
   periamigdaliano, 445
 na estapedotomia, 42
 na estenose, 423
  de laringe, 423
 na exérese, 399, 418
  de cisto da valécula, 417
  de rânula, 399
 na insuficiência, 155
  da válvula nasal, 155
 na microcirurgia de laringe, 304, 314, 323
  para edema de Reinke, 314
   de superfície regular, 314
  para granuloma vocal, 323
  para nódulos vocais, 304
 na otoplastia, 263
 na septoplastia, 122
 na supraglotoplastia, 412
 na tonsilectomia lingual, 442
 nas injeções intratimpânicas, 76
 nas lesões agudas, 423
  de laringe, 423
 no acesso, 186
  ao seio esfenoidal, 186
  transnasal, 186
 para injeção, 406
  de toxina botulínica, 406
   em glândulas salivares, 406
Anquiloglossia, 395*f*
Anti-Hélice
 após otoplastia, 267
  verticalização da, 267
  vincos na, 267
 nova, 263, 264, 266
  marcação da, 264
  simulação de, 263
  suturas mestras da, 266

ÍNDICE REMISSIVO

545

Antissepsia
  na septoplastia, 122
    posterior, 122
  no esvaziamento cervical, 498
Antro
  da mastoide, 83
    no IC, 83
      identificação do, 83*f*
Antrostomia
  maxilar, 169
  retrógrada, 61
    na timpanomastoidectomia, 61
      aberta, 61
AOS (Apneia Obstrutiva do Sono), 441, 459, 465, 469
AP (Apêndices Pré-Auriculares), 393
Apêndice(s)
  auriculares, 389-393
    AP, 393
Ápice Petroso
  condrossarcoma de, 106*f*
    na tomografia, 106*f*
Aplicação
  de toxina botulínica, 405, 406
    local de, 405
Apófise Vocal
  granuloma séssil em, 319*f*
    videolaringoscopia de, 319*f*
Arco(s) Branquial(is), 510*f*
  3º arco, 512*f*
  anomalias dos, 511
  estruturas derivadas, 509
    1º arco, 509
    2º arco, 509
    3º arco, 509
    4º arco, 509
    6º arco, 509
Aritenoidectomia, 349
Artéria
  cauterização da, 211-214
    esfenopalatina, 211-214
      cuidados, 213
      demais passos, 213
      desvantagens, 213
      elevação do *flap*, 213
      indicações, 213
      limites da incisão, 213
      localização dos múltiplos ramos, 213
      passos iniciais, 213
      vantagens, 213
    etmoidal anterior, 211-214
      cuidados, 214
      demais passos, 214
      desvantagens, 214
      identificação da artéria, 214
      indicações, 213
      limites da incisão, 214
      passos iniciais, 214
      vantagens, 214
  do S-Point, 211-214
    anestesia, 212
    desvantagens, 212
    indicações, 211
    ponto de sangramento, 212
      busca sistemática do, 212
      cauterização do, 212

posição, 212
  do cirurgião, 212
  do paciente, 212
revisão da cavidade nasal, 212
vantagens, 212
vasoconstrição local, 212
estapediana, 46
  persistência da, 47*f*
  persistente, 46
    na estapedotomia, 46
Articulação
  incudoespediana, 13*f*
Assepsia
  na exérese, 400
    de rânula, 400
Assimetria
  interaural, 267
    após otoplastia, 267
Atelectasia
  após estapedotomia, 47
Aticotomia
  na timpanomastoidectomia, 61
    aberta, 61
ATLS (*Advanced Trauma Life Support*), 211
Autospreader Flaps
  desvantagens, 156
  indicações, 156
  na correção, 155
    de insuficiência de válvula nasal, 155
      interna primária, 155
  passo a passo, 156
  vantagens, 156
Avaliação
  para IC, 79
    audiológica, 79
    médica, 79
Azul
  laser, 294
    nas cirurgias laríngeas, 294

B

Bacteriologia
  na drenagem, 447
    de abscesso retrofaríngeo, 447
BAHA®
  sistemas, 89
Base
  do crânio, 246, 248*f*
    reconstrução da, 246, 248*f*
    no acesso à hipófise, 246
BCI (Implante de Condução Óssea), 96
  do sistema Bonebridge2®, 96*f*, 97*f*
Bernoulli
  força de, 285*f*
    ação da, 285*f*
      sobre a mucosa, 285*f*
        na vibração cordal, 285*f*
Bigorna
  erosão da, 26, 48
    do ramo longo, 26, 48
      após estapedotomia, 48
      maior, 26
      pequena, 26
      total, 26
    e supraestrutura do estribo, 26
    platina móvel, 26
  fratura da, 46

na estapedotomia, 46
luxação da, 46
  na estapedotomia, 46
modelada, 22*f*
moldada, 27*f*
  interposição da, 27*f*
    em mastoidectomia aberta, 27*f*
moldagem da, 27*f*
  em mastoidectomia, 27*f*
    técnica fechada, 27*f*
ramo longo da, 43
  distância da platina ao, 43
    aferição da, 43
Bisturi
  elétrico, 345*f*
    microcirurgia com, 345*f*
      em PPVB, 345*f*
Boca
  anatomia da, 367*f*
Bolacha(s)
  de cartilagem, 23*f*
    para reconstrução da cadeia ossicular, 23*f*
      confecção de, 23*f*
      empilhamento sobre o estribo de, 23*f*
Bonebridge®
  sistema, 93
Bordo(s)
  marsupialização dos, 400
    da rânula, 400
Broto
  papilomatoso, 327*f*
    isolado, 327*f*
      em PV, 327*f*
Bula Etmoidal
  como referências anatômicas, 167
    no acesso asseio maxilar, 167

C

Cadeia Ossicular
  avaliação da, 43
    na estapedotomia, 43
  enxerto sobre a, 21*f*
    de fáscia temporal, 21*f*
  erosão de toda a, 28
  exposição da, 20*f*
  reconstrução da, 23*f*, 24*f*, 56
    bolachas de cartilagem para, 23*f*
      confecção de, 23*f*
      empilhamento sobre o estribo de, 23*f*
    enxerto cartilaginoso para, 24*f*
      entre o capítulo do estribo, 24*f*
        e o ramo longo da bigorna, 24*f*
    na timpanomastoidectomia, 56
      fechada, 56
    prótese de titânio para, 24*f*
  substituição da, 29
  próteses sintéticas de, 29
CAE (Canal Auditivo Externo)
  incisões no, 53
    na timpanomastoidectomia, 53
      fechada, 53
CAE (Conduto Auditivo Externo), 51
CAI (Canal Auditivo Interno), 103
Campo Operatório

ÍNDICE REMISSIVO

incêndio no, 4
nas cirurgias otorrinolaringológicas, 4
Campo(s) Cirúrgico(s)
na septoplastia, 122
posterior, 122
posicionamento do, 498
no esvaziamento cervical, 498
Canaloplastia
na timpanomastoidectomia, 56
fechada, 56
Câncer Inicial
de laringe, 357-364
tratamento endoscópico do, 357-364
complicações, 363
cordectomias endoscópicas, 357-364
cuidados pós-operatórios, 363, 364
instrumental cirúrgico, 358
técnicas cirúrgicas, 359
Canoplastia
na estapedotomia, 43
Cânula
na TQT, 427, 428*q*, 429
pediátrica, 427, 429
colocação da, 429
escolha do tamanho da, 428*q*

Carcinoma
do osso temporal, 106*f*
lateral, 106*f*
ao anel timpânico, 106*f*
escamoso, 537*f*
de lábios, 537*f*
Cartilagem
bolachas de, 23*f*
para reconstrução da cadeia ossicular, 23*f*
confecção, 23*f*
empilhamento sobre o estribo, 23*f*
do *tragus*, 18*f*
enxerto de, 18*f*
obtenção de, 18*f*
enfraquecimento da, 265
na otoplastia, 265
Cauterização
da artéria, 211-214
esfenopalatina, 211-214
cuidados, 213
demais passos, 213
desvantagens, 213
elevação do *flap*, 213
indicações, 213
limites da incisão, 213
localização dos múltiplos ramos, 213
passos iniciais, 213
vantagens, 213
etmoidal anterior, 211-214
cuidados, 214
demais passos, 214
desvantagens, 214
identificação da artéria, 214
indicações, 213
limites da incisão, 214
passos iniciais, 214
vantagens, 214
do S-Point, 211-214

anestesia, 212
desvantagens, 212
indicações, 211
ponto de sangramento, 212
busca sistemática do, 212
cauterização do, 212
posição, 212
do cirurgião, 212
do paciente, 212
revisão da cavidade nasal, 212
vantagens, 212
vasoconstrição local, 212
Cavidade
confecção da, 82
no IC, 82
do nariz, 178*f*, 179*f*
etmoidectomia em, 179*f*
anterior, 179*f*
unicefectomia em, 178*f*
nasal, 123, 188, 251
preparação da, 251
para RNS, 251
revisão da, 123, 188
na septoplastia posterior, 123
no acesso transnasal, 188
orbitária, 218*f*
modelo de, 218*f*
timpânica, 21*f*
colocação na, 21*f*
de esponja absorvível, 21*f*
Cavum
estudo radiológico do, 368
radiografia do, 370*f*
CBC (Carcinoma Basocelular), 529
com lesão, 530*f*
com crostas superficiais, 530*f*
nodular, 530*f*
invasivo, 530*f*
CCL (Cirurgia Conservadora da Laringe), 485
CDTG (Cisto de Ducto Tireoglosso), 505-508
cuidados pré-operatórios, 505
embriologia, 505
no ato cirúrgico, 506*f*
pós-operatório, 508
ressecção do, 506*f*
técnica cirúrgica, 506
CEC (Carcinoma Espinocelular), 529
cutâneos, 531*q*
características de alto risco, 531*q*
de metástase regional, 531*f*
para recorrência, 531*q*
Célula
de Onodi, 187*f*
bilateral, 187*f*
em rinossinusite fúngica, 187*f*
esfenoidal, 187*f*
Celulite
orbitária, 220
descompressão orbitária na, 219
sinus e, 390
CEs (Corpos Estranhos)
em via aérea pediátrica, 451-456
retirada de, 451-456
anamnese, 452
baterias, 455
educação, 456

em brônquio, 455
exame físico, 452
laríngeo, 454*f*
manobras de salvamento, 456
nasal, 451
anamnese, 452
exame físico, 452
remoção de, 452
otológico, 452
anamnese, 452
exame físico, 452
miíase, 453*f*
remoção de, 452
pilhas, 455
prevenção, 456
remoção, 455
sinais, 453*q*
sintomas, 453*q*
Chandler
classificação, 219
na rinossinusite aguda, 219
abscesso, 220
orbitário, 220
subperiosteal, 220
celulite orbitária, 220
edema inflamatório, 219
trombose do seio cavernoso, 220
Checklist
na otoplastia, 266
Ciclo Vibratório
normal, 284*f*
das PV, 284*f*
fases do, 284*f*
Cidofovir
injeções de, 338
complicações, 338
cuidados pós-operatórios, 338
Cirurgia(s)
da GSM, 523-527
anatomia cirúrgica, 523
complicações, 527
cuidados pós-operatórios, 525
indicação cirúrgica, 524
relações entre nervo e, 523*f*
hipoglosso, 523
lingual, 523
técnica cirúrgica, 524
divisão, 525
da artéria facial proximal, 525
do duto submandibular, 525
fechamento da ferida, 525
identificação do nervo hipoglosso, 525
incisão, 524
mobilização da glândula submandibular, 525
posicionamento, 524
removendo a glândula, 525
das conchas nasais, 111-117
CM, 111-117
anatomia da, 112*f*
inferior, 111
anatomia, 111, 112*f*
histologia, 111
indicações, 112
mucosa, 112*f*
técnicas cirúrgicas, 111*q*

ÍNDICE REMISSIVO

547

preservando a mucosa, 114
sem preservação da mucosa, 113
tratamento cirúrgico, 111
turbinectomia parcial, 111-117
inferior, 111-117
para CM, 116, 117
bolhosa, 116
não bolhosa, 117
turbinoplastia, 111-117
de cabeça e pescoço, 477-542
CDTG, 505-508
cisto branquial, 509-515
esvaziamentos cervicais, 497-504
GSM, 523-527

laringectomias, 485-495
parciais, 485-490
total, 491-495
parotidectomia superficial, 517-522
pequenos tumores, 529-541
de lábios, 529-541
de pele, 529-541
TQT, 479-484
técnica cirúrgica, 479-484
de ouvido, 15
princípios básicos, 15
de prótese osteancorada, 93, 96
Bonebridge®, 96
complicações, 99
intraoperatórias, 99
pós-operatórias, 99
cuidados pós-operatórios, 99
passos cirúrgicos, 99
OSIA2, 93
complicações, 96
intraoperatórias, 96
pós-operatórias, 96
cuidados pós-operatórios, 96
passos cirúrgicos, 93
do estribo, 41*q*
na otosclerose, 41*q*
indicações de, 41*q*
laríngeas, 292
tipos de *laser* nas, 292
azul, 294
de CO$_2$, 293
de diodo, 294
KTP, 294
PDL, 294
YAG *lasers*, 294
osteoplástica, 203
complicações, 205
desvantagens, 205
indicações, 203
técnica, 204
vantagens, 205
otológica, 33
características na, 33
do endoscópio, 33
otorrinolaringológicas, 3-8
considerações anestésicas básicas nas, 3-8
algoritmo ASA 2022, 5*f*-7*f*
avaliação pré-operatória, 3
incêndio no campo operatório, 4
paciente pediátrico, 3
particularidades nos idosos, 3

via aérea, 4
da intubação à extubação, 4
para controle da epistaxe, 211-214
cauterização, 211-214
da artéria esfenopalatina, 211-214
da artéria etmoidal anterior, 211-214
do S-Point, 211-214
complicações, 214
principais, 214*q*
cuidados, 211, 214
pós-operatórios, 214
pré-operatórios, 211
indicações principais, 211*q*
referências anatômicas-chave, 211
observações importantes, 211
técnica cirúrgica, 211
cauterização, 211, 213
da artéria esfenopalatina, 213
da artéria etmoidal anterior, 213
do *S-Point*, 211
Cirurgia(s) Palatal(is)
para o tratamento dos distúrbios
respiratórios, 459-463
obstrutivos do sono, 459-463
escleroterapia palatal, 460
IP, 462
IR, 460
LAUP, 462
radiofrequência de palato mole, 459
SB, 62
Cirurgião
posição do, 186, 314, 400, 406, 418, 442, 446
na drenagem, 446
de abscesso periamigdaliano, 446
na exérese, 400, 418
de cisto da valécula, 418
de rânula, 400
na microcirurgia de laringe, 314
para edema de Reinke, 314
de superfície regular, 314
na tonsilectomia lingual, 442
no acesso transnasal, 186
ao seio esfenoidal, 186
para injeção de toxina botulínica, 406
em glândulas salivares, 406
posicionamento do, 42, 155, 360*f*
ergonômico, 360*f*
na microcirurgia de laringe, 360*f*
na estapedotomia, 42
na insuficiência, 155
da válvula nasal, 155
Cisto(s)
branquial, 509-515
anamnese, 509
ao final do procedimento, 515*f*
apresentação clínica, 509
arcos branquiais, 509, 510*f*
estruturas derivadas, 509
cirurgia de, 514*f*
mesa cirúrgica para, 514*f*
embriologia, 509
exames subsidiários, 513
PAAF, 513
TC, 513
ultrassonografia, 513

exérese do, 515*f*
sitio cirúrgico após, 515*f*
remoção cirúrgica de, 514*f*
técnica cirúrgica, 513
passo a passo, 514
tipos de, 511
anomalias dos arcos branquiais, 511
de prega vestibular, 351*f*, 354*f*
ressecção de, 354*f*
com *laser* de diodo, 354*f*
de valécula, 417-419
exérese de, 417-419
observações, 418
pontos importantes, 418
pós-operatório, 418
referências anatômicas-chave, 417
técnica cirúrgica, 417
anestesia, 417
disposição da sala, 418
material necessário, 417
posição do paciente, 418
procedimento, 418
em óstio distal, 233*f*
de DNL, 233*f*
gigante, 351*f*, 354*f*
de face lingual, 351*f*, 354*f*
de epiglote, 351*f*, 354*f*
tratamento endoscópico de, 351-356
laríngeos, 351-356
anestesia, 353
avaliação complementar, 352
complicações, 353, 356*q*
considerações anatomofisiológicas, 351
contraindicações, 352
cuidados pós-operatórios, 353
diagnósticos diferenciais, 352
equipamentos cirúrgicos, 353
indicações, 352
técnica cirúrgica, 353
saculares, 351-356
anestesia, 353
avaliação complementar, 352
complicações, 353, 356*q*
considerações anatomofisiológicas, 351
contraindicações, 352
cuidados pós-operatórios, 353
diagnósticos diferenciais, 352
equipamentos cirúrgicos, 353
indicações, 352
técnica cirúrgica, 353
Cisto(s) Vocal(is)
microcirurgia para tratamento de, 307-311
contraindicação, 308
cuidados pós-operatórios, 310
fonoterapia, 311
medicações, 311
da PV, 307*f*
em videolaringoscopia rígida, 307*f*
laringoscopia direta intraoperatória, 307*f*
exérese, 309*f*
passos para, 309*f*
indicação cirúrgica, 308
pré-operatório, 308

548 ÍNDICE REMISSIVO

pontos importantes no, 308
referências anatomofisiológicas, 308
técnica cirúrgica, 309
  confecção do retalho epitelial, 309
  cordotomia, 309
  exérese da lesão, 310
  início da, 309
  microflap, 309
    do ligamento vocal, 310
  palpação dos pontos anatômicos, 309
  visualização dos pontos anatômicos, 309
CM (Concha Média), 195*f*
anatomia da, 112*f*
cirurgia da, 111-117
  turbinectomia parcial para, 116, 117
    bolhosa, 116
    não bolhosa, 117
CO_2
laser de, 293, 333
  na leucoplasia, 333
  nas cirurgias laríngeas, 293
  sistema de, 293*f*
Coblation
turbinoplastia com, 115
Coblator®
utilização do, 371
  na adenoidectomia, 371
Colesteatoma
após estapedotomia, 47
características, 38
  do endoscópio, 38
Colocação
de esponja absorvível, 21*f*
  na cavidade timpânica, 21*f*
  no MAE, 21*f*
Comissura
anterior, 277*f*, 324
  exposição difícil da, 324
    granuloma vocal, 324
  melhor exposição da, 277*f*
    manobra de Sellick, 277*f*
posterior, 319*f*
  granuloma séssil em, 319*f*
    videolaringoscopia, 319*f*
Compartimento
lateral, 246
  do seio cavernoso, 246
    tumores com invasão do, 246
Concha
na otoplastia, 265
  fixação na mastoide, 265
  remoção do excesso de, 265
Concha(s) Nasal(is)
cirurgia das, 111-117
  inferior, 111
    anatomia, 111, 112*f*
    histologia, 111
    indicações, 112
    mucosa, 112*f*
    técnicas cirúrgicas, 111*q*
      para redução, 111*q*
      preservando a mucosa, 114
      sem preservação da mucosa, 113
  média, 111-117
    anatomia, 112*f*, 116

indicações, 116
  turbinectomia parcial, 116, 117
    bolhosa, 116
    não bolhosa, 117
  tratamento cirúrgico, 111
  turbinectomia parcial, 111-117
    inferior, 111-117
    para CM, 116, 117
      bolhosa, 116
      não bolhosa, 117
  turbinoplastia, 111-117
inferior, 116
  hipertrofiada, 116
    redução parcial, 116
      técnica cirúrgica ideal, 116
Condrossarcoma
de ápice petroso, 106*f*
  na tomografia, 106*f*
Condrotomia(s)
na septoplastia, 123
  posterior, 123
Conduto
parede posterior do, 70
  rebaixamento da, 70
    na timpanomastoidectomia aberta, 70
Confecção
do retalho, 42, 309
  epitelial, 309
    na microcirurgia de cistos vocais, 309
  timpanomeatal, 42
    na estapedotomia, 42
Congelação
intraoperatória, 334
  na leucoplasia, 334
Controle
da epistaxe, 211-214
  cirurgia para, 211-214
    cauterização, 211-214
      da artéria esfenopalatina, 211-214
      da artéria etmoidal anterior, 211-214
    do S-Point, 211-214
    complicações, 214
      principais, 214*q*
    cuidados, 211, 214
      pós-operatórios, 214
      pré-operatórios, 211
    indicações principais, 211*q*
    referências anatômicas-chave, 211
      observações importantes, 211
    técnica cirúrgica, 211
      passo a passo, 211
Corda
do tímpano, 43*f*
  mobilização da, 43*f*
Cordectomia(s)
complicações, 363
  intraoperatórias, 363
  pós-operatórias, 364
cuidados pós-operatórios, 363, 364
endoscópicas, 357-364
  anatomia relevante, 357
    propagação tumoral, 357
    áreas de fragilidade, 357
    barreiras, 357

vascularização arterial, 357
  avaliação pré-operatória, 358
  classificação das, 358, 362*f*
  margens cirúrgicas, 358
  papel das, 357
  peça cirúrgica de, 363*f*
  tipo I, 361
  tipo II, 361
  tipo III, 362
  tipo IV, 363
instrumental cirúrgico, 358
  de corte, 358
  de hemostasia, 359, 360*f*
  materiais auxiliares, 359
  ópticos, 358
  pinças, 359
laringofissura com, 487
técnicas cirúrgicas, 359
  laringoscopia de suspensão, 359
  mapeamento das margens cirúrgicas, 363
  sala cirúrgica, 359
Cordotomia
na microcirurgia, 309
  de cistos vocais, 309
posterior, 344*f*, 347*f*, 348
  na PPVB, 344*f*
  técnica cirúrgica, 348
    tutorial da, 348
Correção
do lóbulo, 266
  na otoplastia, 266
Córtex
remoção do, 82, 83*f*
  da mastoide, 82
  no IC, 82
  pontos de reparo para, 83*f*
    no osso temporal, 83*f*
Corticoide
intratimpânico, 76*q*
  mecanismo de ação atribuídos ao, 76*q*
Cotonoide(s)
remoção do, 188
CPNM (Carcinomas de Pele Não Melanoma), 529
Cranialização
do seio frontal, 205
  desvantagens, 206
  indicações, 205
  técnica, 205
  vantagens, 206
Crânio
base do, 246, 248*f*
  reconstrução da, 246, 248*f*
    no acesso à hipófise, 246
Crescimento Ósseo
na região, 48
  da janela oval, 48
    após estapedotomia, 48
Crista Fenestra
formato da, 87*f*
posição da, 87*f*
Cross-Over Flap Technique
passos cirúrgicos, 384
CSCH (Canal Semicircular Horizontal), 102
CSCS (Canal Semicircular Superior), 103
CT (Crioturbinectomia), 113, 114

ÍNDICE REMISSIVO

Curativo
na otoplastia, 266
Curetagem
adenoidectomia por, 371

D

DCR (Dacriocistorrinostomia)
endoscópica, 229-233
anatomia da via lacrimal, 229
fossa lacrimal, 229
sistema lacrimal, 229
avaliação, 231
cirurgia, 231
anestesia, 231
posição, 231
do cirurgião, 231
do paciente, 231
técnica cirúrgica, 232
vasoconstrição local, 232
complicações da, 233
contraindicações, 231
cuidados, 231, 232
pós-operatórios, 232
pré-operatórios, 231
em crianças, 233
indicações, 231
DCS (Desvio de Septo Caudal), 131-138
anatomia, 132
cirurgia, 132
Decanulação
na TQT pediátrica, 430
Defeitos
do canal. 58
na timpanomastoidectomia, 58
fechada, 58
Deformidade(s)
nasal, 130
externa, 130
na septoplastia, 130
pós-operatórias específicas, 267
na otoplastia, 267
assimetria interaural, 267
hipercorreção, 267
do lóbulo, 267
do pavilhão auricular, 267
orelha em telefone, 267
proeminência do trágus, 267
sulcos auriculares, 267
verticalização da anti-hélice, 267
vincos na anti-hélice, 267
Degeneração
polipoide, 288*f*
desequilíbrio de massas por, 288*f*
entre PV, 288*f*
DENA (Desordem do Espectro da Neuropatia Auditiva), 80
Denker
acesso endoscópico de, 174
Desarticulação
da apófise longa da bigorna, 29*f*
com o capítulo, 29*f*
do estribo, 29*f*
incudoestapediana, 44
na estapedotomia, 44
Descolamento
do MAE, 20*f*
do retalho, 20*f*, 43*f*, 123, 310*f*

medial, 310*f*
na microcirurgia de cistos vocais, 310*f*
mucoso, 123
na septoplastia posterior, 123
timpanomeatal, 20*f*, 43*f*
posterior, 20*f*
do RNS, 253
na septoplastia, 123
posterior, 123
da mucosa contralateral, 123
do retalho mucoso, 123
reverso, 24*f*
na porção anterior, 24*f*
da perfuração timpânica marginal, 24*f*
Descompressão
do nervo facial, 101-103
técnica cirúrgica, 101
pela fossa média, 102
transmastóidea, 101
Descompressão Orbitária
em complicações agudas, 217-226
anatomia, 217
casos clínicos, 224
de rinossinusite aguda, 219
classificação, 219
Chandler, 219
Mortimore, 220
hematoma orbital, 221
técnica cirúrgica, 221
tratamento, 221
dissecção, 223
hematoma orbitário, 217-226
pós-cirúrgico, 224*f*
sinusite aguda, 217-226
Desequilíbrio
de massas, 288*f*
entre as PV, 288*f*
por degeneração polipoide, 288*f*
Desvio
na septoplastia, 123
posterior, 123
cartilaginoso, 123
ósseo, 123
Dexametasona
para surdez súbita, 77
neurossensorial, 77
indicações, 77
protocolos clínicos, 77
Diluição
da toxina botulínica, 404
Diodo
laser de, 294
nas cirurgias laríngeas, 294
DISE (*Drug Induced Sleep Endoscopy*)
com anestesia, 435
em centro cirúrgico, 435
Dispositivo(s)
complementares, 429
na TQT pediátrica, 429
filtros hidroscópicos, 430
válvulas fonatórias, 429
Dissecção
endoscópica, 41*f*
orelha média, 41*f*
esquerda, 41*f*

Distribuição
do fármaco, 75
pela orelha interna, 75
nas injeções intratimpânicas, 75
Distúrbio(s) Respiratório(s)
obstrutivos do sono, 459-463
cirurgias palatais para o tratamento dos, 459-463
escleroterapia palatal, 460
IP, 462
IR, 460
LAUP, 462
radiofrequência de palato mole, 459
SB, 62
Divulsão
marsupialização, 400
da rânula, 400
na exérese completa, 401
da rânula, 401
DNL (Ducto Nasolacrimal)
como referências anatômicas, 167
no acesso asseio maxilar, 167
óstio distal de, 233*f*
cisto em, 233*f*
Documentação
fotográfica, 263
na otoplastia, 263
Doença
da orelha média, 22
de Ménière, 77
vertigem na, 77
gentamicina para, 77
Dor
após tonsilectomia, 379
Dose
da toxina botulínica, 404
adultos, 404
crianças, 404
Drenagem
de abscesso periamigdaliano, 445-449
complicações, 446
cuidados, 445, 446
pós-operatórios, 446
pré-operatórios, 445
oroscopia, 445*f*
punção, 446*f*
referências anatômicas, 445
técnica cirúrgica, 445
anestesia, 445
passos com paciente, 446
acordado, 446
sob anestesia geral, 446
posição, 446
do cirurgião, 446
do paciente, 446
de abscesso retrofaríngeo, 445-449
anatomia, 447
cervical, 449*f*
bacteriologia, 447
complicações, 447
cuidados pós-operatórios, 447
diagnóstico, 447
sinais, 447
sintomas, 447
óstio de, 184*f*, 188
do seio esfenoidal, 184*f*, 188
ampliação, 188

ÍNDICE REMISSIVO

com Kerrison, 188
com pinça mushroom reta, 188
identificação, 188
localização, 184*f*
no recesso esfenoetmoidal, 184*f*
DRS (Desordens Respiratórias do Sono), 368, 370

E

ECM (Músculo Esternocleidomastóideo), 517
borda do, 511*f*
anterior, 511*f*
Edema
de Reinke, 288*f*, 313-317
microcirurgia para tratamento de, 313-317
área de risco, 316
complicações, 317
cuidados, 314, 316
pós-operatório, 316
pré-operatórios, 314
referências anatômicas-chave, 313
técnica cirúrgica, 314
de superfície irregular, 316
técnica cirúrgica, 316
passos iniciais, 316
ressecção excisional da lesão, 316
de superfície regular, 314
técnica cirúrgica, 314
anestesia, 314
elevação do retalho, 315
incisão, 315
laringoscopia de suspensão, 314
posição, 314
do paciente, 314
do cirurgião, 314
redução de mucosa redundante, 315
remoção de material gelatinoso, 315
inflamatório, 315
de úvula, 379
após tonsilectomia, 379
inflamatório, 219
descompressão orbitária no, 219
lobulado, 316
técnica cirúrgica, 316
passos iniciais, 316
ressecção excisional da lesão, 316
Eletrocautério
turbinectomia com, 114
Eletromiografia
laríngea, 337
injeção laríngea sob guia de, 337
percutânea, 337
Elétron(s)
inserção do feixe de, 85, 86*f*
no IC, 85, 86*f*
pela timpanotomia posterior, 86*f*
Endoscopia
de fossa nasal, 195*f*, 197*f*
de via aérea, 423*f*, 441*f*
na criança intubada, 423*f*
fluxograma de indicação, 423*f*
tonsila lingual hiperplásica, 441*f*
Endoscópio
capacidade de superar obstáculos, 33*f*
anatômicos, 33*f*

características do, 33
na cirurgia otológica, 33
colesteatoma, 38
flexível, 337
injeções sob controle de, 337
timpanoplastia assistida por, 34
visão angular do, 33*f*
Energia
de pressão aérea, 284*f*
transdução da, 284*f*
em energia sonora, 284*f*
Enfraquecimento
da cartilagem, 265
na otoplastia, 265
Enxerto(s)
cartilaginoso, 24*f*
para reconstrução da cadeia ossicular, 24*f*
entre o capítulo do estribo, 24*f*
e o ramo longo da bigorna, 24*f*
do *tragus*, 39*f*
remoção do, 39*f*
na correção de insuficiência, 155
de válvula nasal interna primária, 155
de asa de borboleta, 156
modificado, 157
de borda alar, 158
de terço médio, 155
na timpanomastoidectomia, 71
aberta, 71
meatoplastia, 72
tipos de, 17
da fáscia temporal, 17*f*
superficial, 17*f*
do *tragus*, 17*f*, 18*f*
de cartilagem, 18*f*
de pericôndrio, 17*f*
Epiglote
cisto gigante de, 351*f*
de face lingual, 351*f*
ressecção, 354*f*
Epistaxe
cirurgia para controle da, 211-214
cauterização, 211-214
da artéria esfenopalatina, 211-214
da artéria etmoidal anterior, 211-214
do S-Point, 211-214
complicações, 214
principais, 214*q*
cuidados, 211, 214
pós-operatórios, 214
pré-operatórios, 211
indicações principais, 211*q*
referências anatômicas-chave, 211
observações importantes, 211
técnica cirúrgica, 211
cauterização, 211, 213
de *S-Point*, 211
de artéria esfenopalatina, 213
de artéria etmoidal anterior, 213
Epitímpano
anatomia do, 34, 35*f*, 36*f*
Equipamento(s)
cirúrgico, 299, 353
na microcirurgia de laringe, 299

para tratamento de pólipo vocal, 299
no tratamento endoscópico, 353
de cistos, 353
laríngeos, 353
saculares, 353
de laringocele, 353
de *laser*, 292*f*
de CO_2, 292*f*
de diodo, 292*f*
disposição em sala dos, 423
na estenose, 423
de laringe, 423
nas lesões agudas, 423
de laringe, 423
Equipe Médica
posicionamento da, 423
na estenose, 423
de laringe, 423
nas lesões agudas, 423
de laringe, 423
Erosão
da bigorna, 26, 48
do ramo longo, 26, 48
após estapedotomia, 48
maior, 26
pequena, 26
total, 26
e supraestrutura do estribo, 26
platina móvel, 26
Escala(s)
de gravidade, 421*q*
de Westley, 421*q*
de três graus de obstrução, 369*q*
da via aérea, 369*q*
superior, 369*q*
NOSE, 154
RHINO, 154
ROE, 154
SCHNOS, 154
Escleroterapia Palatal
nos distúrbios respiratórios obstrutivos, 460
do sono, 460
metodologia, 460
referências anatômicas, 460
Esfenoide
anatomia do, 240
identificação da, 240
e limites, 240
com amplos recessos, 236*f*
laterais, 236*f*
conchal, 236
estreito, 236
óstio natural do, 237
encontrando o, 237
pré-selar, 236*f*
selar, 236*f*
tipo conchal, 243*f*
exposição do, 243*f*
intraoperatória, 243*f*
Espaço
sublingual, 400*f*
estruturas, 400*f*
relações, 400*f*
Espinha Nasal
remoção da, 191*f*, 197*f*

ÍNDICE REMISSIVO

do osso frontal, 197f
osteótomo Marco Cesar, 197f
superior, 191f
com broca, 191f
Esponja Absorvível
colocação de, 21f
na cavidade timpânica, 21f
no MAE, 21f
Esporão
septal, 236f
Esqueletização
do seio lateral, 83
no IC, 83
Estadiamento
do câncer, 538
de lábio, 538
oral, 538
T, 538q
de câncer oral, 538q
Estapedectomia, 41-48
clássica, 45q
passos cirúrgicos da, 45q
complicações, 46
intraoperatórias, 46
fratura da bigorna, 46
gusher perilinfático, 47
lesão, 46
da porção timpânica do nervo
facial, 46
do nervo corda do tímpano, 46
perfuração de membrana timpânica,
46
pneumolabirinto, 47
perioperatória, 46
pós-operatórias, 47
atelectasia, 47
colesteatoma, 47
infecção de sítio cirúrgico, 47
labirintite, 47
manutenção da perda auditiva, 47
condutiva, 47
náuseas, 47
paralisia facial periférica, 47
perda auditiva neurossensorial, 47
vertigem incapacitante, 47
cuidados, 41, 45
pré-operatórios, 41
pós-operatórios, 45
dificuldades técnicas cirúrgicas, 45
artéria estapediana, 46
persistente, 46
fixação do martelo-bigorna, 46
gusher perilinfático, 46
luxação da bigorna, 46
nervo facial, 45
deiscente, 45
sobreposto ao estribo, 45
platina, 46
flutuante, 46
fraturada, 46
obliterante, 46
sangramento, 45
insucesso cirúrgico tardio, 48
crescimento ósseo, 48
na região da janela oval, 48
erosão do ramo longo, 48
da bigorna, 48

janela oval, 48
fibrose da, 48
obliteração da, 48
prótese deslocada, 48
referências anatômicas, 41
sugestões, 48
Estapedotomia, 41-48
cirurgia revisional, 48
complicações, 46
intraoperatórias, 46
fratura da bigorna, 46
gusher perilinfático, 47
lesão, 46
da porção timpânica do nervo
facial, 46
do nervo corda do tímpano, 46
perfuração de membrana timpânica,
46
pneumolabirinto, 47
perioperatória, 46
pós-operatórias, 47
atelectasia, 47
colesteatoma, 47
infecção de sítio cirúrgico, 47
labirintite, 47
manutenção da perda auditiva, 47
condutiva, 47
náuseas, 47
paralisia facial periférica, 47
perda auditiva neurossensorial, 47
vertigem incapacitante, 47
cuidados, 41, 45
pós-operatórios, 45
pré-operatórios, 41
dificuldades técnicas cirúrgicas, 45
artéria estapediana, 46
persistente, 46
fixação do martelo-bigorna, 46
gusher perilinfático, 46
luxação da bigorna, 46
nervo facial, 45
deiscente, 45
sobreposto ao estribo, 45
platina, 46
flutuante, 46
fraturada, 46
obliterante, 46
sangramento, 45
insucesso cirúrgico tardio, 48
crescimento ósseo, 48
na região da janela oval, 48
erosão do ramo longo, 48
da bigorna, 48
janela oval, 48
fibrose da, 48
obliteração da, 48
prótese deslocada, 48
referências anatômicas, 41
sugestões, 48
técnica cirúrgica, 42
aferição da distância da platina, 43
ao ramo longo da bigorna, 43
anatomia da orelha média, 43
anestesia, 42
avaliação da cadeia ossicular, 43
canoplastia, 43
colocação da prótese, 44

confecção do retalho
timpanomeatal, 42
desarticulação incudoestapediana, 44
escolha do material, 42
mobilização do nervo corda, 43
do tímpano, 43
perfuração da platina, 43
posição do paciente, 42
posicionamento do cirurgião, 42
remoção da supraestrutura do
estribo, 44
reposicionamento do retalho
timpanomeatal, 45
secção do tendão do músculo do
estribo, 44
testagem da cadeia ossicular, 44
com a prótese, 44
vasoconstrição local, 42
variações técnicas, 45
Esteroide(s)
na microcirurgia de laringe, 305, 306
para nódulos vocais, 305, 306
injeção percutânea de, 305
no pós-operatório, 306
Estética da Face
rinologia e, 109-267
acesso(s) ao seio, 167-174, 183-206
esfenoidal, 183-190
frontal, 191-206
externos, 201-206
intranasal, 191-200
maxilar, 167-174
endoscópico via meato médio,
167-174
mega-antrostomia, 167-174
pós-lacrimal, 167-174
pré-lacrimal, 167-174
cirurgia das conchas nasais, 111-117
cirurgia da CM, 111-117
turbinectomia inferior parcial,
111-117
turbinoplastia, 111-117
cirurgia para controle da epistaxe,
211-214
cauterização, 211-214
da artéria esfenopalatina, 211-214
da artéria etmoidal anterior,
211-214
do S-Point, 211-214
DCR, 229-233
endoscópica, 229-233
DCS, 131-138
descompressão orbitária, 217-226
em complicações agudas, 217-226
hematoma orbitário, 217-226
sinusite aguda, 217-226
etmoidectomia intranasal, 175-182
fístula liquórica etmoidal, 255-260
correção cirúrgica da, 255-260
hipófise, 235-249
acesso à, 235-249
otoplastia, 261-267
PS, 207-209
redução de fratura, 161-166
dos OPN, 161-166
rinosseptoplastia, 139-152
RNS, 251-254

552 ÍNDICE REMISSIVO

septoplastia, 119-130
técnicas cirúrgicas básicas, 153-159
em otorrinolaringologia, 153-159
insuficiência valvular primária, 153-159
Estoma
maturação do, 429
na TQT, 429
pediátrica, 429
Estribo
capítulo do, 29*f*
desarticulação com, 29*f*
da apófise longa da bigorna, 29*f*
curetagem para expor o, 43*f*
do meato posterior, 43*f*
músculo do, 44
tendão do, 44
secção do, 44
nervo facial sobreposto ao, 45
na estapedotomia, 45
platina do, 44*f*
perfuração da, 44*f*
supraestrutura do, 26, 44
bigorna e, 26
erosão da, 26
remoção da, 44
Estrutura Final
de petrosectomia total, 106*f*
com manutenção, 106*f*
de nervo facial, 106*f*
e carótida interna, 106*f*
Estrutura(s)
anatômicas, 82*f*
da orelha média, 82*f*
visão endoscópica da, 82*f*
Estudo
radiológico, 368
do *cavum*, 368, 370*f*
Esvaziamento(s) Cervical(is), 497-504
anatomia, 497
classificação dos, 497
técnica cirúrgica, 498
antissepsia, 498
campos cirúrgicos, 498
posicionamento dos, 498
cuidados pós-operatórios, 504
fechamento da ferida, 504
incisão, 498, 499*f*
paciente, 498
posicionamento do, 498
preparo do, 498
radical modificado, 501
com preservação, 501
do músculo esternocleidomastóideo, 501
nervo acessório, 501
veia jugular interna, 501
nível II, 501
nível III, 501
nível IV, 501
nível V, 501
radical, 498
elevação do retalho subplatismal, 498
incisão, 498
nível I, 498
nível II, 500

nível III, 500
nível IV, 500
nível V, 500
ressecção, 500
do músculo esternocleidomastóideo, 500
nervo acessório, 500
veia jugular interna, 500
seletivo, 502, 503
incisão, 502, 503
elevação do retalho subplatismal, 502, 503
nível I, 503
nível II, 503
nível III, 503
nível IV, 503
Etmoidectomia
anterior, 179*f*, 180*f*
em cavidade do nariz, 179*f*
visão endoscópica após, 180*f*
completa, 182*f*
endoscopia pós-operatória de, 182*f*
fistula liquórica após, 258*f*
traumática, 258*f*
intranasal, 175-182
cuidados, 175, 180
pós-operatórios, 180
pré-operatórios, 175
técnica cirúrgica, 175
posterior, 181*f*, 189
no acesso transetmoidal, 189
do seio esfenoidal, 189
EVA (Endoscopia de Via Aérea), 433-439
indicações, 433
intercorrências durante, 437
patologias indicativas, 434*q*
pediátrica, 434
particularidades técnicas, 434
NFL flexível, 434
sob anestesia, 435
em centro cirúrgico, 435
DISE, 435
fibrobroncoscopia, 435
laringotraqueoscopia, 436
com óptica rígida, 436
com ótica zero grau, 437*f*
sonoendoscopia, 435
tópicos para, 437
Excesso
de concha, 265
remoção do, 265
na otoplastia, 265
Excisão
de tumor, 539, 540
de lábio, 539, 540
em cunha, 539
em W, 540
Exclusão
do seio frontal, 205
cranialização, 205
desvantagens, 206
indicações, 205
técnica, 205
vantagens, 206
obliteração, 205
desvantagens, 205
vantagens, 205

Exérese
da lesão, 304, 310
na microcirurgia de laringe, 304, 310
de cistos vocais, 310
para nódulos vocais, 304
de cisto de valécula, 417-419
observações, 418
pontos importantes, 418
pós-operatório, 418
referências anatômicas-chave, 417
técnica cirúrgica, 417
anestesia, 417
disposição da sala, 418
material necessário, 417
posição do paciente, 418
procedimento, 418
de lesão saliente, 288*f*
representação esquemática, 288*f*
de rânula, 399-402
completa, 401
divulsão, 400
hemostasia, 402
incisão, 401
inspeção, 402
remoção, 402
revisão, 402
sutura, 402
complicações pós-operatórias, 402
cuidados pós-operatórios, 402
técnica cirúrgica, 399
anestesia, 399
assepsia, 400
exposição, 400
marsupialização, 400
material, 400
posição, 399, 400
do cirurgião, 400
do paciente, 399
tipos de tratamento, 399
Exploração
da laringe, 412
na supraglotoplastia, 412
Exposição
da cadeia ossicular, 20*f*
da glote, 285
aspectos importantes da, 285
laringoscopia de suspensão, 285
da mastoide, 86
por via retroauricular, 86
no IC, 86
do MAE, 19*f*
do osteoma, 204*f*
após remoção, 204*f*
da tábua anterior do frontal, 204*f*
do seio frontal, 204*f*
após remoção, 204*f*
do osteoma, 204*f*
na exérese, 400
de rânula, 400

F

Faringolaringe
imagem da, 439*f*
Faringoplastia
expansora, 469-475
cuidados perioperatórios, 474
funcional, 473

ÍNDICE REMISSIVO

passo a passo, 473
histórico, 470
indicação, 474
objetivo, 469
primeiro passo, 470*f*
  amigdalectomia das palatinas, 470*f*
referências anatômicas-chave, 469
  hâmulo pterigoide, 470
  MCSF, 470
  MPF, 470
  MPG, 470
  rafe pterigomandibular, 469
sucesso cirúrgico, 474
Fármaco
enxerto de, 20*f*
  sob o retalho timpanomeatal, 20*f*
    posterior, 20*f*
  sobre a cadeia ossicular, 20*f*
nas injeções intratimpânicas, 75
  absorção do, 75
    pela orelha interna, 75
  distribuição do, 75
    pela orelha interna, 75
Fáscia
injeções laríngeas de, 340
  no tratamento de IG, 340
temporal, 17*f*
  superficial, 17*f*
    obtenção de enxerto da, 17*f*
Fase(s)
do ciclo vibratório, 284*f*
  das PV, 284*f*
    normal, 284*f*
FE (Faringoplastia Expansiva), 469-475
cuidados perioperatórios, 474
funcional, 473
  passo a passo, 473
histórico, 470
indicação, 474
objetivo, 469
primeiro passo, 470*f*
  amigdalectomia das palatinas, 470*f*
referências anatômicas-chave, 469
  hâmulo pterigoide, 470
  MCSF, 470
  MPF, 470
  MPG, 470
  rafe pterigomandibular, 469
sucesso cirúrgico, 474
Febre
após tonsilectomia, 379
Fenda
olfatória, 257*f*, 258*f*
  meningocele de, 257*f*, 258*f*
Fenestração
no acesso externo, 202
  do seio frontal, 202
    complicações, 203
    desvantagens, 203
    indicações, 202
    técnica, 202
    vantagens, 202
Fibrobroncoscopia
com anestesia, 435
  em centro cirúrgico, 435
Fibrose
na região da janela oval, 48

após estapedotomia, 48
Filtro(s)
hidroscópicos, 430
  na TQT pediátrica, 430
Fio(s)
de reparo, 428
  na TQT pediátrica, 428
    traqueais, 428*f*
Física
do *laser*, 291
  comprimento de onda, 292
  interação tecidual, 292
Fístula
traqueocutânea, 32
  na TQT pediátrica, 432
Fístula Liquórica
correção de, 259
  passo a passo, 259
etmoidal, 255-260
  correção cirúrgica da, 255-260
    diagnóstico, 255
      etiológico, 255
      topográfico, 257
    etiologia, 255
    tratamento, 258
      cirúrgico, 258
      clínico, 258
na septoplastia, 130
traumática, 258*f*
  após etmoidectomia, 258*f*
Fixação
da concha, 265
  na mastoide, 265
    na otoplastia, 265
do martelo-bigorna, 46
  na estapedotomia, 46
FL (Faringoplastia Lateral), 465-468
considerações anatômicas, 465
  anatomia orofaríngea, 466*f*
possíveis complicações, 468
  perioperatórias, 468
  pós-operatórias imediatas, 468
    anestésicas, 468
    cirúrgicas, 468
  pós-operatórias tardias, 468
técnica cirúrgica, 465
  conceito da, 465
  desenvolvimento da, 465
  evolução da, 465
versão 6, 466
  contraindicações, 467
  descrição cirúrgica, 466
  indicações, 467
  materiais cirúrgicos, 466
  oroscopia pré-operatória, 467*f*
  resultados, 467
  técnica, 466
Flap
de resgate, 237
  acesso com, 237
    para tumores de linha média, 237
    sem fistula liquórica, 237
FLN (Fístula Liquórica Nasal), 255
classificação, 256*f*
  fluxograma para, 256*f*
diagnóstico, 255
  etiológico, 255

topográfico, 257
etiologia, 255
tratamento, 258
  cirúrgico, 258
  clínico, 258
Fonação
fatores que influenciam a, 283
Fonocirurgia(s)
complicações da, 279*q*
  principais, 279*q*
cuidados perioperatórios, 271-280
indicações, 271-280
laringe, 272*q*, 275*f*
  efeitos na, 272*q*
    dos medicamentos, 272*q*
  microcirurgia da, 275*f*
    instrumental para, 275*f*
planejamento, 271-280
  cirúrgico, 273
    avaliação, 274
      clínica geral, 274
      fonoaudiológica, 275
      laboratorial, 274
      radiológica, 274
    cuidados, 274*q*
    dicas, 274*q*
    expectativas, 279
    orientações, 279
    perioperatório, 275
    pós-operatório, 279
    pré-operatório, 273
    via aérea difícil, 274*q*
  quando operar, 273
pólipo, 273*f*
  na PV, 273*f*
Fonomicrocirurgia
princípios da, 283-289
  aspectos importantes, 285
    exposição da glote, 285
      laringoscopia de suspensão, 285
    instrumentais cirúrgicos, 286
    pontos fundamentais da técnica, 286
  exérese de lesão saliente, 288*f*
    representação esquemática, 288*f*
  fonação, 283
    fatores que influenciam a, 283
  produção vocal, 283
    mecanismo da, 283
  PV, 285
    ultraestrutura da, 285
Fonoterapia
no pós-operatório, 306, 311
  da microcirurgia, 306, 311
    de cistos vocais, 311
    para nódulos vocais, 306
Força
de Bernoulli, 285*f*
  ação da, 285*f*
    sobre a mucosa, 285*f*
      na vibração cordal, 285*f*
Fossa
lacrimal, 229
  anatomia da, 229
Fossa Média
placa dural da, 83
  identificação da, 83
    no IC, 83

554 ÍNDICE REMISSIVO

Fossa Nasal
abordagem de, 173*f*
endoscópica, 173*f*
endonasal, 173*f*
endoscopia de, 195*f*, 197*f*
imagem da, 252*f*
intraoperatória, 252*f*
imagem endoscópica de, 168*f*-171*f*
dissecção, 171*f*
endonasal, 172*f*
Fratura
da bigorna, 46
na estapedotomia, 46
redução de, 161-166
dos OPN, 161-166
anatomia, 161
avaliação clínica, 161
nasal, 165*f*
sobre anestesia geral, 165*f*
Frenulectomia, 395-398
complicações, 396
contraindicações, 396
cuidados, 396, 397
pós-operatórios, 397
pré-operatórios, 396
diagnóstico, 395
indicações, 395
instrumentos cirúrgicos, 396
técnica cirúrgica, 396
Frênulo Lingual
cirurgia do, 395-398
complicações, 396
contraindicações, 396
cuidados, 396, 397
pós-operatórios, 397
pré-operatórios, 396
diagnóstico, 395
indicações, 395
instrumentos cirúrgicos, 396
técnica cirúrgica, 396
curto, 395*f*
Frenuloplastia
em V-plastia, 398*f*
em zetaplastia, 397*f*
Frenulotomia, 395-398
complicações, 396
contraindicações, 396
cuidados, 396, 397
pós-operatórios, 397
pré-operatórios, 396
diagnóstico, 395
indicações, 395
instrumentos cirúrgicos, 396
técnica cirúrgica, 396

G

Gentamicina
nas injeções intratimpânicas, 76*q*, 77
indicações para vertigem, 77
na doença de Ménière, 77
mecanismo de ação atribuídos à, 76*q*
GIT (Gentamicina Intratimpânica)
para vertigem, 77
na doença de Ménière, 77
protocolo de uso, 77*q*
Glândula(s) Salivar(es)
injeção de toxina botulínica em, 403-407

complicações, 407
cuidados, 404, 406
pós-operatórios, 406
pré-operatórios, 404
evolução, 404
história, 404
indicações clínicas, 404
reaplicações, 407
referências anatômicas, 403
GSM, 403
parótida, 403
sintomatologia, 404
técnica cirúrgica, 404
anestesia, 406
aplicação, 406
diluição, 404
dose, 404
local de aplicação, 405
posição, 406
do cirurgião, 406
do paciente, 406
Glote
exposição da, 285
aspectos importantes da, 285
laringoscopia de suspensão, 285
porção posterior da, 422*f*
tubo endotraqueal na, 422*f*
região posterior da, 320*f*
ulcerações intensas na, 320*f*
após intubação endotraqueal, 320*f*
videolaringoscopia, 320*f*
Gordura
injeções laríngeas de, 340
no tratamento de IG, 340
Granuloma Vocal
microcirurgia para tratamento de, 319-321
etiologia, 319
fisiopatologia, 319
passos para exérese de, 321*f*
tratamento, 320
cirúrgico, 320
clínico, 320
na TQT pediátrica, 431*f*
periestomal, 431*f*
supraestomal, 431*f*
GSM (Glândula Submandibular)
cirurgia da, 523-527
anatomia cirúrgica, 523
complicações, 527
cuidados pós-operatórios, 525
indicação cirúrgica, 524
relações entre nervo, 523*f*
hipoglosso, 523
lingual, 523
técnica cirúrgica, 524
divisão, 525
da artéria facial proximal, 525
do duto submandibular, 525
fechamento da ferida, 525
identificação do nervo hipoglosso, 525
incisão, 524
mobilização da glândula submandibular, 525
posicionamento, 524
removendo a glândula, 525

localização da, 403*f*
anatômica, 403*f*
referencias anatômicas, 403
Guilhotina
de Physick, 375*f*
de Sluder, 375*f*
Gusher
perilinfático, 46, 47
na estapedotomia, 46, 47

H

HACa (Hidroxiapatita Cálcica)
injeção laríngea de, 340
no tratamento de IG, 340
Halitose
após tonsilectomia, 379
Hámulo
pterigoide, 470
na FE, 470
Hematoma
orbital, 221
descompressão orbitária em, 221
orbitário, 217-226
descompressão orbitária em, 217-226
pós-cirúrgico, 224*f*
septal, 129
na septoplastia, 129
Hemilaringe
laringocele em, 352*f*
Hemilaringectomia
frontolateral, 487, 488*f*-490*f*
Hemorragia
na septoplastia, 129
na timpanomastoidectomia, 58
fechada, 58
Hemostasia
instrumentais de, 359
no tratamento endoscópico, 359
do câncer inicial de laringe, 359
marsupialização, 400
da rânula, 400
materiais de, 360*f*
nas cordectomias endoscópicas, 360*f*
na exérese completa, 402
da rânula, 402
na otoplastia, 264
na septoplastia, 123
posterior, 123
Hidrodissecção
efeito da, 333*f*
Hidroxiapatita
prótese de titânio e, 30*f*
Hipercorreção
após otoplastia, 267
do lóbulo, 267
do pavilhão auricular, 267
Hipertrofia
adenoideana, 369*f*
classificação da, 369*f*
por Sanjay *et al.*, 369*f*
de tonsilas palatinas, 376*f*
Hipófise
Acesso(s) à, 235-249
cirúrgicos, 236
binarinário, 236
transnasal, 237
transseptal, 236, 238*f*

ÍNDICE REMISSIVO

indicações cirúrgicas, 235
técnica cirúrgica, 237
abertura da parede anterior, 237
do seio esfenoide, 237
abertura, 240, 246
da dura, 240
do plano esfenoidal, 246
do tubérculo da sela, 246
selar, 240
com acesso, 237, 246
ao quiasma, 246
com flap de resgate, 237
confecção do RNS, 237
identificação da anatomia do
esfenoide, 240
e limites, 240
invasão do compartimento lateral,
246
do seio cavernoso, 246
posicionamento do paciente, 237
pós-operatório, 248
preservação funcional total, 237
reconstrução da base do crânio, 246
ressecção tumoral, 240
septoplastia, 237
variações anatômicas, 236*f*
nasossinusais, 236*f*
tumor de, 242*f*
estudo anatômico do, 242*f*
pré-operatório, 242*f*
ressecado *en bloc*, 245*f*
Hipotímpano
anatomia do, 34, 36*f*
Histologia
da concha nasal, 111
inferior, 111
HPV (Papilomavírus Humano), 327, 529

I

IAH (Índice de Apneia e Hipopneia), 469
IC (Implante Coclear), 85
técnicas cirúrgicas, 79-99
alternativas, 85
via suprameatal, 85
TAC, 86, 88*q*
avaliação, 79
audiológica, 79
médica, 79
clássica, 81
anatomia topográfica, 82
antro da mastoide, 83
completando a mastoidectomia, 83
inserção do feixe de eletrodos, 85
confecção da cavidade, 82
esqueletização do seio lateral, 83
identificação da placa dural, 83
da fossa média, 83
remoção do córtex da mastoide, 82
indicações, 80
Idoso(s)
particularidades nos, 3
considerações anestésicas, 3
nas cirurgias otorrinolaringológicas,
3
IG (Insuficiência Glótica)
tratamento de, 338
de HACa, 340

injeções laríngeas para, 338
AH, 339
de fáscia, 340
de gordura, 340
Imagem
endoscópica, 168*f*, 169*f*
da fossa nasal, 168*f*-171*f*
dissecção da, 171*f*
de dissecção, 172*f*
endonasal, 172*f*
de parede nasal, 168*f*
lateral, 168*f*
Imobilidade
por fixação, 345*f*
laser de diodo em, 345*f*
microcirurgia endoscópica com,
345*f*
Implante
percutâneo, 89*f*
implantação do, 91*f*
aspecto final, 91*f*
partes, 89*f*
Incêndio
no campo operatório, 4
nas cirurgias otorrinolaringológicas, 4
Incisão(ões)
cervicais, 499*f*
subtipos, 499*f*
de Lempert, 19*f*
localização da, 19*f*
e abertura, 90*f*
do periósteo, 90*f*
e RNS, 251
marsupialização, 400
da rânula, 400
mucosa, 310*f*, 333*f*
com margem de segurança, 333*f*
de lesão leucoplásica, 333*f*
na microcirurgia, 310*f*
de cistos vocais, 310*f*
na exérese completa, 401
da rânula, 401
na microcirurgia de laringe, 315
para edema de Reinke, 315
na otoplastia, 264
na septoplastia, 123
posterior, 123
na sinusectomia, 391*f*
simples, 391*f*
elíptica, 391*f*
supra-auricular, 392*f*
na timpanomastoidectomia, 53
fechada, 53
de Lempert, 54, 55*f*
no CAE, 53
retroauricular, 53
na timpanoplastia, 19*f*
do periósteo, 19*f*
retroauricular, 19*f*
na TQT, 428
pediátrica, 428
na pele, 428
traqueal, 429
no esvaziamento cervical, 498
radical, 498
seletivo, 502, 503
no MAE, 20*f*

Inervação
do pavilhão auditivo, 262*f*
Infecção
de sítio cirúrgico, 47
após estapedotomia, 47
na timpanomastoidectomia, 57
fechada, 57
Infiltração
anestésica, 263, 264*f*
na otoplastia, 263
de anestésico local, 122
na septoplastia, 122
posterior, 122
na insuficiência, 155
da válvula nasal, 155
Injeção(ões)
de substâncias na laringe, 337-341
de cidofovir, 338
complicações, 338
cuidados pós-operatórios, 338
de HACa, 340
formas de aplicação, 337
técnicas, 337
para tratamento de IG, 338
AH, 339
de fáscia, 340
de gordura, 340
vias, 337
de toxina botulínica, 403-407
em glândulas salivares, 403-407
complicações, 407
cuidados, 404, 406
pós-operatórios, 406
pré-operatórios, 404
evolução, 404
história, 404
indicações clínicas, 404
reaplicações, 407
referências anatômicas, 403
GSM, 403
parótida, 403
sintomatologia, 404
técnica cirúrgica, 404
anestesia, 406
aplicação, 406
diluição, 404
dose, 404
local de aplicação, 405
posição do cirurgião, 406
posição do paciente, 406
laríngea, 337
percutânea, 337
sob guia de eletromiografia laríngea,
337
via membrana cricotireóidea, 337*f*
para PRR, 329
bevacizumabe, 329
cidofovir, 329
hidrodissecção, 329
percutânea de esteroides, 305
na microcirurgia de laringe, 305
para nódulos vocais, 305
Injeção(ões) Intratimpânica(s), 75-77
absorção do fármaco, 75
pela orelha interna, 75
distribuição do fármaco, 75
pela orelha interna, 75

556 ÍNDICE REMISSIVO

indicações, 77
  gentamicina para vertigem, 77
    na doença de Ménière, 77
  surdez súbita neurossensorial, 77
    dexametasona para, 77
    metilprednisolona para, 77
mecanismo de ação, 75
  atribuídos à gentamicina, 76*q*
    e ao corticoide intratimpânico, 76*q*
  dos medicamentos, 75
protocolos clínicos, 77
  gentamicina para vertigem, 77*q*
    na doença de Ménière, 77*q*
técnica cirúrgica, 75, 76*f*
  anestesia, 76
  orientações gerais após o
    procedimento, 76
  perfusão do medicamento, 76
    na orelha média, 76
  preparo do paciente, 75
  tratamento intratimpânico, 75*q*
  desvantagens do, 75*q*
  vantagens do, 75*q*
Instrumentação
  na abordagem endoscópica, 34
  da orelha média, 34
Instrumental(is)
  cirúrgico, 16*f*, 121, 286
  básico, 16*f*, 121
    para miringoplastia, 16*f*
    para septoplastia, 121
    para timpanoplastia, 16*f*
  na fonomicrocirurgia, 286
  na microcirurgia de laringe, 304, 323,
    332
    para granuloma vocal, 323
    para nódulos vocais, 304
  para microcirurgia, 275*f*
    da laringe, 275*f*
Instrumento(s)
  cirúrgicos, 396
    para frenulectomia, 396
    para frenulotomia, 396
  para PRR, 328
Insucesso Cirúrgico
  tardio, 48
    crescimento ósseo, 48
      na região da janela oval, 48
    erosão do ramo longo, 48
      da bigorna, 48
    fibrose, 48
      da janela oval, 48
    obliteração, 48
      da janela redonda, 48
    prótese deslocada, 48
Insuficiência
  válvula nasal, 155
    técnica cirúrgica, 155
      acesso, 155
      alar batten graft, 159
      alar rim graft, 158
      anestesia, 155
      enxertos de borda alar, 158
      infiltração, 155
      manobras para correção, 155, 157
      posição, 155
        do cirurgião, 155

    do paciente, 155
    tensionamento da cruz lateral, 157
  valvular, 153-159
    primária, 153-159
  velofaríngea, 379
    após tonsilectomia, 379
Intercorrência(s)
  durante EVA, 437
Intubação
  critérios de, 274*f*
    avaliação simplificada dos, 274*f*
Invasão
  do compartimento lateral, 246
    do seio cavernoso, 246
      tumores com, 246
Ionômero
  de vidro, 29
    na reconstrução, 29
      ossicular, 29
IOT (Intubação Orotraqueal), 427
IP (Implantes Palatais)
  nos distúrbios respiratórios, 462
    obstrutivos do sono, 462
IPV (Imobilidade das Pregas Vocais), 343
IR (Injeção Roncoplástica)
  em humanos, 461*q*
    principais estudos, 461*q*
  formação de ulceração após, 462*f*
  metodologia, 460
  referências anatômicas, 460, 461*f*

J

Janela Oval
  após estapedotomia, 48
    crescimento ósseo na região da, 48
    fibrose da, 48
Janela Redonda
  abertura da, 82*f*
    visão endoscópica da, 82*f*
  após estapedotomia, 48
    obliteração da, 48

K

KTP (*Potassium Titanyl Phosphate*)
  laser, 294
    nas cirurgias laríngeas, 294

L

Lábio(s)
  carcinoma de, 537*f*
    escamoso, 537*f*
  pequenos tumores de, 529-541
    anatomia, 536
      subunidades estéticas, 536*f*
    epidemiologia, 537
    estadiamento, 537, 538
      e oral, 538
    quadro clínico, 537
    reconstrução, 529-541
    tratamento cirúrgico, 538
      excisão, 539, 540
        em cunha, 539
        em W, 540
      vermelhectomia, 539
Labirintectomia(s), 105-108
  definição, 107

história, 107
técnica cirúrgica, 107
  transcanal, 107
  transmastóidea, 107
Labirintite
  após estapedotomia, 47
Laringe
  anatomia da, 367*f*
  câncer inicial de, 357-364
    tratamento endoscópico do, 357-364
      complicações, 363
      cordectomias endoscópicas,
        357-364
      cuidados pós-operatórios, 363, 364
      instrumental cirúrgico, 358
      técnicas cirúrgicas, 359
  efeitos na, 272*q*
    dos medicamentos, 272*q*
  exploração da, 412
    na supraglotoplastia, 412
  injeções de substâncias na, 337-341
    de cidofovir, 338
      complicações, 338
      cuidados pós-operatórios, 338
    de HACa, 340
    formas de aplicação, 337
      técnicas, 337
    para tratamento de IG, 338
      AH, 339
      de fáscia, 340
      de gordura, 340
    vias, 337
  lesões agudas da, 421-425
    classificação das, 424*q*
    tratamentos endoscópicos de, 421-425
      complicações, 425
      cuidados, 421, 425
        pós-operatórios, 425
        pré-operatórios, 421
      disposição dos equipamentos em
        sala, 423
      escala de gravidade de Westley,
        421*q*
      granulomas, 424
      inflamatórias, 424
      laringotraqueais, 421*q*
        indicações, 421*q*
      materiais, 423
      referências anatômicas-chave, 421
      técnica cirúrgica, 423, 424
        anestesia, 423
        da equipe médica, 423
        do laringoscópio, 423
        do paciente, 423
        posicionamento, 423
  microcautério de, 353*f*
    com ponta delicada, 353*f*
      ressecção de cisto, 355*f*
        em face lingual de epiglote, 355*f*
  microcirurgias de, 275*f*, 291-296, 299-
    301, 303-311, 313-317, 319-321, 323-
    325, 331-336
    instrumental para, 275*f*
    para tratamento, 299-301, 303-
      311, 313-317, 319-321, 323-325,
      331-336
      de cisto vocal, 307-311

ÍNDICE REMISSIVO

de edema de Reinke, 313-317
de leucoplasias, 331-336
de nódulos vocais, 303-306
de papiloma vocal, 323-325
de pólipo vocal, 299-301
do granuloma vocal, 319-321
uso do *laser* em, 291-296, 313-317
aplicações do, 295
complicações do, 295
cuidados técnicos, 295
física do, 291
principais tipos de, 292
azul, 294
de CO_2, 293
de diodo, 294
KTP, 294
PDL, 294
YAG *lasers*, 294
segurança do, 296
cuidados, 296
Laringectomia(s)
parcial(is), 485-490
definição, 485
o racional da, 486
paciente elegível, 485
quando considerar, 485
passo a passo, 487
para horizontais, 488
tipos de, 486
total, 491-495
complicações, 495
considerações, 491
anatômicas, 491
funcionais, 491
preparo do paciente, 491
riscos, 495
seguimento pós-operatório, 495
técnica cirúrgica, 491
cuidados finais, 495
dissecção tireóidea, 492
esqueletização laríngea, 492
esvaziamento cervical, 492
faringotomia, 493
fechamento, 494, 495
do defeito faríngeo, 494
incisão da pele, 491
liberação da peça cirúrgica, 493
mobilização laríngea, 492
retalhos, 491
TQT, 493
verticais, 487
hemilaringectomia, 487, 488*f*-490*f*
frontolateral, 487, 488*f*-490*f*
laringofissura, 487
com cordectomia, 487
Laringocele(s)
em hemilaringe, 352*f*
interna, 352*f*
em paciente traqueostomiazada, 352*f*
ressecção de, 356*f*
com *laser* de CO_2, 354*f*
tratamento endoscópico de, 351-356
anestesia, 353
avaliação complementar, 352
complicações, 353, 356*q*
considerações anatomofisiológicas, 351

contraindicações, 352
cuidados pós-operatórios, 353
diagnósticos diferenciais, 352
equipamentos cirúrgicos, 353
indicações, 352
técnica cirúrgica, 353
Laringofissura
com cordectomia, 487
Laringologia, 269-364
fonocirurgias, 271-280
cuidados perioperatórios, 271-280
indicações, 271-280
planejamento, 271-280
fonomicrocirugia, 283-289
princípios da, 283-289
laringe, 337-341
injeções de substâncias na, 337-341
microcirurgias de laringe, 291-296, 299-301, 303-311, 313-317, 319-321, 323-325, 331-336
para tratamento, 299-301, 303-311, 313-317, 319-321, 323-325, 331-336
de cisto vocal, 307-311
de edema de Reinke, 313-317
de leucoplasias, 331-336
de nódulos vocais, 303-306
de papiloma vocal, 323-325
de pólipo vocal, 299-301
do granuloma vocal, 319-321
uso do laser em, 291-296, 313-317
PRR, 327-330
técnicas cirúrgicas para, 327-330
tratamento endoscópico, 343-349, 351-364
da PPVB, 343-349
de cistos, 351-356
saculares, 351-356
laríngeos, 351-356
de laringoceles, 351-356
do câncer inicial de laringe, 357-364
cordectomias endoscópicas, 357-364
Laringoscopia
com nódulos, 303*f*, 304*f*
de PV, 303*f*, 304*f*
e microdiafragma, 304*f*
em comissura anterior, 304*f*
de suspensão, 285, 314, 337, 359
direta, 337
na microcirurgia de laringe, 314
para edema de Reinke, 314
no tratamento do câncer inicial, 359
de laringe, 359
direta, 307*f*
intraoperatória, 307*f*
cisto em PV, 307*f*
na supraglotoplastia, 412
visão por, 305*f*
de suspensão, 305*f*
Laringoscópio(s)
de suspensão, 277*f*
mesa de Mayo, 277*f*
para apoio, 277*f*
sem apoio torácico, 277*f*
exemplos de, 287*f*
diâmetros, 287*f*

formatos, 287*f*
posicionamento do, 277*q*, 423
cuidados, 277*q*
dicas, 277*q*
na estenose, 423
de laringe, 423
nas lesões agudas, 423
de laringe, 423
tipos de, 276*f*
medidas, 276*f*
Laringotraqueoscopia
com óptica rígida, 436
com ótica zero grau, 437*f*
Laser (*Light Amplification by Stimulated Emission of Radiation*)
de CO_2, 333, 356*f*
na leucoplasia, 333
ressecção com, 356*f*
de laringocele, 356*f*
de diodo, 354*f*
ressecção com, 354*f*
de cisto de prega vestibular, 354*f*
equipamentos de, 292*f*
de CO_2, 292*f*
de diodo, 292*f*
física do, 291
comprimento de onda, 292
interação tecidual, 292
microcirurgia com, 345*f*, 346*f*
de CO_2, 346*f*
em PPVB, 346*f*
de diodo, 345*f*
em imobilidade por fixação, 345*f*
principais tipos de, 292
ação tecidual dos, 292*f*
comprimentos de onda, 292*f*
de CO_2, 293
sistemas, 293*f*
uso em microcirurgias do, 291-296, 313-317
de laringe, 291-296, 313-317
aplicações, 295
complicações, 295
cuidados técnicos, 295
segurança, 296
cuidados, 296
LAUP (Uvulopalatoplastia a *Laser*)
nos distúrbios respiratórios, 462
obstrutivos do sono, 462
Lempert
incisões de, 19*f*, 54, 55*f*
localização, 19*f*
na timpanomastoidectomia, 54, 55*f*
fechada, 54, 55*f*
técnica de, 18, 19*f*
na timpanoplastia, 18
Lesão(ões)
do nervo facial, 56
na timpanomastoidectomia fechada, 56
defeitos do canal. 58
hemorragia, 58
infecção, 57
lesão intracraniana, 58
perda auditiva, 57
vertigem, 58
exérese da, 304, 310

ÍNDICE REMISSIVO

na microcirurgia de laringe, 304, 310
de cistos vocais, 310
para nódulos vocais, 304
intracraniana, 58
na timpanomastoidectomia, 58
fechada, 58
leucoplásica, 333*f*
margem de segurança de, 333*f*
incisão mucosa, 333*f*
superficial, 333*f*
na estapedotomia, 46
da porção timpânica, 46
do nervo facial, 46
do nervo corda, 46
do tímpano, 46
saliente, 288*f*
exérese de, 288*f*
representação esquemática, 288*f*
Leucoplasia(s)
com melhora, 332*f*
após tratamento clínico, 332*f*
dissecção da, 334*f*
dos planos profundos, 334*f*
ressecção, 335*f*
em PV, 331*f*
microcirurgia para tratamento de, 331-336
complicações, 335
congelação intraoperatória, 334
contraindicações, 331
cuidados pós-operatórios, 335
indicação cirúrgica, 331
laser de CO$_2$, 333
ressecção com, 335*f*
material cirúrgico, 332
instrumental, 332
procedimento cirúrgico, 332
radioterapia, 336
seguimento, 335
Ligamento(s)
retroauriculares, 264
secção dos, 264
na otoplastia, 264
vocal, 310
separação da lesão do, 310
na microcirurgia, 310
de cistos vocais, 310
LM (Laringomalacia), 409
lactente com, 409*f*
tratamento do, 409*f*
algoritmo de, 409*f*
Lóbulo
na otoplastia, 266, 267
correção do, 266
hipercorreção do, 267
Luxação
da bigorna, 46
na estapedotomia, 46

M

MAE (Meato Acústico Externo), 82
colocação no, 21*f*
de esponja absorvível, 21*f*
descolamento, 20*f*
exposição do, 19*f*
na miringoplastia, 19*f*
na timpanoplatia, 19*f*

incisão, 20*f*
Manobra
de Sellick, 277*f*
para melhor exposição, 277*f*
da comissura anterior, 277*f*
Manutenção
do pedículo arterial, 237
no acesso à hipófise, 237
Marcação
na otoplastia, 263, 264
da nova anti-hélice, 264
da pele, 263
retroauricular, 263
Marsupialização
na exérese de rânula, 400
divulsão, 400
dos bordos, 400
hemostasia, 400
incisão, 400
remoção, 400
do conteúdo, 400
revisão, 400
Mastoide
antro da, 83
no IC, 83
identificação, 83*f*
córtex da, 82
remoção do, 82
no IC, 82
exposição da, 86
por via retroauricular, 86*f*
identificação de, 86*f*
com *tegmen* baixo, 86*f*
Mastoidectomia
completando a, 83
no IC, 83
inserção do feixe, 85
na timpanomastoidectomia, 61
aberta, 61
técnica aberta, 27*f*
interposição em, 27*f*
de bigorna moldada, 27*f*
técnica fechada, 27*f*
moldagem em, 27*f*
da bigorna, 27*f*
Material(is)
a frio, 346*f*
microcirurgia com, 346*f*
em PPVB, 346*f*
cirúrgicos, 466
na FL, 466
escolha do, 42
na estapedotomia, 42
na exérese, 400, 417
de cisto da valécula, 417
de rânula, 400
Maxilectomia(s)
medial, 170, 172
endoscópica, 170, 172
pós-lacrimal, 172
pré-lacrimal, 170
MCSF (Músculo Constritor Superior da Faringe), 466
na FE, 470
Meato
posterior, 43*f*
curetagem do, 43*f*
para expor o estribo, 43*f*

Meato Médio
acesso via, 167-174
endoscópico, 167-174
ao seio maxilar, 167-174
Meatoplastia
na timpanomastoidectomia, 72
aberta, 72
Mecanismo(s) de Ação, 75
nas injeções intratimpânicas, 75
atribuídos, 76*q*
à gentamicina, 76*q*
ao corticoide intratimpânico, 76*q*
dos medicamentos, 75
Medicação(ões)
no pós-operatório, 311
na microcirurgia, 311
de cistos vocais, 311
Medicamento(s)
antirrefluxo, 306
no pós-operatório, 306
da microcirurgia, 306
para nódulos vocais, 306
efeito dos, 272*q*
na laringe, 272*q*
mecanismo de ação dos, 75
nas injeções intratimpânicas, 75
perfusão do, 76
na orelha média, 76
Medicina do Sono, 457-476
distúrbios respiratórios, 459-463
obstrutivos do sono, 459-463
cirurgias palatais para o tratamento, 459-463
faringoplastia, 465-475
expansiva, 469-475
expansora, 469-475
lateral, 465-468
Mega-Antrostomia
maxilar, 169
endoscópica, 169
Membrana Timpânica
esquerda, 11*f*
perfuração da, 22, 46
na estapedotomia, 46
marginal, 22
retração da, 22
Ménière
doença de, 77
vertigem na, 77
gentamicina para, 77
Meningocele
de fenda olfatória, 257*f*, 258*f*
ressecção de, 259*f*
visualização de, 259*f*
MERI (*Middle Ear Reconstruction Index*)
classificação, 26*q*
Mesotímpano
anatomia do, 34, 35*f*
Metilprednisolona
para surdez súbita, 77
neurossensorial, 77
indicações, 77
protocolos clínicos, 77
Microcautério
de laringe, 353*f*
com ponta delicada, 353*f*
ressecção de cisto com, 355*f*
em face lingual de epiglote, 355*f*

ÍNDICE REMISSIVO

Microcirurgia(s)
cadeiras especiais para, 276f
da laringe, 275f
instrumental para, 275f
de laringe, 291-296, 299-301, 303-311, 313-317, 319-321, 323-325, 331-336
para tratamento, 299-301, 303-311, 313-317, 319-321, 323-325, 331-336
de cisto vocal, 307-311
de edema de Reinke, 313-317
de leucoplasias, 331-336
de nódulos vocais, 303-306
de papiloma vocal, 323-325
de pólipo vocal, 299-301
do granuloma vocal, 319-321
uso do *laser* em, 291-296, 313-317
aplicações do, 295
complicações do, 295
cuidados técnicos, 295
física do, 291
principais tipos de, 292
azul, 294
de CO_2, 293
de diodo, 294
KTP, 294
PDL, 294
YAG *lasers*, 294
segurança do, 296
cuidados, 296
endoscópica em PPVB, 345f
com bisturi elétrico, 345f
com *lazer*, 345f, 346f
de CO_2, 346f
de diodo, 345f
com material a frio, 346f
transoral, 348
técnica cirúrgica, 348
tutorial da, 348
Microdebridador
turbinoplastia com, 115
uso de, 372, 373f
na adenoidectomia, 372, 373f
Microflap
com remoção do pólipo, 300
do tecido alterado, 300f
remoção do, 300f
na microcirurgia, 309
de cistos vocais, 309
Microscópio(s)
em fonocirurgias, 278
quando utilizar, 278
versus endoscópio, 16
na timpanoplastia, 16
Miringoplastia, 15-24
avaliação pré-operatória, 15
cirurgia de ouvido, 15
princípios básicos, 15
classificação, 16
contraindicações, 15
cuidados pós-operatórios, 22
enxertos, 17
da fáscia temporal, 17f
superficial, 17f
do *tragus*, 17f, 18f
de cartilagem, 18f
de pericôndrio, 17f

tipos de, 17
indicações, 15
instrumental cirúrgico, 16f
microscópios, 16
versus endoscópio, 16
prognóstico, 24
técnica cirúrgica, 18
acesso, 18
via endaural, 18
via retroauricular, 18
via transmeática, 18
de Lempert, 18, 19f
localização da incisão, 19f
situações especiais, 22
doença da orelha média, 22
membrana timpânica, 22
perfuração marginal da, 22
retração da, 22
timpanosclerose, 22
vias de acesso, 16
Mobilização
da corda, 43f
do tímpano, 43f
do nervo corda, 43
do tímpano, 43
na estapedotomia, 43
Mortalidade
após tonsilectomia, 380
Mortimore
classificação, 220
na rinossinusite aguda, 220
intraconal, 221
pós-septal, 220, 221
pré-septal, 220
subperiosteal, 220
MPF (Músculo Palatofaríngeo), 466
na FE, 470
MPG (Músculo Palatoglosso), 466
na FE, 470
Mucosa
ação sobre a, 285f
na vibração cordal, 285f
da força de Bernoulli, 285f
da concha nasal, 112f
inferior, 112f
modelo estrutural, 112f
na septoplastia posterior, 123
descolamento da, 123
contralateral, 123
suturas da, 124
olfatória, 237
septal, 237
preservação da, 237
ponte de, 278f
redundante, 315
redução de, 315
na microcirurgia de laringe, 315
para edema de Reinke, 315
técnicas cirúrgicas preservando a, 114
turbinoplastia, 114, 115
com Coblation, 115
com microdebridador, 115
com radiofrequência, 115
com ultrassom, 116
convencional, 114
técnicas cirúrgicas sem preservação da, 113

CT, 114
TL, 114
turbinectomia, 113
com eletrocautério, 114
convencional, 113
parcial, 113
total, 113
Muro
do facial, 70
rebaixamento do, 70
na timpanomastoidectomia aberta, 70
Mustardé
suturas de, 265, 266
na otoplastia, 265, 266

N

Nariz
anatomia do, 367f
cavidade do, 178f, 179f
etmoidectomia em, 179f
anterior, 179f
uncifectomia em, 178f
externo, 120f
demarcação de *L-strut*, 120f
pontos de sustentação do, 120f
Nasofaringe
anatomia aplicada da, 367
Náusea(s)
após estapedotomia, 47
após tonsilectomia, 379
Nervo
corda, 43, 46
do tímpano, 43, 46
lesão do, 46
mobilização do, 43
Nervo Facial
descompressão do, 101-103
técnica cirúrgica, 101
pela fossa média, 102
transmastóidea, 101
lesão do, 56
na timpanomastoidectomia fechada, 56
defeitos do canal. 58
hemorragia, 58
infecção, 57
lesão intracraniana, 58
perda auditiva, 57
vertigem, 58
na estapedotomia, 45
deiscente, 45
sobreposto ao estribo, 45
porção timpânica do, 13f, 46
lesão, 46
NFL (Nasofibrolaringoscopia)
flexível, 434
particularidades, 434
NLR (Nervo Laríngeo Recorrente), 343
Nódulo(s) Vocal(is)
microcirurgia para tratamento de, 303-306
complicações, 306
esteroides, 306
fonoterapia, 306
medicamentos antirrefluxo, 306
repouso vocal, 306

560   ÍNDICE REMISSIVO

cuidados pós-operatórios, 306
cuidados pré-operatórios, 304
referências anatômicas-chave, 303
técnica cirúrgica, 304
  áreas de risco, 306
  de laringe, 304
  injeção percutânea de esteroides, 305
NOSE (*Nasal Obstructive Symptoms Evaluation Scale*), 111, 121, 154
NPSM (Nervo Petroso Superficial Maior), 101

O

Obliteração
  da janela redonda, 48
    após estapedotomia, 48
  do seio frontal, 205
    desvantagens, 205
    vantagens, 205
Obstrução
  nasal, 130
    refratária, 130
    na septoplastia, 130
OMA (Otite Média Aguda), 9
OMAR (Otite Média Aguda Recorrente), 9
OMC (Otite Média Crônica), 15, 51
Onodi
  célula de, 187*f*
    em rinossinusite fúngica, 187*f*
    esfenoidal, 187*f*
OOPS (*Ossicular Outcomes Parameters Staging*)
  classificação, 26*q*
OPN (Ossos Próprios do Nariz)
  redução de fratura dos, 161-166
    anatomia, 161
    avaliação clínica, 161
      anamnese, 161
      exames de imagem, 163
      exame físico, 162
        dinâmico, 163
        estático, 162
    classificação, 163
    complicações, 164
    cuidados pós-operatórios, 164
    etapas da, 164
      dicas para melhor resultado, 164
    tratamento, 163
      ato cirúrgico, 163
      tempo *versus*, 163
Órbita
  esquerda, 219*f*
    estruturas ósseas, 219*f*
  visão lateral da, 219*f*
    modelo de, 219*f*
Orelha
  em telefone, 267
    deformidade de, 267
      após otoplastia, 267
Orelha Média
  abordagem endoscópica da, 33-40
    anatomia, 34
      epitímpano, 34, 35*f*, 36*f*
      hipotímpano, 34, 36*f*
      mesotímpano, 34, 35*f*
      protímpano, 34, 35*f*

retrotímpano, 34, 35*f*
características do endoscópio, 33
  na cirurgia otológica, 33
cirurgia, 34
colesteatoma, 38
cuidados pós-operatórios, 40
instrumentação, 34
resultados, 40
timpanoplastia, 34
anatomia da, 43
  na estapedotomia, 43
doença da, 22
esquerda, 41*f*
  dissecção endoscópica, 41*f*
estruturas anatômicas da, 82*f*
  visão endoscópica, 82*f*
perfusão na, 76
  do medicamento, 76
vias de ventilação da, 38*f*
visualização da, 85*f*
  pela timpanotomia, 85*f*
    posterior, 85*f*
Oroscopia
  no abscesso periamigdaliano, 445*f*
  pré-operatória, 467*f*
    na FL, 467*f*
  rânula bilateral em, 399*f*
OSIA®
  sistema, 93
Ossiculoplastia, 25-31
  anatomia, 25
  breve histórico, 25
  casos particulares, 28
    mais raros, 28
  classificação, 26*q*
    MERI, 26*q*
    OOPS, 26*q*
  contraindicações, 25
  fisiologia resumida, 25
  indicação da, 25
  resultado, 26, 28
    das reconstruções ossiculares, 28
      ionômero de vidro, 29
      osso esculpido, 29
      próteses sintéticas de substituição, 29
    fatores prognósticos de, 26
  situações encontradas na, 26
    cadeia ossicular, 28
      erosão de toda a, 28
    erosão da bigorna, 26
      do ramo longo, 26
      maior, 26
      pequena, 26
      total, 26
    platina móvel, 26
    supraestrutura do estribo, 26
      erosão da, 26
Osso(s)
  esculpido, 29
    na reconstrução, 29
      ossicular, 29
  esfenoide, 185*f*
    corpo do 185*f*
      pneumatização confinada, 185*f*
  etmoide, 176*f*
  frontal, 176*f*, 197*f*

remoção da espinha nasal do, 197*f*
  osteótomo Marco Cesar, 197*f*
temporais, 31*f*, 42*f*
  com TORP interposto, 31*f*
  TC de, 31*f*
  TC de, 42*f*
Osso Temporal
  lateral, 106*f*
    carcinoma do, 106*f*
      ao anel timpânico, 106*f*
  pontos de reparo nc, 83*f*
    superficiais, 83*f*
      para remoção do córtex, 83*f*
Osteoma
  exposição do, 204*f*
    após remoção, 204*f*
      da tábua anterior do frontal, 204*f*
  remoção do, 204*f*
    exposição após, 204*f*
    do seio frontal, 204*f*
Osteótomo
  Marco Cesar, 197*f*
    para remoção da espinha nasal, 197*f*
      do osso frontal, 197*f*
Óstio
  de drenagem, 184*f*, 188
    do seio esfenoidal, 184*f*, 188
      ampliação, 188
        com Kerrison, 188
        com pinça mushroom reta, 188
      identificação do, 188
      localização do, 184*f*
        no recesso esfenoetmoidal, 184*f*
  distal, 233*f*
    de DNL, 233*f*
      cisto em, 233*f*
  do esfenoide, 237
    natural, 237
      encontrando o, 237
  esfenoidal, 240*f*
Otologia, 1-108
  cirurgias otorrinolaringológicas, 3-8
    considerações anestésicas nas, 3-8
      básicas, 3-8
  descompressão, 101-103
    do nervo facial, 101-103
  estapedectomia, 41-48
  estapedotomia, 41-48
  injeções intratimpânicas, 75-77
  labirintectomia, 105-108
  miringoplastia, 15-24
  orelha média, 33-40
    abordagem endoscópica da, 33-40
  ossiculoplastia, 25-31
  petrosectomia, 105-108
  técnicas cirúrgicas, 79-99
    das próteses osteoancoradas, 89-99
    em IC, 79-88
  timpanomastoidectomia, 51-73
    aberta, 59-73
    fechada, 51-58
  timpanoplastia, 15-24
  timpanotomia, 9-13
    exploradora, 9-13
    para tubo de ventilação, 9-13
Otoplastia, 261-267
  abordagem, 262

ÍNDICE REMISSIVO

pré-operatória, 262
   alterações anatômicas, 262*q*
anatomia, 261
   pavilhão auditivo, 262*f*
      inervação do, 262*f*
      vascularização do, 262*f*
complicações, 266
deformidades pós-operatórias, 267
   específicas, 267
      assimetria interaural, 267
      hipercorreção, 267
         do pavilhão auricular, 267
         do lóbulo, 267
      orelha em telefone, 267
      proeminência do trágus, 267
      sulcos auriculares, 267
      verticalização da anti-hélice, 267
      vincos na anti-hélice, 267
documentação fotográfica, 263
embriologia, 261
objetivos cirúrgicos, 263
orientações pós-operatórias, 266
técnica cirúrgica, 263
   anestesia, 263
   checklist, 266
   concha, 265
      fixação na mastoide, 265
      remoção do excesso de, 265
   correção do lóbulo, 266
   curativo, 266
   enfraquecimento da cartilagem, 265
   hemostasia, 264
   incisão, 264
   infiltração anestésica, 263, 264*f*
   ligamentos retroauriculares, 264
      secção dos, 264
   nova anti-hélice, 263, 264, 266
      marcação da, 264
      simulação de, 263
      suturas mestras da, 266
   pedículos vasculares, 264
      revisão dos, 264
   pele retroauricular, 263, 264
      marcação da, 263, 264*f*
      remoção da, 264
   retalho, 264
      cutâneo lateral, 264
      musculocutâneo medial, 264
   suturas, 265, 266
      da pele, 266
      de Mustardé, 265, 266
Otorrinolaringologia
pediátrica, 365-456
   AC, 383-387
   adenoidectomia, 367-374
   apêndices auriculares, 389-393
   drenagem de abscesso, 445-449
      periamigdaliano, 445-449
      retrofaríngeo, 445-449
   EVA, 433-439
   exérese, 399-402, 417-419
      de rânula, 399-402
      de valécula, 417-419
   frenulectomia, 395-398
   frênulo lingual, 395-398
      cirurgia do, 395-398
   frenulotomia, 395-398

glândulas salivares, 403-407
   injeção de toxina botulínica em,
      403-407
retirada de CEs, 451-456
   em via aérea, 451-456
SA, 389-393
supraglotoplastia, 409-415
tonsilectomias, 375-381, 441-444
   lingual, 441-444
   palatina, 375-381
TQT, 427-432
tratamentos endoscópicos, 421-425
   de estenoses de laringe, 421-425
   de lesões agudas de laringe, 421-425
técnicas cirúrgicas básicas em, 153-159
   complicações, 159
   cuidados pré-operatórios, 153
   insuficiência da válvula nasal, 155
   insuficiência valvular primária,
      153-159
   referências anatômicas-chave, 153
Otosclerose
   indicações na, 41*q*
      de cirurgia do estribo, 41*q*
Ouvido
   cirurgia de, 15
      princípios básicos, 15

P

PAAF (Punção Aspirativa por Agulha Fina)
   em cistos branquiais, 513
Paciente
   nas injeções intratimpânicas, 75
      orientações gerais ao, 76
         após o procedimento, 76
      preparo do, 75
   pediátrico, 3
      considerações anestésicas, 3
         nas cirurgias otorrinolaringológicas,
         3
   posição do, 42, 155, 186, 304, 314, 323,
      399, 406, 418, 427, 441, 442, 446
      na drenagem, 446
         de abscesso periamigdaliano, 446
      na estapedotomia, 42
      na exérese, 399, 418
         de cisto da valécula, 418
         de rânula, 399
      na insuficiência, 155
         da válvula nasal, 155
      na microcirurgia de laringe, 304, 314,
      323
         para edema de Reinke, 314
            de superfície regular, 314
         para granuloma vocal, 323
         para nódulos vocais, 304
      na tonsilectomia lingual, 441, 442
      na TQT, 427
         pediátrica, 427
      no acesso transnasal, 186
         ao seio esfenoidal, 186
      para injeção de toxina botulínica, 406
         em glândulas salivares, 406
   posicionamento do, 122, 237, 299, 423,
      498
      na estenose, 423
         de laringe, 423

      na microcirurgia de laringe, 299
         para tratamento de pólipo vocal,
         299
      nas lesões agudas, 423
         de laringe, 423
      no acesso à hipófise, 237
      no esvaziamento cervical, 498
      para septoplastia, 122
   seleção do, 441
      na tonsilectomia lingual, 441
   traqueostomiazada, 352*f*
      laringocele em, 352*f*
         interna, 352*f*
Palato Mole
   radiofrequência de, 459, 460*f*
      nos distúrbios respiratórios, 459
         obstrutivos do sono, 459
      ponteira de, 460*f*
Palpação
   dos pontos anatômicos, 309
      na microcirurgia, 309
         de cistos vocais, 309
PAP (Aparelhos de Pressão Positiva), 465
Papiloma Vocal
   microcirurgia para tratamento de,
      323-325
      cuidados, 323, 324
         pós-operatórios, 324
         pré-operatórios, 323
      técnica cirúrgica, 323
         a frio, 324
         anestesia, 323
         exposição difícil, 324
            da comissura anterior, 324
         instrumental, 323
         posição do paciente, 323
         terapias adjuvantes na, 324
Papilomatose
   agressiva difusa, 328*f*
      em região glótica, 328*f*
         e supraglótica, 328*f*
   difusa, 328*f*
      em PV, 328*f*
   laríngea, 323*f*
Paralisia
   facial, 47
      periférica, 47
         após estapedotomia, 47
Parede
   nasal, 168*f*
      lateral, 168*f*
         imagem endoscópica, 168*f*
   posterior, 70
      do conduto, 70
         rebaixamento da, 70
Parede Anterior
   do seio esfenoidal, 184*f*
      e vômer, 184
         relação da, 184*f*
   do seio esfenoide, 237
      abertura da, 237
         no acesso à hipófise, 237
Parótida
   glândula, 403
      localização da, 403*f*
         anatômica, 403*f*
         referências anatômicas, 403

ÍNDICE REMISSIVO

Parotidectomia
superficial, 517-522
considerações anatômicas, 517
cuidados pós-operatórios, 522
técnica cirúrgica, 517
Pavilhão
auditivo, 262*f*
anatomia do, 262*f*
inervação do, 262*f*
vascularização do, 262*f*
auricular, 267, 389*f*
estruturas no, 389*f*
saliências auriculares, 389*f*
hipercorreção do, 267
após otoplastia, 267
PDL (*Pulse Dye Lasers*)
nas cirurgias laríngeas, 294
Pectus
carinatum, 376*f*
escavatum, 376*f*
Pedículo(s)
arterial, 237
manutenção do, 237
no acesso à hipófise, 237
vasculares, 264
revisão dos, 264
na otoplastia, 264
Pele
incisão na, 428
na TQT, 428
pediátrica, 428
retroauricular, 263, 264
na otoplastia, 263, 264
marcação da, 263, 264*f*
remoção da, 264
suturas da, 266
na otoplastia, 266
tumores de, 529-541
CBC, 529, 530*f*
CEC, 529
cuidados, 529, 532
pós-operatórios, 532
pré-operatórios, 529
técnica cirúrgica, 531
anestesia local, 532
assepsia local, 531
curativo, 532
defeito cirúrgico, 532, 535*f*
fechamento do, 532, 535*f*
identificação da peça, 532, 535*f*
margens de ressecção, 531
marcação das, 531
posicionamento do paciente, 531
sutura da incisão, 532
Pequeno(s) Tumor(es)
de lábios, 529-541
anatomia, 536
subunidades estéticas, 536*f*
epidemiologia, 537
estadiamento, 537, 538
oral, 538
quadro clínico, 537
reconstrução, 529-541
tratamento cirúrgico, 538
excisão, 539, 540
em cunha, 539
em W, 540

vermelhectomia, 539
de pele, 529-541
reconstrução, 529-541
Perda Auditiva
após estapedotomia, 47
condutiva, 47
manutenção da, 47
neurossensorial, 47
na timpanomastoidectomia, 57
fechada, 57
Perfuração
da platina, 43
na estapedotomia, 43
de membrana timpânica, 22, 46
marginal, 22
na estapedotomia, 46
septal, 129
na septoplastia, 129
Perfuração Timpânica
anel fibroso da, 20*f*
cicatricial, 20*f*
ressecção, 20*f*
marginal, 24*f*
porção anterior da, 24*f*
descolamento reverso, 24*f*
Perfusão
do medicamento, 76
na orelha média, 76
Pericôndrio
do *tragus*, 17*f*
enxerto de, 17*f*
obtenção, 17*f*
Periósteo
abertura do, 90*f*
incisão e, 90*f*
Petrosectomia(s), 105-108
definição, 105
subtotal, 105
total, 105
história, 105
técnica cirúrgica, 105
Physick
guilhotina de, 375*f*
Placa Dural
da fossa média, 83
identificação da, 83
no IC, 83
Plano
esfenoidal, 246
abertura do, 246
no acesso à hipófise, 246
Platina
móvel, 26
bigorna e, 26
erosão, 26
na estapedotomia, 43, 46
aferição da distância da, 43
ao ramo longo da bigorna, 43
flutuante, 46
fraturada, 46
obliterante, 46
perfuração da, 43
do estribo, 44*f*
Pneumatização
confinada ao corpo, 185*f*
do osso esfenoide, 185*f*
do seio esfenoidal, 187*f*
extensão da, 187*f*

Pneumolabirinto
na estapedotomia, 47
Pólipo
conteúdo do, 300*f*
remoção do, 300*f*
na PV, 273*f*
séssil, 300*f*
com incisão, 300*f*
Pólipo Vocal
microcirurgia para tratamento de, 299-301
complicações, 301
contraindicação, 299
cuidados pós-operatórios, 301
definição, 299
equipamento cirúrgico, 299
indicação, 299
objetivos da cirurgia, 299
posicionamento do paciente, 299
técnica cirúrgica, 299
microflap com remoção do, 300
remoção, 299
tração, 299
Ponte
de mucosa, 278*f*
PONTO®
sistemas, 89
PORP (*Partial Ossicular Reconstruction Prosthesis*), 26
de titânio, 30*f*
reconstrução com, 30*f*
ossicular, 30*f*
interposto, 31*f*
ossos temporais com, 31*f*
TC, 31*f*
Posição
do paciente, 42, 155, 186, 304, 314, 323, 399, 406, 418, 427, 441, 442, 446
na drenagem, 446
de abscesso periamigdaliano, 446
na estapedotomia, 42
na exérese, 399, 418
de cisto da valécula, 418
de rânula, 399
na insuficiência, 155
da válvula nasal, 155
na microcirurgia de laringe, 304, 314, 323
para edema de Reinke, 314
de superfície regular, 314
para granuloma vocal, 323
para nódulos vocais, 304
na tonsilectomia lingual, 441, 442
na TQT, 427
pediátrica, 427
no acesso transnasal, 186
ao seio esfenoidal, 186
para injeção de toxina botulínica, 406
em glândulas salivares, 406
do cirurgião, 186, 314, 400, 406, 418, 442, 446
na drenagem, 446
de abscesso periamigdaliano, 446
na exérese, 400, 418
de cisto da valécula, 418
de rânula, 400
na microcirurgia de laringe, 314

ÍNDICE REMISSIVO

para edema de Reinke, 314
de superfície regular, 314
na tonsilectomia lingual, 442
no acesso transnasal, 186
ao seio esfenoidal, 186
para injeção de toxina botulínica, 406
em glândulas salivares, 406
Posicionamento
do cirurgião, 42, 155, 360*f*
ergonômico, 360*f*
na microcirurgia de laringe, 360*f*
na estapedotomia, 42
na insuficiência, 155
da válvula nasal, 155
do laringoscópio, 277*q*
cuidados, 277*q*
dicas, 277*q*
do paciente, 122, 237, 299, 423, 498
na estenose, 423
de laringe, 423
na microcirurgia de laringe, 299
para tratamento de pólipo vocal, 299
nas lesões agudas, 423
de laringe, 423
no acesso à hipófise, 237
no esvaziamento cervical, 498
para septoplastia, 122
do RNS, 253
dos campos cirúrgicos, 498
no esvaziamento cervical, 498
na estenose, 423
de laringe, 423
da equipe médica, 423
do laringoscópio, 423
do paciente, 423
nas lesões agudas, 423
de laringe, 423
da equipe médica, 423
do laringoscópio, 423
do paciente, 423
nos acessos externos, 201
ao seio frontal, 201
PPV (Paralisia das Pregas Vocais), 343
PPVB (Paralisia das Pregas Vocais Bilateral)
tratamento endoscópico da, 343-349, 351-364
aritenoidectomia, 349
cordotomia posterior, 348
diagnóstico, 343
incidência, 343
microcirurgia em, 345*f*
com bisturi elétrico, 345*f*
com *lazer*, 345*f*, 346*f*
de CO₂, 346*f*
de diodo, 345*f*
com material a frio, 346*f*
tratamento, 343
tutorial da técnica cirúrgica, 348
da cordotomia posterior, 348
da microcirurgia transoral, 348
Prega(s) Vestibular(es)
cistos de, 351*f*, 354*f*
ressecção de, 354*f*
com *laser* de diodo, 354*f*
Preservação
da mucosa olfatória, 237

septal, 237
funcional total, 237
para tumores de linha média, 237
sem fístula liquórica, 237
Procedimento(s)
ambulatoriais, 329
na PRR, 329
Processo Uncinado
como referências anatômicas, 167
no acesso asseio maxilar, 167
Produção
vocal, 283
mecanismo da, 283
Proeminência
do trágus, 267
após otoplastia, 267
Prótese(s)
de titânio, 24*f*, 30*f*
e hidroxiapatita, 30*f*
para reconstrução, 24*f*
da cadeia ossicular, 24*f*
deslocada, 48
após estapedotomia, 48
na estapedotomia, 44
colocação da, 44
de Teflon®, 45*f*
testagem com, 44
da cadeia ossicular, 44
osteoancoradas, 89-99
cirurgia de, 93
Bonebridge®, 96
OSIA2, 93
técnica cirúrgica das, 89-99
percutâneas, 89
planejamento cirúrgico, 89
transcutâneas, 93
sintéticas, 29
de substituição, 29
da cadeia ossicular, 29
Protímpano
anatomia do, 34, 35*f*
PRR (Papilomatose Respiratória Recorrente)
em criança, 327*f*
técnicas cirúrgicas para, 327-330
abordagem cirúrgica, 327
injeções, 329
bevacizumabe, 329
cidofovir, 329
hidrodissecção, 329
instrumentos, 328
procedimentos ambulatoriais, 329
técnicas anestésicas, 330
traqueostomias, 329
PS (Perfuração Septal), 207-209
aspecto da, 209*f*
causas, 207
descrição da técnica, 208
crossover flap, 208
diagnóstico, 207
classificação, 208
imagem de, 208*f*
investigação, 207
achados no histopatológico, 207*q*
correlação com as patologias, 207*q*
da etiologia da, 207*q*
exames, 207*q*
tratamento, 208

cirúrgico, 208
conservador, 208
PSG (Polissonografia)
e adenoidectomia, 370
e tonsilectomia lingual, 441
PTT (Pressão Transtraqueal), 429
PV (Pregas Vocais)
broto papilomatoso em, 327*f*
isolado, 327*f*
ciclo vibratório das, 284*f*
normal, 284*f*
fases do, 284*f*
cisto em, 307*f*
laringoscopia direta, 307*f*
intraoperatória, 307*f*
videolaringoscopia rígida, 307*f*
desequilíbrio entre, 288*f*
de massas, 288*f*
por degeneração polipoide, 288*f*
estrutura, 307*f*
localização em relação à, 307*f*
do cisto, 307*f*
leucoplasia em, 331*f*
nódulos de, 303*f*, 304*f*
laringoscopia com, 303*f*, 304*f*
e microdiafragma, 304*f*
em comissura anterior, 304*f*
palpação das, 278*f*
pólipo, 273*f*
ultraestrutura, 285

Q

Qualidade de Vida
e adenoidectomia, 370
Quiasma
acesso ao, 246

R

Radiofrequência
de palato mole, 459, 460*f*
nos distúrbios respiratórios, 459
obstrutivos do sono, 459
ponteira de, 460*f*
turbinoplastia com, 115
Radioterapia
na leucoplasia, 336
Rafe
pterigomandibular, 469
na FE, 469
Rânula
bilateral, 399*f*
na oroscopia, 399*f*
divulsionada, 402*f*
exérese de, 399-402
completa, 401
divulsão, 400
hemostasia, 402
incisão, 401
inspeção, 402
remoção, 402
revisão, 402
sutura, 402
complicações pós-operatórias, 402
cuidados pós-operatórios, 402
técnica cirúrgica, 399
anestesia, 399

564

ÍNDICE REMISSIVO

assepsia, 400
exposição, 400
marsupialização, 400
material, 400
posição, 399, 400
do cirurgião, 400
do paciente, 399
tipos de tratamento, 399
marsupializada, 401*f*
Reaplicação(ões)
de toxina botulínica, 407
em glândulas salivares, 407
Rebaixamento
na timpanomastoidectomia aberta, 70
da parede posterior, 70
do conduto, 70
do muro do facial, 70
Recesso
do facial, 84*f*
acesso ao, 84*f*
pela timpanotomia posterior, 84*f*
esfenoetmoidal, 184*f*
localização no, 184*f*
do óstio de drenagem, 184*f*
do seio esfenoidal, 184*f*
Reconstrução(ões)
após timpanomastoidectomia, 73*f*
aberta, 73*f*
da base do crânio, 246, 248*f*
no acesso à hipófise, 246
da cadeia ossicular, 23*f*, 24*f*, 56
bolachas de cartilagem para, 23*f*
confecção, 23*f*
empilhamento sobre o estribo, 23*f*
enxerto cartilaginoso para, 24*f*
entre o capítulo do estribo, 24*f*
e o ramo longo da bigorna, 24*f*
na timpanomastoidectomia, 56
fechada, 56
prótese de titânio para, 24*f*
ossiculares, 28, 30*f*
bigorna preparada para, 31*f*
com PORP de titânio, 30*f*
com TORP de titânio, 30*f*
molde medidor para, 30*f*
resultado das, 28
ionômero de vidro, 29
osso esculpido, 29
próteses sintéticas de substituição, 29
Redução
da concha nasal, 111*q*
inferior, 111*q*
técnicas cirúrgicas, 111*q*
de fratura dos OPN, 161-166
anatomia, 161
avaliação clínica, 161
anamnese, 161
exames de imagem, 163
exame físico, 162
dinâmico, 163
estático, 162
classificação, 163
complicações, 164
cuidados pós-operatórios, 164
etapas da, 164
dicas para melhor resultado, 164

tratamento, 163
ato cirúrgico, 163
tempo *versus*, 163
de fratura nasal, 165*f*
sobre anestesia geral, 165*f*
parcial, 116
de concha nasal inferior, 116
hipertrofiada, 116
técnica cirúrgica ideal, 116
Reinke
edema de, 288*f*, 313-317
microcirurgia para tratamento de, 313-317
área de risco, 316
complicações, 317
cuidados, 314, 316
pós-operatório, 316
pré-operatórios, 314
referências anatômicas-chave, 313
técnica cirúrgica, 314
Remoção
do córtex, 82, 83*f*
da mastoide, 82
no IC, 82
pontos de reparo para, 83*f*
no osso temporal, 83*f*
da espinha nasal, 191*f*
superior, 191*f*
com broca, 191*f*
da pele, 264
retroauricular, 264
na otoplastia, 264
da supraestrutura, 44
do estribo, 44
de enxerto, 39*f*
do *tragus*, 39*f*
de material gelatinoso, 315
inflamatório, 315
na microcirurgia de laringe, 315
do conteúdo, 400
marsupialização, 400
da rânula, 400
do excesso, 265
de concha, 265
na otoplastia, 265
do pólipo, 300
do conteúdo, 300*f*
microflap com, 300
do tecido alterado, 300*f*
do *microflap*, 300*f*
na exérese completa, 402
da rânula, 402
na microcirurgia de laringe, 299
para tratamento de pólipo vocal, 299
Reposicionamento
do retalho timpanomeatal, 45
na estapedotomia, 45
Repouso Vocal
no pós-operatório, 306
da microcirurgia, 306
para nódulos vocais, 306
Ressecção
de leucoplasia, 335*f*
com *laser* de CO$_2$, 333
do anel fibroso, 20*f*
cicatricial, 20*f*
da perfuração timpânica, 20*f*

excisional, 316
da lesão, 316
no edema de Reinke, 316
na septoplastia posterior, 123
do desvio, 123
cartilaginoso, 123
ósseo, 123
na supraglotoplastia, 412
tumoral, 240
no acesso à hipófise, 240
Retalho
de mucosa faríngea, 386
da atresia, 386
passos cirúrgicos, 386
de resgate, 241*f*
elevação de, 315
na microcirurgia de laringe, 315
para edema de Reinke, 315
mucoso, 123
descolamento do, 123
na septoplastia posterior, 123
na otoplastia, 264
cutâneo, 264
lateral, 264
musculocutâneo, 264
medial, 264
olfatório, 241*f*
confecção de, 241*f*
timpanomeatal, 37*f*, 42, 43*f*, 45
descolamento do, 43*f*
na estapedotomia, 42, 45
confecção do, 42
reposicionamento do, 45
passos do, 37*f*
Retirada
de CEs, 451-456
em via aérea pediátrica, 451-456
anamnese, 452
baterias, 455
educação, 456
em brônquio, 455
exame físico, 452
laríngeo, 454*f*
manobras de salvamento, 456
nasal, 451
anamnese, 452
exame físico, 452
remoção, 452
otológico, 452
anamnese, 452
exame físico, 452
miíase, 453*f*
remoção, 452
pilhas, 455
prevenção, 456
remoção, 455
sinais, 453*q*
sintomas, 453*q*
Retrotímpano
anatomia do, 34, 35*f*
Revisão
marsupialização, 400
da rânula, 400
na exérese completa, 402
da rânula, 402
RHINO (*Rhinoplasty Health Inventory and Nasal Outcomes*)
escala, 154

ÍNDICE REMISSIVO

Rinologia
  e estética da face, 109-267
    acesso(s) ao seio, 167-174, 183-206
      esfenoidal, 183-190
      frontal, 191-206
        externos, 201-206
        intranasal, 191-200
      maxilar, 167-174
        endoscópico via meato médio, 167-174
        mega-antrostomia, 167-174
        pós-lacrimal, 167-174
        pré-lacrimal, 167-174
    cirurgia das conchas nasais, 111-117
      cirurgia da CM, 111-117
      turbinectomia inferior parcial, 111-117
      turbinoplastia, 111-117
    cirurgia para controle da epistaxe, 211-214
      cauterização, 211-214
        da artéria esfenopalatina, 211-214
        da artéria etmoidal anterior, 211-214
        do S-Point, 211-214
    DCR, 229-233
      endoscópica, 229-233
    DCS, 131-138
    descompressão orbitária, 217-226
      em complicações agudas, 217-226
        hematoma orbitário, 217-226
        sinusite aguda, 217-226
    etmoidectomia intranasal, 175-182
    fístula liquórica etmoidal, 255-260
      correção cirúrgica da, 255-260
    hipófise, 235-249
      acesso à, 235-249
    otoplastia, 261-267
    PS, 207-209
    redução de fratura, 161-166
      dos OPN, 161-166
    rinosseptoplastia, 139-152
    RNS, 251-254
    septoplastia, 119-130
    técnicas cirúrgicas básicas, 153-159
      em otorrinolaringologia, 153-159
        insuficiência valvular primária, 153-159
Rinosseptoplastia, 139-152
  anatomia, 139
  fisiologia, 139
  passos cirúrgicos, 141
    acessos, 144
    alar rim graft, 149
    articulated alar rim graft, 150
    dorso nasal, 145
      regularização do, 145
      remoção do, 145
    enxerto de contorno, 149
      articulado, 150
    estruturação do dorso, 147
    fixação do septo caudal, 146
      na espinha nasal, 146
    infiltração, 141
    medidas, 142
    osteotomias, 151
    projetômetro, 143

    redução da base nasal, 151
    suporte lateral, 149
  planejamento fotográfico, 140
Rinossinusite
  fúngica, 187f
    esfenoidal, 187f
      célula de Onodi em, 187f
Rinossinusite Aguda
  complicações orbitárias de, 219
    classificação, 219
      Chandler, 219
        abscesso orbitário, 220
        abscesso subperiosteal, 220
        celulite orbitária, 220
        edema inflamatório, 219
        trombose do seio cavernoso, 220
      Mortimore, 220
        intraconal, 221
        pós-septal, 220, 221
        pré-septal, 220
        subperiosteal, 220
    hematoma orbital, 221
    técnica cirúrgica, 221
    tratamento, 221
RNS (Retalho Nasosseptal), 251-254
  acesso transesfenoidal, 253f
    imagem intraoperatória, 253f
  complicações, 253, 254q
  confecção do, 237
    para acesso binarinário, 237
    para septectomia posterior ampliada, 237
  necrosado, 254f
    imagem intraoperatória, 254f
  tamanho do, 239f
    mensuração do, 239f
  técnica cirúrgica, 251
    cavidade nasal, 251
      preparação da, 251
    cuidados pós-operatórios, 253
    descolamento, 253
    incisões, 251
    posicionamento do retalho, 253
    tamponamento, 253
ROE (*Rhinoplasty Outcome Evaluation*)
  escala, 154
RPA (Recuperação Pós-Anestésica), 468

S

SA (*Sinus* Auriculares), 389-393
  apresentação clínica, 390
    complicação, 390
      abscessos, 390
        crônicos, 390
      celulite, 390
    com infecção crônica, 391f
    e abscesso, 391f
  excisão cirúrgica, 391
    abordagem supra-auricular, 392
      minimamente invasiva, 392
    exérese simples, 391
    técnica, 392, 393
      da incisão em 8, 393
      inside-out, 392
  herança, 390
  e triagens específicas, 390
    necessidade de, 390

    pré-auricular, 392f
      excisão em bloco, 392f
  recorrência dos, 393q
    técnicas para diminuir, 393q
  técnicas, 393
    comparação entre, 393
Sala
  de cirurgia, 418f
    posicionamento dos profissionais em, 418f
      na exérese, 418f
        de cisto da valécula, 418f
    preparo da, 411
      na supraglotoplastia, 411
Sala Cirúrgica
  disposição da, 122, 418
    na exérese, 418
      de cisto da valécula, 418
    para septoplastia, 122
  organização da, 359
    no tratamento endoscópico, 359
      do câncer inicial de laringe, 359
Saliência(s)
  auriculares, 389f
    e estruturas no pavilhão auricular, 389f
Sangramento
  após tonsilectomia, 379
  na estapedotomia, 45
SAOS (Síndrome da Apneia Obstrutiva do Sono), 368, 370
SB (Sutura Barbada)
  nos distúrbios respiratórios, 462
    obstrutivos do sono, 462
SCHNOS (*Standardazied Cosmesis and Health Nasal Outcomes Survey*)
  escala, 154
Secção
  do tendão, 44
    do músculo, 44
      do estribo, 44
  dos ligamentos, 264
    retroauriculares, 264
      na otoplastia, 264
Seio Cavernoso
  compartimento lateral do, 246
    invasão do, 246
      tumores com, 246
  superior, 247f
    acesso ao, 247f
      sequência de passos, 247f
  trombose do, 220
    descompressão orbitária, 220
Seio Esfenoide
  parede anterior do, 237
    abertura da, 237
      no acesso à hipófise, 237
Seio Frontal
  acesso(s) ao, 191-206
    externos, 201-206
      complicações, 206
      cuidados pré-operatórios, 201
      exclusão do seio frontal, 205
      posicionamento, 201
      referências anatômicas-chave, 201
      tipos de acesso, 202
        cirurgia osteoplástica, 203

566 ÍNDICE REMISSIVO

fenestração, 202
palpebrar superior, 203
trefinação, 202
intranasal, 191-200
abordagens endonasais, 192*q*
indicações das, 192*f*
abordagem inicial, 192
avaliação pré-operatória, 192
complicações, 199
considerações, 191, 198
adicionais, 198
anatômicas, 191
desenho das técnicas, 193*f*
Draf tipo IIA/IIB, 196
drenagem estendida, 196
falha cirúrgica, 199
pós-operatório, 198
resultados, 198
técnica cirúrgica, 192
MC Santos, 196, 198*f*
Seio Lateral
esqueletização do, 83
no IC, 83
Seio Maxilar
acesso(s) ao, 167-174
antrostomia maxilar, 169
endoscópico, 167-174
de Denker, 174
endonasais, 167*q*
via meato médio, 167-174
mega-antrostomia maxilar, 169
endoscópica, 169
mega-antrostomia, 167-174
pós-lacrimal, 167-174
maxilectomia medial, 172
endoscópica, 172
pré-lacrimal, 167-174
maxilectomia medial, 170
endoscópica, 170
referências anatômicas, 167
bula etmoidal, 167
DNL, 167
processo uncinado, 167
uncinectomia endoscópica, 168
Seio(s) Esfenoidal(is), 186*f*
abertura dos, 239*f*
ampla, 239*f*
acesso ao, 183-190
áreas de risco, 189
complicações, 190
cuidados, 186, 189
pós-operatórios, 189
pré-operatórios, 186
indicações principais, 183*q*
referências anatômicas, 183
chave, 183
técnica cirúrgica, 186
transetmoidal, 188
transnasal, 186
interior do, 188
inspeção do, 188
óstio de drenagem do, 184*f*, 188
ampliação, 188
com Kerrison, 188
com pinça mushroom reta, 188
identificação do, 188
localização do, 184*f*

no recesso esfenoetmoidal, 184*f*
parede anterior do, 184*f*
e vômer, 184
relação, 184*f*
pneumatização, 187*f*
extensão da, 187*f*
TC específica para, 188
revisão da, 188
visão endoscópica do, 242*f*
intraoperatória, 242*f*
Sellick
manobra de, 277*f*
para melhor exposição, 277*f*
da comissura anterior, 277*f*
Septectomia
posterior, 237
ampliada, 237
confecção para, 237
de RNS, 237
aumento da, 237
acesso transnasal, 237
Septo
anterior, 124, 126*f*
região a ser avaliada, 126*f*
técnicas para abordagem do, 124
caudal, 127*f*
cartilagem do, 127*f*
irregular, 128*f*
regular, 127*f*
nasal, 120*f*, 131*f*, 209*f*
anatomia do, 120*f*
anterior, 209*f*
perfuração do, 209*f*
desvio de, 131*f*
regiões do, 120*f*
classificação de Cottle, 120*f*
Septoplastia, 119-130
anatomia cirúrgica, 119
avaliação pré-operatória, 121
complicações, 129
alterações sensoriais, 130
deformidade nasal, 130
externa, 130
fistula liquórica, 130
hematoma septal, 129
hemorragia, 129
obstrução nasal, 130
refratária, 130
perfuração septal, 129
sinéquias, 130
cuidados, 121, 129
pré-operatórios, 121
pós-operatórios, 129
na correção, 155
de insuficiência de válvula nasal, 155
interna primária, 155
no acesso à hipófise, 237
no acesso transnasal, 188
do seio esfenoidal, 188
posterior, 122
passos cirúrgicos, 122
antissepsia, 122
campos cirúrgicos, 122
condrotomias, 123
descolamento, 123
da mucosa contralateral, 123
do retalho mucoso, 123

hemostasia, 123
incisão, 123
infiltração de anestésico local, 122
ressecção do desvio, 123
cartilaginoso, 123
ósseo, 123
revisão da cavidade nasal, 123
suturas da mucosa, 124
tricotomia, 123
vasoconstrição tópica, 122
principais passos da, 124*f*
septo anterior, 124
técnicas para abordagem do, 124
técnica cirúrgica, 121
anestesia, 122
disposição da sala cirúrgica, 122
instrumental básico, 121
posicionamento do paciente, 122
SGP (Pressão de Ar Subglótica), 429
Sinéquia(s)
na septoplastia, 130
Sinusectomia
simples, 391*f*
incisão elíptica na, 391*f*
Sinusite
aguda, 217-226
descompressão orbitária em, 217-226
Sistema
lacrimal, 229
anatomia do, 229
Sistema(s)
BAHA®, 89
Bonebridge®, 93, 96
OSIA®, 93
PONTO®, 89
Sítio Cirúrgico
infecção de, 47
após estapedotomia, 47
Sluder
guilhotina de, 375*f*
Sono
distúrbios respiratórios obstrutivos do, 459-463
cirurgias palatais para o tratamento dos, 459-463
escleroterapia palatal, 460
IP, 462
IR, 460
LAUP, 462
radiofrequência de palato mole, 459
SB, 62
Sonoendoscopia
com anestesia, 435
em centro cirúrgico, 435
Spreader Grafts
desvantagens, 156
indicações, 156
na correção, 155
de insuficiência de válvula nasal, 155
interna primária, 155
passo a passo, 156
vantagens, 156
SRO (Síndrome do Respirador Oral), 368
SRVAS (Síndrome da Resistência da Via Aérea Superior), 459
Stentless Pharyngeal Flap Technique
passos cirúrgicos, 386

ÍNDICE REMISSIVO

Substituição
da cadeia ossicular, 29
próteses sintéticas de, 29
Sulco(s)
auriculares, 267
após otoplastia, 267
Supraestrutura
do estribo, 44
remoção da, 44
Supraglotoplastia, 409-415
complicações, 415
cuidados, 410, 413
pós-operatórios, 413
pré-operatórios, 410
referências anatômicas-chave, 409
técnica cirúrgica, 411
anestesia, 412
exploração da laringe, 412
laringoscopia, 412
preparo da sala, 411
ressecção, 412
revisão final, 413
Surdez Súbita
neurossensorial, 77
dexametasona para, 77
metilprednisolona para, 77
Sutura(s)
na exérese completa, 402
da rânula, 402
na otoplastia, 265, 266
da pele, 266
de Mustardé, 265, 266
mestras, 266
da nova anti-hélice, 266

T

TAC (Técnica de Acesso Combinado)
IC pela, 86, 88*q*
aplicabilidade da, 88*q*
para IC, 79
Tamponamento
e RNS, 253
TC (Tomografia Computadorizada), 79
de cistos branquiais, 513
de seios paranasais, 231*f*
com dacriocistografia, 231*f*
de ossos temporais, 31*f*, 42*f*
meningocele, 257*f*, 258*f*
de fenda olfatória direita, 257*f*, 258*f*
Técnica(s) Cirúrgica(s)
básicas, 153-159
em otorrinolaringologia, 153-159
complicações, 159
cuidados pré-operatórios, 153
insuficiência da válvula nasal, 155
insuficiência valvular primária, 153-159
referencias anatômicas-chave, 153
das próteses osteoancoradas, 89-99
implante percutâneo, 89*f*
partes, 89*f*
percutâneas, 89
complicações, 93
intraoperatórias, 93
pós-operatórias, 93
cuidados pós-operatórios, 93
passos cirúrgicos, 90

planejamento cirúrgico, 89
aspectos, 89
anatômicos, 89
audiológicos, 89
RM, 89
transcutânea, 93
Bonebridge®, 96
OSIA2, 93
em IC, 79-88
alternativas, 85
via suprameatal, 85
TAC, 86, 88*q*
avaliação, 79
audiológica, 79
médica, 79
clássica, 81
anatomia topográfica, 82
antro da mastoide, 83
completando a mastoidectomia, 83
inserção do feixe de eletrodos, 85
confecção da cavidade, 82
esqueletização do seio lateral, 83
identificação da placa dural, 83
da fossa média, 83
remoção do córtex da mastoide, 82
indicações, 80
Telescópio
em tumor glótico, 278*f*
para biópsia de, 278*f*
para estadiamento, 278*f*
quando usar, 278
em fonocirurgicas, 278
Tendão
do músculo, 44
do estribo, 44
secção do, 44
Tensionamento
da cruz lateral, 157
desvantagens, 157
indicações, 157
na correção de insuficiência, 157
de válvula nasal externa primária, 157
passo a passo, 158
vantagens, 157
Testagem
da cadeia ossicular, 44
com a prótese, 44
na estapedotomia, 44
THRIVE (*Transnasal Humidified Rapid Insufflation Ventilatory Exchange*), 337
TI (Turbinoplastia Inferior), 113
Tímpano
corda do, 43*f*
mobilização da, 43*f*
nervo corda do, 43, 46
na estapedotomia, 43
lesão, 46
mobilização, 43
Timpanomastoidectomia
aberta, 59-73
enxerto, 71
meatoplastia, 72
etapa pré-operatória, 59
análise radiológica, 59*q*
pontos de relevância na, 59*q*
reconstrução após, 73*f*

técnica cirúrgica, 60
antrostomia retrógrada, 61
aticotomia, 61
mastoidectomia, 61
parede posterior do conduto, 70
rebaixamento do muro do facial, 70
timpanotomia exploratória, 67
com timpanotomia posterior, 56*f*, 57*f*
estendida, 57*f*
fechada, 51-58
avaliação pré-operatória, 52
cavidade aberta, 52
versus fechada, 52
parâmetros, 52*q*
pontuações, 52*q*
cirurgia, 52
canaloplastia, 56
incisões, 53
de Lempert, 54, 55*f*
no CAE, 53
retroauricular, 53
preparo do paciente, 52
reconstrução de cadeia ossicular, 56
timpanotomia posterior, 56
complicações, 56
lesão do nervo facial, 56
conceitos, 51
contraindicações, 52
cuidados pós-operatórios, 56
indicações, 52
simples, 55*f*
sem timpanotomia posterior, 55*f*
Timpanoplastia, 15-24
assistida por endoscópio, 34
avaliação pré-operatória, 15
cirurgia de ouvido, 15
princípios básicos, 15
classificação, 16
contraindicações, 15
cuidados pós-operatórios, 22
enxertos, 17
da fáscia temporal, 17*f*
superficial, 17*f*
do *tragus*, 17*f*, 18*f*
de cartilagem, 18*f*
de pericôndrio, 17*f*
tipos de, 17
indicações, 15
instrumental cirúrgico, 16*f*
microscópios, 16
versus endoscópio, 16
prognóstico, 24
técnica cirúrgica, 18
acesso, 18
via endaural, 18
via retroauricular, 18
via transmeática, 18
de Lempert, 18, 19*f*
localização da incisão, 19*f*
situações especiais, 22
doença da orelha média, 22
membrana timpânica, 22
perfuração marginal da, 22
retração da, 22
timpanosclerose, 22
vias de acesso, 16
Timpanosclerose, 22

568 ÍNDICE REMISSIVO

Timpanotomia
  exploratória, 67
    na timpanomastoidectomia, 67
      aberta, 67
  exploradora, 9-13, 29*f*
    com endoscópio, 29*f*
    histórico, 12
    indicações, 12
    técnica, 12
      acesso, 12
      passos cirúrgicos, 12
  para tubo de ventilação, 9-13
    complicações da cirurgia, 11
    cuidados pós-operatórios, 10
    indicações, 9
    técnica cirúrgica, 10
    tipos de tubo, 10
      Donaldson, 10*f*
      Paparella tipo 2, 10*f*
      Shepard, 10*f*
      Triune, 10*f*
  posterior, 55*f*, 56, 82*f*, 83
    acesso pela, 84*f*
      ao recesso do facial, 84*f*
    estendida, 57*f*
    preparo para, 83*f*
    timpanomastoidectomia com, 56*f*, 57*f*
    timpanomastoidectomia sem, 55*f*
      simples, 55*f*
    visão endoscópica da, 82*f*
    visualização pela, 85*f*
      da orelha média, 85*f*
Titânio
  PORP de, 30*f*
    reconstrução com, 30*f*
      ossicular, 30*f*
  prótese de, 24*f*, 30*f*
    e hidroxiapatita, 30*f*
    para reconstrução, 24*f*
      da cadeia ossicular, 24*f*
  TORP de, 30*f*
    reconstrução com, 30*f*
      ossicular, 30*f*
TL (Turbinectomia a *Laser*), 113, 114
Tonsila Lingual
  hiperplásica, 441*f*
    na endoscopia de via aérea, 441
Tonsila(s)
  palatinas, 376*f*
    hipertrofia de, 376*f*
Tonsilectomia(s)
  lingual, 441-444
    com *coblation*, 442*f*
    complicações, 444
    considerações anatômicas, 441
    cuidados pós-operatórios, 444
    preparo pré-operatório, 442
    quando considerar, 441
    seleção dos pacientes, 441
    técnica cirúrgica, 442
      anestesia, 442
      posição, 442
        do cirurgião, 442
        do paciente, 442
  palatina, 375-381
    complicações, 379

dor, 379
edema de úvula, 379
febre, 379
halitose, 379
insuficiência velofaríngea, 379
mortalidade, 380
náuseas, 379
sangramento, 379
vômito, 379
contraindicações de, 379
cuidados, 380
  analgesia em adultos, 381*q*
  pós-operatórios, 380
  pré-operatórios, 380
  transoperatórios, 380
guilhotina, 375*f*
  de Physick, 375*f*
  de Sluder, 375*f*
indicações de, 376
  tonsilite de repetição, 376
técnicas de, 377
  extracapsulares, 377
  intracapsular, 378
Tonsilite
  de repetição, 376
  e tonsilectomia, 379
TORP (*Total Ossicular Reconstruction Prosthesis*), 28
  com sapata, 31*f*
    para a platina do estribo, 31*f*
  de titânio, 30*f*
    reconstrução com, 30*f*
      ossicular, 30*f*
Toxina Botulínica
  injeção em glândulas salivares de, 403-407
    complicações, 407
    cuidados, 404, 406
      pós-operatórios, 406
      pré-operatórios, 404
    evolução, 404
    história, 404
    indicações clínicas, 404
    reaplicações, 407
    referências anatômicas, 403
      GSM, 403
      parótida, 403
    sintomatologia, 404
    técnica cirúrgica, 404
      anestesia, 406
      aplicação, 406
      diluição, 404
      dose, 404
      local de aplicação, 405
      posição, 406
        do cirurgião, 406
        do paciente, 406
TPIC (Turbinectomia Parcial Inferior Convencional), 113
TQT (Traqueostomia)
  cânula de, 428*q*
    escolha do tamanho da, 428*q*
      conforme a idade, 428*q*
  na PRR, 329
  pediátrica, 427-432
    complicações, 430

intraoperatórias, 430
pós-operatórias, 430
  imediatas, 430
  tardias, 430
cuidados, 430
decanulação, 430
dispositivos complementares, 429
  filtros hidroscópicos, 430
  válvulas fonatórias, 429
fístula traqueocutânea, 32
indicações, 427
técnica cirúrgica, 427
  colocação da cânula, 429
  dissecção, 428
  escolha da cânula, 427
  fios de reparo, 428
  incisão, 428, 429
    na pele, 428
    traqueal, 429
  local, 427
  maturação do estoma, 429
  posição do paciente, 427, 428*f*
técnica cirúrgica, 479-484
  complicações, 483
    imediatas, 484
    tardias, 484
    transoperatórias, 483
  de urgência, 479*q*, 482
    principais causas, 479*q*
  indicações, 480
  percutânea, 483
  realização da, 479*q*
    desvantagens, 479*q*
    vantagens, 479*q*
Tração
  na microcirurgia de laringe, 299
  para tratamento de pólipo vocal, 299
Tragus
  enxerto do, 17*f*, 18*f*, 39*f*
    obtenção de, 17*f*, 18*f*
      de cartilagem, 18*f*
      de pericôndrio, 17*f*
    remoção do, 39*f*
  proeminência do, 267
    após otoplastia, 267
Transdução
  da energia, 284*f*
    de pressão aérea, 284*f*
      em energia sonora, 284*f*
Tratamento
  microcirurgia de laringe para, 299-301, 303-311, 313-317, 319-321, 323-325, 331-336
  de cisto vocal, 307-311
    contraindicação, 308
    cuidados pós-operatórios, 310
      fonoterapia, 311
      medicações, 311
    da PV, 307*f*
      em videolaringoscopia rígida, 307*f*
      laringoscopia direta intraoperatória, 307*f*
    indicação cirúrgica, 308
    passos para exérese, 309*f*
    pré-operatório, 308

ÍNDICE REMISSIVO

pontos importantes no, 308
referências anatomofisiológicas, 308
técnica cirúrgica, 309
confecção do retalho epitelial, 309
cordotomia, 309
exérese da lesão, 310
início da, 309
microflap, 309
palpação dos pontos anatômicos,
309
separação da lesão do ligamento
vocal, 310
visualização dos pontos
anatômicos, 309
de edema de Reinke, 313-317
área de risco, 316
complicações, 317
cuidados, 314, 316
pós-operatórios, 316
pré-operatórios, 314
referências anatômicas-chave, 313
técnica cirúrgica, 314
de leucoplasias, 331-336
complicações, 335
congelação intraoperatória, 334
contraindicações, 331
cuidados pós-operatórios, 335
indicação cirúrgica, 331
material cirúrgico, 332
instrumental, 332
procedimento cirúrgico, 332
radioterapia, 336
ressecção com *laser* de CO$_2$, 333
seguimento, 335
de papiloma vocal, 323-325
cuidados, 323, 324
pós-operatórios, 324
pré-operatórios, 323
técnica cirúrgica, 323
a frio, 324
anestesia, 323
exposição difícil da comissura
anterior, 324
instrumental, 323
posição do paciente, 323
terapias adjuvantes na, 324
de pólipo vocal, 299-301
complicações, 301, 306
contraindicação, 299
cuidados pós-operatórios, 301, 306
esteroides, 306
fonoterapia, 306
medicamentos antirrefluxo, 306
repouso vocal, 306
cuidados pré-operatórios, 304
de nódulos vocais, 303-306
definição, 299
equipamento cirúrgico, 299
indicação, 299
objetivos da cirurgia, 299
posicionamento do paciente, 299
referências anatômicas-chave, 303
técnica cirúrgica, 299, 304
áreas de risco, 306
de laringe, 304

injeção percutânea de esteroides,
305
microflap com remoção, 300
remoção, 299
tração, 299
do granuloma vocal, 319-321
etiologia, 319
fisiopatologia, 319
passos para exérese de, 321*f*
cirúrgico, 320
clínico, 320
Tratamento(s) Endoscópico(s)
da PPVB, 343-349
aritenoidectomia, 349
cordotomia posterior, 348
diagnóstico, 343
incidência, 343
microcirurgia em, 345*f*
com bisturi elétrico, 345*f*
com *lazer*, 345*f*, 346*f*
de CO$_2$, 346*f*
de diodo, 345*f*
com material a frio, 346*f*
tutorial da técnica cirúrgica, 348
da cordotomia posterior, 348
da microcirurgia transoral, 348
de cistos, 351-356
laríngeos, 351-356
anestesia, 353
avaliação complementar, 352
complicações, 353, 356*q*
considerações anatomofisiológicas,
351
contraindicações, 352
cuidados pós-operatórios, 353
diagnósticos diferenciais, 352
equipamentos cirúrgicos, 353
indicações, 352
técnica cirúrgica, 353
saculares, 351-356
anestesia, 353
avaliação complementar, 352
complicações, 353, 356*q*
considerações anatomofisiológicas,
351
contraindicações, 352
cuidados pós-operatórios, 353
diagnósticos diferenciais, 352
equipamentos cirúrgicos, 353
indicações, 352
técnica cirúrgica, 353
de estenoses de laringe, 421-425
complicações, 425
cuidados, 421, 425
pós-operatórios, 425
pré-operatórios, 421
escala de gravidade, 421*q*
de Westley, 421*q*
laringotraqueais, 421*q*
indicações, 421*q*
referências antômicas-chave, 421
técnica cirúrgica, 423, 424
anestesia, 423
disposição dos equipamentos em
sala, 423
materiais, 423

posicionamento, 423
da equipe médica, 423
do laringoscópio, 423
do paciente, 423
de laringoceles, 351-356
anestesia, 353
avaliação complementar, 352
complicações, 353, 356*q*
considerações anatomofisiológicas,
351
contraindicações, 352
cuidados pós-operatórios, 353
diagnósticos diferenciais, 352
equipamentos cirúrgicos, 353
indicações, 352
técnica cirúrgica, 353
de lesões agudas de laringe, 421-425
classificação, 424*q*
complicações, 425
cuidados, 421, 425
pós-operatórios, 425
pré-operatórios, 421
escala de gravidade, 421*q*
de Westley, 421*q*
laringotraqueais, 421*q*
indicações, 421*q*
referências antômicas-chave, 421
técnica cirúrgica, 423, 424
anestesia, 423
disposição dos equipamentos em
sala, 423
granulomas, 424
inflamatórias, 424
materiais, 423
posicionamento, 423
da equipe médica, 423
do laringoscópio, 423
do paciente, 423
do câncer inicial de laringe, 357-364
complicações, 363
intraoperatórias, 363
pós-operatórias, 364
cordectomias endoscópicas, 357-364
anatomia relevante, 357
avaliação pré-operatória, 358
classificação das, 358, 362*f*
margens cirúrgicas, 358
papel das, 357
tipo I, 361
tipo II, 361
tipo III, 362
tipo IV, 363
cuidados pós-operatórios, 363, 364
instrumental cirúrgico, 358
de corte, 358
de hemostasia, 359, 360*f*
materiais auxiliares, 359
ópticos, 358
pinças, 359
técnicas cirúrgicas, 359
laringoscopia de suspensão, 359
mapeamento das margens
cirúrgicas, 363
sala cirúrgica no, 359
Trefinação
no acesso externo, 202
do seio frontal, 202

ÍNDICE REMISSIVO

complicações, 203
desvantagens, 203
indicações, 202
local da, 202*f*
técnica, 202
vantagens, 202
Tricotomia
na septoplastia, 123
posterior, 123
Trombose
do seio cavernoso, 220
descompressão orbitária, 220
Tubérculo
da sela, 246
abertura do, 246
no acesso à hipófise, 246
Tubo
endotraqueal, 422*f*
na porção posterior, 422*f*
da glote, 422*f*
Tumor(es)
com invasão, 246
do compartimento lateral, 246
do seio cavernoso, 246
de hipófise, 242*f*
estudo anatômico do, 242*f*
pré-operatório, 242*f*
ressecado *en bloc*, 245*f*
de pele, 529-541
CBC, 529, 530*f*
CEC, 529
cuidados, 529, 532
pós-operatórios, 532
pré-operatórios, 529
técnica cirúrgica, 531
anestesia local, 532
assepsia local, 531
curativo, 532
defeito cirúrgico, 532, 535*f*
fechamento do, 532, 535*f*
identificação da peça, 532, 535*f*
margens de ressecção, 531
marcação das, 531
posicionamento do paciente, 531
sutura da incisão, 532
glótico, 278*f*
biópsia de, 278*f*
estadiamento de, 278*f*
selares, 237*f*
abordagens endoscópicas transnasais, 237*f*
tipo de acesso nas, 237*f*
Turbinectomia
com eletrocautério, 114
convencional, 113
parcial, 113
total, 113
no acesso transnasal, 188
do seio esfenoidal, 188
média, 188
superior, 188
parcial, 111-117
inferior, 111-117
para CM, 116, 117

bolhosa, 116
não bolhosa, 117
Turbinoplastia, 111-117
com Coblation, 115
com microdebridador, 115
com radiofrequência, 115
com ultrassom, 116
convencional, 114

U

Ultrassom
turbinoplastia com, 116
Ultrassonografia
de cistos branquiais, 513
Uncifectomia
em cavidade do nariz, 178*f*
Uncinectomia
endoscópica, 168
UPFP (Uvulopalatofaringoplastia), 465, 469
Úvula
edema de, 379
após tonsilectomia, 379

V

Valécula
exérese de cisto de, 417-419
observações, 418
pontos importantes, 418
pós-operatório, 418
referências anatômicas-chave, 417
técnica cirúrgica, 417
anestesia, 417
disposição da sala, 418
material necessário, 417
posição do paciente, 418
procedimento, 418
Válvula(s)
fonatórias, 429
na TQT pediátrica, 429
Válvula Nasal
referências anatômicas da, 154*f*
externa, 154*f*
interna, 154*f*
Vascularização
do pavilhão auditivo, 262*f*
Vasoconstrição
local, 42, 186, 305
na estapedotomia, 42
na microcirurgia de laringe, 304
para nódulos vocais, 304
no acesso transnasal, 186
ao seio esfenoidal, 186
tópica, 122
na septoplastia, 122
posterior, 122
Vermelhectomia, 539
de lábio inferior, 539*f*
Verticalização
da anti-hélice, 267
após otoplastia, 267
Vertigem
incapacitante, 47
após estapedotomia, 47

na doença de Ménière, 77
gentamicina para, 77
indicações, 77
protocolos clínicos, 77
na timpanomastoidectomia, 58
fechada, 58
Via(s)
de acesso, 16
na timpanoplastia, 16
endaural, 18
retroauricular, 18
transmeática, 18
de aplicação, 337
de substâncias, 337
na laringe, 337
de ventilação, 38*f*
da orelha média, 38*f*
injeção laríngea, 337*f*
membrana, 337*f*, 338*f*
cricotireóidea, 337*f*
tiro-hióidea, 338*f*
lacrimal, 229
anatomia da, 229
endoscópica, 229
fossa lacrimal, 229
sistema lacrimal, 229
retroauricular, 86
exposição por, 86
suprameatal, 85
IC pela, 85
da mastoide, 86
Via(s) Aérea(s)
considerações anestésicas, 4
nas cirurgias otorrinolaringológicas, 4
da intubação à extubação, 4
difícil, 274*q*
critérios indicativos, 274
superior, 369*q*
obstrução da, 369*q*
escala de três graus, 369*q*
Vibração Cordal
ação da força de Bernoulli na, 285*f*
sobre a mucosa, 285*f*
Videolaringoscopia
de grande granuloma séssil, 319*f*
em apófise vocal, 319*f*
e comissura posterior, 319*f*
de ulcerações intensas, 320*f*
na região posterior da glote, 320*f*
após intubação endotraqueal, 320*f*
rígida, 307*f*
de cisto, 307*f*
em PV, 307*f*
Videonasofaringofibroscopia
na adenoidectomia, 368
Vinco(s)
na anti-hélice, 267
após otoplastia, 267
Visualização
dos pontos anatômicos, 309
na microcirurgia, 309
de cistos vocais, 309

ÍNDICE REMISSIVO

Vômito
após tonsilectomia, 379
V-plastia
frenuloplastia em, 398*f*

W

Waldeyer
anel de, 367*f*
anatomia do, 367*f*

Westley
escala de, 421*q*
de gravidade, 421*q*

Y

YAG (*Yttirum Aluminum Garnet*/Granada de
Ítrio e Alumínio)
lasers, 294
nas cirurgias laríngeas, 294

Z

Zetaplastia
frenuloplastia em, 397*f*
Zona H
facial, 531*f*
e risco aumentado, 531*f*
de metástase linfonodal, 531*f*
de recorrência, 531*f*